视网膜血管性疾病

Retinal Vascular Diseases

上 册

主 编 黎晓新

审 阅 廖菊生

编 者（以姓氏笔画排序）

于文贞（北京大学人民医院）
王 凯（北京大学人民医院）
王 瑜（北京大学人民医院）
石 璇（北京大学人民医院）
白玉婧（北京大学人民医院）
吕永顺（北京大学人民医院）
朱雪梅（北京大学人民医院）
刘丹彦（首都儿科研究所）
齐慧君（北京大学人民医院）
严 密（四川大学华西医院）
李立新（北京大学人民医院）
吴慧娟（北京大学人民医院）
何燕玲（北京大学人民医院）
张 钦（北京大学人民医院）
陈有信（北京协和医院）
陈玮志（北京大学人民医院）
陈 宜（北京大学人民医院）
苗 恒（北京大学人民医院）
周 鹏（北京大学人民医院）
赵明威（北京大学人民医院）
赵震儒（北京大学人民医院）
姜燕荣（北京大学人民医院）
钱 彤（北京大学人民医院）
徐 琼（北京大学人民医院）
陶 勇（首都医科大学附属北京朝阳医院）
黄旅珍（北京大学人民医院）
曹晓光（北京大学人民医院）
梁建宏（北京大学人民医院）
程 湧（北京大学人民医院）
廖菊生（河北医科大学第二医院）
黎晓新（北京大学人民医院）

主编助理 白玉婧（北京大学人民医院）

人民卫生出版社

图书在版编目（CIP）数据

视网膜血管性疾病：全2册/黎晓新主编. —北京：人民卫生出版社，2017

ISBN 978-7-117-22983-8

Ⅰ.①视… Ⅱ.①黎… Ⅲ.①视网膜疾病-血管疾病-诊疗 Ⅳ.①R774.1

中国版本图书馆CIP数据核字(2017)第012263号

视网膜血管性疾病

（上、下册）

主　　编： 黎晓新
出版发行： 人民卫生出版社（中继线 010-59780011）
地　　址： 北京市朝阳区潘家园南里19号
邮　　编： 100021
E - mail： pmph @ pmph.com
购书热线： 010-59787592　010-59787584　010-65264830
印　　刷： 北京盛通印刷股份有限公司
经　　销： 新华书店
开　　本： 889×1194　1/16　**总印张：** 57
总 字 数： 1685千字
版　　次： 2017年3月第1版　2017年3月第1版第1次印刷
标准书号： ISBN 978-7-117-22983-8/R·22984
定价（上、下册）： 560.00元
打击盗版举报电话：010-59787491　E-mail：WQ @ pmph.com
（凡属印装质量问题请与本社市场营销中心联系退换）

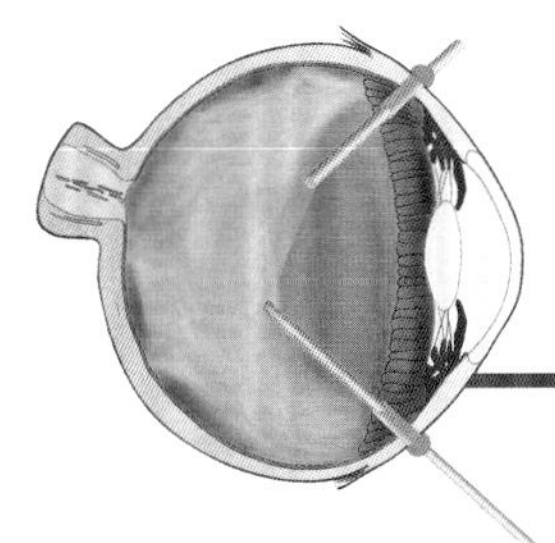

序

眼底病科医生治疗疾病有三项措施:药物、激光和手术。而在20世纪70年代以前,除了扣带手术治疗单纯的视网膜脱离以外,眼底病基本属于“难治之症”。近三十年视网膜脉络膜血管性疾病的治疗进展迅速,20世纪50年代,德国Mayer-Schwickerath教授使用高压氙光(Xenon光)开辟了眼科光凝固的纪元,20世纪60年代红宝石激光、20世纪70年代氩激光和近几年出台的光动力激光、多波长染料激光、点阵激光、微脉冲激光等纷纷问世,20世纪80年代Machemer开创了扁平部三通道玻璃体手术、2000年初玻璃体手术逐步走向经结膜入路、微创和高速,2005年以来各种抗VEGF药物纷纷上市,眼底病科医生手中的利剑越来越多。治疗手段的增加推动了眼底病的研究和诊断工具的发展,20世纪60年代有了视网膜荧光素血管造影,70年代有了脉络膜血管造影,可以从动态来对眼底病情进行解读,并增加了自发荧光技术。20世纪90年代有了OCT,在2000年后迅速发展为频域OCT,冠状面(en face)OCT,OCT血管成像(OCTA),照相技术又发展为多光谱眼底成像……而上述这些进展极大地推动了眼底血管性疾病的诊断与治疗,所以有必要将眼底血管性疾病作专题著述。

《视网膜血管性疾病》系统阐述了经典的视网膜脉络膜血管的血管发生与血管生成、视网膜神经上皮和色素上皮及黄斑的组织解剖、生理、胚胎等基础知识以及炎症对血管渗漏和增殖等病例知识;眼底血管性疾病常用的诊断手段,如荧光素眼底血管造影、吲哚青绿脉络膜血管造影、视觉电生理、眼底超声波检查、黄斑区的OCT检查等。在眼底病总论中介绍了眼底各种病变的影像特征和组织学部位、血-视网膜屏障、管腔改变和管壁损害以及血管的异常交通和新生血管等眼底血管性疾病的基础知识。

这部书涉及的知识走到了时代的前列,在血管发生与血管生成方面阐述了相关的生长因子;OCT的图像大多来自频域OCT,还介绍了en face OCT和近2年新问世的OCTA。检查法中增加了多光谱眼底成像。在激光治疗糖尿病视网膜病变方面本书总结了近30年的多中心研究,此外,对抗VEGF治疗的介绍涵盖了最新进展。

这部书里的疾病分类有所创新,如视网膜先天异常性疾病章节中,将先天异常性疾病分类为容易引起自发性出血的疾病和其他先天异常性疾病;视网膜中央静脉阻塞按照病因学进行分类,特别增加了低灌注视网膜病变。对这部书的编著是在精读了众多国内外大家的著作后,通过实践观察,在区分了那些书上讲的真、伪、偏、全后,写入了我们的认识。有些疾病的治疗原则介绍了国外通行的一些观点,但并没有完全借鉴国外的观点,而是基于对疾病的认识提出了我们的看法。这部书没有面面俱到,没有网罗全部与眼底血管相关的疾病,但是常见的相关疾病、重要的知识均已涉及。

黎晓新教授从事眼底病工作以来不断追随、考察和应用较好的国际前沿技术,1988年Gass首次提出认为黄斑中央凹前的玻璃体切线方向牵拉是特发性黄斑裂孔形成的主要原因,呼吁采用玻璃体手术治疗黄斑裂孔,1991年美国首例手术报告成功,1992年回龙观全国眼科会议后我们交流了这方面的信息,1995年我看到了她手术成功的病例。1994年我在中华眼科杂志上看到她报告的中国的早产儿视网膜病变的患病率,并开展了筛查、手术和制定了中国的诊治指南,这也是她在国内率先开展的技术。2001 年美国 AAO 会上报告了放射状视神经切开术(radial optic neurotomy, RON),她指导学生在猪眼上做手术,手术前后进行了荧光素眼底血管造影,她带着学生来到我家和我一起讨论血液循环数据和病理,确定了手术损伤导致视网膜动脉弯曲度增加,动静脉各时段均延长,文章发在 *JAMA Ophthalmology* 上,这是首篇否定这一技术的文章,文章发表后这项技术很少再用了。她任眼底病学组组长的这段时间,修改名词定义,推动新技术,制定年龄相关性黄斑变性、糖尿病性视网膜病变、早产儿视网膜病变的诊疗指南。看到她为我国眼底病事业发展不懈的努力,我尽全力去帮助她。这部书是我建议她去完成的,我们常在一起讨论,她有较多社会工作,编写这本书花费了近 8 年的时间,虽然时间长了些,但这种不断更新观念、更新知识的精神非常可贵。

眼底血管性疾病涉及一些全身性疾病以及免疫、病理、药理等方面的知识,需要我们从更深层次去研究。书中有关这些方面的介绍必将有助于大家今后的深入探讨。这部书提供了大量的图片和疾病资料供大家参考学习。随着时间的推移,我希望我国青年一代能够不断进取,推动眼底病事业进一步发展,使更多的患者得到合理的诊断和治疗。

廖菊生

2016 年 7 月

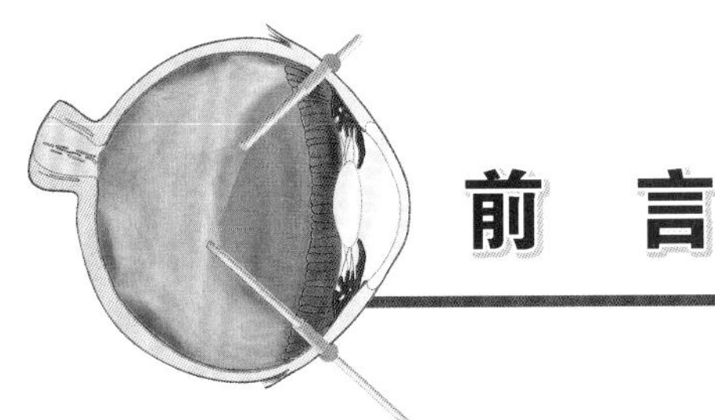

前 言

在廖菊生教授的鼓励和指导下，我于8年前开始了这部书的写作，时至今天才收笔。之所以用了这么长的时间，是因为过去的8年里，眼底病领域发生了天翻地覆的变化。自2006年抗VEGF药物问世以来，改变了眼底血管性疾病的干预原则和流程，新生血管性老年黄斑变性的治疗从激光走向光动力，从光动力走向抗VEGF；诊断手段中OCT迅速进展到频域OCT，又迅速发展了OCT血管成像；多光谱眼底照相、广角荧光素眼底血管造影、动态ICGA等，使得眼底血管性疾病的诊断和治疗进入新的里程，文章执笔后不断修改、不断补充新的概念、新的临床实验结果。

本书的目录是和廖菊生教授讨论制定的，整个编制过程不断地和廖菊生教授讨论某些疾病的分类。本书的目录分类有创新，如视网膜中央静脉阻塞没有遵循传统的分类，而是根据病因学作出新的分类方法；视网膜血管先天异常分为容易引起自发性出血的先天异常和其他先天异常。这本书中修订了我国多年使用不当的用词，将"微血管瘤"或"微动脉瘤"修改为"微血管囊"，aneurism是"囊(sac)"，指血管壁的局部扩张，可以是动脉也可以是静脉；"telangiectasia"原译为"毛细血管扩张症"，现修改为"血管扩张症"是指局部原有的小血管(毛细血管、小动脉和小静脉)永久扩张，修改的依据参照了Doland的医学字典。

这本书设置了20个章节，系统地论述了视网膜血管相关性疾病、脉络膜疾病以及相关的全身性疾病。在解剖、生理、胚胎等基础知识上承接了传统的知识和概念，在疾病的干预方面尽可能引证一级循证，即多中心随机对照研究的结果，同时也提出了我们的认识和建议。

全书的图片共有1000余幅，采用了JPG格式储存，以提高图片的质量，这些图绝大部分是北京大学人民医院提供的近期资料，还有河北医科大学第二附院、华西医院和中山眼科中心捐赠的高质量和稀有疾病的图片。本书部分章节获得廖菊生教授逐句逐字修改，深受感动，由衷地感谢他的扶植和帮助。

廖菊生教授为本书的编写提供了他全部的讲课资料，有些章节如：血管荧光造影总论、血视网膜屏障功能损害、视网膜血管的管腔改变、视网膜血管的管壁损害、视网膜血管的异常交通、动脉硬化与高血压视网膜病变、白塞病等是按照他的讲课资料进行的整理。廖教授还对视网膜中央静脉阻塞和分支静脉阻塞进行了逐字逐句的修改。这本书也倾注了他的心血，记录了他对中国眼底病事业的投入，体现了他对青年一代眼底病工作者的关怀和悉心指导，没有他的指导和支持，就没有这部著作的完成。

希望这本书能给年轻的眼底病科医生带来基本的概念，能为眼底病领域的同行带来新的信息，能够为推动我国眼底病事业的发展增添一砖一瓦。书中仍可能有不少错误，希望大家批判地去读，悉心予以指正。

黎晓新

2016年2月15日

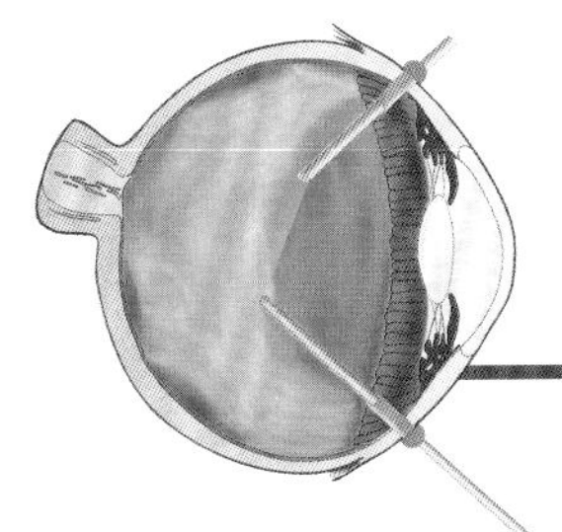

目 录

上 册

下 册

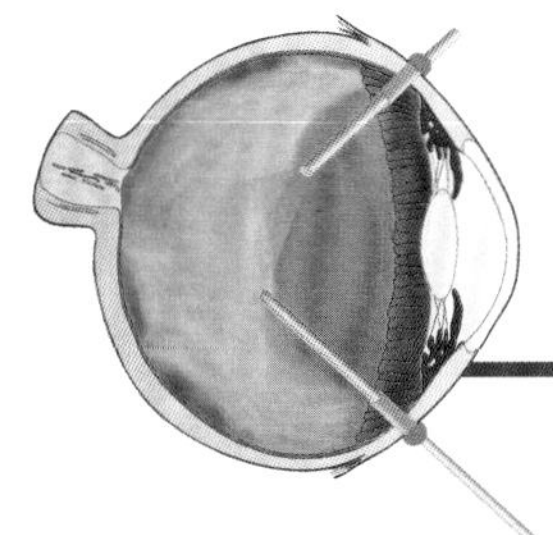

第一章 视网膜血管性疾病相关基础

第一节 视网膜血管的发育生长

从纺锤样前体细胞来源的称血管发生(vasculogenesis),如果基于已存在的血管称血管生成(angiogenesis)。视网膜的血管化包含了这两种机制:最初贡献于最内层视网膜血管形成的是血管发生,而血管生成机制形成了后来的内核层周围的毛细血管网。

视网膜血管是研究血管发育最好的模型,它包含了血管发生和血管生成两种基本机制。由于视网膜有血管区和无血管区的分界很严格,在研究中比较容易的确定促进血管生长和抑制血管生长的因素、成熟血管生长停止和某些区域的无血管,可以帮助理解视网膜血管性疾病中血管生长过程的中断和新生血管的乱生过程。

一、视网膜血管的发生

胚胎血管起于身体不同部位的间充质组织,一旦建立了胚胎循环,血管系统的延伸仅依赖已存在的血管,而不再依靠间充质。视网膜血管发生在胚胎后半期,身体其他部位血管基本发育完后。不成熟的视网膜是由神经组织构成,缺少间充质。所以视网膜血管的发生主要来自于没有视网膜的部位。人类视网膜血管各期的发育基于对人胚胎眼的组织学检查,视网膜血管的发生和发展随着组织学技术的发展,认识不断的加深。

(一)胚胎血管发生的认识

上个世纪初 Versari[1] 用凝胶和普鲁士蓝(prussian blue)注射检查了100多只胚胎眼,发现视网膜血管的发生是来自于玻璃样动脉(hyaloid artery)周围的胚胎连接组织。胚胎7cm长时,视盘部玻璃样动脉周围有灯芯样物质的细胞团,这些细胞团和玻璃样动脉的壁连续在一起。胚胎13cm可以看到开放的视网膜血管(图1-1-1),Versari[2] 还观察到这些视网膜血管逐渐从视网膜表层长入内核层(图1-1-2)。

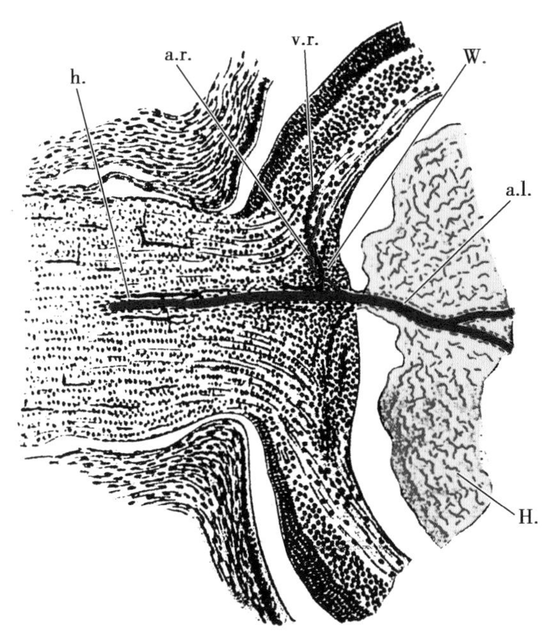

图1-1-1 胚胎13cm时玻璃体动脉进入眼内的断面图

h. 玻璃体动脉 H. 玻璃体 a. r. 视网膜动脉 v. r. 视网膜静脉 W. 细胞增殖 a. l. 视网膜中央动脉

视网膜毛细血管可以辨认是在妊娠4个月胚胎10cm,视盘周围的神经纤维层内出现纺锤

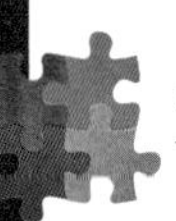

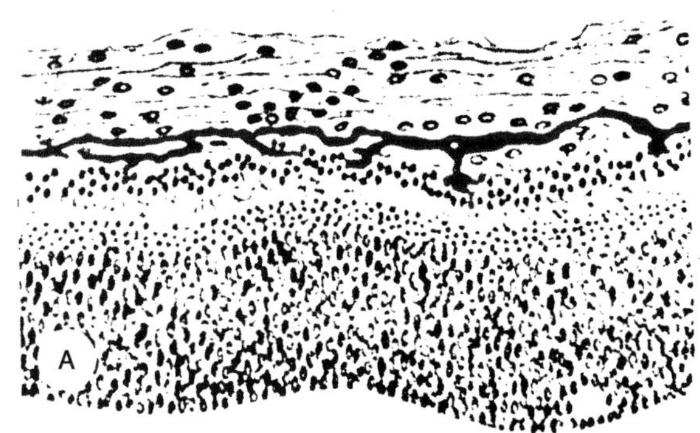

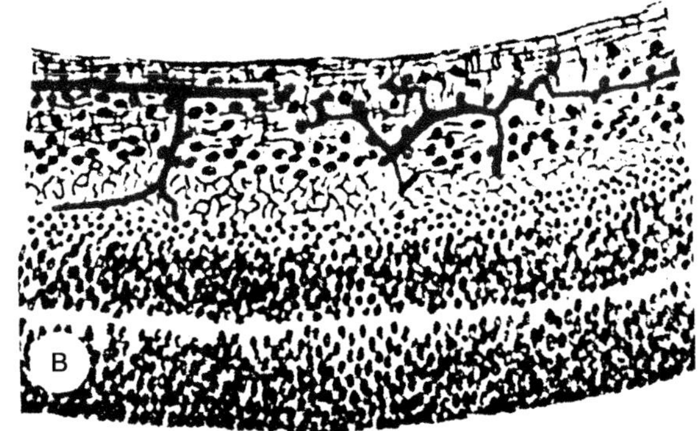

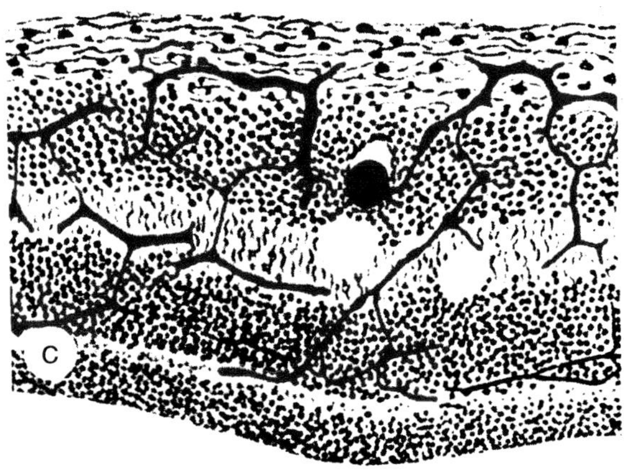

图 1-1-2　人胚胎视神经附近的视网膜断面显示血管从内层视网膜进入到内核层

A：胚胎 19cm；B：胚胎 36cm；C：胚胎 42cm 胚胎 19cm 时视网膜深部没有血管

样细胞团，或梭形样细胞团。此时玻璃体动脉干的视盘端出现球根样水肿，从肿大部长出 2 个小芽，形成视网膜中央动脉的上下两个分支，并向视网膜周边延伸。Ashton[3-6]提出人胚胎视网膜未分化的纺锤样细胞是血管内皮细胞的前体，或者内皮细胞芽，纺锤细胞在性质上是间充质。

Cogan[7]用消化视网膜显示视网膜血管的方法发现胚胎 5 个月时灯芯样的物质形成紧密的一致的鸡爪样图案，特别在视盘周围，血管边界的生长是以环样无止端的谷芽样生长方式为特点。这种原始的鸡爪样生长方式大约在 8 个月到达壁侧锯齿缘，10 个月到达颞侧锯齿缘（图 1-1-3）。周边生长缘由致密网状的薄的血管壁富含大团透明的 PAS 染色阳性的物质。Cogan 证实了胚胎 8 个月的视网膜血管并未完全分化。临床对早产儿视网膜病变的观察也证实了很多早产儿视网膜的血管尚未发育到周边。不成熟的血管是趋于细胞化的。

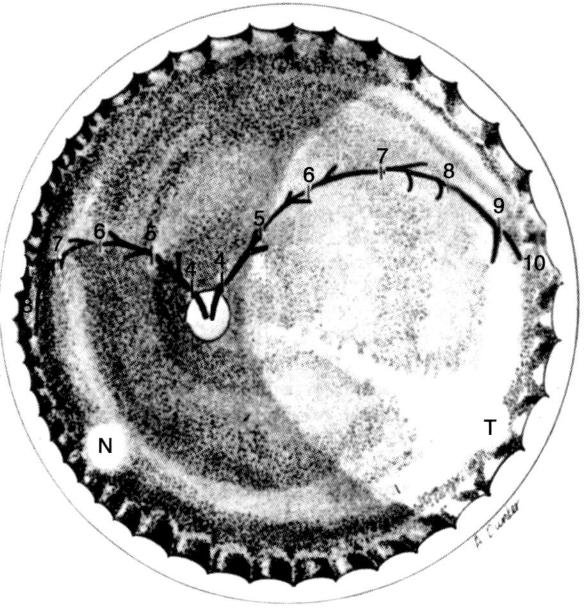

图 1-1-3　胚胎视网膜中央动脉发育示意图

胚胎 4 个月视网膜中央动脉出现在视盘上，胚胎 7 个月后可到达鼻侧锯齿缘，8 个月后逐渐向颞侧锯齿缘发育

1948 年 Michaelon[8]引入墨水注入胚胎眼的方法，发现：①人视网膜血管的生长是由已存在的血管上不断萌芽的方式；

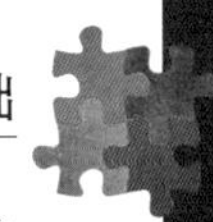

②视网膜毛细血管形成主要是视网膜静脉的功能，与起源于视网膜动脉的传入部分，即毛细血管前小动脉一起形成；③如果动静脉彼此很近，血管生长主要发生在距动脉远的静脉侧；④毛细血管生长范围趋于动脉的延伸。但是墨水注入的方法有很多局限性。

出生后视网膜血管起初只有内皮细胞，出生3个月后可以看到毛细血管管壁内的周细胞。出生5个月时周细胞出现在所有周边的毛细血管壁。在血管复合体中他还注意到漫游的巨噬细胞，其作用像清道夫。他还证明了原始不成熟的网络再塑型为成熟的网路是通过毛细血管网络的收缩、多余的管道闭锁、内皮细胞质和细胞核缩入邻近的毛细血管。视网膜的血管生长非常不稳定，伴有增殖、收缩和细胞恒定的死亡，再塑型成为血管网。

（二）胚胎视网膜血管形成的细胞学研究

血管形成是在血管发生的基础上，Ashton[4-6]概述人视网膜血管的发生：胚胎15周或16周，性质上为间充质的纺锤细胞出现在视盘的玻璃样动脉附近，这些细胞看起来在玻璃样动脉每一侧形成静脉壁。它们增殖进入视盘，然后进入视网膜的神经纤维层。这些细胞以积极的有丝分裂的方式，是内生血管开放前的前体，直到血管化完成。

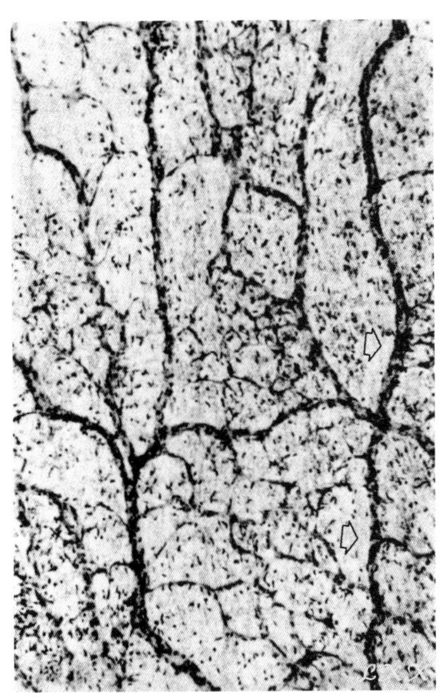

图1-1-4 人胚胎视网膜胰蛋白酶消化后显示致密的中胚层细胞（mesodermal cellularity），这些中胚层细胞是成熟血管的前身，在动脉旁有初始的无血管带（白箭头），不参加血管系统形成的细胞因萎缩而消失

间充质细胞分化成内皮细胞，形成细胞团块，邻近细胞间出现缝隙，形成细胞间的紧密连接，逐渐管腔化形成原始毛细血管，这一期不能区分动静脉。散在的毛细血管开始是窄的、退缩的和塌陷的，随着血球分流逐渐形成管腔。在动静脉管腔形成的早期可以辨认到：与静脉引流相关的毛细血管形成小的网状组织，并且是扩张的和多细胞的，而动脉侧的毛细血管形成较宽大的网状组织，并且管壁较少是较窄的细胞。当动静脉管腔从原始毛细血管床发生后，它们侧面的分支收缩和萎缩，出现血管周围无毛细血管带，在大多数物种发生在动脉旁（图1-1-4，图1-1-5）。视网膜动脉血管周围无毛细血管带，推测有些因素阻止了动脉旁的毛细血管生长，或者继发于血管再塑型（vascular remodeling）。

二、视网膜血管生成

最早的动脉是来自颈内动脉供应的细小的毛细血管丛分布到视杯的背侧（背侧眼动脉），很快颈内动脉又发出第二支进入视杯中部，这一支称腹侧眼动脉，和背侧眼动脉吻合成血管环。背侧眼动脉分出玻璃样动脉（hyaloid artery）经胚裂（embryonic fissure）进入视杯的下方，颈内动脉同时分出血运供应眼眶。静脉系统也同时伴随动脉的出现而形成，两个原始引流系统，眶上和眶下系统围绕视神经小泡形成。

当玻璃体动脉进入视杯后，不断蔓延，围绕晶体小泡，并且和血管环吻合。这些血管辐射包绕晶体，形成血管性包膜晶体（tunica vasculosa lentis）。

胚胎6周时背部眼动脉已进化为确定的眼动脉（ophthalmic artery），腹部眼动脉退行，残留物是鼻侧后睫状动脉（posterior nasal ciliary artery）。眼动脉分支出中央视网膜动脉（central retinal artery）、颞侧睫状后长动脉（temporal long posterior ciliary artery）和睫状后短动脉（short posterior ciliary artery）。

玻璃体动脉发出分支进入内层视网膜，发育成分支视网膜动脉，这些血管从视盘周围向前分叉

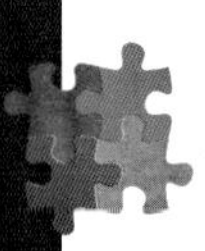

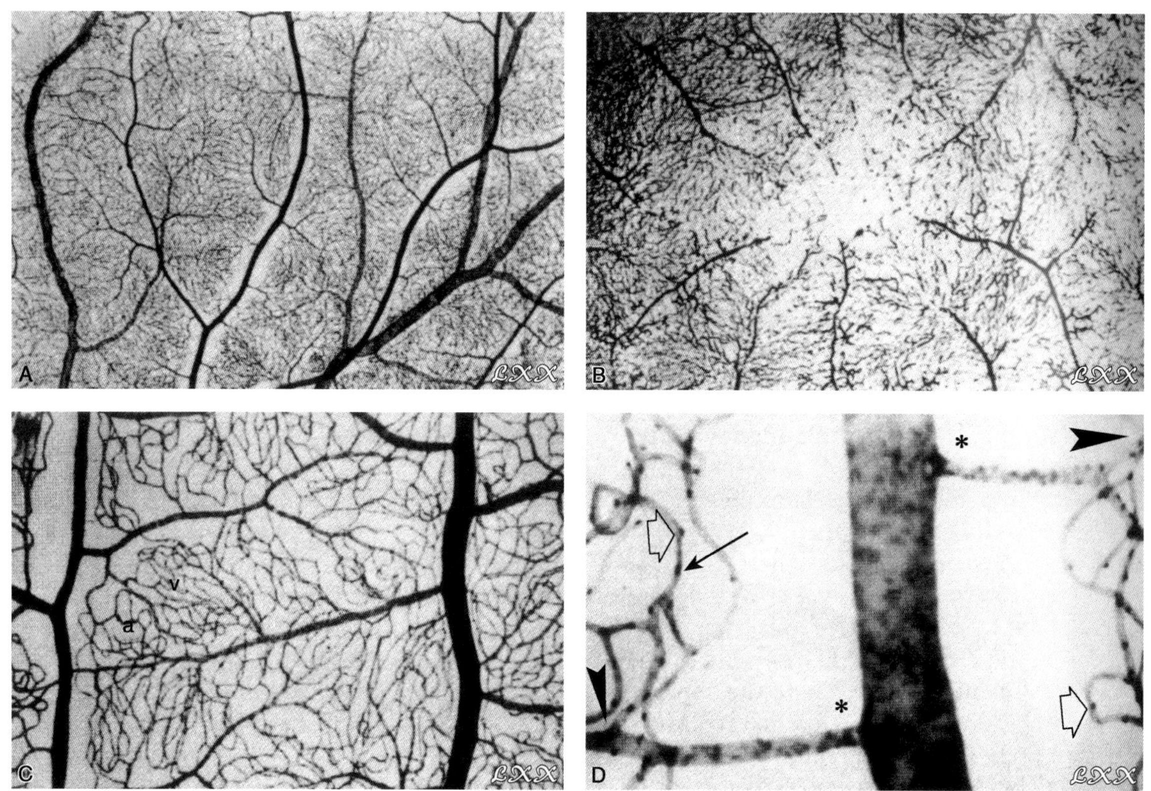

图 1-1-5

A：胰蛋白酶(trypsin)消化后的视网膜血管，血管旁存在无毛细血管带的是动脉；B：黄斑区的毛细血管，断裂的血管是第二层的毛细血管；C：赤道部的视网膜血管，左侧是动脉有无毛细血管带，右侧是静脉，消化区内有小动脉的传出(a)和小静脉的传出(v)；D：动脉发出小动脉(星号)，继续发出毛细血管，黑箭头提示的是内皮细胞核，膨出的核是周细胞核(空心箭头)

进入周边视网膜。大约胚胎6个月时鼻侧血管发育到周边，颞侧血管要到胚胎9个月时才能发育到周边视网膜。这也是早产儿出生时视网膜血管发育未完成的原因。

三、视网膜血管化的分子调节

有关视网膜血管发生和血管生长的大量因子的研究一直在进行中，很多细胞在组织低氧时内皮细胞特异性的有丝分裂产生血管内皮生长因子(vascular endothelial growth factors，VEGF)，也促使胚胎时脑(包括视网膜)和其他部位的血管生长。通过对猫和啮齿类动物的研究，显示血管发育时星形胶质细胞和 Müller 细胞合成 VEGF，VEGF 的受体发现在血管生长缘。在组织氧水平低时，VEGF 上调，直接刺激血管内丛和外丛的生长，胶质细胞的作用像“氧传感器”，阿糖腺苷(adenosine)在低氧，胶质细胞和血管增殖起到连接作用。

基本的成纤维细胞生长因子(basic fibroblast growth factor，bFGF)和胰岛素生长因子(insulin-like growth factor，IGF)促进视网膜和玻璃体的血管内皮和其他细胞的有丝分裂。bFGF 已发现在小牛的视网膜毛细血管，但 bFGF 和视网膜发育的关系尚不清楚，和 VEGF 以及 IGF 一起刺激血管内皮增殖。血管化是一众多因子参与彼此作用的过程。

血管发育的快速增长是在围产期，明显抑制是在成年后。成熟的视网膜内皮细胞正常时比其他血管内皮分开要慢，毛细血管比其他部位的血管有一个较高的周细胞/内皮细胞比值，提示周细胞起到细胞发育的静止作用，内皮细胞和周细胞一起培养，激活组织生长因子-β(transforming growth forming-beta，TGF-β)。一旦被激活，TGF-β 抑制血管内皮细胞的增殖。

周细胞一般在毛细血管管腔形成后逐渐出现，最近的研究提示分子影响血管化过程是通过间接

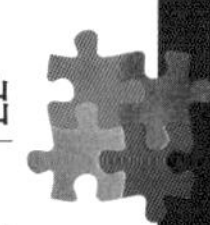

调节和调整血管细胞和细胞外基质间的交互作用，这些分子有整合素（integrins），SPARC（secreted protein acidic and rich in cysteine）和血小板反应素（thrombospondin）。细胞外基质在胚胎、年龄性改变和疾病状态下成分会发生变化。

视网膜血管的解剖排列孕育着发育过程中精细的细胞和分子控制，血管的功能在成年后走向成熟，如收缩性、对血管活性物质的反应能力（视细胞的存在和细胞内的转导机制）、抗血栓形成能力、抗氧化能力和血-视网膜屏障。

四、视网膜血管的年龄性改变

人的一生中视网膜血管结构在40岁开始丢失内皮细胞和管壁的周细胞，只要它们中有一种类型细胞存活，毛细血管管道仍旧开放。如果两种类型细胞都死亡，毛细血管腔塌陷，不再有血液通过。当周边毛细血管弓无细胞时，内界膜会融化掉毛细血管[4]。这一改变逐渐发生，开始是内皮细胞丧失以斑点状方式遍及后部视网膜血管，毛细血管扩张、侧支出现和微血管囊成为正常老年性眼底退行性改变的一部分。

（黎晓新）

第二节　视网膜血管的组织解剖和功能

视网膜是全身组织中单位体重耗氧最高的组织，视网膜血流是一个低流量、恒速的系统，有2个分开的循环系统，内2/3层接受视网膜循环的营养，外1/3层接受脉络膜循环的营养。

一、中央动静脉血管的解剖

视网膜组织需氧量极大，由两个血管系统供应：视网膜内层组织由视网膜中央动脉系统（或部分由睫-网动脉）供应，外层组织由脉络膜血管供应[9]。后者不属于本节介绍范畴，现将中央血管系统简述如下。

视网膜中央动脉自筛板进入视盘后一般先分上下两支，再分颞上、鼻上及颞下、鼻下4个主要分支[10]。在视盘边缘其管径约100～150μm宽。血管主要分支呈对等分叉，分后两支管径相等，分支角度约60°如此逐级分支直到赤道前部形成毛细血管前微动脉，供应周边部毛细血管网，经毛细血管网血液回流于静脉。此种分支状态称对生分支（图1-2-1）。然而后极部视网膜的血液则由上述各级主要分支中发出细小动脉，其中多半为毛细血管前微动脉，直接供应后部毛细血管网。这些细小动脉呈直角从主干发出，称为旁生分支。从血流动力学上观察：对生分支是主要管道，管径逐渐变细，阻力小，流速一般，而旁生分支是连接于相对较大管径的细小管道，呈直角连接，所以需要较大的压力，血液才能流入旁生分支中，且流速较快。因此，后极部的微动脉及其所连接的毛细血管网内的循环速度及血流量显然高于周边部，这当然有利于黄斑及其周围组织的氧供应[11]。但这种解剖特征也有其不利的一面，即当主要较大管道（对生分支）内的灌注压减低时，首先受阻的便是旁生分支，旁生分支得不到正常灌注。动脉阻塞时荧光素眼底血管造影像上经常可见后极部微动脉的荧光素系统突然断绝的现象便是证明。

动脉与静脉之间为广泛的毛细血管网所散布。但在动脉两侧毛细血管网与动脉壁有一段距离，成为无毛细血管带[12]。这在消化平铺标本或造影图像上均可见到（图1-2-2）。

动脉与静脉相交叉处或两者紧密毗邻处，其外膜是共有的[13]，即此处动静脉只有一个共同外膜。当动脉壁有病理变化时（如硬化），就会影响静脉的管腔。临床上见到分支静脉阻塞多发生在动静脉交叉处，便是受此种解剖特征的影响。

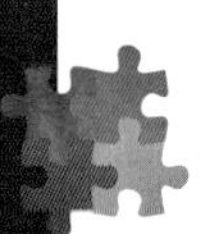

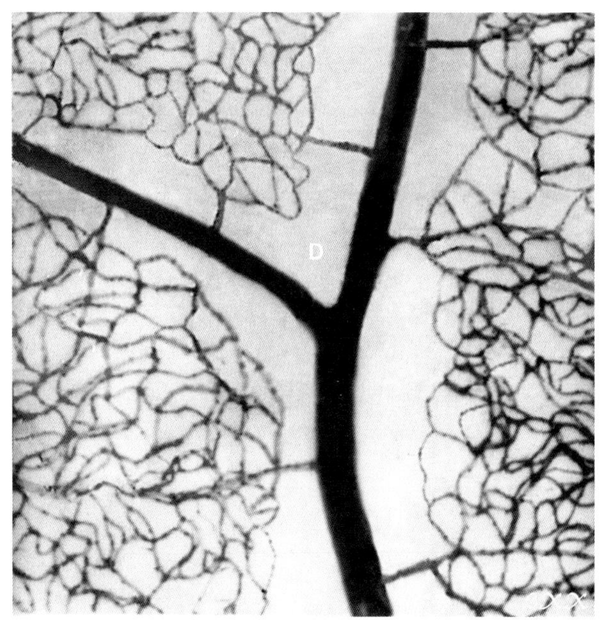
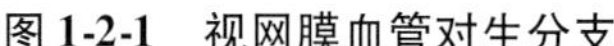

图 1-2-1　视网膜血管对生分支

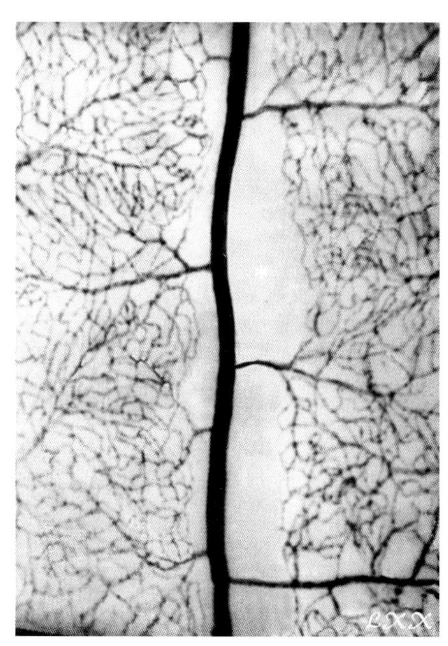

图 1-2-2　毛细血管网的无毛细血管带

视网膜中央动脉管壁由内膜、中膜及外膜组成,内膜由基底膜与内皮细胞成分组成但无弹力纤维。中膜由 5 ~ 7 层肌细胞构成,赤道附近只有 2 ~ 3 层[14]。外膜由外膜细胞与纤维组成。视网膜动脉硬化,主要由中膜的细胞增生,最后细胞退变,肌纤维形成玻璃样变而成,故称为增生性小动脉硬化。而内膜下的脂肪沉积所形成的粥样硬化,在视网膜内是很少见到的[15]。

视网膜中央静脉:大体上是伴随着动脉走行,也分为颞上、鼻上、颞下、鼻下主干。近视盘处其直径约 150 ~ 200μm。虽然它们伴随动脉而行,但其分支先后与动脉并不一致。常见情况为动脉在视盘近处已有第一分支,接着又有第二分支,而静脉主干很可能出盘缘后走行很长一段距离后才有第一分支。眼底检查时断定动静脉管径比例是否正常,应当以动脉第一分支与静脉第一分支比较。如果就近将动脉静脉作比较,有可能将动脉的第一或第二分支与静脉主干相比,从而认为动脉有缩窄了[16]。

视网膜的毛细血管:视网膜毛细血管有深浅两层(图 1-2-3A)。毛细血管前微动脉首先供应浅层毛细血管网(位于神经纤维层和神经节细胞层)后由交通支供应深层毛细血管网(位于内丛状层及内核层),并回流于毛细血管后微静脉。

深浅两层毛细血管在中心凹附近汇合成单层毛细血管网,并终止于距中心凹中心 250μm 处,在此彼此连接成一环形,称为毛细血管拱环,拱环之内,为无毛细血管区,直径 500μm。

在视盘周围,沿着上下血管及神经纤维的走行另有一层表层的毛细血管网,称为视盘周围辐射状毛细血管(RPC)。这样,盘周这一区域的毛细血管实际有 3 层:即视盘周围辐射状毛细血管、浅层毛细血管及深层毛细血管(图 1-2-3B、图 1-2-4)。在周边部锯齿缘附近,深浅毛细血管又汇合成单层毛细血管网。视网膜毛细血管的这种分布状态,有很重要的临床意义。

浅层毛细血管网位于近动脉侧,因此动脉性的损害,首先受损的是浅层毛细血管网(如高血压性视网膜病变,红斑狼疮视网膜病变,动脉炎等)。临床表现为:视网膜浅层水肿,火焰状、线状出血,絮状斑,中心凹星状渗出(图 1-2-5)。

深层毛细血管网位于近静脉侧,所以静脉性的病变易累及(如静脉阻塞、糖尿病、静脉炎等)。临床表现为:视网膜深层水肿,斑状或点状出血,微血管囊,硬性渗出,毛细血管闭塞区(即无灌注区)(图 1-2-6)。

毛细血管的组织结构,主要由三种成分构成:内皮细胞、周细胞及基底膜(图 1-2-7)。正常情况内皮细胞与周细胞的数量相等(1∶1)。内皮细胞位于毛细血管内侧,与屏障功能有关,损害时渗透性增加,造成视网膜水肿、渗出、出血。周细胞位于管壁外侧,与毛细血管紧张性有关,损害时毛细

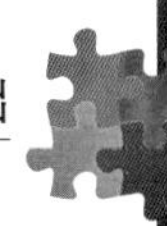

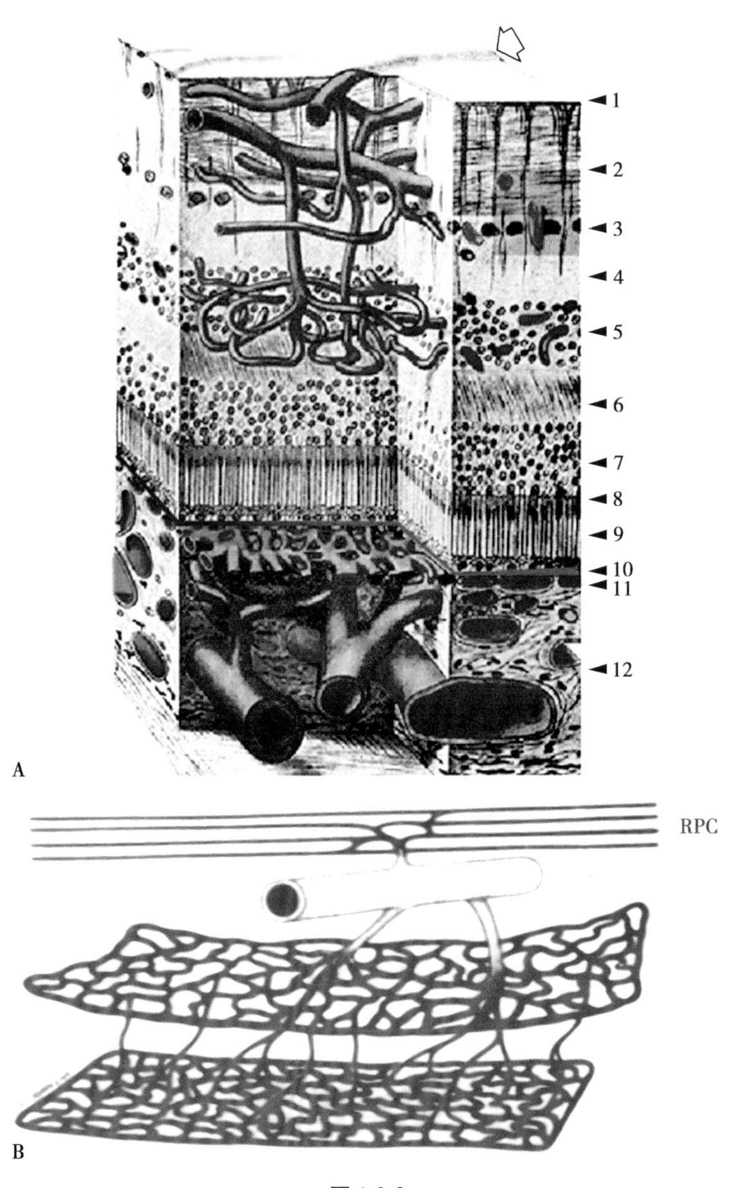

图 1-2-3

A. 视网膜血管分布图证实了推测的毛细血管网的双向分布，并伴有相同深度的后小动脉（post arteriolar）和前小静脉（pre-venular）的毛细血管网。在内核层和脉络膜毛细血管之间没有血管联系，可以看到视网膜静脉作为主要血管刚好位于内界膜下并将内界膜顶起（白箭头）。1. 内界膜；2. 神经纤维层；3. 神经节层；4. 内丛状层；5. 内核层；6. 外丛状层；7. 外核层；8. 外界膜；9. 光感受器的内段和外段层；10. 色素上皮层；11. 脉络膜毛细血管；12. 脉络膜；B. 视网膜毛细血管分层示意图

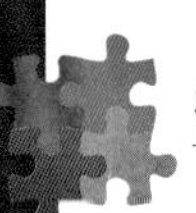

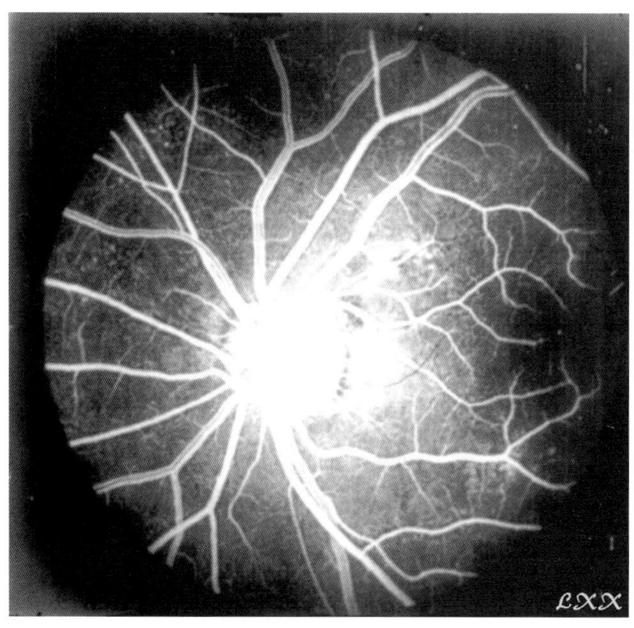

图 1-2-4　视盘周围辐射状毛细血管

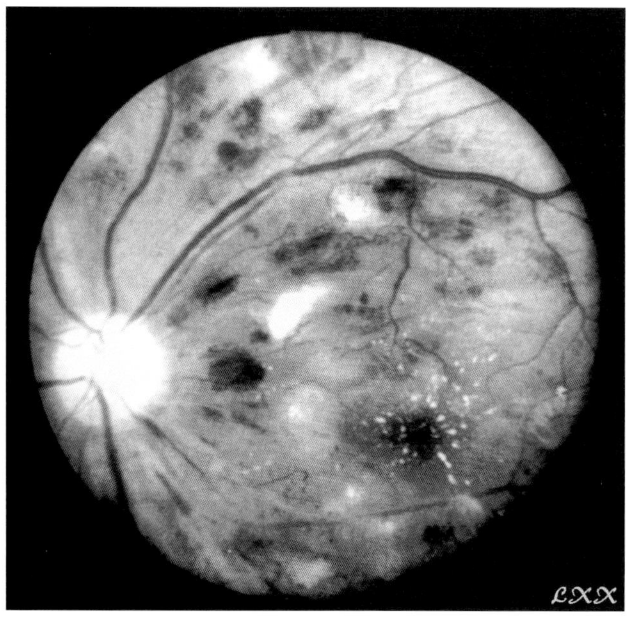

图 1-2-5　浅层毛细血管网损害

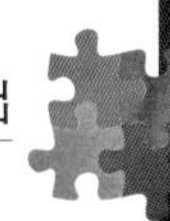

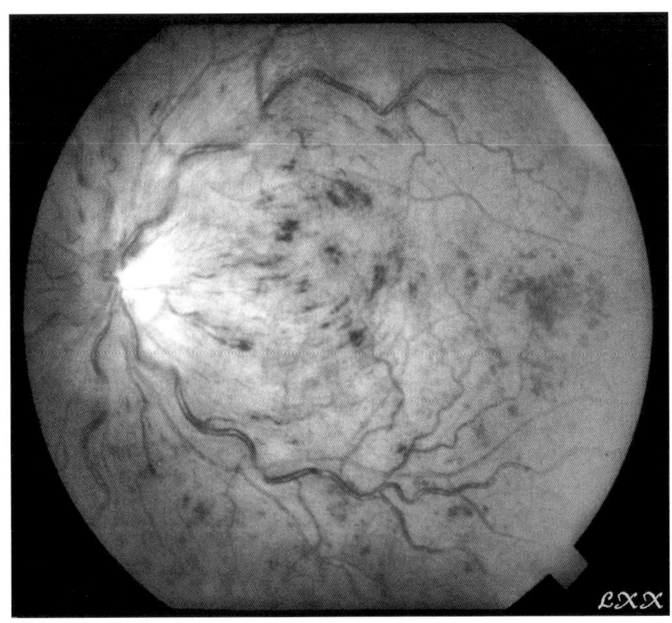

图 1-2-6　深层毛细血管网损害

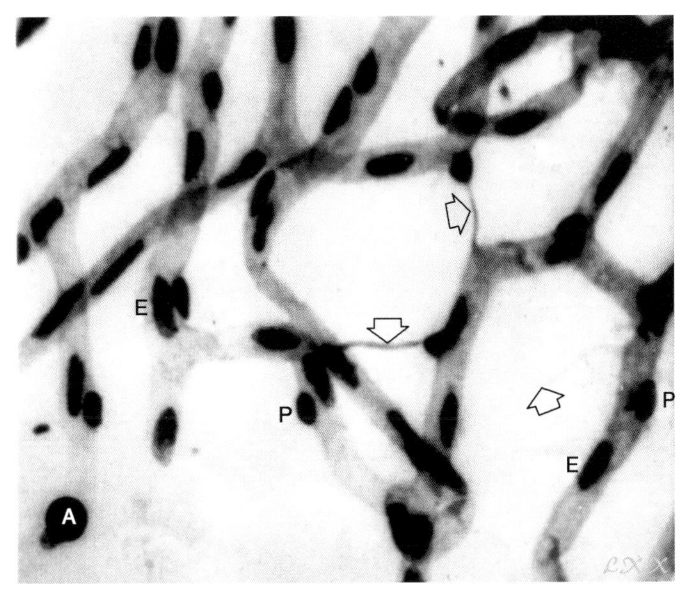

图 1-2-7　毛细血管的组织结构，毛细血管周细胞（P）、内皮细胞和基底膜（E）

血管扩张，微血管囊形成。有些疾病内皮细胞先受损，如炎症、静脉阻塞等，另有些病周细胞首先受损，如糖尿病。不管哪一种细胞先受损，随着病变时间的延长，另一种细胞必将随之也受损。当内皮细胞及周细胞都消失，则毛细血管闭塞，形成无灌注区[17]。

视网膜毛细血管的功能特性：屏障功能显著，一般大分子物质不易通过管壁到组织中去。实验表明大于 25μm 的颗粒很难通过。它不似脉络膜血管，它对炎症、中毒及药物的反应很小。此外，视网膜毛细血管管径很细，为 3.5 ~ 6μm（脉络膜毛细血管管径为 25μm），因此红细胞通过时需变形，这可以增加氧的交换面积，有利于血液对视网膜的供氧。但当血液黏度增加，或红细胞变形能力减低（如糖尿病），则毛细血管阻塞现象显著。

（廖菊生）

二、睫状视网膜动脉

睫状视网膜动脉是从视神经周围睫状后短动脉分出，直接进入脉络膜，呈钩样从视盘边缘进入视网膜，通常在视盘颞侧。营养视网膜的区域变化大，可以很小到仅在视盘周围，也可以大到半个视网膜，甚至全部视网膜。

三、视网膜血管的调节

健康眼在血压或者眼压波动的情况下仍能保持恒定的血流量。与脉络膜血流（高流量、变速）相比，视网膜血流是一个低流量、恒速的系统，供应代谢高度活跃的组织[18]。自主神经系统调节球后及脉络膜循环，其作用终止于筛板，故视网膜及前部视神经头部不受自主神经直接支配。视网膜和前部视神经头部的血管有 α、β 及胆碱能受体，但这些受体在血管调节中所起的作用不明。因此，视网膜血管调节必然发生在血管微环境中（即“自动调节”）[19]。视网膜微血管对血氧变化可做出反应性自动调节，毛细血管的募集和去募集作用很有可能提供了稳定的氧传输。人类视神经头部也可见相似的微血管自动调节。视网膜血流量受灌注压和血黏滞度影响。眼灌注压等于局部动脉（如眼动脉）血压减去眼压[20]。视网膜中央动脉对眼压急性升高非常敏感，在眼压或血压升高幅度相当大的情况下，微血管自动调节仍能维持视网膜血流量恒定。如下所述，自动调节很明显是受微环境中的众多成分影响（如内皮细胞、周细胞、平滑肌细胞、胞外基质、可溶性血管活性因子，图1-2-8），但这些因素的生理性控制和病理变化都还不清楚[21]。

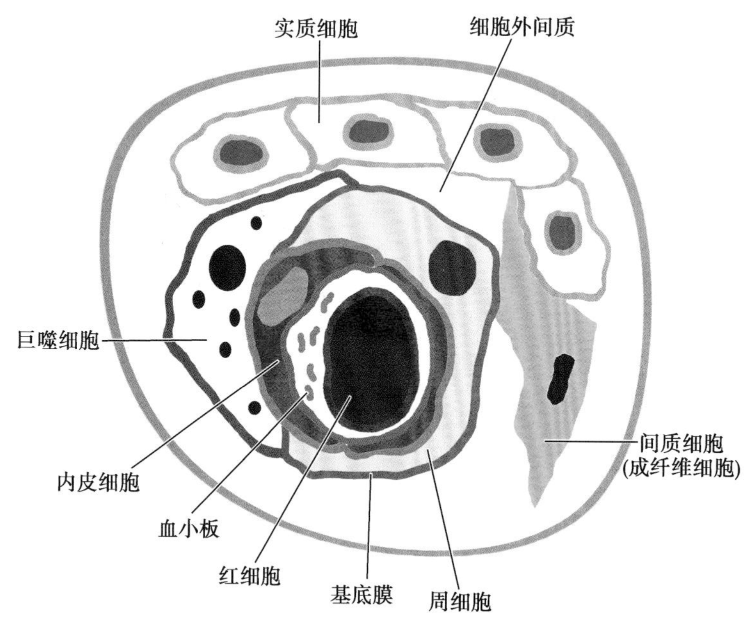

图 1-2-8　微血管主要成分

（一）内皮细胞

无论是结构上还是生理功能上，视网膜毛细血管内皮细胞都是分隔血管内腔和血管外隙的屏障。视网膜毛细血管内皮无窗孔，之间为紧密连接，是血-眼屏障主要的构成部分。视网膜血管内皮细胞有独特形态，表达多种表面抗原，对不同刺激产生反应。内皮细胞的表型表达可受胞外基质、可溶性生长因子、同型或异性细胞间作用（通过细胞连接进行）的影响而改变。黏附连接或钙黏素（钙离子依赖的跨膜黏附蛋白）在细胞膜之间维持一个间隙，允许同型细胞间接触。细胞黏附分子如整合素（与细胞内骨架相连的表面糖蛋白分子）与其他类型的细胞相互作用（包括毗邻周细胞

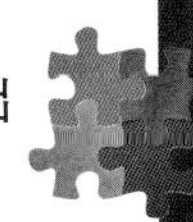

及胞外基质）。

（二）周细胞及平滑肌细胞

视网膜血管张力取决于平滑肌细胞和周细胞的收缩水平。毛细血管管腔（直径 5～6μm）由单层内皮细胞构成，毛细血管壁内周细胞包绕内皮细胞，二者由共同的基底膜环绕。周细胞是未分化的间充质细胞，调节血管张力，支持血管壁，产生胞外基质，具有吞噬作用。内皮细胞-周细胞之间的插头-插座式连接为毛细血管的收缩提供接触摩擦力，缝隙连接容许直接交流。周细胞的伪足样突起环绕视网膜毛细血管，内含收缩蛋白，如平滑肌 α 肌动蛋白，非平滑肌肌动蛋白，平滑肌肌球蛋白。此外，周细胞还释放细胞外成分如纤维粘连素，它能在毛细血管管腔收缩时为机械力的转换提供锚定点。视网膜周细胞对内皮素-1，血管紧张素-Ⅱ，高氧及 ATP 反应性收缩，暴露于 CO_2，NO 和腺苷时舒张。

周细胞除了结构支撑外还有血管调节作用，依据是：在高压力血管内发现周细胞增多，糖尿病性视网膜病变时周细胞丢失与微血管囊形成相关。共同培养时，周细胞产生转化生长因子抑制牛毛细血管内皮细胞增殖。一些疾病的现象提示周细胞-内皮细胞的相互作用：①增殖性糖尿病性视网膜病变中，周细胞丢失与内皮细胞密度增加有关联。②创伤愈合过程中周细胞沿新血管出现，同时血管停止生长。早产儿视网膜病变中病变的毛细血管缺乏周细胞。③一些血管性肿瘤中未见周细胞。④在诱导猴脉络膜新生血管的过程中血管的成熟与内皮细胞-周细胞接触增加呈平行发展。

（三）胞外基质

胞外基质（包括胶原、细胞黏附分子、蛋白聚糖、糖胺聚糖）的结构、密度、电荷均影响内皮细胞的表型。细胞内事件依赖于细胞结构的“张力完整性”，它所指的是细胞骨架于外在附着点产生应力维持细胞的张力完整。跨膜细胞黏附分子提供“机械性”信号传导。选择素，免疫球蛋白超家族成员，钙黏素，整合素在微血管结构内介导张力完整性。整合素可免疫定位于人类视网膜血管，整合素-配体作用刺激内皮细胞。例如：在兔角膜埋植试验中，阻断 αvβ5 整合素抑制血管新生。视网膜内皮细胞和周细胞的接触发生在毛细血管基底膜，类似的对基底膜结构或成分的处理可为视网膜血管性病变提供新的治疗途径。图 1-2-8 为主要的微血管结构成分[22]。

（四）可溶性血管活性因子

1. 内皮源性 NO　两种内皮细胞酶：构成型 NO 合酶（膜结合）和诱导型（胞质内）NO 合酶氧化 L-精氨酸，产生瓜氨酸和 NO。内皮细胞源的 NO 扩散到周细胞和平滑肌细胞表面，与鸟氨酸环化酶结合，使细胞内 c-GMP 浓度升高，血管扩张。局部剪切力、缓激肽、胰岛素样生长因子-1，乙酰胆碱，凝血酶及多种血小板产物刺激 NO 产生。N-甲基-L-精氨酸（L-NMMA），精氨酸的一种类似物，可逆性抑制 NO 释放，超氧阴离子破坏 NO。在健康微型猪的视网膜，由视网膜内皮细胞产生的 NO 减弱小动脉张力，松弛周细胞。缓激肽刺激一氧化碳释放，松弛猪睫状动脉，在犬，NO 是葡萄膜血流的主要决定因素。人眼动脉的体外培养物中，张力性 NO 释放是血管舒张的一个基本机制。猴视网膜中央动脉的支配神经释放 NO。除了舒张血管，NO 还抑制血小板聚集，血小板颗粒分泌，白细胞黏附，平滑肌细胞增殖，从而保护血管。但是高浓度的 NO 可能诱导神经元 NO 合酶产生视网膜毒性，这在视网膜缺血，退行性视网膜病变和糖尿病血管功能障碍中有重要作用。

2. 内皮素　内皮素由毛细血管近腔面的内皮细胞释放，与毗邻的周细胞及平滑肌细胞受体相结合。内皮素（ET-1，ET-2，ET-3，均由 21 个氨基酸构成）是目前已知的最强的血管收缩因子。

与角蝰毒素类似，这是一种蛇毒（以色列穴蝰），可导致心肌梗死而死亡。介导内皮素依赖性收缩的有三种受体（ETR-A，B，C），人静脉注射 ET-1 后的血管收缩由 ETR-A 介导。大体而言，ETR-A mRNA 位于周细胞及平滑肌细胞，ETR-B mRNA 在这些细胞及内皮细胞中存在。ET-1，血管紧张素Ⅱ，升压素调节平滑肌细胞 ETR 的水平。血管内皮几乎只产生 ET-1。

用不同物种的组织进行在体研究发现内皮素参与视网膜微血管调控。例如，牛视网膜周细胞表达 ETR-A 和 ETR-B，ET-1 可刺激产生收缩，肌动纤维聚集，增殖。此外，人类视网膜内皮细胞表达 ET-1 mRNA，ETR 在人视网膜和脉络膜中存在。外源性 ET-1 使体外培养的人眼动脉产生强烈收

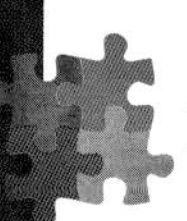

缩。内皮素与周细胞及内皮细胞上受体的相互作用,内皮素与NO产生之间的联系如图1-2-9中所示。

动物试验的体外研究证实内皮素活性能显著影响眼血流。例如,将合成的ET-1注射到猫眼血管内可造成视网膜血管收缩,眼血流减少,而虹膜,睫状体,脉络膜血流没有改变。小鼠视网膜高氧性血管收缩明显为ET-1依赖。内皮素还有可能参与青光眼视神经病变。青光眼患者眼血管的自动调节功能异常,ET代谢异常也可能是视网膜及视神经头部病变的部分原因。

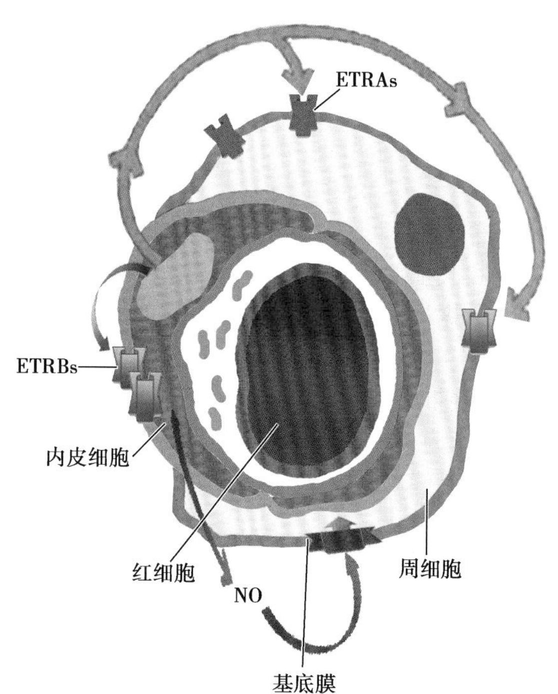

图1-2-9 图示几种旁分泌因子在微血管自动调节中的作用。内皮素-1(ET-1),由内皮细胞(EC)释放,与周细胞上的内皮素受体-A(ETR-A)结合,引起收缩,与单个受体结合,引起增殖。ET-1与内皮细胞上的内皮素受体-B结合,与NO释放有关,引起周细胞舒松

3. 超氧阴离子　血管内皮产生基础水平的超氧阴离子,很多病理情况可刺激其产生过量。超氧阴离子可使NO失活,抑制血管舒张能力。这种病理性抑制所造成的血管改变可见于高血压,高胆固醇血症,早产儿视网膜病变,糖尿病及缺血-再灌注损伤。超氧阴离子也可通过脂质过氧化干扰血管调节。氧化的低密度脂蛋白(LDL)与清道夫样受体结合,干扰NO形成,产生功能性精氨酸缺乏。因此推测高胆固醇血症患者的血管舒张变迟缓与NO功能异常有关。超氧阴离子还损伤内皮细胞造成促凝状态,在糖尿病性视网膜病变中可能有此病理机制参与。生理情况下,超氧阴离子和环氧化酶的活性在猪眼视网膜血流调节和血压升高时的反应性血流变化中起着一定作用。

4. 肾素-血管紧张素系统　人类和动物眼组织局部表达内源性肾素-血管紧张素系统的必要成分(肾素,血管紧张素,血管紧张素转化酶ACE)ACE与内皮腔面结合,迅速将血管紧张素Ⅰ转化为血管紧张素Ⅱ,ACE还能使缓激肽失活。血管紧张素Ⅱ刺激平滑肌细胞和周细胞使视网膜血管收缩。离体的猪眼动脉对血管紧张素Ⅱ反应性收缩,而对缓激肽产生反应性舒张,这是个NO依赖性的机制。人眼部肾素-血管紧张素系统的功能没有相关记载,推测可能参与保护缓激肽相关的血管扩张机制如刺激产生NO、增强ATP酶活性。血管紧张素Ⅱ通过改变NO依赖性机制抑制ATP酶活性,这一点在糖尿病性视网膜病变发病机制中非常重要。

(黎晓新)

第三节　视网膜的神经上皮和色素上皮[23]

一、视网膜神经上皮和色素上皮的组织学来源

胚胎学上视网膜从视泡发育而来,视泡是从胚胎前脑突出的一个结构。当视泡凹陷形成视杯时,其外层发育成视网膜色素上皮层,内层分化成视网膜的神经上皮层。成熟视网膜的双层上皮结构反映了原始视泡凹陷后的排列。视网膜也成为了玻璃体腔的壁,玻璃体腔中充满了黏多糖和胶原。玻璃体和脉络膜都从间充质细胞分化而来,具有同源性,把从脑分化来的视网膜像三明治一样夹在中间。眼球两层上皮形成的囊有两个汇合部或转折部,前汇合部位于瞳孔,后汇合部位于视神

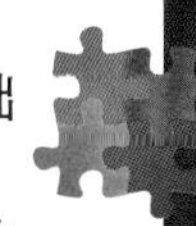

经周围，即脉络膜弧的部位。两层上皮细胞顶端彼此面对面，外面包裹基底膜（Bruch 膜），例外的是内界膜，因为内界膜是 Müller 细胞形成的。胚胎 3 个月时视杯前缘向前生长，形成睫状体和虹膜内面的两层上皮，睫状体内面的上皮，外层有色素、内层无色素，但虹膜内面的两层上皮都有色素，瞳孔缘部的虹膜皱褶是两层上皮的前汇合部。

视网膜色素上皮由单层细胞构成，顶部与视网膜神经上皮的外层接触。视网膜下腔隙是视网膜神经上皮与色素上皮间的潜在腔隙。视网膜神经上皮与视网膜色素上皮除了在视盘和锯齿缘连接紧密，在其他部位的贴附并不牢固，在很弱的外力作用下即可以分开。上皮层彼此间的关系从前到后不同，锯齿缘之前，瞳孔和睫状体的色素上皮和非色素上皮在细胞顶点处通过细胞间的连接连在一起（图 1-3-1），神经视网膜的外界膜层和视网膜色素上皮层（retinal pigment epithelium，RPE）以这种点相接带一直延续，到锯齿缘部。从锯齿缘部睫状体色素上皮延续变为视网膜色素上皮，它的基底膜延续为 Bruch 膜。睫状体和平坦部的非色素上皮向后延伸，变为神经视网膜，其基底膜变为内界膜，视网膜下腔在锯齿缘前部消失。两层上皮的结合部标定了视网膜下腔的前止端。

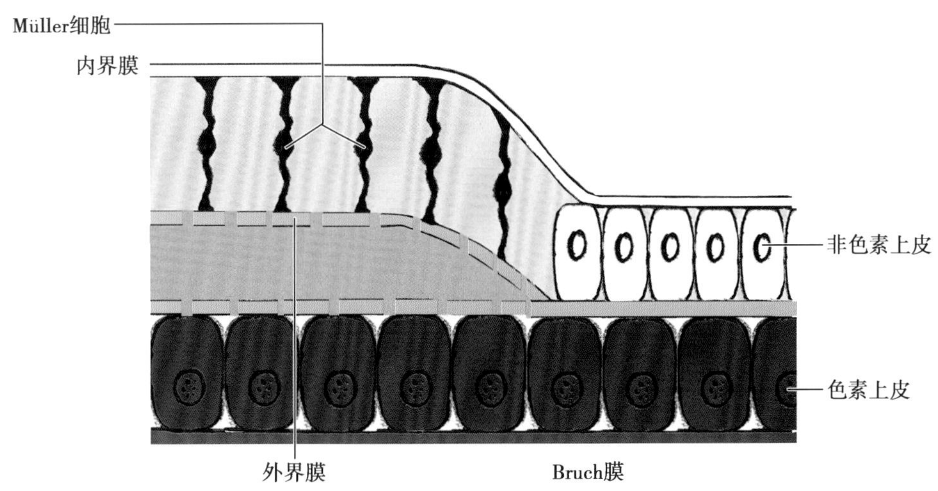

图 1-3-1　锯齿缘部视网膜色素上皮向非色素上皮的过渡

这种神经上皮和色素上皮间顶点对顶点的排列向前到锯齿缘，向后由 Müller 细胞所代替，Müller 细胞断断续续接触视网膜色素上皮细胞，这种两层上皮间的接触不是靠顶部的连接，而是靠来自玻璃体的压力和来自 RPE、脉络膜的负压。Müller 神经胶质细胞是神经视网膜的支架细胞，从锯齿缘到视盘之间都存在。

在视盘处内界膜延续为 Eschnig 基底膜，由 Kuhnt 半月形胶质组织所支持（图 1-3-2）。外界膜和视网膜色素上皮的顶点相接，在 Kuhnt 胶质连接组织支撑下形成视网膜下腔的后止端。连接组织向后到达脉络膜层称为 Eschnig 连接组织，与 Kuhnt 连接组织一起将视网膜内层轴索和外层视网膜，以及脉络膜进行了分割。轴索依次将后部视网膜固定在巩膜筛板处和胶质组织上。因此视网膜通过顶点连接系统在锯齿缘处直接固定在巩膜上，通过脉络膜和睫状体间接地附着在巩膜和巩膜突上。在视盘处所有的神经上皮和脉络膜各层通过连接组织和传出的神经细胞轴突固定。

二、视网膜神经上皮

（一）视网膜神经上皮的解剖

1. 中央视网膜　黄斑部是视网膜后极部上下血管弓之间的区域，因中央无血管的区富含叶黄素使其外观色略黄而得名。

（1）凹部：黄斑包括一个边缘、斜坡和底，凹部（umbo）是黄斑中心凹陷的底，约 150 ~ 200μm

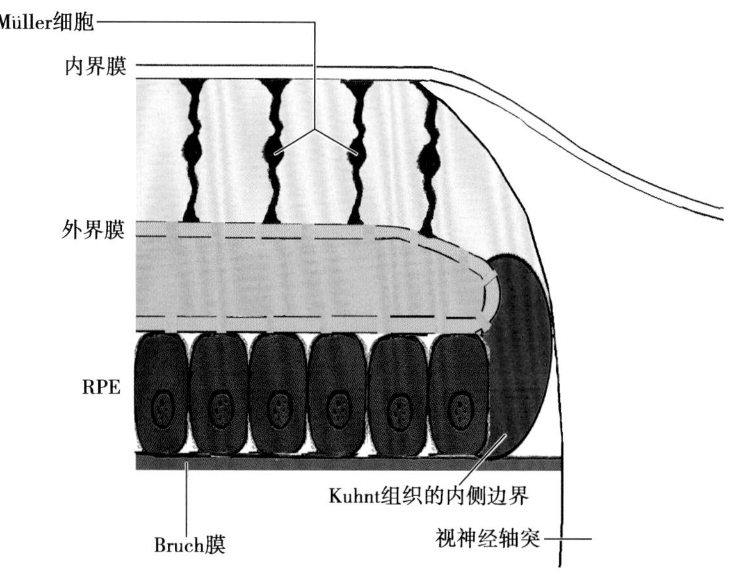

图 1-3-2　视盘部视网膜神经上皮与色素上皮的连接

(图 1-3-3)。底对应的中央小凹(foveola),代表黄斑的精确中心,约 350μm,这个地方引起的视力最好。中心凹(fovea)直径约 1500μm,黄斑中心凹的主要视细胞是视锥细胞。中心凹的视锥细胞是由第一级向心移行的神经元,第二级侧面离心走向的神经元,和在中心凹成熟过程中(出生前后 3 个月)产生的第三级神经元构成的。因为拥挤,它们各自的直径越来越窄,中央的视锥细胞通过拉长胞体来维持它们的体积,长度可达 70μm。视锥细胞在凹部 150 ~ 200μm 处的密度最大,被称为中央视锥细胞束。狒狒和猕猴中央视锥细胞的密度分别为 113 000 个/mm^2和 230 000 个/mm^2。中央视锥细胞束处视锥细胞的密度可高达 385 000 个/mm^2。视锥细胞的内节侧面通过连接系统连在外界膜上。视锥细胞向内伸展的轴突,放射状走行成为外丛状层的 Henle 纤维(图 1-3-3)。视锥细胞的内外节层都被 Müller 神经胶质细胞的突起所包绕。因此黄斑中心凹的发育包括神经细胞和大量神经胶质细胞的移行、延伸、集中和移位。神经胶质细胞也是视网膜结构的主要成分。黄斑中心凹内界膜上放射状的条纹与 Henle 纤维有关。黄斑中心凹处的神经胶质细胞密度为 16 600 ~ 20 000 个/mm^2。

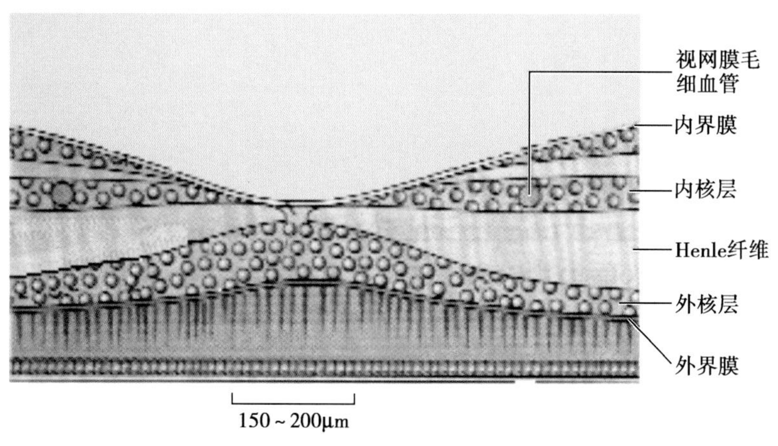

图 1-3-3　黄斑的凹部

(2) 中央小凹(foveola):中央视锥细胞束被中心凹的底或称中央小凹环绕,直径 350μm,厚约 150μm(图 1-3-4)。这个无血管区包括紧紧挤压在一起的视锥细胞,外界膜将视锥细胞拉长并连在一起。在外界膜水平所有的视锥细胞和它们的轴突都被 Müller 细胞的突起所包绕,形成了玻璃体

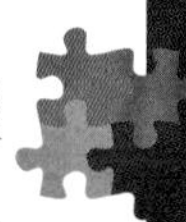

的内层并支持内界膜。因此视杯的顶点对顶点的排列是由面向视网膜色素上皮的 Müller 神经胶质细胞的突起所维持的。中央视锥细胞的高代谢需要通过直接接触色素上皮得到满足，但也通过神经胶质细胞的突起来完成。在病理条件下，正常中心凹反光的消失提示神经胶质的异常，如水肿。这种损伤可以是原发性的或通过紧贴于内界膜上的玻璃体介导的，在病理条件下，正常中心凹反光的消失提示神经胶质的异常（急性神经细胞损伤，水肿），这种损伤可以是原发性的或通过紧贴于内界膜上的玻璃体介导的。因此中心凹反光的消失首先提示神经胶质细胞受到牵引或水肿，其次是视锥细胞受到牵引或水肿。

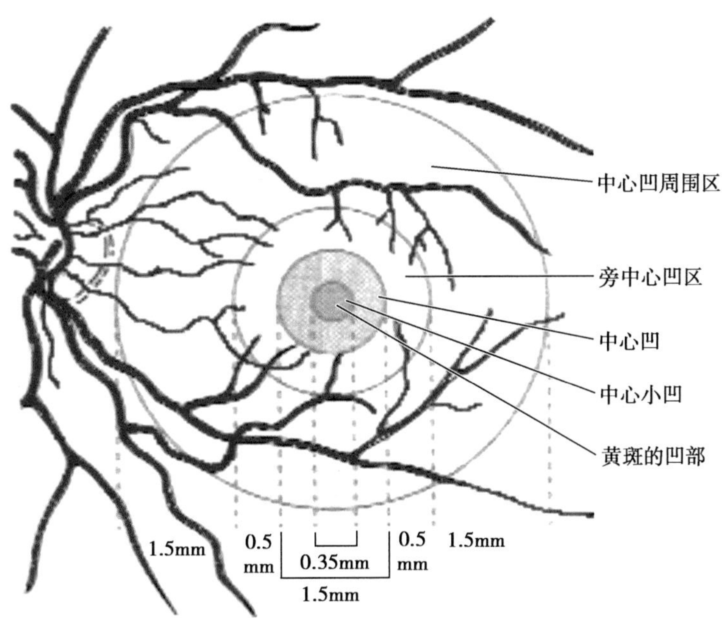

图 1-3-4　黄斑区的分区

（3）中心凹（fovea）：中心凹的边缘在生物显微镜下常可看到内界膜的反光晕，直径 1500μm，相当于视盘大小，厚 0.55mm。它包括 1 个薄薄的底，1 个 22°的斜坡和 1 个厚的边缘。中央小凹的底厚 0.13mm。22°的斜坡表示内核层第二、三级神经元的侧移位，也包括位于内核层的 Müller 神经胶质细胞核发生侧移位。无血管的中央小凹区被毛细血管弓环包绕，这些毛细血管位于内核层，留了中央 250～600μm 的无血管区。斜坡与基底膜增厚有关，基底膜在中心凹边缘达到最厚。内界膜的厚度与玻璃体牵拉的强度呈比例，例如粘连在中央小凹处最强。所以中心凹的中心在外伤时容易发生黄斑孔，外伤黄斑孔时常有一神经胶质的盖，说明前后方向的牵引力是黄斑孔形成的原因。

（4）旁中心凹（parafovea）：旁中心凹区是环绕黄斑边缘的一条宽 0.5mm 的条带（图 1-3-4）。此处视网膜各层结构如常，包括 4～6 层神经节细胞层和 7～11 层双极细胞。

（5）中心凹周围区（perifovea）：中心凹周围区是围绕旁中心凹的一条宽 1.5mm 的条带（图 1-3-4）。这一区域有几层神经节细胞和 6 层双极细胞。

整个黄斑由凹部、中央小凹、中心凹、旁中心凹和中心凹周围区一起组成了黄斑，又称中央区。中央区视网膜和周围区视网膜的神经节细胞层不同，在黄斑神经节细胞层有几个细胞的厚度，周围区只有 1 个细胞厚。黄斑的边界与颞侧血管弓相吻合，直径约 5.5mm（图 1-3-4），由中心凹（直径 1.5mm），旁中心凹（宽 0.5mm）和中心凹周围区（宽 1.5mm）组成。

2. 周围视网膜　周围视网膜（peripheral retina）被分为近、中、远和极周边部视网膜。近周边部是黄斑区外 1.5mm 宽的带；中周边是赤道部，宽 3mm；远周边部从赤道延伸到锯齿缘，这条带的宽度取决于眼球大小和屈光状态。一般情况下眼球赤道部周长是 72mm，锯齿缘周长 60mm，这一条

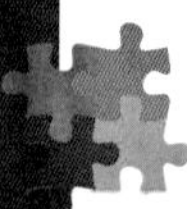

带的平均宽度是6mm。赤道部到锯齿缘是玻璃体基底部的一部分,大部分周边部的病理改变都发生在这一区域。锯齿缘和睫状体平坦部是极周边部。

3. 神经视网膜的分层　除中心凹、锯齿缘和视盘以外,神经视网膜由多层组成:①视锥、视杆细胞层(光感受器细胞层):由光感受器的内外节组成。②外界膜:为一薄网状膜,由邻近光感受器和 Müller 细胞结合处组成。③外核层:由光感受器细胞核组成。④外丛状层:是疏松的网状结构,由视锥、视杆细胞的终球与双极细胞的树突及水平细胞的突起相连接的突触部位。⑤内核层:主要由双极细胞、水平细胞、无长突细胞及 Müller 细胞的细胞核组成。⑥内丛状层:主要由双极细胞、无长突细胞与神经节细胞相互接触形成突触的部位。⑦神经节细胞层:由神经节细胞核组成。⑧神经纤维层:由神经节细胞轴突构成。⑨内界膜:是视网膜和玻璃体间的一层薄膜,是 Müller 细胞的基底膜。

Müller 神经胶质细胞是视网膜各层次间的骨架细胞,在与视网膜垂直的方向贯穿视网膜。它的细胞体位于内核层,分别朝内外两个方向分出长突至内、外界膜,长突的末端扩大,组成视网膜的内界膜和外界膜。内界膜是 Müller 神经胶质细胞的基底膜。在外界膜它与视网膜色素上皮的顶部交换信息。Müller 神经胶质细胞还在视网膜各层细胞体、轴突、树突和血管周围构成精细的星形神经胶质网(图 1-3-5)。

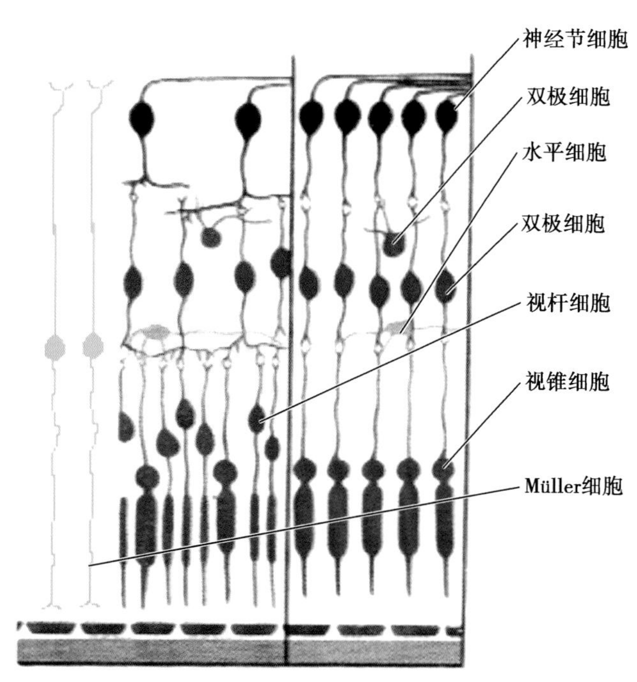

图 1-3-5　视网膜的细胞组成

Müller 神经胶质细胞、双极细胞、水平细胞和无长突细胞的细胞核聚积在内核层。无长突细胞在内核层的内表面,水平细胞在内核层的外表面(图 1-3-5)。内核层的两面都有丛状层,把内核层与外部的光感受器层和内部的神经节细胞层联系起来。但从解剖学考虑,这种组织方式遵循着视锥和视杆细胞与外丛状层的双极和水平细胞突触联系的原则。内核层的双极细胞和无长突细胞与神经节细胞的树突在内丛状层建立了突触联系。

视网膜光感受器的组织结构包括外节、连接纤毛、内节、体部和突触五部分。每个外节由约 700 个扁平的膜盘堆积组成。视杆细胞的外节为圆柱形,视锥细胞的外节呈圆锥形,膜盘不断脱落和更新。全部视网膜有视杆细胞 1.1 亿~1.25 亿个,视锥细胞 630 万~680 万个(图 1-3-6)。

(二) 视网膜神经上皮的生理

视网膜的功能是既要捕捉外界的光,又要对光所引起的刺激进行处理。尽管视网膜很薄,但结构紧凑,反映了功能的复杂性。捕捉光子并将其转换为电刺激称为光的转换,这个过程

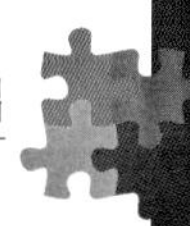

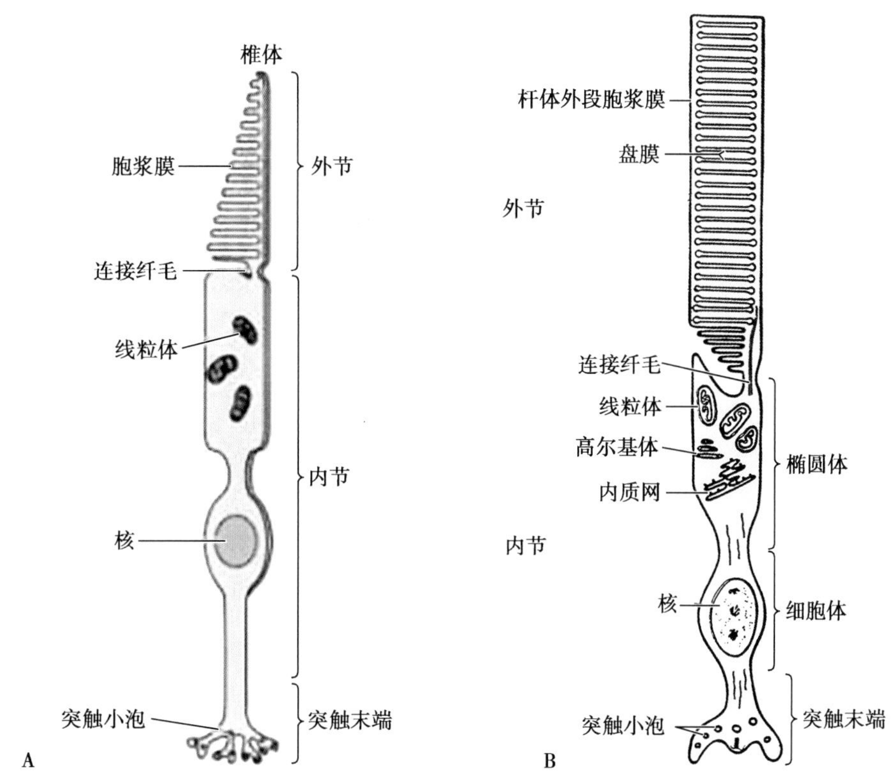

图 1-3-6

A. 视锥细胞结构；B. 视网膜的视杆细胞结构

是在光感受器——锥杆细胞的外节完成的。视色素分子是光电转换的生化基础，位于光感受器外节膜盘上。光感受器的神经冲动，经双极细胞传至神经节细胞。由神经节细胞发出的神经纤维（轴突）向视盘汇集。黄斑区纤维以水平缝为界，呈上下弧形排列到达视盘颞侧，此纤维束称视盘黄斑纤维束。颞侧周边部纤维也分为上下侧，进入视盘。视网膜鼻侧上下部的纤维直接向视盘汇集。

1. 视色素　人视网膜上有 4 种视色素：1 种（视紫质）在视杆细胞中，3 种在视锥细胞中。每个杆锥细胞的外节只含有 1 种视色素。视锥细胞色素是视紫兰质，根据吸收光谱，有对红光敏感的（570nm），蓝光敏感的（440nm），绿光敏感的（540nm）。这 3 种类型色素细胞受到的刺激混合在一起，形成颜色视觉。视杆细胞的视色素是视紫质，最好吸收的光波长是 500nm 的蓝绿光。11-顺视黄醛是这 4 种人视色素的共同显色基团。每种视色素吸收不同波长的光，每种视色素不同的光谱特性体现在显色基团与蛋白的相互作用上。这可通过视黄醛分子疏水端的断裂或视黄醛与蛋白之间 Shiff 碱基的断裂实现。颜色视觉的缺陷是由于缺少一种或多种视色素，很可能由于变异导致视色素前体蛋白合成时没有与 11-顺视黄醛结合。有些情况下色盲发生是因为功能色素不符合正常人群的光谱反应。异常色素可能是由于蛋白的前体结构中氨基酸替换了，这种色素的光谱性质与正常色素不同。

2. 光转换和视觉过程　所有光感受器细胞，通过去极化过程，对捕获的光能量起反应。双极细胞和水平细胞与光感受器通过交换化学神经递质进行信息传导，并进行第二次信息处理。在暗适应情况下，光感受器去极化，释放出神经递质。捕获光能量导致超极化，引起释放的神经递质减少。在其他的中央神经系统里谷氨酸盐是主要的激动型神经递质，但可能还有许多其他神经递质存在。神经视网膜高一级的信息处理由神经节细胞来完成，神经节细胞的树突在内丛状层连到双极细胞上，无长突细胞进一步处理这些信号。神经的调节可能也通过细胞外 Müller 细胞的影响来完成。

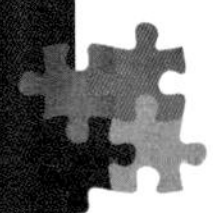

三、视网膜色素上皮

（一）视网膜色素上皮的组织解剖

视网膜色素上皮在神经视网膜和脉络膜之间，为含有黑色素的上皮层。视网膜色素上皮是单层细胞，在剖面上是立方形的，从上面看是六边形的（图1-3-7A）。六边形细胞相互之间是紧密连接的连接小带，阻断了水和离子的自由来往。这种连接的屏障相当于由视网膜毛细血管的内皮细胞形成的血-视网膜屏障。

视网膜色素上皮细胞的大小和形状都不同。黄斑区的视网膜色素上皮细胞很小，周边的视网膜色素上皮细胞变得大而扁平。因为视网膜上光感受器的密度也不相同，每个视网膜色素上皮细胞上光感受器的数量大致恒定（每个视网膜色素上皮细胞上有45个光感受器细胞）。这个常数有肯定的生理学意义，因为每个视网膜色素上皮细胞在代谢上支持一定数量的光感受器细胞的功能。

从剖面上每个视网膜色素上皮细胞可分为顶部和基底部。在顶部对着光感受器面有许多微绒毛，向上伸到光感受器外节之间。黑色素颗粒集中在视网膜色素上皮细胞的顶端。细胞中部有细胞核和合成细胞器（高尔基体，内质网等）和消化泡（溶酶体）。基底膜缺少微绒毛，但是有大量的皱褶，可增加吸收和分泌的面积（图1-3-7B）。这2种膜有不同的离子通道和泵。下面就每一部分进行详述：

1. 表面结构特性　视网膜色素上皮细胞为近立方体的单层细胞，从剖面上看为多边形。眼底不同部位视网膜色素上皮细胞的形状也有所差异。黄斑部视网膜色素上皮细胞高而细窄，而周边部视网膜色素上皮细胞大而扁平且常有双核。视网膜色素上皮细胞的不同表面因各具不同的特征性超微细胞结构而各具不同的特异的功能。

（1）顶侧膜：细胞顶侧膜有大量凹陷及微绒毛，与视网膜视锥和视杆细胞外节交错，约30～50个光感受器与一个视网膜色素上皮细胞接触。视网膜色素上皮功能的多极性表现为自顶层到底层轴中膜蛋白的不同分布。整联蛋白αγβ、甘露糖受体、CD36位于顶侧膜尤其是微绒毛上，参与吞噬功能。Na^+-K^+-ATP酶也位于细胞顶侧膜上，参与离子由脉络膜跨过视网膜色素上皮向视网膜的转运。

（2）底侧膜：视网膜色素上皮细胞的底侧膜与Bruch膜相黏附并表达整联蛋白α3β1、α6β1、αγβ3。

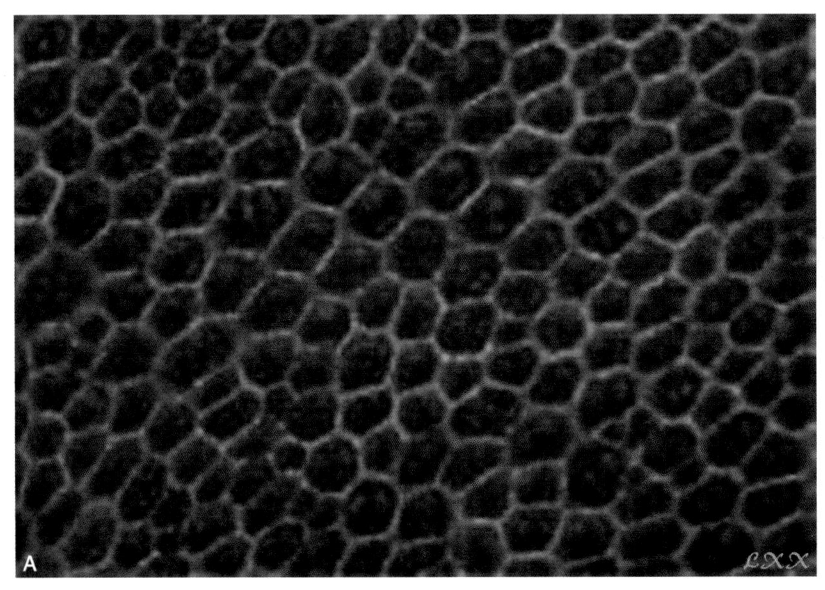

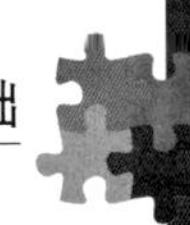

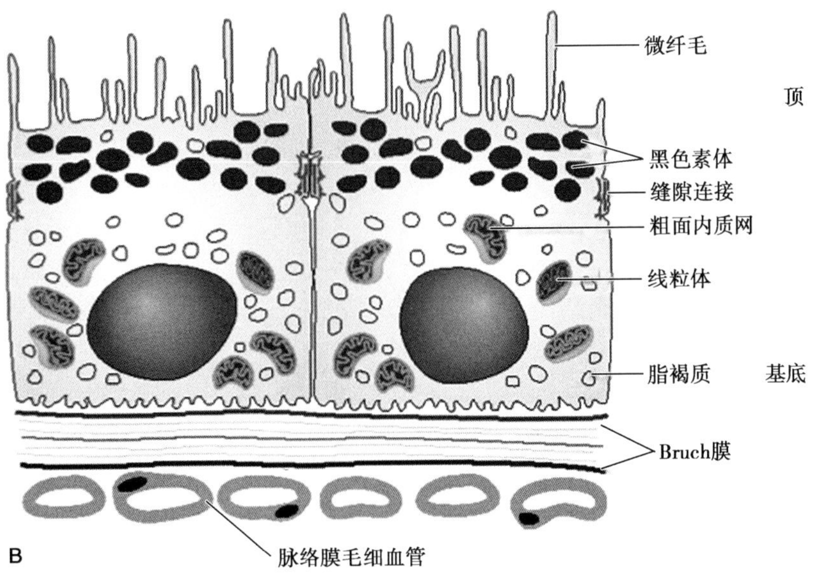

图 1-3-7 视网膜色素上皮

A. 培养的人视网膜色素上皮细胞。早期传代的单层人视网膜色素上皮细胞呈现了多边的细胞形态(镜下,×25);B. 视网膜色素上皮细胞及与其毗邻的视杆细胞外节。注意视网膜色素上皮细胞顶部的微绒毛。细胞的顶面可见深色的黑色素颗粒,而底部可见线粒体。细胞的底边毗邻 Bruch 膜。细胞核位于胞浆的基底部,包含降解的视杆细胞外节物质的吞噬溶酶体在低倍及高倍放大时可见

(3) 侧面膜:视网膜色素上皮细胞的侧面膜表达特异性连接结构参与细胞间黏附和信号转导。这些连接结构包括侧面膜表面表达的紧密连接和钙黏蛋白。

2. 细胞连接复合体

(1) 侧面:视网膜色素上皮细胞间的连接由侧面膜的紧密连接和黏附连接组成,构成血-视网膜屏障。这些连接结构封闭视网膜下腔、阻断脉络膜毛细血管层和视网膜下腔之间的大分子交换、形成 Verhoeff 膜。紧密连接由相邻视网膜色素上皮细胞间的咬合蛋白组成,具有严密的经上皮不通透特性。黏附连接与环形微丝束相连,它们的胞质区与连环蛋白相互作用,形成包含 α-微丝蛋白和粘着斑蛋白的复合体(图 1-3-8),参与维持视网膜色素上皮细胞的多边形结构和形成细胞骨架微丝蛋白。在侧面细胞膜的基底部也有缝隙连接,参与连接蛋白的表达及细胞间离子和代谢物的转运(图 1-3-8)。

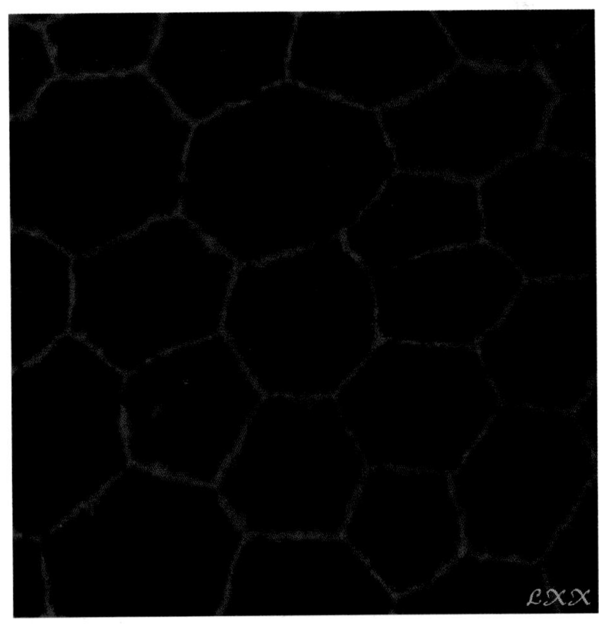

图 1-3-8 牛视网膜色素上皮细胞表达的抗 ZO-1 蛋白抗体的免疫荧光染色。ZO-1 蛋白是一种与连接小带、紧密连接、视网膜色素上皮细胞多形性和紧密贴附相关的蛋白

(2) 基底部:细胞膜表达多种整联蛋白,形成与细胞外基质的局部粘连点。

3. 胞浆成分 视网膜色素上皮细胞形态和功能上的极化状态不仅表现为膜成分的分区分布,而且体现在细胞器的分布上。黑色素颗粒为卵圆形或球形,长 2~3μm,直径 1μm,分布在细胞的顶部。脂褐素分布在细胞的基底部,随年龄的增加而增加。内质网是蛋白质合成的部位,遍布整个胞质,形成和顶部突起连接的细

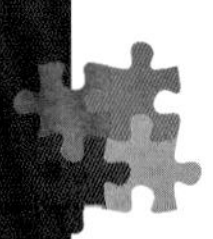

胞内连接系统。细胞核直径约 8 ~ 12μm，一般位于细胞的基底部，有时可见双核细胞。线粒体遍布胞质，一般聚集在细胞的基底部和侧面。其他胞质如微过氧化物酶体、溶酶体、吞噬小体，均无特殊分布。

4. 细胞骨架　细胞骨架由三种成分组成：微丝（直径 7nm）、微管（直径 25nm）、中间丝（直径 10nm）。微丝和微管处于聚合和解聚的动态变化中，参与胞内运动。微管参与有丝分裂和亚细胞结构、色素颗粒的运动。肌动蛋白微丝起于微绒毛，贯穿细胞质，以疏松的微丝束的形式存在，称为张力纤维（stress fibers）。肌动蛋白微丝在细胞分裂和维持细胞形状和运动中起重要作用。在视网膜色素上皮细胞中，肌动蛋白微丝参与形成皮质网。中间丝为细胞骨架结构，将细胞核与细胞膜连接，是细胞特异的结构。

5. 细胞外基质　视网膜色素上皮细胞主动合成和降解细胞外基质分子，其顶部和基底部分泌的细胞外基质成分不同。

视网膜色素上皮细胞的顶部被视网膜色素上皮和光感受器内节合成的基质包绕。光感受器之间的基质的主要成分是光感受器间脂糖结合蛋白、维生素 A 结合蛋白和转甲状腺素，主要参与类维生素 A 在光感受器和视网膜色素上皮间的转运以及维生素 A 在血液中的运输。光感受器之间的基质可能还参与了视网膜的贴附。

细胞外基质成分参与了细胞外到细胞内的信号传递。整联蛋白是一种 α 和 β 亚单位通过非共价键连接成的异二聚体细胞质膜蛋白，包括细胞内、跨膜和细胞外三部分。整联蛋白参与信号传导和细胞-细胞外基质的相互作用，通过细胞-细胞外基质的相互作用，整联蛋白将信号从细胞内转导到外环境，同时也将外环境信号转导到细胞内。整联蛋白还参与细胞的吞噬作用。由于整联蛋白在信号转导中的核心作用，它对细胞的生理活动如细胞迁移、增殖和分化均有影响。整联蛋白的表达受细胞因子调控，增殖性玻璃体视网膜病变中视网膜色素上皮中整联蛋白的表达上调。

细胞外基质的降解受基质金属蛋白酶及其组织抑制剂的平衡调控。基质金属蛋白酶是高度特异的锌折叠钙依赖的内肽酶家族，能降解胶原和蛋白多糖。视网膜色素上皮细胞合成分泌基质金属蛋白酶，其顶部合成分泌其组织抑制剂。视网膜色素上皮细胞对基质金属蛋白酶及其抑制剂的合成分泌受 Bruch 膜调控。

6. 异质性　尽管外观上相对一致，同一只眼不同部位的视网膜色素上皮细胞也有不同的特征。黄斑区视网膜色素上皮细胞高而细窄，周边视网膜色素上皮细胞大而扁平。不同部位的视网膜色素上皮细胞的发育潜能和蛋白质的表达水平不同。异质性与年龄有关。

（二）视网膜色素上皮的功能

视网膜色素上皮的生理功能有：吸收散射光线；控制视网膜下腔的液体和营养物质（血-视网膜屏障的功能）；视色素再生和合成；合成生长因子和其他代谢物；维持视网膜的贴附；胞饮和消化光感受器的代谢废物；维持电稳态；创伤和手术后的再生和修复。视网膜色素上皮对维持光感受器的功能非常重要，它也会受到许多视网膜和脉络膜疾病的影响。实际上，临床上许多视网膜疾病所看到的色素改变都会影响色素上皮层。从胚胎学上讲，色素上皮是从发育了神经视网膜同样的神经管发育来的，但细胞分化为单层转运上皮组织，它的主要功能是对神经视网膜起到代谢隔离和支持的作用。下面进行详述：

1. 与视网膜神经上皮的生理贴附　被动和主动的作用力介导视网膜神经上皮向色素上皮贴附。视网膜色素上皮本身提供了视网膜神经上皮贴附的最重要力量。视网膜色素上皮通过主动维持视网膜下腔的脱水状态而使视网膜神经上皮贴附。视网膜下腔的水和离子通过 Na-K 泵和 HCO_3^- 转运系统转运出去。被动的作用力占相对次要的地位，主要由玻璃体凝胶的内填充作用、跨视网膜液体梯度、光感受器之间的基质、脉络膜渗透压组成。另外，视网膜色素上皮细胞顶部微绒毛和活性氧类（reactive oxygen species，ROS）之间的交错结构以及位于视网膜色素上皮细胞顶部的神经细胞黏附分子（neural cell adhesion molecule，N-CAM）可能对视网膜神经上皮和色素上皮的贴附有一定作用。

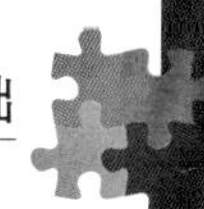

2. 脱落 ROS 的吞噬　视网膜色素上皮细胞的最重要功能是内摄和降解以昼夜节律脱落的 ROS 片段。体外视网膜色素上皮细胞的吞噬作用有两种机制,包括非特异过程(如对乳糜微粒和异物的摄取)和受体介导的对外节片段的特异摄取。特异性吞噬作用与巨噬细胞类似,是高度特异的受体介导的多步骤过程,包括识别黏附(受体与配体的相互作用)、内摄(跨膜信号和收缩蛋白)、降解(水解酶)。

(1) ROS 识别和黏附:脱落的 ROS 和视网膜色素上皮细胞微绒毛间受体配体的结合是吞噬的第一步。由于微绒毛与 50% 的远端 ROS 相互交错,很难判断 ROS 识别和黏附的确切时间。ROS 上配体的识别机制尚未明确。有研究表明视紫红质、某些糖肽和一种可以被 αγβ5 整联蛋白识别的配体可能是识别信号,但均未证实。视网膜色素上皮细胞顶部的很多受体都参与了对 ROS 的吞噬。CD36 及血小板凝血酶敏感蛋白受体存在于视网膜色素上皮中,当 CD36 被转染进入黑色素细胞时,黑色素细胞获得了吞噬 ROS 的能力,而其抗体可以部分抑制视网膜色素上皮对 ROS 的吞噬。位于视网膜色素上皮细胞顶部的 αγβ5 整联蛋白是 ROS 特异折叠的主要受体。而它是否与 CD36 相互作用参与对 ROS 的内摄还不清楚。

(2) 内摄和吞噬小体的摄入:ROS 折叠之后,外节片段周围的浆膜内陷形成吞噬小体。在折叠过程中极为重要的 αγβ5 整联蛋白与 ROS 共同摄入,但不参与这一过程并被运回细胞的顶部。细胞骨架的重组,尤其是微绒毛上微丝的重组,参与了内摄的最初阶段。肌动蛋白网在外节片段接触的部位形成并延伸出伪足,包裹和吞噬碎片。一旦陷入胞浆,吞噬小体就被微管运输。而在一种可以抑制微管形成的药物——秋水仙素存在时,吞噬小体则停留在视网膜色素上皮细胞的顶部(图 1-3-9)。秋水仙素还会影响 cAMP 依赖的代谢途径,同时抑制选择性内摄,而这时 ROS 的折叠是正常的。在皇家外科学院大鼠(royal college of surgeons rat,RCS)中,内摄异常时,外节的碎片就堆积在视网膜下腔中。

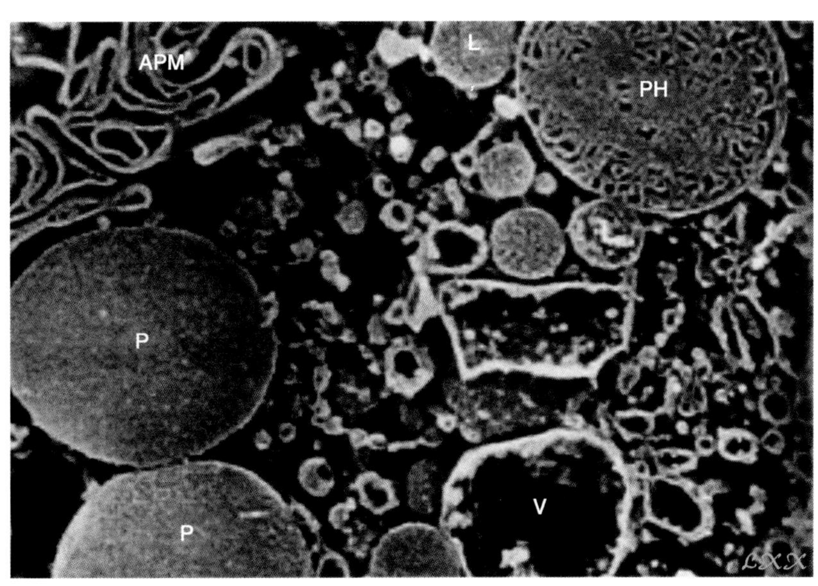

图 1-3-9　电镜下视网膜色素上皮细胞的顶部细胞质。可见 2 个吞噬体与顶部的细胞质相连。在细胞深处的 1 个吞噬体可见内部呈层状且周围伴小球状溶酶体,也可见空泡

(3) 吞噬小体的降解:外节片段内摄形成的吞噬小体随后经微管向基底溶酶体运输,这一过程是能量依赖的。溶酶体与吞噬小体的相互作用分为两个阶段:首先,小的溶酶体与吞噬小体融合,随后大的溶酶体与吞噬小体经孔样结构相互作用。吞噬小体的外节片段在溶酶体酶的作用下分解成小分子,然后弥散出视网膜色素上皮细胞或者在细胞中被重新利用。有很多溶酶体酶都参与 ROS 的降解,其中组织蛋白酶 D 是最重要的一种,在视紫红质(最主要的糖基化蛋白)的降解中起

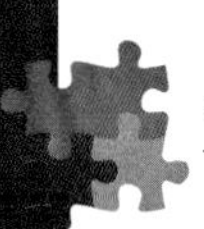

决定性的作用。降解 ROS 的其他酶还有组织蛋白酶 S,是半胱氨酸蛋白酶的一种。视网膜色素上皮细胞对 ROS 的降解活性随着年龄增长降低。随着年龄增长,人眼视网膜色素上皮细胞对外节物质降解的减少可能导致了残余的 ROS 形成脂褐素颗粒。

3. 血-视网膜屏障,运输,离子泵　解剖上,血-视网膜外屏障由视网膜色素上皮细胞构成,控制着液体和分子在脉络膜有孔毛细血管和视网膜外层之间的交换[24]。两种视网膜色素上皮成分参与了这一屏障功能:视网膜色素上皮细胞间的紧密连接复合体和极化分布的细胞蛋白。紧密连接阻止分子从脉络膜毛细血管弥散到视网膜色素上皮细胞之间,分子的交换须通过视网膜色素上皮细胞本身的转运。尽管如此,紧密连接的通透性随生理状态改变或在药物作用下改变。跨视网膜色素上皮的转运受细胞蛋白的非对称分布调节。这种上皮细胞的极性是可塑的,随环境而改变。视网膜色素上皮细胞的 Na^+-K^+-ATP 酶位于细胞的顶部,与 ATP 酶相连的细胞骨架蛋白也位于细胞顶部,而大多数上皮细胞的 Na^+-K^+-ATP 酶位于细胞的基底部。顶部的微绒毛和基底的细胞内皱褶对于转运功能极为重要,因为它增加了营养和代谢产物交换的面积[25]。视网膜色素上皮细胞的基底部和侧面分布着受体,可以将脉络膜毛细血管的营养如维生素 A 和其折叠蛋白转运到外层视网膜。视网膜色素上皮细胞中存在两种细胞质维生素 A 折叠蛋白:细胞维生素 A 折叠蛋白即全反维生素 A 和细胞视黄醛折叠蛋白即 11-顺维生素 A;它们都参与了维生素 A 在视网膜色素上皮的转运。

水和代谢产物从视网膜到脉络膜毛细血管的运输对视网膜的营养,眼压的维持及视网膜神经上皮与色素上皮的贴附极为重要。后者的机制可能是当视网膜色素上皮细胞主动将液体转运出视网膜下腔时产生的吸附力。视网膜色素上皮细胞顶部同样分布着具备这些功能的特异分子结构。

分布在顶部的 Na^+-K^+-ATP 酶控制着通过浆膜的钠和钾离子量,从而保持这些离子在光感受器之间的基质的平衡,建立影响其他分子如牛磺酸运输的膜电位。液体从视网膜到脉络膜的运输不能被 Na^+-K^+-ATP 酶抑制剂——毒毛花苷 K 阻断,提示 Na^+-K^+-ATP 酶不参与将水从视网膜下腔转运出去。血-视网膜屏障的破坏可能引起多种视网膜疾病。

三种顶部和两种底侧面的转运蛋白参与了色素上皮的 PH 的调节,同时提供 Na 和 HCO_3^- 的转运通道。

4. 维生素 A 的代谢　参与维生素 A 代谢是视网膜色素上皮最重要的高度特异的功能。ROS 吸收光后 11-顺-视黄醛向全反维生素 A 的异构化是视觉循环的第一步。随后视网膜色素上皮细胞中全反维生素 A 向 11-顺-视黄醛的转化是视觉循环的重要方面。这一过程中细胞内和细胞外的多种视黄醛结合蛋白和酶介导的转运装置将维生素 A 转化成众多中间产物最终转化成有活性的 11-顺-视黄醛。

转运装置从血中摄取维生素 A、将维生素 A 在光感受器和视网膜色素上皮细胞之间交换。血中的维生素 A 是脂溶性分子,与血浆蛋白结合增加了它的溶解度。血浆维生素 A 结合蛋白由肝脏合成和分泌,进入血液循环后与甲状腺蛋白结合成复合体。维生素 A 在受体介导下从血浆维生素 A 结合蛋白转移到视网膜色素上皮细胞。血浆维生素 A 结合蛋白的受体位于视网膜色素上皮细胞的基底面上。尽管血浆维生素 A 结合蛋白并不进入细胞,但它能易化维生素 A 的跨膜运动。在受体位点上,维生素 A 与载体蛋白结合或在蛋白质复合物中以维生素 A 脂肪酸的形式储存,以避免自由存在的维生素 A 的毒性作用。维生素 A 与视网膜色素上皮细胞膜受体结合形成的酯化作用的底物,也是维生素 A 转化成胞浆维生素 A 结合蛋白的中间产物。这一过程发生在膜结合水解酶对 apo-细胞质维生素 A 结合蛋白复合物的水解之后。胞浆维生素 A 结合蛋白和细胞内视黄醛脱氢结合蛋白可能参与了维生素 A 在视网膜色素上皮细胞的转运。而感光细胞间维生素 A 结合蛋白则很可能介导了 11-顺-视黄醛从视网膜色素上皮到光感受器的转运和全反视黄醛从光感受器到视网膜色素上皮的转运。视网膜色素上皮上的感光细胞间维生素 A 结合蛋白受体和细胞质视黄醛结合蛋白的配体跨膜转运机制尚不明确。在常染色体隐性遗传的视网膜色素变性家族中,由于编码细胞质视黄醛结合蛋白的 *RLBP1* 基因的缺失,产生了无功能的细胞质视黄醛结合蛋白,影响了维

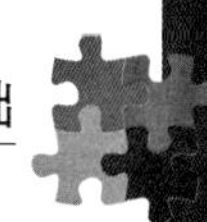

生素 A 的代谢和视觉循环。

视网膜色素上皮细胞中的维生素 A 主要以全反视黄酯形式存在,它是包括 11-顺-构型的异构体再生反应的底物。11-顺-维生素 A 转化为 11-顺-视黄醛或 11-顺-视黄酯。11-顺-维生素 A 接着被释放并转运至光感受器。

视网膜色素上皮细胞 65 是一种发育晚期出现的视网膜色素上皮细胞特有的微粒蛋白,参与了 11-顺-视黄醛的代谢。编码视网膜色素上皮细胞 65 的基因的突变会导致严重的儿童视网膜营养不良。

5. 黑色素及其功能　视网膜色素上皮的色素被称为黑色素,存在于细胞质中黑素体的颗粒中。在发育过程中,视网膜色素上皮是身体中首先出现色素沉着的组织,一生中黑色素会在某种程度上继续产生。然而到了老年,黑色素颗粒可以和溶酶体融合、裂解,所有老年人的眼底色素变少。黑色素在眼中的作用还没有完全被人们所了解。色素可吸收散射光,减小散射,从理论上有光学上的意义。然而在色素相对少的眼底,视力并没有降低,因此色素的作用有多大并不清楚。黑色素也是一种自由基的稳定剂,并可以结合有毒物质。从目前看黑色素主要结合对视网膜有毒性的药物,如氯喹和硫利达嗪,但尚不清楚这种作用是有益还是有害。白化病眼缺少黑色素,但大多数白化病患者视力差是因为黄斑发育不良,而不是由于光线的散射。黑色素不一定来自于视网膜色素上皮,但在胚眼黄斑和视路发育过程中起着一定的作用。

另外一种视网膜色素上皮的主要色素是脂褐素,随年龄增长在视网膜色素上皮细胞中逐渐积累起来。脂褐素在整个神经系统都是一种老化的色素,它在眼中的特别意义有待进一步研究。有些脂褐素在儿童期就已经出现了,但到老年后细胞可以被这种金黄色的有自发荧光的色素阻塞。脂褐素被认为是光感受器外节的脂类被视网膜色素上皮细胞吞噬消化后形成的,可能代表膜盘被光和氧化作用损伤的情况。脂褐素沉积在老年人的眼中,提示视网膜色素上皮已被破坏,在眼底像上表现为玻璃膜疣(drusen)的形成,视网膜色素上皮的萎缩。过量的脂褐素破坏视网膜色素上皮目前还是一种推测。因为老化的眼睛中有大量的脂褐素存在,但只有少数眼睛发生了丧失视力的黄斑变性。

6. 视网膜色素上皮的修复和再生　在创伤或微环境时,视网膜色素上皮细胞由于不能原位增殖,则从基质分离出来、迁移、增殖、获得类似巨噬细胞或成纤维细胞的形态。这种形态学和功能上的改变,伴随着基因表达的改变,被认为是活化。例如,在激光灼伤之后,激光斑周围的视网膜色素上皮细胞进行分裂,小细胞填补了受损处,在 1～2 周内形成新的血-视网膜屏障。在变性性疾病中,如视网膜色素变性,视网膜色素上皮细胞迁移到受损的神经视网膜处,有时聚集在血管旁,形成骨细胞样外观。过度的视网膜色素上皮细胞反应可引发多层的视网膜色素上皮细胞,甚至形成视网膜色素上皮细胞瘢痕,可能成为黄斑变性的一部分。在视网膜脱离的情况下,视网膜色素上皮细胞可引起增殖型玻璃体视网膜病变(proliferative vitreoretinopathy,PVR)。视网膜色素上皮细胞的生长因子有时会引起不希望发生的增生,另外一些时候会刺激血管或纤维生长。视网膜色素上皮细胞修复特性使损伤愈合。活化的介质包括玻璃体和细胞外基质成分如纤维连接蛋白、转化生长因子-β(TGF-β),血源性物质如纤溶酶、血小板源性生长因子(PDGF),巨噬细胞或淋巴细胞来源的炎性因子[肿瘤坏死因子-α(TNF-α)、干扰素-γ(IFN-γ)、白细胞介素-1(IL-1)]、Bruch 膜的沉积物或玻璃膜疣(如次级糖化产物)、低氧。通过中间介质包括大量细胞因子、生长因子、细胞表面的干扰素受体的活化、单独或相互作用,诱导基因表达、表型、视网膜色素上皮功能的改变。这些由受体和他们的整合作用激活的细胞内信号传导通路已在视网膜色素上皮中建立。

黏附:视网膜色素上皮彼此分离可能由于连接蛋白复合体被细胞因子如肝细胞生长因子(HGF)降解引起。当细胞因子如 TNF-α 或 TNF-β 刺激时可以见到某些整合蛋白受体表达水平的改变,从而引起底物黏附的改变。细胞外基质(ECM)成分如胶原或纤维连接蛋白同样可以被这些激活的细胞所刺激。

迁移:迁移是复杂的现象,包括黏附、伸展、趋化、蛋白水解。这个过程被很多细胞因子包括

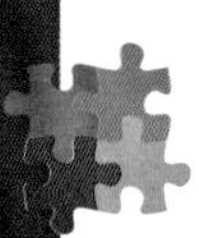

PDGF、血管内皮生长因子(VEGF)、TNF-α 和 ECM(如纤维连接蛋白)所刺激。视网膜色素细胞的迁移与细胞骨架因子包括肌动蛋白和细胞角蛋白的重新分布有关。细胞质肌动蛋白从伸展状态重新分布到叫做压力纤维的梭型物。细胞骨架蛋白表达的从静息的视网膜色素上皮的细胞骨架 8 到迁移的类成纤维细胞的视网膜色素上皮的细胞骨架蛋白 18 和 19 改变。迁移的视网膜色素上皮的表型与细胞表面的分子表达的改变有关。基质金属蛋白酶激活周边视网膜色素上皮细胞降解 ECM 的成分包括Ⅰ到Ⅳ型胶原、纤维连接蛋白、层粘连蛋白和玻璃体。视网膜色素上皮细胞有吞噬活性,能在受体介导下吞噬 ECM 成分。

增殖:视网膜色素上皮细胞在被 PDGF、TNF-α、胰岛素样生长因子(IGF)、VEGF 刺激后发生增殖。

活化的视网膜色素上皮表达与白细胞结合和浸润有关的分子,同时分泌高水平的趋化因子激活白细胞从而放大炎症的过程。视网膜色素上皮还分泌产生生长因子,如缺氧时 VEGF 的表达上调,同时诱导脉络膜新生血管。胶原生成和 TGF-β 的增加可诱导视网膜色素上皮中平滑肌肌动蛋白的表达上调,参与细胞视网膜的收缩,导致视网膜脱离。

(三)视网膜色素上皮的电学活动

视网膜色素上皮不是光感受器细胞,它不会对光直接起反应。然而顶端和底端膜不对称的物质转运,产生了跨膜电位(静息电位),可以被光感受器的活动和内源性的物质所改变。

(四)视网膜色素上皮的代谢

1. 视网膜色素上皮的代谢和膜的功能

(1)合成与代谢:视网膜色素上皮中有许多线粒体,并积极地参与氧化代谢。酶合成用来进行膜的转运,视色素代谢和废物的消化。视网膜色素上皮含有抗氧化的过氧化物歧化酶和催化酶,可减少破坏脂质膜的自由基产生。视网膜色素上皮对于产生和维持光感受器细胞间质也有作用,这对于视网膜贴附,和调节附近纤维血管组织的生长因子的产生都有作用。

(2)膜的性能和液体的转运:视网膜色素上皮的膜含有大量的选择性的离子通道,还有大量主动和易化的离子和代谢物(如糖和氨基酸)的转运系统。细胞的顶部和底部膜上有不同的转运系统和离子通道。例如钠-钾泵只存在于顶部的膜上,而氯-重碳酸盐转运系统只存在于底部的膜上。这种不对称转运的效果是使水以从顶端到底端的方向跨过视网膜色素上皮运输,并产生跨视网膜色素上皮的电位差。水的运动和跨细胞电位的形成,是几种转运系统综合作用的结果。因此如果阻断了向基底膜方向离子的转移或刺激了向顶端方向离子的转移,水的转运都会消失。

视网膜色素上皮对水的转运能力是非常强的,正如临床上所观察到的,封闭裂孔后的神经视网膜脱离,大量视网膜下液,不经引流,也会在几小时之内吸收干净。如果视网膜色素上皮的屏障被破坏(机械性地用激光烧灼或有毒物质的化学损伤),液体会离开视网膜下腔更快而不是更慢。原因是眼压和静水压可以在没有紧密连接的限制的情况下移动液体。保护视网膜的神经环境需要紧密连接,但紧密连接会使视网膜下液的移动更加困难,为使视网膜下腔保持干燥就要动用视网膜色素上皮的主动转运和消耗代谢的能量。

临床上发生的浆液性神经视网膜脱离(视网膜色素上皮屏障的破坏),不是液体进入,而是液体积聚和持续存在。如中心性浆液性脉络膜视网膜病变,由于视网膜色素上皮吸收液体的功能和转运液体的功能受损,使液体进入脉络膜的功能受到限制,导致液体积聚在神经上皮下。

2. 视色素的再生　1877 年,Kuhne 发现视色素再生才能维持视觉过程。主要的视杆细胞色素,视紫质,含有维生素 A 的醛分子结合到视蛋白大分子上,只有视蛋白是 11 顺式的时候,它才对光敏感。吸收光子后,维生素 A 变成全反形式,在千分之一秒之内,激活的酶打断了视杆细胞外节单磷酸鸟苷的循环,关闭了钠通道,开始转导过程。同时,去敏感的视紫质开始了一系列的与视觉无关的化学再生改变。维生素 A 与视蛋白分子分开,转运蛋白将其带到视网膜色素上皮细胞上。在视网膜色素上皮分子中维生素 A 以脂的形式储存,最终异构化为 11 顺式,并与视蛋白结合。视网膜色素上皮在此过程中至关重要,并从血流中捕获维生素 A 维持眼内的浓度。

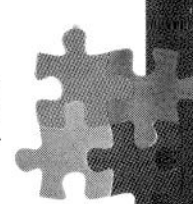

3. 光感受器的更新和吞噬作用　光感受器像皮肤一样，持续暴露在放射能量中（光线）和氧气中（来自于脉络膜），加速了自由基的产生，时间长可损伤细胞膜。因此需要进行细胞更新。每天光感受器远端有100个膜盘被视网膜色素上皮吞噬（图1-3-10），同时新的膜盘不断地合成。细胞更新过程是有生理节律的。视杆细胞膜盘的脱落在早晨刚接受光线时最多，而视锥细胞在环境刚变黑时脱落膜盘最多。约每2周外节完全更新1次。在视网膜色素上皮内吞噬的膜盘被包裹在吞噬泡内，吞噬体与溶酶体融合，然后被消化。必需脂肪酸保留下来，用于外节合成的循环。废物或被破坏的膜组织经视网膜色素上皮的基底膜排泄出去。每个视网膜色素上皮细胞每天需要消化4000个膜盘。一些膜组织可能在视网膜色素上皮中持续存在，并参与形成脂褐素。脂褐素的形成与视网膜色素上皮的吞噬能力下降有关，可能引起视网膜色素上皮的衰老和年龄相关性黄斑变性。

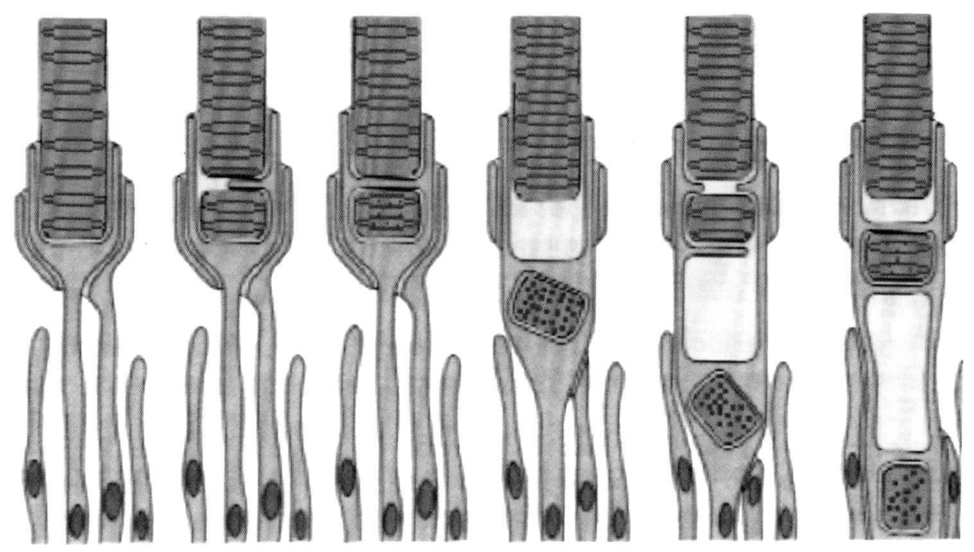

图1-3-10　视网膜色素上皮对光感受器外节的吞噬作用

（五）光感受器间质和视网膜色素上皮的黏附

光感受器间质（interphotoreceptor matrix，IPM）不只是一种黏附剂，它含有复杂的分子（如黏多糖），围绕在视锥、视杆细胞周围，具有独特的化学性质。这可以通过用荧光素结合的分子对基质物质进行染色来证实。基质的作用包括支持光感受器，转运营养物质和视色素，在神经视网膜和视网膜色素上皮细胞之间形成粘连带。这些功能主要由视网膜色素上皮细胞来控制，不只通过基质物质的合成与蛋白的转运，更是通过水和离子的转运来控制。光感受器间质水化和脱水的程度改变它的结合性和黏度。

视网膜的黏附是一个复杂的过程，包括几种相互补充和作用的机制。玻璃体、眼内液体的压力、视网膜色素上皮细胞的水转运都将神经视网膜压在原位。也有一些物理阻力，防止光感受器外节从包裹它的视网膜色素上皮细胞微绒毛分开。但将视网膜与视网膜色素上皮细胞紧密连在一起的最强有力的机制是IPM。当神经视网膜刚从RPE剥离时，IPM在断裂之前被极度伸长了，显示出它紧紧地与神经视网膜和视网膜色素上皮细胞相连。除了这些粘连的物理力量之外，神经视网膜粘连的力量是恒定的，依赖至关重要的代谢。例如神经视网膜粘连的力量可以在死亡后几分钟之内降为0，粘连的力量也可以通过氧化而得到恢复和增强。这些代谢作用的基础是跨视网膜色素上皮细胞的水的转运，水的运动可控制视网膜下腔的水化和离子环境，因此控制光感受器间质粘连的力量。

视网膜神经上皮不容易和色素上皮脱离，因为多种机制都使视网膜保持在原位。通过实验使神经视网膜脱离再复位后，全部的粘连力量1个多月还没有完全恢复。经酶破坏后基质要再合成需2周时间，视网膜色素上皮细胞和光感受器要重新建立起微绒毛的插入式连接需要更长的时间。

从临床上来看，神经视网膜在位是一个复杂而有重要代谢参与的过程，与神经视网膜的脱离和修复的病理生理过程都有关系。

（六）视网膜色素上皮的免疫功能

视网膜色素上皮位于系统循环和视网膜神经上皮之间的重要界面，而它在这一部位的功能之一就是调节局部的免疫反应。正常的人眼存在控制免疫反应的免疫抑制机制。这包括视网膜色素上皮的间接屏障作用和其主动分泌的抑制免疫反应的细胞因子如 TGF-β 的作用。在炎性反应中，视网膜色素上皮可能抑制了炎症介质的活性。视网膜色素上皮细胞主动分泌的 TNF-α 受体可以抑制局部的 TNF-α 的活性。视网膜色素上皮细胞还合成因子抑制中性粒细胞超氧化物的生成从而减少组织在炎症反应中的损伤。

视网膜色素上皮分泌多种细胞因子和生长因子。这些细胞因子和生长因子可能是由起源的或临近的视网膜色素上皮细胞自分泌和旁分泌的，或者是由临近的光感受器或脉络膜细胞的旁分泌的。视网膜色素上皮激活后分泌大量趋化因子和炎性细胞因子。视网膜色素上皮的研究表明视网膜色素上皮表达 HGF、VEGF、血管生成底物、TGF-β_2、碱性成纤维细胞生长因子（bFGF）、酸性成纤维细胞生长因子（aFGF）、FGF-5、PDGF-A 及其受体[26]。这些因子参与抑制炎症、抑制细胞增殖、刺激吞噬小体、增强视网膜色素上皮细胞的增殖和迁移、维持脉络膜的脉管组织。

（黎晓新　刘丹彦）

第四节　脉络膜的胚胎和解剖

脉络膜是一层位于视网膜与巩膜间的高度血管化的色素组织，占据了整个后部葡萄膜。它前端到达锯齿缘，后端止于视神经。在锯齿缘，脉络膜平稳地过渡成睫状体。脉络膜外层止端先于内层止端。

脉络膜是一个深棕色海绵状组织。后部厚 0.22mm，前部厚 0.10 ~ 0.15mm。脉络膜靠结缔组织的纤维丝与巩膜相连，这些纤维在后部脉络膜是无方向性的，在前部脉络膜其与巩膜垂直。前部脉络膜很容易和巩膜分离，形成脉络膜与巩膜间的一个潜在的间隙（脉络膜上腔）。脉络膜与视神经紧密相连，视网膜色素上皮与脉络膜的连接也比与视网膜光感受器细胞的连接更紧密。

除了血管，脉络膜还含有弹性及胶原纤维组织、基质、神经、黑色素细胞、成纤维细胞以及各种细胞，包括：肥大细胞、浆细胞、淋巴细胞和巨噬细胞。脉络膜的厚度并不固定，可能随眼压的变化而变化。

一、脉络膜的胚胎发育

脉络膜由中胚层和神经外胚层衍生而来。很多标记神经嵴细胞的动物试验表明，除了血管内皮和 Bruch 膜最内层的基底膜层，整个脉络膜均源自神经嵴细胞。视网膜色素上皮（神经外胚层）对脉络膜的发育起着必要的作用。

脉络膜发育的顺序在几篇文献中都有描述。在胚胎发育的前四周，发育成脉络膜的中胚层尚未分化。第四周，发育成脉络膜毛细血管的内皮开始在中胚层内靠近视网膜色素上皮的位置分化。第五周，这些血管组织顺着视神经延伸，与此同时，视神经外层细胞色素沉着。第六周，Bruch 膜的发育首先形成基底膜。胎龄第八周时，睫状后动脉进入脉络膜。第三个月时，睫状后短动脉与脉络膜毛细血管连接。与此同时，睫状后长动脉到达睫状体。在第三到第四个月，脉络膜毛细血管已发育得很好，出现大量的网状分支。第十二周，Bruch 膜的弹力层出现。与此同时，很多大的毛细血管分支汇集形成涡状静脉。涡状静脉形成后逐渐生长移出巩膜，而其原来的位置被新的毛细血管所替代。在第五个月，在大血管层与毛细血管层之间，中等大小的血管开始形成；整个过程均在妊娠

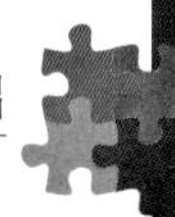

期内完成。从第五个月到第七个月，出现黑色素细胞（来自神经嵴）。脉络膜的色素沉着起于视神经，终止于锯齿缘。这个过程大约在第九个月时完成。营养前部脉络膜毛细血管层的睫状前动脉返支出现于第六到第九个月间。在婴儿出生（足月）时，脉络膜毛细血管层发育完善。

二、脉络膜的组织解剖

脉络膜主要由血管组成，脉络膜的血管可分为三层：接近巩膜的血管最大，为大血管层；靠近视网膜的血管最细，为毛细血管层；两层之间为中血管层。脉络膜血管系统与身体其他部位的血管系统不同，脉络膜的动静脉并不平行走行。脉络膜循环不仅营养脉络膜，同时也营养视网膜色素上皮层以及内核层以外的视网膜。脉络膜的组织结构由外向内分为脉络膜上腔、大血管层和中血管层；毛细血管层和 Bruch 膜（图 1-4-1）。视神经附近的脉络膜动脉发出分支，在视神经周围形成血管环，称为 Zinn 环。

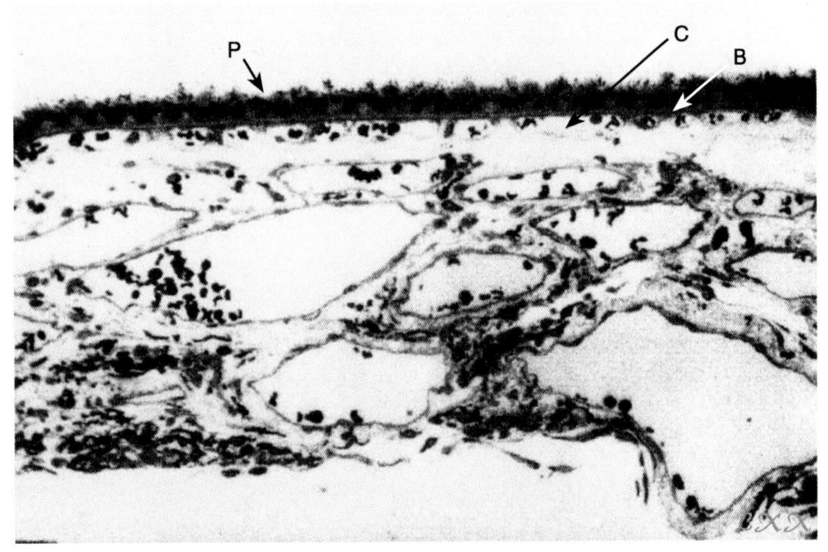

图 1-4-1　人眼脉络膜切片。脉络膜毛细血管（C）在 Bruch 膜（B）下连续排列，形成连续大管径薄管壁的网状组织。脉络膜更大的血管排列在毛细血管下方。视网膜色素上皮位于 Bruch 膜的内侧（P）

（一）动脉

两套动脉系统供应脉络膜血液。在后部，6～8 支睫状后短动脉在视神经旁从巩膜穿入，分出大量分支血管进入脉络膜（图 1-4-2）。在前部，则由虹膜大环、睫状后长动脉、睫状前动脉返回的血管共同供应。两个系统的血管在赤道部交汇，通过毛细血管网连接或者直接交通。睫状后短动脉呈节段排列，每个分支支配一定区域的脉络膜，并形成动脉-毛细血管网。但没有解剖学的证据表明它们是终末动脉。人的一支睫状后短动脉的阻塞可造成岛状的脉络膜破坏（图 1-4-3）。

眼球的血供来自于眼动脉。除了视网膜中央动脉供应视网膜内层，几乎眼球全部的血供来自于葡萄膜血管。有两条睫状后长动脉，分别从视神经的鼻侧及颞侧沿水平子午线方向进入葡萄膜。这两条血管在锯齿缘附近发出 3～5 条分支，直着向后走行，形成前部脉络膜毛细血管层。这些血管滋养赤道部向前的视网膜。睫状后短动脉围绕着视神经并在其旁进入脉络膜。它们迅速地分开分支，形成后部的脉络膜毛细血管层，并滋养赤道部之后的视网膜（脉络膜毛细血管层未在图 1-4-2 上画出）。这些毛细血管与睫状后长动脉形成的毛细血管相延续。睫状前动脉经过直肌，再穿入巩膜进入睫状体。在进入虹膜大环前，它发出 8～12 个分支，经过睫状肌，进入前部脉络膜毛细血管层。虹膜大环位于睫状冠，向前发出分支到虹膜和角膜缘，向后分支进入睫状体。一些分支进入了浅层巩膜的血管系统。睫状后短动脉的分支形成了视神经动脉环（Zinn 环）。Zinn 环位于巩膜内，

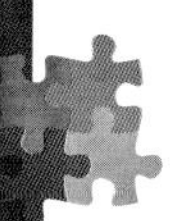

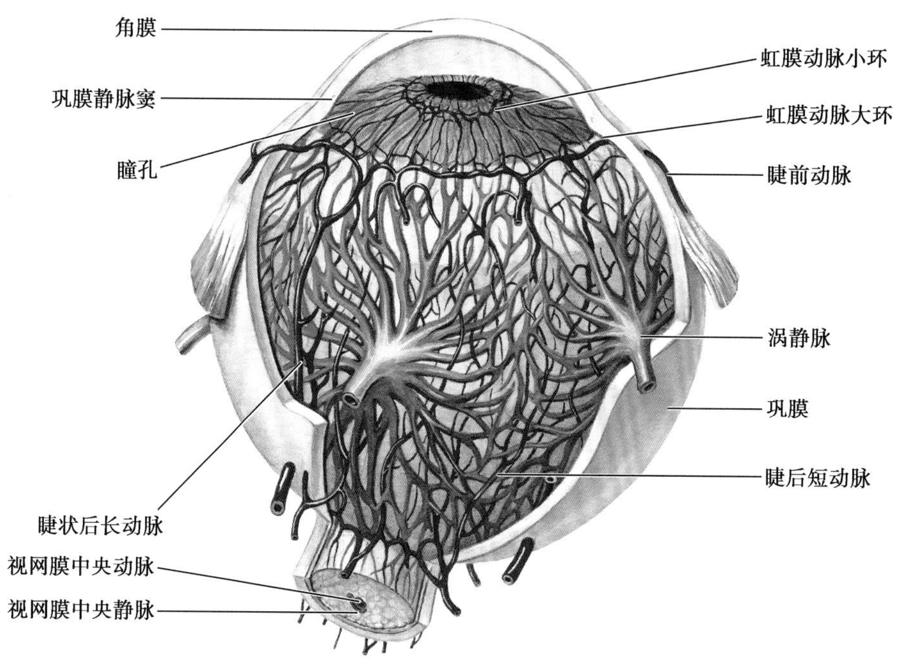

图 1-4-2　葡萄膜血管

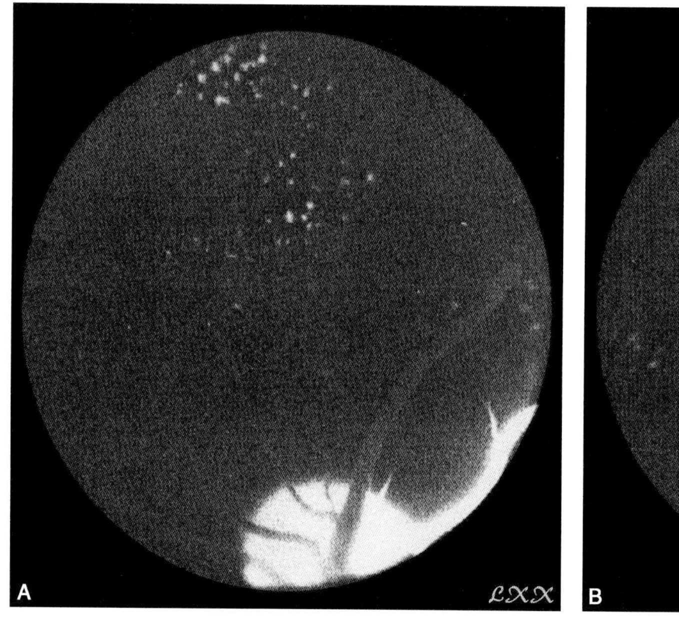

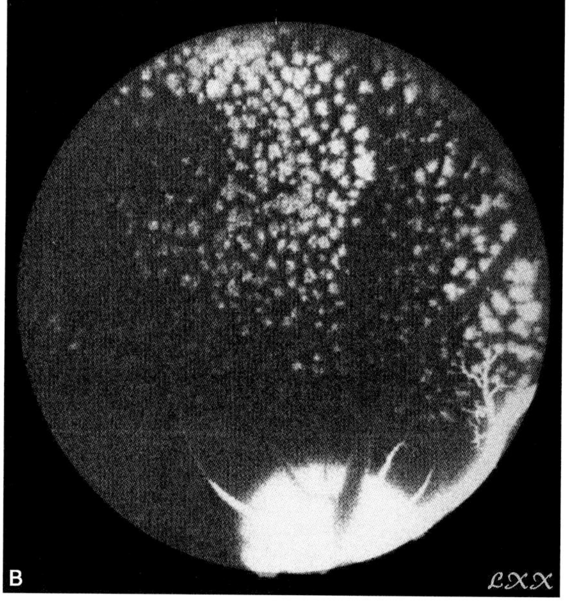

图 1-4-3　在眼压 36mmHg，平均动脉压 67mmHg 时猪眼脉络膜的充盈情况。在颈动脉注射荧光造影剂后，分别于 3.0 秒、3.7 秒、4.2 秒、5.5 秒照相，可见脉络膜荧光岛样分布，之后逐渐融合

为视神经供应血液。涡状静脉在巩膜内形成巩膜小管，穿后巩膜出眼球。进入前部和后部涡状静脉系统的静脉血管为子午线方向直线走行，而进入中间和从侧面进入涡状静脉系统的静脉血管却环行围绕眼球。虹膜睫状体主要的静脉回流是通过涡状静脉系统，只有少量的静脉穿过前巩膜和角膜缘进入浅层巩膜静脉系统。

眼动脉分成内外两支睫状后动脉。偶尔可见非正常走行的睫状后动脉。在穿过巩膜前，睫状后动脉分出一支睫状后长动脉（long posterior ciliary artery，LPCA）和数量不定的多支睫状后短动脉（short posterior ciliary artery，SPCA）。这样，总共形成两支睫状后长动脉与 15～20 支睫状后短动脉。两条睫状后长动脉，分别从视神经的鼻侧及颞侧沿水平子午线方向进入葡萄膜，这两条血管在锯齿缘附近发出 3～5 条分支，直着向后走行，形成前部脉络膜毛细血管层，

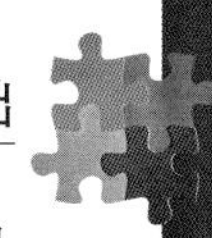

这些血管滋养赤道部向前的视网膜。睫状后短动脉穿过巩膜后在脉络膜上腔仅走行一小段距离就进入了视盘旁脉络膜，并迅速分支营养赤道部以后的脉络膜毛细血管层。最后，脉络膜毛细血管层也被睫状前动脉（anterior ciliary artery，ACA）的返支所营养。睫状前动脉与直肌相伴走行，在形成虹膜动脉大环前，睫状前动脉分出 8～12 个分支向后穿过睫状肌与前部脉络膜毛细血管相连接。

（二）静脉

静脉支流汇聚融合形成四条主要的涡状静脉，引流赤道部脉络膜血液。偶尔可见副涡状静脉。从脉络膜毛细血管形成的静脉支流，或直接汇入最近的副涡状静脉（图 1-4-4，图 1-4-5），或向后走行到视盘旁区域，汇入主要的涡状静脉中。有一小部分是通过睫状前静脉由睫状体引流。眼球圆周的每一个象限都各有一条涡状静脉，其形成一个直径 1.5～2.0mm，长 5mm 的通道与这些输入静脉连接。四条涡状静脉在与输入静脉连接的通道末端变狭窄，向后沿各自象限的两条直肌间的后巩膜走行。偶尔会出现一个象限有多条涡状静脉的情况。在赤道部（离角膜缘 14～25mm）之后的涡状静脉直径大约 2.5～3.5mm，并且距离垂直子午线比距离水平子午线要近。涡状静脉与其他静脉的结构相似，最大直径为 300mm。其最终流入眼上静脉（superior ophthalmic vein，SOV）及眼下静脉（inferior ophthalmic vein，IOV）。眼上静脉完成眼球大部分引流工作，穿过眶上裂最终到达海绵窦。眼下静脉作为引流的支流由眶下裂出眶，最终到达翼静脉丛。

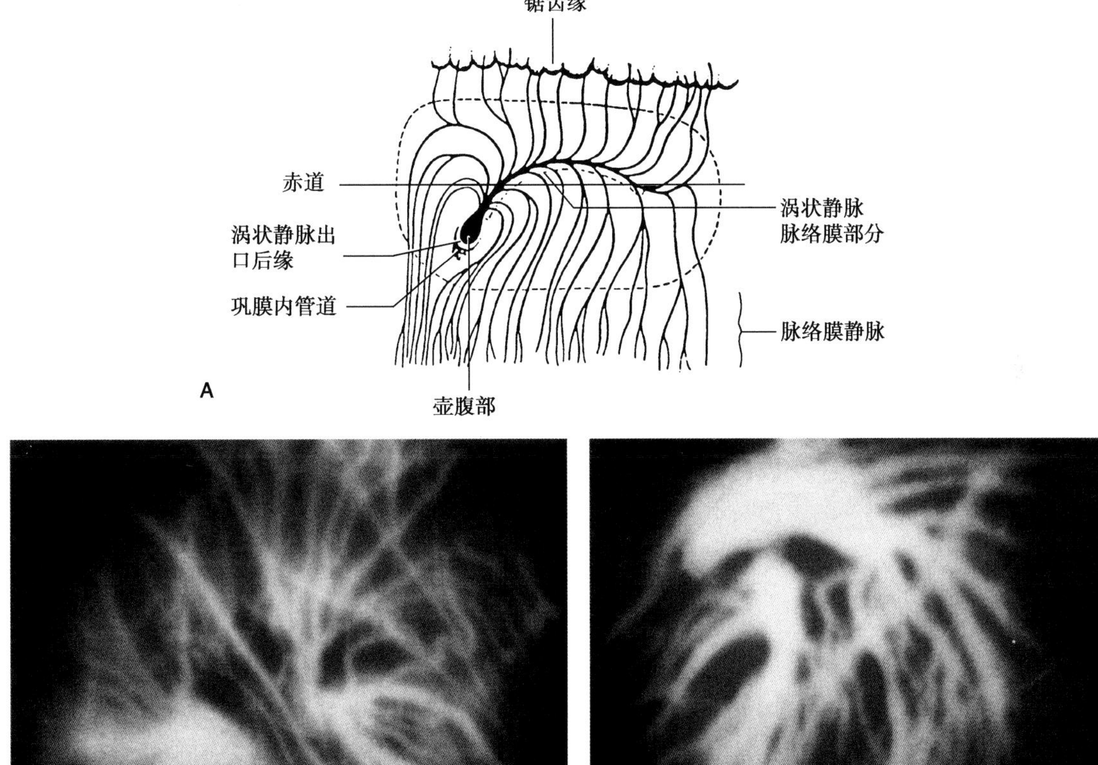

图 1-4-4　涡状静脉

A. 涡状静脉系统的脉络膜部分，脉络膜毛细血管在赤道部形成的静脉支流，经壶腹部离开眼内汇聚成涡状静脉；B. 吲哚青绿脉络膜血管造影（ICGA）中显示脉络膜涡状静脉的形态。睫状后长动脉和涡状静脉在眼底可以透过视网膜看到血管的形态（图 1-4-5）

（三）脉络膜上腔

脉络膜上腔位于巩膜最靠内的色素巩膜（即巩膜棕黑层）与脉络膜基质（大血管层和中血管层）的大血管层之间。脉络膜上腔厚度约为 30mm，为巩膜与脉络膜中间的过渡区域。其由紧密填

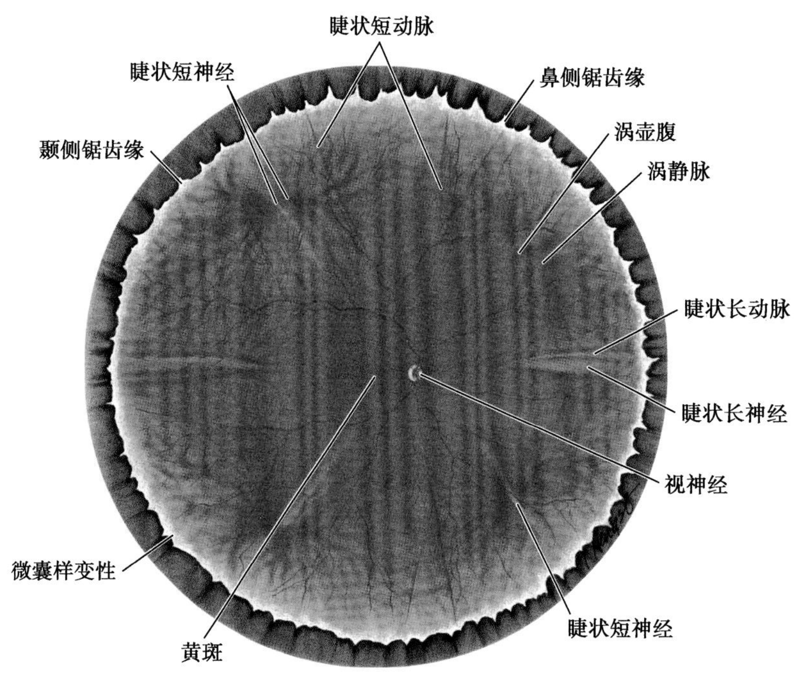

图 1-4-5　睫状血管系统和涡状静脉在眼内的标志

充的胶原纤维、弹性纤维、结缔组织细胞、黑色素细胞、神经节细胞和神经丛组成。可看到双极和多极细胞的大量的纤维丝，特别是在脉络膜上腔的周边部。脉络膜上腔没有规则的形态，除了途经的血管外，此层为无血管层。由于有大量的黑色素细胞，脉络膜上腔呈黑色。

(四) 基质

脉络膜基质层拥有大量的血管、众多种类的细胞、胶原纤维和神经纤维，有动脉以及数量更多的静脉。动脉汇合、变细，进一步分支形成毛细血管层。其分为两个血管层，大血管层和中血管层。大血管层(Haller 层)处于外层，由大半径的动静脉，黑色素细胞，睫状神经纤维和偶发痣组成。Haller 层的动脉拥有所有小动脉的特点——内弹性膜和中间平滑肌层。这些血管不像毛细血管壁有窗孔，所以进行荧光素眼底血管造影的时候荧光素分子不能轻易地弥散到血管外。中血管层(Sattler 层)位于脉络膜的中央，这层的血管系统是高度缠绕的，同样其血管壁是无窗孔的。基质层最常见的细胞是黑色素细胞和成纤维细胞，大多数黑色素细胞主要分布在基质层的最外面。基质层另有巨噬细胞、淋巴细胞、浆细胞和肥大细胞。胶原纤维形成了组织骨架，但组成形式并无规则。此层也有很多神经节细胞，尤其在最外面的区域。神经丛广泛分布，而且并不分层。

(五) 脉络膜毛细血管

脉络膜的毛细血管位于脉络膜最内层平面，其所形成的血管网称为脉络膜毛细血管层(见图 1-4-1)。大管径的脉络膜微动脉为毛细血管网提供血液。它们同样拥有薄的管壁，但比其他组织的毛细血管管径大，血管管径范围 10 ~ 36μm。Sattler 提供的数据为，锯齿缘附近的管径为 18 ~ 38μm。这些血管形成紧密的血管网，在后极管径为 3 ~ 18μm，在前部到赤道部为 6 ~ 36μm。黄斑下毛细血管管径比血管间距宽，而血管密度与到视盘相同距离的其他区域的脉络膜毛细血管层没有区别。脉络膜毛细血管大的管径使得同时可有两到三个红细胞同时并行通过血管，而全身其他部位的大部分的毛细血管管径相对小，只允许一个红细胞通过。脉络膜毛细血管的超微结构与视网膜毛细血管不同，后者管壁为连续的无窗孔细胞组成，而脉络膜毛细血管壁上有许多覆盖着隔膜的环形窗孔(直径 600 ~ 800Å)，特别是血管壁的内侧面(Bruch 膜一侧)。血管的外侧面也有窗孔，但是相对少很多。这主要因为内皮细胞核通常位于毛细血管外侧面，所以在外侧面就没有窗孔存在的空间了。在荧光素眼底血管造影时，这些脉络膜血管窗孔可以渗漏荧光素分子，使得脉络膜呈现发亮的背景光。外层血管壁偶尔可见到周细胞。在血管间有结缔组织填充并支撑血管系统。毛细血管间还存在成纤维细胞和神经纤维。

脉络膜的毛细血管系统中,小动脉到毛细血管的转化格外地快。几个基于体内荧光素眼底血管造影的平片及三维重建的研究显示,脉络膜毛细血管层类似于马赛克样的小叶结构,小叶彼此间都是独立的血管系统。每个小叶的结构包括一个中心的毛细血管前微动脉,流出道为周边的毛细血管微静脉(图 1-4-6)。这个系统含有多个微静脉,使得血流速可以很快。尽管如此,Yoneya 和 Tso 在最近发现了脉络膜毛细血管层结构的区域性差异(图 1-4-7)。他们通过血管铸型和扫描电镜研究人脉络膜的血管结构。他们认为后极部的脉络膜毛细血管层正如前面所述是小叶结构(图 1-4-8),但是在赤道部的脉络膜是一种纺锤形的结构,这样使得动静脉之间的交通更为直接(图 1-4-7)。而在周边部,微动脉与微静脉更接近于平行走行,而毛细血管与动静脉连接呈直角,形成一个梯形的结构(图 1-4-7)。研究证明,黄斑区脉络膜血流量大,是因为该区域的脉络膜小叶结构更为高效。这种脉络膜血运方式的区域性差异可能对理解一些脉络膜疾病有极其重要的作用。

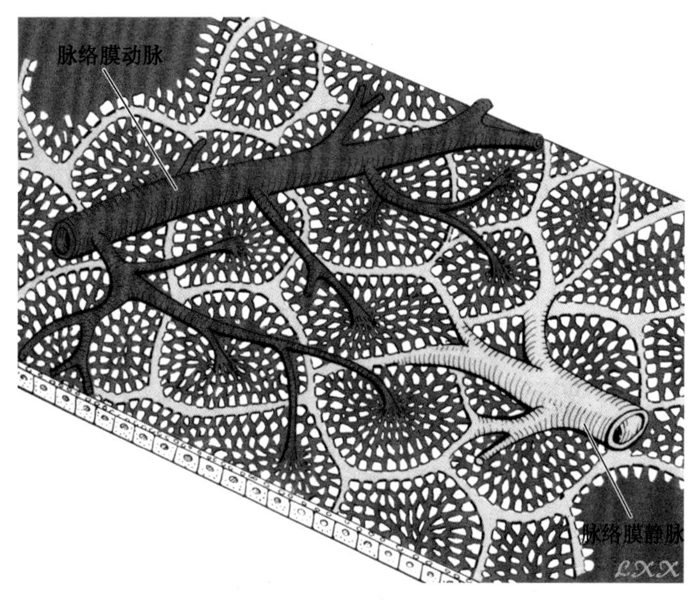

图 1-4-6　脉络膜毛细血管结构中的小叶。包括脉络膜动脉形成毛细血管前微动脉并单独滋养一个毛细血管单元。静脉引流到达每个脉络膜毛细血管单元的周边,依次流入脉络膜静脉

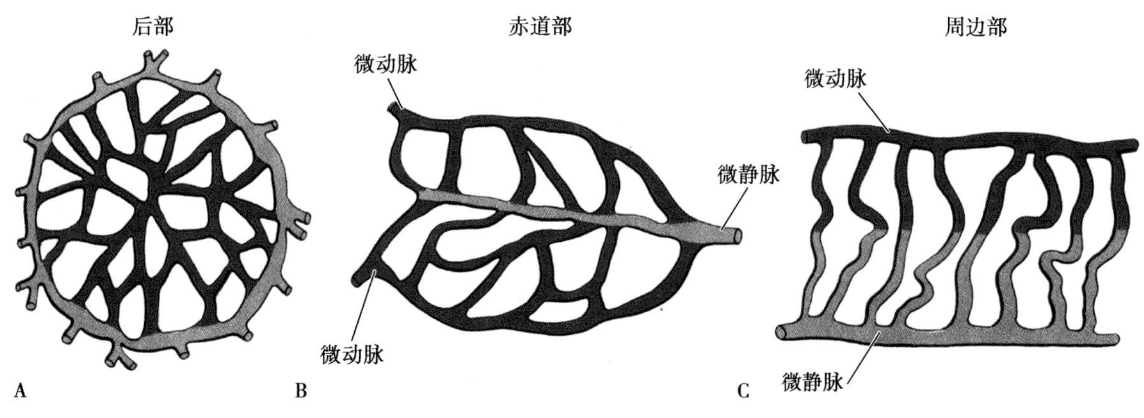

图 1-4-7

A. 后部脉络膜毛细血管层的小叶结构。B. 赤道部脉络膜毛细血管层的纺锤形结构。C. 周边脉络膜毛细血管层的梯形结构

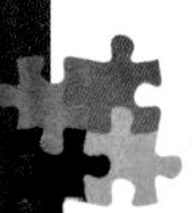

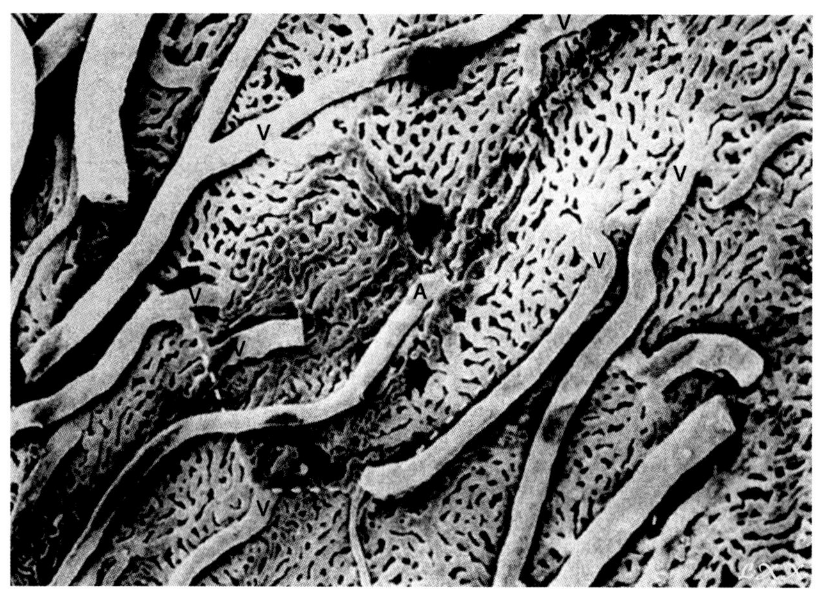

图 1-4-8 分离脉络膜中等大小的血管后的后极部脉络膜毛细血管前微静脉、毛细血管、毛细血管后微静脉的扫描电镜图。毛细血管前微动脉(**A**)走行相对直,并且转直角向前,供应脉络膜毛细血管。毛细血管后微静脉斜行,引流毛细血管的血液。在脉络膜毛细血管小叶(虚线)内,几条微静脉围绕着中央微动脉(原始大小×55)

(六) Bruch 膜

Bruch 膜位于视网膜色素上皮与脉络膜之间,并将两者分隔开。Bruch 膜构成了脉络膜的基底层(玻璃膜)。Bruch 膜为过碘酸希夫染色阳性,并随年龄增长染色增强。同时在光镜下显示嗜曙红。在儿童,Bruch 厚度为 2mm,随年龄增长而增厚。在成人,视乳头周围 Bruch 膜厚度为 2 ~ 4mm,周边厚度仅为 1 ~ 2mm。电镜观察到 Bruch 膜的五层结构:视网膜色素上皮基底膜、内胶原层、弹性纤维层、外胶原层和脉络膜毛细血管内皮基底膜(图 1-4-9)。由于最内层属于视网膜色素上皮层,而最外层属于脉络膜毛细血管层(图 1-4-10),所以 Bruch 膜实际就是中间的三层。最内层的视网膜色素上皮基底膜约为 0.3mm 厚。内胶原层 1.5mm 厚,为黏多糖蛋白组成的胶原纤维构成的松散结构(直径 600Å,每 640Å 为一个周期)。中间的弹性纤维层约为 0.8mm 厚,胶原纤维随机地穿

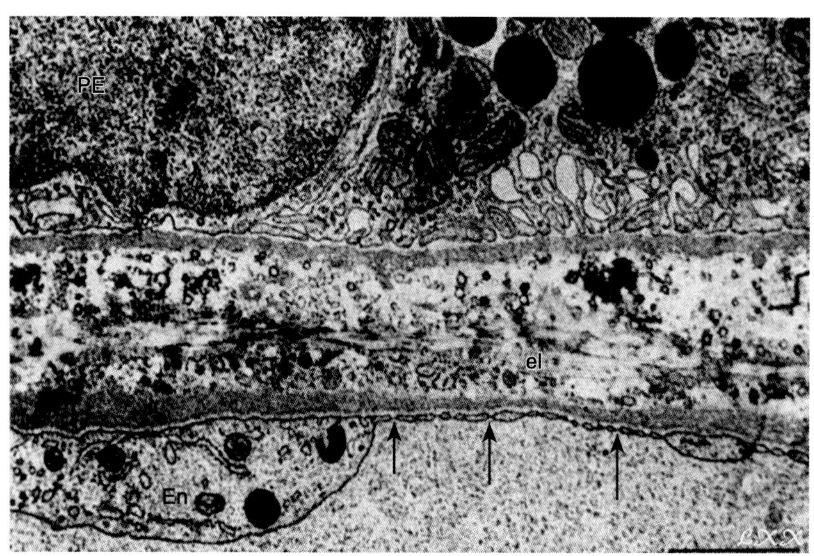

图 1-4-9 **Bruch** 膜。在电镜下,脉络膜毛细血管内皮(**En**)是有窗孔的(箭头所指)。视网膜色素上皮(**PE**)在 **Bruch** 膜内侧。**Bruch** 膜由五层组成:脉络膜毛细血管层基底膜和视网膜色素上皮基底膜;中央区含弹性纤维(**el**);两层含胶原纤维的疏松组织,两者与弹性纤维相连的界面有钙质沉着

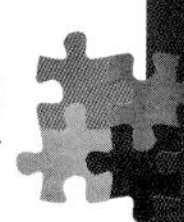

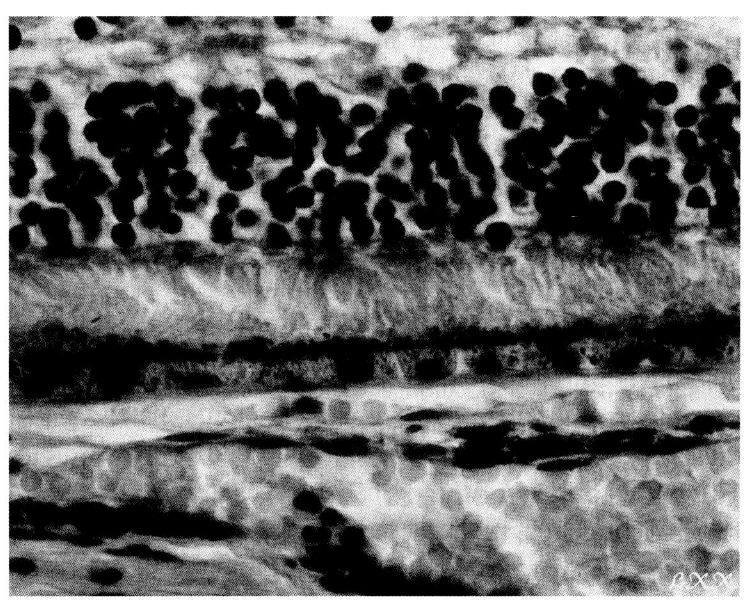

图 1-4-10　高倍放大的脉络膜毛细血管和 Bruch 膜

过此层。此层的内外两面有时有钙沉着。在周边，弹性纤维层不连续，外胶原层除了厚度比内胶原层稍薄（约 0.7mm 厚）外，结构与内胶原层类似。脉络膜毛细血管基底膜是 Bruch 膜的最外层，也是最薄的一层（只有约 0.14mm 厚）。

三、脉络膜的血管调节

脉络膜循环是一个高流量、低摄氧的系统。对于灵长类和低级哺乳动物，脉络膜循环是视网膜的主要氧供。氧气还可从脉络膜血管扩散至灵长类动物的黄斑区。脉络膜的高流量可以保护眼睛对抗温度变化，并在视网膜循环流量减少时增加视网膜含氧量。

脉络膜血管阻力由自主神经系统调控。交感神经通过颈神经节进行主要的调节，神经多肽 Y 参与其中过程，刺激交感神经引起血管收缩。副交感神经仅通过面神经产生微乎其微的调控作用。灌注压改变时脉络膜血流表现出中等的自动调节能力（图 1-4-11）。

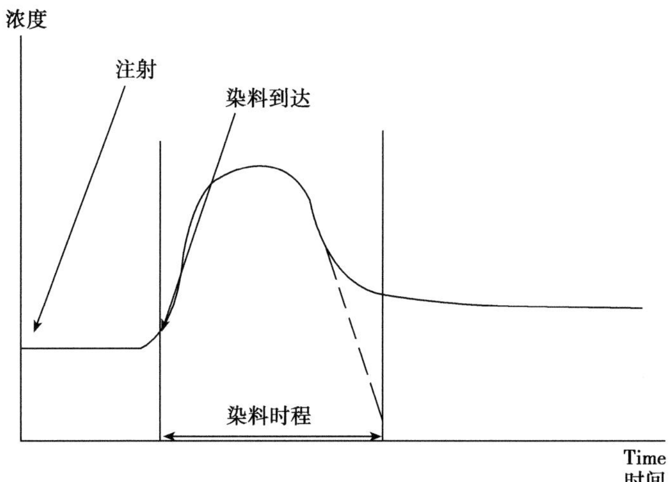

图 1-4-11　染料稀释曲线，显示染料注射和染料到达取样点的时间，以及染料再循环。由于存在染料再循环，需要将染料衰变曲线外延到浓度为零，以计算染料时程

（黎晓新　张钦）

第五节 视网膜和脉络膜的血流

视网膜和脉络膜两个不同的循环系统的解剖和生理特点不同。脉络膜循环为高流量、可变化的循环，所有不同大小的代谢物质自由地在脉络膜血管和周围组织间转运；而视网膜循环流量低但恒定，摄氧率高。

一、视网膜和脉络膜的血流情况

精确地测量视网膜的血流是非常困难的。过去的研究曾显示，视网膜的血流占整个眼部血流的5%。荧光造影显示，无论是视网膜动脉还是静脉都存在层流现象。用激光 Doppler 血流计测得整个视网膜的平均血流是 80μl/min。颞侧视网膜血流比鼻侧视网膜血流大3倍，视网膜上下血流没有差别。鼻颞侧的差别显示黄斑部占血流的主要部分。在动脉可以观察到脉动，主要视网膜动脉平均中央血流速度为7cm/s，主要视网膜静脉为3.5cm/s。视网膜中央动脉平均血流速度为10cm/s。平均视网膜循环时间4～5秒。在猴眼发现不同区域差别很大，视盘和黄斑部血流速度是其他部位的4倍。和视网膜动脉不同，视网膜静脉没有脉动，出眼球的部位除外。眼内静脉的压力取决于眼压(IOP)，并与眼压共同形成脉动性的静脉灌注压。视网膜静脉流出阻力主要在筛板。在静脉出眼球的部位引起的临床可见的静脉搏动取决于眼压和静脉压之间的关系。在猴眼上，葡萄膜的血流如下分布：虹膜占1%，睫状体占12%，脉络膜占83%。人眼和猴眼的血流分布相似。视网膜血流 80μl/min，脉络膜血流 800μl/min，脉络膜血流：视网膜血流约等于10∶1。其实脉络膜血流速度很快，动静脉氧分压差为3%，视网膜动静脉氧分压差为40%。

脉络膜给视网膜供氧，是视网膜营养的重要来源。视网膜的氧气和葡萄糖65%～75%由脉络膜供应。

二、视网膜和脉络膜的血流调控

和全身调节一样，脉络膜血流受自主神经系统的调节。当颈交感链受到刺激会使脉络膜的血流减少，切断交感神经会增加脉络膜的血流。没有证据表明脉络膜会自身调节。当眼压改变时，脉络膜的血管压力会发生代偿性的变化。眼压突然改变(如打开眼球做手术时)，可能导致脉络膜的渗漏。

在正常条件下，自身张力可能会使眼球免受一过性血压升高的影响。血压升高时，如果神经调节异常，液体可能会通过血-视网膜屏障进入视网膜。这些改变可能与中心性浆液性脉络膜视网膜病变、囊样黄斑水肿和低眼性黄斑病变的病理改变有关。在筛板前眼动脉和它的分支富含肾上腺素性纤维。

视网膜循环没有神经系统限制，必须依靠局部自身的调节维持恒定的代谢环境。血管床自身调节可通过渗透压的改变维持血流相对恒定。视网膜的自身调节是维持局部视网膜稳态血流的机制，为视网膜提供了一个稳定的代谢环境。视网膜血流由代谢需要来调节，尤其是对氧的需要和代谢副产物的堆积，如 CO_2 和 PH 值的改变。理解可影响视网膜循环自身调节的因素，对临床很重要。

外部和内部的因素可改变视网膜的循环，为临床提供了新的治疗方法的可能性。对细胞生物学的研究揭示，生长因子和一系列细胞受体毫无疑问对眼部循环的控制非常重要。动物研究显示，许多药物可以改变视网膜的循环。

(一) 比较解剖学

不同物种之间视网膜的循环模式有很大差异，这从一定程度上而言削弱了动物试验结果与人类疾病之间的关联性。比较解剖学的对比性状包括后节血管结构在视网膜的分支程度、视网膜血管在球后的起源、视神经头的大体形态、黄斑区的类型以及是否存在亮毯。视网膜血管结构可分为四类(图1-5-1，表1-5-1)：①全血管型：主要动脉或者睫网系统直接供血。②部分血管型：部分视网

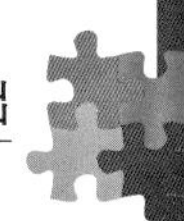

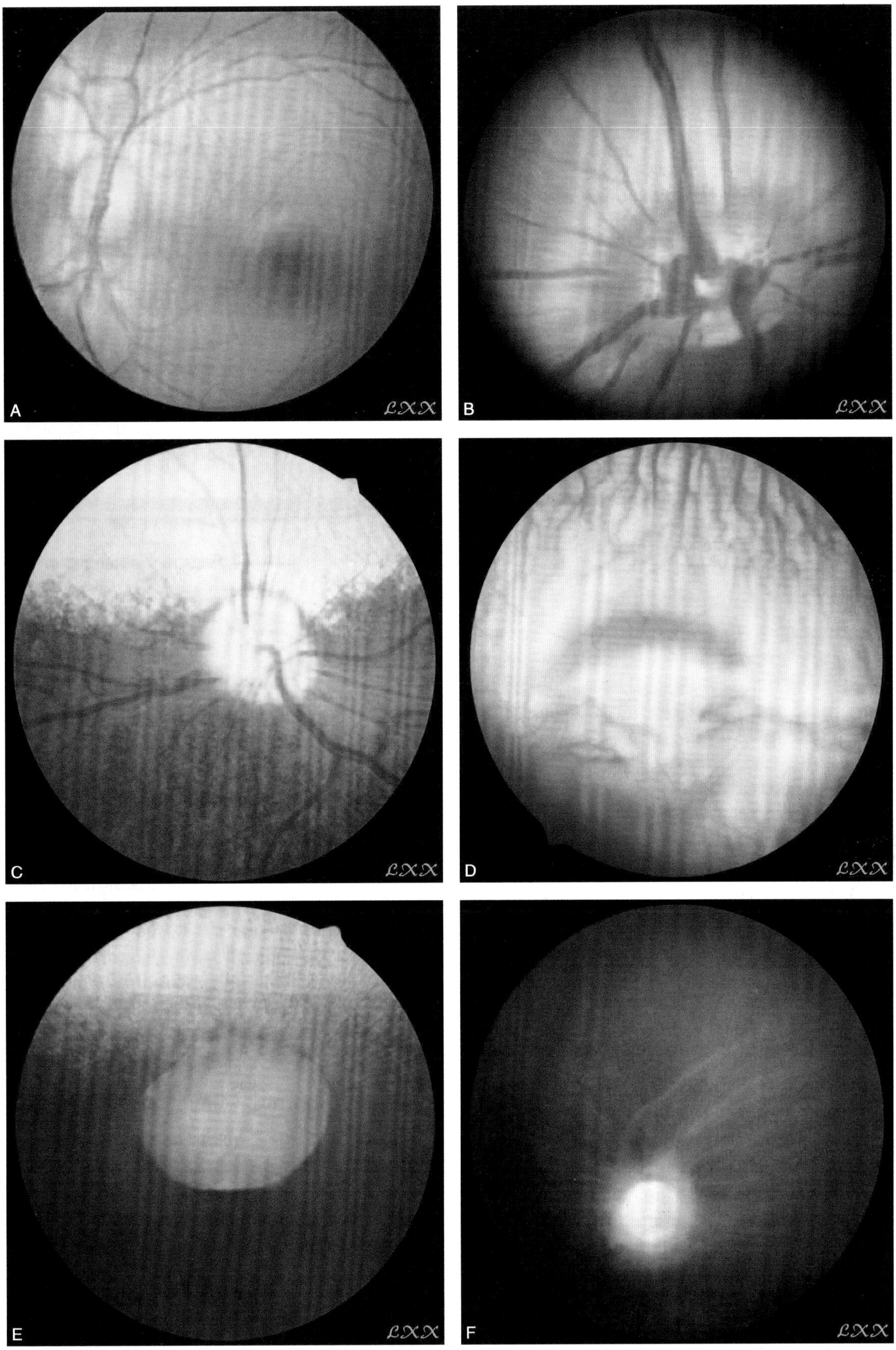

图 1-5-1　不同哺乳动物的视网膜血管及眼底形态

A. 全血管型，狒狒；B. 全血管型，家猪；C. 全血管型，比格犬；D. 部分血管型，白兔；E. 少血管型，马；F. 无血管型，豚鼠

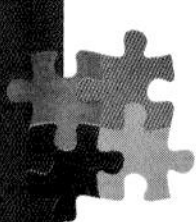

表 1-5-1　视网膜血管结构

物种	视网膜血管类型	视网膜血供的球后来源	视神经头部的形态	黄斑区	亮毯
类人猿	全血管型	视网膜中央动脉，与人相同	竖椭圆形，轻度髓鞘化	中心凹(1 个，位于视神经头部颞侧)	无(除猿猴外)
狗	全血管型	睫状后短动脉	大致呈三角形，髓鞘化程度不一，多重度髓鞘化	中央区	细胞亮毯
猫	全血管型	睫状后短动脉(退化的视网膜中央动脉)	小，环状，轻度髓鞘化	中央区(相当发达)	细胞亮毯
猪	全血管型	睫状后短动脉	横椭圆形，边界清，轻度髓鞘化	黄斑区(1 个，边界清楚，位于视神经头部颞侧)	无
兔	部分血管型	睫状后动脉发出的视网膜动脉，眼内动脉的分支(不常见)	生理凹陷深，有水平的髓鞘带延伸至视网膜(髓放射)	黄斑区(位于上方，带状)	无
豚鼠	少(无)血管型	睫状后动脉	重度髓鞘化	黄斑区(位于上方，带状)	无
大鼠	全血管型	睫状后动脉	小，环状，轻度髓鞘化	黄斑区(位于上方，带状)	无
小鼠	全血管型	睫状后动脉	小，环状，轻度髓鞘化	黄斑区(位于上方，带状)	无

膜有明显的血管供血；③少血管型：视盘周围有少量血管；④无血管型：无可见的视网膜血管结构。除类人猿之外，实验动物均没有视网膜中央动脉和静脉，然而它们的视网膜和脉络膜血管结构都源于睫状血管(如睫网血管)。各物种之间视神经头的位置，形状及髓鞘化的程度相差很大。猿、鸟及爬行类动物有中心凹(视锥细胞密集而无视杆细胞的视网膜区域)用以获取中心视力。食肉类、松鼠、有蹄类的视网膜有一个“中心区”，通常位于视网膜背颞侧，此处有密度相对较高的视锥细胞。其他低等哺乳类动物可由一个类黄斑区，此处视锥细胞密度略增加。亮毯(反光色素层)位于眼底上方，脉络膜毛细血管层和中层血管层之间，在暗环境下可增强对视杆细胞的刺激。亮毯层(10 ~ 35 层)由脉络膜毛细血管内皮细胞发育而来，含有折光性强，电子密度高的杆体，杆体内含高浓度的半胱氨酸锌(如狗)或核黄素(如猫)。昼行性动物(包括大多数灵长类)没有亮毯。了解不同实验动物眼底的差异对于评估后节的某一特性或功能是很有用的。

（二）视网膜及脉络膜血流的测量技术

1. 染料稀释：历史　将一定量的染色剂注入到人或动物的静脉，根据不同时间该指示剂在血中的浓度作图，可以得到一条染色剂稀释曲线，从而测量血流。染料稀释曲线自 18 世纪 20 年代开始应用，基于质量守恒原理，染料注入后下游某一点的流量(Q)等于染料量 q 除以不定积分 $\int c\ dt$，c 为染料浓度，t 为时间：

$$Q=q/\int c\ dt$$

在早期的人体研究中，将乙胺双四环酚酞钠(phenol-tetroid-phthalein sodium)注入肘前静脉，从股动脉采得血样，取得的样品置于旋转筒内的收集管内，随后测量指示剂浓度并根据时间作图(图 1-5-2)。

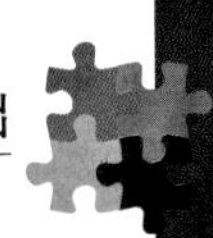

吲哚青绿(indocyanin green，ICG)的一项最初用途是用于染料稀释法测定心输出量。计算 $\int c\ dt$ 是用染料时程(动脉中首次出现染料到外推浓度为0的时间)与此期间平均染料浓度相乘(图1-5-2)。经典的心输出量测量方法是基于动脉和混合静脉血氧浓度和氧消耗。对狗进行ICG法试验并与经典方法作比较验证了ICG法的可靠性。这项早期研究证实了染料稀释法在血流动力学研究中的作用。

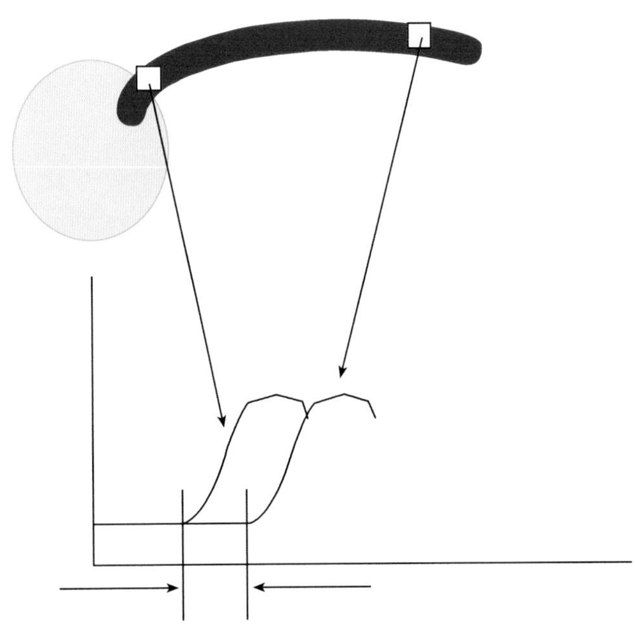

图1-5-2　一条动脉上两点的染料到达时间差

2. 染料稀释：眼科荧光素眼底血管造影　视网膜动静脉通过时间是指外周静脉注射荧光素钠之后视网膜动脉及其对应的静脉首次出现染料的时间之差。染料稀释曲线也可用于测量视网膜动脉和静脉的平均通过时间，这被定义为染料稀释曲线的质心。在眼底血管造影中，沿一条视网膜血管可作出多条染料稀释曲线(图1-5-2)，稀释曲线提供了染料到达两点的时间，测量两点之间的距离，又已知血液通过2点之间的时间可以计算出平均染料速度。

高放大倍率的荧光素眼底血管造影使人们可以观察到荧光染料小滴和弱荧光颗粒通过黄斑区的单层毛细血管。这些颗粒通过单层毛细血管所需的时间以及毛细血管的长度可以测出。已知时间和距离，可以计算出毛细血管通过速度。旁中心凹视网膜毛细血管也可进行相似的测量。

3. 染料稀释：眼科ICG脉络膜血管造影　脉络膜灌注的重要参数可以用ICG脉络膜血管造影测量。脉络膜血管中的荧光与此段血管中所含ICG浓度成正比。与既往股动脉采血测量不同，脉络膜含有多层动脉，互相重叠交织，使得测量单一血管的染料稀释曲线很困难。于是将总共40°范围的ICG血管造影图分为一些小区，得到区域稀释曲线并比较。如图1-5-3所示，可分析6个各为6°的方格。通过计算机处理各血管分区的ICG荧光。从亮度图可以得出一些参数如斜率(代表了血液进入脉络膜的速度)10%到达时间，染料时程。对这些参数可以进行独立分析，也可得出6个区域的平均值，还有区域跨度(regional spread)(6个区域的最大值和最小值比较)。

4. 激光多普勒测速　用双向激光多普勒测速仪(LVD)可以测出视网膜大血管内血细胞的最大速度。其原理是根据移动的血细胞散射光的多普勒频移计算速度。装置包括一台眼底摄像机，含有可以定位于视网膜像上的光纤，还有一台低功率的激光光源。测试者照亮一条视网膜血管，将光线置于反射激光处，传导散射光至光电倍增管转换为电信号，记录的信号包含了激光频谱的信息。

由于激光是由移动着的血细胞散射的，由于多普勒效应，它的频率是变化的。血细胞速度分布可在多普勒频移谱上看到。细胞的最大速度可有多普勒频谱的峰值指示，根据频率峰值可计算出血细胞最大速度 V_{max}，根据经验公式 $V_{mean}=V_{max}/1.6$ 可计算出血细胞平均速度 V_{mean}，这个经验公式计算得到的 V_{mean} 比理论上层流的 $V_{mean}(V_{max}/2)$ 高出25%，在湍流的时候接近 V_{max}。

根据LVD速度和血管参数可计算总血流量(Q)，尽管血管横断面为圆形的假设不一定正确。最近的研究结果认为人类视网膜总血流量为80μl/min±12μl/min。用放射微粒标记法对微型猪试验，与LDV比较后确定LDV是可靠的。虽然激光多普勒测速仪在研究上已获认可，在临床上还未能广泛应用，一部分原因是激光调试，光纤以及注视目标的设置比较复杂。人们已经开始简化这项技术并稳定激光投在视网膜上的位点。

5. 激光多普勒血流计　激光多普勒血流计可用于采集视神经头部毛细血管流速。将激光投

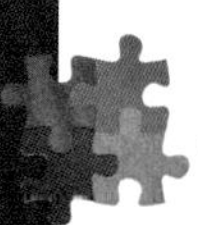

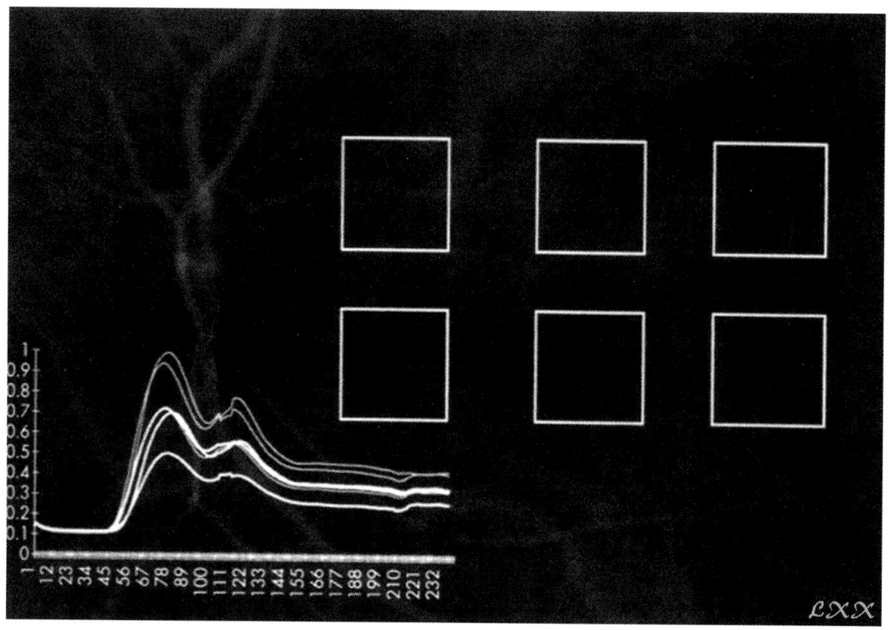

图 1-5-3　吲哚青绿脉络膜血管造影，显示 6°的取样方格，同时记录 ICG 荧光。左下的曲线显示六个区域内荧光随 ICG 的变化，对每条曲线都可分析斜率，10%染料强度和染料时程

向没有可见血管的区域，返回的多普勒频移光代表了微血管的血流速度。与动脉和静脉所得到的频谱不同，毛细血管频谱没有切入点可以计算 V_{max}，激光投射到的毛细血管内血流方向是随机的，所以只能得到近似的血流速度。

多普勒频移频率与血细胞速度成比例，信号强度与血细胞数量成比例，已知速度和容积可以计算总血流量。这种对激光多普勒测速仪的改进（最初只作为激光多普勒血流计测量皮肤血流量）可记录血液流速、容量、组织血流量。开始的时候受激光强度的限制，激光多普勒血流计用于动物研究，最近才开始用于人类。

视网膜激光多普勒血流计很有应用前景，尤其对于研究视神经头部灌注人员而言，但是对于激光组织取样的深度还有一些争议。理论上来说，取样可以深达筛板层，体外试验也支持这个理论。像激光多普勒测速仪一样，激光多普勒血流计操作也比较复杂，尽管最近流量计算和输出的自动化已经简化了这项技术。对此前一些技术的改善如固定激光束于视网膜，将使血流计也能得到更好的发展。

6. 扫描激光多普勒血流仪　扫描激光多普勒血流仪应用已有的多普勒技术并有所创新。用扫描激光检眼镜照射视网膜某一位点，分析散射激光可得到一个二维的视网膜循环图。由于扫描激光检眼镜可辨认毛细血管，扫描激光多普勒血流仪可以对微血管血流定量。Heidelberg 视网膜血流仪（HRF）是首个经 FDA 批准的市售扫描激光多普勒血流仪。HRF 易于操作，但它测算的血流仍需要验证。不过 HRF 不受角度变化影响，说明有充足的散射。

HRF 使用 780nm 远红外激光对 2. 56mm×0. 64mm×0. 4mm 体积大小的视网膜或者视神经头部扫描产生一个血流图。校正好之后，在 2 秒内对 64 条线分别进行 128 次扫描，产生充足的数据以生成可取的信噪比。随后通过快速傅立叶转换提取出每个位点（共 256 列×64 行像素）反射光的频率成分。每个 X 轴频率位点代表一个血流速度，谱高（强度）代表血细胞的数量。将图谱整合后可得到容积血流量。可在视神经头部和乳头旁视网膜的眼底相上用方格定位要进行测量的解剖位点。使用者可从流量图上选择一块容积为 0. 1mm×0. 1mm×0. 4mm 的视网膜进行分析，得出在此组织内的平均血流量报告。这些方格的大小是仪器默认的取样规格。定制软件可对血流进行逐个像素分析，删除聚焦不良、照明不良及含有大血管的像素，流式分选剩余的像素，得出平均流量，最小

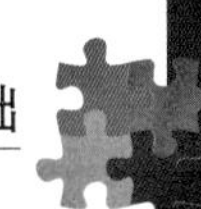

流量像素百分比，和第百分之25、50、75、90流量像素的流量。这种方法有力地增加了HFR测量的长期再现性。

7. 彩色多普勒超声成像　A型超声广泛应用于眼轴测量，B型超声产生眼部结构的灰阶图像。彩色多普勒成像既可产生B超的灰阶组织图像，又可以根据多普勒频移用颜色标志血流，还可以对血流速度进行脉冲式多普勒测量（图1-5-4）。彩色多普勒成像技术原本用于心脏和大血管成像，现可用于眼动脉，视网膜中央动脉及鼻、颞侧睫状后短动脉的血流速度测量。

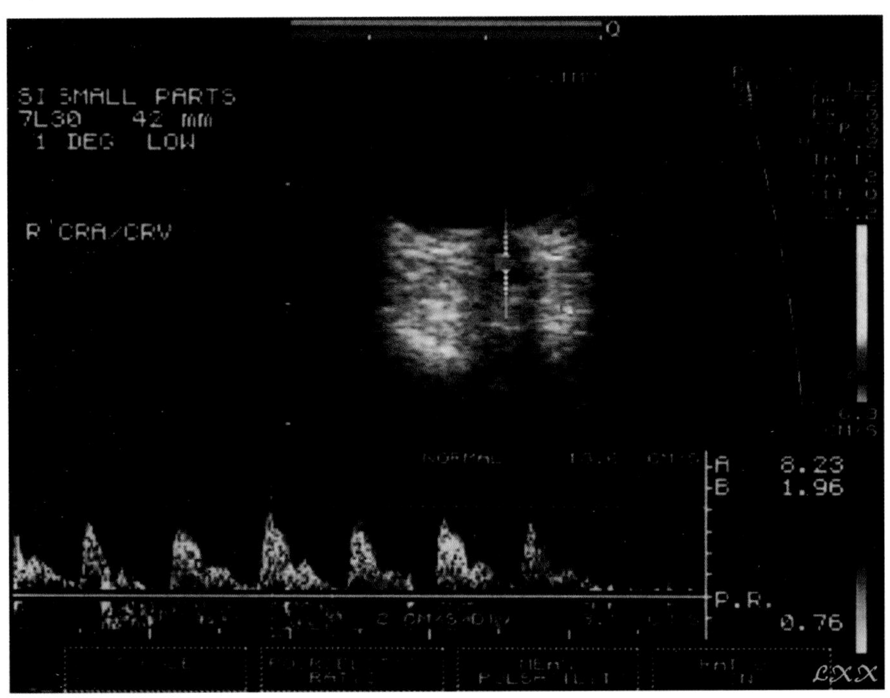

图1-5-4　视网膜中央动脉的彩色多普勒成像，其解剖位点在眼球正后方。图片下方是血流速图（峰值收缩流速为8.23cm/s，舒张末期流速为1.96cm/s），朝向探头的血流颜色为红-白，远离探头的为蓝-白

彩色多普勒成像系统用一个探头完成所有功能。探头发出固定频率的声波，一般为5～7.5MHz。超声能量约在10mW/cm²（彩色成像）和50mW/cm²（脉冲多普勒测量）。根据返回的声波频移可计算血流速度。将色彩加入到B超灰阶成像中，代表血流方向。一般红-白代表血流方向朝向探头，蓝-白代表血流方向与探头相反。

运用彩色多普勒成像技术，操作者可以找到要测量的血管，并定位取样窗以进行脉冲多普勒测量，在取样窗上可显示测量结果。多普勒频移可由多普勒公式得到：

$$\mathrm{SHIFT}=[(2\times f\times V_{blood})/(V_{sound})]\cos\theta$$

SHIFT指多普勒频移，f为超声束频率，V_{blood}为血液流速，V_{sound}为超声声速，θ为血流和超声束之间的入射角。操作者目测血管走行并输入一个适当的多普勒角（θ），当θ接近于0的时候角度误差很小，微小的入射角可得出最准确的速度测量结果。速度数据随时间测量，其峰值和谷值由操作者得出，由此计算机可计算峰值收缩流速（PSV）和舒张末期流速（EDV）。此外还可得出Pourcelot阻力系数，作为下游血管阻力测量值。

$$\mathrm{RI}=(\mathrm{PSV}-\mathrm{EDV})/\mathrm{PSV}$$

体外研究证实了多普勒测速的准确性。用眼动脉进行在体研究也验证了其重复性，变异系数在4%（阻力系数）到11%（PSV）之间。外力作用于眼睑可改变眼压，从而改变灌注压依赖的血流动力学。

三、视网膜血循环疾病

（一）糖尿病性视网膜病变

糖尿病性视网膜病变是美国首位致盲原因之一，但对其造成血管和视觉病理的原因还了解不多。对糖尿病眼部血管的研究中，视网膜循环一直是焦点，而且发现异常视网膜血流动力学和糖尿病性视网膜病变患者视力减退之间存在关联。

一些研究指出中心凹无血管区扩大与缺血性黄斑病变的程度相关。糖尿病患者的旁中心凹毛细血管间区和中心凹无血管区显著扩大，扩大的程度与视力减退平行。毛细血管间区和中心凹无血管区扩大提示组织缺氧。此外，剩余的毛细血管中血流速度没有变化，与视力减退无关，这提示视网膜循环无法完全代偿毛细血管丢失（capillary dropout）。

类似的，与正常对照组比较，糖尿病性视网膜病变早期（视力 20/25 或以上，没有临床显著的黄斑水肿）即有对比敏感度显著降低。在这些患者，毛细血管密度和中心凹无血管区面积与对比敏感度反相关，黄斑区毛细血管血流速度减低。因此，对有轻微黄斑缺血的糖尿病患者，对比敏感度也是一种非侵入性评估黄斑血流的方法。

黄斑缺血的患者，除存在中心凹循环异常，一些研究还发现糖尿病患者有大片的视网膜血流自动调节异常。这些病变，包括高氧诱导的迟缓性血管收缩，随着疾病进展而加重。幸运的是这些病变至少有部分是可逆的。增殖性糖尿病性视网膜病变的眼中，全视网膜激光光凝增加血管对氧气的反应。有的学者发现在高氧情况下，视网膜病变前的糖尿病患者可有显著的对比敏感度改善。这提示缓解视网膜低氧可保护视功能。视网膜血流自动调节异常与糖尿病累及的其他外周血管床病变一致。如：糖尿病患者皮肤血流对热刺激的反应性下降，灌注增加不明显。而基础皮肤血流量与对照组相似。

用彩色多普勒成像技术发现糖尿病性视网膜病变存在球后循环调节异常。高氧可使正常人的视网膜中央动脉舒张末期流速减低，同时增加阻力系数，但在糖尿病患者中没有这一反应，这再次提示糖尿病患者缺乏高氧情况下自动调节减少血流的能力。视网膜中央动脉舒张末期流速基线值减低和阻力系数增加出现在严重的视网膜病变中，往往提示视网膜中央动脉分水岭区血流减少或血管阻力增加。同样有证据认为眼灌注压（根据平均动脉血压和眼压计算）降低比眼压改变能更好地预测视网膜病变进展。灌注压降低可进一步减少视网膜中央动脉分水岭区血流量，加重视网膜缺氧。矛盾的是，增殖前期，视网膜总血流量缓慢增加，这可能是对自动调节能力减低做出的反应。这些发现提示视网膜总血流量异常增加与毛细血管的灌注、总血管阻力增加、组织缺氧无关。

慢性高血糖症显然引起微血管并发症。但血糖升高和血管病理之间的关联因素仍然没有彻底了解。葡萄糖进入视网膜周细胞受特殊的调控，使得周细胞对高血糖损害敏感。高血糖下周细胞对内皮素-1（ET-1）反应迟缓，这是经由蛋白激酶 C（PKC）诱导下调 ET-1 受体。高血糖情况下特定 PKC 异构体的激活可能在异常血管调节和视网膜前新生血管发生中起一定作用。高血糖时血流量减少与 PKC-β 激活有关。在动物模型中，PKC 拮抗剂使血管功能恢复正常，并抑制缺血相关的新生血管。此外，在动物和人用血管紧张素转化酶抑制剂（ACEI）治疗糖尿病并发症获得初步的成效，使研究者对眼部肾素-血管紧张素系统的病理生理作用产生了兴趣。目前有关糖尿病血管功能失调原因的理论如图 1-5-5 所综合。

（二）黄斑水肿

黄斑水肿有多种原因，包括糖尿病性视网膜病变，分支和中央静脉阻塞，无晶状体眼、人工晶状体眼，葡萄膜炎，视网膜色素变性，放射性视网膜病变，视网膜血管病变如旁中心凹毛细血管扩张症和 Coats 病，使用肾上腺素，脉络膜肿瘤，以及引起慢性视网膜下液的疾病如视网膜脱离、渗出性年龄相关性黄斑病变。研究最彻底的黄斑水肿为囊样黄斑水肿（CME），无并发症的白内障囊外摘除患者约有 50% ~70% 在术后 1 ~4 个月后发生囊样黄斑水肿。CME 一般使视力减退到 20/30 到

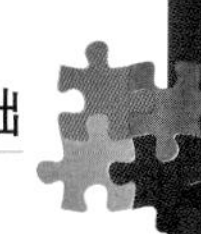

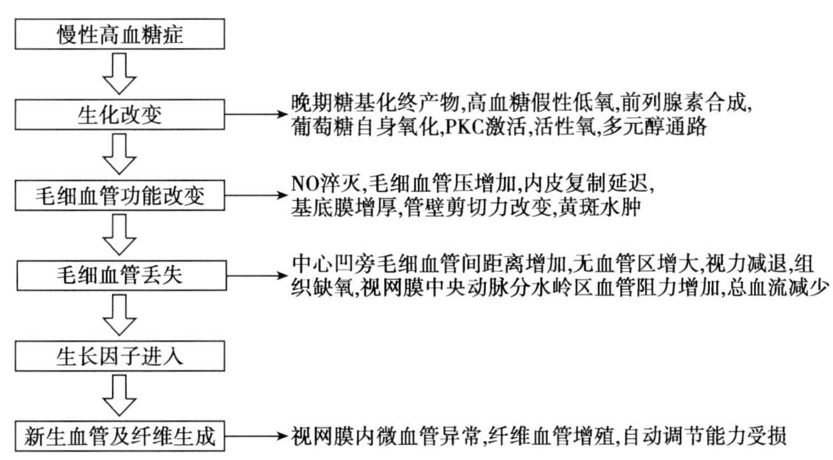

图 1-5-5　糖尿病血管功能障碍的原因

20/80 之间。约 90% 患者无症状,仅在荧光素眼底血管造影时发现。

中央静脉阻塞后发生 CME,在荧光素眼底血管造影后用扫描激光检眼镜可计算毛细血管血流速度。全身应用碳酸酐酶抑制剂或者糖皮质激素可改善黄斑毛细血管血流速度,但是非甾体类抗炎药不能。

(三) 人类免疫缺陷病毒性视网膜病变

有些研究者推测人类免疫缺陷病毒(HIV)性视网膜病变是由于血流动力学改变引起,因为它与其他视网膜血管性疾病如糖尿病和高血压性视网膜病变有很多相同的特征。在荧光素眼底血管造影中,HIV 视网膜病变患者表现为微血管瘤,血管扩张,毛细血管无灌注。组织病理学发现糖尿病性视网膜病变的典型特征,包括周细胞丢失,内皮细胞肿胀,基底膜增厚,毛细血管腔变窄。

注射荧光素后用扫描激光检眼镜观察发现 HIV 感染者有正常的视网膜动静脉通过时间,中心凹旁毛细血管血流速度减少,提示缺血可能是 HIV 性视网膜病变、糖尿病和高血压性视网膜病变共同的病理机制。

四、脉络膜循环障碍

(一) 中心性浆液性脉络膜视网膜病变

中心性浆液性脉络膜视网膜病变是一种常见的疾病,通常发生于年轻男性,产生视网膜神经感觉层脱离,它的病因机制有所争议。脉络膜循环供应 85% ~90% 的眼部血流,用荧光素眼底血管造影较难研究脉络膜循环,因脉络膜循环被视网膜色素上皮层遮挡。近年来,ICG 血管造影用于研究脉络膜在中心性浆液性视网膜病变中起的作用。所有的中浆患者,在 RPE 受损区域都有局部脉络膜动脉充盈延迟,随之为脉络膜高灌注。缺氧后毛细血管或静脉淤血也许能解释中心性浆液性脉络膜视网膜病变的脉络膜高通透。

(二) 年龄相关性黄斑变性

一直以来,研究认为 RPE 代谢上支持维护光感受器,它的衰老造成年龄相关性黄斑变性(AMD)。衰老的 RPE 内聚集代谢残余物(包括降解不全的视细胞膜盘),RPE 持续消化不良导致玻璃膜疣形成,进一步导致 RPE 功能障碍。阳光可能对 RPE 产生光化学损伤导致其衰老;暴露于过多蓝光或可见光(而非紫外光)的男性较常发生进展性黄斑变性。抗氧化剂如维生素 C,维生素 E 及黄斑区的类胡萝卜素(叶黄素和玉米黄素)可限制氧化损伤,防止黄斑变性。

虽然 RPE 衰老理论很吸引人,但它不能完全说明 AMD 的多种临床表现,包括非渗出性 AMD 中多种形式的玻璃膜疣,色素沉积,RPE 萎缩,也不能说明渗出性黄斑变性的脉络膜新生血管膜形成。另一种发病机制理论认为原发于脉络膜的血管改变损伤 RPE,导致 AMD。至少有三种血管假

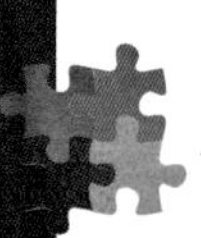

说，一种假说主张脉络膜血流量减少导致AMD。过去几十年的一些研究发现AMD脉络膜灌注模式异常，证据是脉络膜充盈变慢，脉络膜分水岭区的分界线发生在新生血管的地方，异常血管新生的地方本身充盈减少。脉络膜充盈延长可能与Bruch膜弥漫增厚有关，与静态视野上离散的阈值升高区有关，并且增加发生地图样萎缩的风险。通过血管造影发现渗出性AMD患者的脉络膜灌注延迟，还有一些证据发现非渗出性AMD患者的脉络膜血流量异常。

第二种血管性理论认为随着年龄增加巩膜僵硬度增加，继而增加脉络膜毛细血管滤过压，限制了RPE养分输送和代谢废物运输。支持证据是远视眼发生AMD的风险较大可能是由于巩膜厚度和僵硬度增加造成。板层巩膜切除以减低巩膜僵硬度是增强脉络膜灌注的手术方法。但是对尸眼的研究发现AMD涡静脉正常。而且不清楚的是为何总体毛细血管滤过压改变会导致集中于黄斑的病变。

第三种血管性理论也认为毛细血管滤过压升高是AMD的成因，但是这是由于脉络膜血管减少造成，而非涡状静脉受压引起。这种理论是源于以下认识：AMD发生于正常眼压和平均动脉压，所以脉络膜灌注的驱动压力是正常的，如果如尸检所示，脉络膜血管有相当可观的减少，则毛细血管灌注压必然随着阻力血管的消失而增加。这种假说仍然必须解释为何病变位于特异位点而非广泛病变。而且必须假定AMD应当使脉络膜总血流量增加而非降低。虽然还没有对脉络膜总血流量的确定研究结果，已有的彩色多普勒和ICG血管造影证据强烈支持脉络膜灌注受损标志着AMD的出现。

彩色多普勒成像发现AMD视网膜中央动脉和睫状后动脉脉动指数增加，舒张末期流速减低（眼动脉的这些变化不明显），这意味着血管阻力增加，远端血流量减少。当然，在疾病非常明显后做的这些测量不能判断血流动力学的改变是RPE局部颗粒状沉着物的原因还是结果。总之，虽然有大量相关证据，仍不能证明脉络膜循环异常是AMD的病因。增加血流量可能会导致与视网膜色素变性类似的后果。视网膜色素变性有两方面的遗传病因，既有视网膜功能失调，又有灌注异常。增加视网膜血流量的外科手术对视网膜功能没有改善，还可能有害。

AMD患眼中存在大量低氧诱导的生长因子，这是任何AMD病因学理论都必须说明的。AMD眼中既有血管内皮生长因子，又有成纤维细胞生长因子，这些生长因子存在于胶质细胞，血管内皮细胞，视网膜色素上皮细胞中；非缺血性增殖性视网膜病变中没有生长因子。虽然有学者基于解剖认为这些生长因子的产生并不需要低氧或缺血，毫无疑问的是低氧（或血管内皮生长因子过多表达）是刺激视网膜和脉络膜发生新生血管的有力因素。当然，也可以出现糖尿病中所见的反应。原发的生化改变（造成黄斑区RPE损伤）可导致毛细血管损伤，继而低氧，血管新生，脉络膜灌注局部异常。

总之，RPE衰老和原发血管病变很有可能都在AMD发病中起了作用。AMD的临床表现如此多样，它有可能代表了好几种不同的疾病，相互之间在病理上还需要更清楚地划分。例如：在有些亚型中可能RPE衰老和脉络膜灌注受损是原发的病理改变，而在其他一些亚型中原发病变是光感受器损伤（一个与之一致的事实是在一个新近的研究中发现16% AMD患者存在*ABCR*基因缺陷，此基因编码一种视网膜视锥蛋白，在Stargardt病中出现改变）。目前有关AMD的理论如图1-5-6所示。

五、球后血循环障碍

视网膜中央动脉阻塞时，彩色多普勒成像证实视网膜中央动脉血流消失，阻塞解除1周后血流恢复。视网膜中央静脉阻塞的患眼与对侧眼比较其视网膜中央静脉的血流峰速降低。视网膜中央静脉的彩色多普勒成像可预测虹膜新生血管的可能性（图1-5-7）。

眼缺血综合征可由颈动脉硬化或眼动脉阻塞引起。颈动脉硬化时，彩色多普勒成像发现眼动脉和视网膜中央动脉的流速减低，与硬化的严重程度成比例。严重的颈动脉硬化造成眼动脉血液

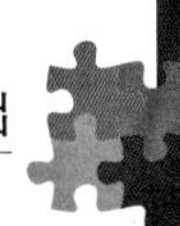

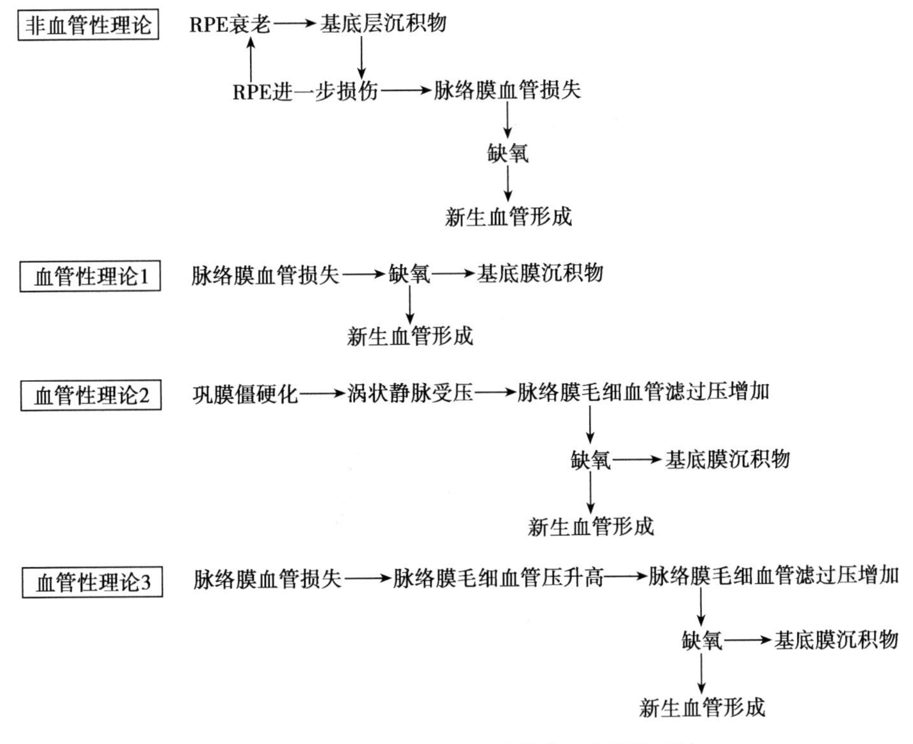

图 1-5-6　目前关于年龄相关性黄斑变性的理论

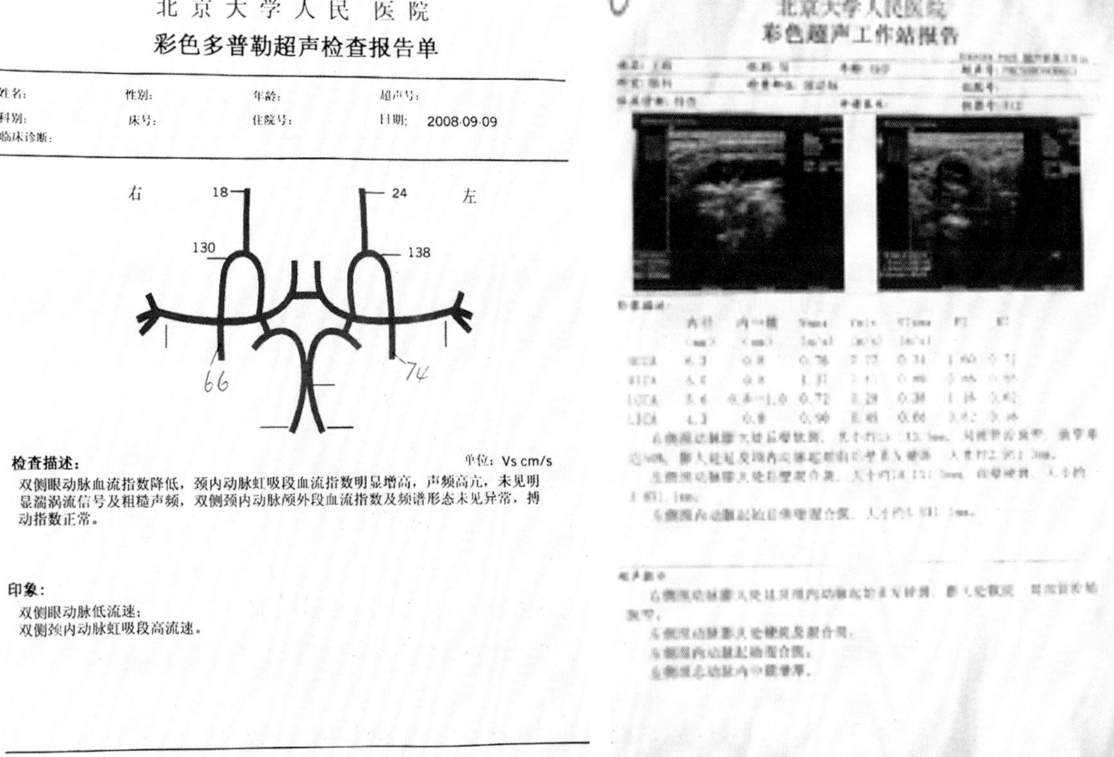

北京大学人民医院

彩色多普勒超声检查报告单

姓名：　性别：　年龄：　超声号：

科别：　床号：　住院号：　日期：2008-09-09

临床诊断：

检查描述：　单位：Vs cm/s

双侧眼动脉血流指数降低，颈内动脉虹吸段血流指数明显增高，声频高亢，未见明显湍涡流信号及粗糙声频，双侧颈内动脉颅外段血流指数及频谱形态未见异常，搏动指数正常。

印象：

双侧眼动脉低流速；

双侧颈内动脉虹吸段高流速。

A　报告者：

北京大学人民医院

彩色超声工作站报告

B

图 1-5-7　眼动脉、颈内动脉彩色多普勒超声检查

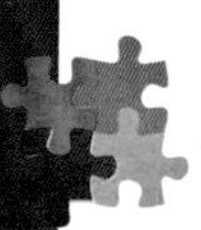

逆流，提示来自颈外动脉的侧支灌注。眼上静脉血栓形成时，眼上静脉血流消失，血液通过扩张的侧支静脉排出（图 1-5-8）。

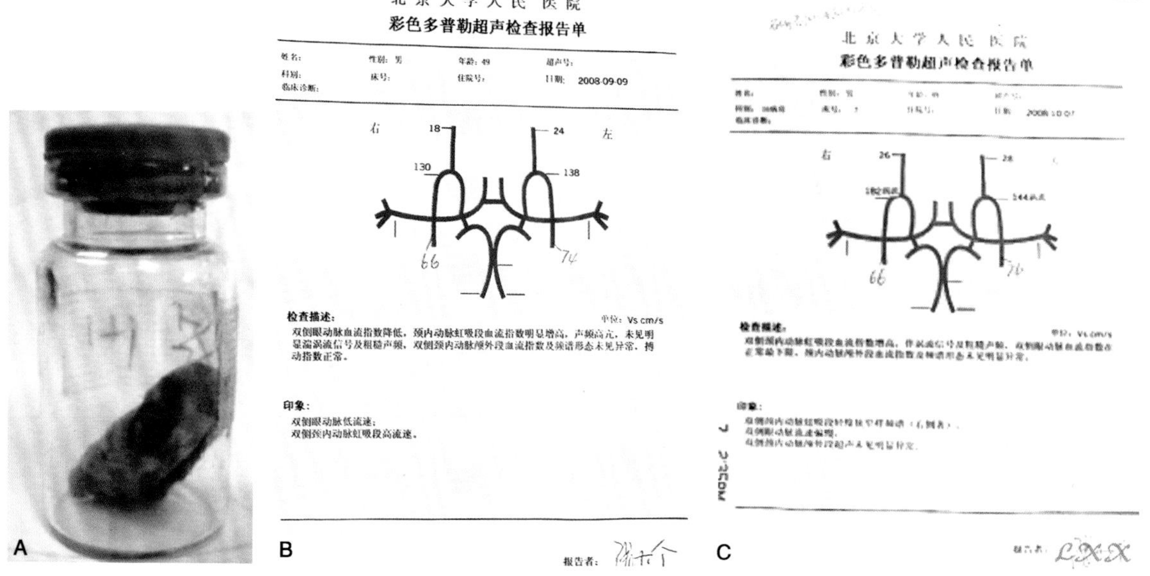

图 1-5-8　患者，男性，49 岁，增殖期视网膜病变，右侧颈动脉狭窄，颈动脉剥脱术后右侧眼动脉血流从 18 增长到 26，虹膜新生血管消退

视网膜和脉络膜血流

准确测量视网膜血流量是困难的，因为要观测视网膜循环有一定的困难。以往的研究提示视网膜血流量占眼总血流量的 5%。用荧光素眼底血管造影可显示出视网膜动脉和静脉血流都是分层的。用激光多普勒超声测速仪测出人类视网膜血流平均速率为 80μl/min，颞侧视网膜血流比鼻侧视网膜大三倍，上方及下方之间的视网膜血流量无差别。颞-鼻侧之间的巨大差距是后极部所占比例的反映。动脉有搏动性血流，可测出视网膜主要动脉的平均中央血液流速为 7cm/s，在主要静脉为3.5cm/s，彩色多普勒成像提示视网膜中央动脉的平均血流速为 10cm/s。

文献报道人类平均视网膜循环时间为 4～5 秒。猴视网膜也有类似于人的区域性差别，视盘旁和黄斑区的血流量比中部和周边视网膜大 4 倍。

与视网膜动脉不同，视网膜静脉流速仅在出眼球处有搏动性。眼内静脉的静脉压取决于眼压，并与之相应。眼压产生搏动性静脉灌注压，视网膜静脉外流阻力主要存在于筛板处。眼球的闭合性质意味着搏动性的脉络膜动脉血流会使眼压产生脉搏相关的变化，引起静脉搏动，由于眼压和静脉压的联系，临床可见静脉在离开眼球处产生搏动。

葡萄膜血流量数值有很多的差异，这反映出对相对难以观测的血管进行血流量测量是极为复杂的。猴的葡萄膜血流量分布如下：1% 虹膜，12% 睫状体，83% 脉络膜。猫的血流量分布为：5% 虹膜，28% 睫状体，65% 脉络膜。平均一下不同物种的血流量分布值，则脉络膜血流占眼总血流量的 65%～85%，视网膜占 5% 或以下。虹膜的低血流量可以解释当颈动脉狭窄眼动脉灌注不足时，常常先出现虹膜的新生血管。

假设人眼与猴眼是相似的，用猴眼脉络膜血流值可推算出人的视网膜血流量为 80μl/min，脉络膜血流量为 800μl/min，脉络膜：视网膜血流比为10：1。脉络膜血流量如此之大以致其动静脉血氧差仅为 3%，视网膜则为 40%。脉络膜除了摄氧低，还为视网膜提供大量营养。视网膜耗氧和营养的 65%～75% 由脉络膜供应。视网膜和脉络膜循环的突出特征如表 1-5-2 所示，主要的区别在表 1-5-3。

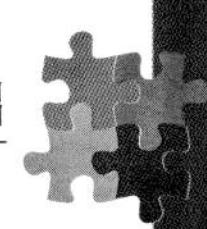

表 1-5-2　视网膜和脉络膜循环的特点

脉络膜血流	总血流	800～1000μl/min
视网膜血流	总血流	80μl/min
	区域血流	
	颞侧-鼻侧比值	3∶1
	后极部和乳头旁-其余部分比值	4∶1
	上方-下方比值	1∶1
视网膜血液流速	主要动脉	7cm/s
	主要静脉	3.5cm/s
平均视网膜循环时间		4～5 秒
视网膜血管直径	视神经缘处动脉	110μm
	视神经缘处静脉	150μm
	毛细血管	5～6μm
	脉络膜毛细血管	20～25μm

表 1-5-3　视网膜循环和脉络膜循环的区别

性　　质	视网膜	脉络膜
血流	正常组织血流	全身最大
灌注的组织	视网膜内 2/3	光感受器-视网膜色素上皮复合体
细胞连接	毛细血管为紧密连接	毛细血管有窗孔
血-视网膜屏障的位置	毛细血管的紧密连接	视网膜色素上皮的紧密连接
血流调节	自动调节	自主神经系统调控
血管结构	终末动脉系统	解剖上毛细血管连续，功能上为终末动脉

（黎晓新）

第六节　黄斑区的解剖及生理

一、黄斑区

黄斑区（或中央区，macular lutea）指颞侧上下血管弓内直径约 5.5mm 的区域。该处神经组织富含叶黄素（xanthophyll）和玉米黄素，故在自然光或无赤光下呈黄色。这些色素有减少色差和抗氧化的作用，在整个视网膜都有分布，但在黄斑区的丛状层内最为密集。黄斑从组织学上可分为中心凹、旁中心凹及中心凹周围区（图 1-6-1），但在活体视网膜上则不易分辨。

1. 中心凹（fovea）　即通常临床上所指的"黄斑"，为黄斑区中心向后凹陷的直径 1500μm 圆形区域（约 1PD）。此处的视锥细胞密度极高，约 199 000～300 000 个/mm^2，而且神经节细胞和视锥细胞的比例接近 1∶1，故此处的色觉和细节分辨力都极为敏锐。从中心凹往周围，视锥细胞数量迅速减少，视杆细胞则逐渐增多。

中心凹包括一个边缘，一个约 22°的斜坡和一个底。从周围向中央，内核层、内丛状层、神经节细胞层和神经纤维层逐渐变薄乃至消失，这些层次在中心凹周边部增厚，形成稍隆起的中心凹边

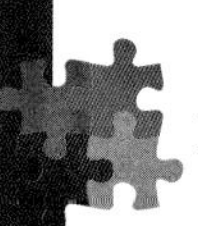

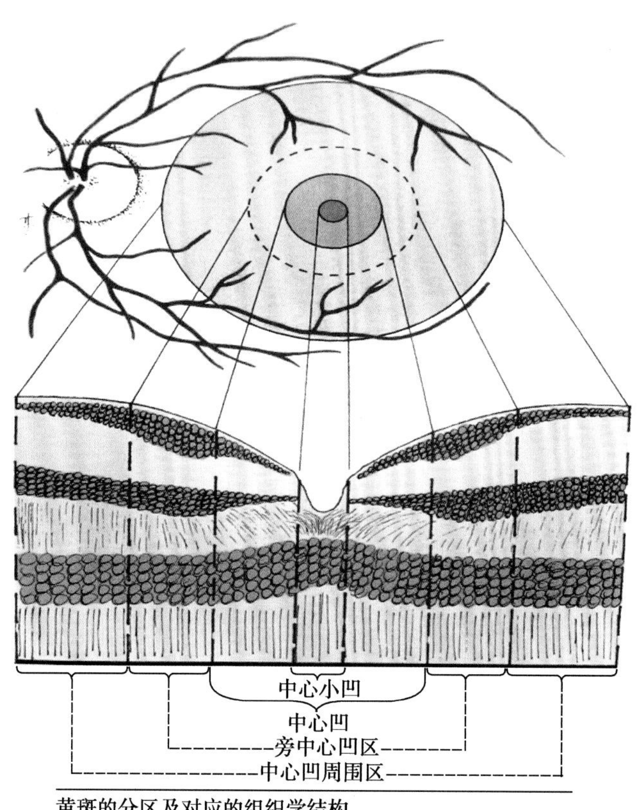

图 1-6-1　黄斑的组织学分区

缘，在生物显微镜下常可看到边缘的反光晕，这与内界膜（即 Müller 细胞的基底膜）增厚有关，中心凹反光的消失常提示神经胶质的异常。内核层第二、三级神经元向侧方移位，位于内核层的 Müller 神经胶质细胞核也发生侧移位，形成 22°的斜坡。底即中央小凹（foveola）。

中央小凹直径约 350μm，厚 150μm。该处的细胞层次由外而内为 RPE、光感受器层、外界膜、外核层、Henle 纤维和内界膜。视锥细胞是该区唯一的视细胞，它们外形变为细长，形似杆细胞，分布也非常密集，细胞核可厚达 10 层，故中央小凹处视觉最为敏锐。凹部（umbo）为黄斑中心凹陷的底，位于中央小凹的中央，直径约 150～200μm，该处视锥细胞密度最大，可达 385 000 个/mm^2，被称为中央视锥细胞束。由于内核层向外周移位，视锥细胞的轴突也从中央小凹的中心向周围发散，倾斜走行，与双极细胞和水平细胞连接，称为 Henle 纤维。所有的视锥细胞及 Henle 纤维都被 Müller 细胞的突起包裹。视锥细胞代谢旺盛，其直接的营养供应来自与其接触的色素上皮层以及胶质细胞的突起。这些胶质细胞的核位于周围的内核层，靠近中心凹周围的血管弓。

无血管区是中心凹正中直径约 250～600μm 的区域，由位于内核层的毛细血管在中央小凹附近环绕形成（图 1-6-2）。此区无视网膜血管分布，有利于视细胞感光。无血管区和中心凹的定位，对光凝治疗非常重要。

2. 旁中心凹（parafovea）　旁中心凹区是环绕中心凹边缘一条宽 0.5mm 的条带，此处的神经节细胞和双极细胞最为密集，神经节细胞可厚达 7 层，双极细胞可厚达 12 层。

3. 中心凹周围区（perifovea）　中心凹周围区是围绕旁中心凹的一条宽 1.5mm 的条带，这一区域有 1 至 4 层神经节细胞，Henle 纤维在此处重新恢复为外丛状层。

二、视网膜色素上皮

色素上皮为单层细胞，呈立方体构形，横切面为六角形。人眼约为 4.2 百万～6.1 百万，在生理

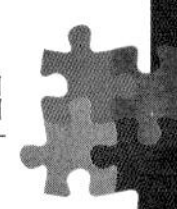

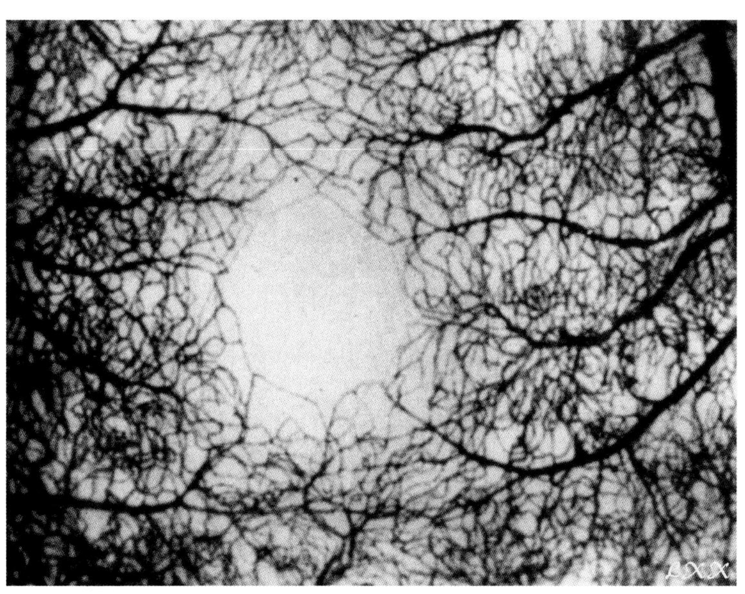

图 1-6-2　黄斑处血管铸型

视网膜毛细血管形成拱环状，围住无血管区

情况下不再生长。由于存在色素颗粒，RPE 呈棕色。RPE 细胞顶部表面有很多绒毛突起，每个 RPE 细胞的顶部与 30～50 个感光细胞的外节段形成犬牙交错式连接（图 1-6-3），顶部的膜上还存在 Na^{+}-K^{+}-ATP 酶。RPE 侧膜上有闭锁小带、粘连小带、桥粒等处紧密连接，形成视网膜的外屏障，防止了某些大分子物质在视网膜下腔及脉络膜毛细血管之间的交换。底外侧部毗邻脉络膜，由膜折叠而成，可维持 RPE 与 Bruch 膜黏附。与周边部的 RPE 细胞相比，黄斑部的 RPE 细胞高而窄细，直径约为 10～14μm，胞体富含色素，与神经细胞的叶黄素共同构成黄斑部的暗区。

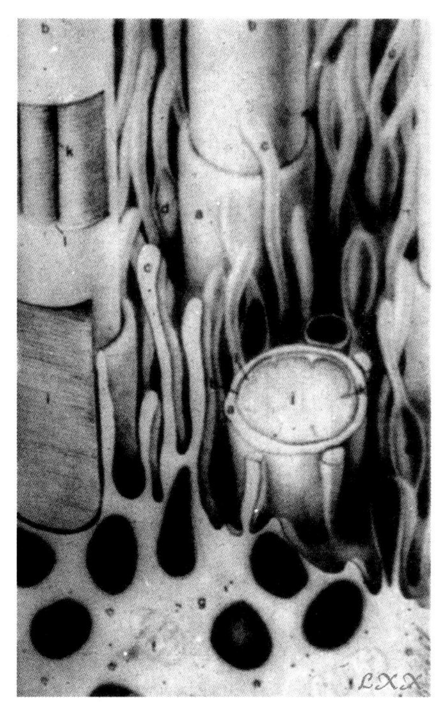

图 1-6-3　色素上皮细胞顶部与感光细胞的外节段形成犬牙交错式连接

RPE 主要功能有：

1. 屏障及转运功能　RPE 侧膜上的紧密连接防止了物质从脉络膜毛细血管扩散到视网膜下腔。而某些大分子物质如视黄醛及其结合蛋白的转运则依赖于 RPE。RPE 还可调控 Na^{+}、K^{+} 离子及一些氨基酸的转运，此外，RPE 对水的转运保持了视网膜黏附和眼压平衡。

2. 吞噬功能　感光细胞脱落的外节段与 RPE 表面受体结合后进入形成吞噬体，之后与溶酶体结合，在溶酶体酶的作用下，外节段被分解为小分子经弥散方式排出 RPE，或是在细胞内被重新利用。随着年龄增长，RPE 对吞噬的外节段的降解功能逐渐下降而形成脂褐质。

3. 代谢功能　摄入、代谢并储存维生素 A。

4. 光学功能　色素颗粒防止光的散射对感光细胞的损伤，同时也有助于敏锐视觉的形成。

5. 修复功能　色素上皮的异生作用。

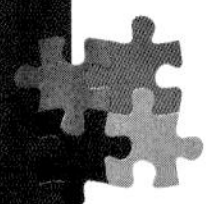

三、Bruch 膜(玻璃膜)

Bruch 膜分五层:

1. 内基底膜　即 RPE 基底膜,呈连续分布。
2. 内胶原层　其中有些纤维可穿过弹力膜进入外胶原层。
3. 弹力纤维层　不连续分布,周边部被胶原纤维替代。
4. 外胶原层　在外基底膜空隙处有纤维可进入脉络膜间质。
5. 外基底膜　即毛细血管基底膜,不连续分布。

玻璃膜可随年龄增长而变厚,并有玻璃膜疣、钙化、断裂等蜕变现象。

四、黄斑部视网膜血管

黄斑部视网膜毛细血管前微动脉多从颞上、颞下象限大的动脉(或黄斑部睫网动脉)上,呈直角分支发出,所以压力高、流速快。视网膜动脉及微动脉血管旁区域无毛细血管(图 1-6-4),这可能是高氧浓度的结果,可保证血管分支末梢处也有足够的氧张力。视网膜小动脉和小静脉向深层延伸,形成两个主要的微血管网:浅层毛细血管位于节细胞及神经纤维层,深层毛细血管位于内核层,较为致密,在中心凹周围区两层毛细血管变薄成为一层。由于视网膜微血管为反应性自动调节,当眼压轻微或中等程度升高时,视网膜血管的血流量增加,从而代偿脉络膜血流量的减少。由于液体动力学影响,视网膜液体和渗出物,易于在黄斑积存,造成中心视力减退。在 15% ~20% 的人群中还存在睫网动脉,由睫状后动脉的毛细血管吻合发出,供应黄斑区,在发生视网膜中央动脉阻塞时能维持黄斑的供血,另有 25% 左右的人有不明显的睫网动脉。

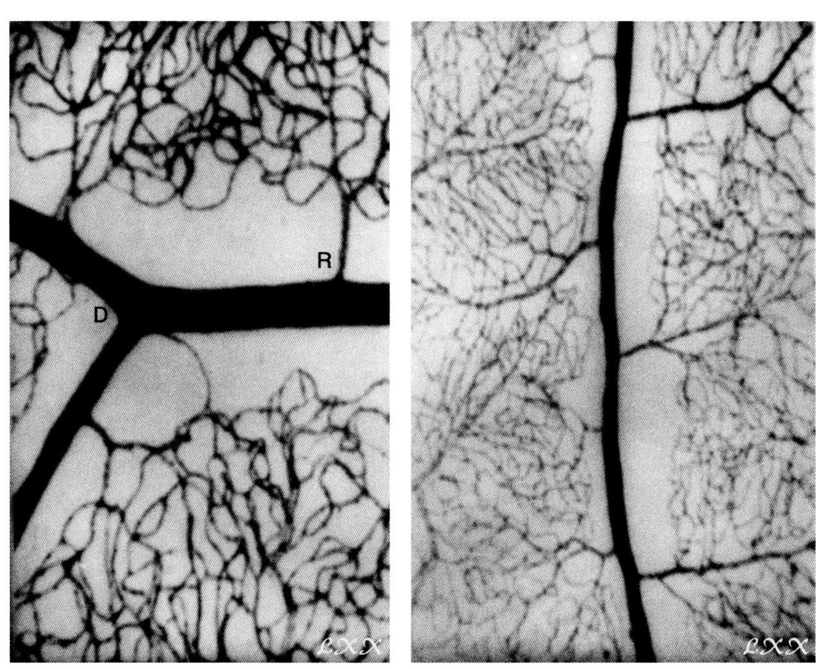

图 1-6-4　微动脉血管旁区域无毛细血管

五、黄斑区的脉络膜

组织特点:

1. 由睫状后短动脉供血,血流量大,流速快,脉络膜血管动静脉之间氧分压差仅为 5% 左右。

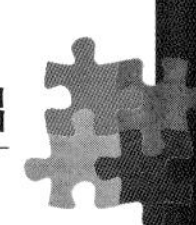

2. 脉络膜血管分为三层，外层为大血管层，中层为中血管层，内层为单层排列的毛细血管（图 1-6-5）。

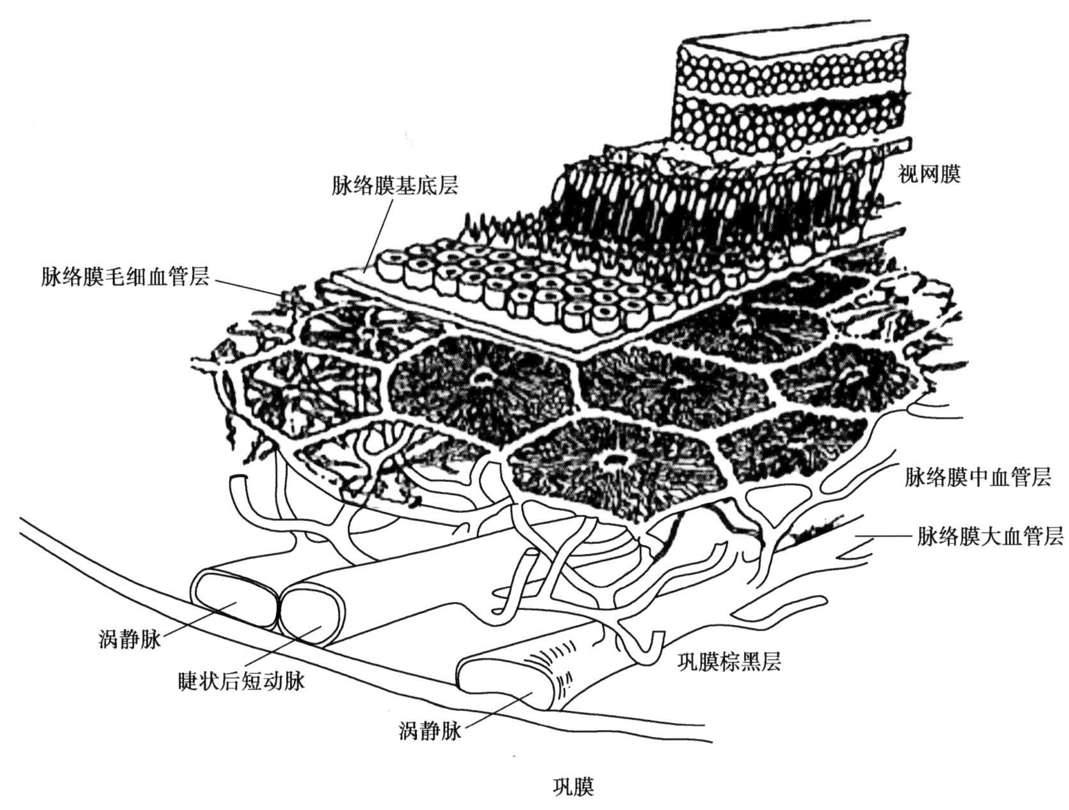

图 1-6-5　脉络膜毛细血管小叶呈六边形

3. 黄斑区脉络膜较周边部脉络膜厚。根据尸体解剖估计，后极部脉络膜厚度 220～300μm，周边部脉络膜厚度为 100～150μm（图 1-6-6）。考虑到组织处理过程中会造成脉络膜脱水和皱缩，这

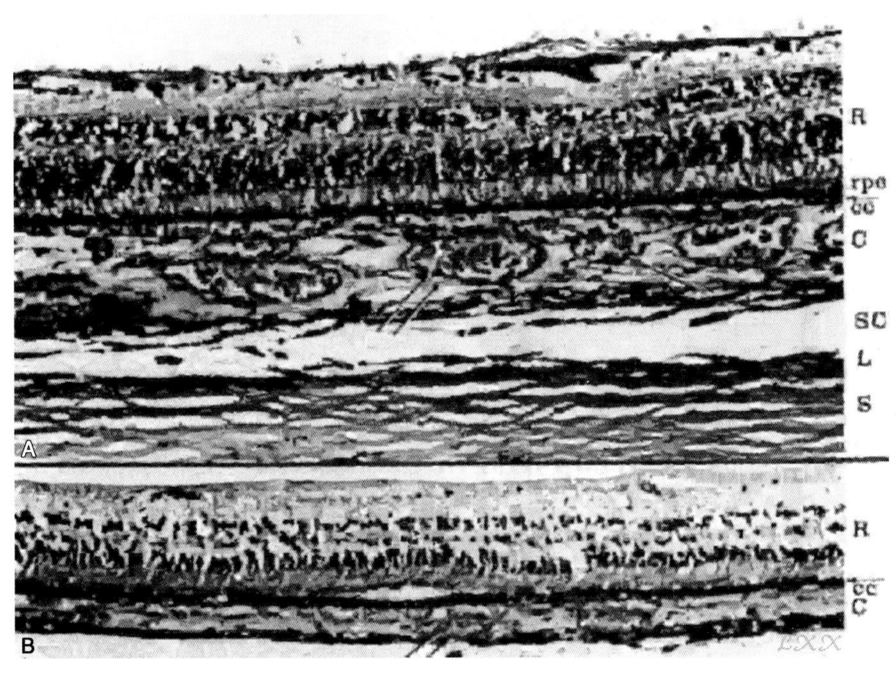

图 1-6-6　黄斑区脉络膜（A）与周边部脉络膜（B）厚度相比较

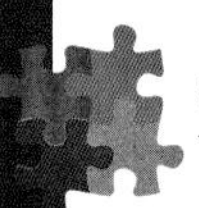

个数值比实际值要小。通过活体超声测量的结果为400～550μm，比较能反映真实的后极部脉络膜厚度。

4. 黄斑区脉络膜毛细血管较周边部密集，毛细血管管腔大，直径20～50μm，无屏障功能。大分子物质可流入间质内。

5. 脉络膜上腔内富含星状黑色素细胞。

脉络膜功能：

1. 眼内温度调节作用　脉络膜血流量高，这意味着在光能进入眼内时脉络膜可起到散热的作用。实验发现黄斑区接受高强度的光后温度升高，同时眼压进行性升高，眼压升高可导致脉络膜血流量减少，进而起到降温的作用。而与此相反，光线聚集于周边视网膜时，温度降低而眼压升高。这些研究数据表明，至少黄斑区的脉络膜有温度调节的作用。光毒性可能导致自由基形成，增加脂褐素沉积，造成年龄相关性黄斑变性。在这个过程中，若黄斑的温度能稍低几度便有可能防止这类光化学反应的发生。

2. 输送氧气和养分　脉络膜血液流量大，流速快，动静脉之间氧分压差仅5%左右，为色素上皮及视网膜外层组织提供充足的氧气和营养。

3. 参与眼内液体的转运　脉络膜血管管径大（10～30μm），血管存在窗孔（孔径大小约15nm），可通过分子量为9×10^5D的大分子物质，故脉络膜血管间隙的组织液富含蛋白，胶体渗透压大；而视网膜血管无窗孔，血管内皮之间紧密连接，组织间隙也很少，故视网膜组织的胶体渗透压很小，两者的渗透压差产生吸力，使水从视网膜流向脉络膜方向，最后借由色素上皮泵的作用排入脉络膜循环向外转运（图1-6-7）。此吸力还使视网膜神经上皮层得以吸附于色素上皮层。黄斑区的脉络膜最厚，此处血管也最为密集，故黄斑区脉络膜的胶体渗透压较周边部大，此处的吸力也最强。

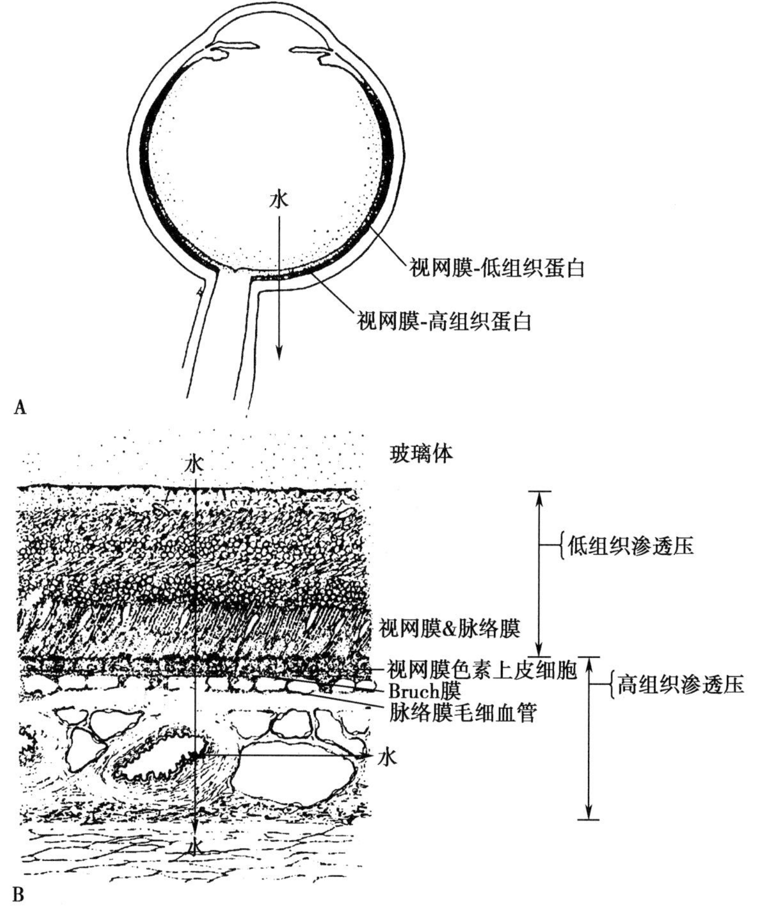

图1-6-7　脉络膜和视网膜的渗透压差使水从视网膜流向脉络膜方向

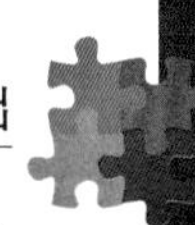

所以周围视网膜血管病变时产生的渗出物和液体会循此吸附力向黄斑中心凹处集中，形成星芒样渗出或囊样水肿，有时渗出物会聚呈扇形，尖端指向中心凹（图 1-6-8），因此欲行激光光凝而又分辨不清黄斑区结构的时候，可以根据这一现象判断中心凹的位置。

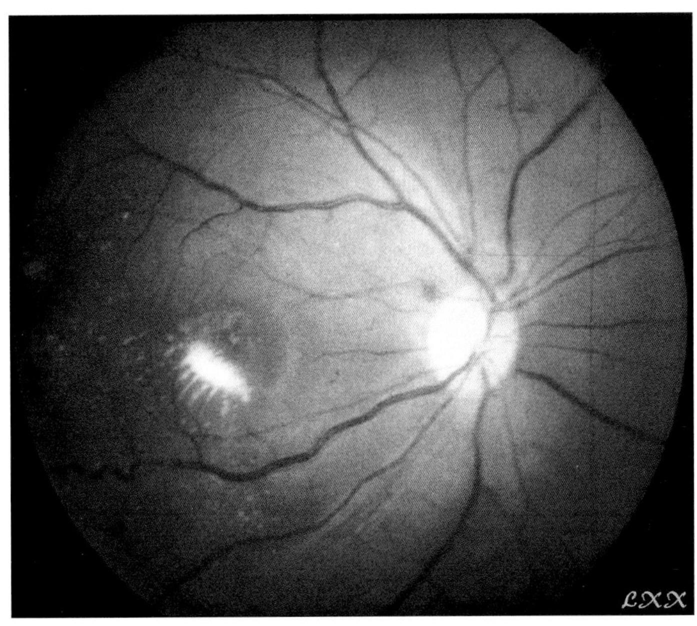

图 1-6-8　扇形渗出物尖端指向中心凹

4. 色素细胞对透过巩膜的光线有阻挡作用。
5. 脉络膜内含有许多与免疫相关的细胞，如肥大细胞，浆细胞等，参与炎症和免疫反应。
6. 脉络膜具有稳定结构和支持作用。

（廖菊生　黎晓新）

第七节　视网膜血管生成和生长因子

关于血管新生（angiogenesis）和血管生成（vasculogenesis）的概念已经在本章的第一节“视网膜血管的发育生长”详细阐述，本节主要集中于血管新生相关的调控因子分子机制介绍。

一、机制及调控因子

（一）内皮细胞分化

血管内皮细胞（endothelial cells，ECs）线样排列于血管管腔的内壁，其形成的界面内临循环系统的血液成分，外接血管壁的其他部分。在正常条件下，内皮细胞是一种静止的细胞类型，约每 1000 天分裂一次，但是当其被激活时，内皮细胞的分裂时间可以缩短为每 1～2 天分裂。最新的内皮细胞研究模型发现，在血管新生的过程中，内皮细胞可以分化成具有不同表型的三个专门的细胞类型（图 1-7-1），即尖端细胞（tip cells）、茎细胞（stalk cells）以及指样细胞（phalanx cells）。首先，在刺激因子的作用下，内皮细胞形成一个单一的“尖端细胞”。这个特化的内皮细胞可以降解基底膜，迁移至细胞外基质，并感受微环境中的吸引和排斥信号。其次，在尖端细胞的导引下，周围相邻内皮细胞开始特化成“茎细胞”并进一步增殖，在已有的血管管腔和尖端细胞之间建立连接形成新的管腔（lumenogenesis）。最后，在茎细胞下方的内皮细胞分化成“指样细胞”，并排成一光滑的鹅卵石样单

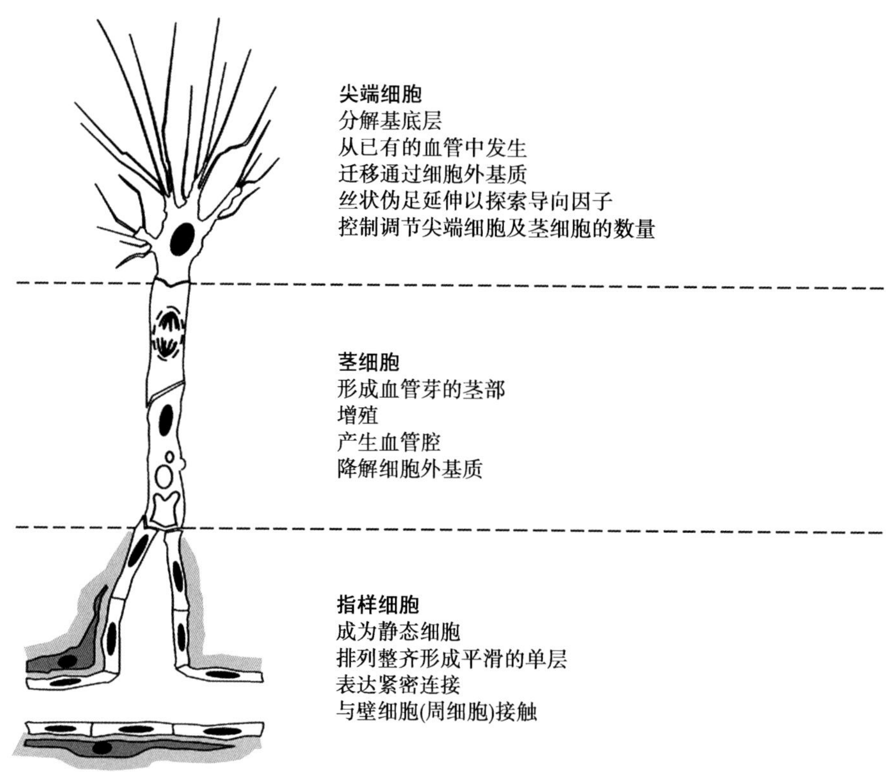

图 1-7-1　血管出芽模式图

血管出芽过程中至少有三种不同使命的血管生成特异性内皮细胞（白色）参与。此外，新生成的血管周围还环绕有周细胞（深灰色）

层，成为了新的血液最内层细胞层。指样细胞不再增殖，表达紧密连接并与周细胞相接触[27,28]。

（二）血管新生的刺激因子及抑制因子

血管新生受到血管生成刺激因子和抑制因子的密切调控，而这两类因子的平衡将决定其血管新生的最终结果。在过去的二十余年里，血管生成刺激因子多已经确定，包括血管内皮生长因子（VEGF）家族，血管生成素（angiopoietins），转化生长因子（TGF），表皮生长因子（EGF），血小板衍生生长因子（PDGF），肿瘤坏死因子-α（TNF-α），胰岛素样生长因子（IGF），血管内皮钙粘着蛋白（VE-钙粘蛋白），白细胞介素（IL）和成纤维细胞生长因子（FGF）家族等。此外，已有报道显示其他很多生长因子、激素和代谢物也以直接或间接刺激的方式影响着生理和病理性血管的发生（表 1-7-1）。而在众多因子中，VEGF 家族蛋白在控制血管形成中无疑是血管生成因子中最重要的调控体系[29,30]。

表 1-7-1　主要的血管生成因子

蛋白（家族，英文全称）	蛋白（家族，中文全称）	血管生成因子家族成员	功能
angiogenin	血管生成素		EC 增殖
angiopoietins	暂无	Ang1	PC 募集，血管成熟
		Ang2	EC 出芽及移行（仅在 VEGF 存在的情况下）
Apelin/APJ	Apelin 配体及 APJ 受体	Apelin	EC 增殖、PC 募集，血管成熟
chemokine（C-C motif）ligands	趋化因子（C-C 结构域）配体	CCL1（I-309）	EC 趋化及分化

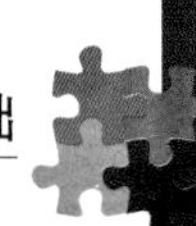

续表

蛋白(家族，英文全称)	蛋白(家族，中文全称)	血管生成因子家族成员	功能
chemokine(C-X-C motif) ligands	趋化因子(C-X-C 结构域)配体	CXCL6,CXCL12	EC 增殖
Eph receptor and ephrins ligands	Eph 受体和 ephrins 配体	EphB4/ephrinB2	动静脉分化,尖端细胞引导
epidermal growth factor	表皮生长因子	EGF	EC 增殖及移行
erythropoietin	促红细胞生成素	EPO	EC 增殖
fibroblast growth factor family	成纤维细胞生长因子家族	aFGF,bFGF	EC 增殖及移行,ECM 重塑
granulocyte-macrophage colony-stimulating factor	粒细胞-巨噬细胞集落刺激因子	GM-CSF	EC 增殖及移行
hepatocyte growth factor	肝细胞生长因子	HGF	EC 增殖及移行,PC 增殖
hypoxia-inducible factor	缺氧诱导因子	HIF-1α,HIF-1β,HIF-2α	促进 VEGF 释放
insulin-like growth factor	胰岛素样生长因子	IGF-1	EC 增殖,促进 VEGF 释放
integrins	整合素	Integrin αvβ3, Integrin αvβ5	在 FGF 诱导血管新生中具有重要作用,EC 移行
interleukins	白细胞介素	IL-1, IL-6, IL-8, IL-13	EC 增殖,促进基质金属蛋白酶(MMPs)表达
matrix metalloproteinases	基质金属蛋白酶	MMP-1,MMP-2,MMP-9	BL 降解,ECM 重塑
monocyte chemotactic protein	单核细胞趋化蛋白	MCP-1	介导 TGF-β 刺激的血管新生
notch/delta-like ligand	notch/delta-like ligand 样配体	Notch-1/Dll4	调节尖端细胞及茎细胞,动静脉分化
plasminogen activator	纤溶酶原激活剂	PA1	EC 移行
platelet endothelial cell adhesive molecule	血小板内皮细胞黏附分子	PECAM-1	EC 成管及黏附,尖端细胞丝状伪足的形成
platelet-activating factor	血小板活化因子	PAF	EC 出芽
platelet-derived endothelial cell growth factor	血小板衍生内皮细胞生长因子	PD-ECGF	EC 增殖
platelet-derived growth factor	血小板衍生生长因子	PDGF-BB	PC 募集
prostaglandins	前列腺素	PGE-1,PGE-2	EC 增殖
stromal cell-derived factor	基质细胞衍生因子	SDF-1	成血管细胞移行
SLIT/roundabout	SLIT 配体及 Robo 受体家族	SLIT/ROBO	EC 增殖
semaphorin family	Sema 家族	Sema	EC 增殖、移行
thrombin	凝血酶		升高 PDGF 及 PAF,促进 ECM 重塑
transforming growth factor family	转化生长因子家族	TGF-α,TGF-β	低剂量:促进 EC 增殖以及移行

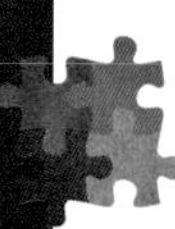

续表

蛋白(家族,英文全称)	蛋白(家族,中文全称)	血管生成因子家族成员	功能
tumor necrosis factor	肿瘤坏死因子	TNF-α	低剂量:促进 EC 增殖及成管,尖端细胞“初始化”过程
vascular endothelial cadherin	血管内皮细胞钙粘蛋白	VE-cadherin	EC 黏附及增殖
vascular endothelial growth factor family	血管内皮生长因子家族	VEGF-A,VEGF-B,VEGF-C,VEGF-D,PLGF	增加渗透性,促进 EC 出芽、移行及增殖,促进尖端细胞活化及加强导引作用

注:EC=endothelial cell 内皮细胞,PC=pericyte 周细胞,ECM=extracellular matrix 细胞外基质,BL=basal lamina 基质膜

血管新生的内源性抑制因子被定义为可以抑制血管形成的蛋白质或其片段,目前在体内被发现的抑制因子包括血小板反应蛋白、血管抑素、内皮抑素、色素上皮衍生因子(PEDF)(表 1-7-2)等[29]。

表 1-7-2　主要的血管生成抑制因子

蛋白(家族,英文全称)	蛋白(家族,中文全称)	血管生成因子家族成员	功　能
angiopoietins	暂无	Ang2	Ang1 的拮抗剂,只有在没有 Ang1/VEGF 的情况下引起血管的稳定性减弱
angiostatin	血管抑素		抑制 EC 增殖,同时增加凋亡
chemokine(C-C motif) ligand	趋化因子(C-C 结构域)配体	CCL21	抑制 EC 移行
chemokine(C-X-C motif) ligands	趋化因子(C-X-C 结构域)配体	CXCL9, CXCL10, CXCL11,CXCL13	抑制 EC 移行,减少 FGF 释放
		CXCL4	抑制 VEGF 与 FGF 的结合
endostatin	内皮抑素		抑制 EC 增殖,减少移行及存活,降低 MMPs 表达
interferons	干扰素	IFN-α,IFN-β,IFN-γ	抑制 EC 移行,减少 FGF 释放
interleukins	白细胞介素	IL-4,IL-10,IL-12,IL-18	抑制 EC 移行
osteopontin	骨桥蛋白		抑制整合素表达
pigment epithelium derived factor	色素上皮衍生因子	PEDF	抑制 EC 移行和增殖
plasminogen activator inhibitors	纤溶酶原激活物抑制剂	PAI-1,PAI-2	抑制 ECM 重塑
soluble neuropilin receptor	可溶性神经纤毛受体	sNRP1	VEGFs 的诱饵受体
soluble vascular endothelial growth factor receptor	可溶性血管内皮生长因子受体	sVEGFR-1	VEGFs 的诱饵受体
thrombospondins	凝血酶敏感蛋白类	TSP1,TSP2	抑制 EC 移行和增殖
tissue inhibitor of metalloproteinases	金属蛋白酶组织抑制因子	TIMP-1,TIMP-2,TIMP-3,TIMP-4	抑制 EC 移行,抑制 ECM 重塑

续表

蛋白(家族，英文全称)	蛋白(家族，中文全称)	血管生成因子家族成员	功　能
transforming growth factor family	转化生长因子家族	TGF-β	高剂量：抑制 EC 增殖和移行，增加 TIMPs 表达
vascular endothelial growth inhibitor	血管内皮细胞生长抑制剂	VEGI	抑制 EC 增殖
vasculostatin	暂无		抑制 EC 移行
vasostatin	血管形成抑制素		抑制 EC 增殖

注：EC = endothelial cell 内皮细胞，PC = pericyte 周细胞，ECM = extracellular matrix 细胞外基质，BL = basal lamina 基质膜

（三）基质降解

内皮细胞基底层降解及细胞外基质的重塑是内皮细胞(endothelial cell，EC)可以从现存血管生长出来的必要条件。这一过程的实现需要血管生长因子、周细胞和内皮细胞之间复杂的相互作用。酸性和碱性的 FGFs(aFGF，bFGF)和 VEGF 刺激胶原酶和基质金属蛋白酶的产生，并上调尿激酶型纤溶酶原，进而激活内皮细胞。胶原酶是降解胶原蛋白肽键的关键酶；尿激酶型纤溶酶原激活剂可以将纤溶酶原转化成纤溶酶，导致纤维蛋白溶解；MMPs 能够降解各种细胞外基质蛋白。此外，低剂量的 TGF-β 可以上调内皮细胞中的蛋白酶。同时，FGFs 和 VEGF 可以下调蛋白水解的内源性抑制剂酶如基质金属蛋白酶组织抑制剂(TIMPs)等[28]。

（四）尖端细胞和茎细胞的调控

静息的内皮细胞在选择性地成为“尖端细胞”的过程中需要严格、密切的调控，过多的尖端细胞将形成高密度、无功能的血管网，进而引起一系列的血管功能异常，包括渗漏、出血等等。虽然尖端细胞和茎细胞同时接受 VEGF 的刺激，并通过 VEGFR-2 受体进行信号传导，但是体内研究发现他们在转录过程中的信号却是不同的。在尖端细胞中，VEGFR-2 将导致 Notch 配体 Dleta-like 4(DLL4)的表达，DLL4 将与邻近的 EC 细胞 Notch 相结合，这些表达了 Notch 的细胞将向茎细胞的方向分化。在茎细胞中，Notch 信号的激活下调 VEGFR-2，VEGFR-3 以及 NRP-1 的表达，进而引起 VEGFR-1 和可溶性拼接异构体 sVEGFR-1 的转录。有实验表明，抑制 Dll4-Notch1 信号将导致尖端细胞数量增多，引起血管密度的增多以及血管形态的改变。而过度表达 Notch 信号将减少 ECs 的移行。上述研究结果表明，VEGF、VEGF 受体、Dll-Notch 信号在调节 ECs 向尖端细胞和茎细胞的分化中具有重要作用[31]。

（五）内皮细胞增殖

尽管 VEGF 已经被证实是调控 EC 增殖最为重要的因子，但在这一过程中其他细胞因子也起着非常重要的作用，特别是在尖端细胞、茎细胞和指样细胞的增殖中作用各异。在尖端细胞上，NRPs 与 VEGFR-2 的共表达增强了 VEGFR-2 与 VEGF-A 的结合、VEGFR-2 的磷酸化以及 VEGF 信号诱导的强度，并使尖端细胞具有极强的迁移作用。而在茎细胞中，并没有 NRP 受体的表达，VEGF-A 通过 VEGFR-2 主要起到刺激增殖的作用。

除 VEGF 外，TGF-β 在低剂量时，可以通过 ALK1/Endoglin/TGF-β 信号促进内皮细胞增殖和迁移。而 TNF-α 也具有剂量依赖性，即低剂量时促进 EC 的增殖和成管，高剂量时抑制新生血管的形成。血管生成素 2(Ang-2)是一种血管生成因子，但其功能取决于共刺激分子的存在。例如，在 VEGF 存在时 Ang-2 通过与内皮细胞的 Tie2 受体结合诱导迁移和增殖。然而，在缺少 VEGF 时，Ang-2 将引起内皮细胞凋亡和血管的消退。血管生成素 1(Ang-1)由周细胞分泌，当与内皮细胞 Tie2 受体结合时可以抑制 EC 的增殖，在维持血管的完整性和静息状态中具有重要作用。另外一些现在已报道的促进 EC 增殖的分子还包括成纤维细胞生长因子，表皮生长因子，CXC 趋化因子和胰岛素样生长因子-1(IGF-1)等[32]。

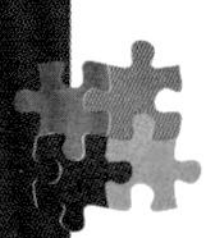

（六）内皮细胞-细胞间的相互作用

内皮细胞链接是由与细胞内的骨架网络和信号分子相连的复杂的黏附蛋白的网络组成的。VE-钙黏蛋白是特异的位于EC-EC间的链接，是维持限制性内皮屏障的重要蛋白，对于正常血管的发育具有关键作用，有研究表明VE-cadherin基因敲除小鼠由于血管发育的异常在胚胎早期就会死亡。钙黏蛋白主要通过结合连环蛋白（catenins）细胞内尾端对其进行调控。当VEGFR-2被VEGF激活后，catenins高度磷酸化，导致细胞-细胞间链接丧失，使EC分化并移行。随后在血管新生阶段，磷酸化的catenins减少，使EC键连接稳定，并使其分化为稳定的指样细胞。血小板内皮细胞黏附分子-1（PECAM-1）表达于内皮细胞，与VE-钙黏蛋白相似，其在细胞间连接中表达丰富。PECAM-1介导的细胞-细胞间链接对于内皮细胞形成管状网络和尖端细胞丝状伪足的形成是必要的。

（七）管腔形成

在尖端细胞向前移行延伸的过程中其在细胞外基质中形成管道，紧随其后的茎细胞在该管道中紧贴细胞基质形成扁平的壁。茎细胞通过整合素介导融合细胞内的囊泡并形成大空泡，随着大空泡的融合形成管腔。多种整合素以及肌细胞增强子结合因子2C（MEF2C）在囊泡吞噬及管腔形成中具有重要作用。除此之外，EC与细胞外基质之间的链接也同样受到Rho GTPases家族的密切调控。

（八）周细胞的募集及成熟

初始血管形成伊始，环绕于动静脉周围的血管平滑肌细胞以及微血管周围的周细胞受到几种重要的信号因子的综合调控，其中包括分泌形态发生素的Hedgehog家族、Notch信号，NRPs，EphB4，ephrinB2以及VEGF。为了增强新形成的血管的稳定性，外周的细胞必须提供促进存活和抑制增殖的微环境。

外周细胞的发育与募集需要PDGF信号、Ang-1和Tie-2以及Ephrin-Eph之间的相互作用。PDGFs可以作为异源二聚体（PDGF-AB）或同源二聚体（PDGF-A、PDGF-B）存在。尖端细胞在出芽的过程中，可以产生浓度梯度的PDGF-B，进而促进表达PEDF-B受体的周细胞的募集。而在这一过程中，周细胞中的TGF-β被激活，促进了基底膜的形成，从而增加了血管的稳定性并促进了血管的成熟。Ang-1与其受体Tie-2结合后能够刺激周围细胞的黏附，促进新生血管的成熟；而Ang-2与Tie-2结合后引起周细胞的丢失并促进血管的消退[30]。

二、血管内皮生长因子家族及其受体

血管内皮细胞生长因子（vascular endothelial cell growth factor，VEGF），亦称血管通透性因子（vascular permeability factor，VPF）的发现及作用机制始于1989年Leung DW和Keck PJ在Science中的两篇文章报道。自此之后引起人们的广泛关注，而对VEGF的报道也呈爆炸式增长[27,29]（图1-7-2）。

在哺乳动物中，VEGF分子家族包括VEGF-A（简称为VEGF）、VEGF-B、胎盘生长因子（PLGF）、VEGF-C和VEGF-D和病毒VEGF同源的VEGF-E。他们可以选择性地以不同的亲和力结合至少五个不同的受体：血管内皮细胞生长因子受体-1（VEGFR-1）也被称为Flt-1、VEGFR-2，也被称为Flk-1；VEGFR-3也被称为Flt-4；neuropilin-1（NRP-1）和neuropilin-2（NRP-2）。这些受体属于酪氨酸激酶受体超家族成员。配体结合细胞外免疫球蛋白样结构域，引起受体的二聚化。VEGFR-2被认为是负责调解血管生成中最为关键的受体，主要与VEGF-A相互作用。VEGFR-1的作用备受争议，其既可以促进也能抑制血管的生成。然而，可溶性VEGFR-1（sVEGFR-1）受体已被证实可以在体内抑制视网膜新生血管的形成。VEGFR-3受体高表达在血管芽内，与VEGFR-2作用相似，其信号通路主要是介导血管生成。NRPs是VEGF-A，PLGF以及VEGF-B的特异性受体，他们可以与VEGFRs形成受体复合体，即NRP-1可以与VEGFR-2成为共受体，而NRP-2能与VEGFR-2和VEGFR-3形

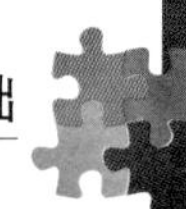

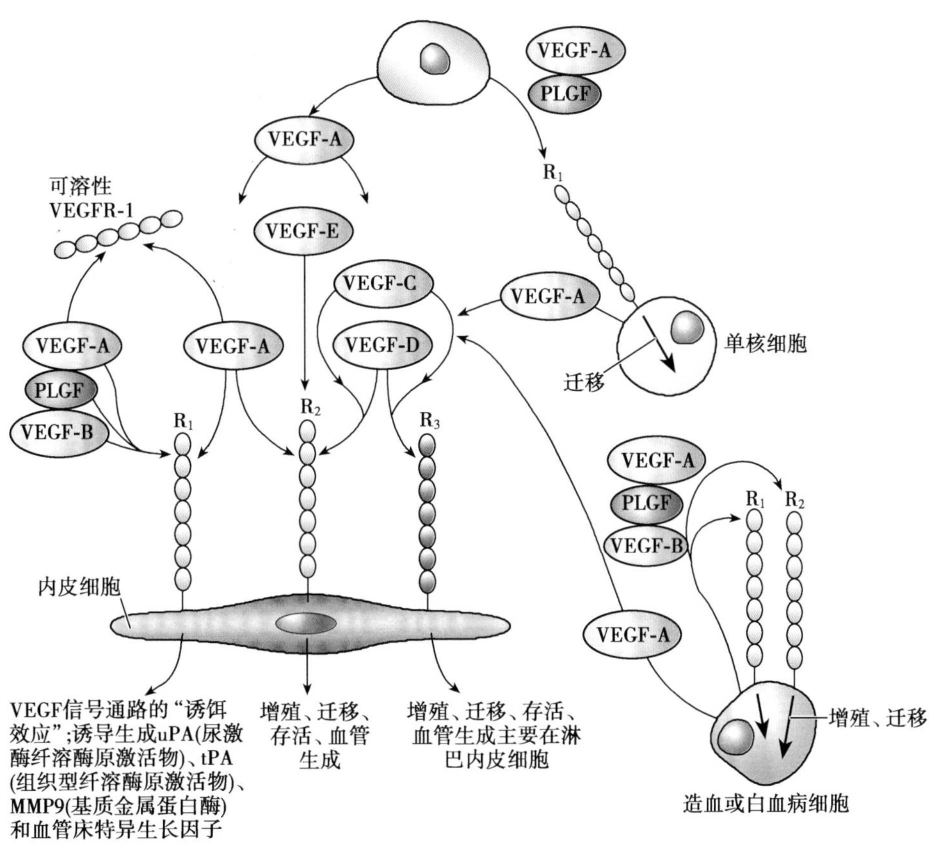

图 1-7-2　VEGF 家族及其受体作用机制图

成共受体[31,33]。

VEGF 是目前研究最多、机制最为清楚的血管内皮细胞生长因子家族成员,其功能为内皮细胞特异性的丝裂原和血管通透性因子。VEGF 是一种 48kDa 大小的同型二聚体糖蛋白,有五种不同的亚型,分别由 121、145、165、189 和 206 个氨基酸组成。五种亚型来源于拼接不同的 mRNA,其中 $VEGF_{165}$ 是主要的分子类型。缺氧、高水平的葡萄糖和蛋白激酶 C(PKC)活化、晚期糖基化终末产物(AGE)、活性氧(ROS)、活化的癌基因和多种细胞因子都能够诱发 VEGF 表达。在内皮细胞的 VEGF 信号通路中 KDR,Flk(VEGFR2)的作用最大。这一信号通路的活化可以使磷脂酶 C(PLC)酪氨酸磷酸化、提高二酰甘油(DAG)水平、激活多种 PKC 异构体和丝裂原活化的蛋白激酶(MAP-kinase),并能够激活 PI3K-Akt 通路。VEGF 活化后诱导内皮细胞增殖、增加血管通透性、促进细胞移行、抑制凋亡[34]。

VEGF-B 通过选择性剪接可产生两种异构体即 VEGF-B167 和 VEGF-B186,并分别通过 VEGFR-1 和 NRP-1 进行信号传导。VEGF-B 基因广泛表达于各种组织,但以心脏和骨骼肌中分布最广。VEGF-B 可以直接刺激 EC 的生长和迁移。然而,VEGF-B 调控方式的确切作用尚不清楚。遗传学研究表明,VEGF-B 基因敲除小鼠表型健康并没有明显的血管系统发育缺陷,这项研究间接表明 VEGF-B 可能不直接参与血管的生成和发展,或者在正常生理状态下并无较大的意义[35]。

PLGF 主要表达在胎盘、心脏和肺,并与 VEGFR-1 和 NRP-1 受体相结合。PLGF 与 VEGFR-1 的结合将导致 VEGFR-1 和 2 之间形成受体复合体,从而增强 VEGF-A 信号并刺激血管生成。同时,PLGF 能够上调 VEGF-A、FGF-2、PDGF-B、MMP 以及其他血管生成因子的表达,提示内皮细胞能够增强自己的反应产生 PLGF 表达。此外,PLGF 还可以通过募集周细胞促进血管成熟[36]。

VEGF-C 和 VEGF-D 均与 VEGF-2、VEGFR-3 受体相结合,但其与 VEGF-2 结合力较低。与 VEGF-A 类似,VEGF-C 和 VEGF-D 均可以刺激内皮细胞在体外和体内的增殖和迁移。VEGFR-3 在尖端细胞中表达较茎细胞中多,在指样细胞中表达缺乏。有研究表明,VEGF-C 可能与 VEGF-A 联

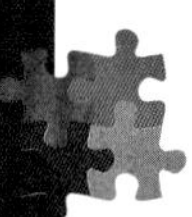

合经过 VEGFR-2/VEGFR-3 受体复合物促进成管作用[37,38]。

（白玉婧　黎晓新）

第八节　炎症对血管渗漏和增殖的影响

在过去的几十年里，我们对视网膜血管性疾病的发病机制有了较深刻的认识。近年来的研究表明，视网膜的炎症反应在血管渗漏和增殖中发挥了重要作用。同时，视网膜低灌注（视网膜缺血）、血管新生与视网膜炎症反应之间交互调节、互相促进，在视网膜血管性疾病的发生发展中扮演重要角色。因此，本章将简要概括缺血性视网膜病变（如糖尿病性视网膜病变 DR）中与炎症反应相关的证据；着重讨论缺血性视网膜病变发病机制及相关通路，以及视网膜炎症反应在缺血相关的新生血管形成和血-视网膜屏障（BRB）破坏之间的关系[39]。

一、糖尿病性视网膜病变病理机制中的炎症反应证据

以往研究表明，糖尿病患者视网膜组织缺氧和免疫反应调节紊乱可以诱导多种炎症因子的表达上调。因此，分析糖尿病患者的房水对于我们认识在 DR 病情发生发展中具有重要作用的因子具有极其重要的作用。在 20 世纪 90 年代，不同研究小组就已经证实细胞黏附分子-1（ICAM-1）、血管内皮细胞黏附分子（VCAM-1）、E-选择蛋白（E-selectin）、肿瘤坏死因子-α（TNF-α）等在糖尿病黄斑水肿（DME）和增殖性糖尿病患者中均有不同程度的增加，而在非糖尿病患者的受试者中表达及分布明显有限。随着研究的深入，其他因子包括白介素-6（IL-6）、IL-1 β、单核细胞趋化因子-1（MCP-1）、血管紧张素Ⅱ、血管生成素 2、红细胞生成素和基质衍生因子-1（SDF-1）、巨噬细胞迁移抑制因子（MIF）、类胰岛素样生长因子-1（IGF-1）等陆续在 DR 患者的房水、玻璃体液、血清中被检出（不同因子的具体作用机制详见表 1-8-1）[39-41]。

表 1-8-1　引起糖尿病性视网膜病变炎症反应的相关机制

损伤因素	功　能
高血糖	促进视网膜炎症分子的表达，促进白细胞淤滞，增加血管渗透性
氧化应激	促进视网膜炎症反应及血管渗透性
细胞凋亡	改变视网膜结构，刺激炎症介质的释放
脂肪酸代谢异常	促进视网膜炎症反应
AGE/RAGE* 交互作用	增强视网膜炎症反应

* AGE：advanced glycation end products，RAGE：receptor for advanced glycation end products

在逐渐认识到视网膜炎症反应在 DR 中具有重要作用的同时，其他研究人员又通过高密度微点阵技术对糖尿病动物模型进行了基因学的验证，从而实现了在分子水平上高速分析糖尿病性视网膜病变炎症因子的可能。一份对链脲佐菌素（streptozocin，STZ）诱导的大鼠糖尿病模型中视网膜基因表达的分析表明，炎症反应中许多基因活动被上调。这些炎症因子在维持血管系统中的中性粒细胞、促进中性粒细胞的黏附以及细胞因子的局部释放方面发挥作用。尽管这些方法中得到的结果仅提示单纯的相关性，并不能够鉴别出可能的分子机制，然而仍能对 DR 发病机制的本质提供重要的线索。

同时一些临床治疗相关的证据也进一步提示了炎症反应在 DR 的病程中具有重要作用。例如，Sfikakis 等报道，静脉注射英夫利普单抗（一种 TNF-α 的单克隆抗体）能够减轻黄斑增厚，缓解 DME 患者的症状；患关节炎的糖尿病患者每日服用大剂量阿司匹林可以使糖尿病性视网膜病变的

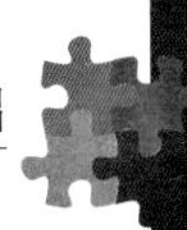

症状减轻。在动物模型中，阿司匹林和选择性 COX-2 抑制剂美洛昔康部分通过抑制 TNF-α 和 NF-κB 的活化来减少白细胞淤滞和血管新生；抗 TNF-α 制剂依那西普（一种可溶性的 TNF-α 受体/Fc 融合蛋白）也可产生相似的效果。这三种药物均可以抑制糖尿病性视网膜病变早期的 ICAM-1 和 eNOS 的上调。然而应当指出的是，虽然最初发现阿司匹林能够在体外抑制血小板聚集、延缓糖尿病性视网膜病变患者微血管瘤的发展，糖尿病性视网膜病变早期治疗研究（ETDRS）的结果和糖尿病性视网膜病变威斯康星州流行病学研究的结果均显示在糖尿病性视网膜病变中应用小剂量和中等剂量的阿司匹林并未发现有任何收益[42-45]。

上述一系列基于临床及基础的研究结果虽然还没有给出临床应用抗炎药物的明确指征，但是从一个侧面反映出，抑制炎症反应可能成为减轻糖尿病性视网膜病变血管症状的一种治疗方法，同时也为炎症反应参与糖尿病性视网膜病变的病变过程提供依据。

二、糖尿病性视网膜病变炎症反应发病机制及相关炎症因子异常

（一）糖尿病性视网膜病变炎症反应的发病机制

视网膜是经典的“神经-血管耦合（neurovascular coupling）”组织，将神经生物活性与血流调节融为一体。通过这种机制，视网膜根据不同的生理及病理需要，协同调节多种不同细胞（胶质细胞、内皮细胞、周细胞、神经细胞等）、营养因子、神经递质、炎症因子等。在 DR 的发病中，视网膜低灌注导致的缺氧作为使动因素可以引起一系列生化反应和代谢改变，最突出的就是视网膜炎症反应、血管内皮细胞退变、周细胞丢失，进而导致新生血管生成和视网膜的增殖性反应[46]。

DR 的炎症反应贯穿了疾病发展的始终，然而其分子机制仍然未明。目前认为以下生化通路参与了 DR 的病程：①多元醇合成异常；②糖基化终产物（AGEs）合成增加；③蛋白激酶 C（PKC）异构体激活；④氨基己糖通路合成增加。上述几条通路的调节异常将导致线粒体氧自由基生成增加，促进氧化应激及血流动力学异常，激活肾素血管紧张素系统等，其中每条通路都会导致炎症因子及血管生长因子的释放，进一步降低血管壁的完整性，增加血管渗透、管腔阻塞以及视网膜缺血，形成恶性循环（表 1-8-1）[32]。

视网膜缺氧是引起 DR 的重要致病因素，并导致多种炎症相关可溶性因子在玻璃体腔释放，包括了细胞因子、趋化因子，以及生长因子。缺氧不但引起了小胶质细胞及巨噬细胞的激活，释放 TNF-α、IL-8、MCP-1、VEGF 等，同样会引起血管内皮细胞高表达 ICAM-1、VCAM-1、EPO 等。可见，在 DR 病程中，缺氧性损伤在促进炎症分泌中具有重要作用[47]。

（二）糖尿病性视网膜病变中异常炎症因子的表达及作用机制

研究表明 DR 的发生发展与炎症介质或炎症调控因子的表达变化有关，主要包括了五大类因子家族，分别是黏附分子、细胞因子、趋化因子、转录因子、生长因子。当血-视网膜屏障（BRB）完整时，炎症介质主要是视网膜局部产生，而当 BRB 破坏时，外周血中的巨噬细胞等免疫相关细胞会移行至视网膜进一步促进炎症反应[47-50]。现将各种炎症因子的作用机制详细列出如下（表 1-8-2，图 1-8-1）。

表 1-8-2　与 DR 病理过程有关的相关因子

细胞因子家族	名　　称	作　　用
黏附分子	ICAM-1（细胞黏附分子-1），VCAM-1（血管内皮细胞黏附分子-1），E-selectin（E-选择蛋白）；可溶性血管黏附蛋白	募集白细胞
趋化因子	MCP-1（单核细胞趋化蛋白-1）	①募集及激活巨噬细胞 ②促纤维化及促血管新生

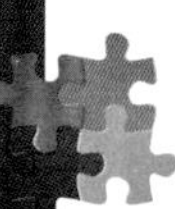

续表

细胞因子家族	名　称	作　用
	IP-10(干扰素诱导蛋白10)	抑制血管新生
	MIG((IFN-γ诱导的单核因子,又名趋化因子CXCL9)	血管扩张
	SDF-1(基质细胞衍生因子-1)	①在组织修复过程中促进内皮祖细胞的移行、增殖及分化 ②缺血性损伤后促进组织修复 ③促血管新生
	Fractalkine	促血管新生
	MIF(巨噬细胞游走抑制因子)	①招募巨噬细胞聚集到炎症部位 ②增强巨噬细胞的黏附、移行及吞噬能力
细胞因子	IL-6(白介素-6)	①调节免疫反应 ②增强血管渗透能力 ③促进血管新生 ④调节基质金属蛋白酶表达
	IL-8(白介素-8)	①趋化因子诱导 ②促血管新生
	IL-1 β(白介素-1 β)	①促血管新生 ②合成胶原
	TNF-α(肿瘤坏死因子-α)	①主要为抗血管新生,但在某些情况下也可以促进血管新生 ②促进视网膜内皮细胞的渗透能力 ③白细胞黏附 ④氧化应激
	HMGB1(高迁移率族蛋白1)	①稳定核小体并稳定基因的转录 ②减缓缺血-再灌注后的视网膜损伤 ③介导促存活因子的释放
生长因子	VEGF(血管内皮生长因子)	①促进血管渗漏 ②促进血管新生 ③促进内皮细胞存活及移行 ④促进ICAM和VCAM-1的表达
	PGF(人血小板生长因子)	①增强VEGF的细胞作用 ②促进内皮细胞的增殖、迁移、血管新生
	Tenascin-C(细胞黏合素C)	①调节细胞的生长及细胞黏附 ②在内皮细胞出芽中具有作用
	IGF1(类胰岛素生长因子1)	①调节多种细胞的增殖及分化 ②促进VEGF的分泌
	bFGF(碱性成纤维细胞生长因子)	①促进神经细胞、胶质细胞的存活及成熟 ②促进血管新生
	HGF(肝细胞生长因子)	①调节多种细胞的增殖及分化 ②促进血管新生
	NGF(神经生长因子)	促进Müller细胞产生bFGF,进一步促进内皮细胞的增殖及VEGF的分泌

续表

细胞因子家族	名　　称	作　　用
	CTGF(结缔组织生长因子)	促进细胞的增殖、血管新生、移行、细胞外基质产生、细胞黏附、细胞存活
	Stem cell factor(干细胞因子)	①造血干细胞的存活及分化 ②促进内皮细胞增殖、存活、移行、管腔成型
	EPO(促红细胞生成素)	抗氧化损伤、抗炎、促血管新生、神经保护、抗凋亡
	Adiponectin(脂肪细胞因子)	抗炎、抗动脉粥样硬化
转录因子	NFκB(转录因子 κB)	①调节免疫反应,细胞增殖,凋亡 ②合成细胞因子、趋化因子、前炎症因子等
	HIF-1(缺氧诱导因子-1)	调节急性慢性缺氧条件下的细胞反应 调节 VEGF 表达

bFGF:basic fibroblast growth factor
CTGF:connective tissue growth factor
EPO:erythropoietin
HIF-1:hypoxia-inducible factor-1
HGF:hepatocyte growth factor
HMGB1:high-mobility group box protein-1
ICAM-1:intercellular adhesion molecule-1
IGF-1:insulin-like growth factor-1
IL:interleukin
IP-10:interferon-gamma inducible protein 10
MCP-1:monocyte chemotactic protein-1
MIF:macrophage migration inhibitory factor
MIG:monokine induced by interferon-γ
MMPs:matrix metalloproteinases
NF-κB:nuclear factor-kappa B
PGF:placental growth factor
TNF-α:tumor necrosis factor-alpha
SDF-1:stromal cell-derived factor-1
VCAM:vascular cell adhesion molecule-1
VEGF:vascular endothelial growth factor

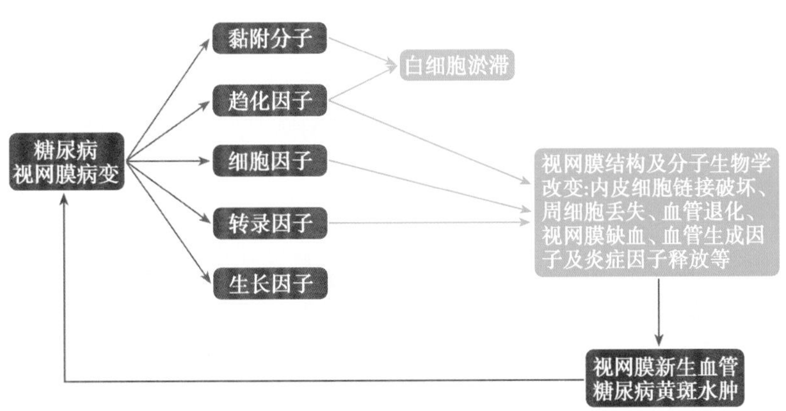

图 1-8-1　炎症介质在 DR 发生发展中的作用机制

除了上述我们提到的五大类炎症相关因子以外,近年来的研究表明补体系统中的很多成分也在 DME、PDR 中表达,包括了补体 C3、补体因子 ICFⅠ、C3b、C3d-C9 等。RAGE(糖基化终产物受体)是 AGE 的模式识别受体,调控固有免疫反应。有研究表明 RAGE 在 DR 中表达增加,抑制 RAGE 能够通过下调 ICAM-1 减少炎症反应的发生。此外,其他很多分子,例如凝血素、α1-抗胰蛋白酶、抗凝血酶Ⅲ、ⅩⅢ因子也参与了 DR 的发生及发展[51-53]。

三、DR 中视网膜炎症反应与血管新生之间的交互调节

在 DR 病变中视网膜炎症反应与血管新生是一个相互促进、交互调节的过程。炎症细胞能够产生促血管生成因子、生长因子(表 1-8-2),以及产生促进血管结构破坏、基底膜溶解的酶类,如基

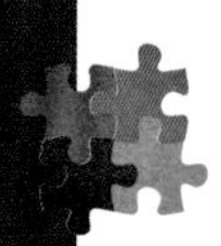

质金属蛋白酶 MMPs。视网膜微血管内皮细胞可以被许多炎症因子及血管生成因子激活，同时本身也可以表达前炎症因子(pro-inflammatory)，进一步募集并激活白细胞。不同的趋化因子可以同时作用于白细胞及血管内皮细胞，在募集白细胞的同时诱导血管新生。此外，许多前炎症因子，如 IL-1 α、IL-1 β、IL-6、TNF-α、HMGB1、骨桥蛋白等，可以直接作用于血管内皮细胞诱导血管生成，又可以间接地促进白细胞及内皮细胞进一步分泌促血管生成因子。同样，血管生成因子 VEGF 及血管生成素-1 能够诱导内皮细胞产生前炎症因子，并上调细胞黏附分子及炎症介质的表达。而血管新生和炎症还具有共同的介质和信号通路，例如环氧合酶(cyclooxygenase, COX)/前列腺素(prostaglandin)通路[47,52,54]。可见两者之间密不可分、交互作用。

炎症反应在 DR 病变中具有双重作用，其中一些炎症分子，如活化的炎症细胞及胶质细胞分泌的 ICAM-1，TNF-α，IL-1，COX-2 等在视网膜血管退化中扮演重要角色；而另外一些炎症介质如 MCP-1、SDF-1 等则可以促进血管的新生。同时，炎症还可以增强白细胞黏附于内皮细胞，增强血管渗透性，促进血栓形成。白细胞黏附后进一步释放炎症因子、生长因子以及血管渗漏因子，进而破坏内皮细胞连接，使血液循环中的白细胞进入视网膜中。当抑制白细胞黏附、敲减相关受体如 MCP-1、ICAM-1 或者 CD-18，均可抑制病理性的新生血管生成[55]。炎症反应和血管新生在 DR 病变中的作用已被广泛认可，然而部分分子机制仍然有待于进一步探索。

VEGF 是一种多效能的生长因子，在 DR 缺血相关的新生血管形成和血管渗出中均发挥重要的促进作用，也与系统炎症反应存在因果关联。VEGF 作为最强效的促血管生成因子及促内皮细胞渗漏因子，通过各种途径发挥作用。大量研究已经证实 DR 病变时缺氧引起 VEGF 表达上调。VEGF 促进白细胞黏附于血管壁，促进白细胞 ICAM-1、VCAM-1 在视网膜中的表达。当白细胞黏附于内皮细胞组织时，能够通过自身的 VEGF 放大效应进一步促进 VEGF 分泌。在 DR 患者及动物模型中抑制 VEGF 后，可以减少 TNF-α、ICAM-1 及 NFκB 表达[49]。另有研究证实，在缺氧情况下，VEGF 的表达升高可以促进血视网膜屏障的渗透性。因此，VEGF 被认为是 DR 发生发展中的关键因素，在促进视网膜的炎症反应、促进视网膜血管新生及血管渗漏中均处于核心地位[49]。

四、DR 中视网膜炎症反应与血-视网膜屏障破坏的关系

血-视网膜屏障(BRB)破坏是一个复杂的病理过程，涉及多种细胞因子参与，最终导致视网膜内屏障及外屏障功能障碍，引起视网膜下或视网膜间液体聚集，形成黄斑水肿(DME)。高血糖、高血压、VEGF、缺氧缺血、氧自由基增加、AGE、PKC、炎症介质释放、胶质细胞功能失调均与 BRB 破坏有关[56]。

在这一系列病变中，白细胞淤滞(即白细胞在视网膜微血管内壁中聚集)被认为是最主要的原因之一。体外研究发现，糖基化终产物 AGE 可以促进视网膜微血管内皮细胞表达 NF-κB，进一步导致白细胞黏附的增加。而体内研究证实白细胞黏附的增加伴随着 BRB 功能失调，介导血管渗漏。白细胞的淤滞通过上调视网膜 ICAM-1 和 CD-18 导致血管内皮细胞及视网膜色素上皮细胞(RPE)连接减少，同时促进 Fas/FasL 在血管内皮细胞中表达。而通过单克隆抗体阻断 ICAM-1 的表达能够明显地降低局部无灌注和渗漏的发生，伴有糖尿病相关的白细胞淤滞和内皮细胞损伤或死亡的减少。在人类 DR 患者眼中同样发现 ICAM-1 和白细胞数目增加，表明动物模型确实可以反映人类的疾病过程。同样，在一个对比试验中发现，向玻璃体内注射 VEGF 可以导致视网膜 ICAM-1 表达增加；静脉给予 ICAM-1 抗体则可以明显抑制所有这些反应。最终可见，基因敲出 ICAM-1 或其白细胞表面配体 CD18 的糖尿病小鼠 11 个月之后，其白细胞淤滞和内皮细胞损伤明显减少，以及周细胞碎片及无血供毛细血管也减少。Fas/FasL 介导的细胞凋亡似乎是炎症损伤的最终步骤。Joussen 等报道，在链脲佐菌素诱导的大鼠糖尿病模型中，中性粒细胞上 FasL 表达增加，而在视网膜血管系统中 Fas 的表达也同时增加。体外试验表明来自糖尿病大鼠而非对照组大鼠的白细胞能够诱导内皮细胞凋亡；此外，在体内全身给予抗-FasL 抗体抑制 FasL 介导的细胞凋亡能够明显抑制内

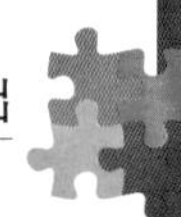

皮细胞凋亡和 BRB 破坏。

近年来，Noma 等人测量了 DME 患者玻璃体液中 VEGF、可溶性 VEGF(sVEGF)、sICAM-1、MCP-1、pentraxin3 的表达，并证实在患者眼内上述因子表达明显高于正常眼，从人体的标本证明了 DME 患者视网膜的炎症因子在促进血管渗漏方面具有重要意义。但是，糖尿病患者视网膜的炎症反应与血管渗漏的因果关系仍然有待于进一步深入研究[56]。

虽然炎症在糖尿病性视网膜病变发生发展中的确切机制尚待完善，但是对患者体液的检测以及对动物学和细胞学的实验等研究已经表明炎症反应在其中发挥了重要作用。有理由相信，在抗 VEGF 治疗的同时，抑制其他炎症因子，诸如 ICAM-1、CD18、TNF-α 及 Fas/FasL 介导的细胞凋亡途径的组成成分可能在进一步遏制 DR 的发展中具有良好的应用前景。

（白玉婧　黎晓新）

参 考 文 献

1. Versari, R. La morfogenesi dei vasi sanguigni della retina umana. Ric. Labor. Anat. Norm. (Rome). 1904, 10:25.
2. Vesari R. Morfogenesi dei vasi sanguigni Ateriosi dell' Occhio dell' uomo et di altri mammiferi. Ric. Labor. Anat. Norm. Rome). 1900, 6:5. 181.
3. Ashton N. The mode of development of the retinal vessels in man. The William Mackenzie Symposium on the Ocular Circulation in Health and Disease. St. Louis, CV Mosby, 1969, 7-17.
4. Ashton N. Oxygen and the growth and development of retinal vessels. In vivo and in vivo studies. The XX Francis I. Proctor Lecture. Am J Ophthal, 1966, 62(3):412-435.
5. Ashton, N. "The Mode of Development of the Retinal Vessels in Man." In the William Mac-Kenzie Centenary Symposium on the Ocular Circulation in Heatlth and Disease. Ed. By cant, J. S., St. Louis, Mo., Mosby, 1969, pp. 7-17.
6. Ashton N, Blach R. Studies on developing retinal vessels Ⅷ. Effect of oxygen on the retinal vessels of the ratling. Br J Ophthalmol, 1961, 45(5):321-340.
7. Cogan DG. Development and senescence of the human retinal vasculartur. Trans Ophthal. Soc. U. K. 1963, 83:465-489.
8. Michaelson IC. The mode of development of the vascular system of the retina, with some observations on its significance for certain retinal disease. Trans Ophthalmol Soc UK. 1948, 68:137-180.
9. McDonnell JM. Ocular embryology and anatomy. 2nd ed. Retina. Mosby, St. Louis, 1989, 5-17.
10. Nussbaum JJ, Pruett RC, Delori FC. Historic perspectives. Macular yellow pigment. The first 200 years. Retina, 1981, 1(4):296-310.
11. Straatsma BR, Foos RY, Spencer LM. The retina-Topography and clinical correlations. In the New Orleans Academy of Ophthalmology Symposium on Retina and Retinal Surgery. St. Louis, CV Mosby, 1969.
12. Straatsma BR, Landers MB, Kreiger AE. The ora serrata in the adult human eye. Arch Ophthalmol, 1968, 80(1):3-20.
13. Feist RM, Ticho BH, Shapiro MJ, et al. Branch retinal vein occlusion and quadrant variation in arteriovenous crossings. Am J Ophthalmol, 1992, 113(6):664-668.
14. Weinberg DV, Egan KM, Seddon JJ. Asymmetric distribution of arteriovenous crossings in the normal retina. Ophthalmology, 1993, 100(1):31-36.
15. Ernest JT. Macrocirculation and microcirculation of the retina. In Ryan SJ, Ogden TE(eds): Retina, St. Louis, CV Mosby, 1989.
16. Laties AM. Central retinal artery innervation. Absence of adrenergic innervation to the intraocular branches. Arch Ophthalmol, 1967, 77(3):405-409.
17. Laties AM. Neurovascular relationships in the retina. Anat Rec, 1969, 163:216.
18. Green WR, Chan CC, Hutchins GM, et al. Central retinal vein occlusion: A prospective histopathalogic study of 29 eyes in 28 cases. Retina, 1981, 1(1):27-55.
19. Ferrari-Dileo G, Davis EB, Anderson DR: Response of retinal vasculature to phenylephrine. Invest Ophthalmol Vis Sci, 1990, 31(6):1181-1182.
20. Shin DH, Tsai CS, Parrow KA, et al. Vasoconstrictive effect of topical timolol on human retinal arteries. Graefes Arch Clin Exp Ophehalmol, 1991, 229(3):298-299.

21. Hogan MJ, Feeney L. Ultrastructure of the retinal vessels. Part I. The larger vessels. J Ultrastruct Res, 1963, 39: 10-28.

22. Duke-Elder S, Wybar KC. System of Ophthalmology, Vol II. The Anatomy of the visual System. St. Louis, CV Mosby, 1961.

23. Hermann D Schbert. Structure and Function of the Neural Retina//Myron Yanoff, Jay S Duker. Anatomy and Physiology, Section 8: Retina and Vitreus, Ophthalmology. Mosby: 1999.

24. Vinores, SA. Assessment of blood-retinal barrier integrity. Histol Histopathol. 1995, 10(1): 141-154.

25. Kenyon E, Maminishkis A, Joseph DP, et al. Apical and basolateral membrane mechanisms that regulate pH in bovine retinal pigment epithelium, Am J Physiol, 1997; 273(2 Pt 1): C456-472.

26. Witmer AN, Vrensen GF, Van Noorden CJ, et al Vascular endothelial growth factors and angiogenesis in eye disease. Prog Retin Eye Res, 2003, 22(1): 1-29.

27. Patan S. Vasculogenesis and angiogenesis as mechanisms of vascular network formation, growth and remodeling. J Neurooncol, 2000, 50(1-2): 1-15.

28. Risau W. Mechanisms of angiogenesis. Nature, 1997, 386(6626): 671-674.

29. Leung DW, Cachianes G, Kuang WJ, et al. Vascular endothelial growth factor is a secreted angiogenic mitogen. Science, 1989, 246(4935): 1306-1309.

30. Keck PJ, Hauser SD, Krivi G, et al. Vascular permeability factor, an endothelial cell mitogen related to PDGF. Science, 1989, 246(4935): 1309-1312.

31. Witmer AN, Vrensen GFJM, van Noorden CJF, et al. Vascular endothelial growth factors and angiogenesis in eye disease. Prog Retin Eye Res, 2003, 22(1): 1-29.

32. Cines DB, Pollak ES, Buck CA, et al. Endothelial cells in physiology and in the pathophysiology of vascular disorders. Blood, 1998, 91(10): 3527-3561.

33. Schlingemann RO, Witmer AN. Treatment of retinal diseases with VEGF antagonists. Prog Brain Res. 2009; 175: 253-267.

34. Aiello LP, Pierce EA, Foley ED, et al. Suppression of retinal neovascularization in vivo by inhibition of vascular endothelial growth-factor (VEGF) using soluble VEGF-receptor chimeric proteins. Proc Natl Acad Sci USA, 1995, 92(23): 10457-10461.

35. Iruela-Arispe ML, Davis GE. Cellular and molecular mechanisms of vascular lumen formation. Dev Cell, 2009, 16(2): 222-231.

36. Gariano RF. Cellular mechanisms in retinal vascular development. Prog Retin Eye Res, 2003, 22(3): 295-306.

37. Carmeliet P. Blood vessels and nerves: common signals, pathways and diseases. Nat Rev Genet, 2003, 4(9): 710-720.

38. Otrock ZK, Mahfouz RA, Makarm JA, et al. Understanding the biology of angiogenesis: review of the most important molecular mechanisms. Blood Cells Mol Dis, 2007, 39(2): 212-220.

39. Funatsu H, Yamashita H, Sakata K, et al. Vitreous levels of vascular endothelial growth factor and intercellular adhesion molecule 1 are related to diabetic macular edema. Ophthalmology, 2005, 112(5): 806-816.

40. McLeod DS, Lefer DJ, Merges C, et al. Enhanced expression of intracellular adhesion molecule-1 and P-selectin in the diabetic human retina and choroid. Am J Pathol, 1995, 147(3): 642-653.

41. Limb GA, Franks WA, Munasinghe KR, et al. Proliferative vitreoretinopathy: an examination of the involvement of lymphocytes, adhesion molecules and HLA-DR antigens. Graefes Arch Clin Exp Ophthalmol, 1993, 231(6): 331-336.

42. Semeraro F, Cancarini A, dell' Omo R, et al. Diabetic Retinopathy: Vascular and Inflammatory Disease. J Diabetes Res, 2015, 2015: 582060.

43. Aspirin effects on mortality and morbidity in patients with diabetes mellitus. Early Treatment Diabetic Retinopathy Study report 14. ETDRS Investigators. JAMA, 1992, 268(10): 1292-1300.

44. Effects of aspirin treatment on diabetic retinopathy. ETDRS report number 8. Early Treatment Diabetic Retinopathy Study Research Group. Ophthalmology, 1991, 98(5 Suppl): 757-765.

45. Simó R, Hernández C, European Consortium for the Early Treatment of Diabetic Retinopathy (EUROCONDOR). Neurodegeneration in the diabetic eye: new insights and therapeutic perspectives. Trends Endocrinol Metab, 2014, 25(1): 23-33.

46. Bringmann A, Pannicke T, Grosche J, et al. Müller cells in the healthy and diseased retina. Prog Retin Eye Res, 2006, 25

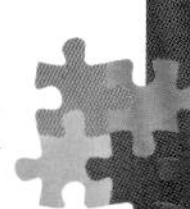

(4):397-424.

47. Tang J, Kern TS. Inflammation in diabetic retinopathy. Prog Retin Eye Res, 2011, 30(5):343-358.
48. Zijlstra A, Seandel M, Kupriyanova TA, et al. Proangiogenic role of neutrophil-like inflammatory heterophils during neovascularization induced by growth factors and human tumor cells. Blood, 2006, 107(1):317-327.
49. Angelo LS, Kurzrock R. Vascular endothelial growth factor and its relationship to inflammatory mediators. Clin Cancer Res, 2007, 13(10):2825-2830.
50. Dull RO, Yuan J, Chang YS, et al. Kinetics of placenta growth factor/vascular endothelial growth factor synergy in endothelial hydraulic conductivity and proliferation. Microvasc Res, 2001, 61(2):203-210.
51. Joussen AM, Poulaki V, Le ML, et al. A central role for inflammation in the pathogenesis of diabetic retinopathy. FASEB J, 2004, 18(12):1450-1452.
52. Dell'Omo R, Semeraro F, Bamonte G, et al. Vitreous mediators in retinal hypoxic diseases. Mediators of Inflammation, 2013, 2013:935301.
53. Agrawal NK, Kant S. Targeting inflammation in diabetes: Newer therapeutic options. World J Diabetes, 2014, 5(5):697-710.
54. Adamis AP. Is diabetic retinopathy an inflammatory disease? Br J Ophthalmol, 2002, 86(4):363-365.
55. Stem MS, Gardner TW. Neurodegeneration in the pathogenesis of diabetic retinopathy: molecular mechanisms and therapeutic implications. Curr Med Chem, 2013, 20(26):3241-3250.
56. Klaassen I, Van Noorden CJ, Schlingemann RO. Molecular basis of the inner blood-retinal barrier and its breakdown in diabetic macular edema and other pathological conditions. Prog Retin Eye Res, 2013, 34:19-48.

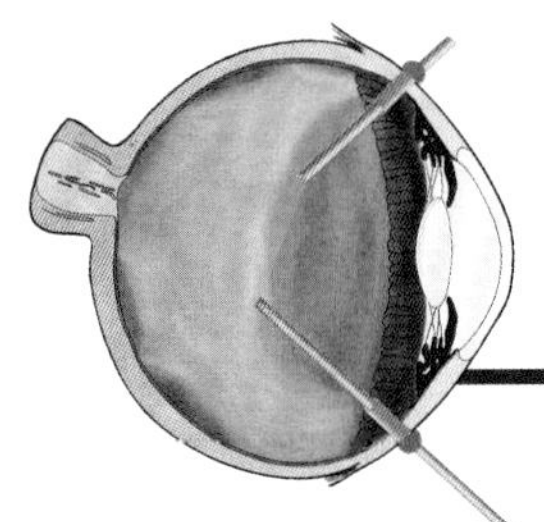

第二章　视网膜血管性疾病的检测

第一节　荧光素眼底血管造影

一、荧光素眼底血管造影的发展

荧光素眼底血管造影(fundus fluorescein angiography,FFA)的雏形早在1910年Burke就曾用口服荧光素(成年5g,小孩2~3g)在普通照明下观察到视网膜及脉络膜有染料。1930年Kikai在动物静脉注射荧光素,以特殊滤光片观察到脉络膜及视网膜荧光。1954年Maumenee从静脉注射荧光素用来诊断脉络膜肿瘤,见瘤区有荧光,认为系血管瘤,以电凝治疗成功。1959年Flocks和Chao利用荧光素注射,配合电影照相机,拍摄下猫的视网膜循环时间,并获得精确数据。

然而,真正将荧光素血管造影用于观察人眼视网膜及脉络膜循环动态的,以1959年Alvis和Novotny开始的研究成就最大,取得了历史性的突破,并为后来的临床应用打下基础。他们为造影所倡导的技术原则,如必须有一组理想的滤光片组合,充足的照明,高敏感度的胶卷以及提高拍摄速度等一直为眼科专家所采用。他们使用本方法检查了正常的和糖尿病、高血压者的眼底,论文发表在1961年7月的美国《循环》(*Circulation*)杂志上,这是一篇划时代的文献。嗣后各国虽然在滤光片的设计、敏感胶卷的使用,闪光功率的提高和照相速度的增加等,不断有所改进和创新,但Alvis和Novotny的基本技术原则,至今没有很大变动。

荧光素眼底血管造影真正在临床上广泛使用是在1965年之后。当年Maumenee和Norton等将荧光素眼底血管造影用于黄斑病的观察。1967年Gass更将此技术用于眼底各种疾病的研究并与病理相联系。此后有关这类研究的文献,有如雨后春笋,各国眼科专家竞相发表,不断增加和丰富荧光素眼底血管造影的知识。1968年鹿野倍一和清水泓一的《荧光血管造影图谱》,1969年Wessing的《视网膜的荧光血管造影》以及Rosen的《眼的荧光照相》等专著相继问世,并先后召开数次国际性造影学术会议。70年代之后这类专著逐渐增多,对推进和普及眼底荧光素眼底血管造影起到很大作用。

由于众所周知的原因,我国眼科荧光素眼底血管造影起步较晚。20世纪70年代初期,南京、石家庄、广州等地眼科同道开始探索荧光素眼底血管造影技术,或静脉注射荧光素后,通过滤光片,对眼底进行观察;或以国产滤光片改装旧眼底照相机进行动物试验,都作了一些初步研究。70年代后期,各地先后引进了国外高速眼底照相机,造影连续拍片技术,遂逐渐开展起来。80年代初期河北医学院出版了《眼底荧光血管造影释义》一书,向国内同道初步介绍了这方面的知识。这些年来荧光素眼底血管造影检查已普遍地被全国各大医院所采用,有关这类研究文章,也在逐年增加。此外,80年代初期,福建制造出武夷牌(即目前福达牌)高速眼底照相机,可以说为该机的国产化探索了道路[1]。

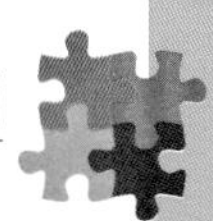

二、荧光素眼底血管造影的基本原理及方法

（一）荧光素

荧光素钠是一种染料，它是大量荧光物质中最富有荧光特性的化合物。分子式：$C_{20}H_{10}O_5Na_2$，分子量376.3。在pH8时荧光最强。目前静脉注射常用的浓度为10%～20%。成年人最大剂量为1克，相当于15～20mg/kg体重。注射后荧光素在血液中约60%与白蛋白结合，少量与血液细胞结合，其余为游离荧光素。与蛋白结合的荧光素（fluorescein），荧光强度减弱，而游离的荧光素则可以发出很强烈的荧光[2]。

荧光素在许多荧光染料中被认为是比较安全的一种，不被人体吸收，24小时内从身体完全排出，很少有不良反应。虽然如此，仍有少数患者在注射后发生恶心、呕吐、甚至荨麻疹、血管神经性水肿等反应。极个别病例报告有发生过敏性休克甚而死亡者。因此应用此染料时，应当准备一些急救用药和器械，以供万一出现严重反应时使用。静脉注射的荧光素应高度提纯，排除其他一切可能引起反应的杂质。目前有专供静脉内注射用的荧光素出售。决不可用普通荧光素染料，配制后供静脉注射[3]。

除了荧光素外，少数学者为了某种特殊目的，也采用过其他染料造影。如Flower等（1973）用吲哚青绿（Indocyanine green）作为造影剂，它的波长高峰在845nm左右，属红外光谱。拍摄时使用Kodax高速红外胶卷，可以通过色素上皮，观察到脉络膜循环[4]。

迄今为止，最普遍应用的仍然是荧光素，因为它比较安全无害，原料易得、使用方便，又能发出强烈荧光。

（二）滤光片（filter）

荧光素在血液中，吸收波长490nm（即4900Å）的蓝色光后，能发出最强烈的荧光。因此要选择一张滤光片最有利于这种波长的光线通过，而不让其他波长的光线通过。此滤光片称为“激发滤光片”（exciting filter），安装在光源前方。

当荧光素循环到眼底血管中时，受到特定波长的激发光所激发，便发出强烈荧光素，此荧光呈绿色，波长为520nm。为要看清绿色光的细节，就要在观察目镜前安置一张便于520nm波长光谱通过，而不让其他波长光谱通过的滤光片，称为“屏障滤光片（barrier filter）。”

激发滤光片与屏障滤光片的选择和组合对造影效果有很大关系。一般说来，两张滤光片光谱重叠区愈小愈好，以避免出现假荧光现象。再则是透过率愈高愈好，这样就可以最大限度地提高造影图像清晰度。目前各国制造眼底照相机时，改进滤光片的组合，是其重要目标之一。

（三）眼底照相机

供荧光素眼底血管造影用的照相机，除装有上述一组滤光片外，有的还装有红色和绿色（无赤光）滤光片，提供为特殊目的的眼底照相（如观察脉络膜和神经纤维等）时选用。眼底血管内荧光素循环时间很快，所以为了及时捕捉到循环动态，必须采用高速照相。前几年有的厂商曾设计过每秒能摄8张的照相机，但经过多年的临床实践，普遍认为每秒两张的速度，已足够使用。目前国外出产的眼底照相机多为每秒1～2张。

眼底照相的范围亦由最初的20°角增加到30°、45°、直到60°角。角度愈大拍摄的眼底范围愈广。相对来说，角度愈小，局部图形愈大。所以要看局部细节，角度小的比大的好；如要包括范围广，当然大角度比小角度强。但要知道，再大的角度也不可能将眼底周围区都包括进去。眼科医师只能将相机逐步转向周围区，连续分段拍摄，然后将所拍下的放大图片，予以剪接组合，才能得到由视盘到周边部的完整图形。不过，角度太大的照相机，转向周边拍摄时，往往画面不易照满（如60°角的相机）。为了解决上述问题，目前新型眼底照相机多半是可以变倍的（如20°、30°、45°或者30°、45°、55°）。术者可以依据临时需要，予以变更。

胶片的敏感度也是获得满意效果重要保证之一。荧光素眼底血管造影多半选用27din

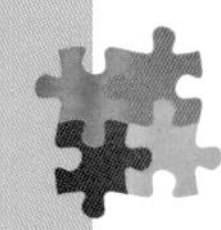

(ASA400)的全色胶卷。

目前胶卷已很少使用,相机所获取图像,经摄像头直接输入计算机图像分析系统,进行分析及储存。此系统既可拍摄,亦可动态扫描。剪辑、拼图、局部放大及病变区的大小面积测量等均可随意使用。

德国海德堡眼底照相机使用激光(单色)扫描,可以使荧光素造影与吲哚青绿造影同时进行,很是方便。但画面角度小,无法照彩色普通眼底相等,是其不足之处,有待改进。

(四)荧光素眼底血管造影方法及要点

在造影之前,医师务必熟悉所用眼底照相机的各种性能,使其得心应手,才能获得满意效果。

1. 所有造影患者务必详细询问病历及有无过敏史。对严重高血压、心脑血管疾病、肝肾功能损害者应采取慎重态度,避免出现意外情况。有关的全身检查,是术前必不可少的步骤。

2. 眼科常规的和特殊的检查资料必须齐全,以供造影图像解释时参考。同时应在散瞳下详查眼底,确定造影时重点要拍摄的部位及时间,做到有的放矢。

3. 应向患者详细介绍造影过程及注意事项,以解除患者的紧张心理并取得其充分合作。术前可酌情给予一些抗过敏药和止吐剂。

4. 注射荧光素前患者充分散瞳,先拍普通眼底照片(彩色的和黑白的,尽可能拍立体照片)和放置滤光片后的对比照片。

5. 注射荧光素通常经肘前静脉,速度以5秒左右注射完为宜。在开始推荧光素时,开始计时。

6. 荧光素从静脉注入后到达眼底的时间约为10~15秒(见后),年轻人可能要早一、二秒。术者必须连续拍摄早期造影片(即动脉前期到静脉早期这一段),每秒1~2张。在静脉充盈后,即停止连拍,改为选择性拍摄。同时转动镜头,观察各周围区,重点拍下有病变的部位,间隔时间可以随意。对有意识要观察的后期片(如黄斑囊样水肿,色素上皮下或视网膜下的染料积存等)应在10~15分钟后,如停机过早,往往看不到造影后期的典型荧光。有的个别患者要等20~30分钟,才能见到所要观察的后期荧光[5]。

造影时能否在短短的荧光素循行眼底的时间内,捕捉到有价值的荧光图像,与造影医师对眼底病知识的深浅和造影经验是否丰富有极大关系。有经验的造影者常能依据不同病情,在最合适的时间(侧重早期或晚期),最主要的部位,拍到最有价值的荧光图像,提供给临床参考。

7. 对注射荧光素后有反应的患者应及时处理。多数人的反应,只有偶感恶心,为时很短,稍作休息,常可恢复,一般不影响继续拍片。但很少数患者可有呕吐或晕厥,应立即停机,及时观察并处理患者。对严重反应者要及时请内科会诊,协同紧急治疗。造影室内必须备有急救药械,以备不时之需。

8. 所拍造影胶卷应用高反差显影剂冲洗。药剂温度要保持恒定。照片冲洗后,可置于读片灯下,详细观察放大图像,并作记录。

9. 造影报告要重点突出,切忌千篇一律。如循环障碍患者,病的早期应注意循环动态,如充盈时间,充盈是否完全,有无充盈缺损或无灌注。晚期病例还要注意继发改变的缺血区大小,侧支循环和新生血管等。以简练的描述,供临床参考。应知道造影只是临床检查的一个方面,既不能代替其他检查,更不是最终定论。真正的最后诊断,只能在综合临床上各项全身的和眼部的检查资料,全面分析之后,才能得出。

10. 造影胶片及资料,要做好登记、分类、保管工作,以备随时查阅及随诊对照观察之用。

荧光素在眼底所发出的是单色(绿)光,为要看清荧光细节,必须摒除其他色调的干扰和烘托,所以都采用黑白照片。前些年有人试用过彩色荧光素血管造影,虽然能使普通眼底图像和荧光图像共同表现在一个画面上,但荧光素血管造影的细节,如毛细血管改变,末梢的轻微渗漏,色素上皮改变和深层新生血管形态等,均被其他颜色所淹没而得不到观察。现在国外出版的一些眼底病图谱,都是普通眼底像用彩色的,荧光造影像用黑白的,供读者对照参阅。

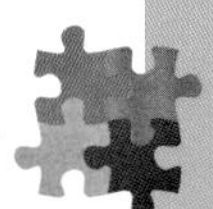

（五）荧光素眼底血管造影的临床意义

未实践过荧光素眼底血管造影的人，很可能会认为看造影图像和观察眼底普通照片或作眼底镜检查差不多，因而觉得既然许多病诸如静脉阻塞、糖尿病视网膜病变、视神经疾病、黄斑疾病在作眼底检查时基本都能得到诊断，那么荧光素眼底血管造影是否多此一举呢？

殊不知荧光素眼底血管造影的特殊意义在于：①检眼镜下看到的是静止的，表面的，而造影所见则是动态的和内在的。例如通过荧光素流的循行，可以得悉充盈时间是否正常，有无充盈迟缓（delayed filling）或充盈缺损（filling defect）。②造影可以见到毛细血管水平的细微结构，如毛细血管扩张（telangiectasis），毛细血管闭塞（即无灌注 non-perfusion）以及一些异常的结构如侧支管道（collaterals），动静脉短路（A-V shunts）和新生血管（neovascularization）等。③可以看到血管功能上的改变。比如血管渗透性增加一词，在临床上不过是病理学的概念而已，而在荧光素眼底血管造影，则可以见到实质性的征候，荧光素从血管壁外渗，而且渗漏的部位和程度，也都一目了然。其他如脉络膜循环状况，色素上皮的改变等，造影图像上也都能表现出来。而上述情况是检眼镜下无法见到的征候。所以目前荧光素眼底血管造影被各国眼科界所采用，成为常规检查之一，就是因为它能提供常规眼底检查以外的许多宝贵资料，大大丰富了眼底病的知识。

三、正常眼底荧光图像

（一）眼底组织的屏障功能

荧光素眼底血管造影得以成功，主要是建立在眼底组织的生理性屏障功能的基础上。即血液-视网膜屏障（blood-retinal barrier，BRB），血液-视盘屏障（blood-papillary barrier），脉络膜-视网膜屏障（choroid-retinal barrier）。

视网膜和视盘血管网的内皮细胞连接紧密，胞浆孔隙很少，大分子物质如蛋白质、荧光素等不能通过血管壁到周围组织中去，造影时荧光素流（fluorescein flow）被限制在血管内，呈现清晰的视网膜血管网的荧光图像，称为血管内荧光（intravascular fluorescence）。视网膜血管内皮细胞的这种屏障作用，叫做内皮性屏障（endothelial barrier），也就是视网膜内屏障（inner BRB）。

眼的其他部位如脉络膜的毛细血管，则没有上述的屏障作用。它的内皮细胞孔隙较大，可以允许较大分子的物质通过。因此荧光素进入脉络膜的早期，尚可见到大血管充盈的粗略形态，及至毛细血管充盈，染料便迅速从血管壁外漏，充满组织间液，即所谓血管外荧光（extravascular fluorescence），形成弥漫性强烈背景荧光，循环细节便无从辨认。脉络膜组织间隙中虽然充满了荧光素，但却不能扩散到邻近的视网膜里去。因为有色素上皮间形成的紧密连接复合体，阻止荧光素及其他大分子物质向视网膜内渗透。色素上皮此种功能称为视网膜外屏障（outer BRB），或称上皮性屏障（epithelial barrier）。正是由于有这些内屏障及外屏障的存在，才使我们有可能获得眼底清晰的荧光素眼底血管造影图像，观察到眼底循环动态和血管结构，直到毛细血管水平。同时异常的血管形态和屏障功能的损害，也可以一目了然。

（二）臂-视网膜循环时间

荧光素从肘前静脉注入后，随血流回到右心，经肺循环到左心，再通过主动脉、颈动脉和眼动脉到达眼底。这一段时间称为臂-视网膜循环时间（arm-retina circulation time 简称 A-RCT）。

臂-视网膜循环时间受各种因素的影响，个体差异很大，如年龄、注射部位血管的粗细、血液黏度、心脏排血功能、血管阻力、染料浓度和剂量等都有关系。再加上操作时注射与计时器的开启，是否时间一致，都可以影响 A-RCT。所以各家统计这一段时间不大一致，大体在 10～15 秒之间。

由于 A-RCT 受多种因素影响，所以单纯依靠这一点来证明视网膜中央动脉充盈迟缓与否，是不全面的。

（三）睫状后短动脉的充盈——视网膜动脉前期

绝大多数病例，睫状后短动脉的充盈，比视网膜中央动脉提前 0.5 秒到 1.5 秒。极少数病例，

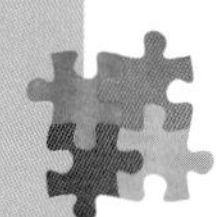

有可能两者同时充盈。至于在正常生理情况下，睫状后短动脉充盈迟于中央动脉的例子，是否存在尚属疑问，即使有，也是极其罕见的。

睫状后短动脉充盈，眼底有三个荧光特征：①视盘淡弱的早期荧光，②脉络膜斑块状或地图状荧光(图 2-1-1A)。③如有睫状视网膜动脉存在，亦在此时充盈。这个阶段称视网膜动脉前期。脉络膜是分区供应的，各部位充盈时间并不一致。

(四) 视网膜中央动脉充盈——视网膜动脉期(retinal arterial phase)

当荧光素在视盘上动脉出现时，即为视网膜循环的开始。动脉内血液流速很快，一二秒钟后所有动脉就都充盈。在眼底照相机下，动脉充盈的细节很难看清。有人用电影照相机拍摄到最初在视盘上出现的荧光素流是在动脉中央，到分支处则分劈成二股，各沿着分支动脉的一侧走行，随着染料的迅速增多、动脉腔内立即被荧光素完全充满(图 2-1-1B)。

(五) 视网膜毛细血管充盈——动静脉期(arteriovenous phase)

视网膜毛细血管有深浅二层，在黄斑中心凹附近则逐渐合为一层，并终止于中心凹边缘，末端连成环状，称中心凹毛细血管拱环，环内为无毛细血管区，直径约 0.5mm。在视网膜周边部的毛细血管网，也只有一层。

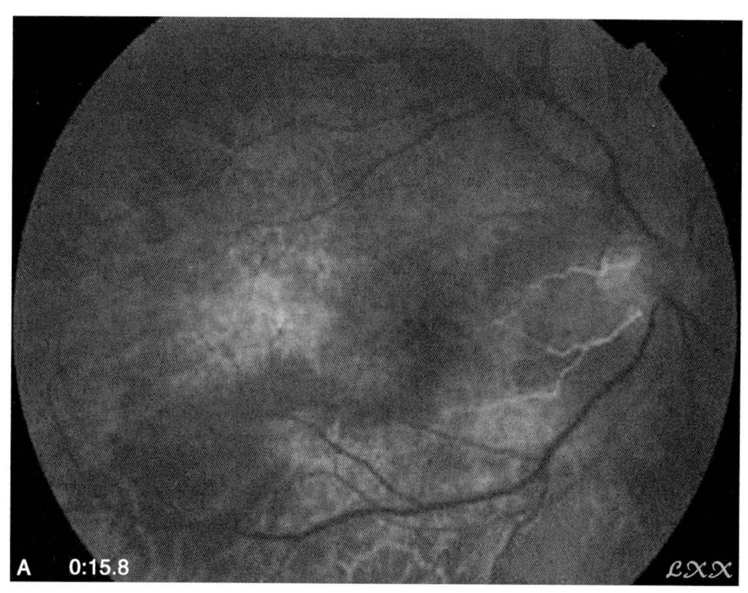

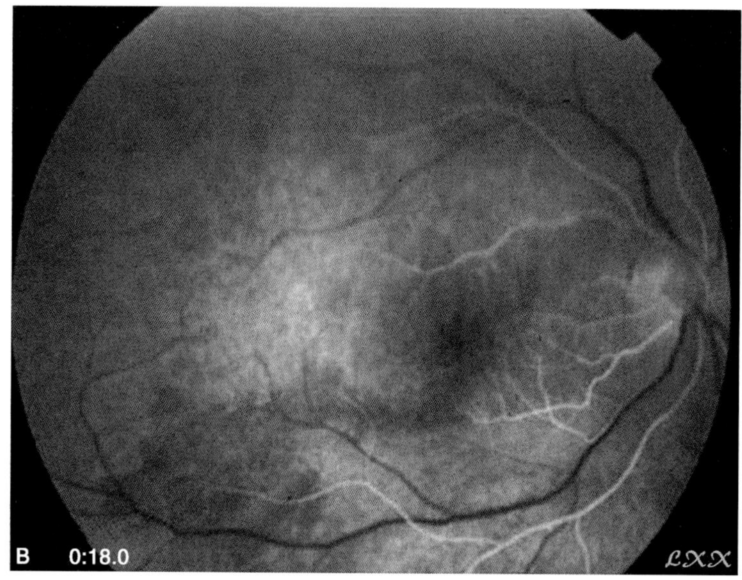

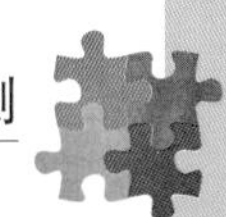

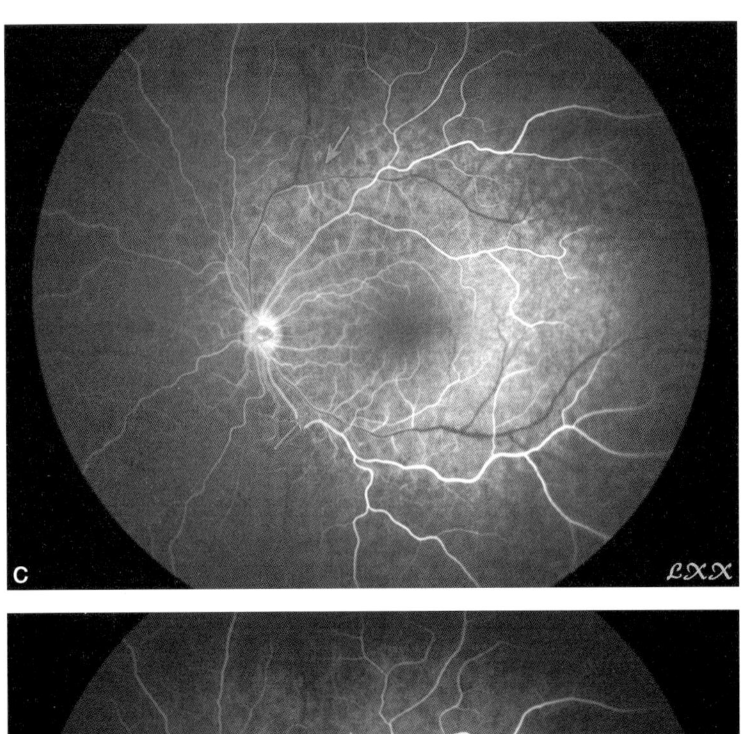

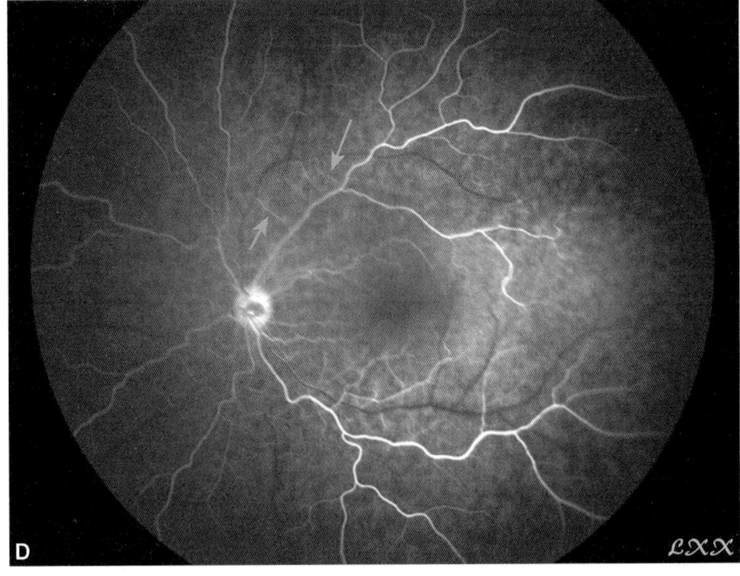

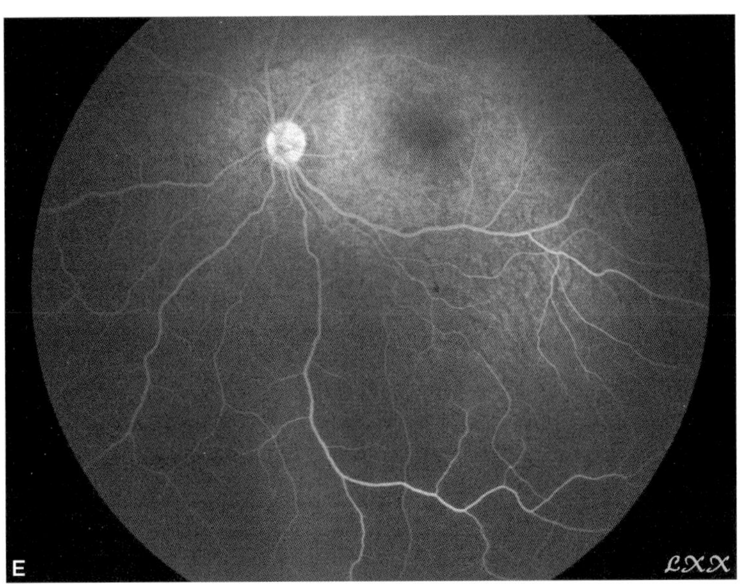

图 2-1-1　FFA 的各期表现
A. 视网膜动脉前期；B. 视网膜动脉期；C. 动静脉期，动脉完全充盈，部分进入毛细血管荧光素进入小分支静脉（箭头所示），图像来自治愈的早产儿视网膜病变抗 VEGF 治疗后的新生儿眼底照相；D. 静脉期，可见静脉层流出现（箭头所示），图像来源同 C；E. 后期的残余荧光，图像来源同 C

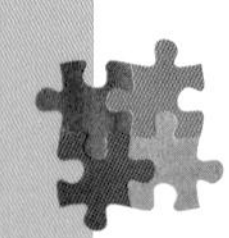

此外，在视盘周围分布有更表浅的毛细血管网，从动脉发出，呈辐射状排列，走行平直，分支少，以沿上、下血管弓分布的走行最长。它们部分回流于视盘静脉根部，部分回流于视网膜微静脉。解剖上称为视盘周围辐射状毛细血管。

当染料从微动脉进入上述毛细血管网之后，整个视网膜呈现均匀的、明亮的背景荧光。由于各层毛细血管网荧光的前后重叠，正常情况下很难看出毛细血管细节。毛细血管网充盈后立即从微静脉返回（图 2-1-1C），所以在动脉充盈之后和微静脉充盈之前为毛细血管期，或称动静脉期。

（六）视网膜中央静脉充盈——视网膜静脉期

当染料从微静脉进入口径较大的分支静脉时，便沿着静脉管腔边缘走行，形成醒目的"层流"。由于从微静脉回流的荧光素有远有近，所以层流首先出现于视盘附近的静脉干上。到染料全部充盈静脉腔后，层流现象就消失。此时称为视网膜静脉期（图 2-1-1D）。大体上荧光素从视网膜动脉充盈到静脉出现层流，约需 2.5 秒到 3 秒。静脉荧光可持续 15～20 秒以上，此后染料团还会再循环到眼底二三次，但一次比一次衰减。5～6 分钟后荧光素便均匀地散布在周身血液中，眼底不再有染料的循行了。

（七）后期荧光

此指荧光素从眼底消退之后所见到的残余荧光（residual fluorescence）。但在实践中此种消退受染料再循环的影响，非常缓慢，往往经历几分钟后暗淡的静脉荧光才逐渐消失。这段时间的长短，个体差异很大。Hayreh 认为荧光素注射后 10～15 分钟以上为后期荧光。

从理论上说 10 分钟后眼底荧光应当完全熄灭。不过有时在正常情况下，也可以见到一些残余荧光（但不会持续很久），如晚期视盘晕轮和视盘颞侧弓形斑等（图 2-1-1E）。至于病理情况下的染料渗漏到周围组织中去，使组织着色或积存于组织间隙中，则此种残余荧光可持续几十分钟甚至几小时。

（八）正常的黄斑暗区

在造影照片中脉络膜荧光（受色素上皮阻挡后比较暗弱）和视网膜毛细血管荧光形成了均匀的、明亮的背景荧光。但在黄斑区此背景荧光趋于淡弱，愈到中央愈暗，称为黄斑暗区（见图 2-1-1D）。一般学者认为系因该处色素上皮的色素颗粒较浓密，而且视网膜内的叶黄醇（xanthophyll）增多，吸收了大部荧光所造成的。认识此种正常暗区与异常荧光遮蔽的不同，非常重要。

四、异常眼底荧光图像

（一）循环动态的异常

前节已详述荧光素随着血流循行眼底的情况，包括各阶段正常循行时间和各部位的荧光形态，从而为下述各种异常的荧光图像，提供了可资比较的基础。

1. 充盈迟缓（delayed filling） 视网膜中央动脉的充盈迟缓，表明动脉的灌注压下降，血流缓慢，造影过程表现为：A-RCT 延长，动脉前期延长，可以见到动脉充盈前峰，静脉回流缓慢。如为某一分支动脉供血不足，则该支充盈时间较其他分支为晚，相应的静脉分支回流也迟缓（图 2-1-2）。

静脉充盈迟缓，多见于静脉阻塞。如果静脉并无阻塞之征（如管径曲张，周围出血，视网水肿等），而单纯回流速缓，则说明系动脉供血不足，灌注压低，而造成静脉血流淤滞所致。除中央动脉外，颈动脉和主动脉疾患引起的供血障碍，造影也都可以见到视网膜动脉充盈迟缓和静脉回流障碍。

2. 充盈缺损（filling defect） 系指视网膜或脉络膜血管网中某支或某部位见不到染料充盈。说明该处有局部循环障碍。如分支动脉或静脉阻塞、视网膜毛细血管闭塞、前部缺血性视神经病变、脉络膜缺血或毛细血管萎缩等。

3. 充盈倒置（reverse filling） 正常情况下，睫状后动脉比视网膜中央动脉提前充盈 0.5～1.5 秒。但有些疾患如青光眼晚期，前部缺血性视神经病变和某些眼底萎缩性改变等，可以出现视网膜

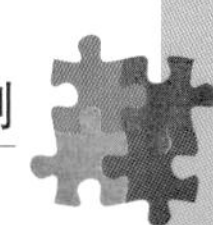

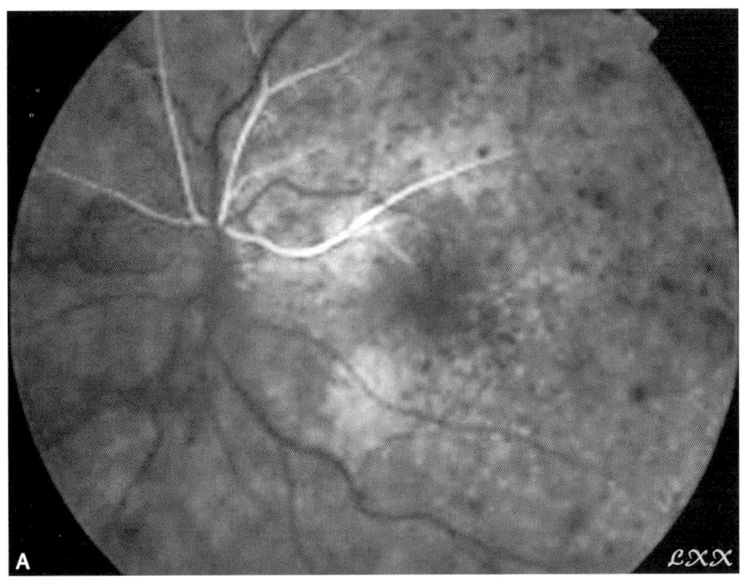

0：16.6

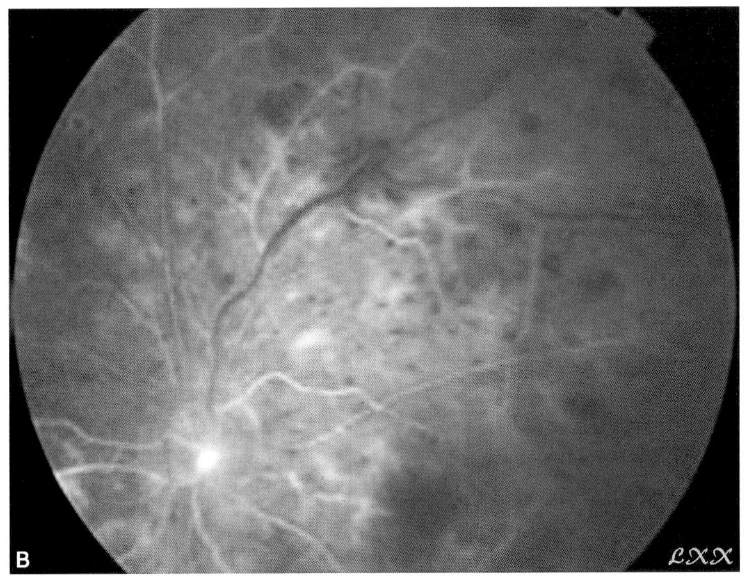

1：20.9

图 2-1-2　充盈迟缓

颈内动脉狭窄患者，A. 视网膜中央动脉的充盈迟缓；B. 静脉回流障碍

中央动脉先充盈而睫状后动脉晚充盈的次序颠倒情况，称为充盈倒置（图 2-1-3）。

4. 逆行充盈（retrofilling）　当某分支动脉阻塞时，它所供应的毛细血管，初期并没有染料灌注，后来因相邻的由正常开放的小动脉所供应的毛细血管的荧光素充盈，并通过交通支使该处无灌注的毛细血管得到灌注。当这些毛细血管内压力提高到一定程度，染料便向原来阻塞的小动脉末梢推进。造影片上则可见到阻塞动脉的近端主干虽无充盈，而末梢却有染料逆行充盈，这种现象多在静脉期出现（图 2-1-4）。

5. 荧光遮蔽（blocked fluorescence）　当眼内有出血、机化物、增生物、渗出物、色素团块及异物等存在时，不论是在屈光间质，视网膜前、视网膜内或视网膜下，都可以遮蔽背景荧光，出现弱荧光区，境界有时很锐利，与该物质的大小部位相一致（图 2-1-5）。读片时遮蔽荧光应与充盈缺损及无灌注区相鉴别。

（二）视网膜屏障功能损害——荧光素渗漏

视网膜毛细血管内皮形成的内屏障（血液-视网膜屏障）和色素上皮所形成的外屏障（脉络膜-

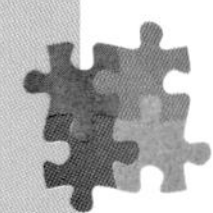

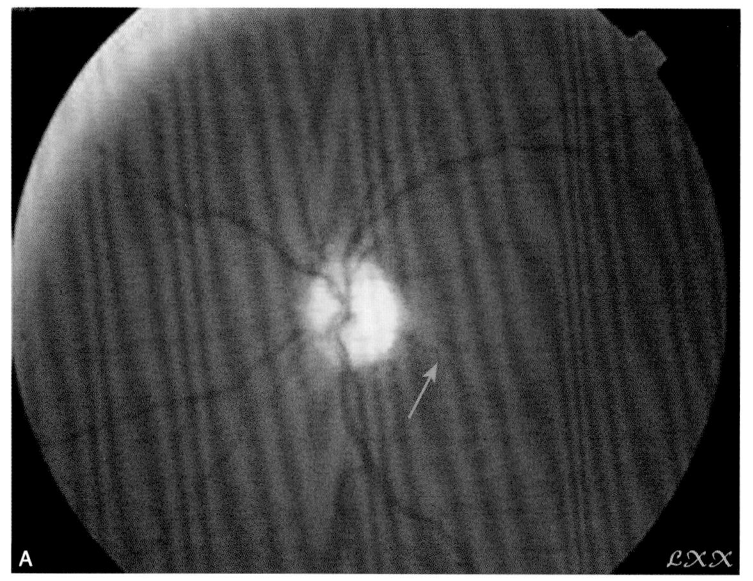

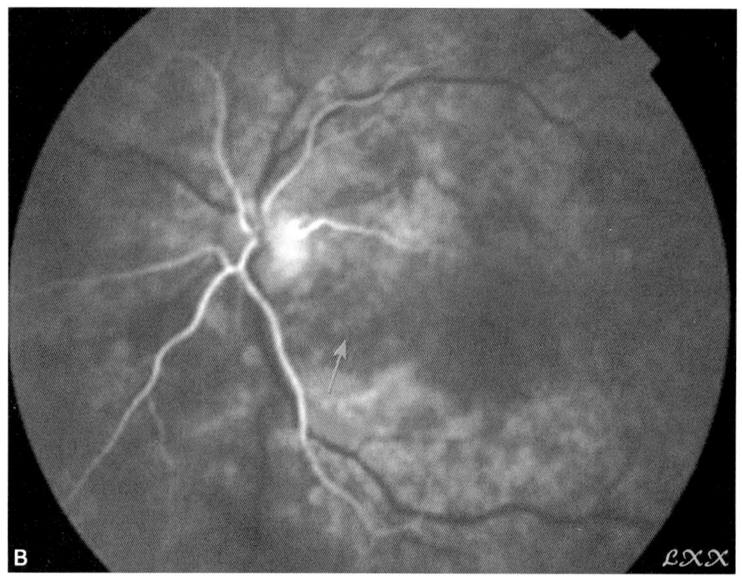

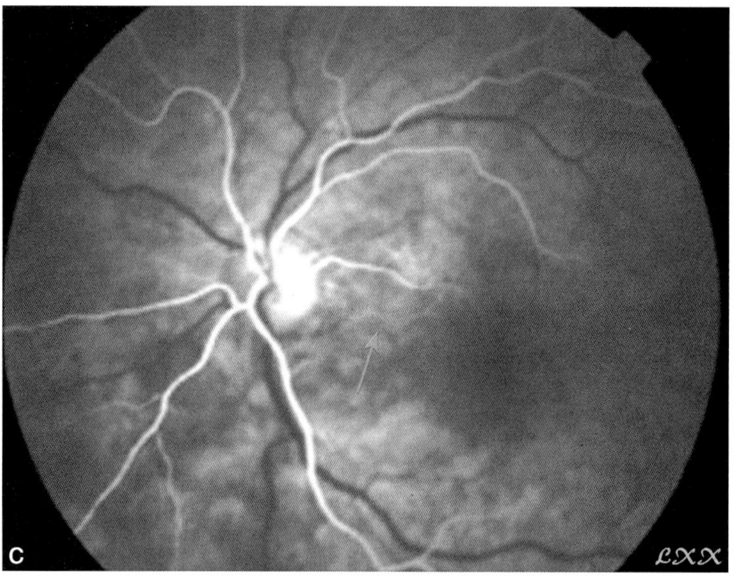

图 2-1-3　荧光充盈倒置
这是 69 岁动脉炎性前部缺血性视神经病变患者，病程 3 个月，A. 视盘颞侧可见睫网动脉（眼底像箭头所示）；B. FFA9秒时视网膜动脉显示充盈，而睫网动脉不充盈（箭头）；C. FFA10 秒时睫网动脉开始充盈（箭头）

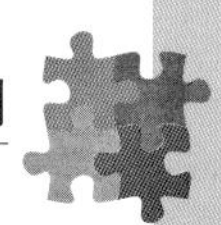

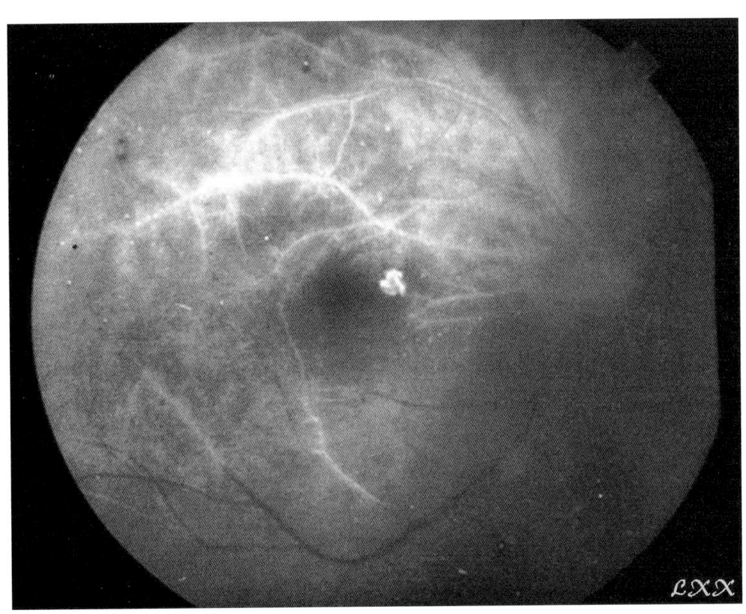

图 2-1-4　逆行充盈

阻塞动脉的近端主干虽无充盈，而末梢却有染料逆行充盈，这种现象多在静脉期出现

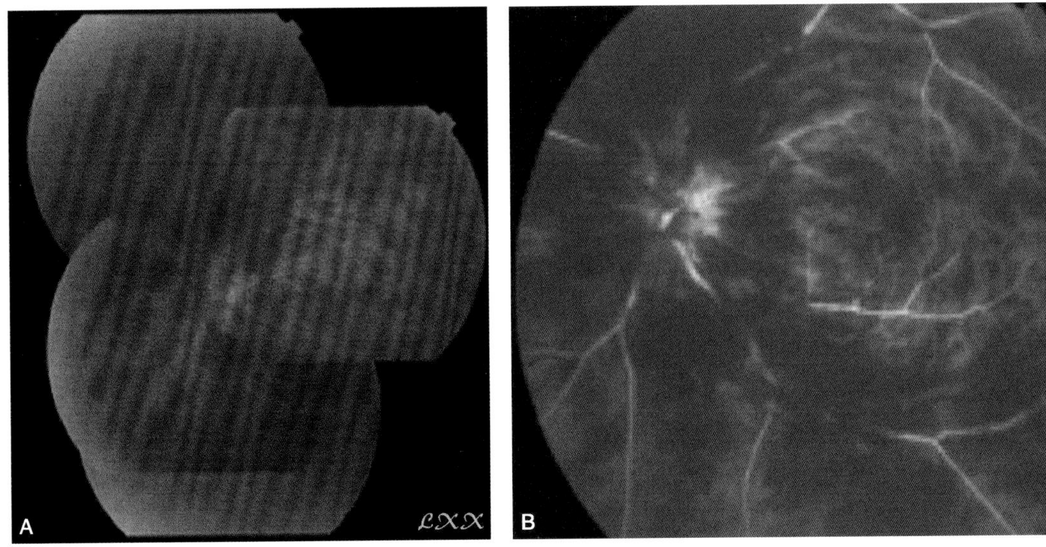

图 2-1-5　荧光遮蔽

急性视网膜中央静脉阻塞患者，A. 眼底像显示后极部密集的火焰状出血斑；B. FFA 显示出血斑遮盖视网膜血管

视网膜屏障）的存在，保证了正常视网膜的生理功能。当视网膜血管出现病变，则内屏障功能有可能受损，使血管内物质外漏。在造影片上可看到有荧光素从血管外渗，称为荧光素渗漏。视网膜血管出现荧光素渗漏不外乎三种情况：①血管壁损害（如血管炎）；②毛细血管扩张；③新生血管。当色素上皮有病变时，外屏障功能受损，可见到脉络膜方面的荧光素随着液体从色素上皮损害处漏到视网膜下，如中心性浆液性视网膜病变，Vogt-小柳-原田综合征等。

不论内屏障或外屏障损害，荧光素渗漏必然会出现两种继发现象：①组织着色（staining），流出的荧光素使周围组织着色，如所谓的管壁着色、视网膜着色、瘢痕着色、巩膜着色等（图 2-1-6）。②染料积存（pooling），流出的荧光素积存在组织腔隙中，如黄斑囊样水肿时，积存于外网织层纤维

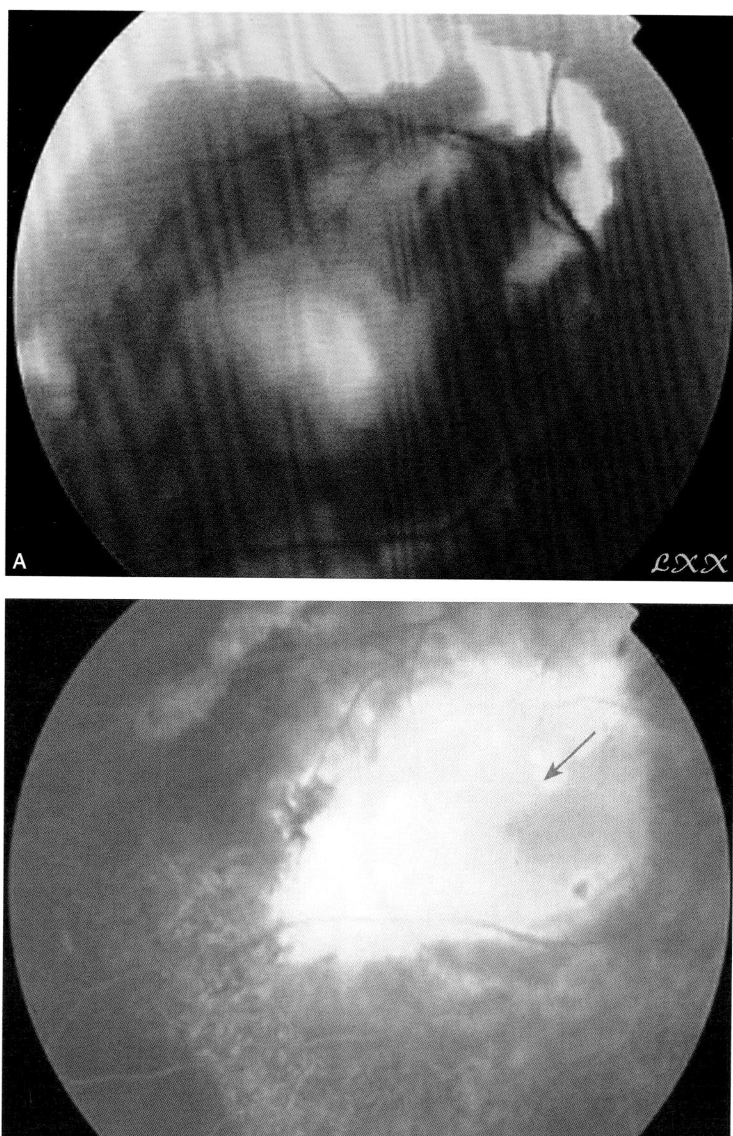

图 2-1-6　组织着色

A. 眼底显示大面积瘢痕；B. 箭头所示为与左图对应的荧光染色

间隙中（图 2-1-7）：中心性浆液性视网膜病变时，积存在视网膜下方；色素上皮脱离时积存于色素上皮下。积存与着色不同之处在于荧光素液最终能将所积存的腔隙轮廓勾画出来，可以看到积存腔的大小形状，而着色则是境界不清楚，形态不规则的。

不论漏出后的染料是使组织着色，还是积存于腔隙中，这些漏出的荧光素，绝不可能再回到循环中去，随着血管内的荧光素一起从眼底消退，而是滞留在那里，在眼底正常荧光消失之后，它们仍然发着强烈的荧光，持续数十分钟甚至数小时。造影术上称为后期残余荧光。

（三）视网膜血管结构异常

1. 毛细血管扩张（telangiectasis）　视网膜的毛细血管扩张，多属病理情况，以继发于各种病变者为常见。如某些炎症，循环障碍，退行性变，糖尿病，眼内肿物等。另有少数病例为原因不明或特发性的毛细血管扩张，如 Coats 病，中心凹旁毛细血管扩张症（juxtafoveolar retinal telangiectasis）等。毛细血管扩张与否在检眼镜下或普通彩色眼底相上很难判定。但在造影图像上，一旦毛细血管扩张，则其能见度显著增加，毛细血管网状结构非常醒目（图 2-1-8）。同时，扩张的毛细血管常有荧光素渗漏，但多在造影后期出现，这与新生血管的迅速渗漏，有所不同。

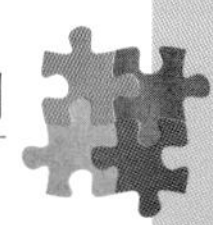

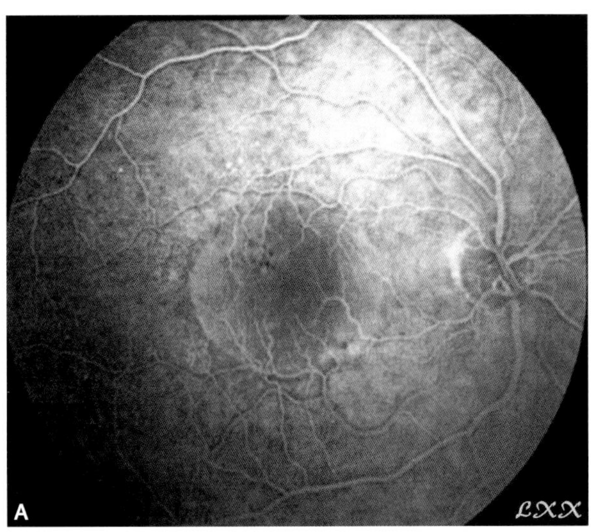

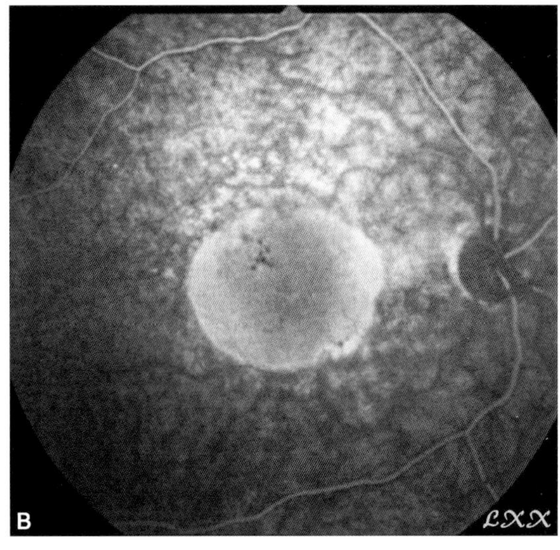

图 2-1-7　荧光积存

A. 黄斑区荧光积存早期；B. 黄斑区荧光积存晚期

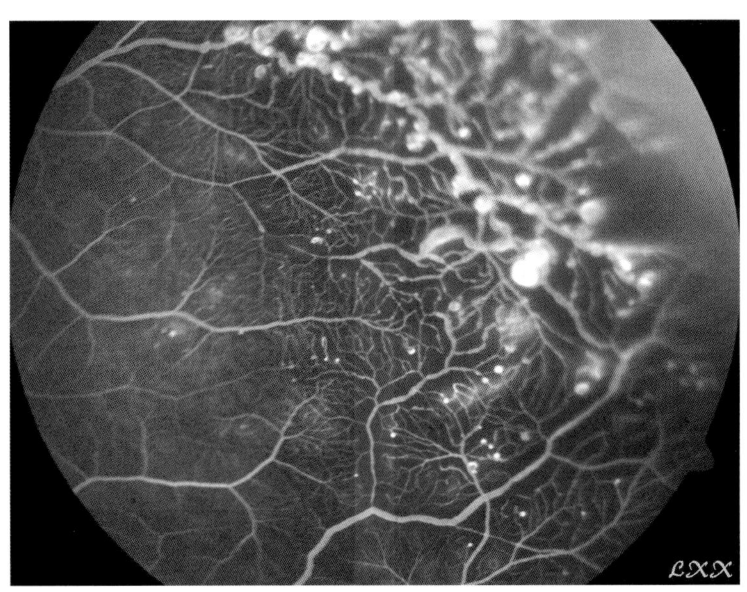

图 2-1-8　Coats 病患儿眼底 FFA，显示视网膜毛细血管扩张和血管囊

2. 毛细血管闭塞(capillary occlusion)　不论局限性的或广泛性的毛细血管闭塞，眼底检查不易看出，而在荧光素眼底血管造影片上，则表现为境界清晰的荧光素无灌注区(non-perfusion area)，呈现一片弱荧光区。这与荧光遮蔽(如出血)的暗区不同，它只是视网膜毛细血管的背景荧光消失，而淡弱的脉络膜背景荧光仍在。此外，无灌注区有异常管道如动静脉短路存在，血管干扩张，无灌注区周围有代偿性的毛细血管扩张，微血管囊形成等，与荧光遮蔽有很大区别(图 2-1-9)。晚期病例尚可见到新生血管向无灌注区内生长。荧光素眼底血管造影对查知此种无灌注区的范围和新生。血管芽的存在，对决定应否光凝治疗是很重要的参考依据。

3. 侧支管道与动静脉短路(collaterals and A-V shunts)　此种情况多见于循环障碍晚期。当静脉总干阻塞时，侧支管道多出现在视盘上，呈袢状迂曲，有时被误认为新生血管，它与新生血管不同之处，只局限在视盘上和没有荧光素渗漏(图 2-1-10，试与图 2-1-12 作比较)。分支静脉阻塞时，侧支管道可以呈桥形连接在阻塞点的两端，也可以在阻塞区远端与另一未阻塞支之间形成一新的连接管道(图 2-1-10)。

动静脉短路常见于无灌区内，此时因毛细血管闭塞，动脉血流不能进入毛细血管网，只好由一

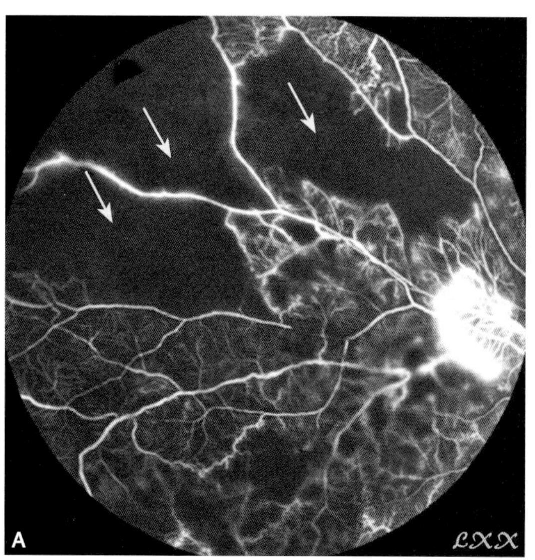

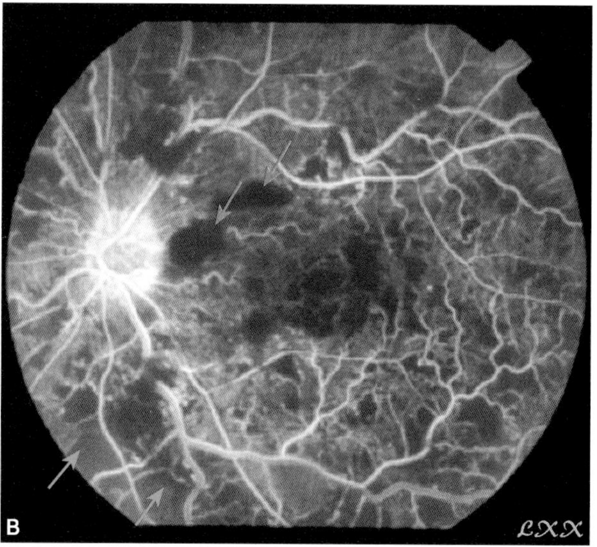

图 2-1-9　无灌注区与荧光遮蔽

A. 毛细血管闭塞形成 FFA 下的无灌注区（箭头所示）；B. 出血引起的荧光遮蔽和无灌注区鉴别（黄色箭头指向出血，绿色箭头指向无灌注区）

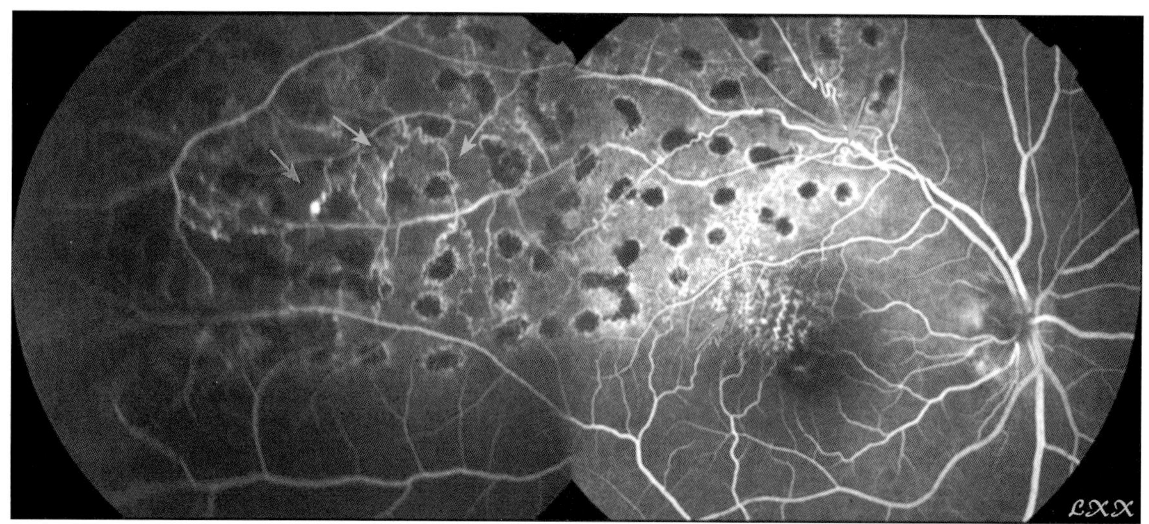

图 2-1-10　颞上分支静脉阻塞后的患者侧支管道开放（蓝色箭头），还有大动脉瘤（红色箭头）和小分支血管扩张（绿色箭头）

异常管道直接通向静脉（图 2-1-11）。此外，动静脉短路也见于某些先天异常的眼底。

4. 新生血管（neovascularization）　当视网膜出现大片毛细血管无灌注区（亦即缺血区）时，往往随之发生的便是视网膜新生血管。早期的新生血管芽，很不易辨认，它常位于静脉侧，静脉未充盈前它不显影，静脉一充盈，它立即渗漏染料，形成一个强荧光斑（图 2-1-12）。初学者在无灌注区边缘，见到这种特征，应疑及新生血管芽。随着病情进展新生血管芽成为新生血管叶，最后成为纤维血管膜，便容易被认识了。大的新生血管的渗漏，多限于末端，而新生血管干上则不渗漏。视盘上的新生血管多延伸到盘外，且早期即有染料渗漏，与视盘上侧支循环显然不一样（图 2-1-13）。

5. 动脉囊与血管瘤（aneurysm and angioma）　所谓动脉囊（aneurysm）是指血管壁的局限膨胀、呈憩室状、壶腹状或纺锤状。视网膜分支动脉上见到的局限性管壁膨胀，称之为视网膜动脉囊（如 Leber 多发性动脉瘤病）。主干上出现的称大动脉囊（macroaneurysm）；而发生于毛细血管壁的则谓之微动脉囊（microaneurysm），如糖尿病及静脉阻塞所见（图 2-1-14）。微动脉瘤在检眼镜下呈红色小点与出血点很难鉴别，但在荧光造影图像上则极易辨认：微动脉囊有荧光，出血点则为荧光遮蔽，

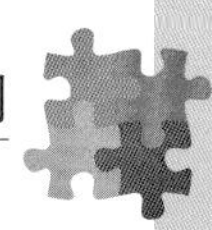

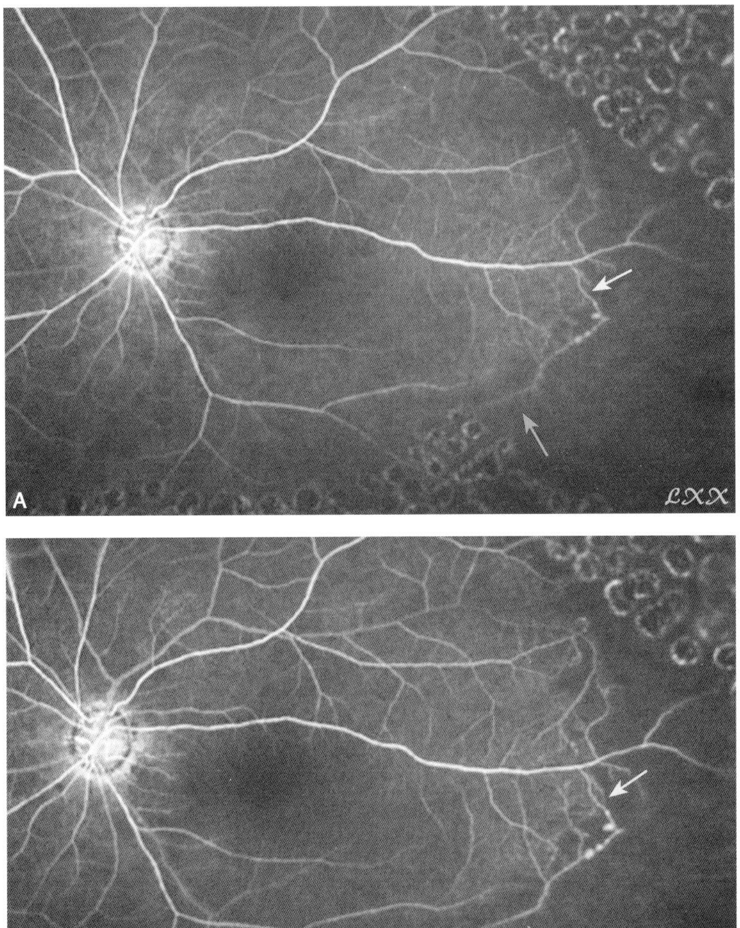

图 2-1-11　动静脉短路（黄色箭头）连接闭塞血管（蓝色箭头）和正常血管，周围是无灌注区

A、B. 不同部位的连接闭塞血管；C. 显示动静脉短路

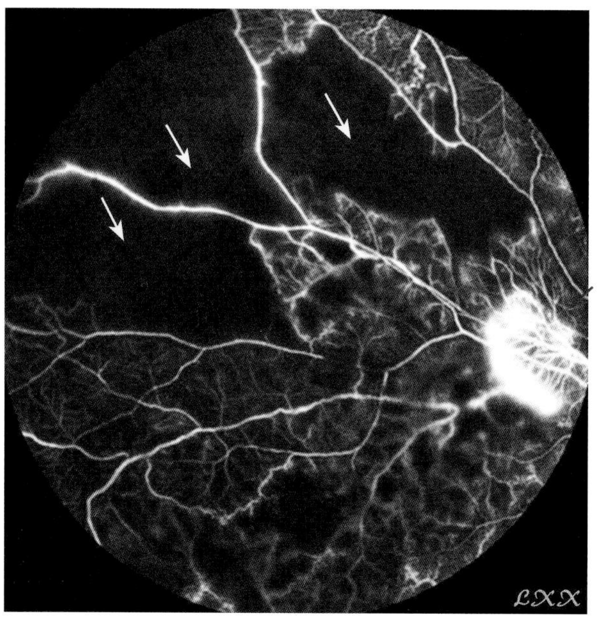

图 2-1-12　FFA 显示大面积无灌注区（黄色箭头）和新生血管（红色箭头）

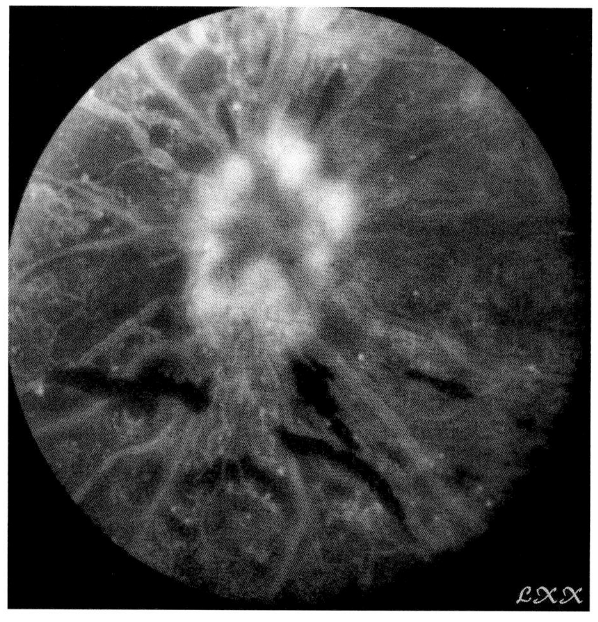

图 2-1-13　FFA 显示视盘上的新生血管

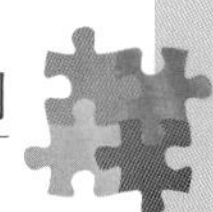

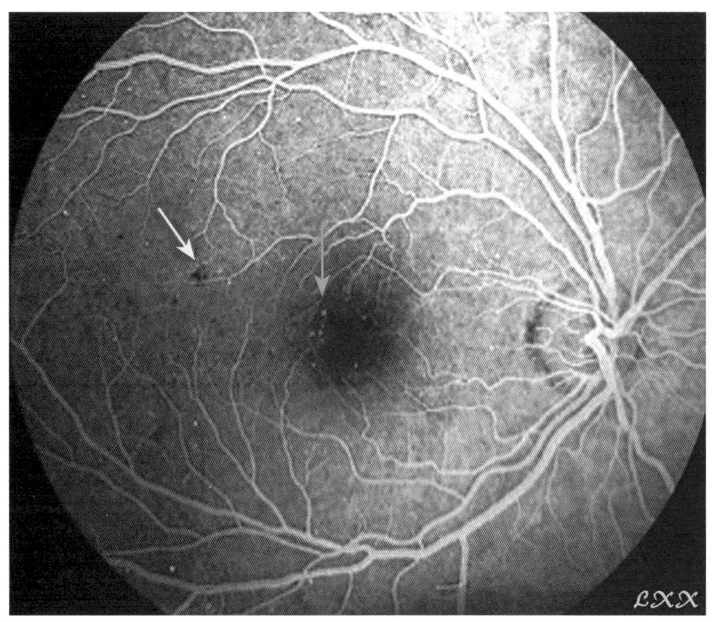

图 2-1-14　轻度非增殖期糖尿病视网膜病变(1 期)
黄色箭头显示遮蔽荧光的出血点,蓝色箭头显示微血管囊

大的动脉瘤常有渗漏。附近反应性毛细血管扩张,亦有渗漏。

血管瘤(angioma)则是血管网及其间质构成的肿物,有供养动脉和输出静脉(如 Von-Hippel 病)。荧光素眼底血管造影对瘤体的结构、位置、供应血管以及周围反应性的毛细血管扩张等,都可显示无遗(图 2-1-15)。光凝时不仅对瘤体,即周围扩张的毛细血管亦应一并处理。

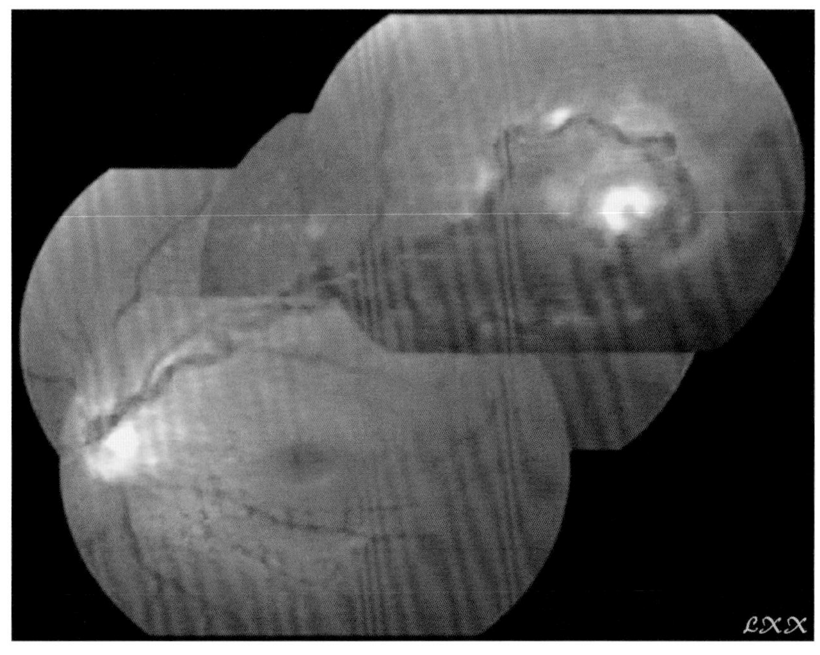

图 2-1-15　视网膜血管瘤(Von-Hippel 病)

(四) 色素上皮损害的异常荧光

荧光素眼底血管造影对观察色素上皮病变有其独到之处,远非检眼镜可相比拟。

1. 屏障功能损害　此种情况多见于中心性浆液性视网膜病变,严重的葡萄膜炎(如 Vogt-小柳-原田综合征、交感性眼炎)与重度眼球挫伤等。染料从脉络膜通过色素上皮损害处,源源漏入视网膜下。其位置与扩展形态在造影片上清晰可见。渗漏多在静脉期出现，荧光素不断积存于视网膜下，在后期有时可勾画出积存腔隙的范围（图2-1-16）。

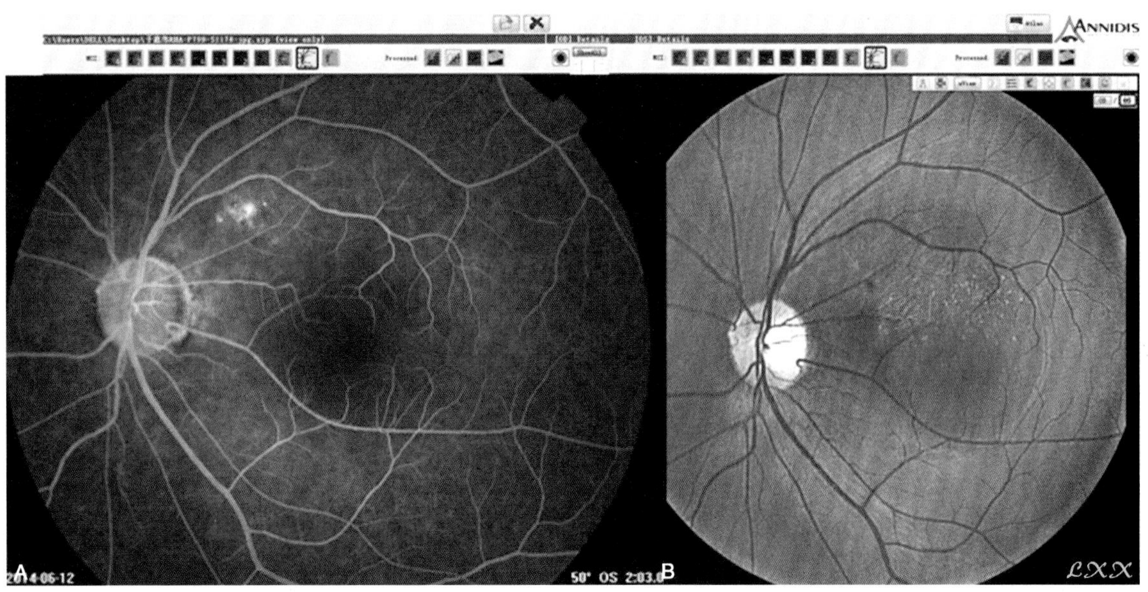

图2-1-16 视网膜色素上皮渗漏

中心性浆液性脉络膜视网膜病变，A. FFA显示荧光渗漏部（强荧光灶）；B. 多光谱成像显示渗漏（蓝色箭头）和圆形神经上皮脱离区

2\. 萎缩性改变　主要表现为色素脱失以及游离出的色素沉着在附近组织。通常脉络膜所发出的强烈荧光，受色素上皮均匀的色素颗粒所阻挡，造影片上只能见到淡弱的背景荧光。如果色素上皮的色素脱失（局限的或弥漫的），就可以见到该处背景荧光增强。如同开了窗子见到外面的阳光一样，所以称之为窗样缺损（window defect），也叫做透见荧光（transmitted fluorescein）。它的特点是荧光斑随着脉络膜的充盈而出现，随着背景荧光的增强而增强，又随着背景荧光的消退而淡弱。它像渗漏，却不是渗漏。在整个造影过程中，它的大小、形态，始终没有改变，后期也没有残留荧光。它是静的，不是动的，临床上有人称之为"假染现象（psudostaining）"，实际上它与前节所说的渗漏，完全不同（图2-1-17）。

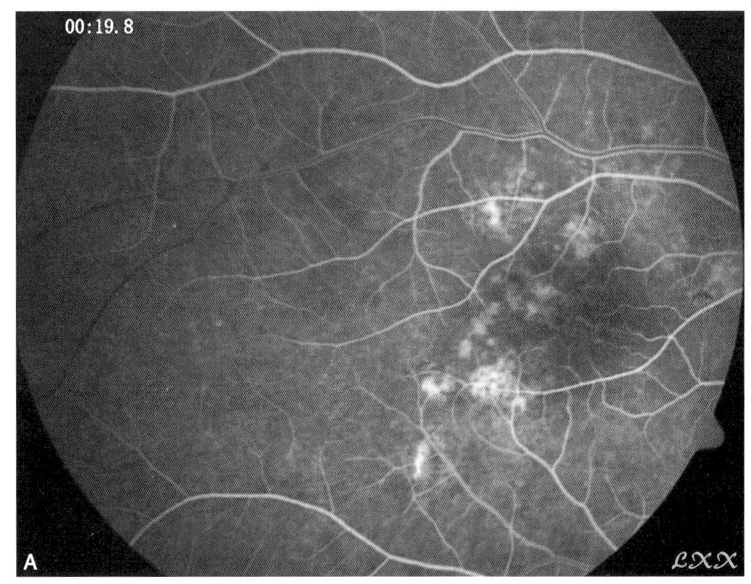

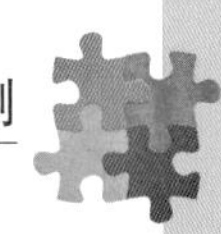

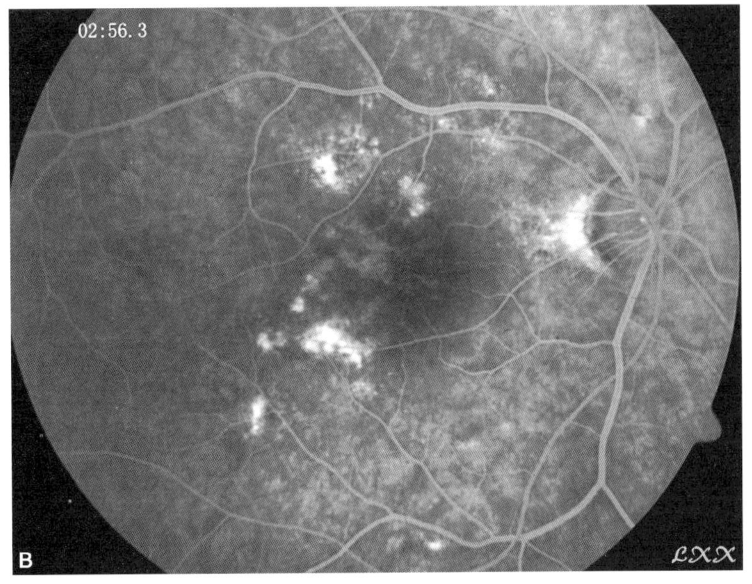

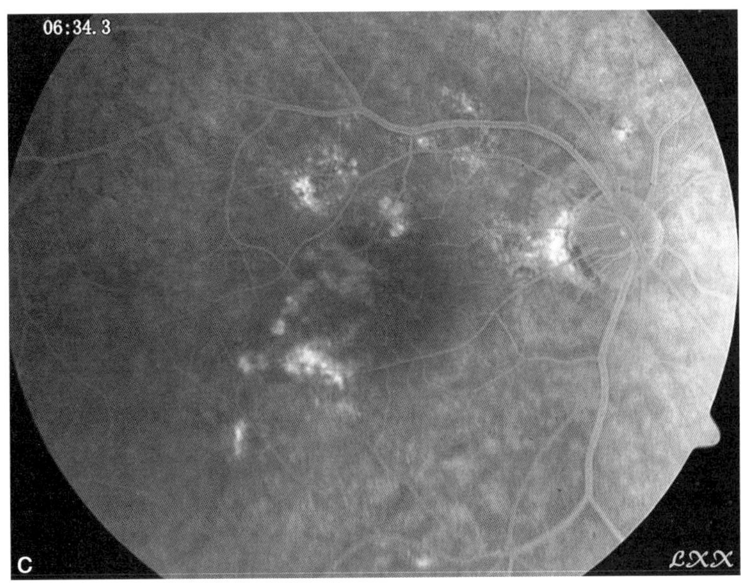

图 2-1-17　窗样缺损

年龄相关性黄斑变性患者,黄斑区大面积 PRE 萎缩,随着荧光造影时间延长,点状强荧光大小、形态,始终没有改变。A、B、C 图分别显示不同患者的 PRE 萎缩

如果眼底色素上皮弥漫性萎缩,则整个背景荧光增强,而在普遍强荧光背景中又散布着无数遮蔽荧光的小点(游离的色素沉着造成的),使造影图像上呈斑驳状强荧光背景(如视网膜色素变性,弥漫性葡萄膜炎后期所见)。

多数情况下,色素上皮萎缩,而其屏障功能仍保持完整。

3. 色素上皮脱离　正常情况下,色素上皮与玻璃膜粘连甚紧,当存在某种因素而使此种粘连松解时,便会出现色素上皮脱离。在成年人中这种脱离称为特发性浆液性色素上皮脱离。它的大小很少超过一个盘径,可单发或多发,呈圆形疮状隆起,边缘陡峭,色暗红。荧光素眼底血管造影在早期即显荧光(图 2-1-18A),随着背景荧光增强而增强(图 2-1-18B),造影过程中大小形态不变(图 2-1-18C),但后期因染料积存在脱离腔内,所以当眼底荧光消退后,它仍保持强烈荧光(图 2-1-18D),这一点可与窗样缺损区别。有时色素上皮脱离边缘有损害,液体就会从色素上皮下进入视网膜神经上皮下,继发视网膜盘状脱离,于是便形成了中心性浆液性脉络膜视网膜病变的形态。

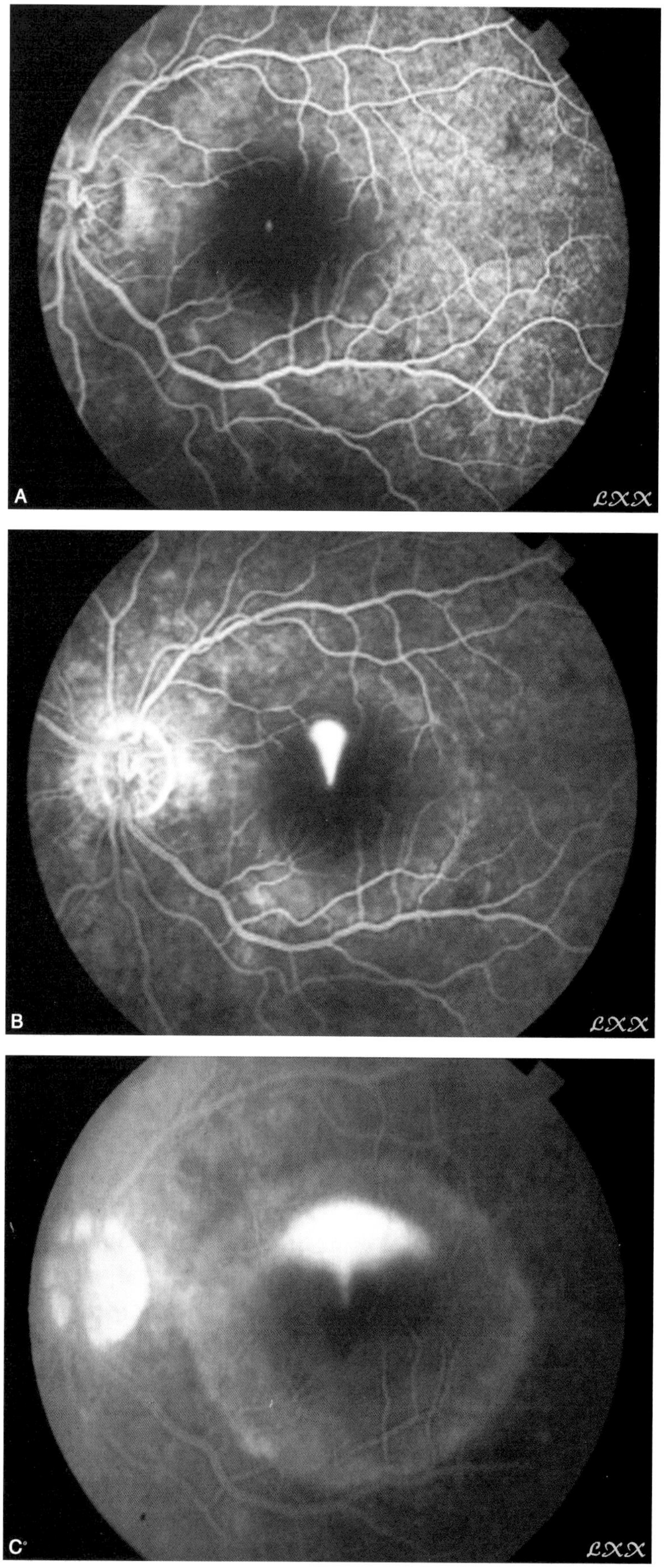

A

B

C

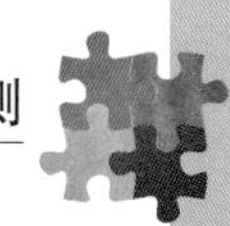

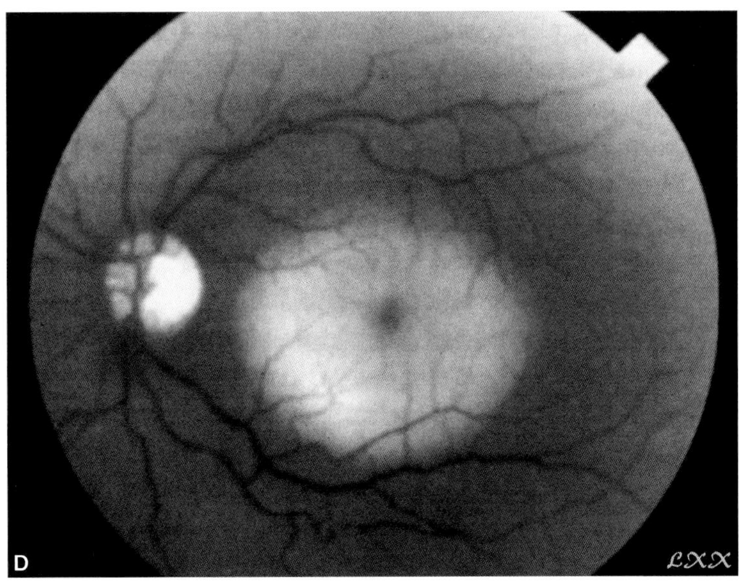

图 2-1-18　左眼中心性浆液性脉络膜视网膜病变的 FFA

A. 早期即显现点状荧光；B. 荧光增强呈炊烟状；C. 形状不变，但面积扩大；D. 染料积存呈强荧光

色素上皮脱离尚可见于年龄相关性黄斑变性萎缩型。此时色素上皮脱离的范围较大，可超过一个盘径，偶见达 2～3 个盘径者。此种单纯的色素上皮脱离吸收后则留下境界清晰的色素上皮萎缩区，称为“地图状视网膜色素上皮萎缩（geographic retinal pigment epithelial atrophy）”。荧光素眼底血管造影呈现透见荧光。

色素上皮脱离还可以继发于脉络膜新生血管，尤其是年龄相关性黄斑变性渗出型。脉络膜新生血管进入色素上皮下；可以形成上述的典型色素上皮脱离形态。但更多情况是形成一种不规则脱离，如肾形或带有切迹的不整圆形（图 2-1-19）。荧光素眼底血管造影显示：①新生血管多位于肾形的弯曲面内或不规则圆形的切迹处（Gass，1984）；②脱离腔中的荧光素渗漏，比特发性脱离晚；③后期脱离腔内所积存的荧光素，荧光强弱不一致。有此三点，可供与无新生血管的原发的色素上皮脱离相鉴别。

4. 玻璃膜疣　玻璃膜疣的出现，往往提示色素上皮细胞内的溶酶体功能衰退。随着年龄的增

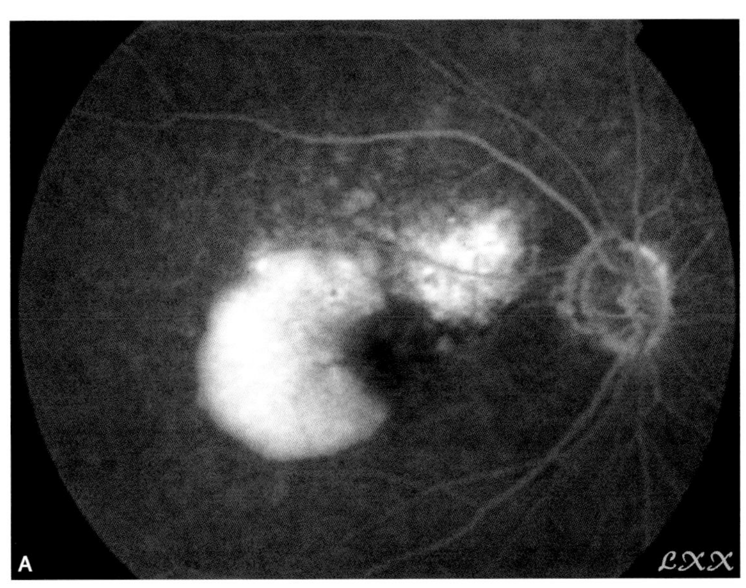

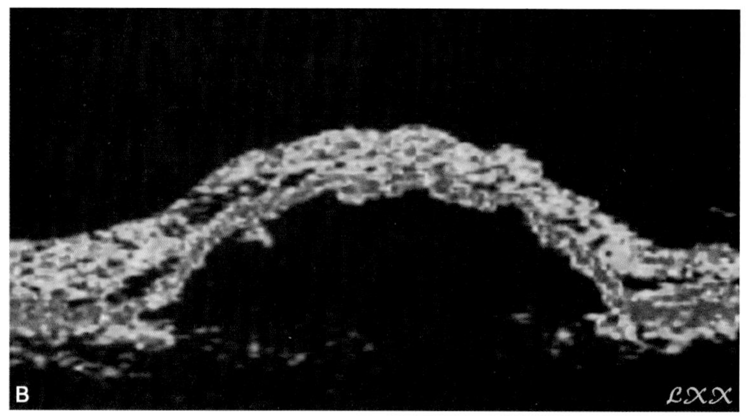

图 2-1-19　纤维血管性色素上皮脱离为不规则的色素上皮脱离，呈肾形或有切迹
A. 眼底像；B. OCT

长，玻璃膜疣逐渐出现并增多，60 岁以上的老年人，几乎都能见到。色素上皮溶酶体功能下降后，对所吞噬的感光细胞外节盘膜，无法完全消化，于是便有残余物质排出并沉积于玻璃膜上，称为玻璃膜疣(drusen)。

玻璃膜疣的形态不一，可多可少，有孤立的、融合的、软性的、硬性的不等。由于覆盖在疣上的色素上皮常有色素脱失，所以造影时它们绝大部分表现为透见荧光，后期荧光逐渐消失，但少数可能有染料轻度着色，荧光残留时间稍长(图 2-1-20)。

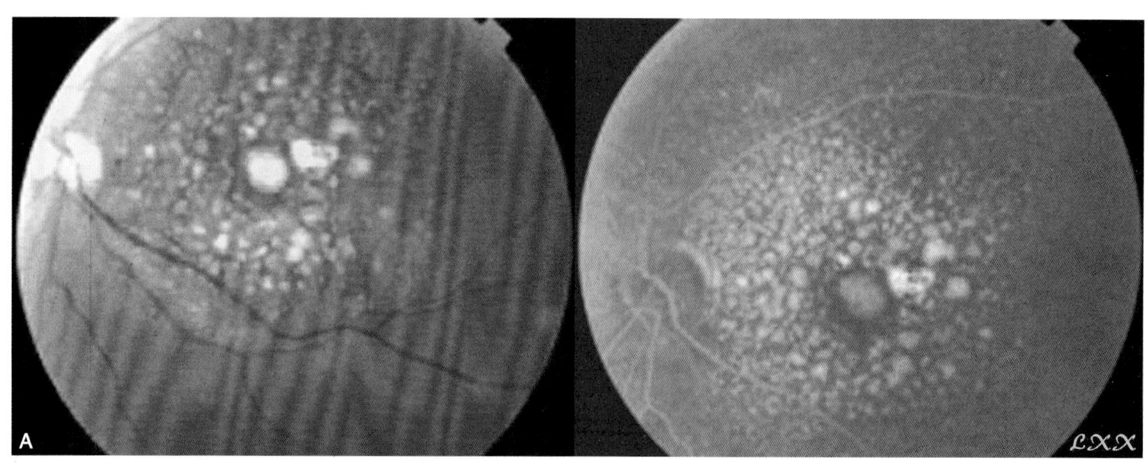

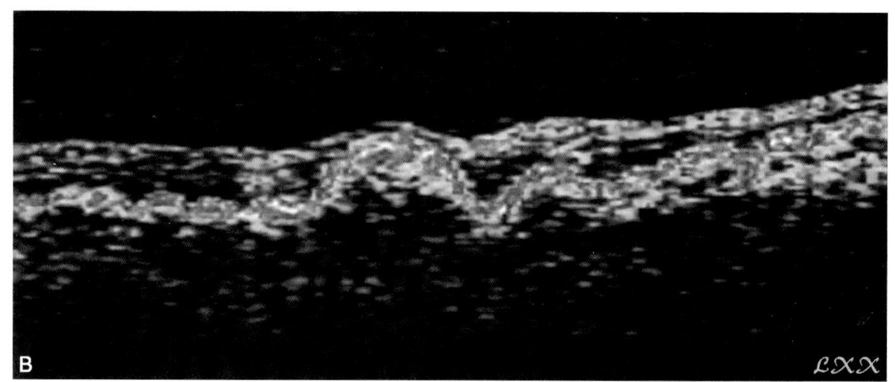

图 2-1-20　玻璃膜疣
A. 眼底图像及 FFA 显示轻度着色；B. OCT 显示玻璃膜疣

5. 色素上皮的异生与增殖　当视网膜下有出血、脂类、渗液等积存时，色素上皮细胞可以脱落形成吞噬细胞，清除视网膜下异常物质。它还可以异生并增殖为成纤维细胞，以修复损害区，使之

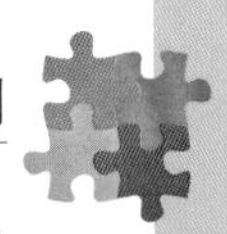

瘢痕化(如年龄相关性黄斑变性渗出型、近视性黄斑变性、中心性渗出性脉络膜炎和血管样纹合并黄斑变性等所见)。但它们与中胚叶来源的吞噬细胞和成纤维细胞又有所不同,即其胞浆中含有色素颗粒(图2-1-21)。因此修复的瘢痕呈现灰白团块与色素斑相混杂的形态。造影时色素斑呈遮蔽荧光,而灰白的瘢痕组织则由于周围荧光素的漏入,后期常染成强荧光斑,其大小与瘢痕相当、界限清楚,称之为瘢痕着色。初学者不应误诊为新生血管的渗漏。

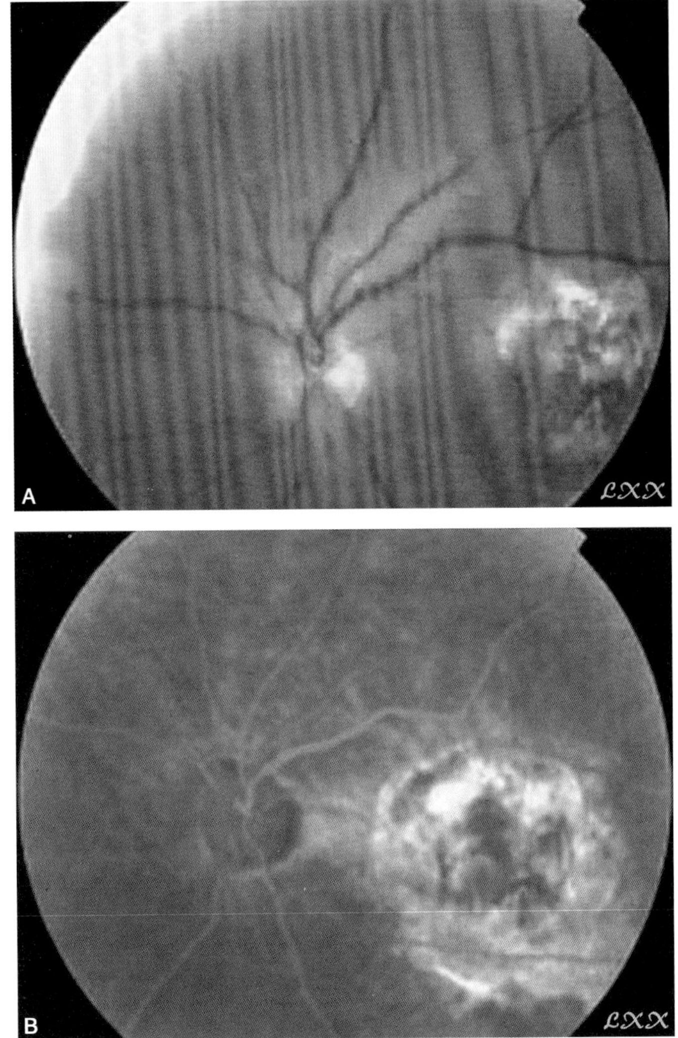

图2-1-21 视网膜色素上皮异生
A. 眼底照相;B. FFA

(五)脉络膜损害的异常荧光

1. 脉络膜充盈迟缓或缺损　脉络膜血循环是分区供应的,而各分区之间充盈时间常不一致。尤以视盘周围的脉络膜荧光,即在正常人,有时也较其他处脉络膜充盈稍缓。如前所述,脉络膜自充盈开始到全部充盈,有人统计可长达四秒钟。所以判定脉络膜充盈迟缓应谨慎,不要把分区供应之间的正常差别,归入充盈迟缓之列。

在某些疾病中,可以出现脉络膜充盈迟缓和充盈缺损。如急性多发性后极部鳞状色素上皮炎,就有人在造影片上观察到是多灶性的脉络膜缺血造成的,荧光图像表现为多处充盈缺损(Deutman,1977)。在青光眼,前部缺血性视神经病变与某些退行性变疾患,有时可见盘周脉络膜充盈迟缓情况(图2-1-22,图2-1-23)。

2. 脉络膜毛细血管闭塞和萎缩　这是临床上很常见的情况,所有色素上皮进行性萎缩的疾

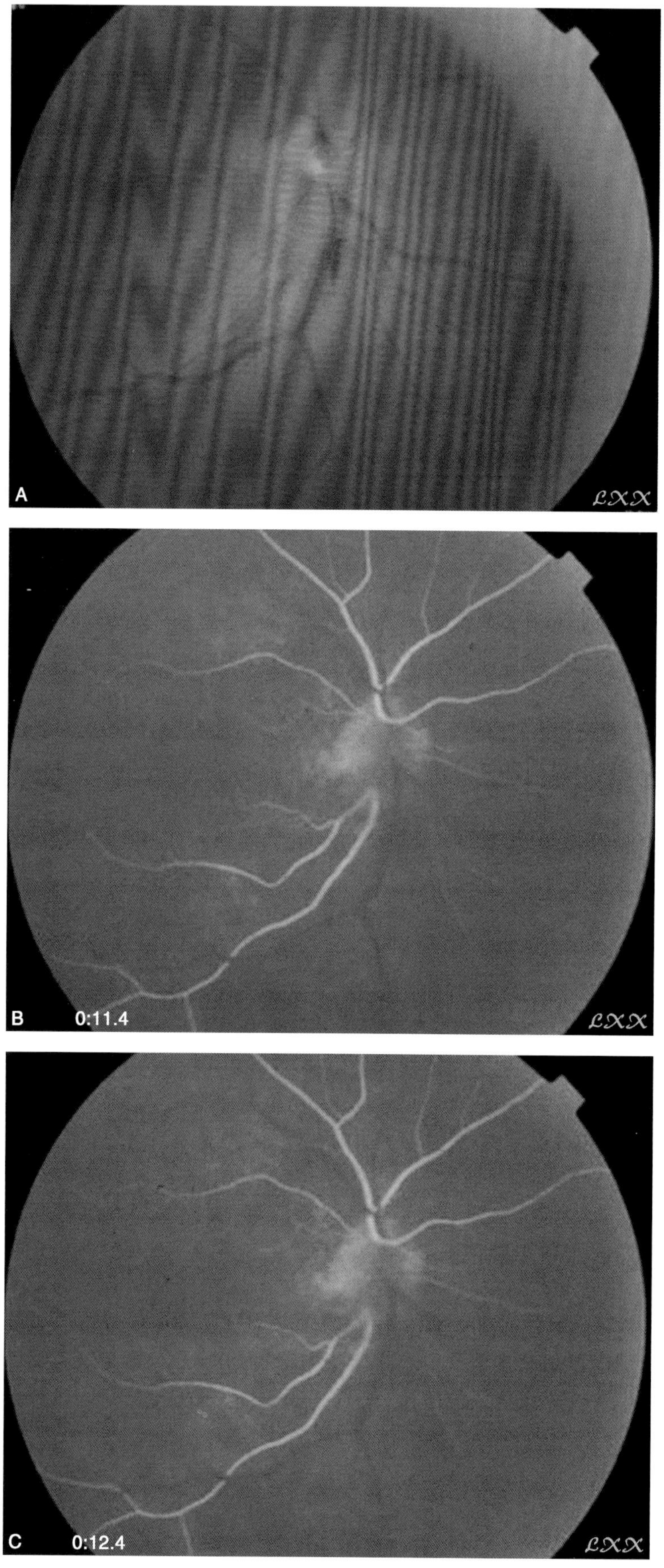

A
LXX

B
0:11.4
LXX

C
0:12.4
LXX

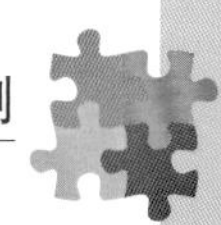

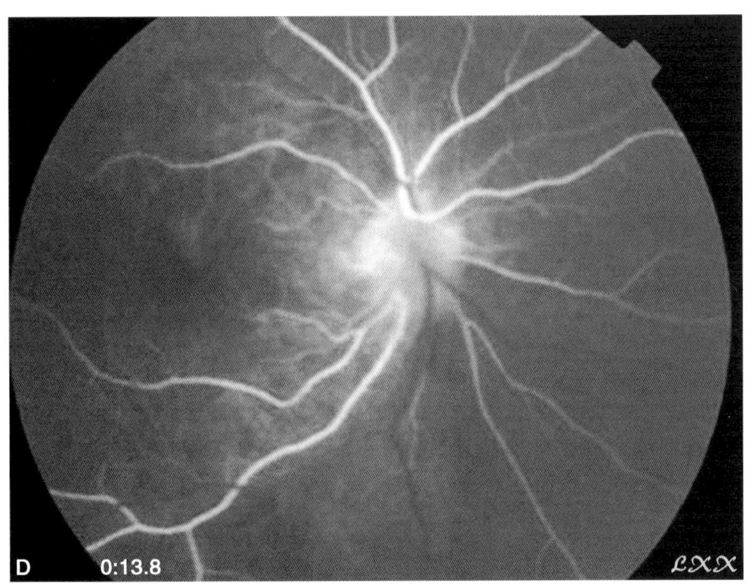

图 2-1-22　脉络膜充盈迟缓　患者 63 岁，女性，右视力突发下降到 0.16，A. 眼底像示视盘水肿，色淡，视野下半侧缺损；B. FFA11.8 秒视网膜动脉荧光出现；C. FFA12.4 秒视网膜动脉荧光逐渐增强；D. FFA13.8 秒时才有脉络膜荧光

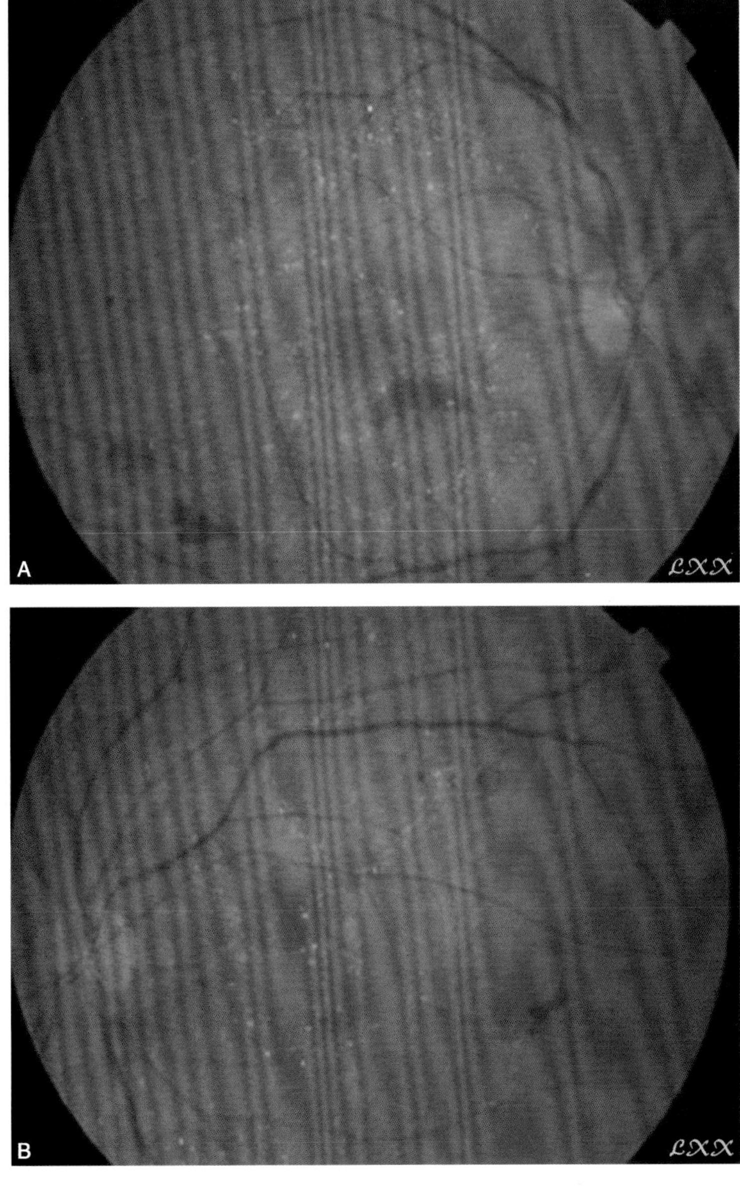

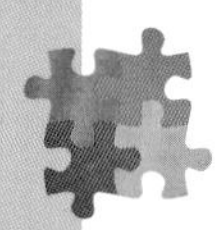

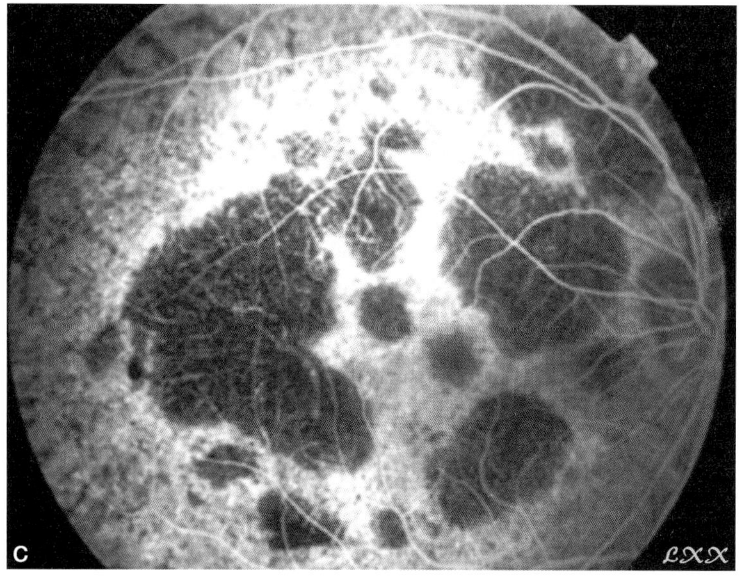

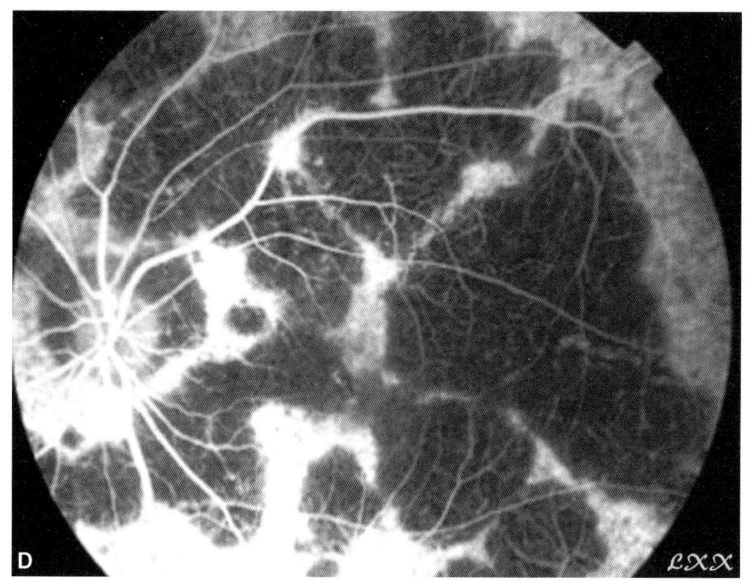

图 2-1-23　脉络膜充盈缺损

一 55 岁女性患者视力下降多年，A、B. 双眼眼底像显示视网膜结晶样，色素沉着；C、D. FFA 显示双眼片状脉络膜荧光缺损，提示脉络膜毛细血管层丧失

病，如视网膜色素变性、结晶样视网膜变性、Stargardt 病、高度近视以及一些继发性色素上皮损害，如 Vogt-小柳-原田综合征、交感性眼炎等，往往在色素上皮长期萎缩之后，出现岛状的脉络膜毛细血管萎缩区，单个或多个，分散或融合，形态不一。荧光造影可见于由色素上皮普遍萎缩造成的弥漫性背景荧光增强中，散布着斑块状的弱荧光区。这种弱荧光区系因脉络膜毛细血管在该处闭塞，造成染料无灌注，因而丧失背景荧光所造成的。它不同于荧光遮蔽，虽然毛细血管网的背景荧光没有了，而脉络膜粗大血管的荧光仍然存在。也就是说，在斑块状弱荧光区内仍有粗大血管可见。而荧光遮蔽，则为绝对暗区，其中见不到任何结构。

有许多原发性的脉络膜萎缩，如中央性晕轮状脉络膜萎缩（central areolar choroidal atrophy）、无脉络膜症（亦称脉络膜消失症 choroideremia）和回旋形脉络膜萎缩（gyrate choroidal atrophy）等，近代实验及临床观察证明，在脉络膜血管网萎缩之前，先有色素上皮层的萎缩。何以如此尚无满意解释。有人认为这是继发于需求能量的感光细胞和色素上皮细胞死亡之后而出现的一种“失用性萎缩（disuse atrophy）”（Eagle，1977；Eagle，1984）。

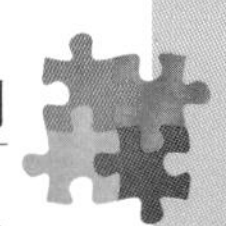

3. 脉络膜新生血管　由脉络膜毛细血管来的新生血管进入色素上皮下，在不少老年眼中都可见到。所幸此种色素上皮下的新生血管，大多数是微小而静止的。临床上查不出，荧光素眼底血管造影也看不见，只是病理学家在离体的眼球上检查发现。Gass（1984）称之为"隐蔽的脉络膜新生血管"，它的血流量很低，荧光素进去很少，不足以使造影胶片显影。但少数病例，新生血管不断增大发展，发生渗液或出血，形成严重的黄斑病变。除年龄相关性黄斑变性外，近视性黄斑病变，血管样条乱合并黄斑损害以及中心性渗出性脉络膜炎等都可见到脉络膜新生血管进入色素上皮下或视网膜下。

脉络膜新生血管的造影所见、形态不一，如轮辐状、花边状、颗粒状、丝绒状和不规则形等。脉络膜新生血管与视网膜新生血管不同之处在于：①它在动脉早期就显影（而视网膜新生血管多在静脉期出现），说明它与脉络膜同时得到染料充盈；②染料迅速渗漏扩大；③与视网膜血管并无联系（如用立体观察更加清楚）（图 2-1-24）。

脉络膜新生血管很脆弱，往往造成黄斑出血，严重时可侵入玻璃体。如果出血很浓厚，造影片上新生血管可能被遮蔽而看不清。应等待出血吸收后再造一次影，以明确诊断。色素上皮下的多量出血，可形成血肿，呈灰蓝色隆起，有时可使人疑为脉络膜黑色素瘤。但荧光素眼

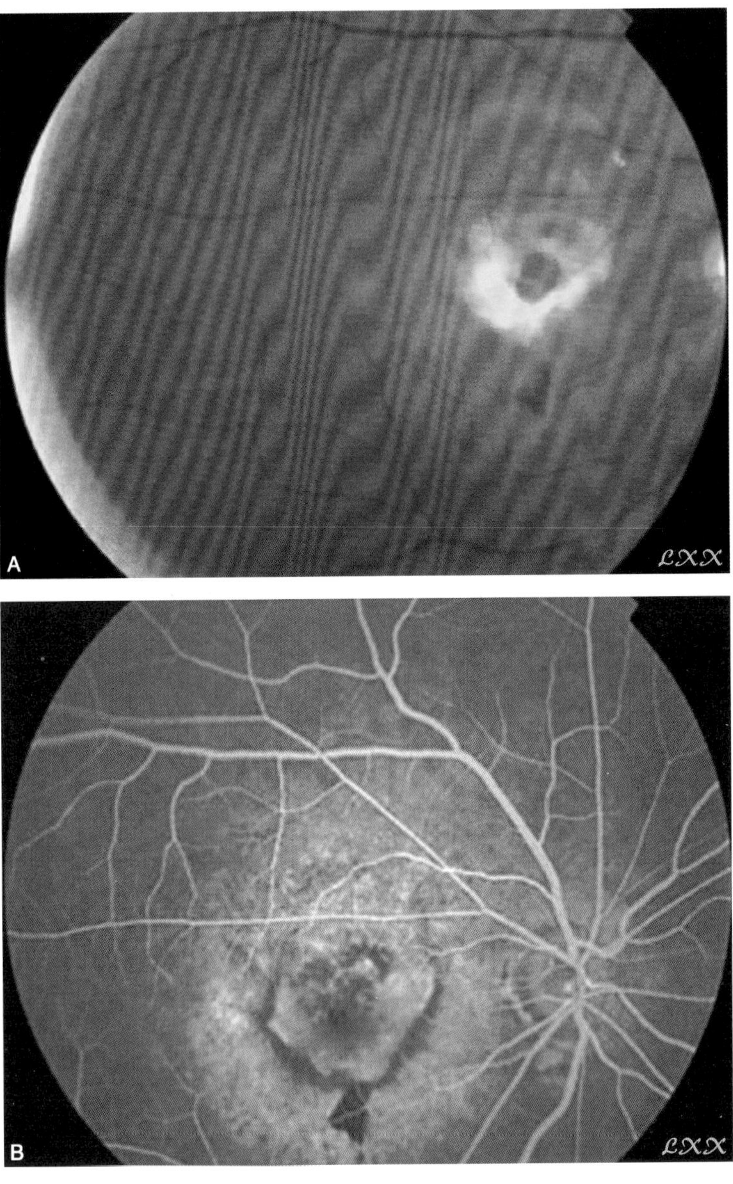

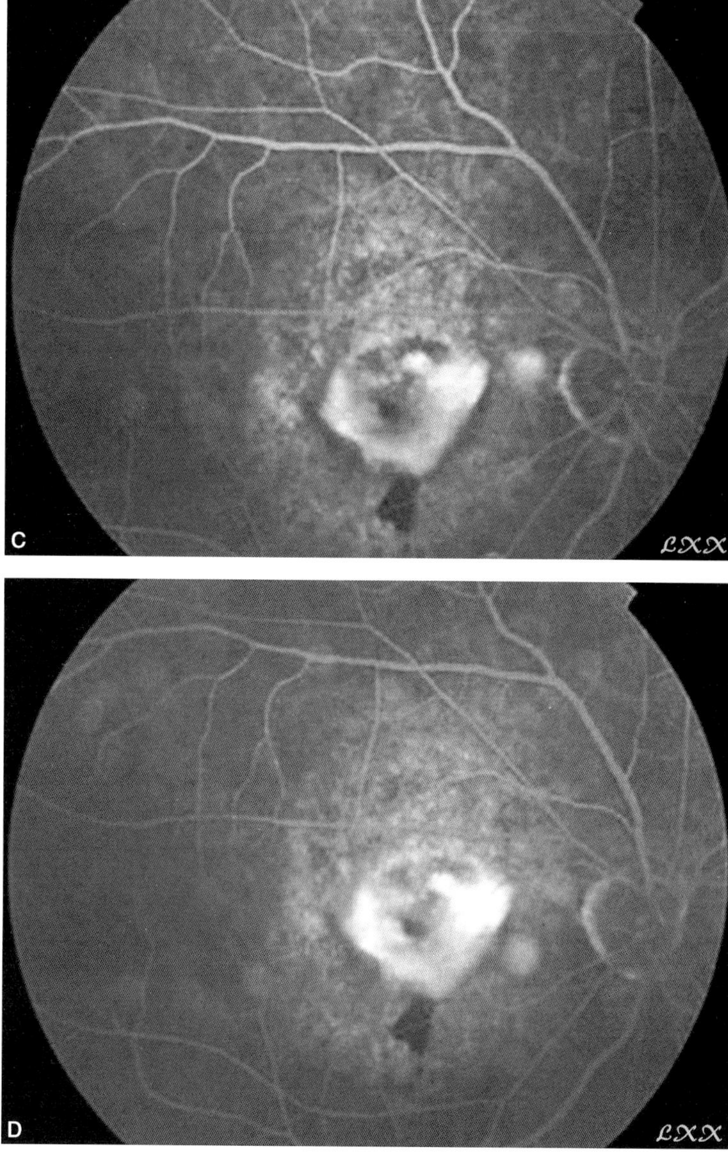

图 2-1-24 脉络膜新生血管

A～D 为 68 岁的男性患者脉络膜新生血管图像，FFA 显示边界清楚的 CNV，下方以三角形出血斑

底血管造影可资鉴别。出血为荧光遮蔽，自始至终都是暗区，而瘤体内营养血管的渗漏，后期形成强荧光斑。

（六）视盘损害的异常荧光

1. 视盘的荧光增强　临床上可见于以下各种情况：

由于视盘毛细血管扩张形成的强荧光，见于视网膜中央动脉阻塞。此时视盘表层辐射状毛细血管扩张，并从它与筛板前区受睫状后动脉供应的毛细血管网的交通支中，得到荧光素充盈，呈现清晰的毛细血管荧光。但此种代偿性扩张，随着染料消退而淡弱，并无渗漏。

由于视盘表层辐射状毛细血管扩张并有染料渗漏形成持续性强荧光。这见于视盘水肿、视盘炎，也见于缺血性视神经病变。毛细血管扩张程度轻重不一，严重时多量微动脉瘤形成，状如麦穗。视盘水肿与视神经炎，在造影图像上很难鉴别，应依靠其他临床检查。葡萄膜炎严重时常伴有上行性视神经炎，视盘有染料渗漏和强荧光残留（图 2-1-25，图 2-1-26）。

另外，视神经萎缩，严重时常表现早期弱荧光，后期转为强荧光。但这种后期强荧光局限在视盘之内，边缘清晰，或许是由筛板方面来的染料，造成后期着色所致。

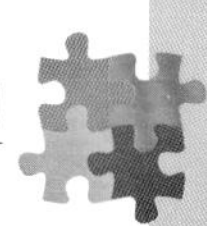

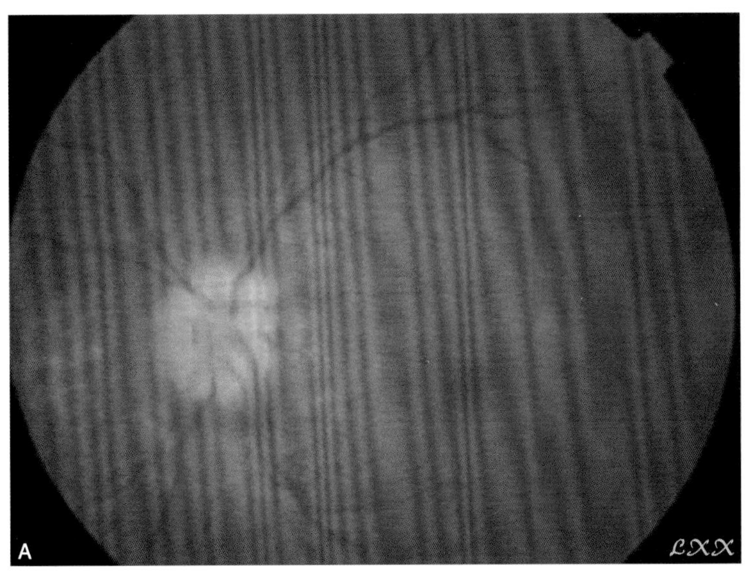

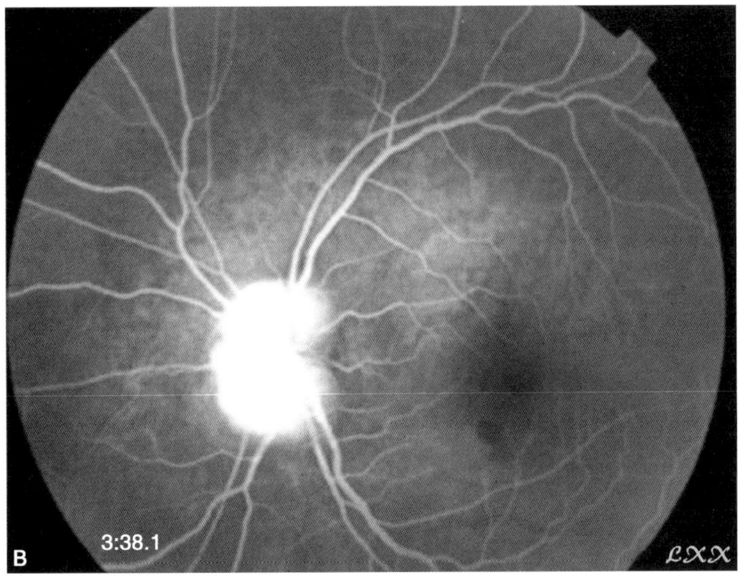

图 2-1-25　视盘水肿引起视盘强荧光

一例 44 岁的颅内神经纤维瘤导致视盘水肿女性患者，造影显示视盘部荧光渗漏。A. 双眼眼底图像；B. 同一患者双眼 FFA 图像，显示视盘部荧光渗漏

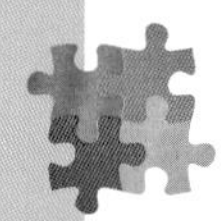

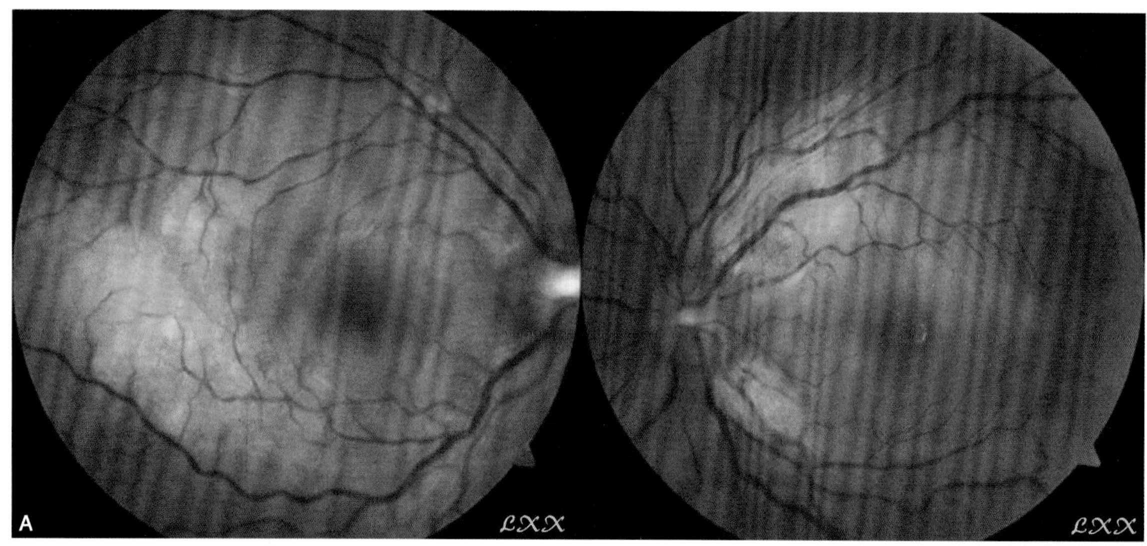

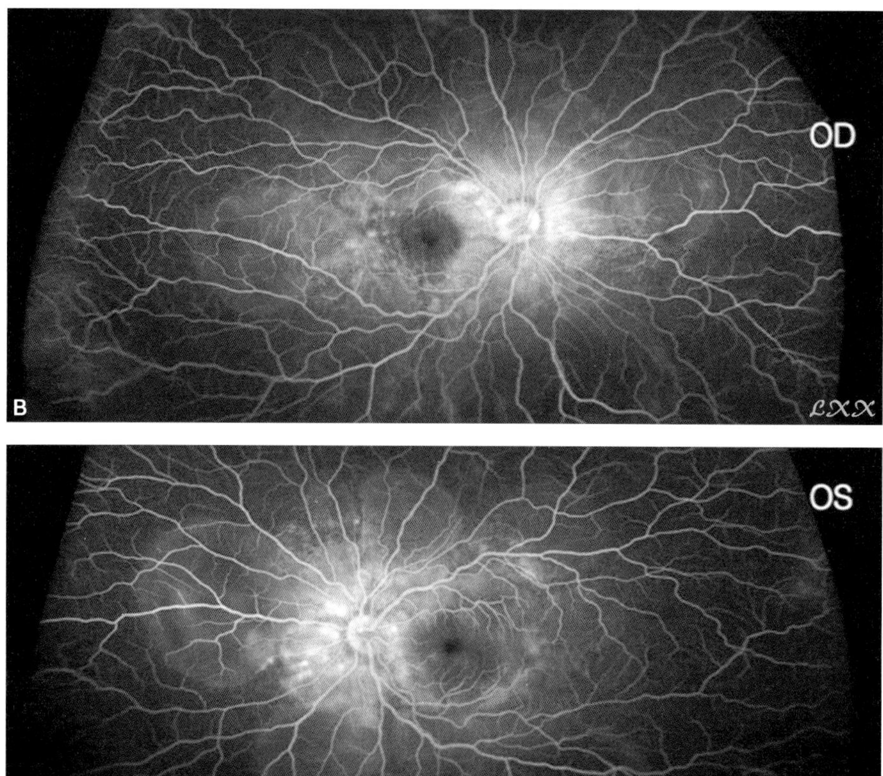

图 2-1-26　视盘荧光增强

A. 一 37 岁女性患者 VKH 病双眼眼底像，视力右 0.2，左 0.1；B、C. FFA 显示视盘不规则强荧光，视网膜多灶性神经上皮脱离

2. 视盘的荧光减弱　前部缺血性视神经病变，发病两周内，造影片上常可见到缺血部位早期呈弱荧光，其余部位则有代偿性表层毛细血管扩张并渗漏，静脉期后整个视盘被染成一片强荧光。所以这种患者，应着重多拍造影早期相，才能看到缺血部位。发病时间较长者，不易见到上述典型荧光征候。原发性开角性青光眼，造影时可以见到与视野缺损部位相当的视盘某处出现弱荧光区，有的病例杯底出现渗漏，使后期视盘转为强荧光。

视神经萎缩晚期患者，造影可见整个视盘荧光减弱，后期因着色而呈强荧光。

（七）自发荧光与假荧光（autofluorescence and psudofluorescence）

本章第二节造影方法中提到注射荧光素之前要照一下长对比片，其目的就是要观察眼底有无

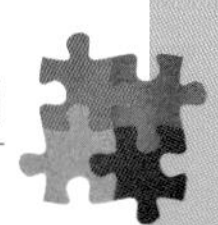

自发荧光和假荧光的存在。从理论上说，眼底照相机放上激发滤光片和屏障滤光片后，一般光线就不能通过，只有荧光素注射后，眼底发出的荧光才能通过并使胶片显影。如果放置了滤光片，在注射染料之前所拍的对比片上有"荧光"显影，那么这就应当属于自发荧光或假荧光了。

用荧光显微镜检查眼组织，有许多物质有自发荧光特性，如维生素A、脂褐质等。在活体上，这些物质的自发荧光太弱，不会使胶片感光。但眼底有些体积较大的异常组织，如视盘上的玻璃膜疣和视网膜上的星状细胞错构瘤（astrocyte hamartoma）所发出的自发荧光十分强烈，常使胶片感光。

此外，眼底的白色病变区，如非常淡白的视盘，白色的脉络膜视网膜瘢痕以及裸露出的巩膜组织，常能反射激发光，使胶片显影。尤其滤光片的光谱波长组合不良的更易出现，这就是所谓的假荧光。

对比片上显影的物质，在判读造影片时应加以注意，避免作出错误解释。

五、分析造影图像注意事项

（一）以读片为主、观察为辅

初学造影的人喜欢在照相机观测目镜下观察眼底荧光的变化，再着手拍摄，从而失去了宝贵的早期资料记录。须知早期染料循行，动脉前期只有0.5～1.5秒，动脉的充盈时间，不超过2秒。此种瞬间的变化，肉眼根本无法体会，只能靠快速的拍片记录。再说视网膜毛细血管细节，在一般较弱的观察光源下是看不到的，只有在强闪光拍照下，才能在胶片上显影。所以造影早期阶段（从动脉前期到静脉早期）必须连续拍片（每秒1～2张）不要中断，到静脉期后才可以选择性地拍片。因为只是在照片上，才能看到荧光素循行的动态变化。那种不注重拍片而只靠观察做记录的方法，应该避免。

（二）提倡连续拍片

记录下从早期到后期的全部过程，不要选择性地拍几张。因为造影的特点就是要系统地观察完整的动态变化。通常每例每次造影至少要用一卷胶片。有经验的医师往往可以依据患者年龄、病情等因素，估计荧光素可能到达眼底的时间，捕捉到最早期的淡弱荧光，并系统地记录下荧光素循行变化的每一阶段的代表性图像和后期的残余荧光形态。忽略早期拍摄，固然不对，而过早关机停拍，失掉了重要的后期征候，也是一个重大损失。读片也要读全部胶片记录，不能依靠某几张图片来判定病情。例如静脉期出现的荧光斑点，就要观察它早期是否存在？造影过程中有无质和量的变化？后期是消退了，还是有残余荧光？如果不观察全过程，连窗样缺损和染料渗漏都区别不了，何况其他。

（三）读片时应与普通眼底像（彩色的或黑白的）对照观察

有些眼底病症在造影片上是不显影的，只有参照普通像才能确切了解。例如造影片上见到一处荧光遮蔽，究竟是出血、色素斑块，抑或是纤维增殖，只有看普通像后才知道。尤其在回顾性地复习造影片时，没有机会再检查当时患者的眼底情况，此时除病历外最重要的参考资料莫过于普通眼底像了。所以造影医师要像拍造影片似的，用心把普通像拍好。此外，应尽量照立体像，这对病变的深浅、层次、隆起或凹下的三维空间的了解，帮助很大。

（四）造影检查应与周身的和眼部的其他检查资料综合分析

造影究竟只是眼底检查的一个方面，既不能代替其他检查方法，也不是最后诊断的依据。只根据荧光素眼底血管造影说了算的做法是很片面的。荧光素眼底血管造影有其有利的一面，也有其不足之处，只有综合其他各项检查资料，联系病史，分析比较，才能得出客观的结论。

六、眼前节荧光素血管造影术

（一）眼前节荧光素血管造影术的发展

眼前节荧光素血管造影术（anterior segment fluorescein angiography）的进展和应用都落后于眼底荧光造影术，这是由于解剖生理、技术问题和客观需要等多方面原因所造成的。眼前节血管分支多而呈网状，层次重叠；结膜和巩膜表层毛细血管管壁均缺乏内皮细胞屏障结构，荧光素注入后迅速

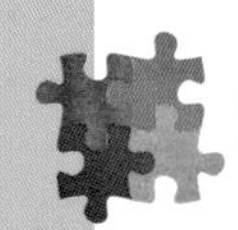

从毛细血管中渗漏出来，造成一片模糊荧光，无法看清血管充盈状态和循环细节。虹膜血管虽属无孔毛细血管，在正常情况下不渗漏荧光素，但又因虹膜色泽不同，含色素量不等，棕色虹膜基质中所含色素小体(melanosome)可以遮蔽荧光，在造影时看不见血管结构及其荧光，所以虹膜荧光素造影只能用于蓝色虹膜者，而不适于肤色较深，棕色虹膜的人，这样就使其在我国的应用受到很大限制。在造影技术方面，前节造影难题较多，各种方法都存在一些缺陷，经过改进虽然有所克服，但其设备仍较复杂。加之，眼前节疾患部位表浅，靠裂隙灯及其他方法比较容易做出正确诊断，对造影的需要不如眼底病迫切。上述各种原因从客观和主观上都影响着眼前节造影的进展和推广应用。

眼前节荧光素血管造影创始于1968年，Jesen等将眼底照相机加以改良，聚集在虹膜上，在非球形物镜前加用+20mm透镜，以放大物像，首次完成了糖尿病患者的虹膜荧光素血管造影，自此文献中陆续有关于眼前节荧光造影的报告。1972年在日本东京召开的国际性荧光血管造影专题讨论会上，Matisui等介绍了前节造影方法的改进；Amalric对前节造影的应用进行了较全面的报告。1981年Talusan等通过造影对睫状前动脉的血流途径有新的发现，Watson(1985)报告了眼前节造影对虹膜炎症诊断和治疗的重要意义。Meyer等(1987)报告用小量荧光素注射，使其和循环的白蛋白呈离子性的结合，有效地增加其分子大小，以减轻毛细血管的渗漏，从而获得清晰的造影图像，对眼前节的血管分布及循环程序进行了详细研究，这一改进对了解眼前节血管的正常解剖有独到之处[6]。

(二) 眼前节荧光素血管造影术的方法

眼前节荧光素血管造影术的原理和方法基本与眼底造影相同，不过照相设备不同。造影前不需要散瞳，室内必须黑暗，以免反光，眼睑应尽量开大，避免有暗影照在造影像上。所用荧光素的浓度亦为10%或20%，虹膜造影用量较大，结膜及前部血管造影用量减少。近年主张用小量荧光素0.6ml(120mg)快速注入肘前静脉，5秒钟后开始拍照，连续拍30张，供研究前节血管。

照相方法：曾有五种方法报告：①直接用眼底照相机，调为前部照相；②眼底照相机物镜前再加一镜片；③用裂隙灯照相；④显微镜照相；⑤借用眼底照相机光源，联合普通单镜头反射照相机拍照。这些方法各有其优缺点。Matsui等(1972)设计了改良的方法，将200mm医用Nikon透镜和Nikon F自动照相机耦合，光源系统采用Zeiss眼底照相机带动的氙灯管，照相机和照明系统安装在裂隙灯台上，所以能聚焦在一起，这种装置能拍出高质量的图像，边缘没有阴影和变形。其缺点是设备比较昂贵。

经济简便的方法是直接应用眼底照相机作前节造影，不需要改装也能拍出较满意的造影图像。其优点是眼底照相机具有强光照明系统、标准的滤光片组合、快速拍照性能，并有计时器装置。造影时只需要把屈光补偿器(diopter compemsator)轮盘的前节镜(anterior segment lens)转到光路上，按屈光状态加以调整即可拍照。

造影前先拍无赤光像或彩照，然后拍对比像，以排除假荧光。注射荧光素后8秒至10秒开拍，根据观察需要而定连续拍照次数、时间及重点部位。晚期像为3～5分钟，最长者可至30分钟。

(三) 眼前节荧光素血管造影术的应用

眼前节造影术应用以来，对活体眼前节的解剖和病理情况均有研究和发现，例如血管分布、循行充盈状态等。角膜缘、表层巩膜和睫状前动脉的循环细节是以往难以弄清的问题，通过造影获得一些新的认识，并与临床诊治相结合[7]。

前节造影观察的主要项目：如荧光初现时间、充盈顺序、充盈类型(早期、迟缓、无)、渗漏类型(时间、深浅、强度、形态)和血管异常，例如闭塞或低灌注区、血管瘤、血管扩张、毛细血管网异常以及新生血管等。

临床应用较多者为虹膜荧光血管造影术(iris fluorescein angiography，IFA)，对糖尿病、青光眼、炎症等各种疾病均有报告，尤以虹膜肿物的研究较多。欧美学者将虹膜黑色素瘤的临床随访[8]、病理检查和造影图像对照观察。Jakobiec(1982)将造影图像分为四型，探讨良性与恶性黑色素瘤的鉴别诊断[9]。

表层巩膜荧光素血管造影对各种类型巩膜炎的鉴别，可以作为选择治疗的依据。

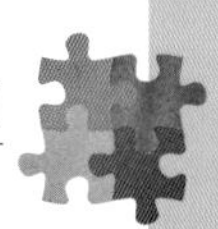

眼前节造影尚可用于先天异常、外伤、角膜移植术前后、炎症、血管改变，以及营养不良等各种疾病。前房角造影(fluorescein gonioangiography)时放置前房角镜，充以甲基纤维素，照相机转45°，以观察拍照房角造影。

（廖菊生　梁树今　黎晓新）

第二节　吲哚青绿脉络膜血管造影

吲哚青绿脉络膜血管造影，即以吲哚青绿作为荧光染料进行吲哚青绿血管造影(indocyanine green angiography，ICGA)，用于脉络膜血循环研究。通过ICGA可清楚、直观地了解脉络膜血循环动态。

一、吲哚青绿脉络膜血管造影的条件及特点

1. 基本条件　脉络膜眼底血管造影须考虑以下几点[10]。

(1) 由于脉络膜血流速度快，充盈在短时间内完成，因此，造影时须高速摄影或实时录像(real time recording)。

(2) 脉络膜毛细血管内皮细胞有孔窗，故用于脉络膜造影的染料必须是大分子物质或可与血浆蛋白结合，否则，染料将快速从开窗的脉络膜毛细血管渗漏。

(3)由于脉络膜位于视网膜色素上皮下，为能看清脉络膜血管的充盈情况，必须用波长长于可见光的光源，以穿透色素上皮层、出血或浊性渗出液的遮挡。

ICGA符合了以上条件，用吲哚青绿为染料，用近红外光作为激发光源，通过高速摄影，获得眼底特别是脉络膜血循环的动态图像。

2. ICG理化特点　ICG又称靛青绿或福氏绿(Fox green)，为水溶性结晶，为防止溶解后再结晶，通常在其中加入少量碘化钠。分子式$C_{43}H_{47}N_2NaO_6S_2$，分子量775，结构式如下(图2-2-1)：

图2-2-1　靛青绿(吲哚青绿)结构式

最大吸收光谱795nm，最大激发波长835nm，均在近红外光谱范围内。吲哚青绿与荧光素的基本特性比较(表2-2-1)。

表2-2-1　吲哚青绿与荧光素的基本特性比较

	荧光素	ICG
最大吸收光谱	485～500nm	795nm
最大荧光波长	500～530nm	835nm
与血浆白蛋白结合率	60%～80%	98%
分子量(道尔顿，D)	332	775
荧光效应	强	弱(为前者的1/25)

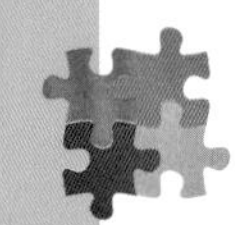

98%的ICG可与血液中的血浆蛋白结合。ICG能快速从肝脏中清除,可在几分钟内从循环中消失,故对眼组织无明显着染,重复造影可在间隙很短的时间内进行。另外,由于染料为肝脏排泄,所以肾功能不好的患者,仍可以进行ICG造影。

3. 近红外光 用近红外光作激发光源,进行ICGA,其特点为:①红外光对色素上皮及黄斑叶黄素穿透性好;②近红外光为不可见光,对畏光患者易接受;③对视网膜的光毒性小,可作连续光源,进行高速摄影或实时录像;④近红外光不易散射,可用于有弥漫屈光间质混浊的患者的检查。

二、造影设备及操作

1. 基本设备 ①眼底照相机,最好有快速拍摄装置;②监视器;③电子装置,包括自动计时及自动快门装置;④激发滤光片,用以透过740~840nm的光线;⑤屏障滤光片,只允许激发产生的荧光通过;⑥光源,普通眼底照相机用氙灯作为光源。用红外激光作为激发光源在ICG造影方面更有优势;⑦照明系统等。

一般辅以以下设备:CCD黑白摄像机、监视器、计算机图像分析系统、高清晰度录像机和图像打印机等。

2. ICG注射 一般选用肘前静脉或前臂静脉,剂量0.5~1.0mg/kg,以蒸馏水稀释成1~2.0ml 5秒内注入,接着注入3~5ml生理盐水。注射同时计时、摄像、监视器监视造影过程,图像存储。

3. 适应证及注意事项 吲哚青绿眼底血管造影主要用于脉络膜疾患、隐匿性脉络膜新生血管、息肉状脉络膜血管病变,某些视网膜疾患的诊断,以及屈光间质混浊、荧光素过敏患者的替代使用。

术前须了解患者有无严重肝脏疾患,是否为过敏体质。造影前常规做过敏试验。如做完ICGA接着做FFA,则需按荧光素血管造影准备。造影前常规进行知情同意书的签字。

ICG的毒、副作用:ICG的毒、副作用较荧光素轻。Carski等观察了约24 000次ICG注射,只有个别人有碘过敏发生。Hope-Rose报道了1923次的ICGA,结果只有8例患者有轻到中度的反应,如恶心,头晕及轻度血压下降。但也必须意识到ICG少见而严重的副作用[2]。ICGA检查室需与做FFA一样,准备一些针对过敏反应的抢救药品和器材,对有过敏史的患者要加倍小心。

三、正常吲哚青绿脉络膜血管造影所见[2]

迄今为止,有关ICGA所显示的正常脉络膜充盈形态及动力学的材料不多,目前所做的工作大致如下。

1. 脉络膜血管结构 可见脉络膜动脉来自黄斑附近的睫状后短动脉,然后呈放射状到达赤道,有时在起始部不远处分成2支。与脉络膜静脉相比,动脉显得细而迂曲且弱荧光。脉络膜毛细血管不能看清,但可借弥漫荧光分辨之。脉络膜静脉较动脉易分辨,约在动脉充盈后2~4秒,可见后极部静脉充盈,静脉回流入4~6支涡静脉(图2-2-2~图2-2-5)。

2. 正常脉络膜血管充盈形态 脉络膜血管充盈早于视网膜动脉0.5~1.0秒。最早见到的动脉多在黄斑和视盘之间。在一组22名志愿者的ICGA研究中测得:脉络膜动脉-脉络膜静脉时间为2.0秒;视网膜中央动脉-视网膜中央静脉层流充盈时间2.0秒;视网膜动脉-视网膜中央静脉充盈时间6.2秒。Prünte检测5例正常人结果(均为自造影开始起计算时间):平均脉络膜动脉充盈时间为2.8秒±1.0秒;平均脉络膜毛细血管充盈时间4.9秒±2.3秒;平均脉络膜动脉-脉络膜静脉通过时间10.8秒±2.9秒。

四、吲哚青绿脉络膜血管造影的临床应用

1. 年龄相关性黄斑变性 年龄相关性黄斑变性(AMD)脉络膜血管充盈形态改变有以下

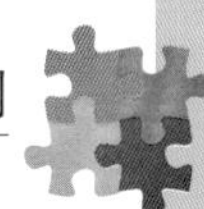

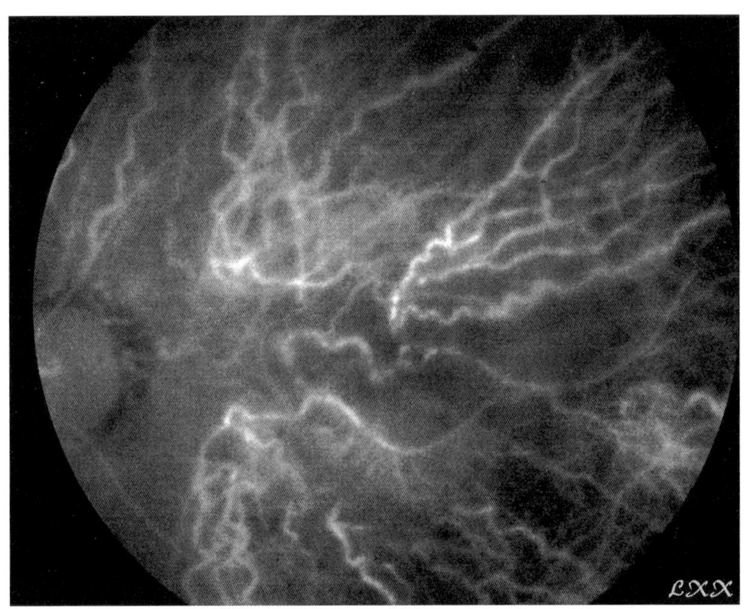

图 2-2-2　吲哚青绿血管造影早期，可见睫状后短动脉的充盈并向赤道部伸展

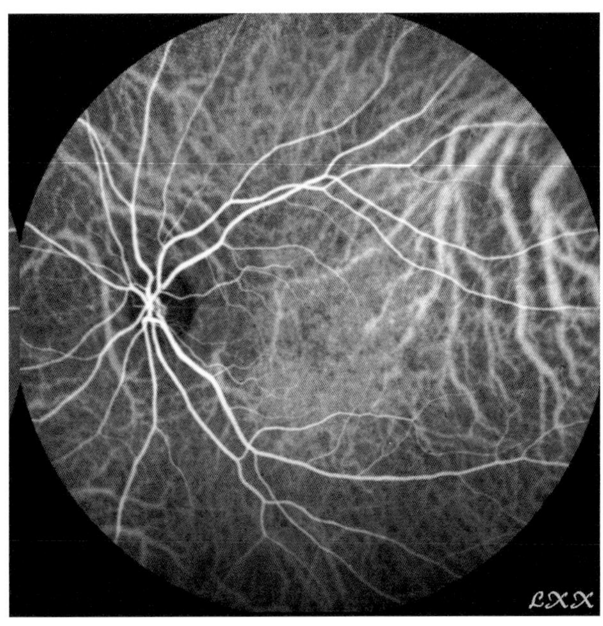

图 2-2-3　吲哚青绿血管造影中期，可见清楚的脉络膜静脉，即涡静脉的分支

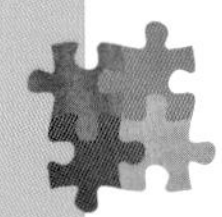

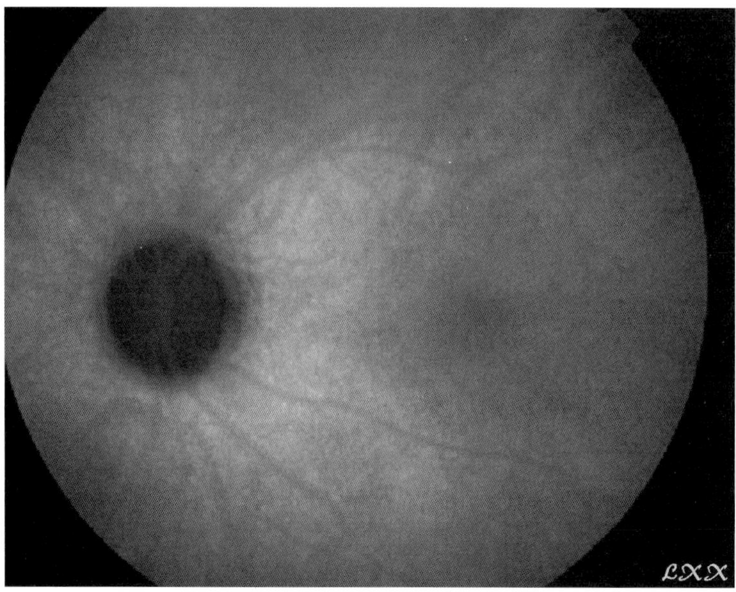

图 2-2-4　吲哚青绿血管造影晚期，视网膜及脉络膜大血管的染料已经排空，弥漫均匀的脉络膜荧光，脉络膜血管的形态已不清楚

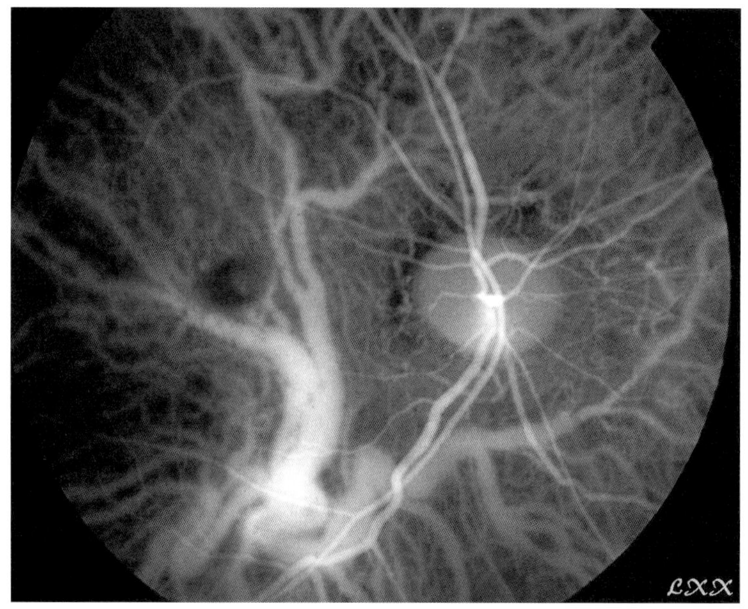

图 2-2-5　在高度近视患者，涡静脉壶腹部位置后移至后极部

类型[11]。

（1）脉络膜充盈迟缓和（或）不规则。

（2）脉络膜动脉迂曲及硬化征象，并可见扩张的动脉环，对应于色素上皮脱离或脉络膜新生血管膜，也可在色素上皮萎缩下面见到这些血管。

（3）视网膜下新生血管膜：部分患者荧光素血管造影可明确见到新生血管膜，并可见到膜有典型的暗缘，与周围组织有较明确的界线，而 FFA 由于黄斑区色素上皮、叶黄素和快速的荧光素渗漏或因局部出血、浊性渗出液的遮挡，常不能显示新生血管膜的全部大小，ICGA 则可清楚地勾勒出膜的边界，提高新生血管膜的检出率（图 2-2-6）。

2. 眼内肿瘤

（1）眼内色素性肿物：均可见荧光遮蔽，不能鉴别脉络膜黑色素肿瘤与黑色素痣，但后者一般

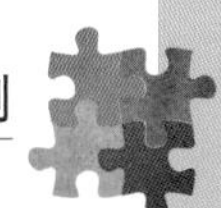

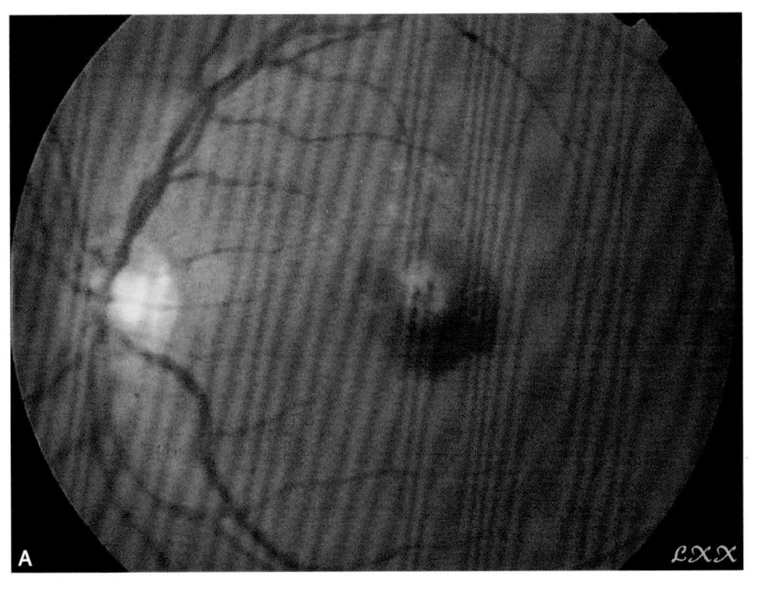

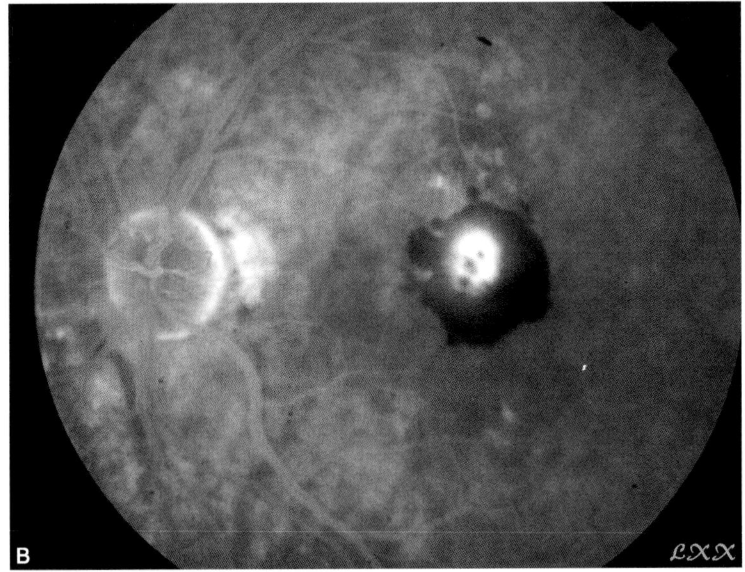

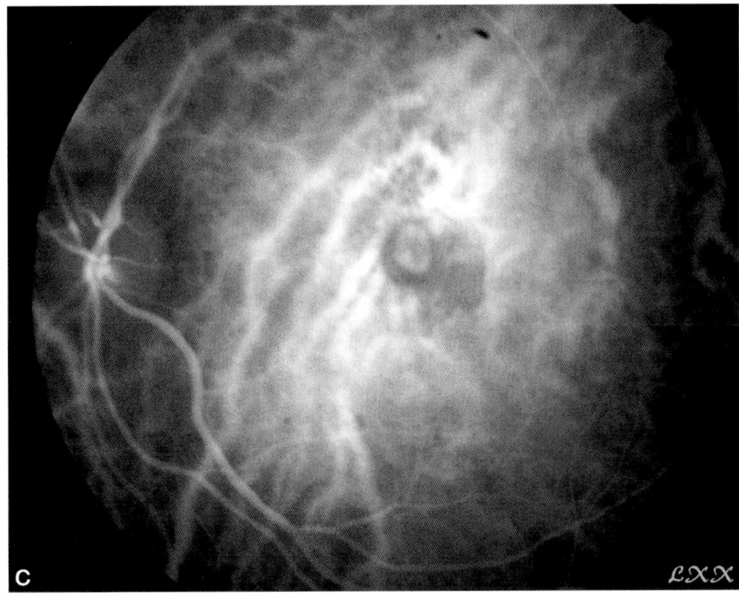

图 2-2-6　AMD 吲哚青绿脉络膜血管造影

A. 左眼湿性 AMD 患者彩色眼底像；B. 同一患者荧光素眼底血管造影，可见黄斑区明显荧光素渗漏，外围出血荧光遮蔽；C. 同一患者 ICGA，可见脉络膜新生血管膜的强荧光，但渗漏不明显不发展且无血管，借此可作鉴别；非色素性黑色素瘤的荧光遮蔽情况取决于病灶色素的多少（图 2-2-7）。

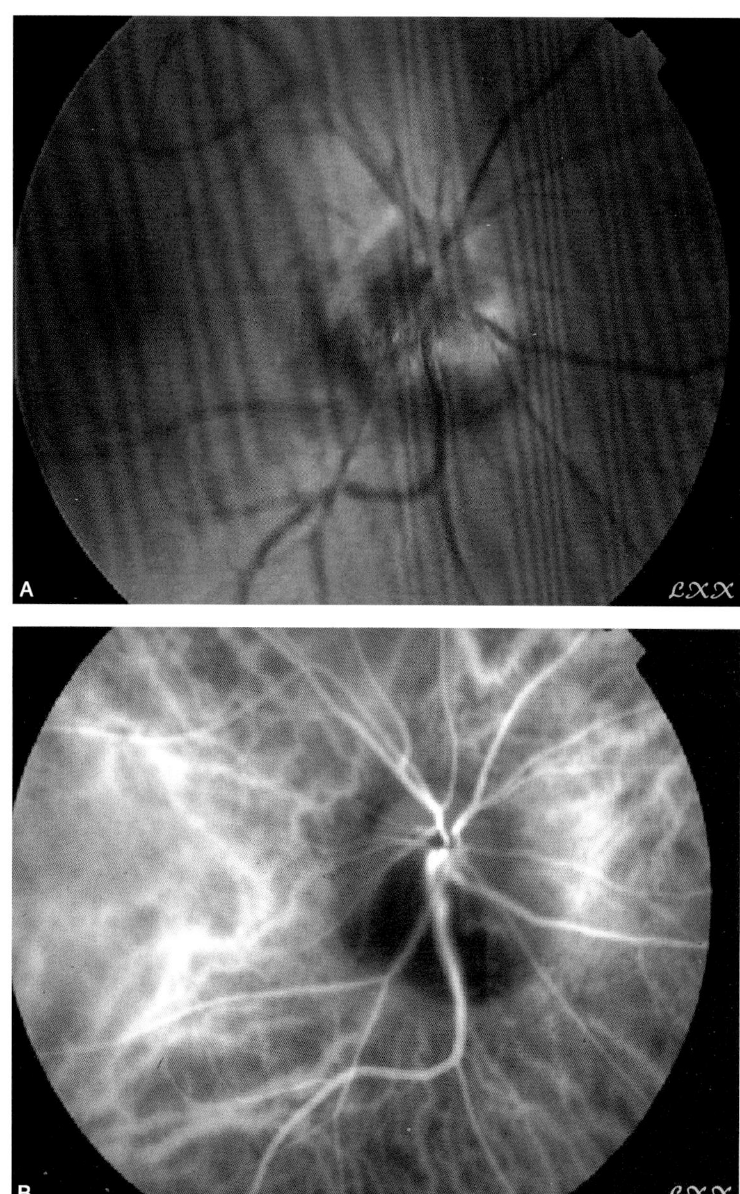

图 2-2-7　右眼视盘黑色素细胞瘤

A. 彩色眼底像；B. 同一患者右眼 ICGA，显示为瘤体的荧光遮蔽

（2）脉络膜血管瘤：可较清楚地看清血管瘤的血管，在诱导的眼高压下检查还可见到肿瘤的营养血管和引流血管，肿瘤的边界较清楚（图 2-2-8），渗漏明显。

3. 中心性浆液性脉络膜视网膜病变　ICGA 结果发现[12]，ICG 可自脉络膜毛细血管通过缺损的色素上皮漏入视网膜下间隙；在 FFA 所见的渗漏点附近，ICGA 表现常为强荧光区，范围较 FFA 所显示的为大，或不相对应，或病灶数目较 FFA 显示的为多。早期可见弱荧光，可能为脉络膜小叶灌注不足所致（图 2-2-9）。

4. 息肉状脉络膜血管病变（polypoidal choroidal vasculopathy，PCV）　ICGA 是 PCV 诊断的“金标准”，可发现特发性息肉状脉络膜血管病变有两个基本改变[13]：内层脉络膜的异常分支血管网和血管网边缘的血管瘤样扩张的结构（图 2-2-10）。结构可为单个、成串、环形或多灶性的。临床上，大部分患者只可见到这种血管瘤样扩张的结构，而见不到明确的异常分支脉络膜血管网。如果出

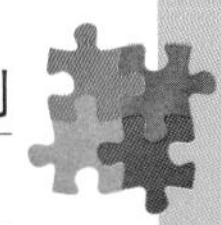

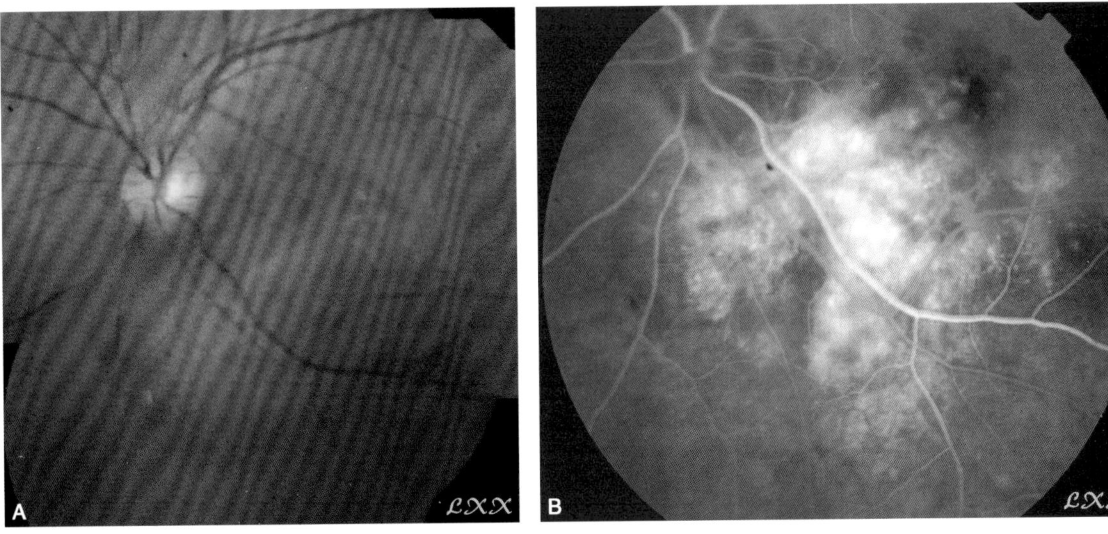

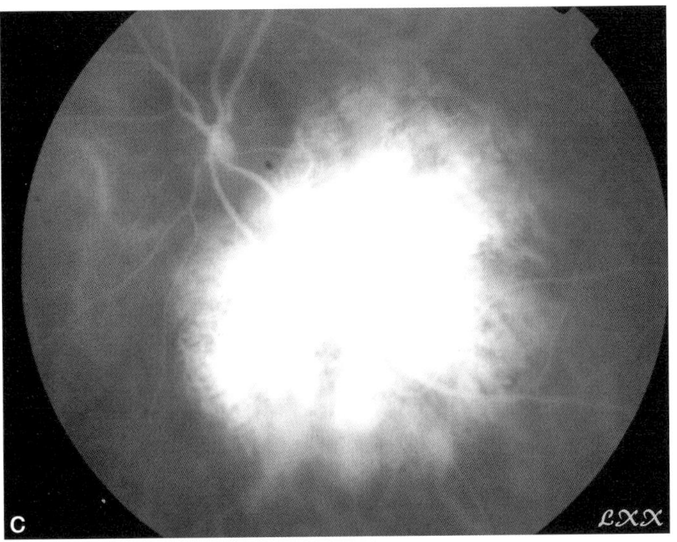

图 2-2-8　脉络膜血管瘤吲哚青绿血管造影
A. 右眼中心性浆液性脉络膜视网膜病变彩色眼底像；B. 同一患者右眼 FFA，可见黄斑颞侧一个荧光素渗漏点；C. 同一患者右眼 ICGA，可见黄斑颞侧一个较大片强荧光素区

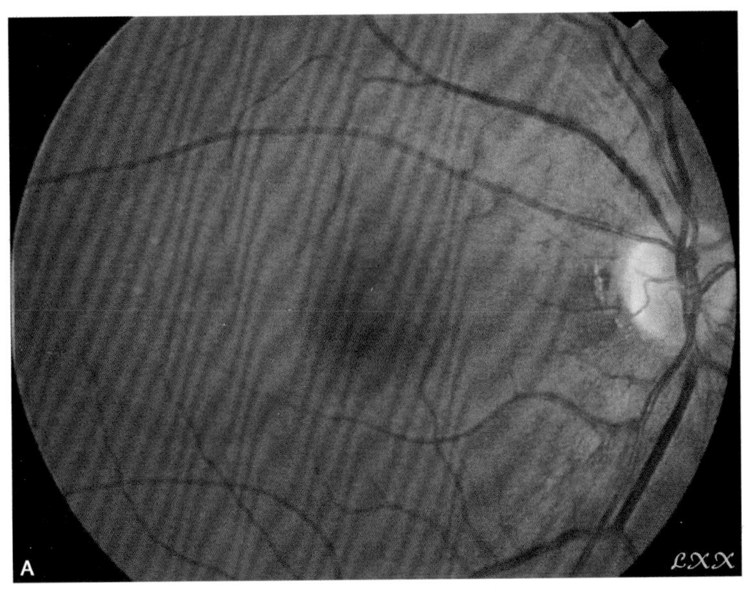

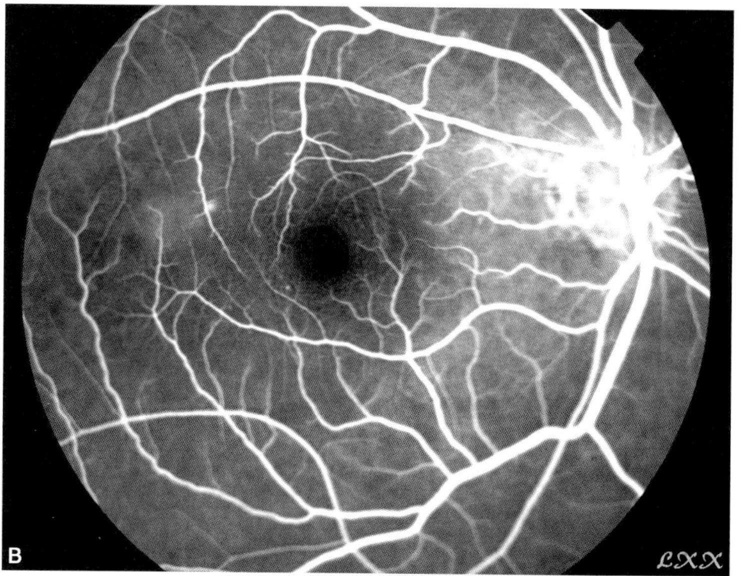

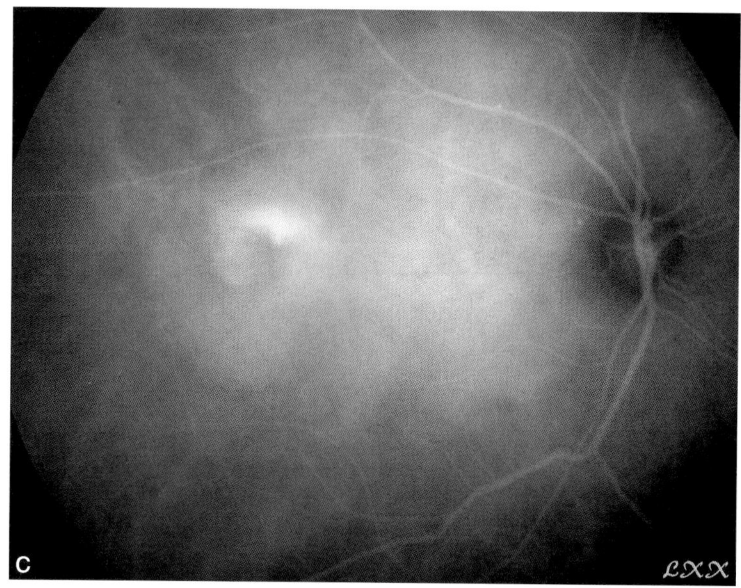

图 2-2-9　右眼中心性浆液性脉络膜视网膜病变

A. 右眼中心性浆液性脉络膜视网膜病变彩色眼底像；B. 同一患者右眼 FFA，可见黄斑颞侧一个荧光素渗漏点；C. ICGA

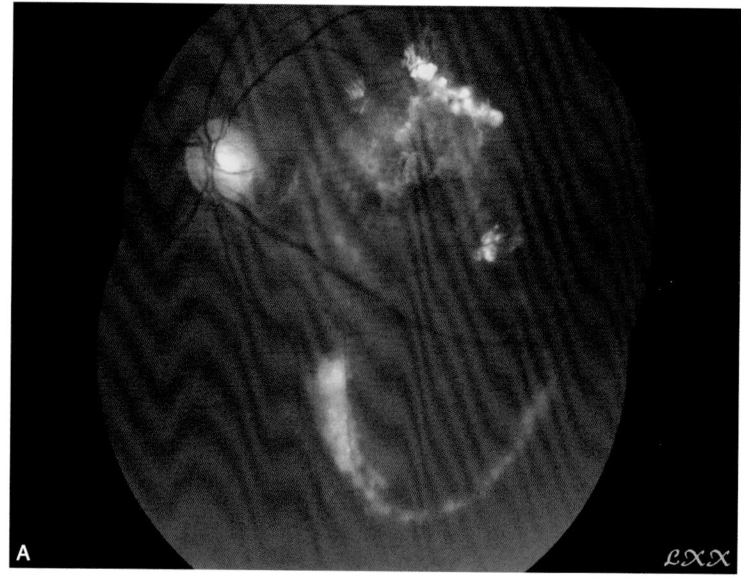

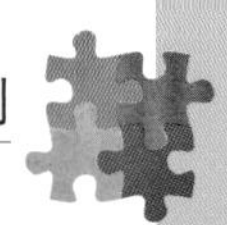

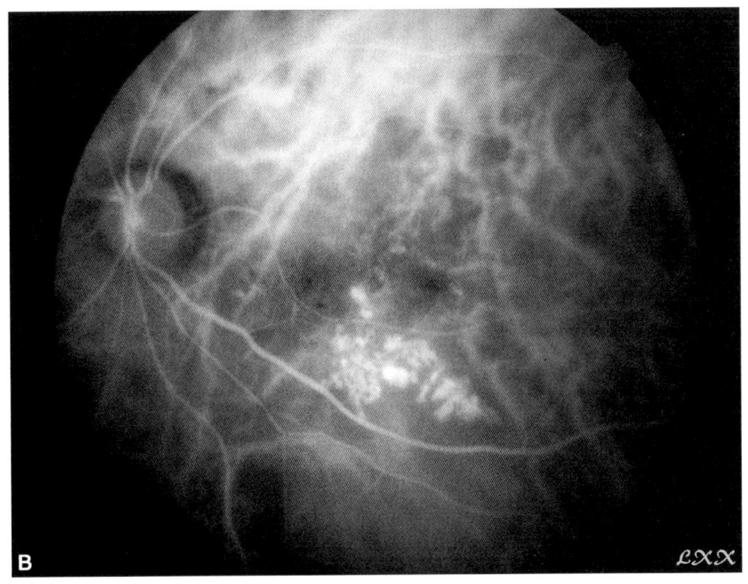

图 2-2-10　左眼息肉状脉络膜血管病变

A. 彩色眼底像可见黄斑区下方橘红色结节样病灶；B. 同一患者 ICGA，显示黄斑下方多灶性的血管瘤样扩张结构

血太厚，有时也不能显示这种结节样血管结构。

5. 视网膜大血管囊（retinal macroaneurysm）　视网膜大血管囊常常由于出血较多，FFA 检查显示为出血遮蔽荧光，不能显示血管囊的位置，而 ICGA 由于其荧光为红外光，穿透力强则常常可以显示大血管囊的部位，为激光治疗提供指导（图 2-2-11）。

五、吲哚青绿脉络膜血管造影与荧光素眼底血管造影的关系

FFA 经过近 50 年的发展，技术日益完善，已成为很多眼底病诊治的不可缺少的工具。但由于脉络膜的生理结构及荧光素本身的特性，FFA 对深层脉络膜血管所提供的信息有限。在 FFA 早期有时可见到脉络膜动脉及小叶充盈，在病理情况下，如色素上皮脱色素，可透见脉络膜荧光（窗样缺损），如有脉络膜毛细血管萎缩，可较清楚看到脉络膜较大血管的荧光充盈。

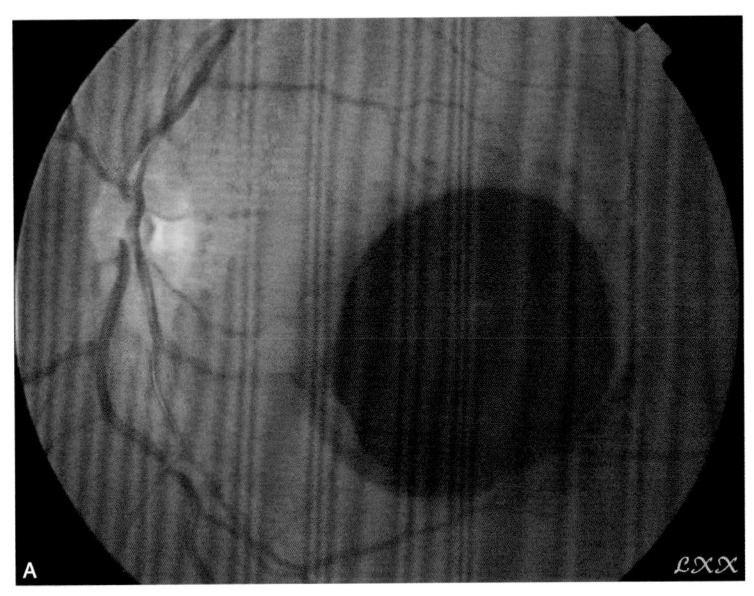

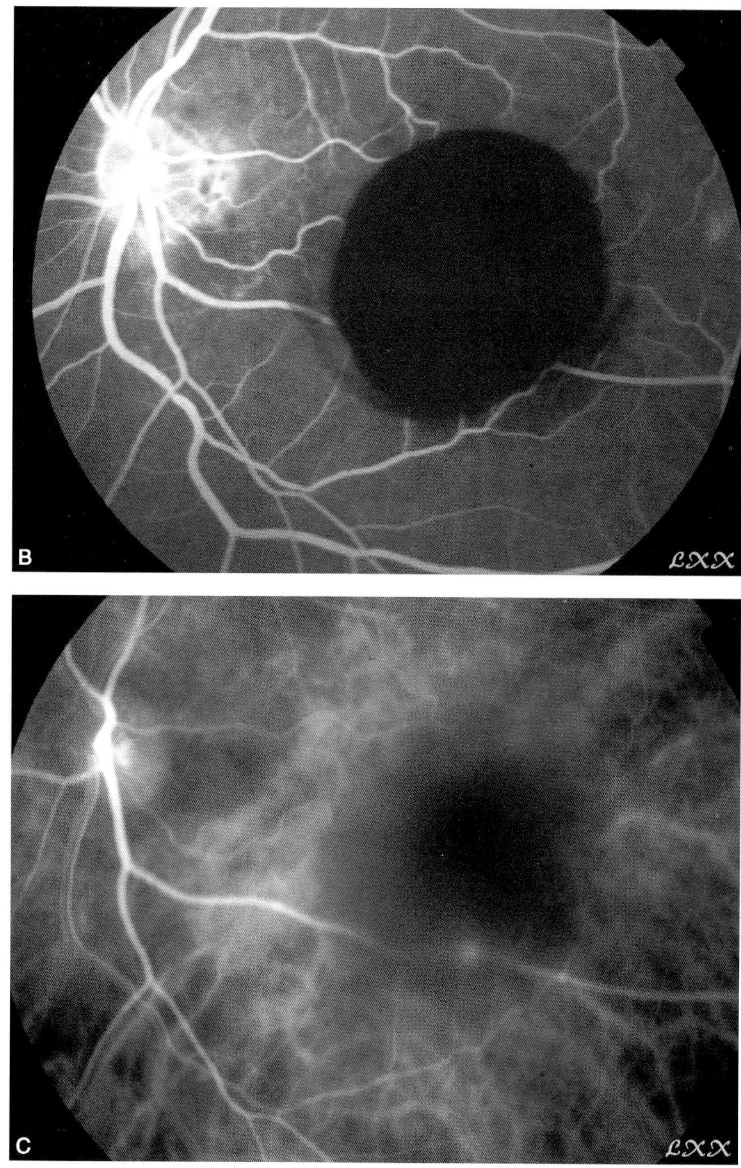

图 2-2-11　左眼视网膜大动脉瘤

A. 左眼视网膜大动脉瘤患者，黄斑偏下方可见类圆形的出血；B. 同一患者 FFA，相应出血处荧光遮蔽；C. 同一患者 ICGA，可清晰地见到视网膜动脉壁结节样强荧光

ICGA 可较清楚地观察了解脉络膜循环，对视网膜循环也可显示，但由于脉络膜血管荧光干扰对视网膜毛细血管和小动脉及小静脉的观察，因此，不能取代 FFA 来观察视网膜血管的循环情况。在某些情况，如患者对荧光素过敏，可以利用 ICGA 显示视网膜血管的异常（图 2-2-12）。如将 FFA 与 ICGA 联合使用，取长补短，可大大提高眼底病的诊断水平，并可深入探讨其发病机制。

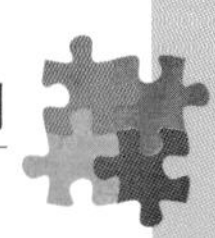

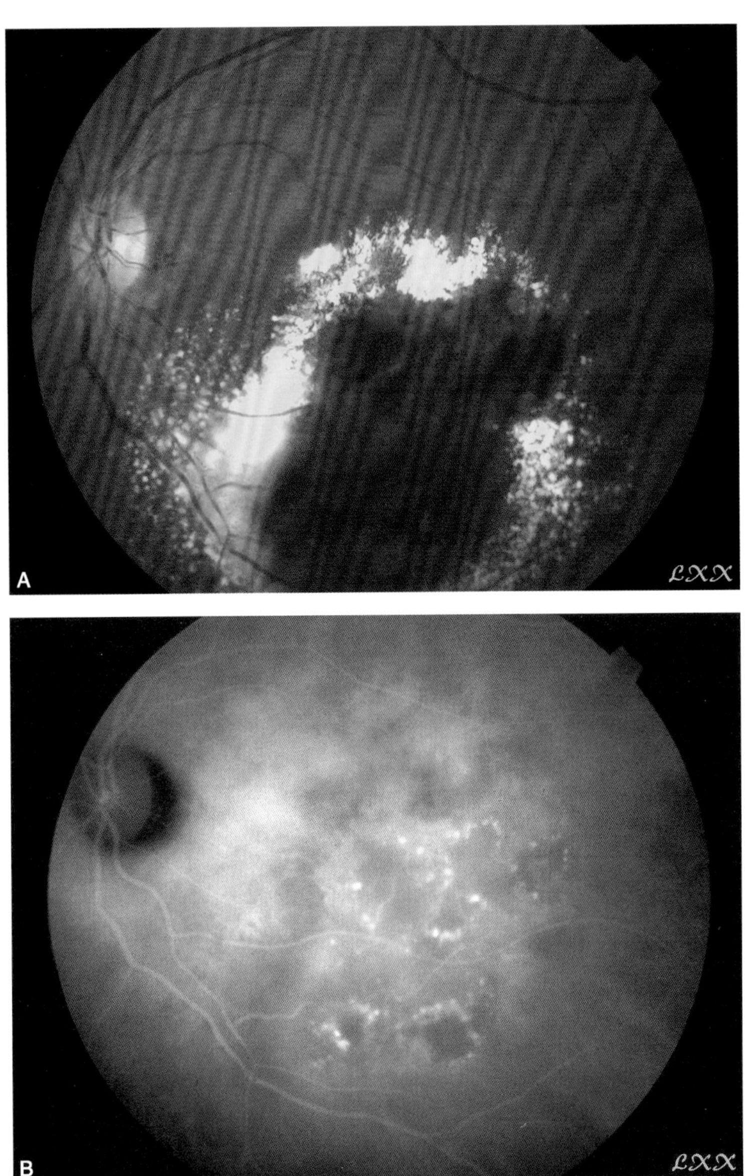

图 2-2-12　视网膜血管异常

A. 右眼黄斑区下方可见出血渗出；B. 同一患者 ICGA，可清晰显示视网膜的强荧光点，表明有视网膜的片状无灌注区

（陈有信）

第三节　超 声 探 查

一、概述

自 1956 年 Mundt 等首次用 A 型超声对眼科肿瘤进行检测，1972 年 Bronson 等开始将接触性 B 型超声用于眼科临床。80 年代后获惊人的发展，现已普及[14]。现代 A 型、B 型及彩色 Doppler 等超声扫描仪与计算机技术密切结合，操作更加便捷，探测结果迅速、准确，自动显示。超声扫描不仅在眼部屈光间质混浊时是必备的诊断工具，也是揭示和鉴别眼内肿瘤、眶内病变极有价值的检测方

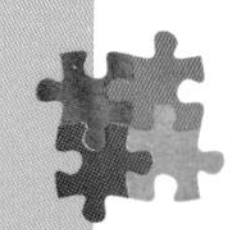

法。在活体生物测量方面更显示其操作方便、精确度高、结果准确可靠的特点，为眼部影像检查首选，现已成角膜屈光手术、白内障及玻璃体视网膜手术前的常规检查方法[15]。

超声扫描特点是不受屈光间质混浊的限制，实时地显示玻璃体和视网膜病变的声学断层图像。通过不断地调整探头的位置和角度，选择多个扫描断层来确定病变的部位、形状、边界及与周围组织的关系等形态学特征，同时进行动态观察，了解病变的可动性和后运动[16]。标准化 A 型超声以巩膜的超声反射强度作为标准信号，病变与之比较，用于视网膜脱离和玻璃体内膜组织的鉴别；对眼部肿瘤要根据病变波峰高度、波峰特点以及高度的变化，对其进行组织学判断[17]。

二、视网膜血管性疾病的超声探查

（一）玻璃体病变

1. 正常玻璃体　正常玻璃体在声像图上为无回声区。无论玻璃体自身退行性改变或因炎症、眼内血管性病变以及全身病使其声学特性发生变化，超声扫描都能显示出来，如：在老龄人中由于玻璃体液化或后脱离，声像图上玻璃体内出现弱回声光点；若在后玻璃体腔发现单一呈中等反射的光斑，提高增益后光斑两侧与细线状回声光带相连，是玻璃体后脱离，光斑为 Weiss 环回声。

2. 玻璃体积血　玻璃体无血管组织，不发生出血。玻璃体积血系眼部或全身疾病所致。如：增殖性糖尿病视网膜病变、视网膜中央或分支静脉阻塞，视网膜静脉周围炎，视网膜脱离、年龄相关性黄斑变性以及外伤或内眼手术等。颅内蛛网膜下腔出血及慢性白血病等全身病也可发生玻璃体积血。新鲜玻璃体积血往往需提高增益方能检出，凝集的血与周围的玻璃体间形成反射界面时，超声探查显示十分清楚[18]。

（1）轻度玻璃体积血为无数的点状，短线回声，散在分布；致密的玻璃体积血为不定型的回声光团，局限在玻璃体腔某一部位甚至占据整个玻璃体腔。陈旧积血易沉积在下方，若伴带状或膜样回声，表明已有机化形成。一般玻璃体积血后运动活跃。降低增益玻璃体积血较后壁回声提前消失。A 型超声扫描，玻璃体平段出现疏密不定的多个低和中波峰，积血越致密，机化越明显，反射越强。

（2）糖尿病等引起玻璃体后间隙积血称玻璃体下积血。典型超声影像特征是非凝固血，呈低反射和具有能动性。在玻璃体后脱离光带与球后壁回声间为均匀一致的斑点状回声，病变后运动活跃。玻璃体积血可位于玻璃体内或仅限于玻璃体下腔或两者兼有，在声像图上玻璃体内的回声光团与玻璃体下腔的回声光点界限分明（图 2-3-1）。

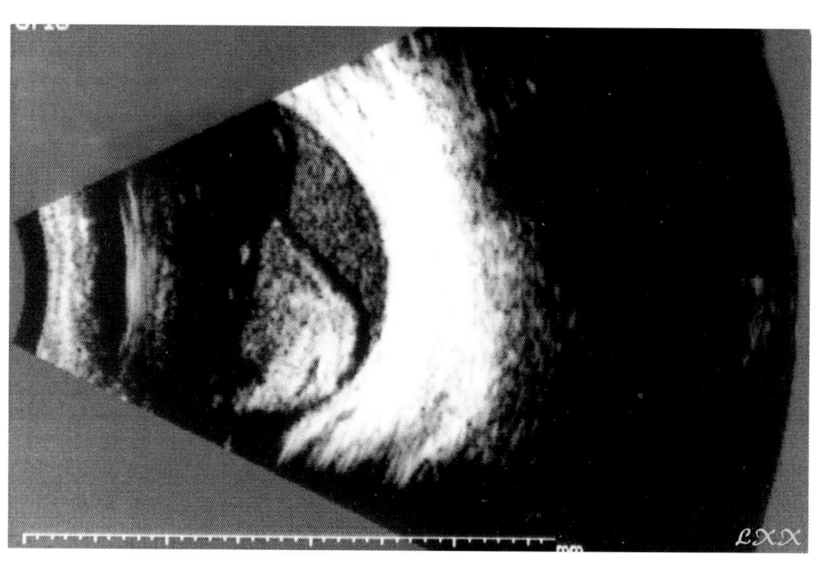

图 2-3-1　玻璃体积血 B 型超声图

玻璃体积血合并玻璃体下积血，两者界限分明

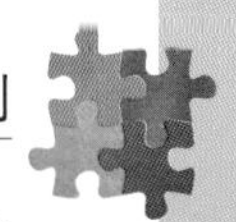

（3）大量的非凝固血积聚在眼球后段，玻璃体腔的底部，声学术语称后玻璃体积血。长时间玻璃体下积血可能向下方沉积，形成密度较高的"血层"与密度较低的漂浮血细胞间形成界面回声，显示相当整齐的外观，隆起高度一般为0.5～5mm。随着体位或头位的改变，"血层"沿球壁向低处滑动而改变位置。这一点可与视网膜下积血或实性视网膜脉络膜增厚相鉴别。

3. 玻璃体增殖　玻璃体增殖在声像图上可以有不同表现。

（1）玻璃体暗区见形态各异、排列杂乱无序、强弱不等的薄膜样或条带状回声，漂浮在玻璃体内或附着在视网膜表面，后运动较明显或固定不动。

（2）当发生增殖性玻璃体视网膜病变，玻璃体后界膜下与视网膜表面广泛增殖时，玻璃体内显示僵直的膜状、条索状的回声，与视网膜紧密粘连，甚至广泛粘连，后运动缺乏，超声衰减接近后壁消失。如：增殖性糖尿病视网膜病变，常见在后极部、上下血管弓形成厚而广泛的增殖膜，纤维组织膜与新生血管膜混杂在一起（图2-3-2），对视网膜一处或多处牵拉，造成牵拉性视网膜脱离。

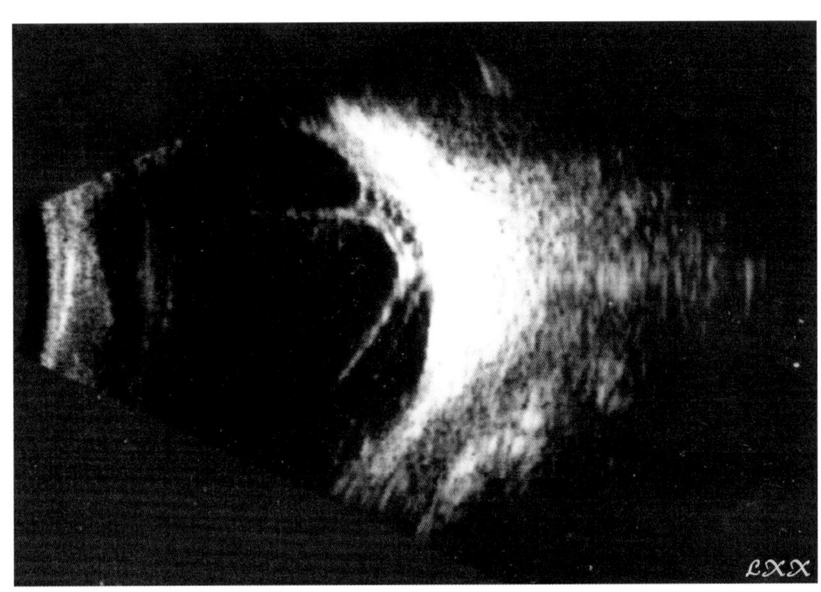

图2-3-2　玻璃体增殖B型超声图

不完全玻璃体后脱离，玻璃体与视网膜间广泛纤维增殖

（二）视网膜脱离

超声探查将视网膜脱离分为三种类型，与视网膜血管病相关的有牵拉性视网膜脱离和渗出性视网膜脱离，当眼底不能窥视时，超声扫描均为必备检查。

1. 牵拉性视网膜脱离　除视网膜脱离光带外，尚可见膜状、带状、树枝状等形状各异的增殖膜回声。著名学者Ossoinig强调牵拉性视网膜脱离与其他增殖膜的不同特点是：脱离的视网膜显示"成角"状态。糖尿病性视网膜脱离最具有代表性（图2-3-3），最典型表现是帐篷状和桌面形外观的视网膜脱离，前者为玻璃体与视网膜局部粘连，后者为纤维增殖膜和血管膜使两者广泛粘连所致。当增殖膜牵拉两处视网膜使之脱离时，可形成吊床样外观。发生牵拉性视网膜全脱离为病变晚期。

视网膜静脉周围炎所致牵拉性视网膜脱离，多发生在周边部至赤道部，较局限。视网膜中央静脉阻塞所致者，通常亦为局限性牵拉性视网膜脱离，后极部无广泛的增殖膜回声，与糖尿病性牵拉视网膜脱离不同，若发现广泛的视网膜脱离，提示存在孔源因素。

2. 渗出性视网膜脱离　因发生渗出视网膜脱离的原因不同，声像图各有特征：

（1）眼内肿瘤继发者，在视网膜脱离光带下显示呈实体反射的肿物回声。如；视网膜血管瘤、脉络膜血管瘤均可伴视网膜脱离。

（2）特殊类型的渗出性视网膜脱离，如：特发性脉络膜渗漏综合征为非孔源性视网膜脱离，伴

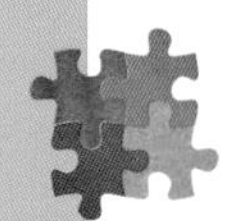

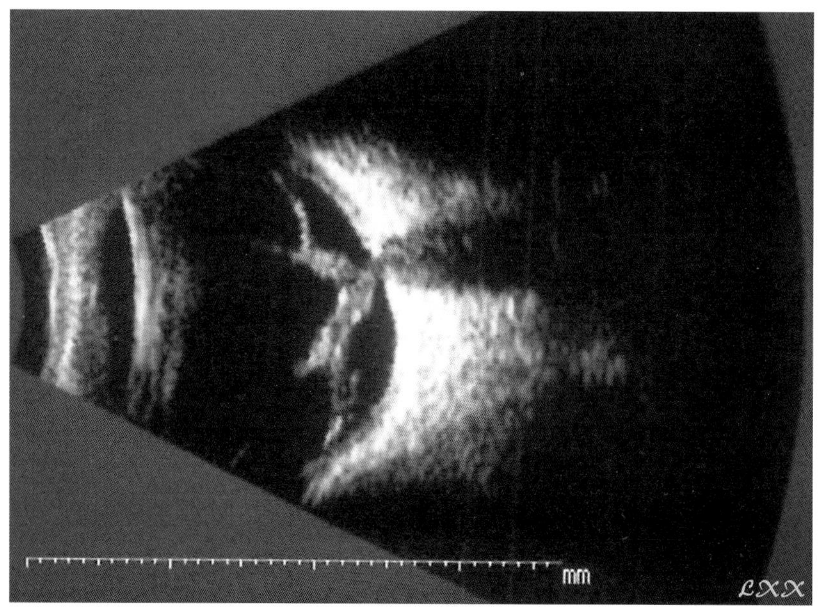

图 2-3-3　牵拉性视网膜脱离 B 型超声图

脱离的视网膜显示“成角”状态

脉络膜环形脱离、睫状体脱离。通常巩膜异常增厚，双眼发病，有时对侧眼尚未发生视网膜脱离时，已出现睫状体脱离（图 2-3-4）。脱离的视网膜呈半球形隆起，表面光滑，无皱褶，最先出现在眼底下方，视网膜下液可随体位而移动，使隆起高度发生变化。严重病例可全视网膜脱离。

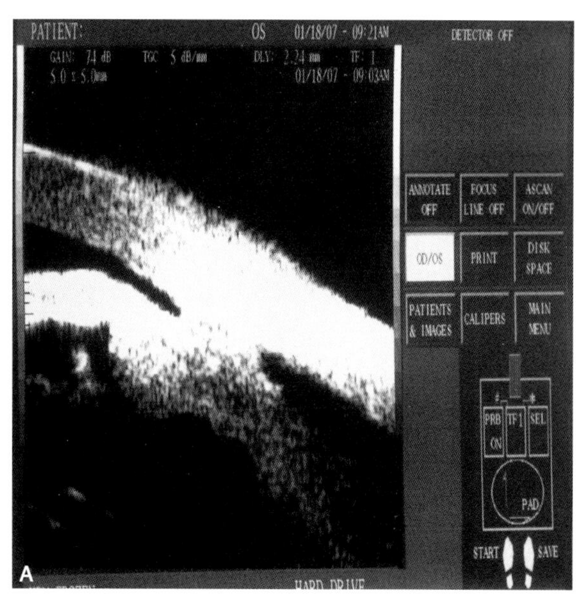

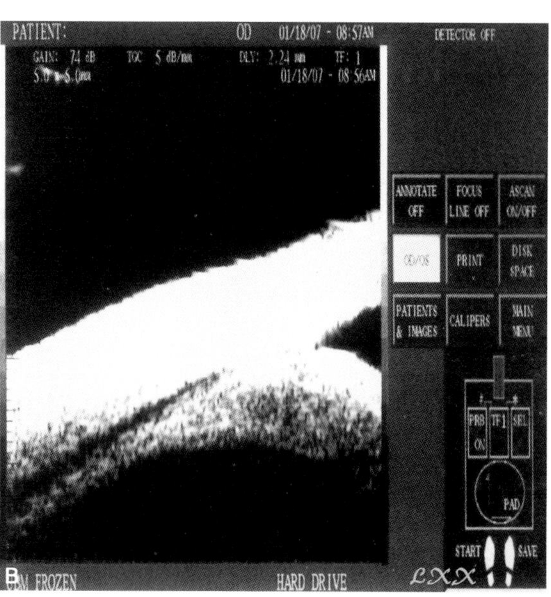

图 2-3-4　特发性葡萄膜渗漏综合征 UBM 图像

A. 左眼睫状体脱离（视网膜已脱离）；B. 右眼睫状体脱离（未出现视网膜脱离）

A 型超声扫描：无论哪种类型的视网膜脱离，视网膜脱离光带均呈高波峰。玻璃体内高低不等的波峰是增殖膜的反射；可疑肿瘤者应根据波峰高度，病变内反射及声衰减特点，对原发病进行鉴别。

（三）年龄相关性黄斑变性

1. B 型超声扫描　湿性 AMD 患眼已发生玻璃体积血，视网膜脱离，超声探查对诊断、鉴别诊断可提供重要信息。声像图上有以下特点[19]：

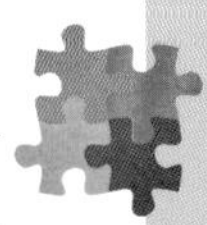

（1）病变早期黄斑区局限性隆起，多呈圆顶形，表面光滑，隆起高度一般不超过 3mm，病变较大者表面可崎岖不平，上面的视网膜呈波浪形外观，与病变间有一薄层液体将其分开（图 2-3-5）。

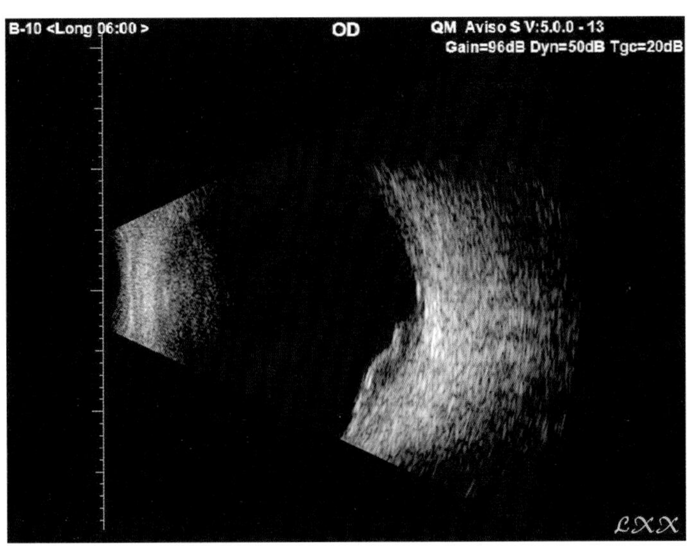

图 2-3-5　湿性黄斑变性 B 型超声图

病变表面高低不平，内回声强弱不等，伴视网膜浅脱离

（2）湿性 AMD 典型表现是不规则的内部结构，病变分层，强回声与弱回声相间。伴色素上皮脱离或色素上皮下血肿者，病变边界比较陡峭，持续时间长达数周或数月。

（3）湿性 AMD 常合并玻璃体积血、不完全性或完全性玻璃体后脱离。黄斑病变出血多、范围广者与扁平型脉络膜转移癌十分相似，但后者发生玻璃体积血很罕见。

（4）发生出血性视网膜脱离并不少见，视网膜脱离有从视盘周围和颞下象限首先脱离的倾向，脱离的视网膜有更多的皱褶，较视网膜下出血或色素上皮下血肿范围广，常见全视网膜脱离。

2. A 型超声扫描　典型病例可显示 2 ~ 3 个高波峰，被窄的低反射间隙分开。高波峰分别代表视网膜、色素上皮及脉络膜反射。但病程不同阶段病变内反射亦不同。

（四）视网膜血管瘤

视网膜血管瘤为先天性血管发育异常。视网膜毛细血管瘤又称 Von Hippel 病。如果视网膜和神经系统或其他器官同时有血管瘤存在则称为 Von Hippel-Lindau 综合征。单眼或双眼发病，可为单一病灶或多个血管瘤同时存在。

1. 视网膜毛细血管瘤声像图显示有以下特点，可以与其他眼内肿瘤鉴别（图 2-3-6）。

（1）视网膜毛细血管瘤常位于颞侧周边部，病变为自球壁局限性隆起的肿块，边界清楚，前缘光滑或边界不整齐，形状不规则，有的瘤体似脱离眼球壁呈“悬浮”状态，仅有细条形回声与球壁相连，这是肿瘤生长过程中玻璃体纤维条索对瘤体严重牵拉，纤维血管组织突破内界膜进入附近玻璃体显示的特征性影像。

（2）瘤体与两条或两条以上带状回声相连，为扩张迂曲的输入动脉和输出静脉血管及周围机化组织的回声。这使视网膜毛细血管瘤很容易与视网膜海绵状血管瘤及其他眼内肿瘤鉴别。

（3）病变内部显示蜂窝状结构，代表迂曲小血管回声。当有出血、渗出时血管瘤内部回声将有明显变化，瘤体有钙化者显示强回声光斑，其后可见声影。

（4）常伴渗出性或牵拉性视网膜脱离，前者更常见。视网膜脱离多位于血管瘤部位或眼底下方。玻璃体内增殖膜与血管瘤紧密粘连者将导致牵拉性视网膜脱离。

（5）A 型超声扫描，病变表面为高反射。内部呈中高反射，伴出血、渗出反射降低，出现纤维增殖或钙化后呈高反射；位于视盘上的毛细血管瘤则呈低或中度的内反射。

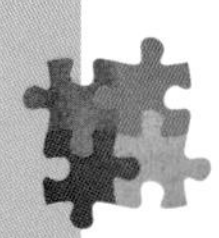

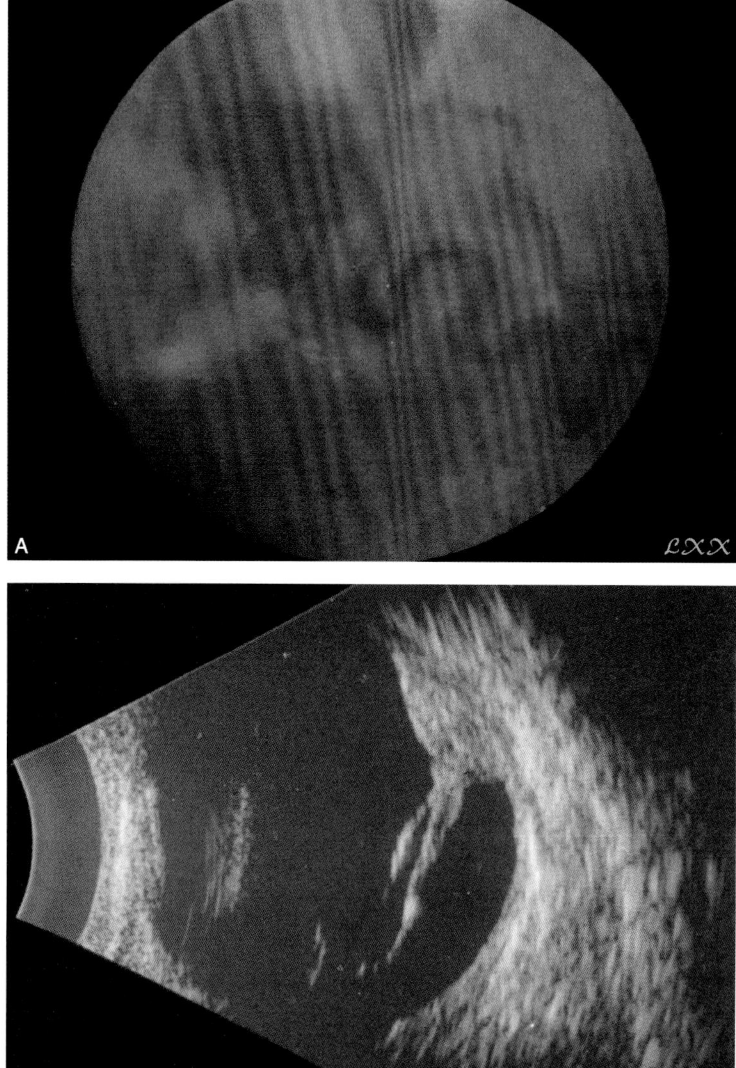

图 2-3-6　视网膜血管瘤

A. 视网膜血管瘤彩色眼底图；B. 视网膜血管瘤 B 型超声图，病变自颞侧球壁局限隆起，表面光滑，极度扩张迂曲的动静脉血管与其相连

2. 视网膜海绵状血管瘤　是罕见的先天血管畸形，单眼发病，常见青少年。声像图上瘤体呈局限性扁平隆起，前缘光滑，边界清楚，内回声不均匀，内部有无回声区。A 型超声扫描，病变表面显示高波峰。内部结构不规则。

（五）脉络膜血管瘤

脉络膜血管瘤分局限性和弥漫性两种类型[19]。前者孤立存在，常位于视盘和黄斑附近。弥漫性脉络膜血管瘤经常是 Sturge-Weber 综合征的一部分（图 2-3-7）。

1. 孤立的脉络膜血管瘤　声像图上为扁平或圆顶状轻到中度隆起，边界清楚，病变内部回声光点多，回声强，呈均匀分布，无显著声衰减，肿瘤表面和周围常伴视网膜脱离光带。

2. 弥漫性脉络膜血管瘤　通常在后极部呈弥漫的扁平隆起，肿物内显示颗粒状强回声，可伴 Tenon 囊积液。Sturge-Weber 综合征的患儿中，轻微病例只显示视网膜、脉络膜增厚，反射增强。严重者常见于未经治疗的年长儿或治疗后复发病例，肿瘤侵犯大部分脉络膜，在视盘周围隆起最高，向周围延伸逐渐变薄，可达锯齿缘。常伴广泛的视网膜脱离。

A 型超声扫描：玻璃体后段出现多个连续的高波峰，与后壁波相连，波峰高度接近，排列均匀，

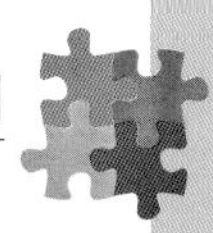

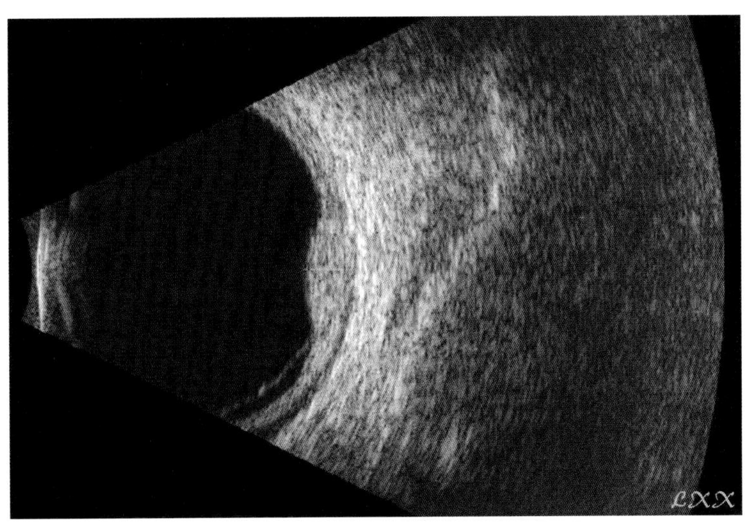

图 2-3-7　弥漫性脉络膜血管瘤 B 型超声图（Sturge-Weber 综合征患儿）

无后运动，Kappa 角小于 45°，有别于脉络膜黑色素瘤。

（六）小儿眼病

1. Coats 病　Coats 病又称外层渗出性视网膜病变。是特发的视网膜毛细血管扩张伴视网膜内和视网膜下渗出，无明显的视网膜玻璃体牵拉为特征的眼病。由于视网膜血管异常，发生出血和脂质样渗出，在视网膜下和视网膜层间沉积。本病好发于男性青少年，一般在 5～12 岁发病，单眼发病占 90%～95%。

B 型超声扫描：Coats 病特征性表现为广泛且缺乏可动性的视网膜脱离，以及致密的视网膜下混浊。病变不同阶段、轻重的程度不同超声图上也有很大差异[15]。

（1）病变部位视网膜不规则增厚，视网膜表面高低不平，常伴不同程度的渗出性视网膜脱离。由于视网膜下液是多变的，可富有蛋白质或富有脂质或是血液，因此视网膜下液可透明，也可呈均质或不均质的混浊，显示疏密不等的回声光点。

（2）另一种表现为自球壁局限性隆起的肿块，边界清楚，表面光滑或高低不平，内部回声不均匀，似眼内肿物。偶见发生机化，甚至出现钙化灶者，更增加了与视网膜母细胞瘤鉴别的难度。

（3）当发生视网膜全脱离时呈 V 形线状光带，光带与后壁回声间显示疏密不等的细小的或较粗大的弱中回声光点，为视网膜下血细胞和类脂体结晶的回声反射，可见自发运动，这是 Coats 病晚期最具有特征性的影像（图 2-3-8）。

（4）患眼经局部激光、冷凝或放射治疗，很多病例最终球壁钙化，眼球萎缩。

A 型超声扫描，视网膜脱离显示高波峰，与后壁波间为无回声平段或显示密集小波。

2. 未成熟儿视网膜病变　未成熟儿视网膜病变（ROP）为双眼发病，经常不完全对称。临床上分为急性期、退行期、瘢痕期。大多数患儿急性眼部病变自行停止进入退行期，若眼病继续进展到瘢痕期。当家长发现患儿不能注视目标或出现白瞳症时，患眼已发生视网膜脱离，部分性视网膜脱离为Ⅳ期，视网膜全脱离者为Ⅴ期。超声扫描可以显示视网膜脱离的类型和严重程度，为治疗提重要依据。

（1）多数病例在超声声像图上晶状体后甚至大部分玻璃体被广泛的增殖膜和强回声斑块所占据，病变与视盘或球壁相连，为典型的前、后闭漏斗形视网膜脱离[14,19]（图 2-3-9）。少数患眼为前开后闭型或前闭后开型视网膜脱离。一旦视网膜脱离光带呈透明状，视网膜下布满密集的回声斑点，提示视网膜下出血或类脂体结晶。

（2）少数仅后极部及颞侧视网膜脱离者，为Ⅳ期部分性视网膜脱离。

（3）另有一些患眼因前部玻璃体增殖，将后部视网膜向前牵拉，而周边无血管区的视网膜仍在

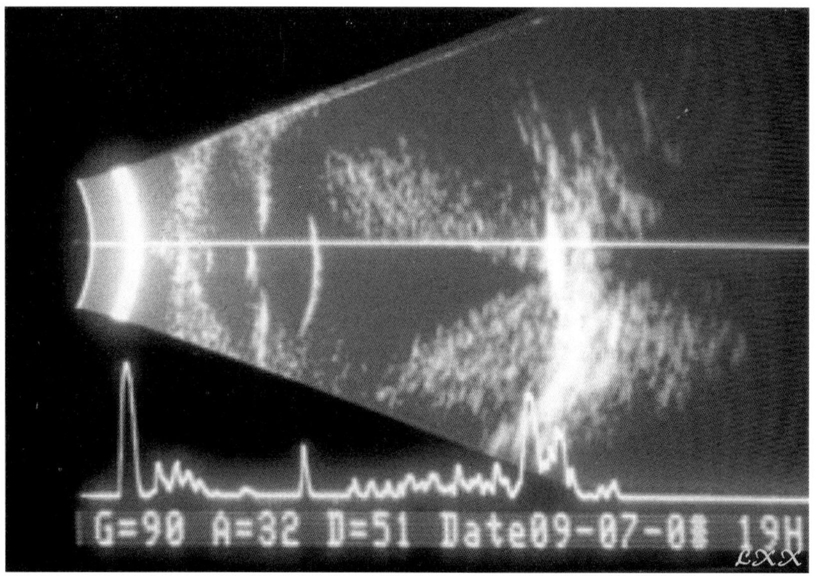

图 2-3-8 Coats 病 B 型超声图
视网膜全脱离呈 V 形线状光带，视网膜下密集的回声光点

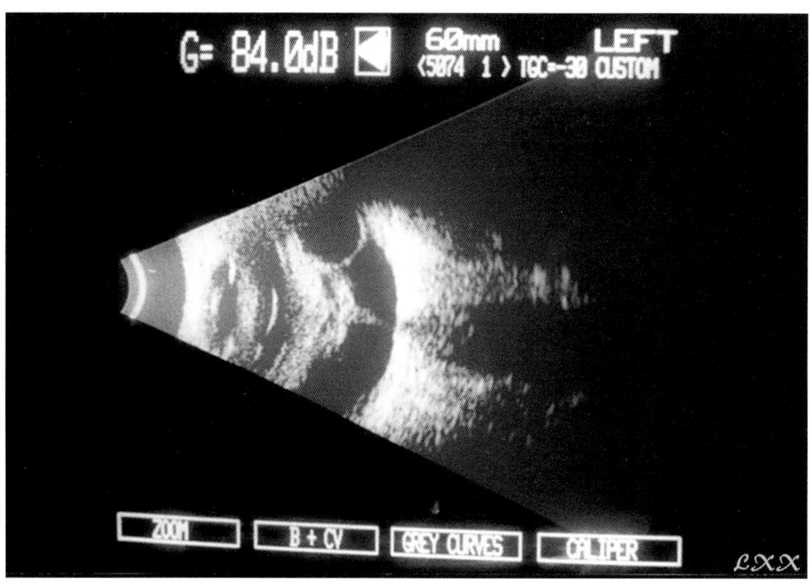

图 2-3-9 未成熟儿视网膜病变 B 型超声图
晶状体后大部分玻璃体被纤维增殖瘢痕所占据，仅一细条形回声与视盘相连颞侧周边视网膜环

位，则在周边部视网膜形成环，在声像图上与视网膜囊肿颇为相似。

（4）有些晚期 ROP 患儿，显示眼轴短、前房浅、虹膜后粘连、晶状体混浊、脉络膜增厚等诸多异常，这可能因为视网膜血管发育障碍，使眼球发育受影响或是早期眼球痨的表现。

A 型超声扫描，前部玻璃体内高低不等的波峰是晶状体后增殖膜的反射，视网膜脱离波峰与后壁间为无回声平段或为密集的小波。

彩色多普勒血流成像（CDFI），对 ROP 前开后闭型或前闭后开型视网膜脱离显示更为清楚，更直观，可以发现病变内动、静脉血流。

（李立新）

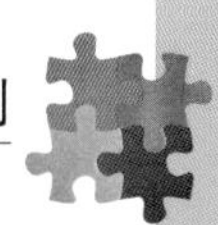

第四节 视网膜血管性疾病相关视网膜电图检查

1877 年 Dewar J 首先记录了人眼对视刺激的电反应[20]。1941 年，Riggs 把接触镜电极引入到记录视网膜电图中(ERG)[21]；Karpe 应用这种方法首次记录了视网膜色素变性中独特的 ERG 反应[22]。计算机技术的推广和应用，促进了眼科临床视觉电生理技术的发展，使其成为许多眼科疾患诊断不可缺少的工具。常用的临床视觉电生理检查包括：视网膜电图(electroretinogram，ERG)、眼电图(electrooculogram，EOG)和视觉诱发电位(visual evoked potential，VEP)。国际临床神经电生理学会 1984 年推荐了 VEP 检查的标准化，国际临床视觉电生理学会 1989 年制订了临床 ERG 检查的标准化，以便全世界不同实验室的检查结果相互比较。1992 年又出现了多焦点临床视觉电生理检查包括：多焦点视网膜电图(mERG)、多焦点视觉诱发电位(mVEP)，多焦点视觉电生理技术提供了在精确的水平上评价视觉系统的一种手段，是我们将视网膜功能进行客观地形图化的一大进展[23,24]。

一、视网膜电图

(一) 定义和目标

1. 定义　视网膜电图(electroretinogram，ERG)是短暂闪光刺激诱发的视网膜综合电位反应，是视觉电生理中有代表性的部分。根据刺激光的不同形式分为闪光 ERG(flash-ERG，FERG)和图形 ERG(pattern-ERG)。根据适应状态分暗适应 ERG、明适应 ERG 和颜色 ERG，近几年又出现了多焦 ERG。闪光视网膜电图被较广泛应用于眼底病的临床诊断。正常的 FERG 是一个双相波，即负相 a 波和正相 b 波。a 波起源于光感受器，b 波是在 a 波之后有较大振幅的正相波，虽然它起源于 Müller 细胞在双极细胞水平的钾离子流，但其发生很大程度上依赖有功能的感光细胞，因此它的强度可以有效地反映光感受器的完整性[25]。

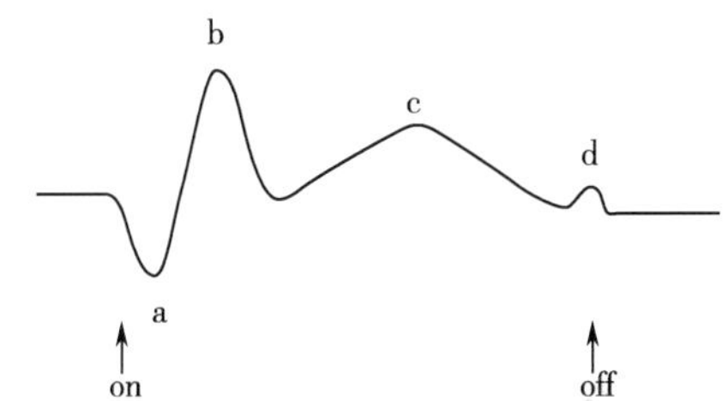

图 2-4-1　ERG 的 a、b、c 和 d 波
箭头提示给光(on)和撤光(off)闪光 ERG，依次为视杆细胞反应、视杆和视锥细胞混合反应、振荡电位、视锥细胞闪烁反应、视锥细胞反应

2. 目标　人眼视网膜电图在 1877 年由 Dewar 首次记录到，以后逐渐发现在黑暗中容易记录到 ERG，通过改进测试方法，记录到负相的 a 波，正相的 b 波，迟发的正相反应——C 波和撤效应，即 d 波。Granit 将 ERG 分为三个导程，即 PⅠ、PⅡ和 PⅢ，分别代表 ERG 的 c 波、b 波和 a 波，这一理论被普遍接受(图 2-4-1)。

3. 视网膜视锥、视杆细胞对 ERG 的意义　ERG 是研究视锥、视杆细胞功能的一种方法，ERG 视锥细胞反应和视杆细胞反应有明显的差异。

表 2-4-1 显示了视网膜视锥、视杆细胞的功能特点。视杆细胞主要探察弱光刺激，而视锥细胞接收中等和高强度的光刺激。视杆细胞色素-视紫红质是单一的蓝绿敏感色素，而视锥细胞包含蓝、绿、红三种色素。利用视锥细胞和视杆细胞的这些不同生理功能作为 ERG 区分视锥、视杆细胞反应的条件，在暗环境中用弱的或蓝色刺激光可记录到视杆细胞反应；在亮环境中用强光、长波长光(如红光)或快闪烁光(一般用 30 次/秒闪烁光)可以分离出视锥细胞体反应。

视锥细胞的最大密集区在中心凹部，从中心凹向周围 15°(4. 5mm)，密度逐渐下降，15°以外至周边部视锥细胞数极少但保持稳定。视杆细胞从中心凹(中央部 1°～3°)周围向周边逐渐增多，到中心凹旁 15°时密度最高，从 15°再往周边，视杆细胞数量稍减但保持恒定。视网膜视锥细胞总量约 800 万，中心小凹部视锥细胞约有 9000 个，仅占视锥细胞总数的 0. 11%，当中心小凹病变时，

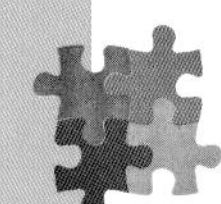

ERG 可完全正常。如果 ERG 的视锥细胞反应下降,病变影响部位往往超过 5°范围。

表 2-4-1 ERG 视锥、视杆细胞反应的差异

	视杆细胞反应	视锥细胞反应
敏感性	对弱光敏感	对强光敏感
空间分辨力	轮廓视觉	精细视觉
时间变换	仅对慢闪烁(<10/秒)	追踪快闪烁
最大敏感光谱	500nm(蓝绿)	560nm(绿黄)
暗适应率	慢	快
色觉	缺失	存在

(二) 视网膜电图种类

目前应用于临床的 ERG 检测有闪光 ERG(flash ERG)、图形 ERG(pattern ERG)和多焦 ERG(multifocal ERG)。

1. 闪光 ERG　根据国际临床视觉电生理协会[The International Society for Clinical Electrophysiology of Vision(ISCEV)]提出的 ERG 检测标准,闪光 ERG 检测包括五个记录项目。前三项在暗适应 30 分钟后进行记录(外界光线前是暗适应时间,要长达 40 分钟),为暗适应(scotopic)反应;后两项在适应中度弥散光 10 分钟后进行,为明适应(photopic)反应。

(1) 暗适应 ERG:

1) 视杆细胞反应(rod responses)由非常弱的闪烁白光或蓝光引出,表现为 b 波振幅很大,而 a 波振幅很小或记录不到(图 2-4-2)。

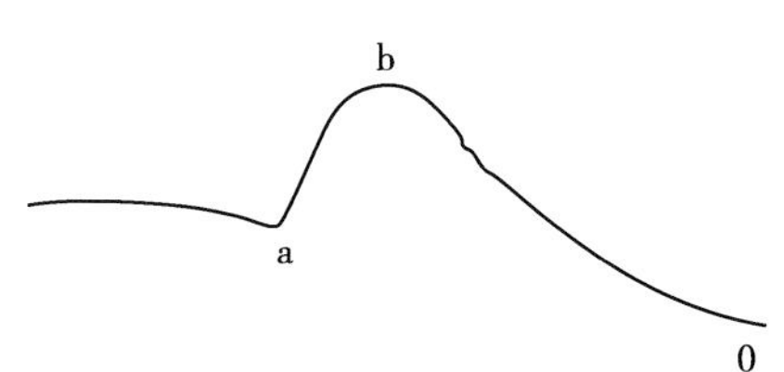

图 2-4-2　暗视视网膜电图

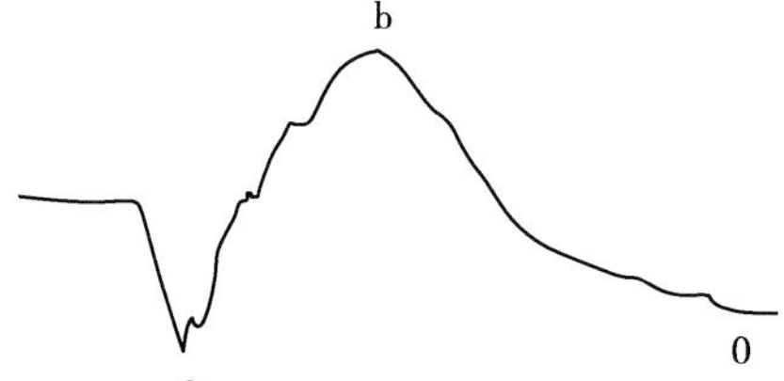

图 2-4-3　暗适应视网膜电图

2) 视杆和视锥细胞混合反应(combined rod and cone responses)由很强的闪烁白光引出,可以记录到明显的 a 波和 b 波(图 2-4-3)。

3) 振荡电位(oscillatory potentials,OPs)是将记录的带通限定在 80～200Hz,用白光刺激,而记录到的在 b 波上升支的多个振荡小波。OPs 起源于视网膜内核层和内丛状层,是诊断内层视网膜疾病的一个敏感指标(图 2-4-4)。

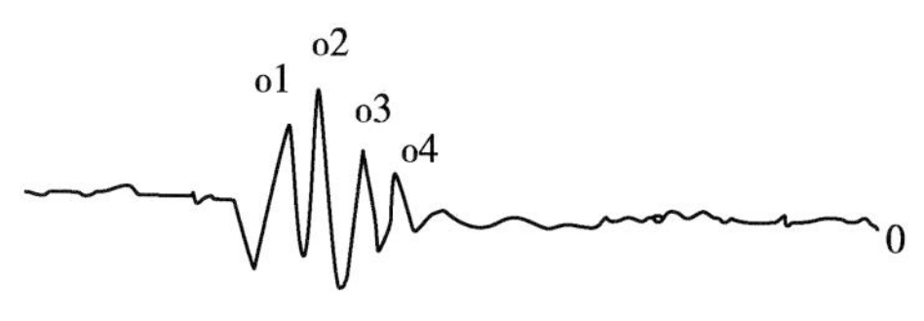

图 2-4-4　振荡电位

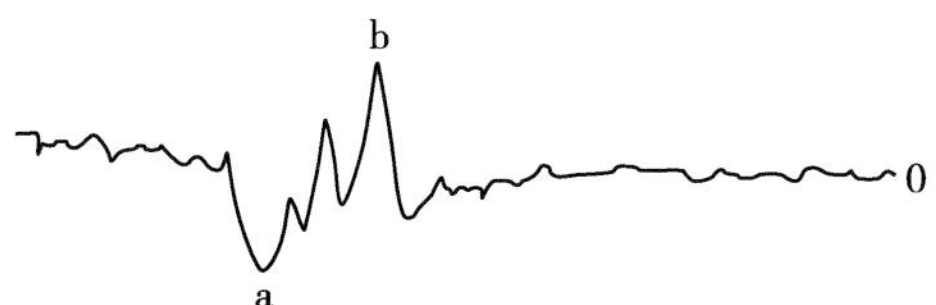

图 2-4-5　明视视网膜电图

(2) 明适应 ERG:

1) 视锥细胞反应(cone responses),由单个白光刺激引出,图形特征为具有 a 波和 b 波及很小的振荡波(图 2-4-5)。

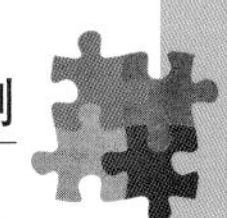

2）视锥细胞闪烁反应(cone flicker)：是由频率为 30Hz 的闪烁光进行刺激，而分离出视锥细胞的反应(图 2-4-6)，因为在这种刺激情况下，人视杆细胞只能对 20Hz 以下的闪烁刺激起反应，30Hz 以上不能产生反应。在正常眼能够引出视锥细胞反应的刺激频率上限为 50Hz，频率再提高就记录不到任何反应了，这种现象称作临界闪烁融合(critical flicker fusion)。因此 30Hz 可作为分离视锥细胞反应的一种方法。

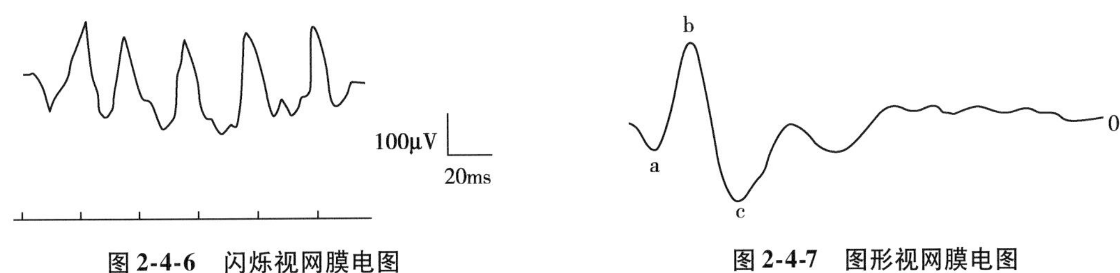

图 2-4-6　闪烁视网膜电图　　**图 2-4-7　图形视网膜电图**

2. 图形 ERG　图形 ERG 由光栅或棋盘格等图形翻转刺激产生。起源于视网膜神经节细胞的活动。正常记录结果由 P_{50} 正相波和 N_{95} 负相波组成(图 2-4-7)，其各波潜伏期和峰谷值需要各个实验室测量正常人群建立正常值。

3. 多焦 ERG(mERG)　多焦 ERG 可检测并标记出视网膜功能的地形图。根据光感受器在视网膜分布的密度，各个位点刺激强度不同。在感光细胞密度高的黄斑中心凹区域所用的刺激参数就要小于感光细胞密度低的视网膜周边部。和常规的 ERG 一样，各个部位的 ERG 的振幅和潜伏期都可以测量并记录(图 2-4-8)，这些信息还可以被汇总制成三维的图形，形象地被称为“视觉山”(图 2-4-9)。

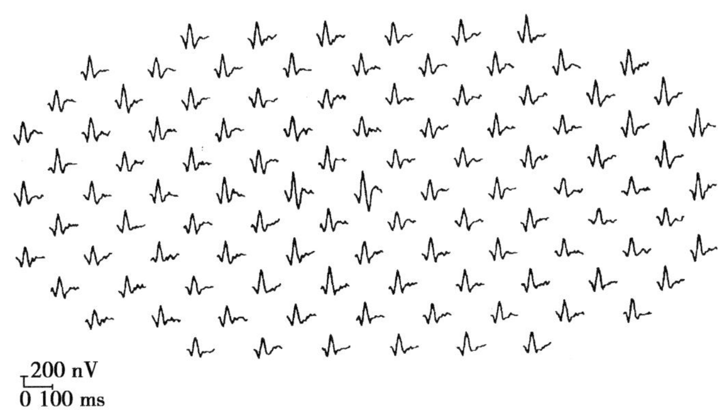

图 2-4-8　多焦 ERG

mERG 应用于视网膜分支静脉阻塞的检查时，可以发现静阻区域的波形潜伏期延长、振幅下降[26]。有学者认为 mERG 的异常还可以提示可能发生糖尿病视网膜病变的位置[27]。

(三) ERG 的成分

ERG 各种成分的出现依赖于不同的刺激条件，在完全暗适应的条件下，给予一个极弱的刺激光，ERG 仅出现一个 b 波。刺激光逐渐增强到 2 ~ 3log 单位时，出现 a 波。随着刺激光进一步增强，a 波振幅逐渐增大(图 2-4-10)。振荡电位(oscillatory potentials，OPs)是用较高强度光刺激时得出的一组叠加在 b 波上的频率较快的低小波。ERG 的 c、d 波和早期感受器电位均不能使用通常的临床 ERG 记录条件获得。c 波是在 b 波之后缓慢升起的一个正向波，起源于视网膜色素上皮，通常是使用强光较长时间刺激暗适应的视网膜，并通过直流放大器得到。d 波是关闭光刺激时，锥体系统产生的正相撤反应(图 2-4-1)。使用比常规高约 106 倍的光刺激强度，可在 a 波之前引出早期感受器电位(early receptor potentials，ERP)，ERP 的潜伏期极短，是光刺激视网膜后最早产生的电反应(图 2-4-11)，反映视色素的漂白。

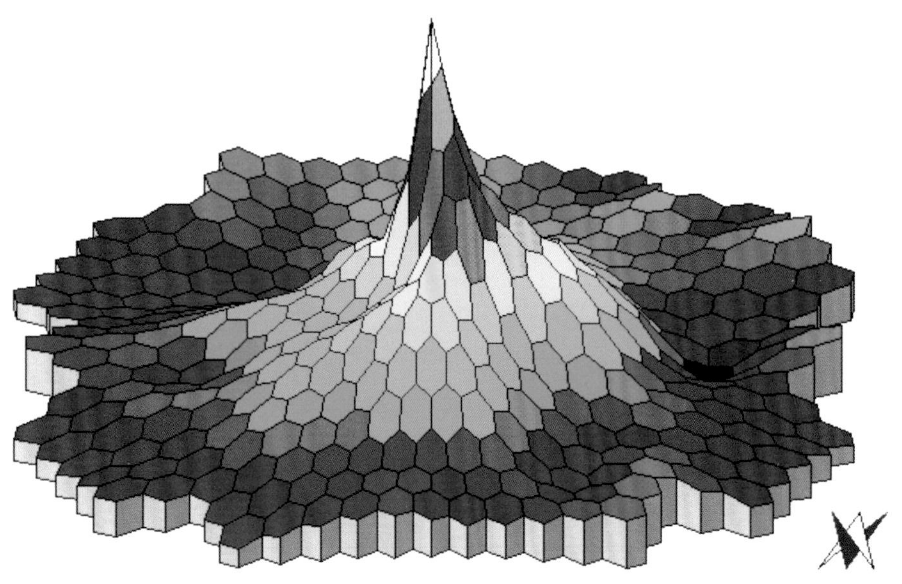

图 2-4-9　多焦 ERG 的地形图

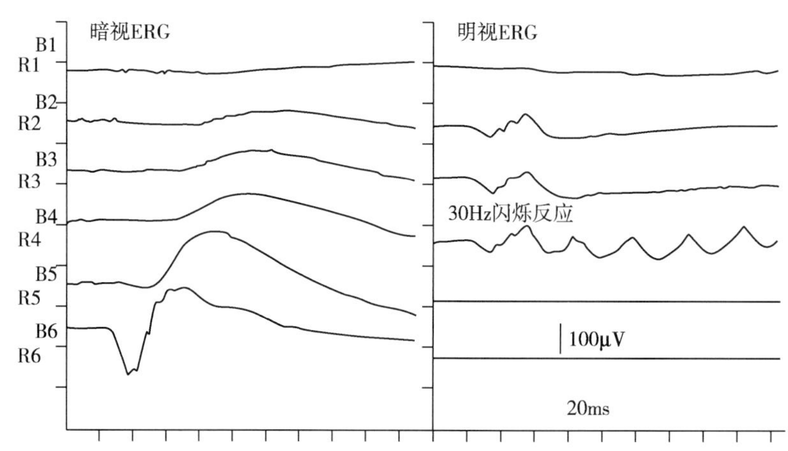

图 2-4-10　人眼暗视 ERG 和明视 ERG

从上至下刺激光强度逐渐增强，暗视 ERG 最大反应（左侧最下方）光刺激强度为 3.7cd/m²，明视 ERG 的背景光为 8.7cd/m²

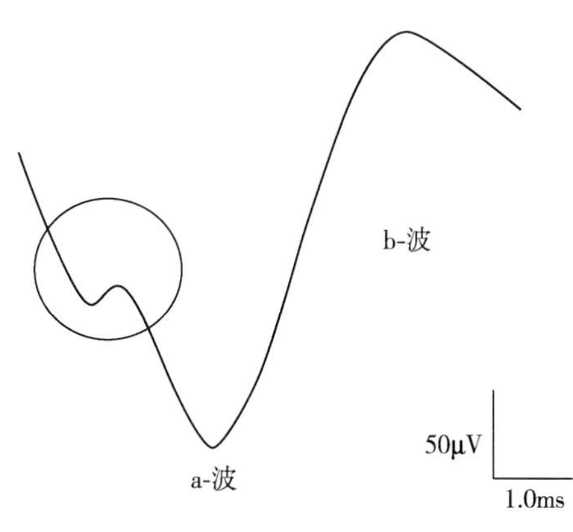

图 2-4-11　早期感受器电位

1. a 波和 b 波　a 波和 b 波均起源于外层视网膜。a 波产生于光感受器细胞；b 波产生于主要是在双极细胞水平的 Müller 细胞。神经节细胞对 FERG 的产生没有什么作用，主要是由于它们的电信号是棘波的形式而不能从外部记录到。ERG 是一种调幅的信号，而不同于神经节细胞的调频的信号形式。在神经节细胞和其轴突受损的许多疾病中都可以记录到正常的 ERG 结果。

视网膜的血液供应来自于脉络膜血管和视网膜中央血管系统，分别供应外层和内层视网膜。许多疾病只影响两个血液供应系统之一。例如影响视网膜循环的疾病中，如动脉硬化、巨细胞视网膜炎、视网膜动静脉阻塞和颈动脉供血不足等，ERG 由于正相的 b 波成分的减小，会表现为一个明显的大的负相波成分，这种波形被定义为负性 ERG，是视网膜内层缺血的表现。b 波潜伏期延长被认为是视网膜中央

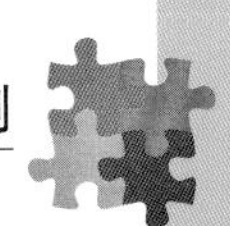

静脉阻塞产生缺血状态的预兆[20]。相反的在脉络膜血供不足时，影响了 ERG 反应的初始阶段，会出现 a 波和 b 波振幅同时下降。

2. 30Hz 闪烁 ERG　由于刺激光本身对视网膜有“明适应”影响，因此闪烁刺激，特别是高频刺激，如 30Hz 闪烁光，较容易分离出反应的锥体成分。通常闪烁 ERG 的振幅比单闪光 ERG 的要小。正是由于这个原因，闪烁光 ERG 的记录需要应用总和与平均的设备将相对较小的信号从本底干扰中分离出来。在临床检测的条件下，30Hz 闪烁光刺激的典型的反应是产生正弦波。因为 a 波和 b 波很清晰的被观察到，闪烁光 ERG 的起源也就不是很确定了。一种观点认为 a 波在明适应的情况下被抑制而减少，因此结果中主要包括 b 波的成分。而另一种观点认为产生 b 波的 Müller 细胞在短暂的较高频率的光刺激下活动减少[21]，因此 30Hz 闪烁光 ERG 反映了神经细胞的活性，主要是视锥细胞电位[22]。30Hz 闪烁光 ERG 还可以被分解成线形第一调协波和非线性第二调协波成分，可以看到很明显的潜伏期，提示线形第一调协波为外层视网膜起源（如视锥细胞电位），而非线性第二调协波起源于内层视网膜[28]。30Hz 闪烁反应的变化也被认为是视网膜中央静脉阻塞产生缺血状态的先兆[29]。

3. 振荡电位　振荡电位（oscillatory potentials，OPs）最早是在完全暗适应的视网膜用较强的闪光诱发出来的[30]。OPs 其实并不像它的名字给人的感觉那样是随机分布的，而是和其他 ERG 成分一样，在刺激后的固定时间出现反应。虽然人们对与 OPs 起源有关的视网膜结构还有争议，但是许多临床和实验室的研究都显示 OPs 的启动部位在突触后到感光细胞之间。这个假说最早是由 Wachtmeister 和 Dowling 提出的[31]，他们报道在分离的犬视网膜记录的 OPs 的每一个振荡波都可以定位在不同的视网膜部位，短潜伏期的振荡波起源于内层视网膜（邻近神经节细胞层），而长潜伏期的振荡波起源于外层视网膜（邻近光感受器）。迄今为止，实验室和临床的研究已经排除了光感受器细胞[32]、水平细胞[33,34]和 Müller 细胞[35]作为起源的可能。对于神经节细胞是不是作为振荡电位的起源，目前还有争议。Wachtmeister 和 el Azazi[36]报道在视神经萎缩的患者可以记录到正常的振荡电位，而 Lachapelle[37]则报道在视神经切断的患者的长潜伏期振荡电位消失。相似的有争议性的证据来自于药物阻断视网膜神经节细胞的活性。在猴眼玻璃体腔内注射河豚毒素[34]或在兔眼玻璃体腔内注射利多卡因[38]，可以显著地改变前者的振荡电位，而在后者只是振幅稍有降低、时限稍有延长。到目前为止，OPs 最可能的起源被认为是双极细胞（去极化和超极化），无长突细胞和内丛状层细胞[39,40]。另外药物实验显示，较早出现的 OPs 易受下列药物影响：γ-氨基丁酸（GABA）拮抗剂[40]、氟哌啶醇（一种多巴胺拮抗剂）[40]、2-amino-4-phosphonobutyric acid（一种谷氨酸的类似物）[41]和低剂量的吸入性三氯乙烯[42]；而长潜伏期的 OPs 则易受以下药物影响：乙醇[40]、番木鳖碱[40]、碘乙酸（一种糖酵解的阻滞剂）[43]和抗惊厥药苯妥英钠（效果在人和兔的实验中验证）[44]。虽然研究者们已经收集了许多信息来更好地认识 OPs 的起源及其意义，但很显然现在的工作还是远远不够的。OPs 在糖尿病视网膜病变会发生改变，并且可能是增殖性改变的有价值的预兆。有学者认为 b/a 波比值降低和记录不到，OPs 预示着糖尿病性视网膜病变引起的玻璃体积血患者在玻璃体手术后预后不良[45]。还有学者认为在糖尿病患者记录到 OPs 峰值潜伏期的延长时，尚未观察到视网膜血管病变，提示在糖尿病患者的视网膜的神经性病变可能出现得更早，这一现象的出现也可能是由于尚不能被检测到的视网膜的低灌注造成的[39]。

（四）视网膜电图基本检测技术和临床应用

1. 闪光 ERG　ERG 检查的可变因素有刺激：光刺激可选择不同强度，不同刺激时限，不同颜色和频率；电极：电极安放部位及电极种类影响眼电图的振幅；记录仪：信号接收、放大器等影响反应的敏感性；测试状态：瞳孔是否开大、眼球运动、受检者的配合都将影响记录结果；屈光状态中，高度近视使 ERG 振幅变小，高度远视者 ERG 振幅较大[46]。

（1）光刺激条件：闪光 ERG（F-ERG）必须用全视野球刺激。记录电极使用角膜接触镜电极，参考电极可装配在接触镜-开睑器内，接地电极必须放在无关点上接地，如额部或耳部。记录选用的标准刺激光（standard flash，SF）强度为在全视野凹面上产生 1.5～3.0cd/(s · m^2) 的亮度。标准

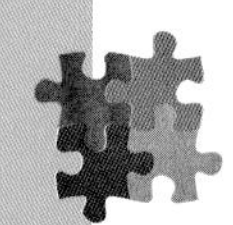

化要求将 SF 按 0.25log 梯度减弱 3log 单位范围。明适应的背景照明要求在全视野内产生至少17～34cd/(s·m^2)(5～10fl)的照明度。放大器和前置放大器的通频带范围为 0.3～300Hz。前置放大器输入阻抗至少为 1m。放大器导线必须与患者保持一定距离[47]。

（2）检查前准备：检查前使用托吡卡胺或去氧肾上腺素充分散大瞳孔，瞳孔应散大到 8mm 直径，然后在暗中适应至少 20 分钟后，在暗红光下放置 ERG 电极。嘱咐患者向前注视指示灯，保持眼位。

（3）检查步骤：一个完整的闪光 ERG 应包括两个状态：

1）暗适应状态：记录视杆细胞反应、最大反应和 OPs。视杆细胞反应：低于白色 SF 2.5log 单位的弱刺激反应；最大反应由 SF 刺激产生，为视网膜视锥细胞和视杆细胞综合反应；OPs：由 SF 刺激获得，但高通(high-pass)放在 75～100Hz，低通(low-pass)选择 300Hz，刺激间隔 15 秒，取第 2 个以上的反应或叠加反应。

2）明适应状态：记录单闪光视锥细胞反应和 30Hz 闪烁反应。单闪光视锥细胞反应：背景光为 17～34cd/(s·m^2)(5～10fl)，可以抑制视杆细胞，经 10 分钟明适应后，用白色 SF 刺激即获得视锥细胞反应；30Hz 闪烁反应：在记录单次闪光视锥细胞反应后，使用相同的背景光和 SF 刺激光，每秒钟闪烁 30 次，弃去最初的几个反应，测量稳定状态时的振幅，30Hz 闪烁反应用于测定视锥细胞功能。

（4）闪光 ERG 的测量

1）a 和 b 波的振幅和峰时值：a 波和 b 波：a 波振幅是从基线测到 a 波的波谷；b 波振幅是从 a 波的波谷测到 b 波的波峰(图 2-4-12)。a、b 波的峰时值是从闪光刺激开始到波峰的时间。

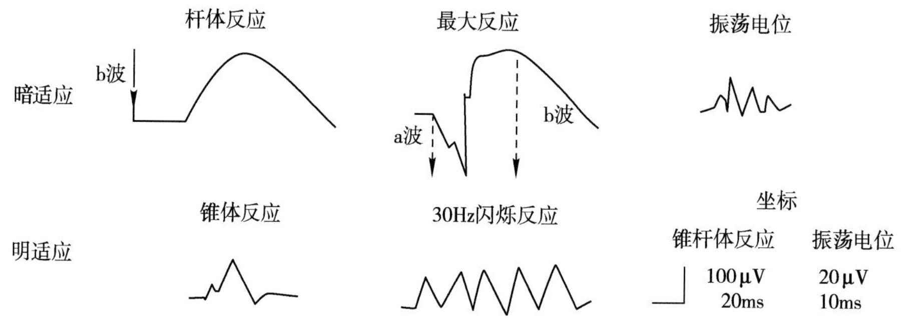

图 2-4-12 视网膜电图各振幅的测量

2）OPs：OPs 振幅测量方法较多，目前绝大多数方法是在 ERG 的 b 波上先画出每个 OPs 小波的基线，再测量其高度，称“两脚规测量法”。较准确的测量是将 ERG 波形用傅立叶变换进行频谱分析，根据 OPs 在频域的分布，采用滤波技术去掉 a、b 波后再测量(图 2-4-13)。

3）建立正常值：每个实验室要建立自己仪器的正常值及其界限。

（5）临床应用：ERG 用于判断：

1）视网膜遗传和变性疾患；

2）屈光间质混浊时视网膜功能；

3）视网膜药物中毒性反应；

4）视网膜铁锈症的损害程度；

5）视网膜血管性、炎症性和外伤性等疾患造成的功能损害。

（6）诊断指导

1）熄灭型 ERG：使用各种光刺激强度记录不到 a、b 波振幅，见于：

A. Leber 先天性黑朦；

B. 视网膜发育不全；

C. 视网膜色素变性；

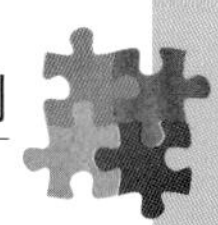

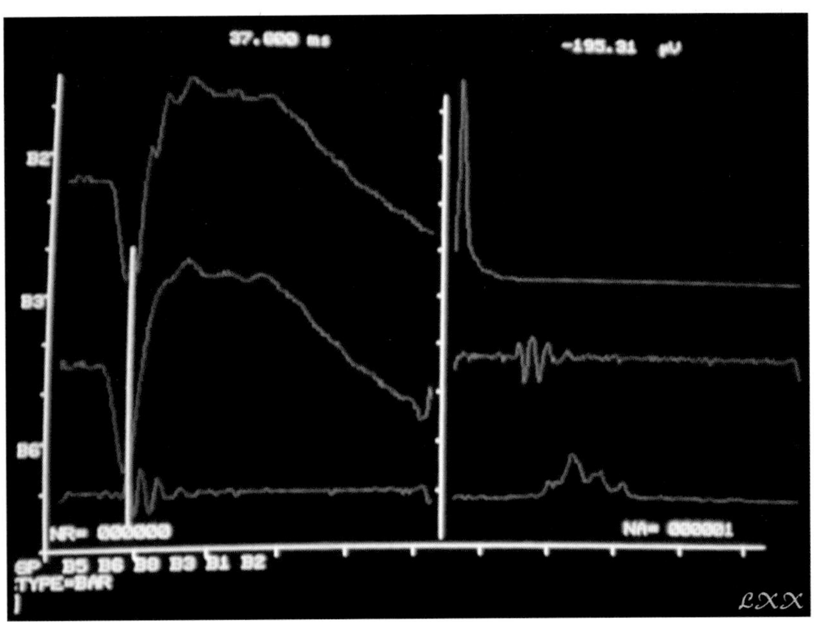

图 2-4-13　左侧 B2 是暗适应视网膜电图的最大反应，B-波上显示 OPs，右侧 B2 图是左侧图形通过傅立叶变换后频域的功率改变；左侧 B3 是时域中去掉 OPs 后的 A-和 B-波振幅，右侧是分离出的 OPs 在时域的改变；左侧 B6 是 OPs 在时域的改变，黄色光栅显示 OP1 的潜伏期与最大反应 B-波上的 OP1 完全符合，右侧是 OPs 在频域放大的功率谱

D. 全视网膜脱离；

E. 药物中毒：如氯喹、吩噻嗪；

F. 铁锈症、铜锈症

2）ERG 的 a、b 波下降：反映视网膜内层和外层均有损害，但严重程度未达到“熄灭型”，见于

A. 视网膜色素变性的某些类型：

a. ERG 视杆细胞反应 a、b 波下降幅度超过视锥细胞反应称视杆、视锥细胞变性（性连锁隐性型、常染色体隐性型、常染色体显性型），先天性静止性夜盲症Ⅰ型和白点状眼底；

b. ERG 视锥细胞反应 a、b 波下降幅度超过视杆细胞反应称视锥视杆细胞变性（性连锁隐性型、常染色体隐性型、常染色体显性型）。

B. 玻璃体积血；

C. 脉络膜视网膜炎；

D. 全视网膜光凝后；

E. 部分视网膜脱离；

F. 铁锈症、铜锈症；

G. 药物中毒：吩噻嗪。

3）ERG 的 b 波下降，a 波正常，提示视网膜内层功能障碍，见于：

A. 先天性静止性夜盲症Ⅱ型；

B. 小口（Oguchi）病：延长暗适应时间，b 波可恢复正常；

C. 青少年视网膜劈裂症；

D. 视网膜中央动脉阻塞，视网膜中央静脉阻塞。

4）ERG 视网膜视锥细胞反应异常，视杆细胞反应正常，见于：

A. 全色盲；

B. 进行性视锥细胞营养不良。

5）OPs 下降或消失，见于：

A. 视网膜缺血状态：如糖尿病视网膜病变、视网膜中央静脉阻塞的缺血型和视网膜静脉周围炎等；

B. 先天性静止性夜盲症。

2. 图形 ERG

(1) 主要成分：由光栅、棋盘格等图形翻转刺激，引发的产生于后极部的小的视网膜电图称图形视网膜电图(pattern ERG，PERG)。此电位极小，要叠加记录。它由一个称为 P_1 或 P_{-50} 的正相波和发生在其后的称为 N_1 或 N_{-95} 的负相波组成(图 2-4-14)。PERG 的起源与神经节细胞的活动密切相关。它的正相波有视网膜其他结构的活动参与。

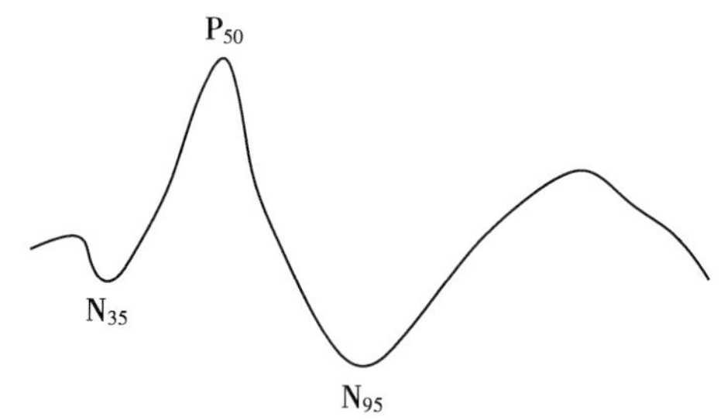

图 2-4-14 图形 ERG 的测量

(2) 检测条件：由图形翻转刺激产生，方格大小为 30'，对比度 97%，从上到下时间频率增加，最上排为每秒二次翻转，最下排为每秒 14 次翻转，此时称稳态反应。稳态反应峰谷振幅的主要成分为 N_{-95}。

(3) 电极位置：图形 ERG 的角膜电极最好选用 DTL 电极，将 DTL 电极置于下穹隆部，参考电极置于检测眼外眦部或颞部皮肤。行单眼记录，叠加次数大于 100 次，以便减少噪音干扰和伪迹。

(4) 检查前准备：记录图形 ERG 时瞳孔保持自然状态，将屈光矫正到看清刺激器的最佳状态。PERG 从视网膜中心凹和中心凹旁引出，刺激图形如果在视网膜上聚焦好，引出的振幅就大。检查开始前，嘱受检者全身放松，但要精力集中。

(5) 参数测量：P_{-50} 波振幅高度的测量是从基线或从一个负相波谷(N_{-95})向上到波峰。N_{-95} 波振幅高度可从基线或 P_{-50} 波峰向下到波谷。各波潜伏期均从光刺激开始到各波的波峰或波谷的时间，称峰时间。稳态反应测量峰谷值，或用傅立叶变换测量功率。各实验室要建立自己的正常值。

(6) 临床应用

1) 开角型青光眼的早期诊断：PERG 改变早于 PVEP；

2) 黄斑病变；

3) 原发性视神经萎缩；

4) 帕金森病。

二、眼电图

正常眼球像一个电池，前后极构成电场，存在电位差。角膜处于正电位的位置，产生的电流称静息电位。将电极置于每只眼两侧，眼球每次运动都有相应的矢量改变，引起电位差的改变。把电极和描记器相连接，电位变化转为笔的移动。眼向左运动时笔向上移，眼向右运动时笔向下移。这种由眼球运动转化的电改变称眼电图(electrooculogram，EOG)(图 2-4-15)。

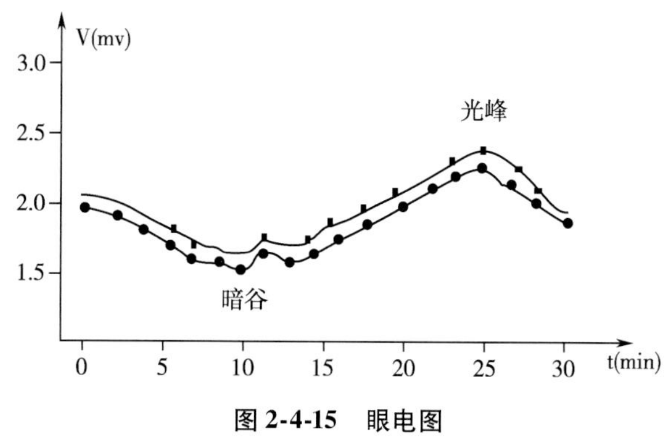

图 2-4-15 眼电图

1. 主要成分及其起源 EOG 电位产生于视网膜色素上皮，光线导致色素上皮基底膜去极化，使静电位发生改变。它的改变可以从 1 到几 mV，取决于视网膜周围的照明状态。暗适应后眼的静息电位下降，此时的最低值称暗谷，转入明适应后眼的静电位上升，逐渐达到最大值，称光峰。

2. 基本技术 EOG 检查应使用带局部光源的全视野球，水平注视点夹角为 30°。电极使用非极性物质，如氯化银或金盘皮肤

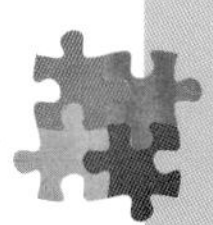

电极。电极电阻小于10kΩ。置放皮肤电极前用酒精或导电膏清除皮肤上的油性物质，电极用后要清洗。光源要求白色，光的亮度用光度计（photometer）在眼球位置平面测量。使用交流电放大器时低频截止（low frequency cutoff）在0.1Hz或更低，高频截止在10Hz或更高（但要低于50Hz或60Hz）。放大器应和受检者隔开。记录信号时，监视器显示原始波形，以判断信号的稳定和伪迹等。

3. 检查前准备　瞳孔可以扩大或保持自然瞳孔，扩瞳状态使用不同亮度。电极置于每只眼内外眦部的皮肤，不使用过大的电极，以避免其影响和皮肤的接触。接地电极置于前额正中或其他不带电的位置。向受检者讲明检查过程，嘱咐其跟随两个固视点光的交替变换往返扫视。变换频率在0.2～0.5Hz之间（每1～2.5秒变换一次），少数不能坚持的受检者扫视可放慢到每分钟一次，每分钟测定一次电位的谷和峰。

4. 检查步骤

（1）预适应：受检者开始暗阶段检测前，先在自然的室内光线下适应至少15分钟，预适应光保持在35～70cd/m^2。检查前30分钟应避免日光、检眼镜或荧光素眼底血管造影灯光的照射。

（2）暗适应阶段：暗谷：测量暗谷电位时，关闭室灯，在暗中记录15分钟EOG值。最小的电位值为暗谷，常发生在11和12分钟之间，也可稍前或稍后些。暗基线：建立暗基线要求暗适应至少40分钟，在进入明适应前5分钟开始测量EOG值。

（3）明适应阶段：打开刺激光并记录EOG，直到出现光峰、信号振幅开始下降。如果光峰不出现，记录应持续20分钟，以免丢失延迟出现的光峰。背景光照明依瞳孔状态不同而异：散瞳时，刺激光强固定在50～100cd/m^2范围内；自然瞳孔时，刺激光强固定在400～600cd/m^2范围内。

5. 测量

（1）扫描振幅：测量EOG振幅波时，要识别过度注视引起过大的信号伪迹和使用交流电引起衰减的信号伪迹。建议取稳定值。

（2）光峰/暗谷比（Arden比）：测量明适应阶段的最高值（光峰）与暗适应阶段的最低值（暗谷）的比值，对于常发生的无规律变化值，通过对曲线“平滑”处理，确定真正的谷和峰值。

（3）光峰/暗基线比：取暗适应过程中稳定基线的平均值为暗基线值，光峰测定同上。光峰/暗基线比低于Arden比。

（4）每个实验室应建立自己设备的正常值范围。

6. 临床应用

（1）卵黄状黄斑变性（BEST病）：EOG异常而ERG正常；

（2）药物中毒性视网膜病变：抗疟疾药；

（3）一般情况下EOG反应与ERG反应一致，EOG可用于某些不接受ERG角膜接触镜电极的儿童；

（4）用于眼球运动检查。

三、视觉诱发电位

视觉诱皮层电位（visual evoked cortical potentials）简称视觉诱发电位（VEP）或视觉诱发反应，是视网膜受闪光或图形刺激后，在枕叶视皮层产生的电活动。由于VEP的振幅很小，通过叠加平均，才能得到所需信号，加以记录。临床通常使用电视屏幕上棋盘变换做刺激。视觉皮层对线条鲜明的轮廓的变换极其敏感，对单纯的闪光刺激不敏感，因而使用棋盘格刺激的结果比较可靠。图形翻转频率低于2/秒称瞬态VEP，高于10/秒的反应基本达到正弦波，称稳态VEP。视皮层外侧纤维主要来自黄斑区，因此VEP也是判断黄斑功能的一种方法。VEP是一项非特异检查，从视网膜到视皮层任何部位神经纤维病变都可产生异常的VEP[48]。

1. 主要成分

（1）瞬态图形VEP主要由N_1、P_1、N_2、P_2构成（图2-4-16）。

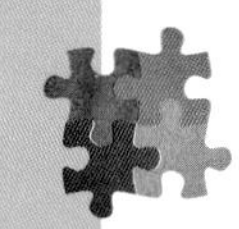

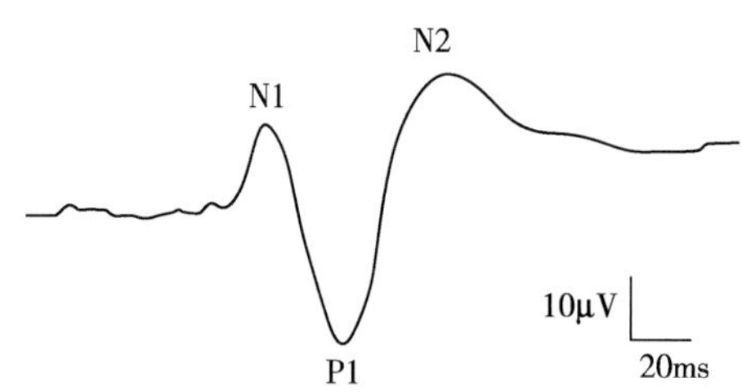

图 2-4-16　瞬态图形视觉诱发电位

（2）瞬态闪光 VEP 包括 5～7 个正相和负相反应。

2. 基本技术

（1）电极：用 EEG 盘电极。记录电极放在枕骨粗隆上方 2.5cm 处的 O_z 位，参考电极放在鼻根上 12cm 处的 F_z 位、耳垂或乳突处，地电极放在另一侧耳垂或乳突处。如用双通道或多通道测定，记录电极也可置于 O_1 和 O_2 位（分别在 O_z 位左右各 2.5cm 处）。

（2）刺激方式：

A. 图形刺激：临床常规使用瞬态翻转图形 VEP。记录系统的带通为 0.2～1.0Hz 至 200～300Hz；分析时间 250 毫秒，也可用 500 毫秒；叠加次数 100～200 次。刺激野>20°，方格为 50'，对比度>70%，平均亮度接近 30cd/m^2，翻转间隔时间 0.5 秒。

方格视角计算公式：<1°视角：$B=(3450\times W)/D$，式中 B 为视角，单位：分，W 为格子宽带，单位：mm，D 为格子到角膜的距离，单位：mm。>1°视角：$B=(57.3\times W)/D$。

空间频率计算公式：$F=60/(1.4\times W)$，式中 F 为周/度，W 是图形的宽度，单位：分。

对比度计算公式：$C=(L_x+L_m)\times 100$，式中 C 为对比度，L_x 为最大亮度，L_m 为最小亮度。

平均亮度：取刺激屏中心和周边几个位置亮度的平均值。

B. 闪光刺激：用氙光或发射二极管作刺激光源，亮度 5cd/(s·m^2)，屈光间质混浊时亮度可达 50cd/(s·m^2)。背景光亮度为 3cd/(s·m^2)，屈光间质浑浊时亮度可达 30cd/(s·m^2)。刺激间隔为 1 秒。闪光刺激用于屈光间质浑浊的患者，常选用 7.5Hz 以上的稳态反应。

3. 检查前准备　瞳孔保持自然状态。安放电极部皮肤用酒精去脂，安放后测量皮肤电极电阻，要求电阻<10MΩ。检查时要矫正屈光状态。嘱咐受检查者全身肌肉放松，精神集中。

4. 测量

（1）潜伏期：从刺激开始到反应波峰的时间。临床研究的主要参数是 P_1 波潜伏期，由于正常情况 P_1 波潜伏期接近 100 毫秒，故称 P_{100} 波。

（2）振幅：即峰谷电位高度，临床主要测定 P_{100} 波振幅。

5. 临床应用

（1）协助判断视神经、视路疾患。常表现为 P_{100} 波潜伏期延长、振幅下降。在继发于脱髓鞘疾患的视神经炎时，P_{100} 波振幅常常正常而潜伏期延长。使用半视野刺激，可证实同侧偏盲。

（2）鉴别伪盲：主观视力下降而 VEP 正常，提示了非器质性损害。

（3）监测弱视治疗疗效。

（4）在合并皮质盲的神经系统病变的婴幼儿，如果 VEP 正常提示较好的视力预后。

（5）判断婴儿和无语言儿童的视力。

（6）对屈光间质混浊患者预测手术后视功能。

（7）在视交叉部的神经外科手术中使用 VEP 监测，VEP 振幅下降提示视路系统受到手术干扰。

（8）通过多通道左右部位记录到不对称 VEP，可判断白化病视通道神经纤维的异常投射。

应注意由仪器测试条件未执行标准化、未矫正屈光不正和患者不合作等问题产生的错误结果。VEP 与视力的关联性较差，不能作为唯一的诊断工具，它是临床眼科和神经科检查中的一项辅助诊断。

四、多焦点视网膜电图

Sutter 和 Tran 在 1992 年发明了一种多焦 ERG（mERG）系统，可以同时刺激视网膜的多个部位

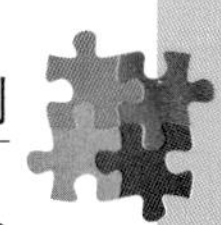

并且通过应用多点输入系统分析技术独立采集每一处的反应情况。mERG 同时记录大量小的视网膜区域的反应,可以在短时间内发现细微的视网膜异常。多焦输入刺激技术使我们能够同时获得多区域视网膜电图,这些局部的 ERG 反应可以重新组成视网膜功能地形图[49,50]。

1. 主要成分　将 mERG 的局部反应进行平均,结果与全视野 ERG 惊人的相似。闪光 ERG 反应的70% 主要起源于外层视网膜。尽管 mERG 的波形并不严格地与全视野 ERG 相对应,但主要的阳性和阴性反应相当于 ERG 的 a、b 波。

一阶反应(first-order kernel),是一种平均亮度反应,振幅密度(每单位视网膜面积的振幅)在中心凹处有一突出的峰,该处光感受器的密度最高,振幅最低处位于传统视野检查的生理盲点。因为在盲点处的六边形的刺激单元比生理盲点大,所以生理盲点处可以看到很小的反应。mERG 的结果显示出周边视网膜的反应明显比中央视网膜的反应降低。

一阶反应为 ERG 的主要成分,只有在散瞳和用高照度进行检测时才能分析以二阶(second-order kernel)为主的反应。一阶反应主要起源于外层视网膜,与传统脉冲反应相对应。mERG 的二阶反应也含有外层视网膜的成分,但主要起源于内层视网膜和视神经,有报道视盘附近神经纤维的反应可以从二阶反应中分离。二阶反应是对视系统的时间非线性测定,它代表连续闪光以 15 毫秒,30 毫秒,45 毫秒……出现时观察到的非线性情况。人类视觉系统显示出时间的高度非线性特点,mERG 的非线性技术分析随意变化的输入刺激对输出反应的影响。

图形 ERG(PERG)和 VEP 起源于内层视网膜,因此多焦图形 ERG(mPERG)、比闪光 ERG(FERG)更能反映局部神经节细胞的损伤。

2. 基本技术　用来记录 mERG 的刺激器由展示在 CRT 彩色屏幕上的一组六边形组成,所选择的六边形数目越多,单个六边形的面积越小,信号定位越准确,越能发现微小的病变。这些六边形呈离心分布,使所有地方引出的信号振幅大致相同。六边形的面积随着离心距离而增加,因此可以记录周边小的反应,与接受刺激的视网膜锥细胞密度或视觉诱发电位(VEP)记录的皮质放大作用(M-scale)相对应。每个六边形以双 m 序列的假随机顺序控制刺激图形的黑白翻转。通过计算机化的 m 序列和反应周期之间的交叉相关技术处理,得到局部反应情况(图 2-4-18)。视网膜反应的密度(每单位视网膜的振幅)以视野的方式来组织起来,就得到视网膜电图地形图。多焦点 ERG 信号的振幅可以像地形一样用三维视觉山来表现,而信号最强处在中心凹(图 2-4-17)。

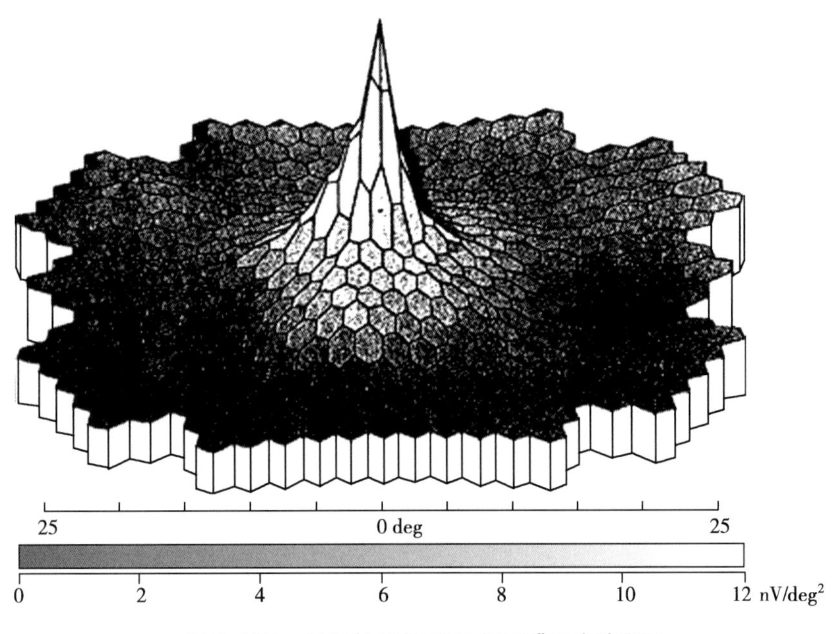

图 2-4-17　多焦点闪光 ERG 视网膜反应地形图

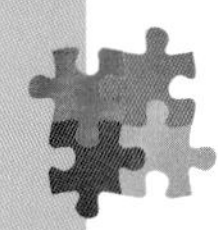

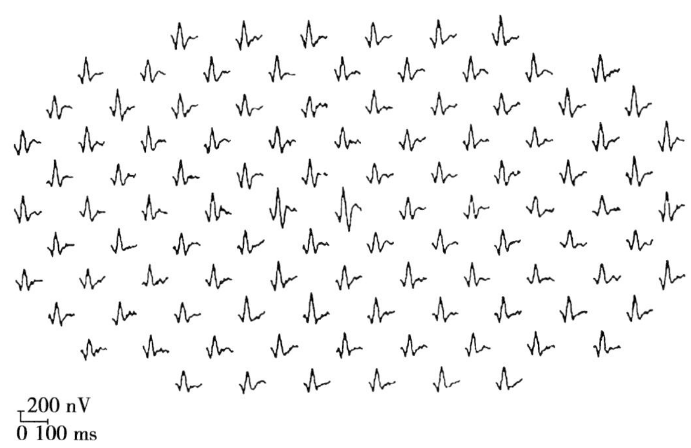

图 2-4-18　多焦点闪光 ERG 视网膜局部反应图

3. 检查前准备　检查前使用托吡卡胺或去氧肾上腺素充分散大瞳孔，瞳孔应散大到 8mm 直径。

4. 测量　现在 mERG 使人们不仅能够对记录进行地形图分析，而且能够检验序列闪光的影响，可以分析神经元的恢复时间。这就增加了一个前所未有的时间检测功能，可以检验反应的非线性时程[8]。

（1）振幅：所选定区域 a、b 波的振幅（nV）；a、b 波单位面积的平均振幅（nV/deg^2）。

（2）所选定区域 a、b 波的潜伏期（毫秒）。

5. 临床应用

（1）视野改变：中心暗点在 ERG 地形图上表现为一中心凹陷的山峰，暗点扩大时 ERG 地形图中央受抑制的区域也扩大。在中央刺激被阻断时，周围的 ERG 振幅增大。然而临床上视网膜色素变性或黄斑变性的患者，观察不到有功能视网膜的反应增加，可能没有视野改变部位的视网膜功能未必完全正常。视野收缩时可以观察到更宽的正波，有时出现双峰。旁中心暗点在 3°以内时，mERG 地形图的反应密度没有异常；暗点超过 5°时，可以观察到相应部位反应降低，周围是一个不规则的反应密度轻度增高区。mERG 不能发现视角小于 5°并且位于中心凹旁的暗点，因此观察小暗点必须建立更小的刺激单元。

（2）青光眼：mERG 的二阶反应的非线性反应特点可能起源于视网膜内层，选择性地受到视神经萎缩和早期青光眼的影响；多焦图形 ERG（mPERG）在青光眼患者中会有改变。

（3）糖尿病性视网膜病变：mERG 可以发现糖尿病患者早期的视网膜功能的异常，甚至在出现临床病变之前发现异常。病变的早期主要是二阶反应的波形和适应机制出现异常，定位在内层视网膜。在非增殖性糖尿病性视网膜病变和个别无糖尿病性视网膜病变的患者中一阶反应潜伏期延长和振幅降低说明累及了外层视网膜。

（4）视网膜脱离：mERG 可以同时检测脱离和在位的视网膜电生理反应。尽管 mERG 的敏感度和反应密度在术后都有所恢复，但恢复程度比视野要小的多。所有患者术前不仅脱离的视网膜反应密度明显降低，在位视网膜反应也很低。

（5）中心性浆液性脉络膜视网膜病变：mERG 给出了包括后极部的视网膜功能的地形图，可以显示出全视野 ERG 测试中并不明显的局部视网膜病变。mERG 检查发现对侧眼的反应中心部降低了。

（6）分支视网膜动脉阻塞：mERG 在相应的缺血区呈现出反应下降。

（7）特发黄斑孔：mERG 显示出黄斑孔的相应地区振幅降低，但其他地方反应正常，形成了火山样地形图。

（8）旁中心色素性视网膜萎缩：mERG 在 Goldmann 视野的环型暗点处相应地出现了反应的

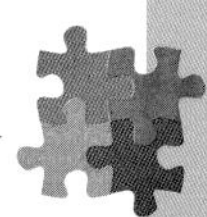

降低[6]。

6. 多焦点视网膜电图的变异性　众所周知，同样刺激强度下同样年龄的受试者之间瞳孔的大小变异很大。Kondo M 等人在 15 个受试者的两个相同部位的视网膜区域进行 mERG 的测定，发现受测试者之间存在变异。生理盲点处振幅较小，在距中心 10°～15°处振幅相对较大。因为鼻侧视野近中央处的反应密度较高，光反应的 ERG 地形图表现出鼻侧和颞侧视网膜具有一定程度的不对称性，中央峰明显向鼻侧加宽。视敏度随着离心度的增加下降得较快，而暗适敏感度和明视闪光敏感度随着离心度的增加而提高。不同部位之间存在着颜色视觉的差别[51]。

电生理的表现与外层视网膜解剖特点相对应。中央 1°以外锥细胞的密度接近 $r^{-2/3}$（r 为离心距离）；受试者之间最大的变异是在中心 1°以内的范围内；20°以外鼻侧视网膜锥细胞密度明显高于颞侧。Sutter 和 Tran 指出在光照条件下一阶反应随离心距离增加而下降，与视网膜锥细胞的密度分布大致相同。提示电生理反应的强度主要由感受器的密度决定，锥细胞的大小和感受器的其他组织学特点对信号强度的影响很小[52]。

视网膜各层之间解剖和支持组织的不同一性在视网膜的局部变异中也起作用，视网膜的一定区域对某些疾病高度易患，成为疾病的一种特点。视网膜的功能地形图对临床医生来说非常重要。由于变异性，不能把从一个受试者那里得来的振幅参数用于另一个受试者，也不能把从不同受试者身上得来的参数进行平均，用来进行局部反应的低噪音测定。因反应波型中最大的变异是离心距离的不同，临床应确立区别局部视网膜的异常反应与正常变异之间的标准，建立视网膜电生理反应的局部正常值范围[53,54]。

五、多焦点视觉诱发电位的测定

多焦点视觉诱发电位（mVEP）是用多焦点闪光刺激记录的 VEP 反应。mVEP 使用常规银-氯化银皮肤电极，可以进行单极记录，作用电极位于枕部，参考电极位于前额，地电极位于耳垂；也可以进行双极记录，正极、地极和负极在枕部皮肤沿中线分布。视网膜反应信号的采样与显示器的场扫描同步，受试者需固视刺激图形的中心，整个记录过程分成若干段，每段之间让受试者休息。为消除瞬目和眼球运动的影响，可以用伪迹剔除程序剔除或重新记录该段。

VEP 有巨细胞旁路（M 细胞的粗大纤维传导很快）和小细胞旁路（P 细胞具有慢传导的细纤维）两种起源。两种不同的机制都作用于一阶 VEP 反应，一种机制主要是在低照度下起作用，另一种在高照度下起作用。而在中照度时，两种机制的作用部分中和。二阶反应与一阶反应不同，刺激对比度的增加时各种成分的波形保持它们的形状和潜伏期。通过对比证明第一种机制（饱和性）通过 M 细胞旁路起作用，而第二种机制（非饱和性）通过 P 细胞旁路引起的皮质兴奋。

多焦点图形 VEP（mPVEP）以皮质排列的方式刺激中心 20°～25°范围的视网膜，双极电极（在枕骨隆突上下 2cm）与传统的单极电极不同，可以记录上下半侧视野相似大小的反应。

（黎晓新　吴慧娟）

第五节　相干光断层成像

一、基本工作原理

相干光断层成像（optical coherence tomography，OCT）是近十余年迅速发展起来的一种成像技术继 X 射线、CT、MRI、超声诊断之后的又一种新的医学层析成像分析方法。它集成了半导体激光技术、光学技术和计算机图像处理技术等，实现了对人体进行非接触性、非损伤性的活体形态学检测，

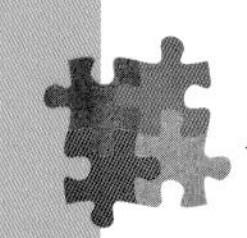

获得生物组织内部微结构的横断面图像。OCT 提供了迄今为止对活体视网膜结构成像的最好的技术，目前已广泛用于视网膜、青光眼及眼前段疾病的诊断与研究，对黄斑病变的揭示和分析更显其独具的临床应用价值。

1987 年 Takada 研究出光弱(低)相干测量法，Youngquist 研究出光相干反射计[55]，为 OCT 的理论和技术奠定了基础。1991 年 11 月份的美国 Science 杂志刊登了以 David Huang M. D. 为首的美国麻省理工学院团队，应用 OCT 观察的第一幅离体视网膜和视盘图像[56]。1994 年第一台临床原型机问世，1995 年 OCT 正式用于眼科临床。作为划时代的、非侵入性的影像学诊断技术，它提供了眼球与人体其他组织的高分辨率断层图像。德国 Carl Zeiss 公司于 1996 年生产了 OCT1(100A 扫描/秒，16μm 轴向分辨率)，2001 年生产了 OCT2，2002 年生产了 OCT3(400A 扫描/秒，10μm 轴向分辨率)。由于专利权保护到期，自 2004 年起各仪器制造商投入频域 OCT(又称傅立叶域 OCT)的研究及制造，使其发展进入新的里程碑。新一代商用型频域 OCT 透过高速 CCD 摄像头同时获取所有的光回声信号，并以 Fourier 变换(以下称傅立叶变换)将信号函数从时域转换为频域(频率为横坐标，频率信号幅度为纵坐标)，并在频域中进行数据分析，因此有着令人难以置信的速度优势，扫描速度可达 25 000 ~ 40 000A 扫描/秒。也由于采用宽带光源(波长约为 820 ~ 870nm)，因而能达到约 3 ~ 7μm 的轴向分辨率。

OCT 基于弱(低)相干干涉测量法的基本原理[55,57]，对生物组织不同深度入射弱相干光背向反射或散射信号，通过扫描得到二维或三维的成像。其工作原理类似于超声扫描，只是用光波代替声波。OCT 系统由低相干光源和 Michelson 光纤干涉仪组成。从低相干光源所发出的连续、相干、波长为 810nm 的近红外光，被光纤偶联器平均分成两束，一束为探测光路，直接入射患者眼内的探测光经屈光间质达视网膜，被眼内不同组织的界面反射，这种反射光包括多次类似 A 型超声波的纵向扫描的“回声”，可以提供各种眼内组织厚度与距离的信息；另一束送入干涉仪的参照光路，参照光束由已知空间距离的参照镜反射回来，两个光路中的反射或反向散射的光线在光纤偶联器被重新整合为一束，当两束光重叠时，产生干涉现象，被光敏测量仪探测到[58-62]。只有发射到参照镜光束来回的距离与发射到眼内给定结构来回距离精确匹配时，从参照镜反射回来的光束与从患者眼内某结构反射回来的光束同时到达，两束光才能产生相干叠加，形成光的干涉现象。时域 OCT(time domain OCT)的参照镜的位置根据发射到眼内各种结构的距离调整，从而可以通过干涉精确地测量眼内结构。当连续的横向位置点的轴向距离被测量，所获信息经计算机分析处理，以图形或数字形式显示，即可获得眼内被检测组织的断层图像。时域 OCT 的工作原理显示见图 2-5-1。Carl Zeiss

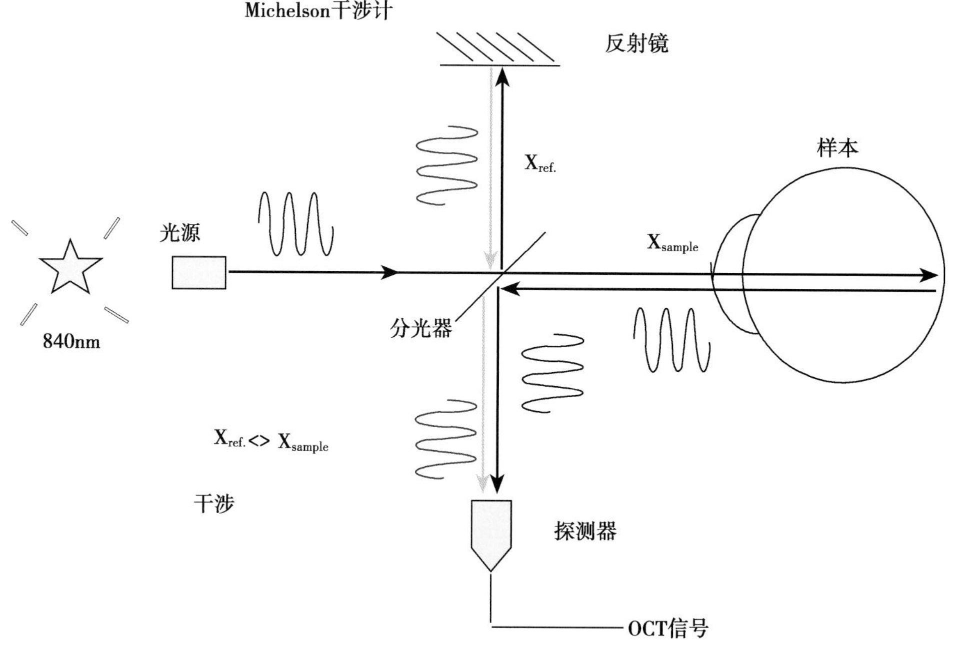

图 2-5-1　Carl Zeiss 时域 OCT 的设计原理

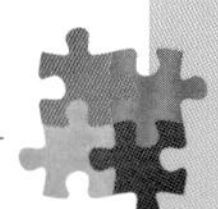

Stratus OCT(OCT3)的轴向分辨率达10μm,利用采取不同的入射探测波长,既能检测眼前段组织又能显示视网膜的细微形态结构,并可以提供量化的诊断信息。新一代的频域OCT(frequency domain OCT)分辨率更高,扫描和分析程序不断改进,尤其超高分辨率的OCT系统问世,图像质量和软件运算功能显著完善,轴向分辨率<3μm,对视网膜各层解剖结构都能清楚观察,可以测量视细胞感光层厚度,甚至能揭示黄斑裂孔各期演变过程中及手术后感光器细胞内、外节解剖位置及形态微观的精细变化[58,60],使活体视网膜黄斑病变检测接近组织病理学检查水平。

时域OCT靠参照镜机械摆动,往复的纵向移动结合侧向的扫描移动获取图像的方法速度相对较慢,限制了获取图像的数量,因而无法实现高分辨、三维(3D)、分层及动态显示,也无法实现容积测量。频域OCT将傅立叶变换技术引入OCT,取消了干涉镜的纵向移动,一次取样一整条视网膜扫描并获取相干信号。通过光栅分隔波长及分光计分析各个通过的波长信号,只需作侧向移动即可迅速获得整条视网膜扫描结果。最后通过傅立叶转换,将所有信号还原成A扫描,进一步分析信号的频率结构,并能对病变细节特征进行描述。由于取消了机械摆动,提高了扫描速度,从而实现了效率的飞跃。时域OCT和频域OCT设计原理的不同显示见图2-5-2。

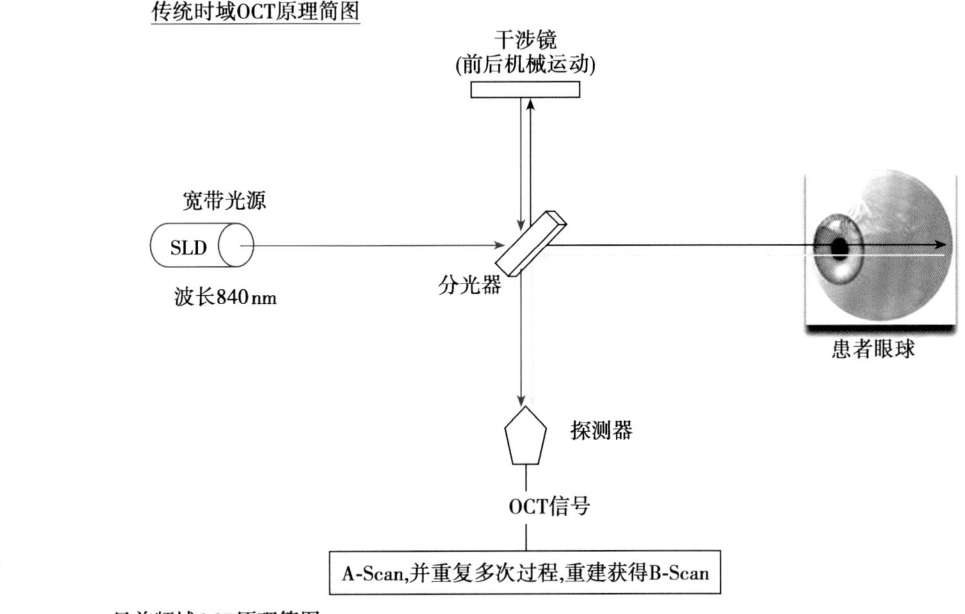

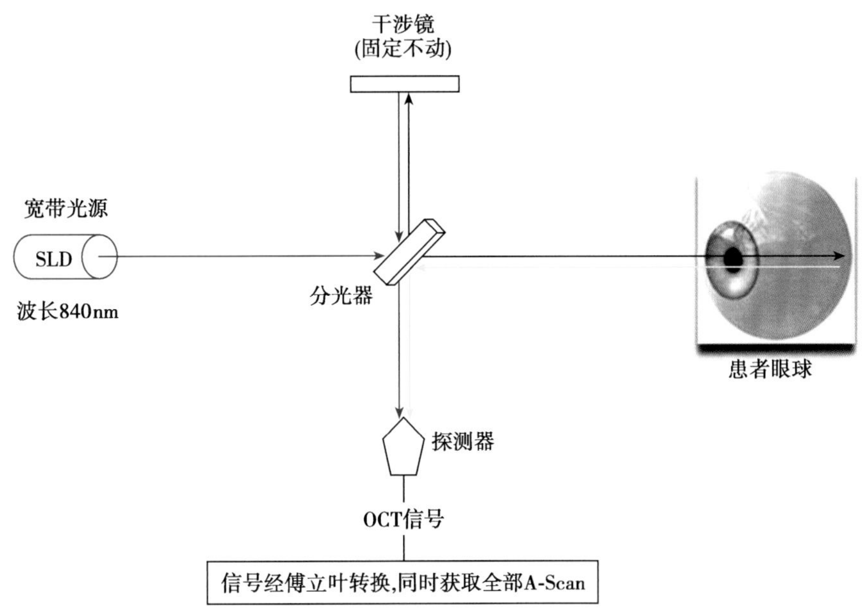

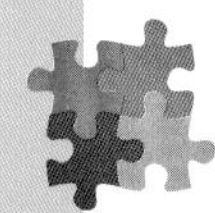

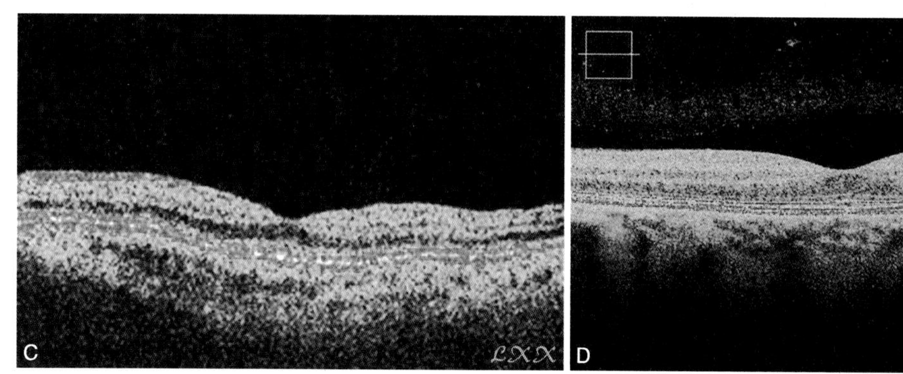

图 2-5-2 传统时域 OCT 和目前频域 OCT

A、B. 传统时域 OCT 和目前频域 OCT 的工作原理图;C、D. OCT 的原始记录,分别为时域 OCT 产生的 OCT 图像(C)和频域 OCT 产生的图像(D),为不同代的 Carl Zeiss OCT 设备

OCT 图像可以用灰色图表示,也可用伪彩图表示(图 2-5-3)。伪彩图中不同颜色代表的是不同结构的光学特性,以红白色表示最强反光,代表对光的反射或反向散射较高的区域,以蓝黑色表示最弱反光,代表对光的反射性弱的区域。OCT 扫描必将对各种视网膜病变,尤其黄斑病变的早期诊断、病理学研究发挥更重要的作用。

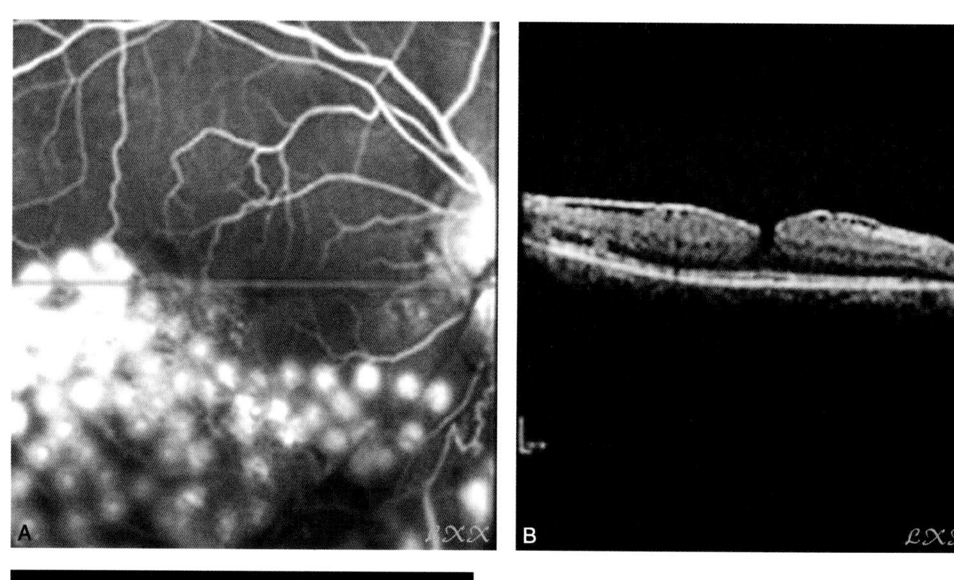

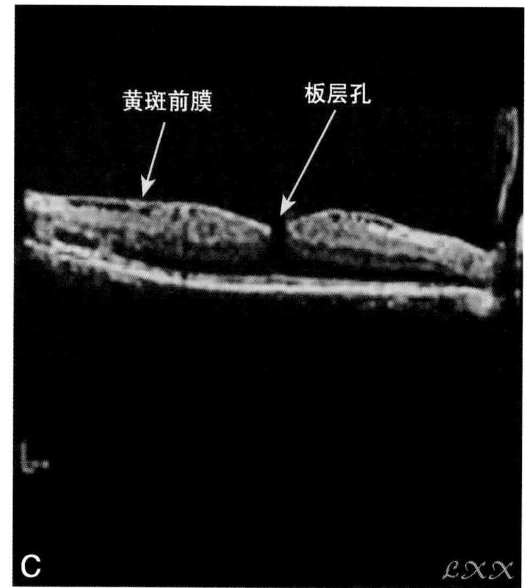

图 2-5-3 OCT 灰度图及伪彩图

A. 患者的眼底像,显示下黄斑血管弓静脉阻塞和光凝斑;B. OCT 图像用灰度图表示;C. OCT 图像用伪彩色表示

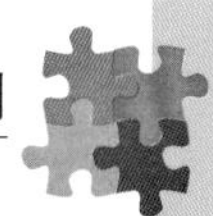

二、OCT 扫描的多样性

OCT 的软件提供了各种扫描菜单，用以帮助认识各种视网膜的病理状态。以眼后段扫描为例，图 2-5-4A 是 Optovue RTVue OCT（Ver. 4. 0. 5. 46）的菜单项目归纳；Heidelberg Spectralis HRA-OCT 是在原有 HRT（共焦激光眼底断层扫描）的基础上增加了 OCT 的功能，可以和 FFA 或 ICGA 组合（图 2-5-4B）；Topcon 3D-OCT 结合了彩色眼底像显示背景（图 2-5-5）。扫描类型结合临床经验丰富的操作者，使得各种病变的观察实现了多种可能性。

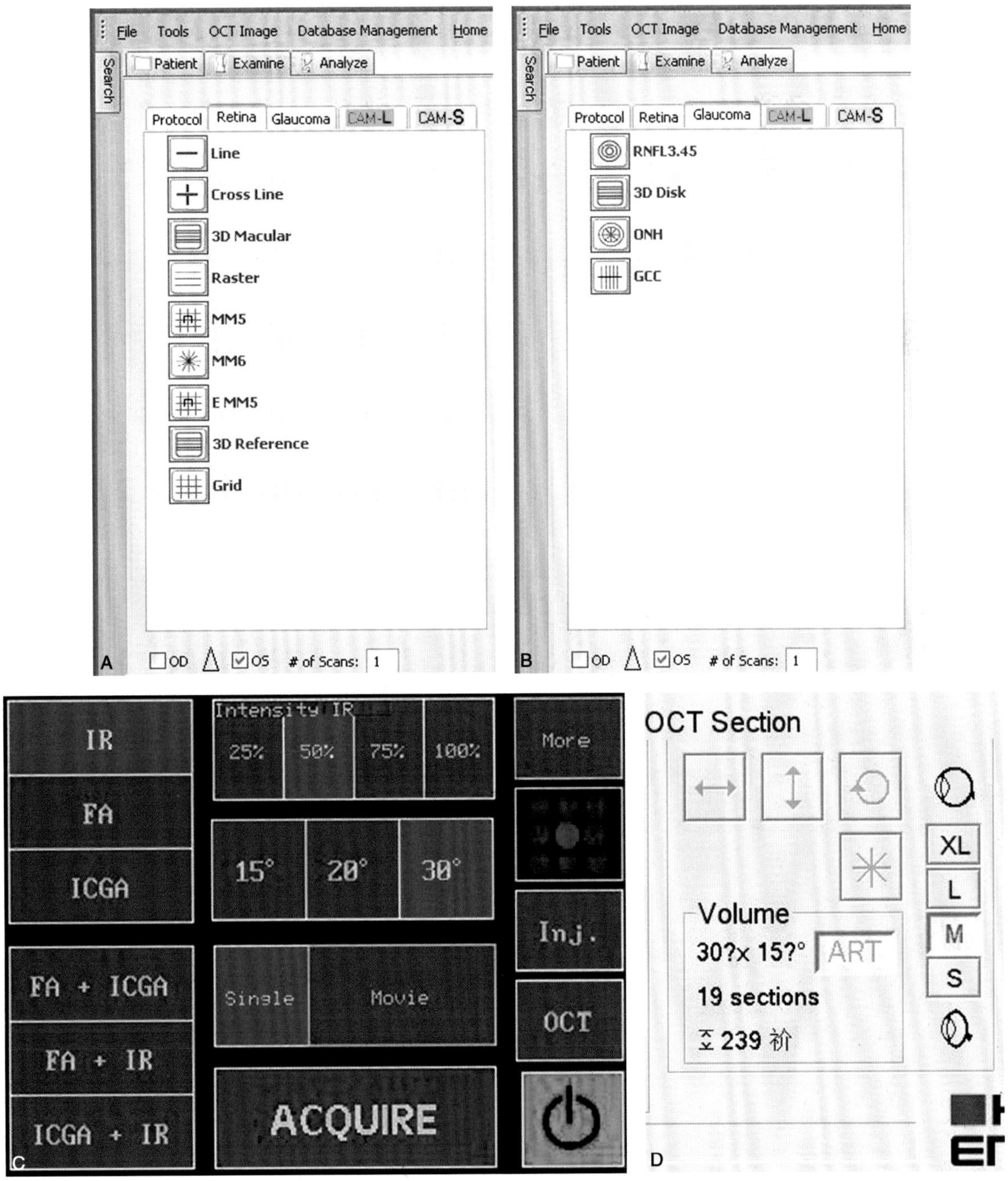

图 2-5-4　操作界面示意图

A、B. Optovue RTVue OCT（Ver. 4. 0. 5. 46）的视网膜与青光眼检查扫描类型菜单；C、D. Heidelberg Spectralis HRA-OCT 的操作界面及扫描模式选择，IR 表示红外线扫描功能，FA 表示视网膜荧光素眼底血管造影，ICGA 表示脉络膜血管造影，FA+ICGA 表示两种血管造影能同步进行

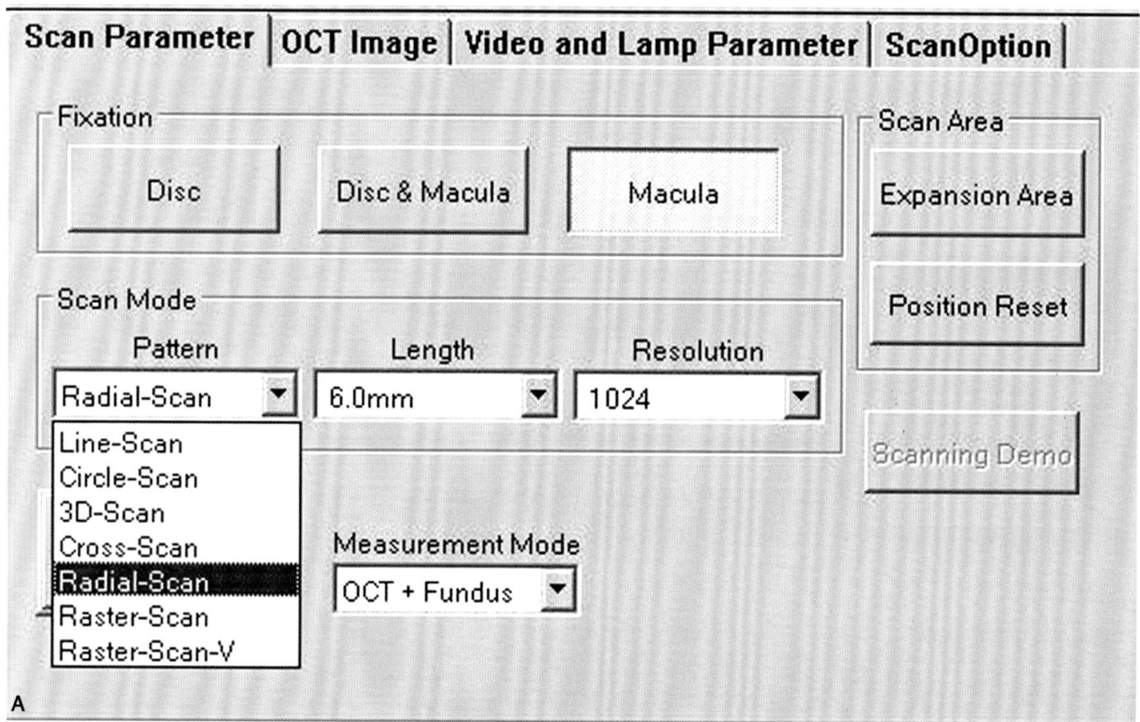

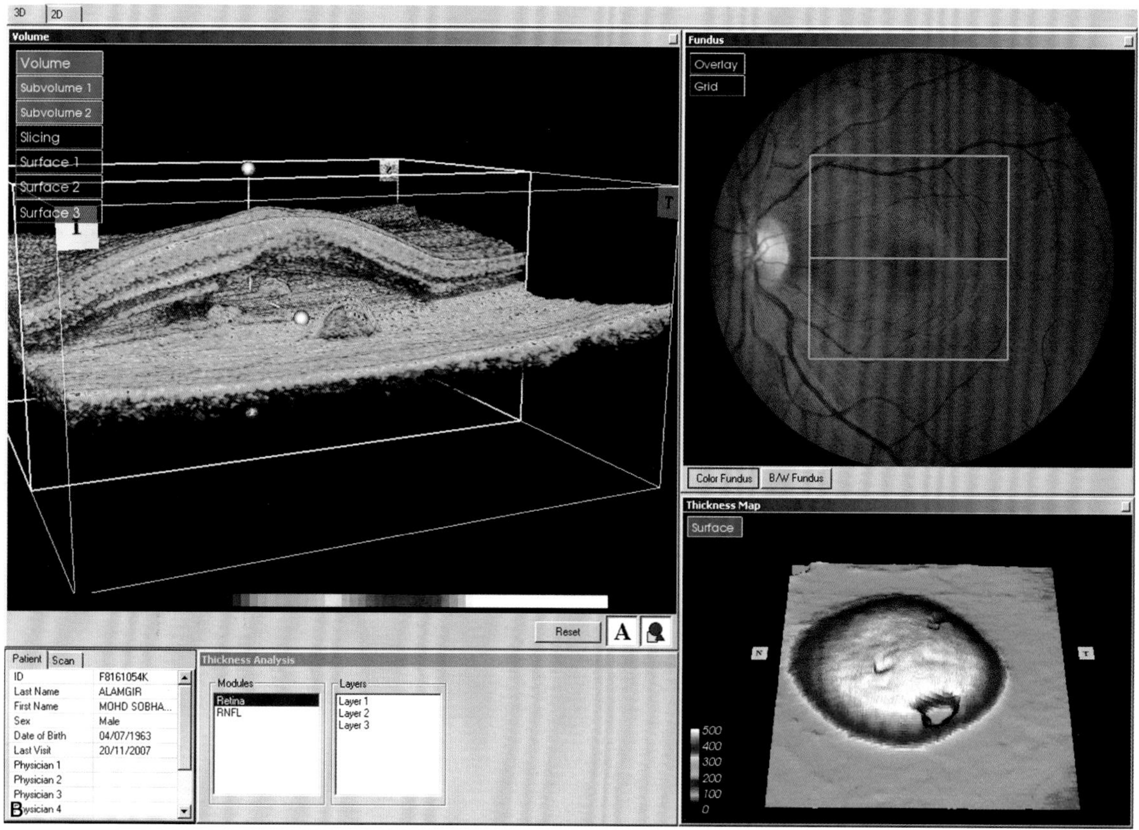

图 2-5-5　Topcon 3D-OCT 的扫描模式

A. 选择和彩色眼底像的组合；B. 左图是三维组合图，右上图是彩色眼底像，右下图是水肿厚度的地形图

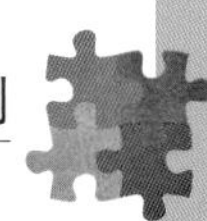

三、正常黄斑 OCT 图像

（一）黄斑区的组织结构和 OCT 形态学显示

在 OCT 图像上可以清楚地显示视盘和黄斑的形态学特征，视网膜的层间结构和神经纤维层厚度。OCT 扫描正常黄斑区的横断面图像特征与黄斑的解剖结构极为类似，黄斑中心凹处因只有光感受器细胞层视网膜极薄，中心微凹呈斜坡状，为较低的光反射很易辨认。频域 OCT 下的黄斑已非常接近黄斑的活体病理（图 2-5-6，图 2-5-7）。

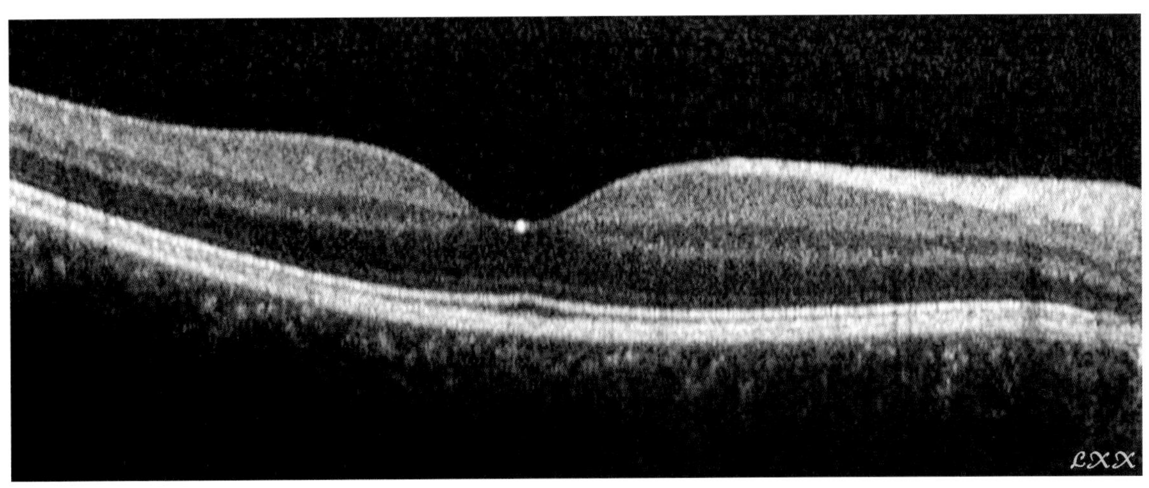

图 2-5-6　正常黄斑区 OCT 图像（频域 OCT）

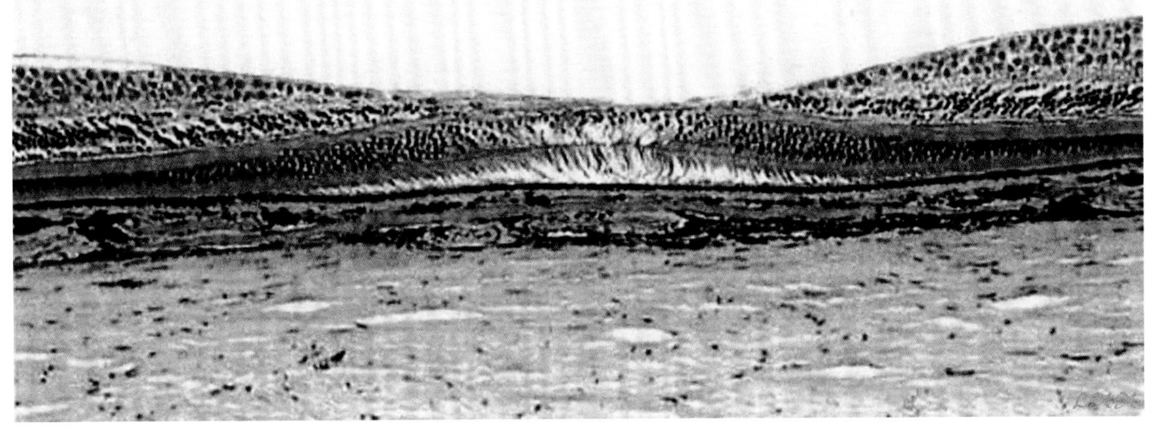

图 2-5-7　正常黄斑组织结构

时域 OCT 的图像用伪彩色显示，频域 OCT 既可以用伪彩色又可以用灰度表示（图 2-5-8，图 2-5-9）。伪彩色图中视网膜前、后界为红色强反射层，分别代表神经纤维层和视网膜色素上皮及脉络膜毛细血管层。玻璃体视网膜交界面是无反射性的玻璃体暗区与强反射性的视网膜表面形成鲜明对比，界限分明，视网膜色素上皮和脉络膜毛细血管层均为红色强反射，两层反射接近不能区分。视网膜前后红色强反射层之间是中等和弱反射交替的蓝黄色层，中等反射来自内、外丛状层，而内外颗粒层和光感受器内、外节为最弱反射。视网膜大血管表现为视网膜深层的暗影。入射信号经过视网膜后显著衰减，脉络膜毛细血管层之后的深层脉络膜和巩膜返回相对较弱的散射，表现为蓝色和黑色弱反射区，大的脉络膜血管呈暗的管腔。

频域 OCT 使得视网膜黄斑区的可视性增强，经常用灰度表示，从视网膜内界膜到色素上皮层

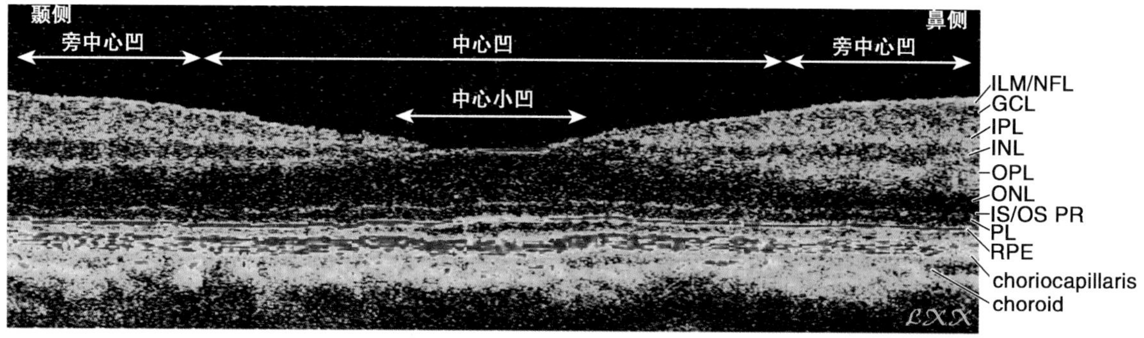

图 2-5-8 黄斑 OCT 对应的黄斑解剖

ILM/NFL：内界膜/神经纤维层；GCL：视网膜神经节细胞层；INL：内核层；ONL：外核层；IS/OS pr：感光细胞内节/外节；PL：感光细胞层；RPE：视网膜色素上皮细胞；choriocapillaris：脉络膜毛细血管；choroid：脉络膜血管

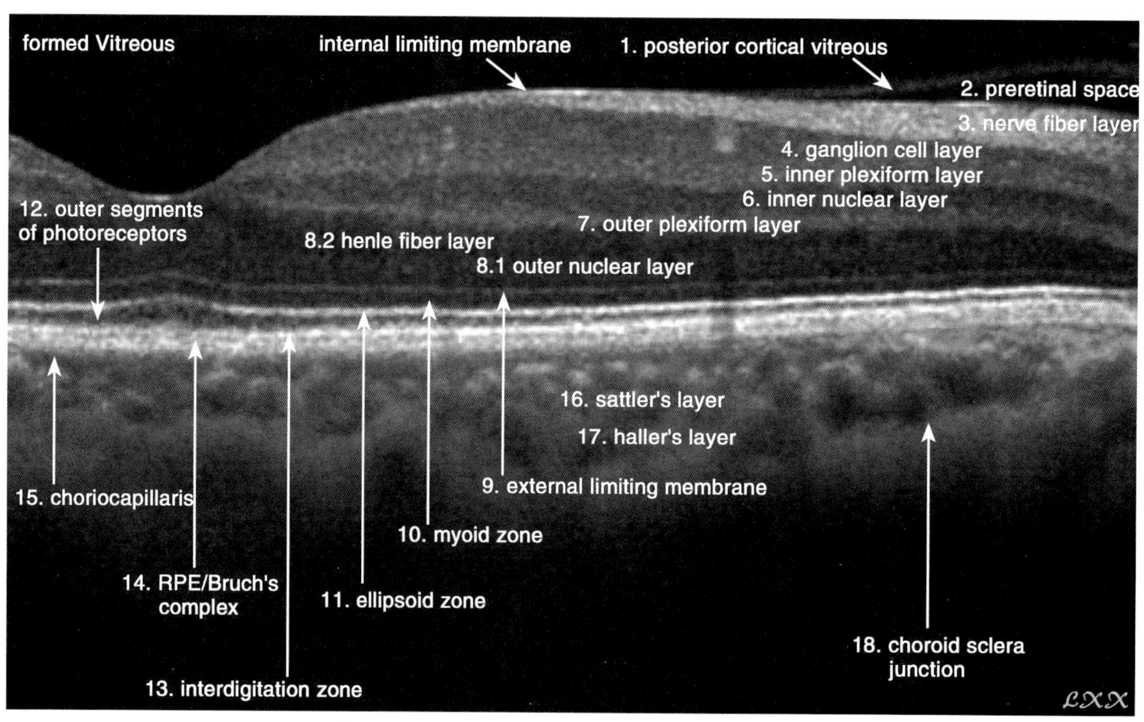

图 2-5-9 频域 OCT 相对应的黄斑区解剖

1. 玻璃体后皮层（posterior cortical of vitreous）；2. 视网膜前腔（preretinal space）；3. 神经纤维层（nerve fiber layer）；4. 神经节细胞（ganglion cell layer）；5. 内丛状层（inner plexiform layer）；6. 内核层（inner nuclear layer）；7. 外丛状层（outer plexiform layer）；8. 1. 外核层（outer nuclear layer）；8. 2. Henle 纤维层（Henle fiber layer）；9. 外界膜（external limiting membrane）；10. myoid zone（肌样带）；11. 椭圆体带（ellipsoid zone）；12. 视细胞外段（outer segments of photoreceptors）；13. 指状分裂带（interdigitation zone）；14. RPE/Bruch 膜复合体（RPE/Bruch's complex）；15. 脉络膜毛细血管（choriocapillaries）；16. Sattler 层（Sattlar's layer）；17. Haller 层（Haller's layer）；18. 脉络膜巩膜结合部（choroid sclera junction）

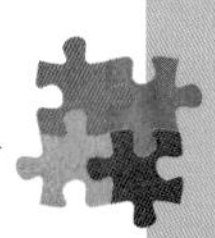

的暗区分别是神经节细胞层、内核层、外核层和视细胞内段。强反射区为神经纤维层和 RPE 带,其次为视网膜内的内丛状层、外丛状层。RPE 带的三条强放射带目前的实验显示(自内向外)第一条带为外界膜,第二条带为视细胞内段和外段的结合部,堆叠的盘膜结构称椭圆体带(ellipsoid zone),第三条带为 RPE 层、Bruch 膜及其外层的脉络膜毛细血管层复合体(RPE/BM)(图 2-5-6)。

正常的黄斑位于视盘颞侧上下黄斑血管弓之间,黄斑包括一个边缘、斜坡和底,凹部(umbo)是黄斑中心凹陷的底,约 150 ~ 200μm。底对应的中心小凹(foveola),代表黄斑的精确中心,约 350μm,这个地方引起的视力最好。旁中心凹(parafovea),是环绕黄斑边缘的一条宽 0. 5mm 的条带。此处视网膜各层结构如常,包括 4 ~6 层神经节细胞层和 7 ~11 层双极细胞。中心凹周围区(the perifovea)是围绕超中心凹的一条宽 1. 5mm 的条带。整个黄斑由凹部、中心小凹、中心凹、旁中心凹和中心凹周围区一起组成了黄斑,又称中央区(图 2-5-7)。OCT 相对应的黄斑区解剖见图 2-5-8、图 2-5-9。

(二) 视网膜的动脉和静脉

视网膜的主要动脉和静脉位于神经纤维层,位于视网膜神经纤维层的动脉和静脉在 OCT 上显示不出来,但可以看到后部的影缺现象(shadow effect)(图 2-5-10)。视盘边缘的静脉直径 120μm,中周部的动脉直径大约 50μm,静脉直径大约 60μm,视网膜毛细血管直径大约5 ~ 10μm。

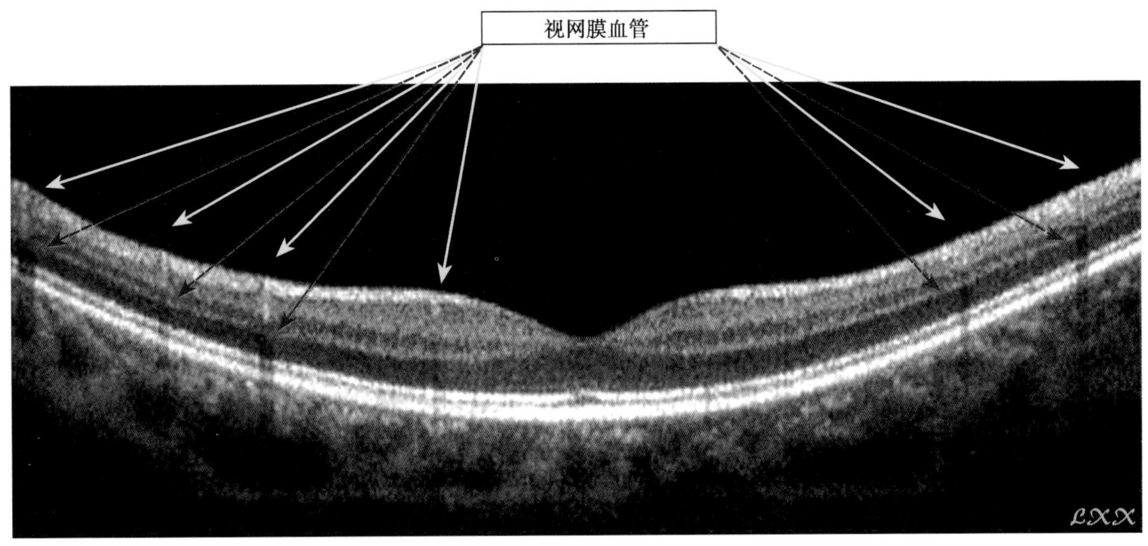

图 2-5-10 正常内层视网膜血管(黄色实线箭头),其后视网膜血管遮蔽形成的"影缺"("shadow defect")(红色实线箭头)(Optovue RTVue OCT)

(三) 黄斑区的厚度和容积测量

中央黄斑厚度(central macular thickness,CMT):时域高分辨 OCT 报告为 156μm,频域 OCT 报告为 165 ~ 205μm(表 2-5-1),从内界膜到色素上皮最后的部位(中心凹鼻侧)厚度为 275μm[63]。当以 6mm 宽度水平扫描时,在时域[64]及频域[65] OCT 中视网膜内段[inner retina,IR:定义为从内界膜(ILM)到外丛状层(OPL)]、视网膜外段[outer retina,OR:定义为外核层(ONL)到光感受器内节层(PIS)]、视细胞外段(photoreceptor outer segment,POS)的厚度分别报告为 170μm±39μm 及 161μm±33μm、78μm±10μm 及 77μm±11μm、37μm±4μm 及 35μm±4μm。

1. 正常黄斑区厚度及容积测量 数据来自 2008 年北京大学人民医院眼科中心 OCT 室测量:正常黄斑区厚度测量见表 2-5-1。黄斑容积测量图如图 2-5-11。

表 2-5-1 正常黄斑区厚度测量(μm)

厚度	OCT-1	RTVue-100	3DOCT-1000
中央黄斑厚度	156.57±24.13	186.48±18.61	183.63±18.35
中心凹		223.95±23.88	215.66±18.94
旁中心象限			
上方	270.27±18.24	307.35±17.51	302.06±18.08
下方	276.27±26.43	299.71±22.29	290.73±17.61
鼻侧	270.07±23.91	306.89±16.72	298.34±17.17
颞侧	257.27±20.03	292.11±18.11	280.92±13.43

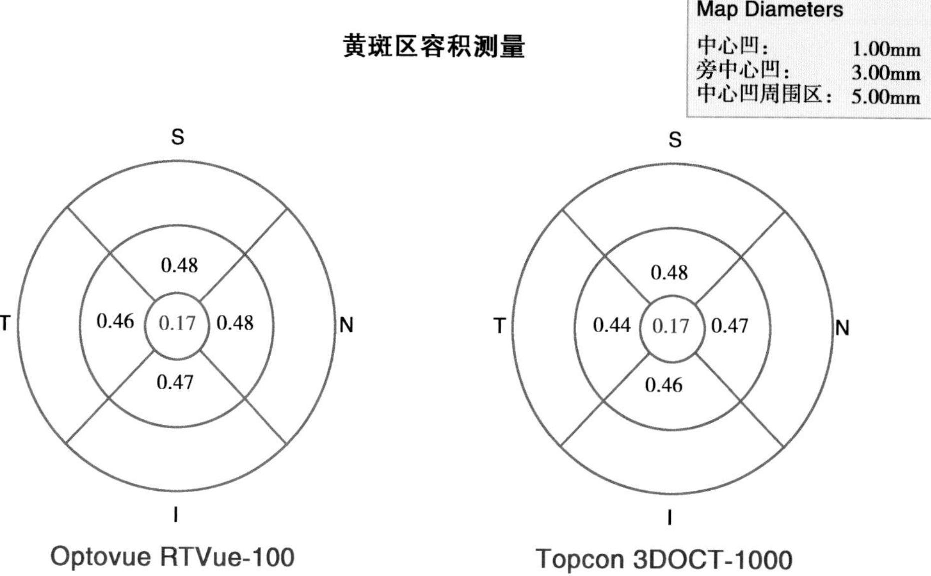

图 2-5-11 正常黄斑区容积测量

黄斑区的容积测量被划分为 3 个区,中心凹 1mm 区、3mm 区、5mm 区

(四) 神经纤维层的厚度测量

数据来自 2008 年北京大学人民医院眼科中心的视网膜神经纤维层(retinal nerve fiber layer, RNFL)测量(表 2-5-2),数据来自 Carl Zeiss 时域 OCT1 及 Optovue RTVue 频域 OCT。

表 2-5-2 视网膜神经纤维层厚度测量(μm)

神经纤维层	OCT-1	RTVue-100
总体平均值	101.89±26.85	96.93±17.94
神经纤维层象限		
上方	133.39±32.39	160.28±20.36
下方	122.27±37.65	143.58±20.19
鼻侧	68.18±40.49	87.21±17.52
颞侧	83.73±31.97	96.62±13.69

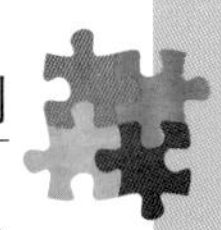

现有市场上主流频域 OCT 均具备此功能，所得测量数据可与正常人群资料库对比做统计学差异分析（图 2-5-12～图 2-5-14）。频域 RNFL 平均厚度报告为 112.48μm±6.8μm[66]，时域 100.1μm（Stratus OCT）[67]。

（五）视盘的 OCT 测量

视盘的 OCT 测量（OCT screening of optic disc）的各种参数见图 2-5-15。各个不同厂家的设备在递交国家药监局审批时均已将正常人群的测试值输入到设备中。

（六）视网膜外界膜和视细胞椭圆体带的观察

见图 2-5-16，视网膜外界膜的完整性和视细胞椭圆体带（原来称作视细胞内段/外段）的缺损对于外层视网膜变性性疾病和黄斑孔术后黄斑功能的恢复愈来愈多的引起重视，成为重要的观测指标[68,69]。

四、OCT 在视网膜病变诊断的价值和限度

（一）诊断价值

1. 反映视网膜横断面的形态学改变（图 2-5-17，图 2-5-18）

2. 测量视网膜厚度与容积（measurement of retinal thickness and volumn）　用 OCT 观测黄斑区的厚度，频域 OCT 可以测量容积，这两项指标常用于黄斑水肿的诊断和干预后的随诊。黄斑区水肿容积测量分为中心凹（fovea）直径 1mm、达中心凹旁（parafovea）3mm 和直径达中心凹周围（perifovea）5mm

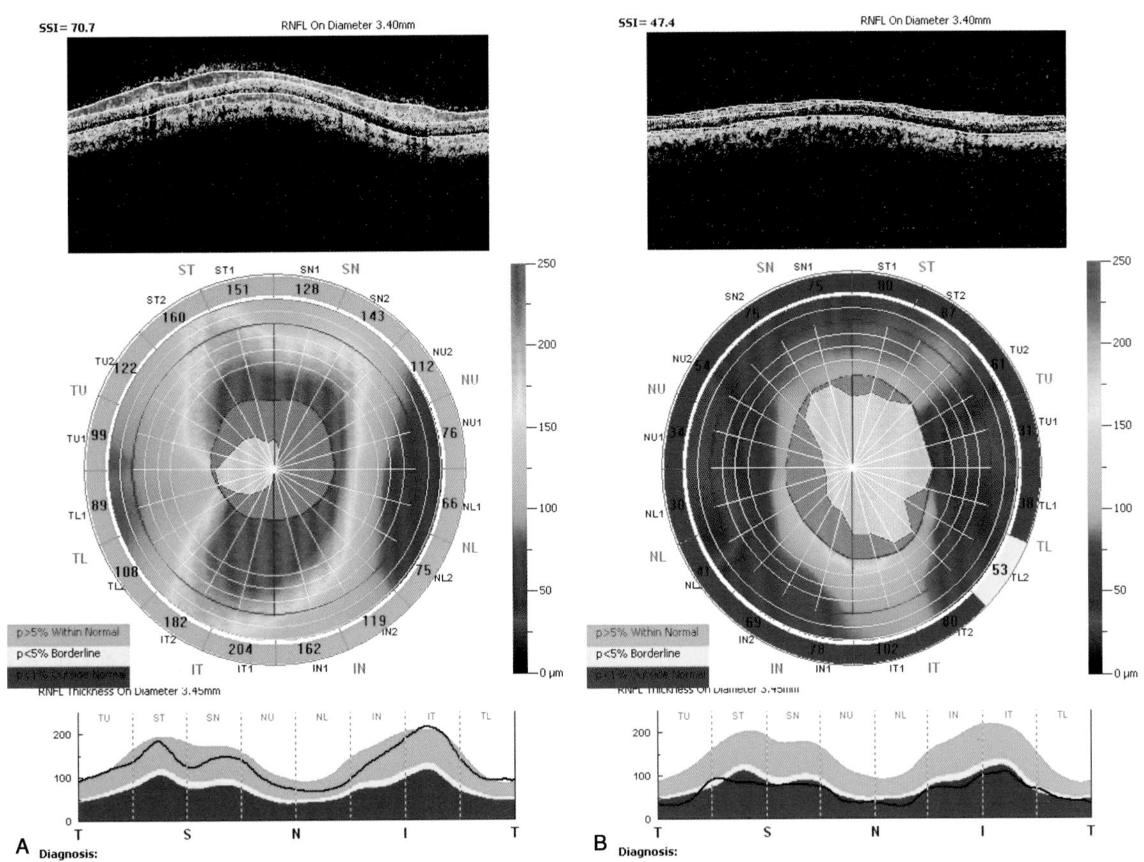

图 2-5-12　Optovue RTVue OCT 的视盘和视盘周围神经纤维层厚度分析

A. 正常人盘周神经纤维层厚度；B. 一正常眼压性青光眼患者，其神经纤维层在 OCT 剖面图和地形图显示广泛变薄（请注意坐标的颜色示意，蓝色和黑色提示神经纤维层变薄，下方的统计图显示测量值（黑线）病理范围（红区），P<1%

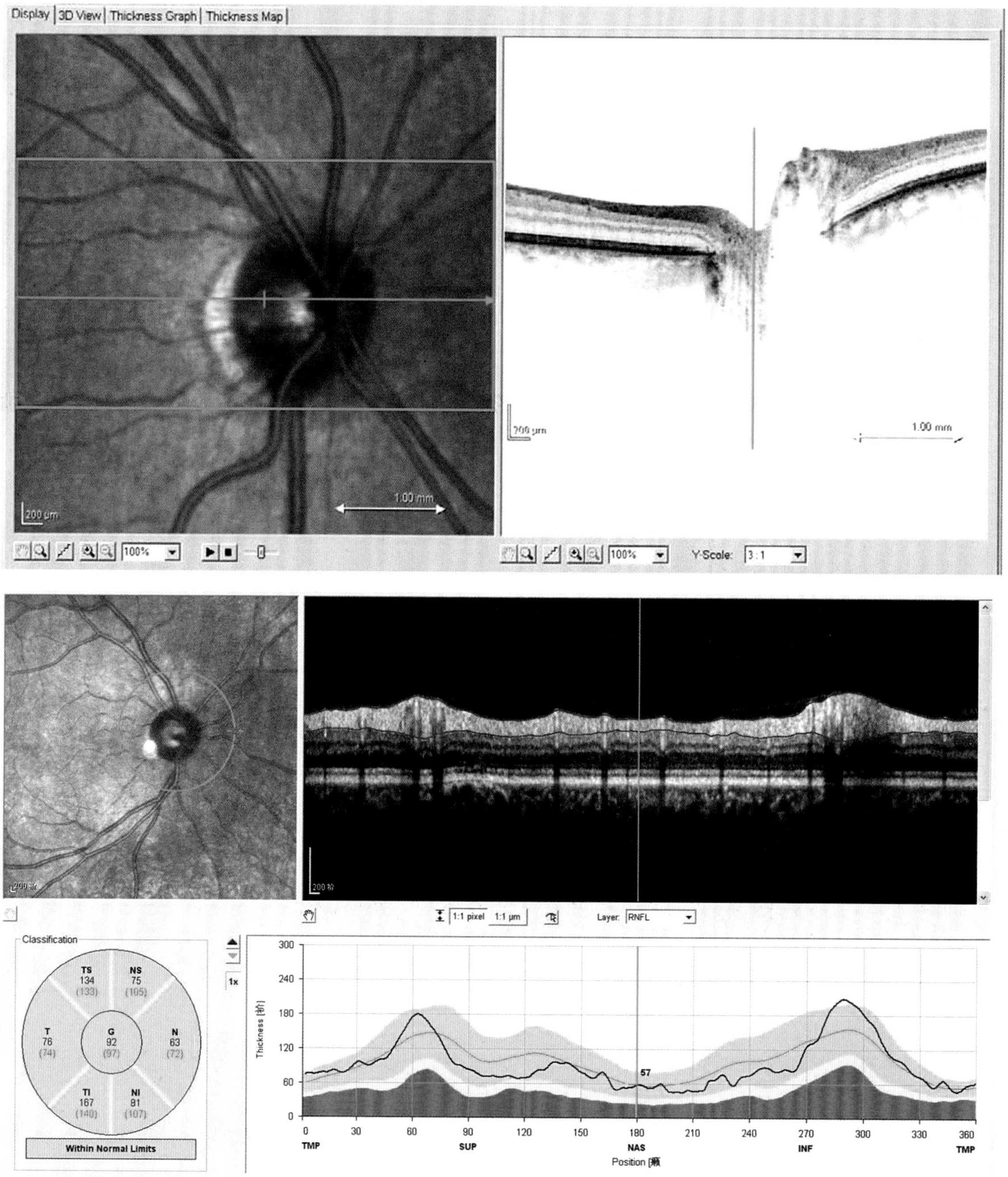

图 2-5-13　**Heidelberg Spectralis HRA-OCT** 视盘扫描及盘周神经纤维层厚度测量

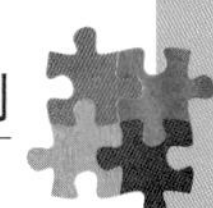

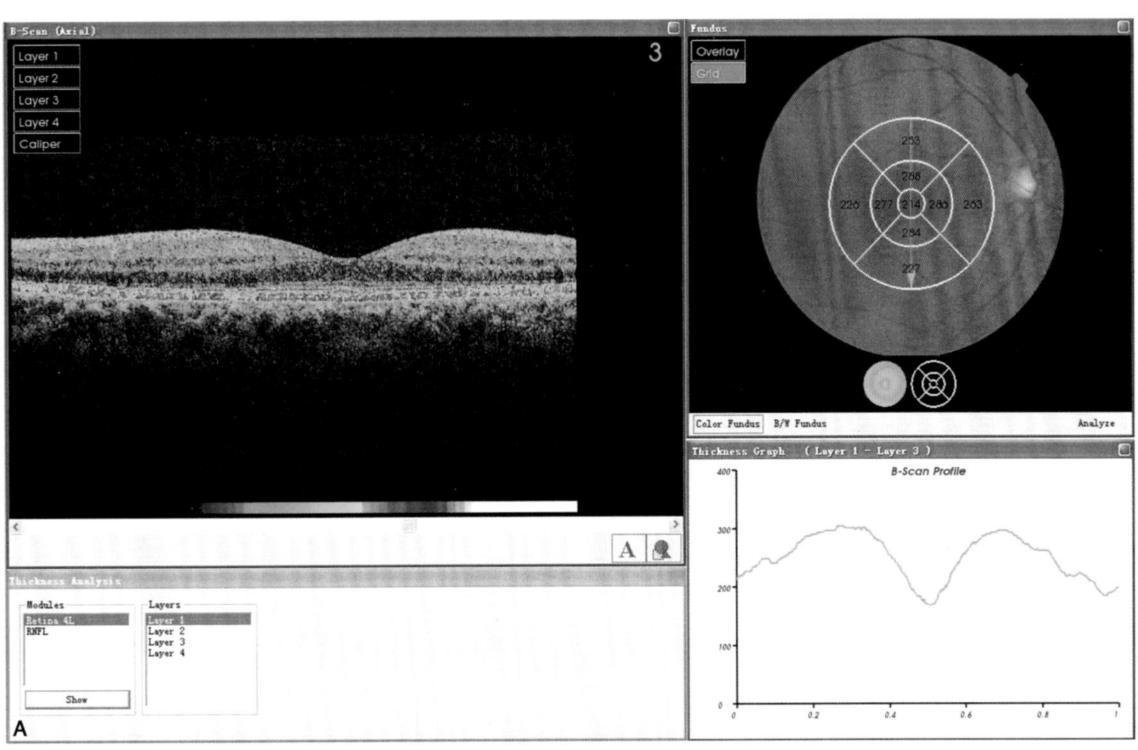

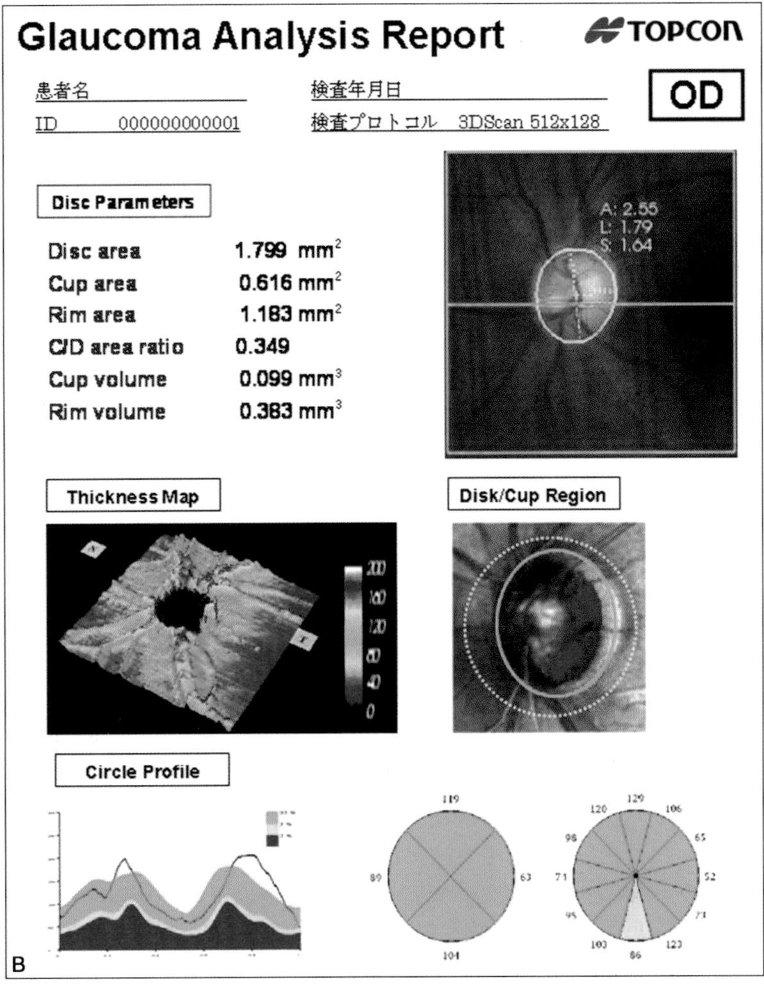

图 2-5-14　Topcon 3D OCT 的视盘测量及神经纤维层厚度分析，报告中提供了地形图、侧面图和测量数据（图 B 由 Topcon 公司提供）

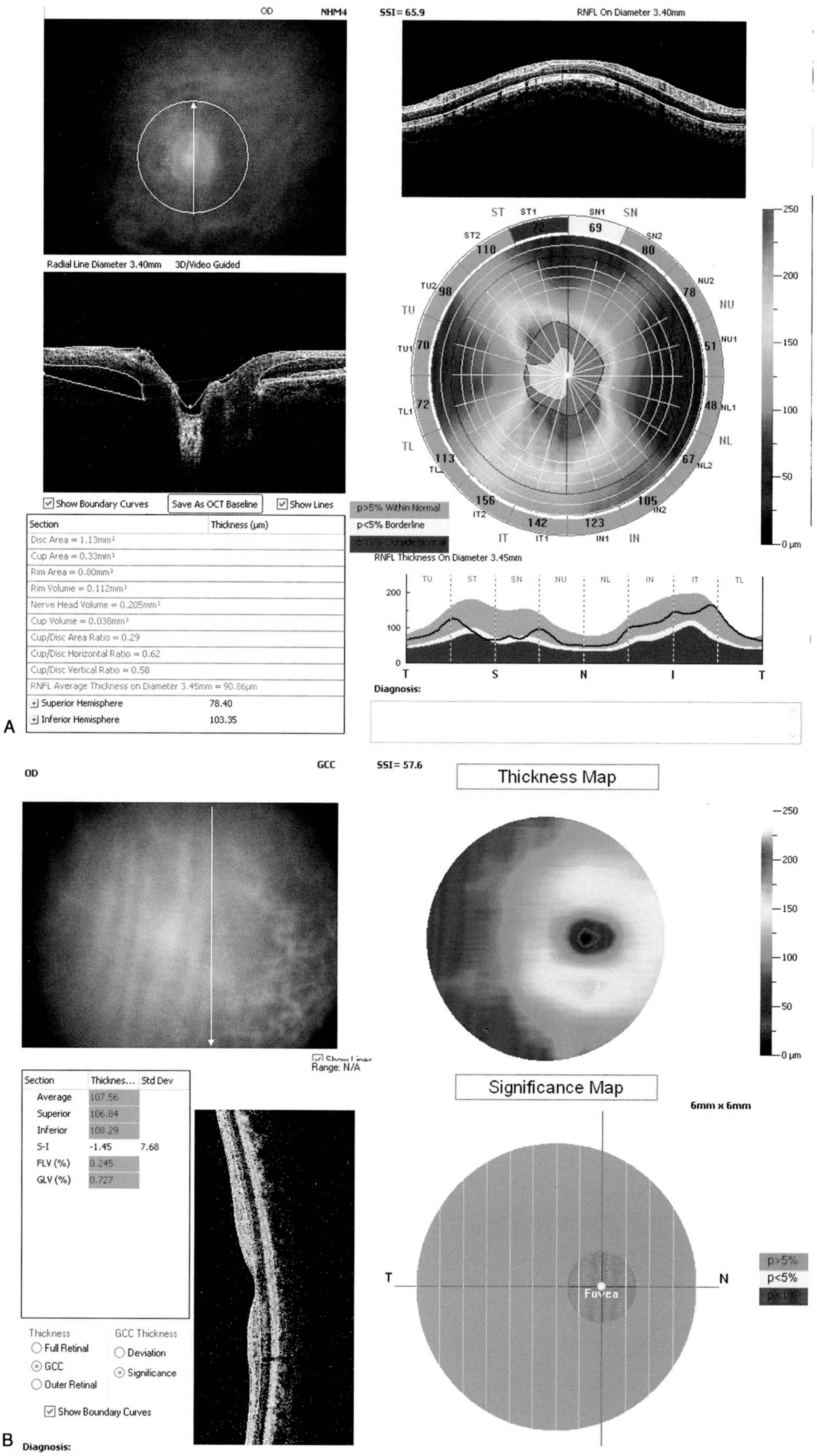
OD
NHM4
SSI= 65.9
RNFL On Diameter 3.40mm
Radial Line Diameter 3.40mm
3D/Video Guided
Show Boundary Curves
Save As OCT Baseline
Show Lines
Section
Thickness (μm)
Disc Area = 1.13mm²
Cup Area = 0.33mm²
Rim Area = 0.80mm²
Rim Volume = 0.112mm³
Nerve Head Volume = 0.205mm³
Cup Volume = 0.038mm³
Cup/Disc Area Ratio = 0.29
Cup/Disc Horizontal Ratio = 0.62
Cup/Disc Vertical Ratio = 0.58
RNFL Average Thickness on Diameter 3.45mm = 90.86μm
Superior Hemisphere 78.40
Inferior Hemisphere 103.35
A
p>5% Within Normal
p<5% Borderline
ST ST1 SN1 SN
ST2 72 69 SN2
110 80
TU2 98 78 NU2
TU NU
TU1 70 51 NU1
TL1 72 48 NL1
TL NL
113 67 NL2
156 105
IT2 142 123 IN2
IT IT1 IN1 IN
250
200
150
100
50
0 μm
RNFL Thickness On Diameter 3.45mm
TU ST SN NU NL IN IT TL
200
100
0
T S N I T
Diagnosis:
OD
GCC
SSI= 57.6
Thickness Map
250
200
150
100
50
0 μm
Range: N/A
Section Thicknes... Std Dev
Average 107.56
Superior 106.84
Inferior 108.29
S-I -1.45 7.68
FLV (%) 0.245
GLV (%) 0.727
Significance Map
6mm x 6mm
T
N
Fovea
p>5%
p<5%
Thickness
Full Retinal
GCC
Outer Retinal
GCC Thickness
Deviation
Significance
Show Boundary Curves
B
Diagnosis:

图 2-5-15　Optovue RTVue OCT 的视神经头部(ONH)及神经节细胞复合体(GCC)分析，所得测量数据可与正常人群资料库对比做统计学差异分析(显著性分布图用不同颜色表示 P 值)

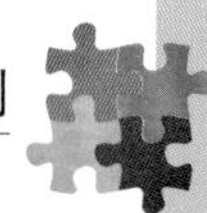

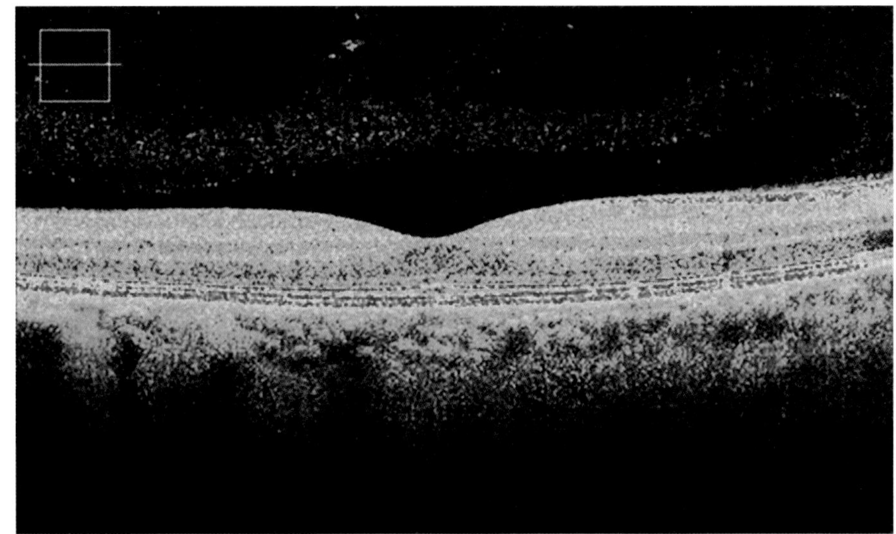

图 2-5-16　正常的黄斑彩色 OCT 像，视网膜神经上皮和色素上皮交界的三条红色带从内向外第一条带是视网膜外界膜，第二条带为内段和外段的结合部堆叠的盘膜结构（IS/OS），第三条带为 RPE 层、Bruch 膜及其外层的脉络膜毛细血管层复合体（RPE/BM）

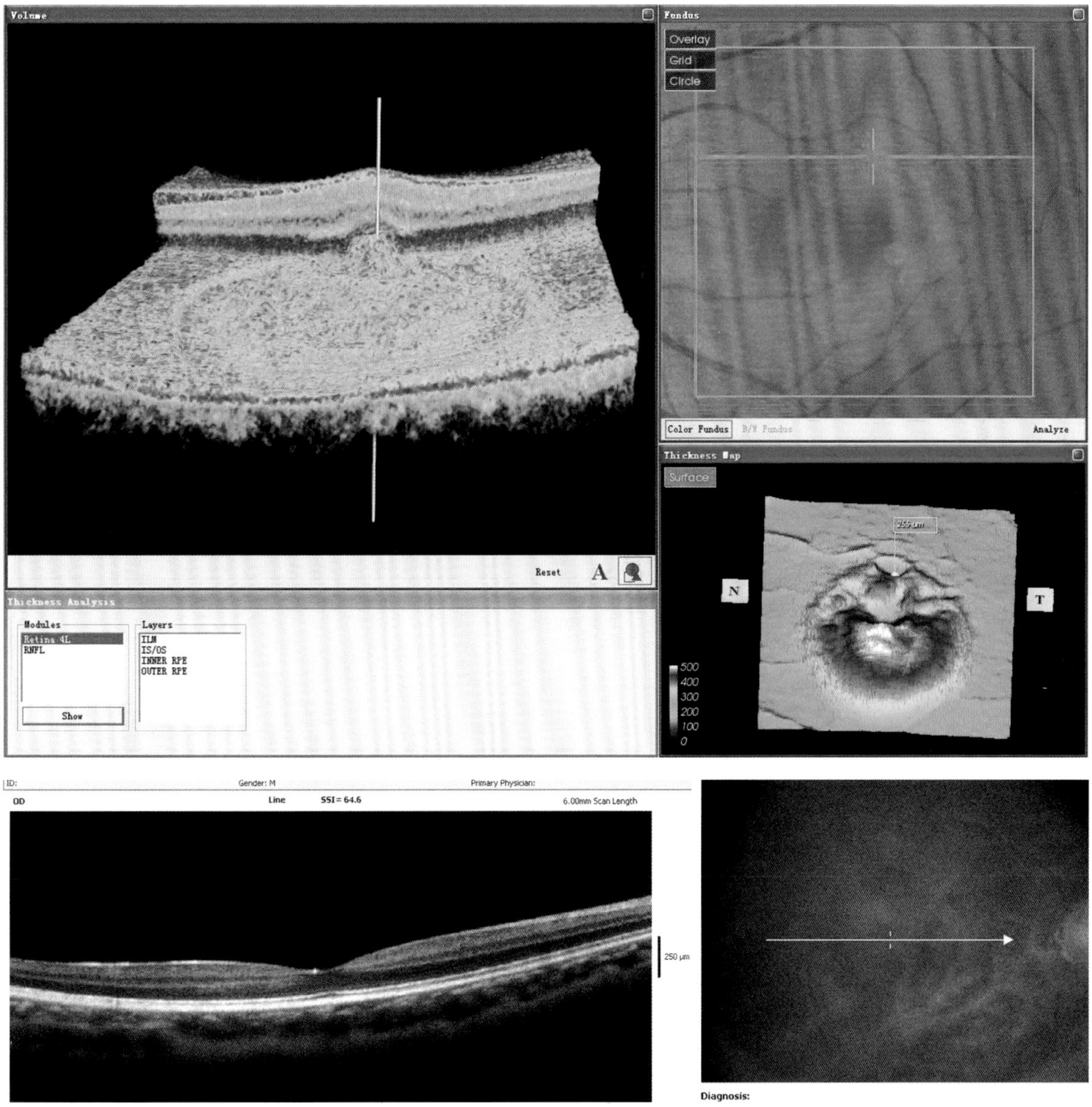

图 2-5-17　正常的黄斑区组织结构（OptovueRTVue OCT）

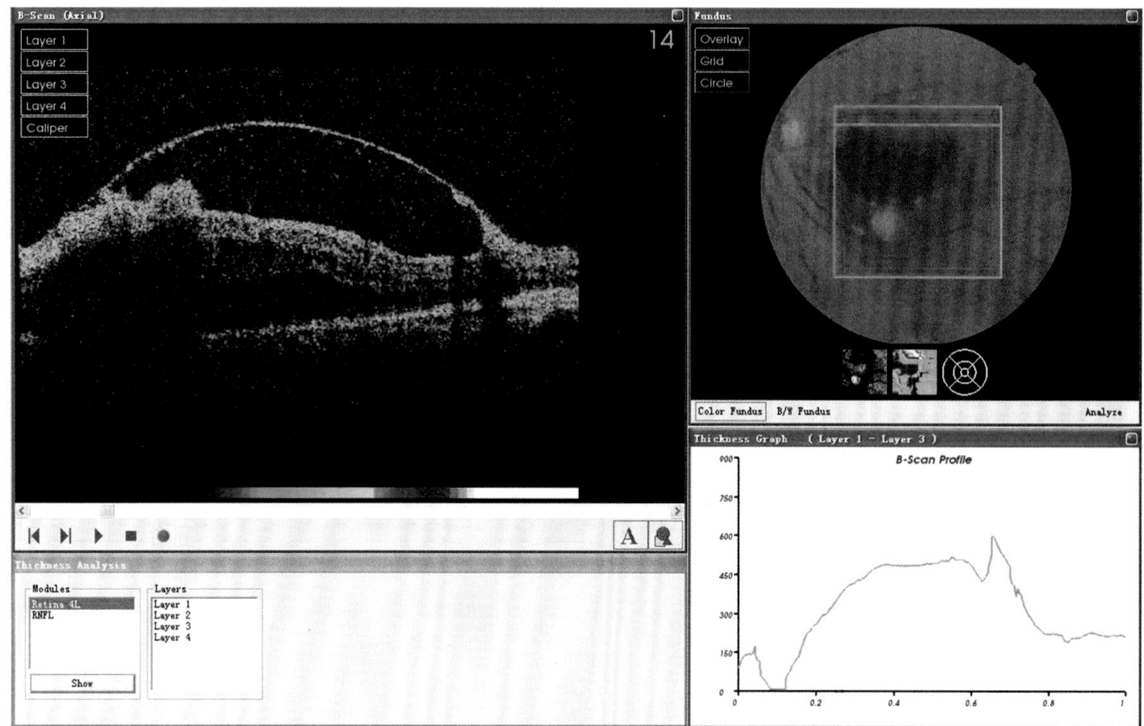

图 2-5-18 黄斑水肿合并视网膜前出血(Topcon 3D OCT)

(5mm 中心凹周围)。OCT 频域很容易做到与前次或某一日期的比较,观察变化或地形图变化,OCT 还可以直观地从同一子午线对一定范围的容积进行量化分析,计算差值(图 2-5-19 ~ 图 2-5-23)。

3. 测量视网膜神经纤维层的厚度(图 2-5-24) 临床测量神经纤维层厚度主要针对青光眼的早期改变。青光眼的特征性变化是不可逆的视神经纤维层和神经节细胞的丢失并伴有与之相关的视野改变。既往视野检查是用于评定青光眼功能损害的主要手段,由于视野检查属于主观检查,需要患者的配合,可能在多次检查中发生很大的变化。有研究表明视盘和视神经纤维层的变化会早于青光眼的视野缺损。组织病理学的研究表明,在出现明显的早期视野缺损时,已有 50% 以上的视网膜神经纤维层丢失了[70]。在视野缺损出现 6 年以前,这种神经纤维层的缺损就可以在 60% 的神经纤维层照片中被检测到[71]。因此,检查到早期的结构变化,可以有助于区分哪些患者需要保护性的治疗。

频域 OCT 的视盘分析扫描提供了极有价值的青光眼临床信息。在 OptovueRTVue OCT 的 ONH (Optic Nerve Head)视神经乳头检查者可选择以手动或自动方式标定视杯与视盘边界,机器会自动运算得出上述参数值[72]。但由于机器判读的误差显著于有经验的操作者判别的误差,因此视杯与视盘边界的选择仍以手动标定为佳。此外,三维视盘扫描提供了立体且直观的评估方式,C-扫描功能使得我们三维视盘扫描提供了立体且直观的评估方式,从而帮助临床眼科医师更早期评估青光眼的发生及有效地观察病变的进展。

用 OCT 技术测量视神经乳头的相关参数和视神经纤维层厚度,克服了以往测量技术中的光学和噪声的干扰,准确性明显提高(详见第十五章青光眼章)。

4. 测量视神经乳头的各种参数 视神经乳头的测量包括长度、面积和杯、盘及盘沿等容积,还提供了杯/盘比等参数。这些参数虽然可以自动测量,但若由于血管阴影遮蔽或近视萎缩等原因造成视网膜色素上皮端点标定错误,此时必须手动校正进行人工定界(图 2-5-25)。

5. 频域 OCT 与时域 OCT 图像的功能比较 已了解是时域 OCT 和频域 OCT 在图像清晰度的区别,在测试的功能方面,频域 OCT 可以对 OCT 图像做出更多的选择。

时域 OCT 主要功能:

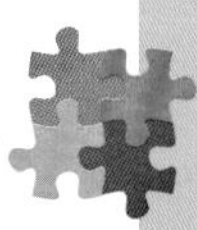

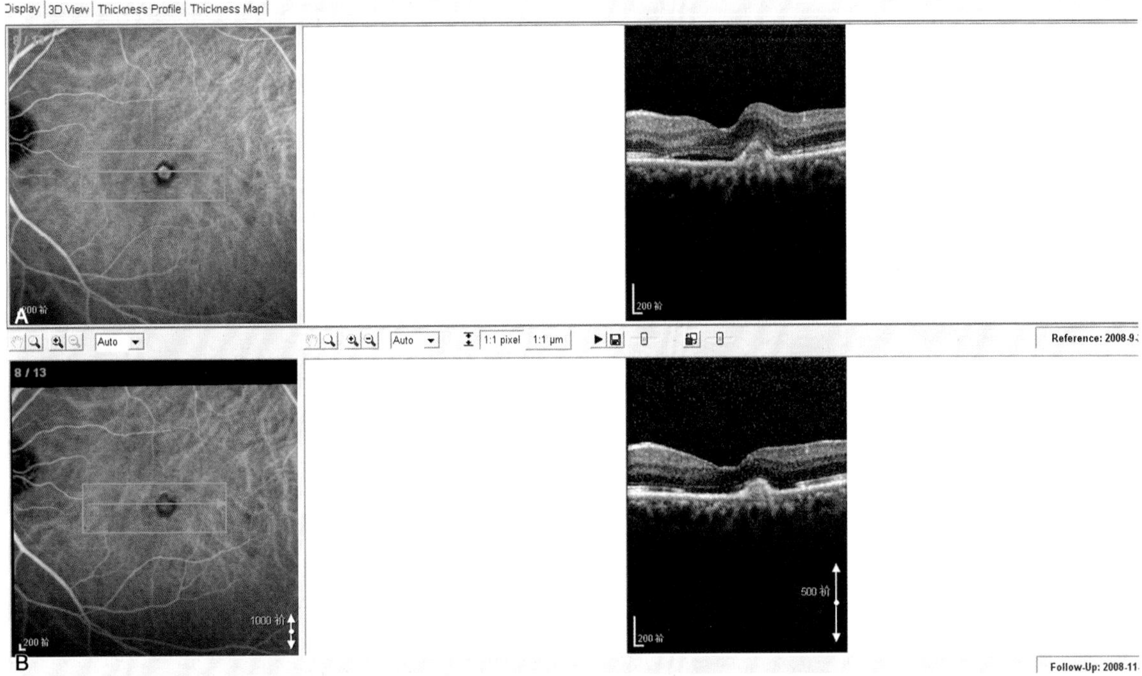

图 2-5-19　OCT 测量视网膜厚度

移动游标显示不同部位的厚度，患者 ICGA 显示 CNV。A. 治疗前；B. 治疗后（Heidelberg Spectralis OCT）

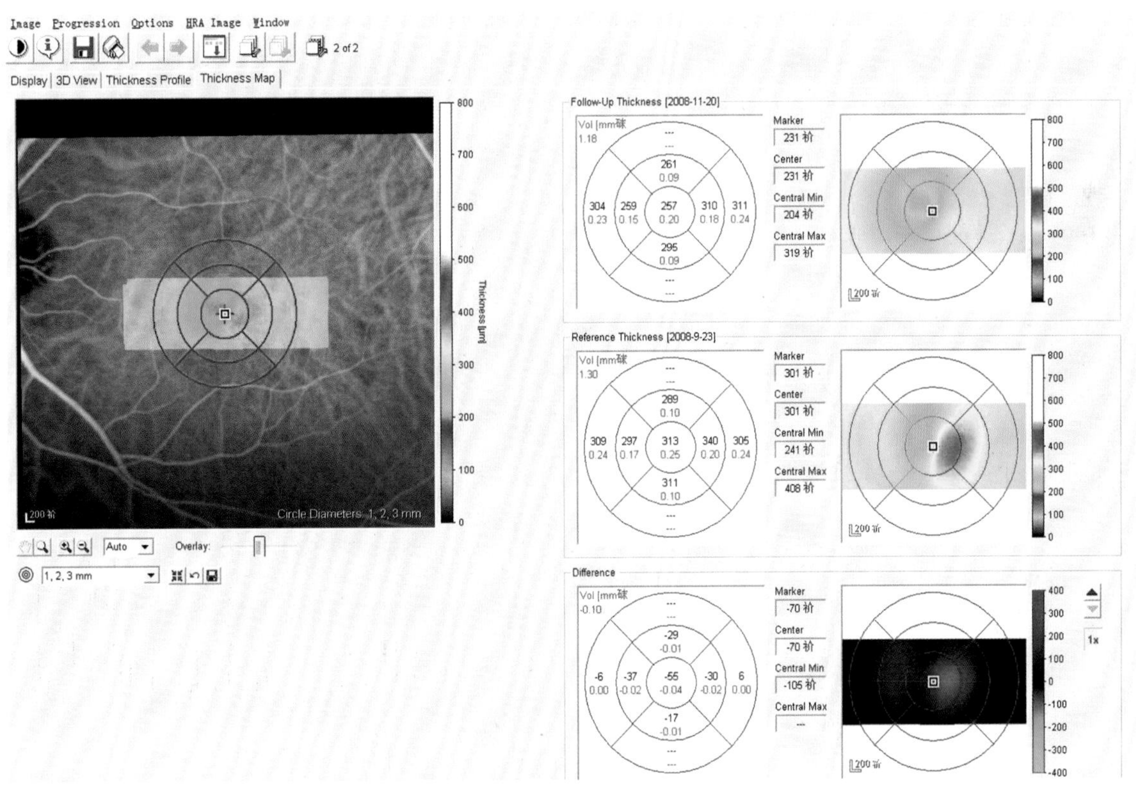

图 2-5-20　OCT 测量视网膜厚度和容积

与图 2-5-19 为同一患者，左图显示测量范围，右侧上图显示随诊时黄斑中心凹容积，右侧中图显示前次就诊时容积，右侧下方的图显示两次之间的差值，水肿增加为正值，减少为负值。图中红色数字代表容积测量值，黑色数字代表厚度测量值

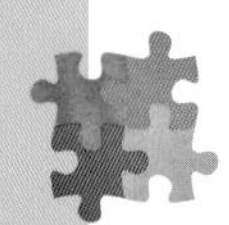

TOPCON 3D OCT-1000

Retinal Analysis Report

TOPCON

Patient ID :	695	Scan Type :	3D Scan, 6.00mmx6.00mm, 512x128, OS
Patient Name :	CRVO CME ERM	Scan Date :	2006-10-24
Date of Birth :			
Gender :	unknown		
Ethnic Group :	____________	Axial Length :	____________

OCT IMAGE

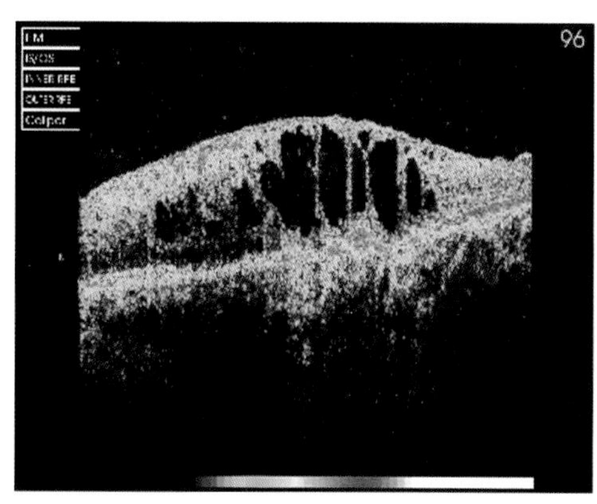

FUNDUS IMAGE

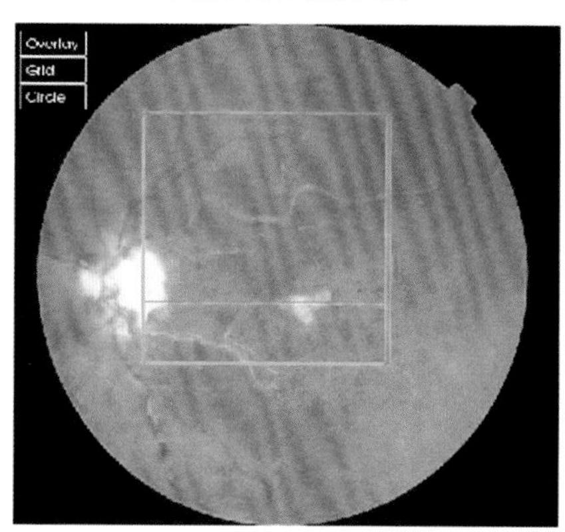

Image Quality :	60

Center thickness(ILM-RPE) :	347 microns
Total Volume(ILM-RPE) :	7.94 mm ^{3}

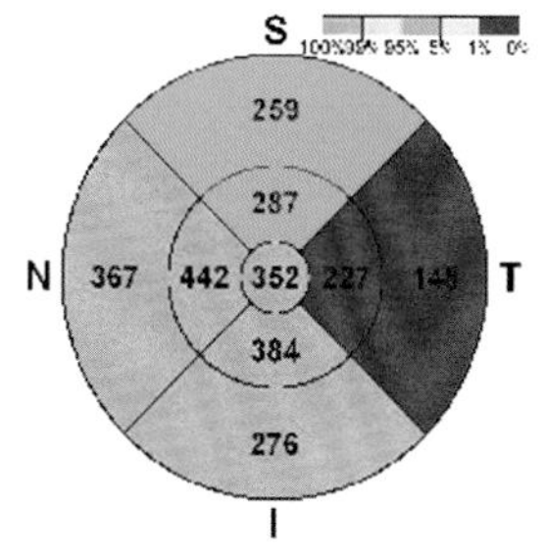

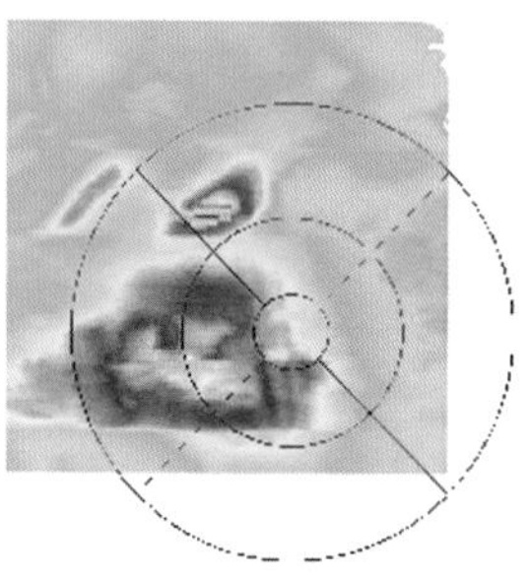

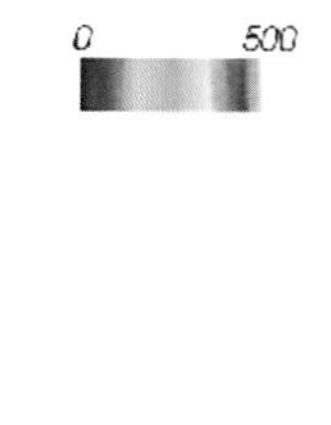

图 2-5-21　Topcon 3D-OCT 视网膜厚度测量程序

彩色眼底像和 OCT 图可以对应测量部位，并能与同年龄段亚洲人的正常值相对比，以不同的色标来显示，本图取自一上黄斑血管弓静脉阻塞患者合并黄斑水肿，OCT 显示剖面图，黄斑囊性水肿一目了然（图片由 Topcon 公司提供）

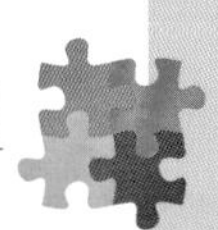

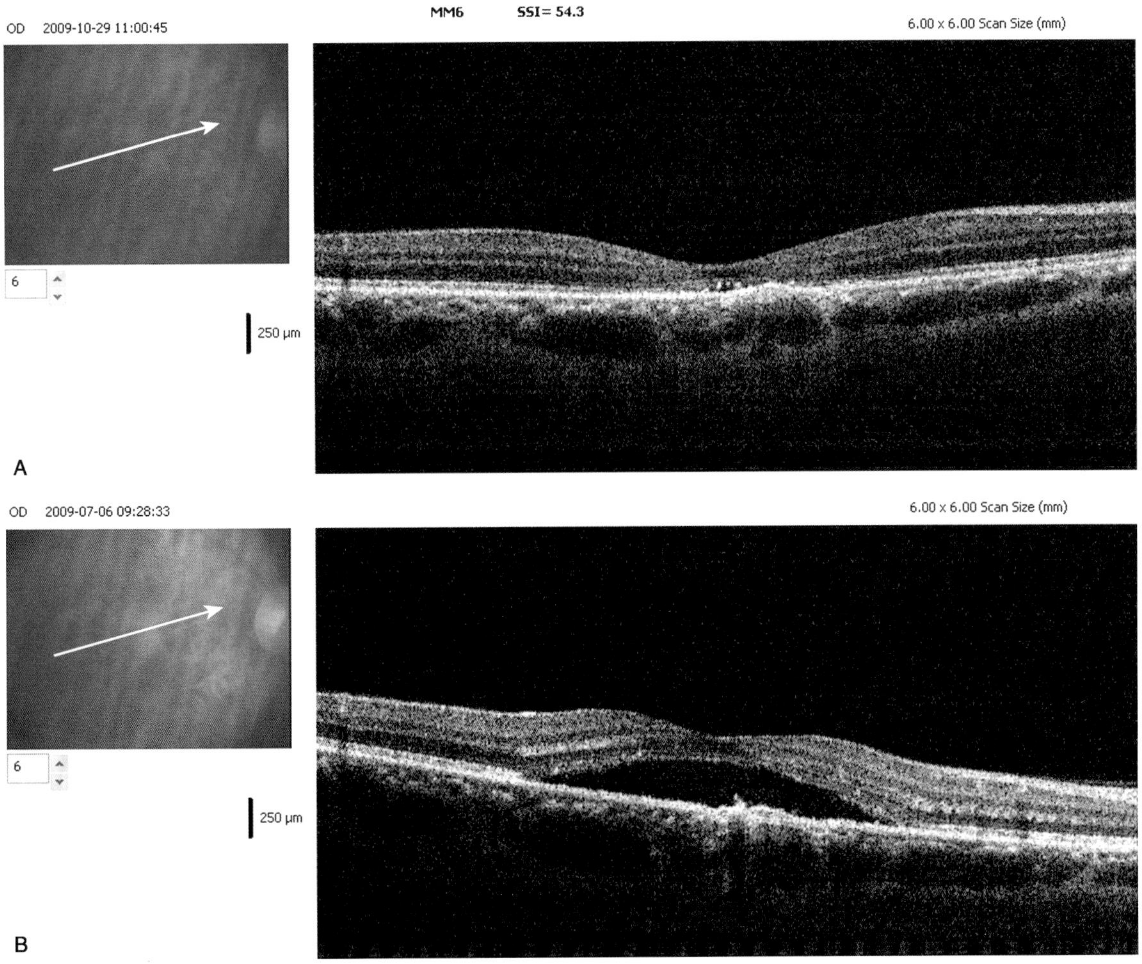

MM6　　SSI= 54.3

OD　2009-10-29 11:00:45　　　6.00 x 6.00 Scan Size (mm)

6

250 μm

A

OD　2009-07-06 09:28:33　　　6.00 x 6.00 Scan Size (mm)

6

250 μm

B

图 2-5-22　OCT 的随诊追踪图像比较,可直观显示不同检查时点同一扫描部位黄斑区视网膜厚度图像

图示为一中心性浆液性脉络膜视网膜病变患者,OCT 显示视网膜神经上皮脱离,A. 治疗后;,B. 治疗前,黄斑水肿改善一目了然(OptovueRTVue OCT)

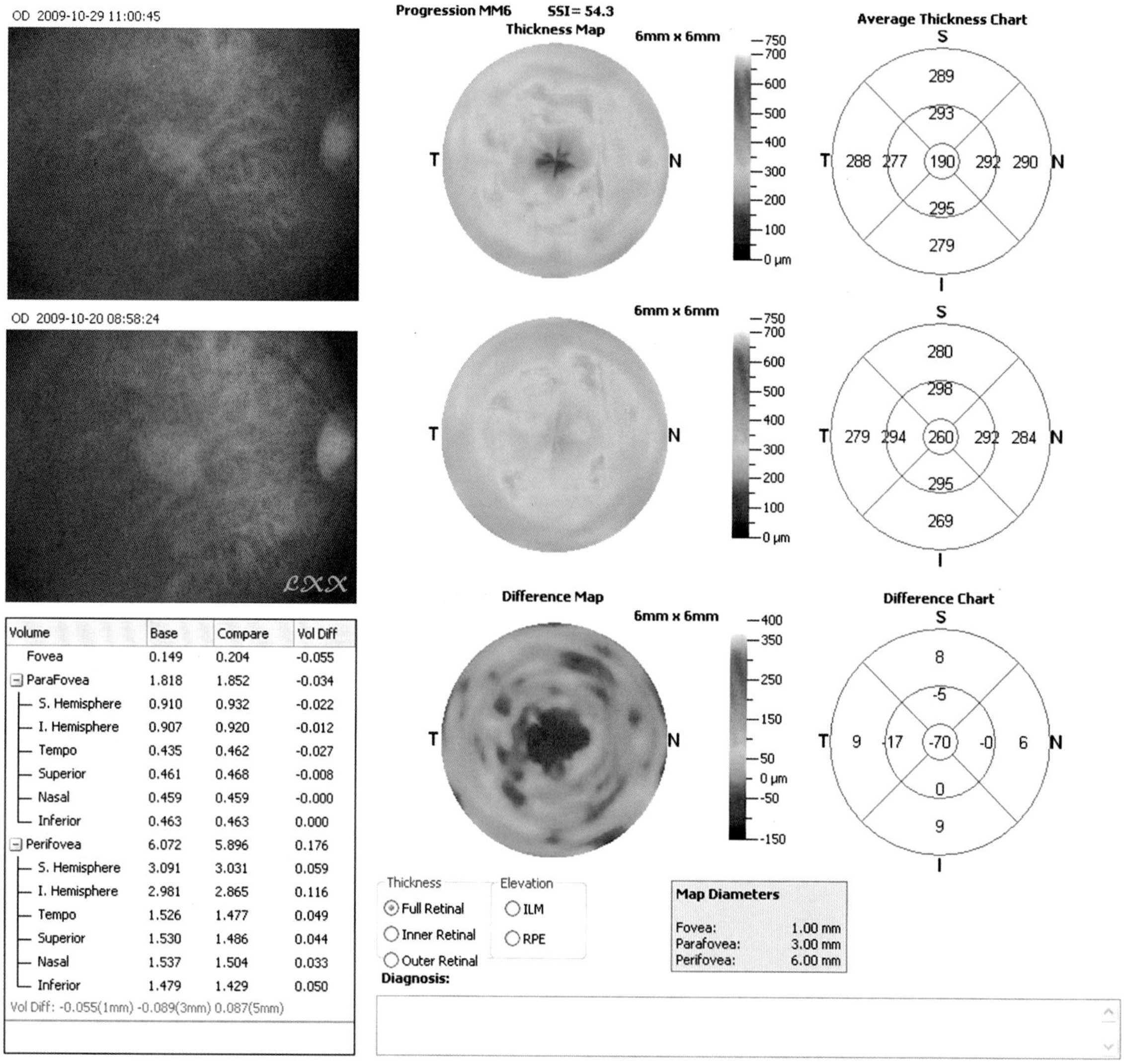

OD 2009-10-29 11:00:45

OD 2009-10-20 08:58:24

Progression MM6 SSI= 54.3

Thickness Map 6mm x 6mm

Average Thickness Chart

S	289	293			
T 288	277	190	292	290 N	
I	279	295			

S	280	298			
T 279	294	260	292	284 N	
I	269	295			

Difference Map 6mm x 6mm

Difference Chart

S	8	-5			
T 9	-17	-70	-0	6 N	
I	9	0			

Volume	Base	Compare	Vol Diff
Fovea	0.149	0.204	-0.055
ParaFovea	1.818	1.852	-0.034
S. Hemisphere	0.910	0.932	-0.022
I. Hemisphere	0.907	0.920	-0.012
Tempo	0.435	0.462	-0.027
Superior	0.461	0.468	-0.008
Nasal	0.459	0.459	-0.000
Inferior	0.463	0.463	0.000
Perifovea	6.072	5.896	0.176
S. Hemisphere	3.091	3.031	0.059
I. Hemisphere	2.981	2.865	0.116
Tempo	1.526	1.477	0.049
Superior	1.530	1.486	0.044
Nasal	1.537	1.504	0.033
Inferior	1.479	1.429	0.050

Vol Diff: -0.055(1mm) -0.089(3mm) 0.087(5mm)

Thickness: Full Retinal / Inner Retinal / Outer Retinal

Elevation: ILM / RPE

Map Diameters

Fovea: 1.00 mm

Parafovea: 3.00 mm

Perifovea: 6.00 mm

Diagnosis:

图 2-5-23 OCT 对视网膜厚度和容积的随诊比较

与图 2-5-22 黄斑水肿为同一患者，图片左下表数据显示随诊容积变化。右侧上图为治疗后黄斑区视网膜厚度图，右侧中图为治疗前黄斑区视网膜厚度图，右侧下图显示随诊黄斑区视网膜厚度变化，若选取治疗前为基线，则水肿增加为正值，减少为负值

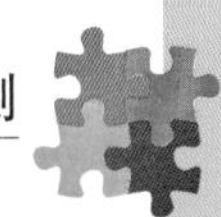

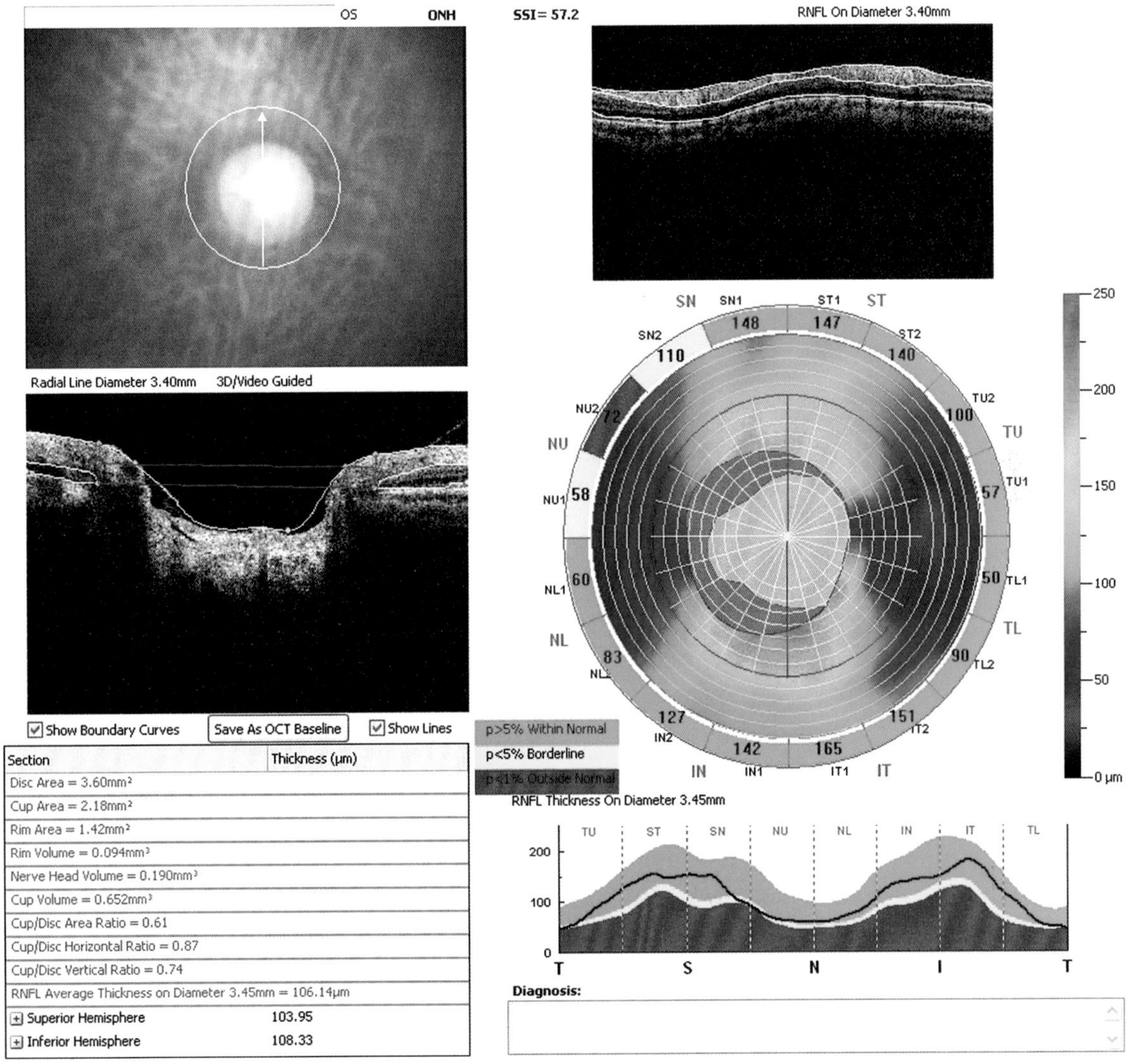
OS
ONH
SSI= 57.2
RNFL On Diameter 3.40mm
Radial Line Diameter 3.40mm
3D/Video Guided
Show Boundary Curves
Save As OCT Baseline
Show Lines
Section
Thickness (μm)
Disc Area = 3.60mm²
Cup Area = 2.18mm²
Rim Area = 1.42mm²
Rim Volume = 0.094mm³
Nerve Head Volume = 0.190mm³
Cup Volume = 0.652mm³
Cup/Disc Area Ratio = 0.61
Cup/Disc Horizontal Ratio = 0.87
Cup/Disc Vertical Ratio = 0.74
RNFL Average Thickness on Diameter 3.45mm = 106.14μm
Superior Hemisphere 103.95
Inferior Hemisphere 108.33
SN
SN1
148
ST1
147
ST
SN2
110
ST2
140
TU2
100
NU2
72
TU
NU
NU1
58
57
TU1
60
NL1
50
TL1
TL
NL
83
90
TL2
127
IN2
151
IT2
142
165
IN
IN1
IT1
IT
250
200
150
100
50
0 μm
p>5% Within Normal
p<5% Borderline
p<1% Outside Normal
RNFL Thickness On Diameter 3.45mm
TU
ST
SN
NU
NL
IN
IT
TL
200
100
0
T
S
N
I
T
Diagnosis:

图 2-5-24　OCT 测量视网膜神经纤维层厚度

右下方为测量厚度地形图，正常的神经纤维层视盘周围厚，向周边走行时逐渐变薄，确切的测量数据见左下表（OptovueRTVue OCT）

Section	Thickness (μm)
Disc Area = 1.71mm²	
Cup Area = 0.38mm²	
Rim Area = 1.32mm²	
Rim Volume = 0.282mm³	
Nerve Head Volume = 0.416mm³	
Cup Volume = 0.030mm³	
Cup/Disc Area Ratio = 0.23	
Cup/Disc Horizontal Ratio = 0.53	
Cup/Disc Vertical Ratio = 0.48	
RNFL Average Thickness on Diameter 3.45mm = 124.77μm	
⊞ Superior Hemisphere	123.91
⊞ Inferior Hemisphere	125.63

A

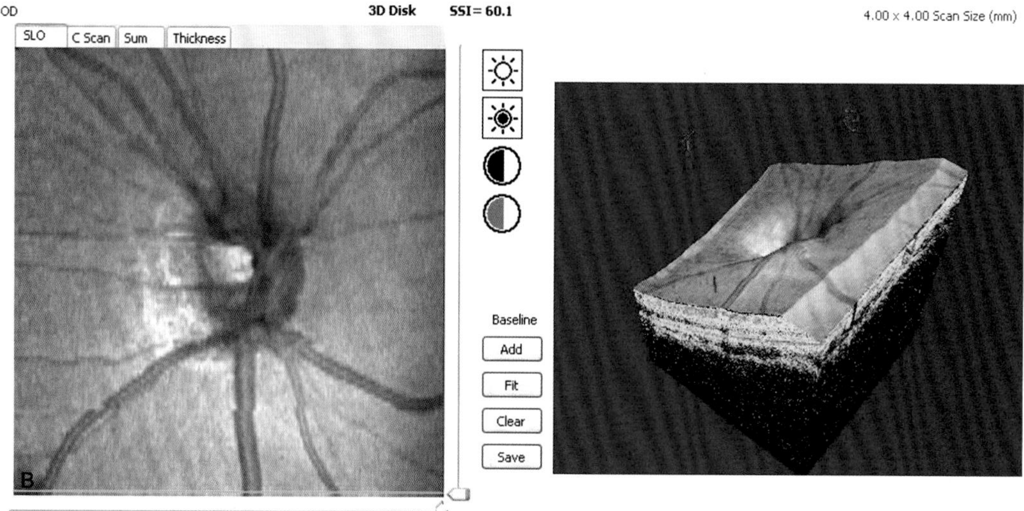

图 2-5-25　OCT 测量视神经乳头的各种参数

A. 视神经乳头测量参数表，包括面积和盘沿容积、杯/盘比等；B. 视神经乳头三维扫描，图像可任意缩放及翻转（Optovue RTVue OCT）

（1）分析

（2）量化

（3）储存

新一代频域 OCT 在以往时域 OCT 的基础上增加了：

（1）容积测量（见图 2-5-20，图 2-5-23）。

（2）示踪：提高图像前后对比的可重叠性（见图 2-5-19）。

（3）与前次结果的对比分析（见图 2-5-19，图 2-5-20，图 2-5-23）。

（4）分层（见图 2-5-2，图 2-5-17，图 2-5-26）。

（5）与 FFA 或（和）ICGA 的重叠分析：限于 Heidelberg Spectralis HRA-OCT。

上述所有这些功能尚未在每个公司的设备中全部体现。

（二）诊断限度

1. 屈光间质混浊时不能显示影像，如角膜白斑、白内障、玻璃体积血等（后述）；会改变扫描的形态和定量测量，如 PRK，Lasik 角膜屈光手术后。

2. 影像摄取限定在黄斑区或后极部相对较小的区域，视网膜周边部成像临床价值低。

3. 对于随诊患者的病程或临床疗效的病灶部位准确随诊，其图像扫描的精确定位仍有赖进一步发展的网膜追踪定位功能来实现。目前 Heidelberg 的 Spectralis 采用了示踪技术解决这一难题，

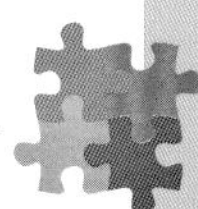

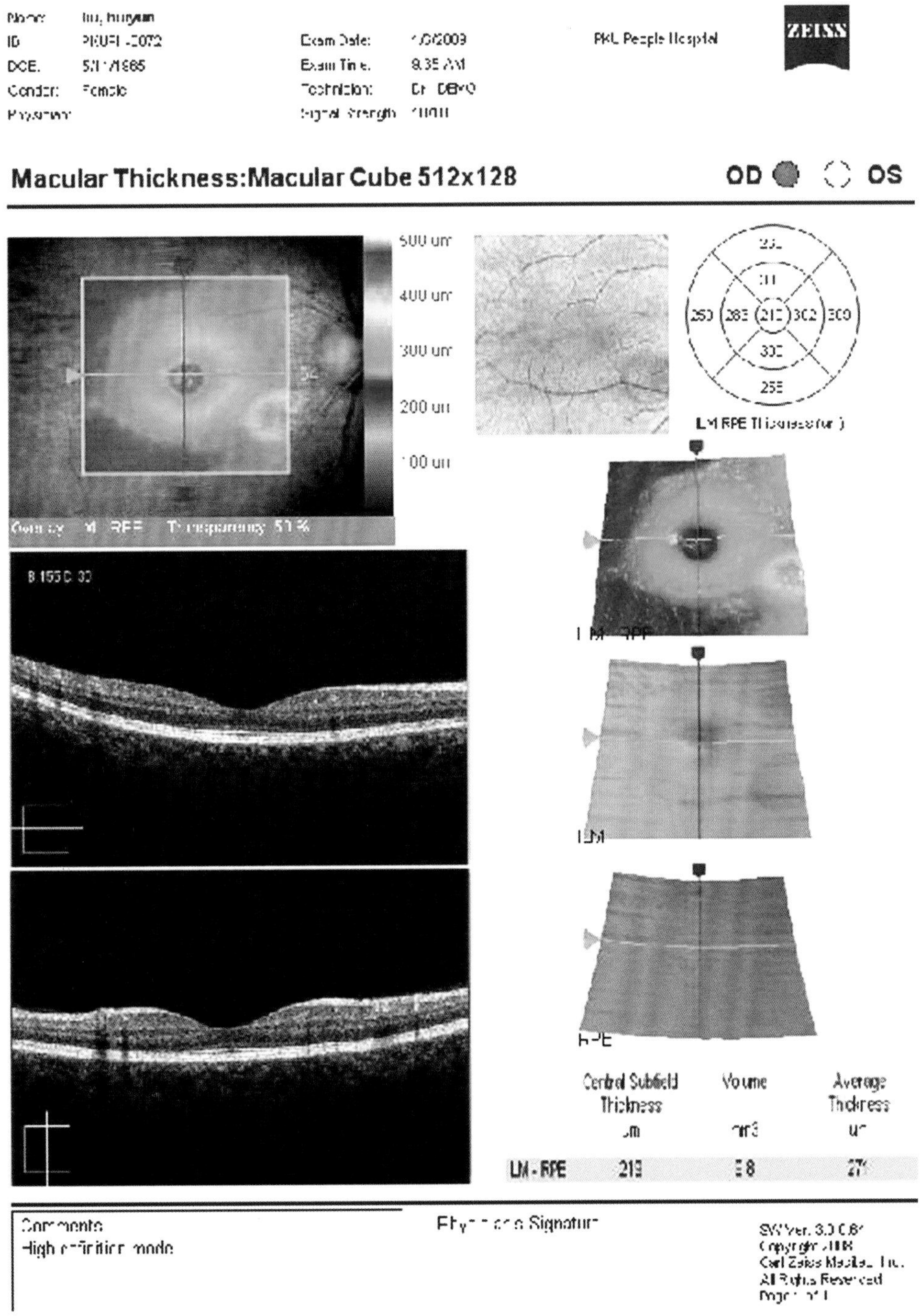

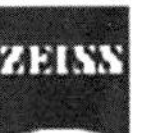

图 2-5-26 频域 OCT 对视网膜进行分层处理

时域 OCT 只能提供左下方的剖面图并测量厚度，而频域 OCT 可以看到右侧的分层和地形图。患者因对侧眼黄斑孔就诊，OCT 扫描显示左眼中心凹颞侧隆起，因 RPE 层未显示隆起，故诊断为神经上皮层脱离(Zeiss OCT)

预计其他频域 OCT 会在新的产品中采用这一技术。

4. 组织显像的分辨率处于光波强弱的显示，精细程度尚不能完全体现组织水平。

五、OCT 检查操作

作为新一代 OCT，频域 OCT 顾名思义采用了频域技术来处理图像及数字信号，因此操作也更加简便快捷。1994 年起投入眼科临床使用的前几代 OCT，是以时间为横坐标，信号的变化幅度为纵坐标的时域，随着时间 OCT 顺序获取信号，其缺点在于检查过程耗时，图像容易失真，使得检查

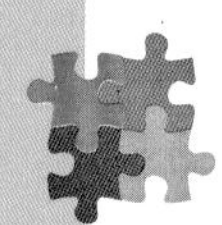

结果欠缺良好的可重复性，再加上图像分辨率不够精细，无法辨认细微结构，采集的图像往往有雾里看花之感。由于光信号往往不仅随时间变化，还与频率及相位有关，所以需进一步分析信号的频率结构，并对细节特征进行描述，才能符合临床所需。OCT 其精细的轴向分辨率与令人难以置信的速度优势将眼科的临床应用推向崭新的时代。

（一）OCT 参数和影像组合

OCT 参数和影像组合详见表 2-5-3、图 2-5-27 和图 2-5-28。

不同仪器制造商所生产的商业型频域 OCT 各有所长。相同的是它们都采用了傅立叶变换核心技术在频域中处理信号，以及都具有同样直观快捷的操作界面。下面以 Optovue RTVue OCT 眼后节系

表 2-5-3　目前市场上各主要 OCT 性能参数比较（至 2008 年）

公司	设备名称	轴向分辨（μm）	获取速度（A-scans/s）	影像特点
Topcon	3D OCT 1000	5～6	18 000～27 000	与彩色眼底像组合 频域 OCT 三维影像演示
Optovue	RTVue-100	5	26 000	眼底背景显示同传统 OCT 频域 OCT 三维影像显示
Carl Zeiss Meditec	Cirrus HD-OCT	5	27 000	软件更新，图像分辨率较好
Heidelberg	Spectralis	7	40 000	频域 OCT 与 FFA 和 ICG 血管造影组合 三维影像显示
OTI	Spectral OCT/SLO	5～6	27 000	频域 OCT 和微小视野计组合

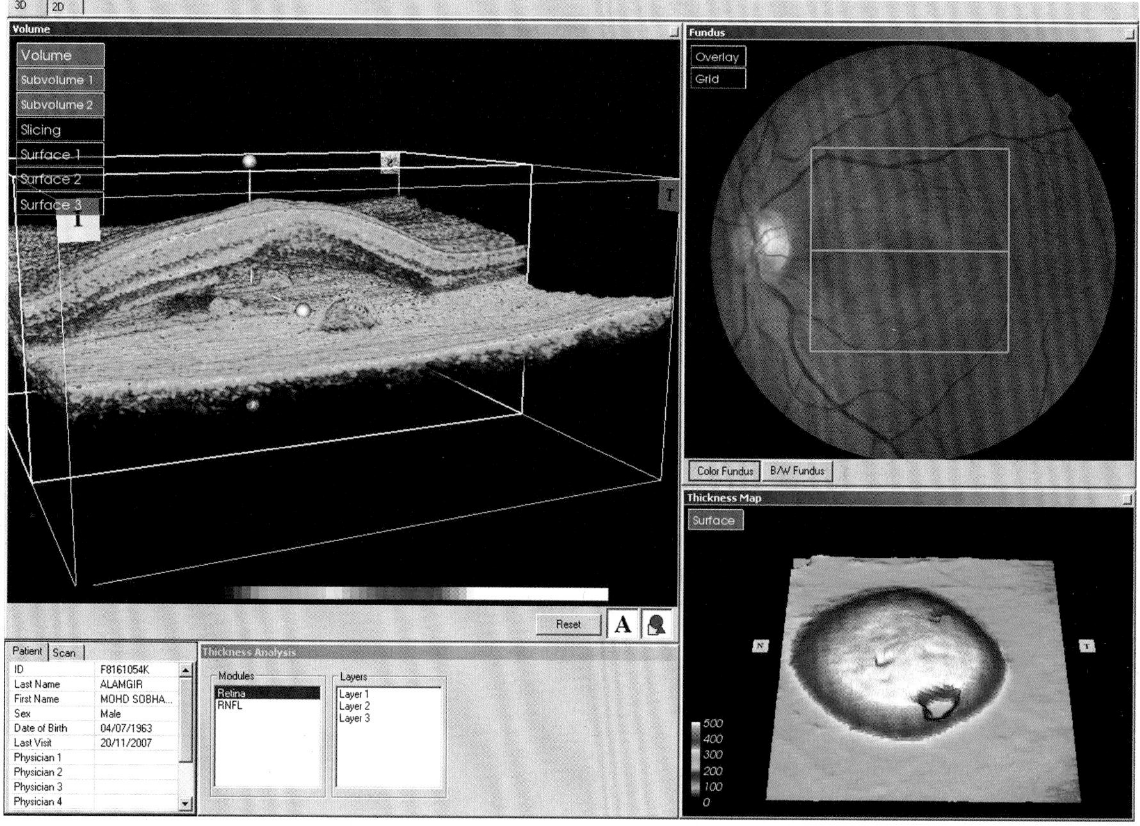

图 2-5-27　Topcon 3D OCT：组合了眼底彩色照相

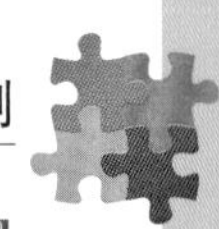

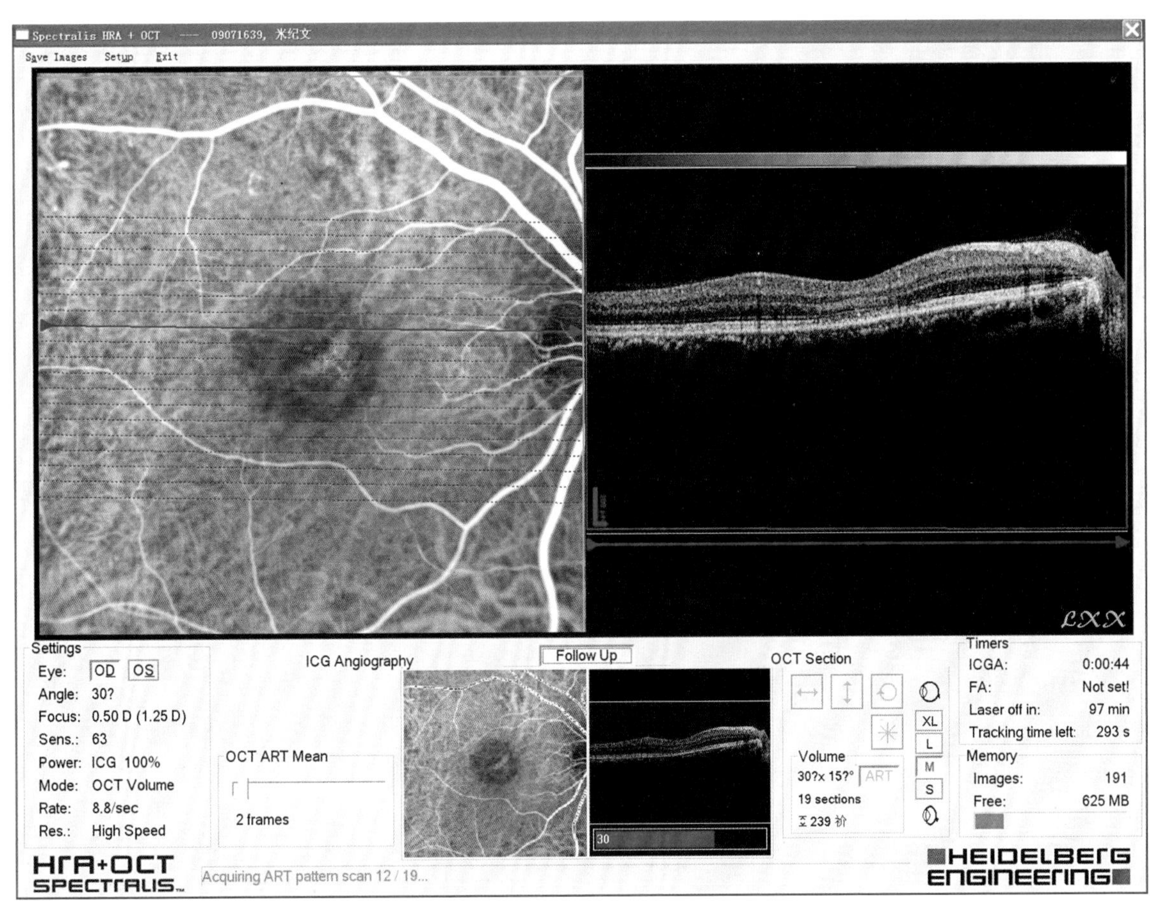

图 2-5-28　**Heidelberg Spectralis 组合了 ICGA(左图)和 OCT(右图)**

统(软件版本 4.0.5.56)为主,择要说明几种常用的操作程序及注意事项。

（二）检查前的准备

1. 瞳孔　频域 OCT 可以在瞳孔为正常大小的情况下获取图像。但由于充分散瞳利于入射光的进入,也可将人为因素干扰产生的误差减至最低,也可避免入射光的瞳孔阻滞而造成虚影,因此除闭角性青光眼及其他有散瞳禁忌的患者外,以短效散瞳剂滴眼,待瞳孔充分散大后再进行检查,能获得较为理想的检查结果。充分散瞳前详细询问全身病史及药敏史,常规测量眼压,观察周边前房,避免因散瞳而诱发或加重其他疾病。需告知患者瞳孔散大后会有些许不适感如视物模糊、畏光等。若瞳孔直径过小,视网膜的光照面积减小,则扫描位置就更难以人为准确定位。患者若固视不佳、屈光间质有不同程度的混浊,都会影响小瞳孔下的检查。新一代的频域技术及软硬件的飞速发展已为我们节省大量时间,因此除患者有散瞳的绝对或相对禁忌证,尽可能最大程度地让患者在"充分散瞳"的状态下完成检查。新一代的频域 OCT 有时也可以在不散瞳的状态下完成检查。

2. 受检姿势　只有当患者受检时的头位与眼位正确,才可能获得有临床分析价值的 OCT 图像。必须让患者坐在高度合适的固定座位。患者的头位如同在接受裂隙生物显微镜检查时一样,前额必须紧靠前额带,下颏必须合适地位于下颏托内保持平稳且感觉舒适。如果患者的眼位离开了景深的范围,宽带入射光束的移动和旋转支点随之离开瞳孔区,会导致光反射信号减弱或不规则。同时,让患者放松心情,告知良好的配合能让检查在转瞬之间迅速完成。

3. 检查者的准备

(1) 熟练的检查者:熟练操作是对检查者最根本的要求。尽可能保持同一个、熟练操作的检查者所获得的检查结果,其临床价值较高。由于操作生疏或不同检查者之间所致临床价值重要性差异将无法弥补。

(2) 清洁镜头:检查端的镜头污损可以影响观察结果。必要时利用专用清洁工具擦拭镜头表面,但切忌过度频繁。镜头污损严重时请联系专业人员维修。

4. 环境准备　应最大程度维持检查室内的清洁空气与合宜的温湿度，消除浮尘微粒对精密光学仪器的损害。为达到瞳孔的最佳状态，减少光线刺激，应在暗室下进行操作为宜。

（三）检查时注意事项

1. 患者易眨眼、眼内浮游物或屈光间质浑浊时的处理　嘱患者在检查开始前适度地眨眼，以便眼表形成平滑且利于成像的光学表面。严重干眼患者必要时使用人工泪液以减轻不适。光学路径中任何部位的遮挡或阻碍包括眼内浮游物、角膜或晶状体混浊或眼内填充物都会不同程度地干扰光学信号的接收，减弱信号强度，降低图像质量。必要时视情况让患者来回转动双眼后重新注视固定光标，或尝试重新调整控制杆，适当避开局部混浊部位，选择最佳光路进入瞳孔区获取最佳景深与检查视野。

2. 操作时注意事项　检查者可利用屏幕观察并引导患者固定眼位始终保持在扫描焦点与景深之内，比如黄斑区扫描时，应尽量聚焦于中心凹；视神经乳头扫描时，环形扫描线的中心与视神经乳头中心保持一致，如此才能得到最精确的分析结果。可利用仪器上数个方向控制键及内外注视灯来引导患者保持正确的头位及眼位。

3. 可能影响扫描质量的几种常见原因　患者的姿势（头位，眼位或如帕金森病患者的不自主颤动等）、眼睑因素（疲累乏力、上睑下垂或眼睑痉挛等）、角膜（水肿、炎症、干眼、瘢痕或角膜表面不规整）、晶状体（混浊、脱位/半脱位或术后后发障等）、前房与后房（炎症、出血、浮游物或残留的玻璃体）、视网膜（出血，巨大裂孔或萎缩等）、高度屈光不正及任何影响固视能力的眼部疾病。

（四）检查项目选择

当一切就绪，选择所需的检查模式，仪器自动识别眼别。告诉患者注视前方的一个固定光标（fixation spot），固定眼位，然后对准瞳孔正中央向前推入控制杆，直至获取清晰的眼底红外光图像。检查者可以借由调整光标的位置来对视神经乳头、黄斑部或所需部位的病变进行扫描与观察。检查者可以从屏幕上清楚看到患者眼底的红外光图像，移动鼠标便于精确定位。经由操作界面上的对焦功能执行或自动对焦校正，获取最清晰的图像后，开始进行扫描。各个频域 OCT 设备所提供的检查项目基本相同，下面以 Optovue RTVue OCT（Ver. 4. 0. 5. 56）为例阐述项目选择。

在检查菜单里有五个选项，分别是 Protocol、Retina、Glaucoma 及两个前节检查模组。在 Retina 界面中，有 9 种扫描模式可供选择。大致包括水平或/及垂直方向单线与交叉扫描、放射状扫描、网格状扫描与三维立体图像重建分析等等。在 Glaucoma 界面中，有 4 种扫描模式可供选择，包括传统的视神经纤维层 3. 45mm 扫描、三维立体视盘图像分析以及视神经节细胞层复合体扫描等（图 2-5-29 ~ 图 2-5-32）。

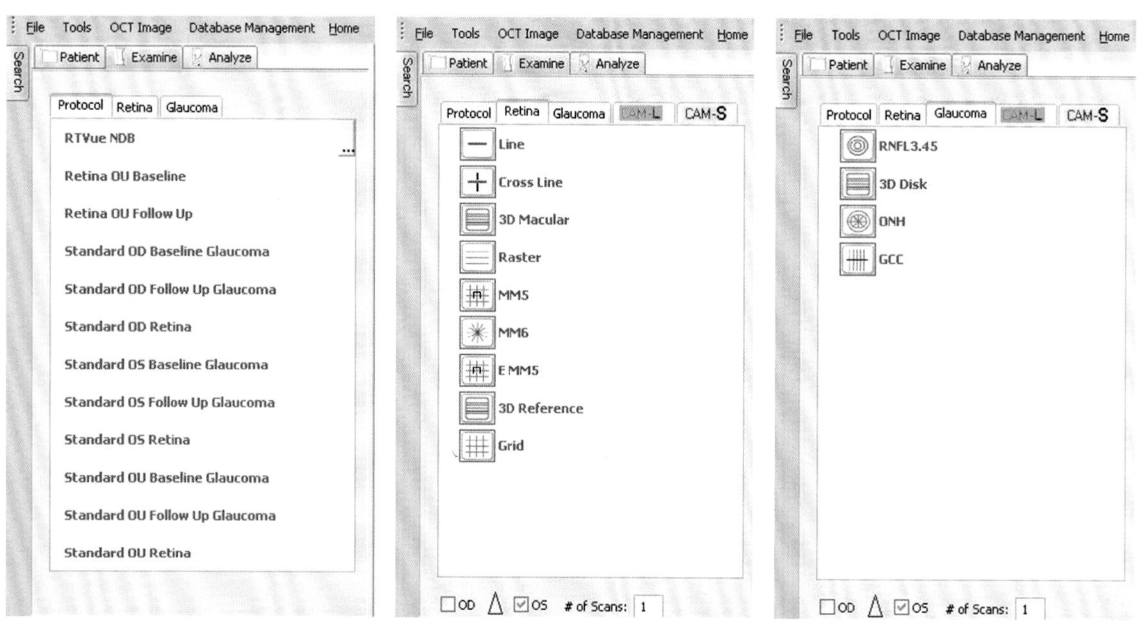

图 2-5-29　检查菜单-视网膜，青光眼模式（Examine Protocol-Retina，Glaucoma）

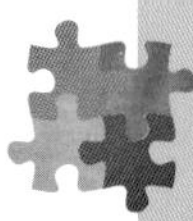

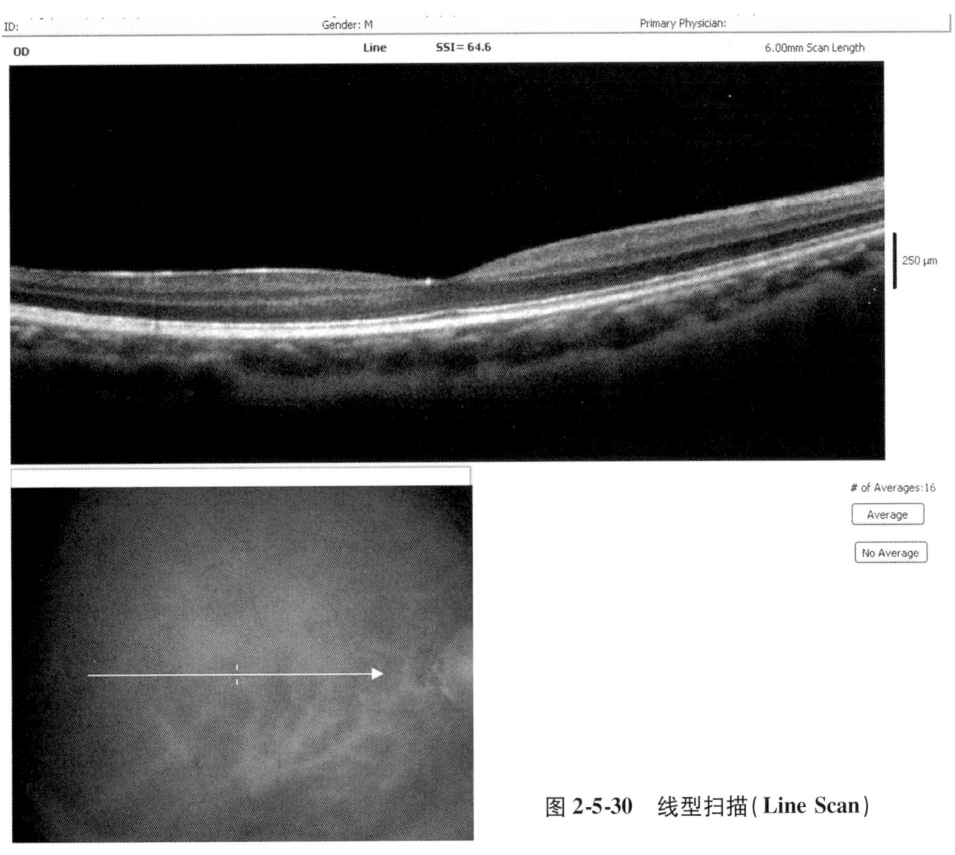

图 2-5-30　线型扫描(Line Scan)

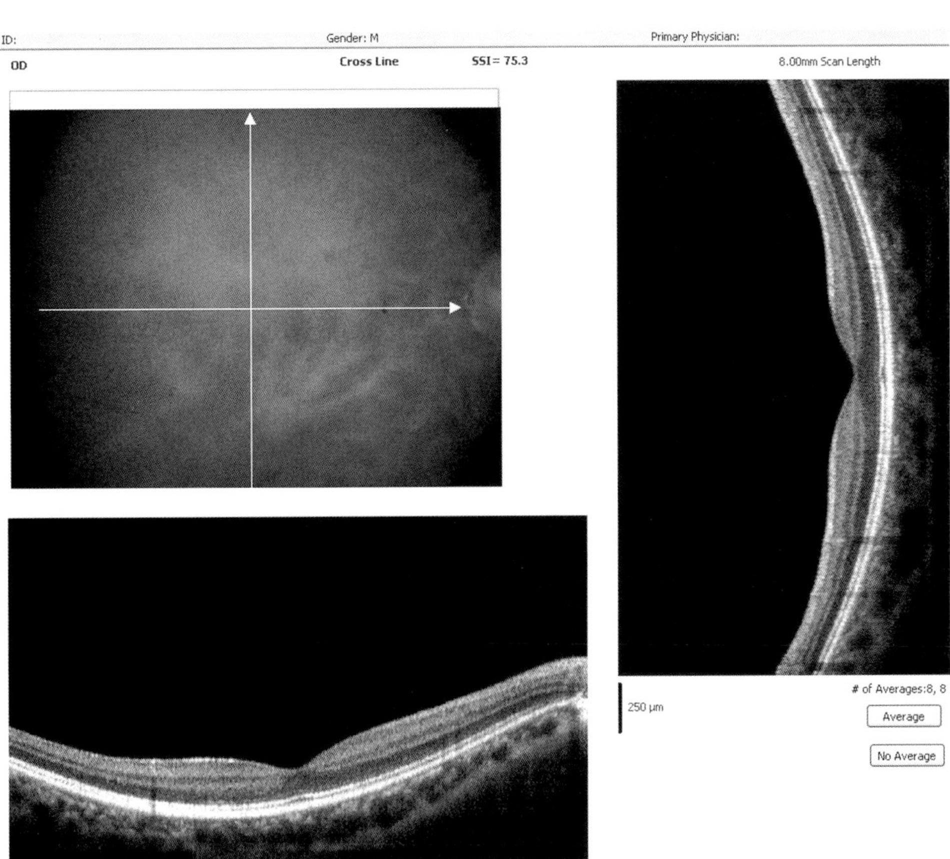

图 2-5-31　交叉线型扫描(Cross Line Scan)

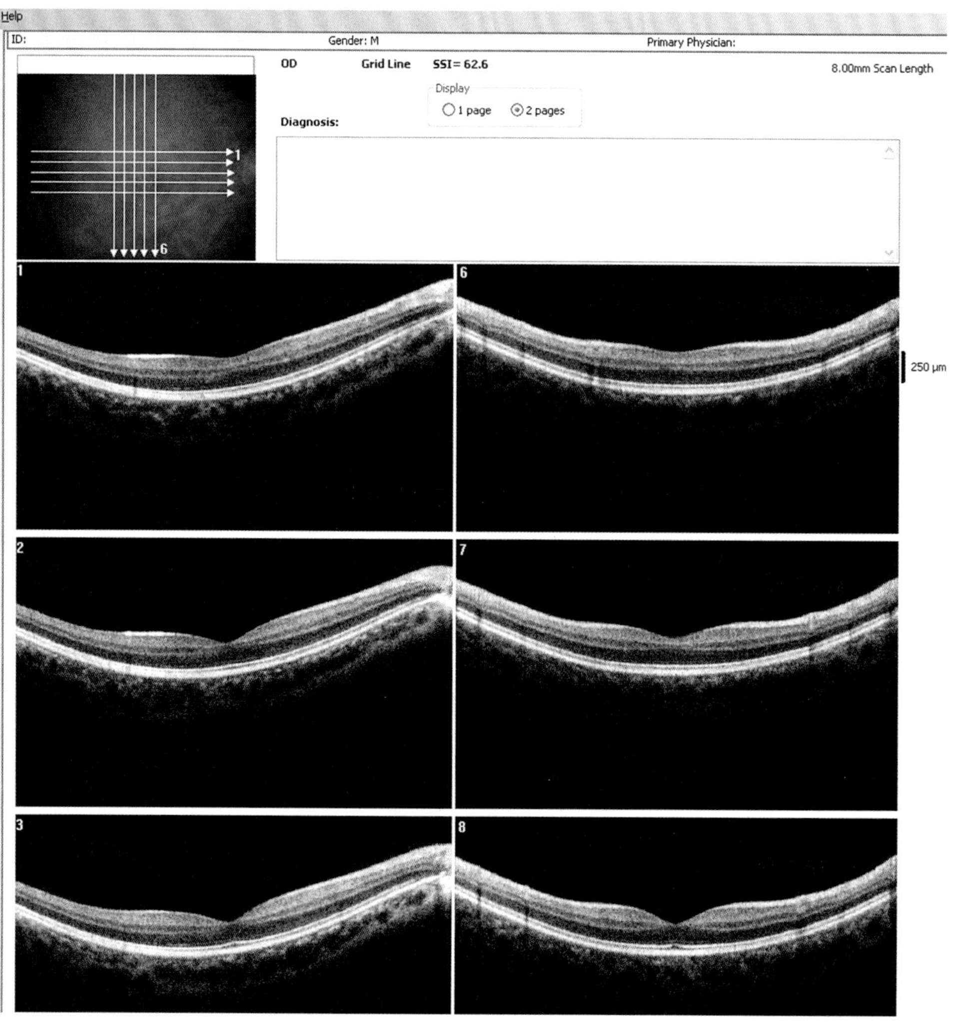

图 2-5-32　格线扫描(Grid Line Scan)

MM6 模式是 Macular Map 6mm 的简称,即以黄斑中心凹为圆心,直径为 6mm 的圆形区域内放射状全周扫描 12 个平面。在此模式下,提供了扫描区域的近红外光图像、以色彩表示的黄斑地形图、相应扫描平面的伪彩或灰阶 OCT 图像,以及黄斑区视网膜不同分区与分层的厚度与容积参数,以进一步定位病变,并可显示与正常人群资料库对比的显著性差异。检查者可点击屏幕左上方的"功能键区"放大并自由旋转 OCT 图像,或使用分析功能栏中的各种测量与编辑工具以便进行细部观察与手动测量操作(图 2-5-33)。

同样的,MM5 与 EMM5 模式以 34 条扫描线、超过 19 000 个资料点来探测以黄斑中心凹为中心(或任意区域),直径为 5mm 的正方形区域内精细的网格状取样扫描(图 2-5-34,图 2-5-35)。

黄斑区三维扫描提供了立体的视觉效果,以 5200 个 A-Scan 来重建黄斑区三维图像,并有 SLO(C-Scan)高精细对比图像。检查者可以利用鼠标随意控制观察角度、对图像自动播放、进行翻转、缩放与分层分析,立体观察定位病变易如反掌,让我们对黄斑部影像的认识进入新的时代(图 2-5-36,图 2-5-37)。

可以对不同时间点以相同程序检查的相同眼别图像进行比较。点击屏幕左侧功能栏中的 Comparison 功能键可对不同时间点的同一扫描平面进行图像对比。点击 Symmetry 功能键可对双眼对称比较。如图 2-5-38 示:图 2-5-38A 为前次就诊时左眼 OCT 图像,图 2-5-38B 示 18 个月后该患者左眼发展为黄斑前膜伴黄斑水肿(macular epiretinal membrane & macular edema)。

除了形象化的图像直观对比,左侧功能栏中的 Progression 功能键,亦提供不同随诊时间点的视

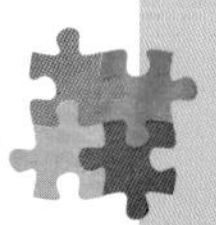

网膜厚度与容积差值分析，是随访观察疗效或病变发展的利器。如图 2-5-39 所示，两次检查之间，视网膜分区厚度与容积的定量改变信息清晰可见，同时有色彩呈现厚度地形图以供参照（图 2-5-40）。

视神经乳头扫描模式提供了与 HRT-Ⅱ相似的视盘相关参数，如图 2-5-41 所示包括视盘面积、视杯面积、盘沿面积、盘沿容积等形态参数及视盘周围直径 4mm 处的分区 RNFL（视神经纤维层）厚度值及厚度地形图。也包括传统 3.45mm 直径圆周上 RNFL 的厚度 TSNIT 曲线、以色彩呈现的视盘周围厚度地形图、以伪彩或灰阶呈现视神经乳头 OCT 图像等。

三维视盘扫描提供了立体且直观的评估方式（图 2-5-42）。

GCC（神经节细胞层复合体，包括神经纤维层，内丛状层及节细胞层）扫描能直接测量神经节细胞层复合体厚度，提供厚度地图与专有的与正常值对比的 GCC 丢失程度的统计学偏差分析（图 2-5-43）。

六、OCT 图像解读

（一）形态学解读

1. 形态

（1）黄斑整体轮廓：可以显示剖面图（图 2-5-44），也可以显示地形图（图 2-5-45）。

（2）黄斑增厚（图 2-5-46）。

（3）黄斑变薄（图 2-5-47，图 2-5-48）。

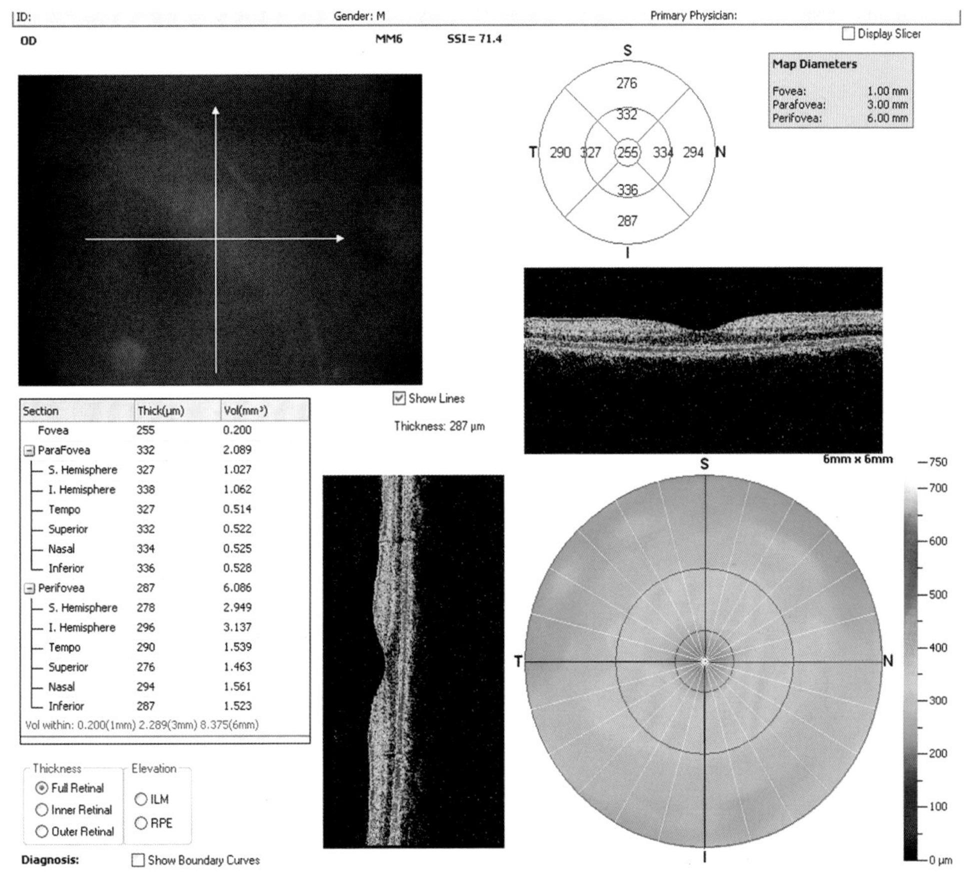

图 2-5-33　黄斑地形图 6mm 模式（MM6 Scan/Analysis）

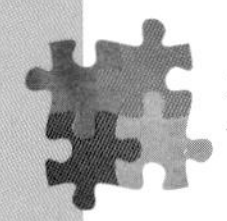

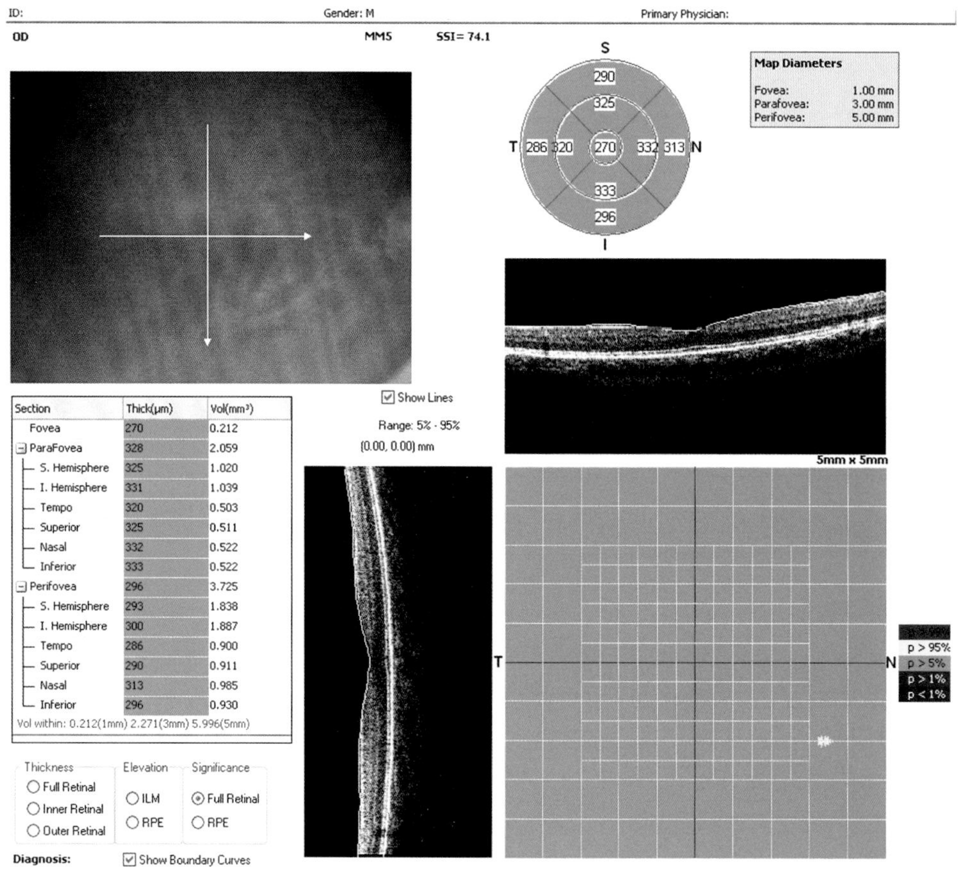

图 2-5-34 黄斑地形图 5mm 模式(MM5 Scan/Analysis)

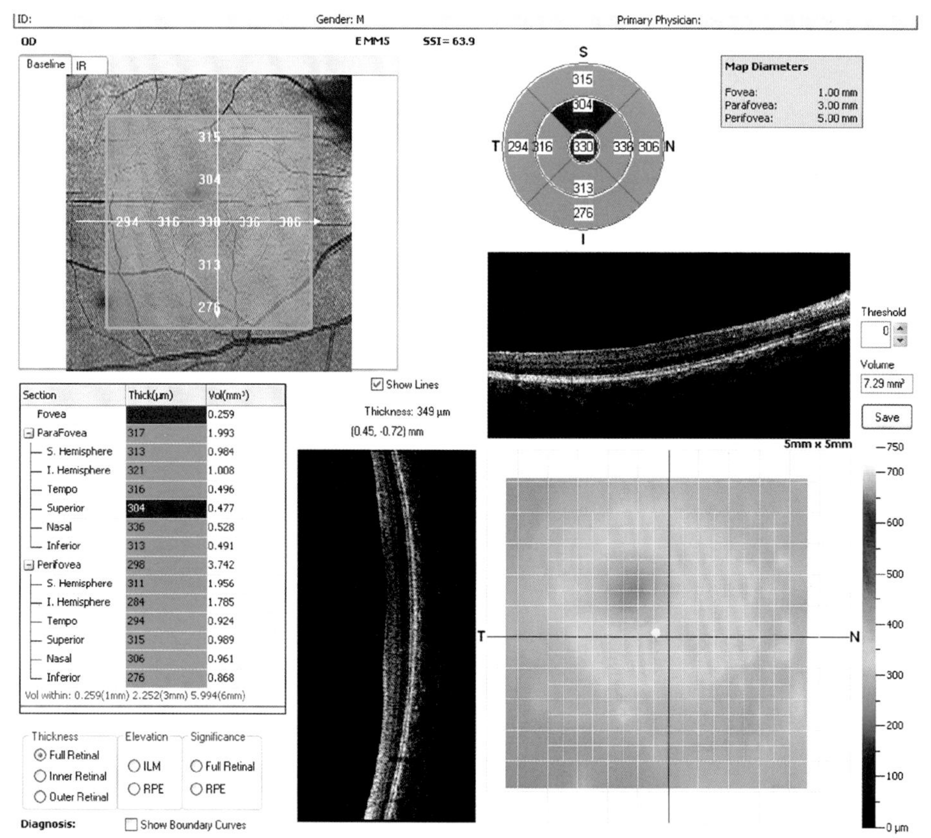

图 2-5-35 旁黄斑地形图 5mm 模式(EMM5 Scan/Analysis)

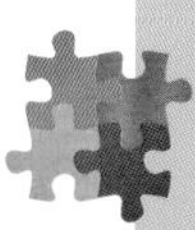

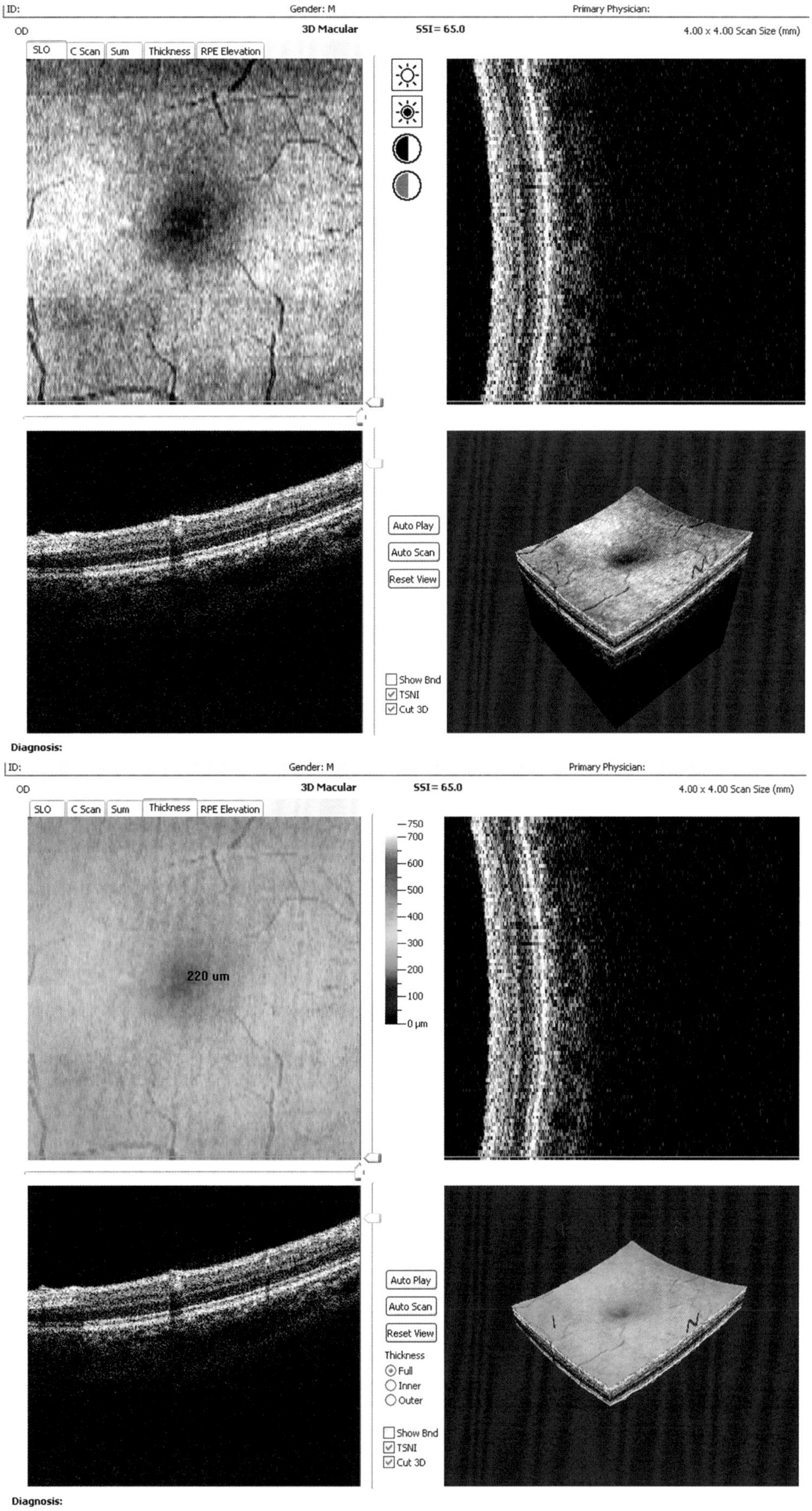

图 2-5-36　三维黄斑扫描（**3D Macular Scan/Analysis**）

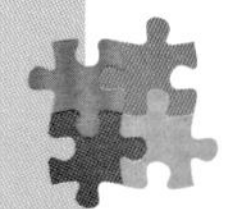

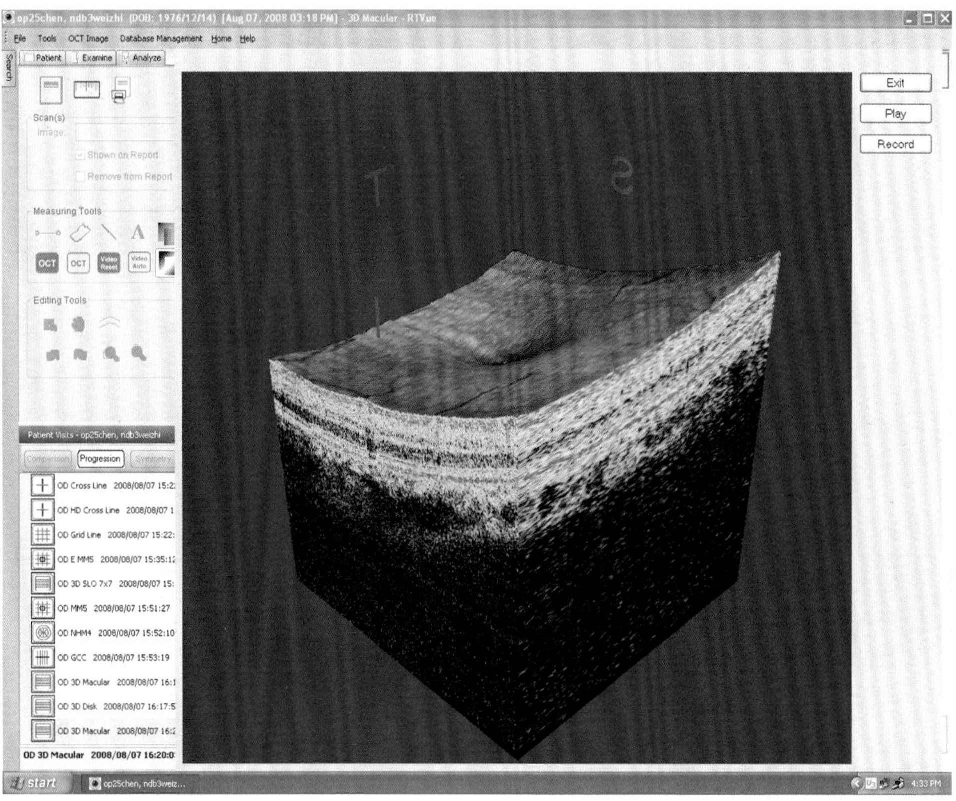

图 2-5-37 三维黄斑立体影像(3D Macular Scan/Analysis)

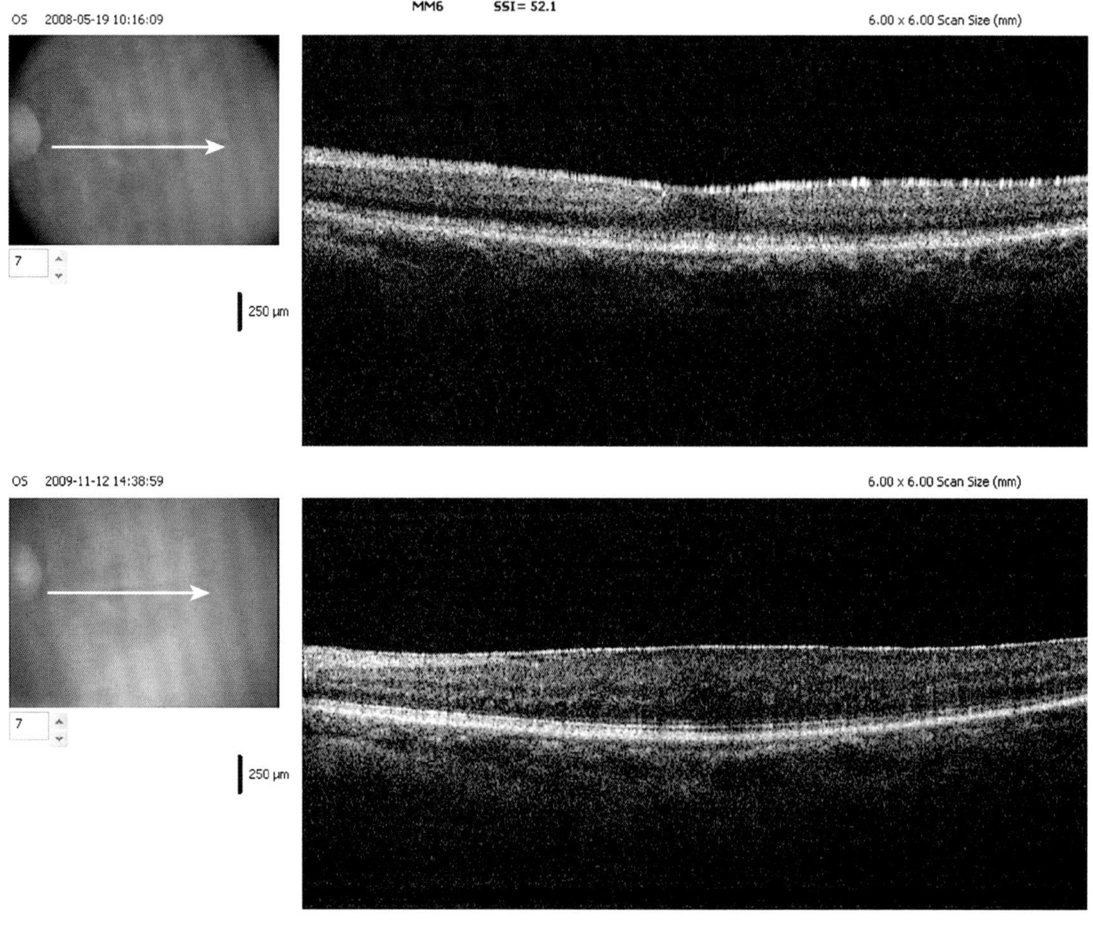

图 2-5-38 随诊图像对比(Image Comparison)

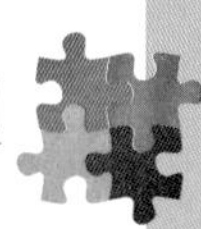

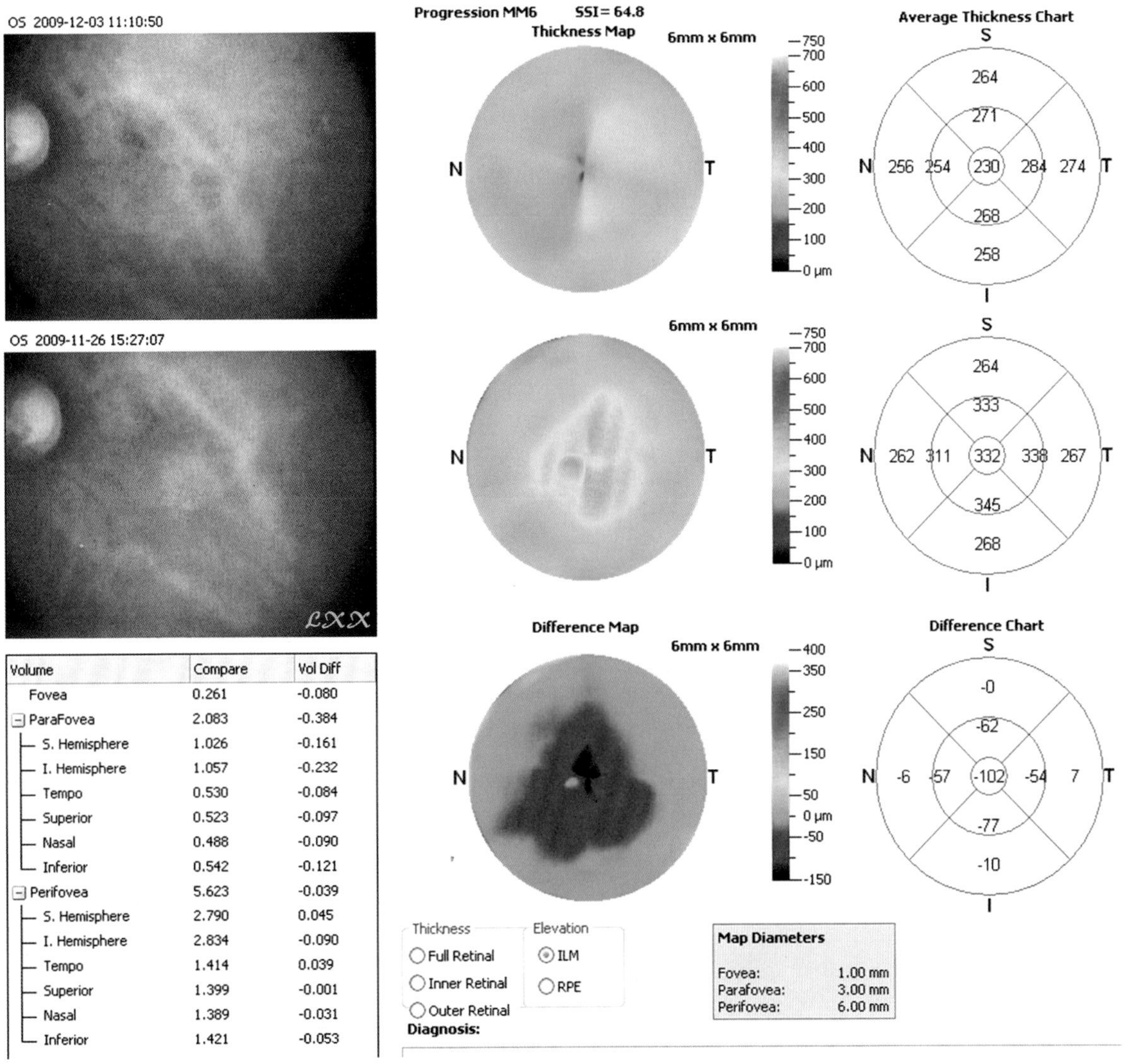

OS 2009-12-03 11:10:50

OS 2009-11-26 15:27:07

Progression MM6　SSI=64.8

Thickness Map　6mm x 6mm

Average Thickness Chart

S: 264, 271; N 256 254 (230) 284 274 T; 268, 258 I

6mm x 6mm

S: 264, 333; N 262 311 (332) 338 267 T; 345, 268 I

Difference Map　6mm x 6mm

Difference Chart

S: -0, -62; N -6 -57 (-102) -54 7 T; -77, -10 I

Volume	Compare	Vol Diff
Fovea	0.261	-0.080
ParaFovea	2.083	-0.384
S. Hemisphere	1.026	-0.161
I. Hemisphere	1.057	-0.232
Tempo	0.530	-0.084
Superior	0.523	-0.097
Nasal	0.488	-0.090
Inferior	0.542	-0.121
Perifovea	5.623	-0.039
S. Hemisphere	2.790	0.045
I. Hemisphere	2.834	-0.090
Tempo	1.414	0.039
Superior	1.399	-0.001
Nasal	1.389	-0.031
Inferior	1.421	-0.053

Thickness: Full Retinal / Inner Retinal / Outer Retinal

Elevation: ILM / RPE

Diagnosis:

Map Diameters	
Fovea:	1.00 mm
Parafovea:	3.00 mm
Perifovea:	6.00 mm

图 2-5-39　随诊图像信息对比分析(Image Progression)

左边为地形图的形式,右边用数字分别显示前(中图)后(上图)两次数据的对比

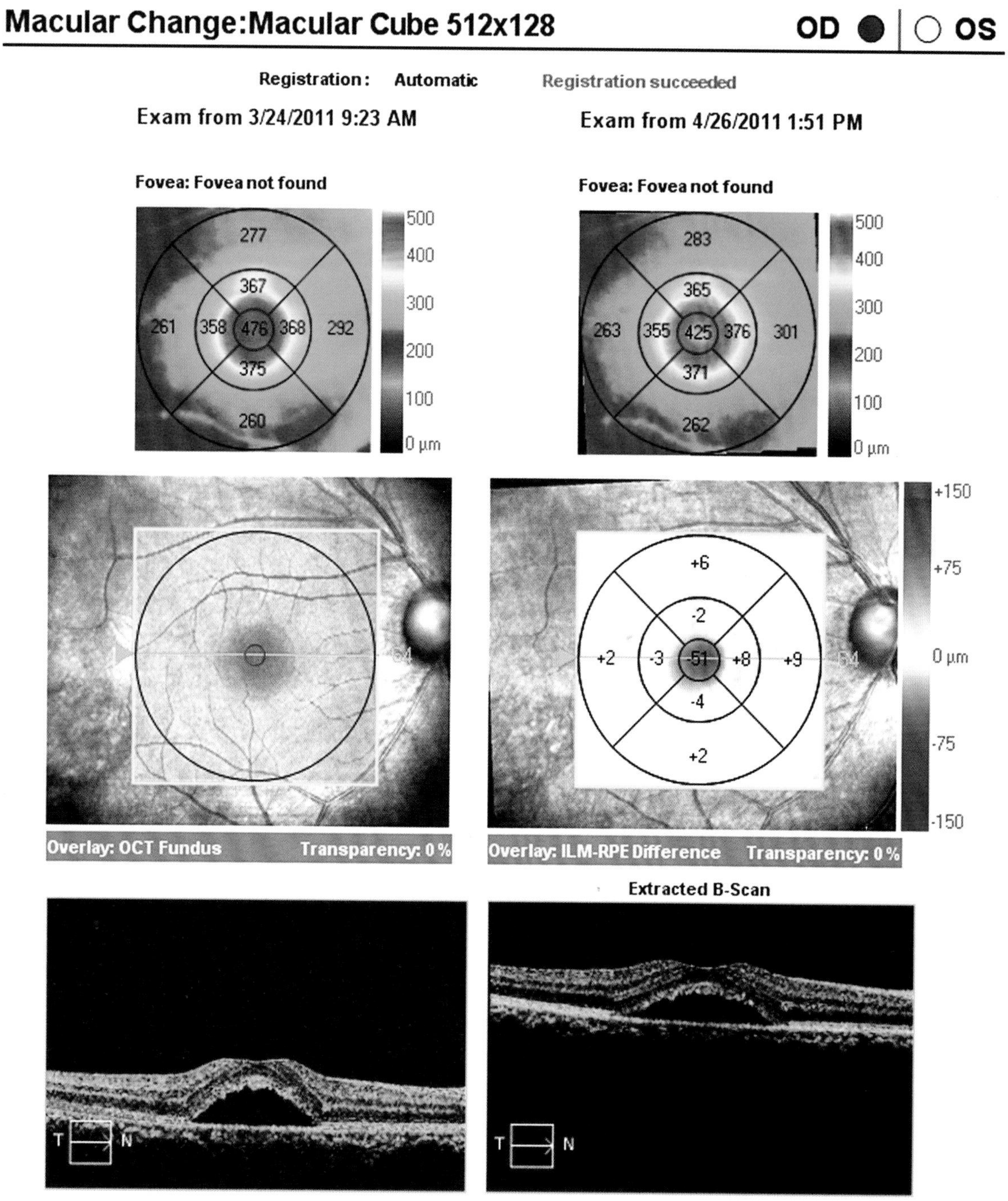

Macular Change:Macular Cube 512x128 **OD ● | ○ OS**

Registration: Automatic Registration succeeded

Exam from 3/24/2011 9:23 AM Exam from 4/26/2011 1:51 PM

Fovea: Fovea not found Fovea: Fovea not found

277 / 367 / 261 358 476 368 292 / 375 / 260 — 500 400 300 200 100 0 µm

283 / 365 / 263 355 425 376 301 / 371 / 262 — 500 400 300 200 100 0 µm

+6 / -2 / +2 -3 -51 +8 +9 / -4 / +2 — +150 +75 0 µm -75 -150

Overlay: OCT Fundus Transparency: 0 % Overlay: ILM-RPE Difference Transparency: 0 %

Extracted B-Scan

T N T N

图 2-5-40 显示前(左图)后(右图)两次的数据,便于比较(Carl Zeiss OCT)

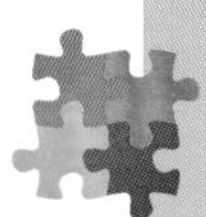

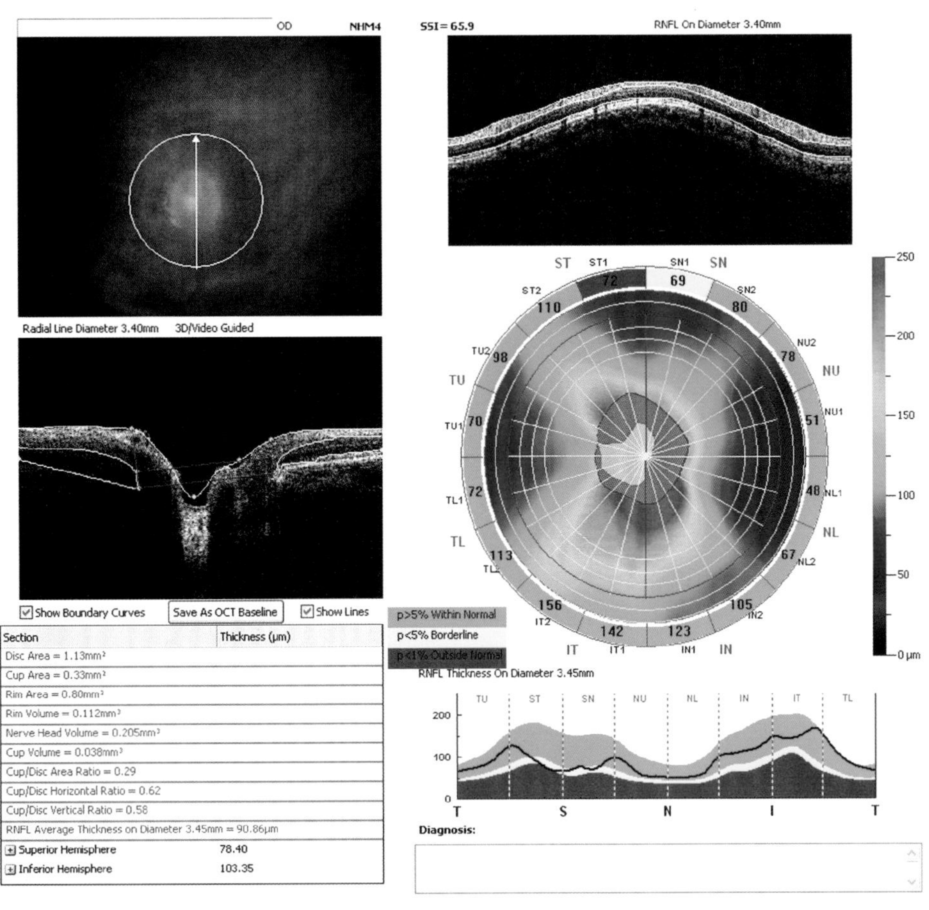

图 2-5-41　视神经乳头模式(ONH Mode)

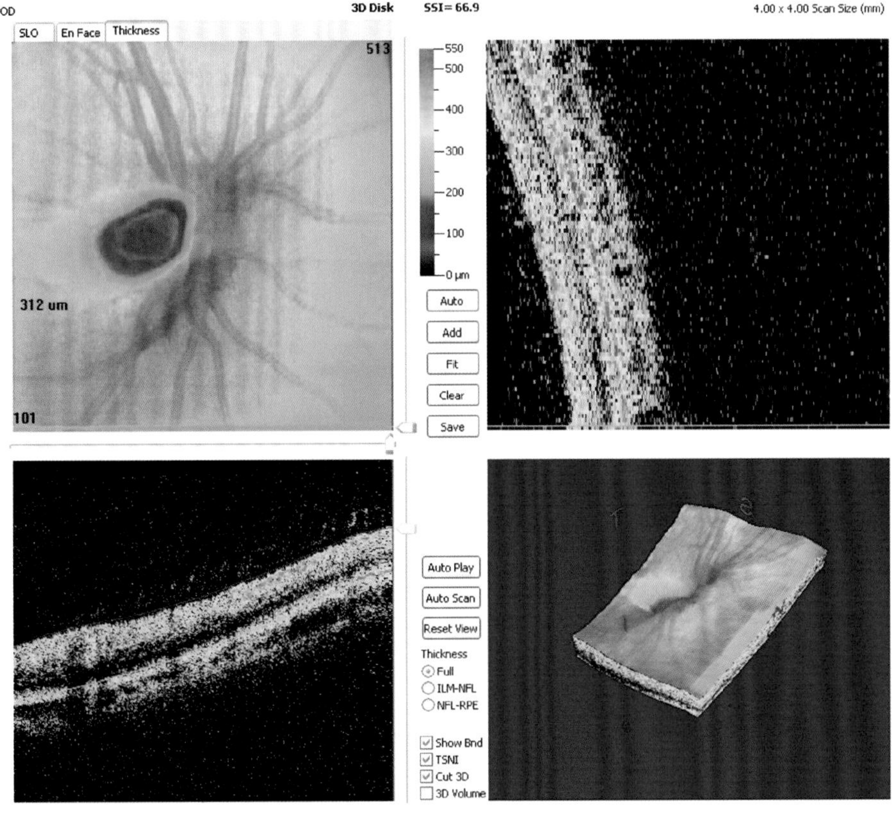

图 2-5-42　三维视盘扫描(3D Disc)

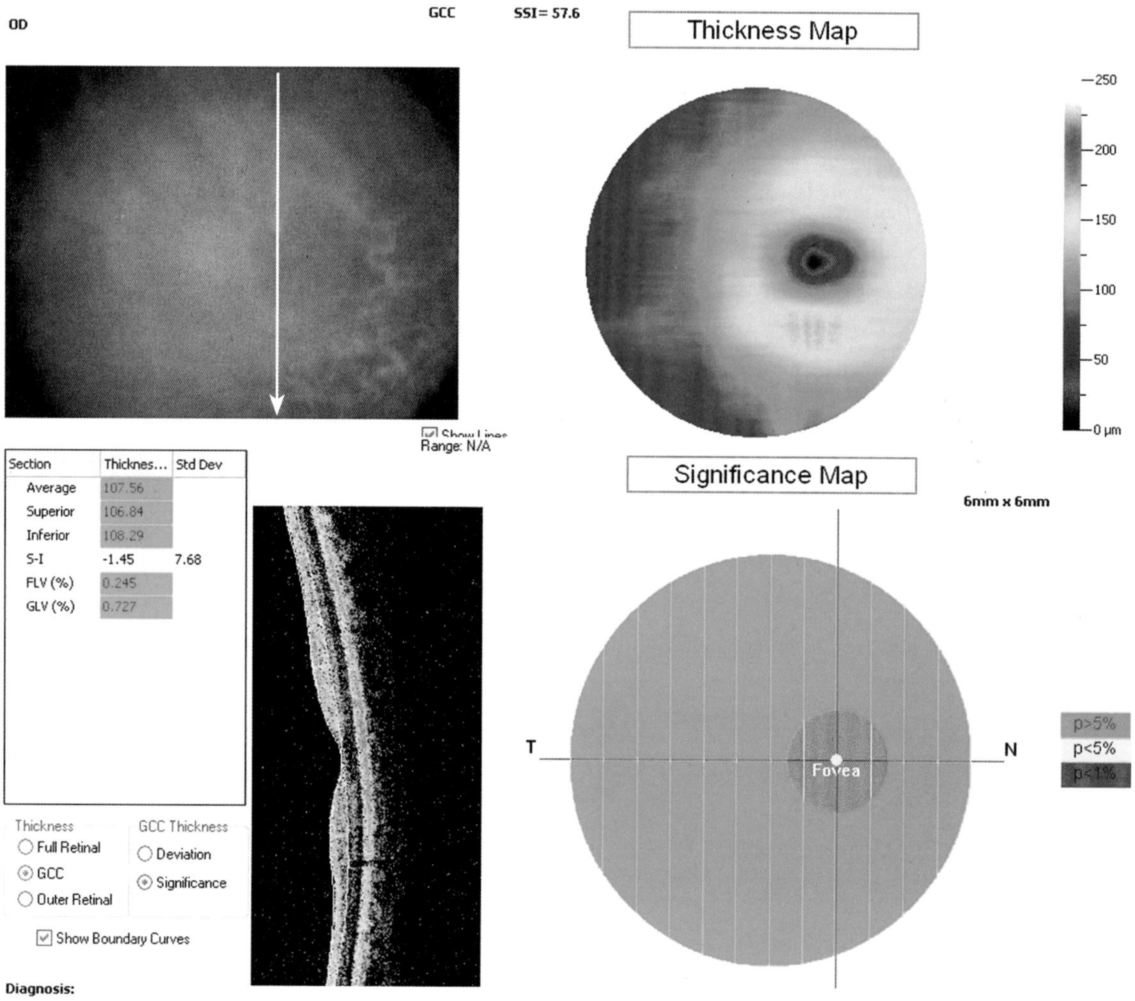

OD GCC SSI= 57.6

Thickness Map

250 200 150 100 50 0 μm

Show Lines
Range: N/A

Section	Thicknes...	Std Dev
Average	107.56	
Superior	106.84	
Inferior	108.29	
S-I	-1.45	7.68
FLV (%)	0.245	
GLV (%)	0.727	

Thickness: Full Retinal / GCC / Outer Retinal

GCC Thickness: Deviation / Significance

Show Boundary Curves

Diagnosis:

Significance Map

6mm x 6mm

T N Fovea

p>5% p<5% p<1%

图 2-5-43 视神经节细胞层扫描（GCC Scan）

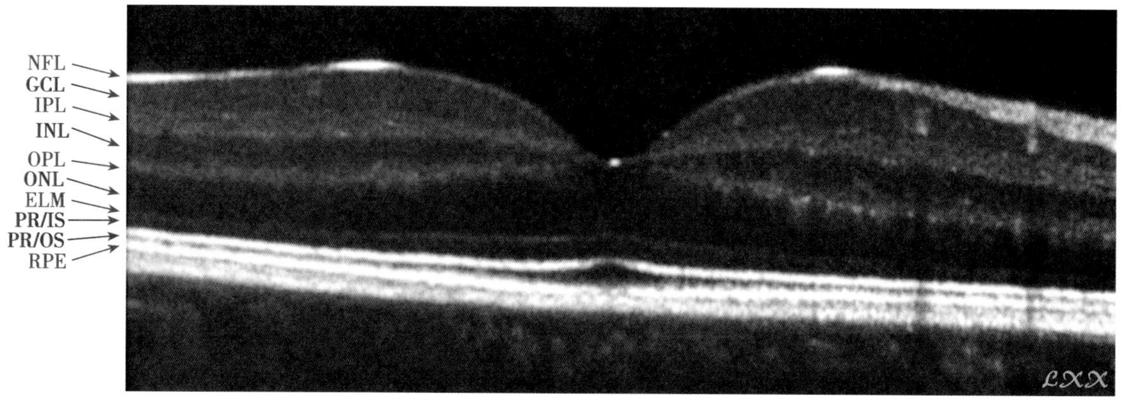

图 2-5-44 黄斑整体轮廓

图中 RNFL：视网膜神经纤维层；GCL：节细胞层；IPL：内丛状层；INL：内核层；OPL：外丛状层；ONL：外核层；ELM：外界膜；PR/IS：感光细胞内段；CL：连接纤毛；PR/OS：感光细胞外段

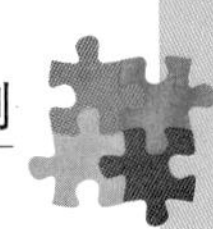

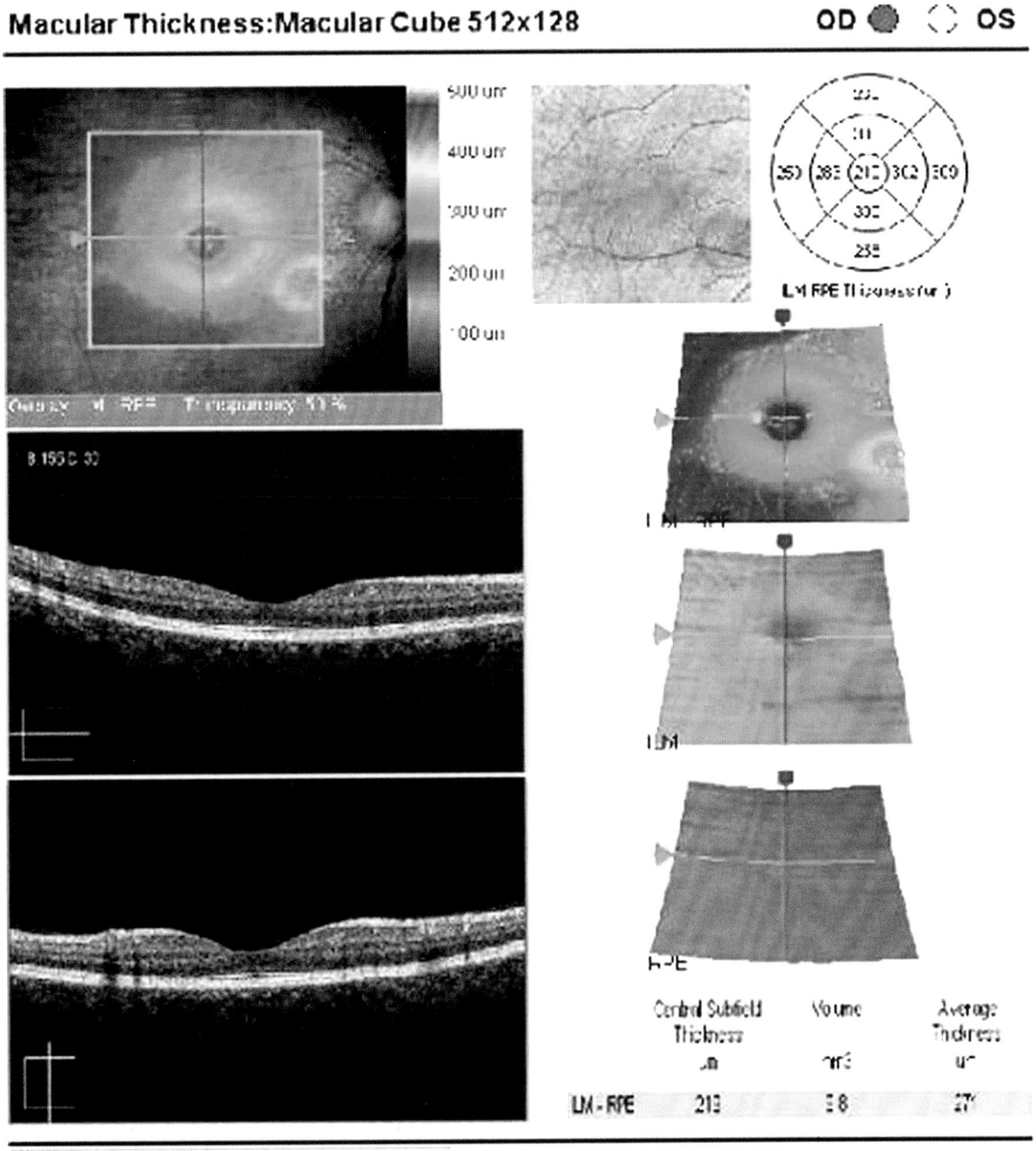

Macular Thickness:Macular Cube 512x128　　OD　OS

500 um
400 um
300 um
200 um
100 um

Central Subfield Thickness um | Volume mm3 | Average Thickness um

LM-RPE　213

图 2-5-45　黄斑整体轮廓

患者的 OCT 左面剖面图未显示异常，而右上地形图显示局限的视网膜增厚，提示需要进一步检查判断（采自 Carl Zeiss Cirrus OCT）

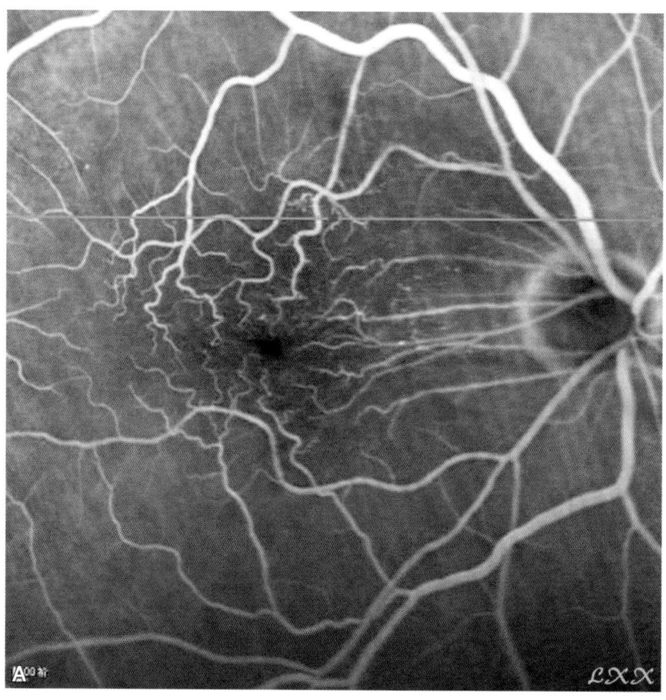

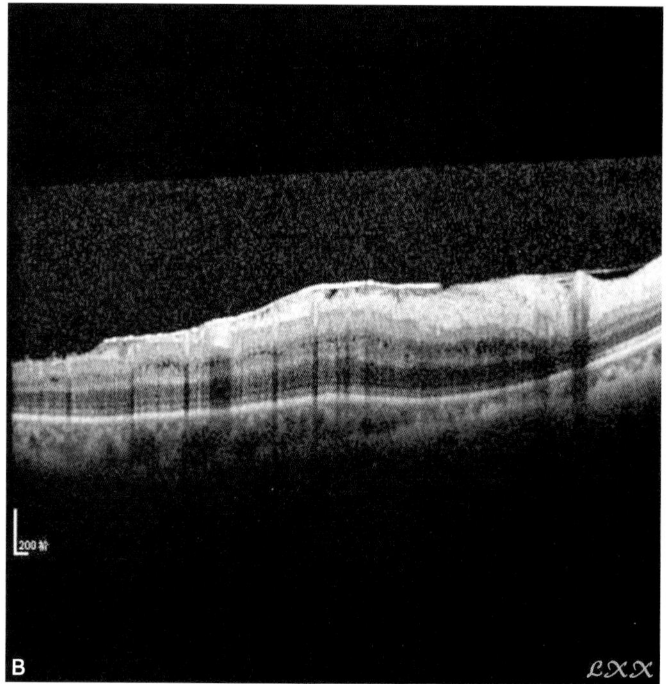

图 2-5-46　黄斑增厚

A. 患者的 FFA，显示前膜牵引视网膜血管变形；B. OCT 图像，因视网膜前膜引起视网膜中心凹部增厚变平

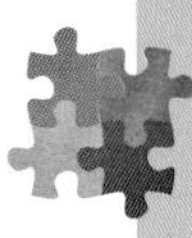

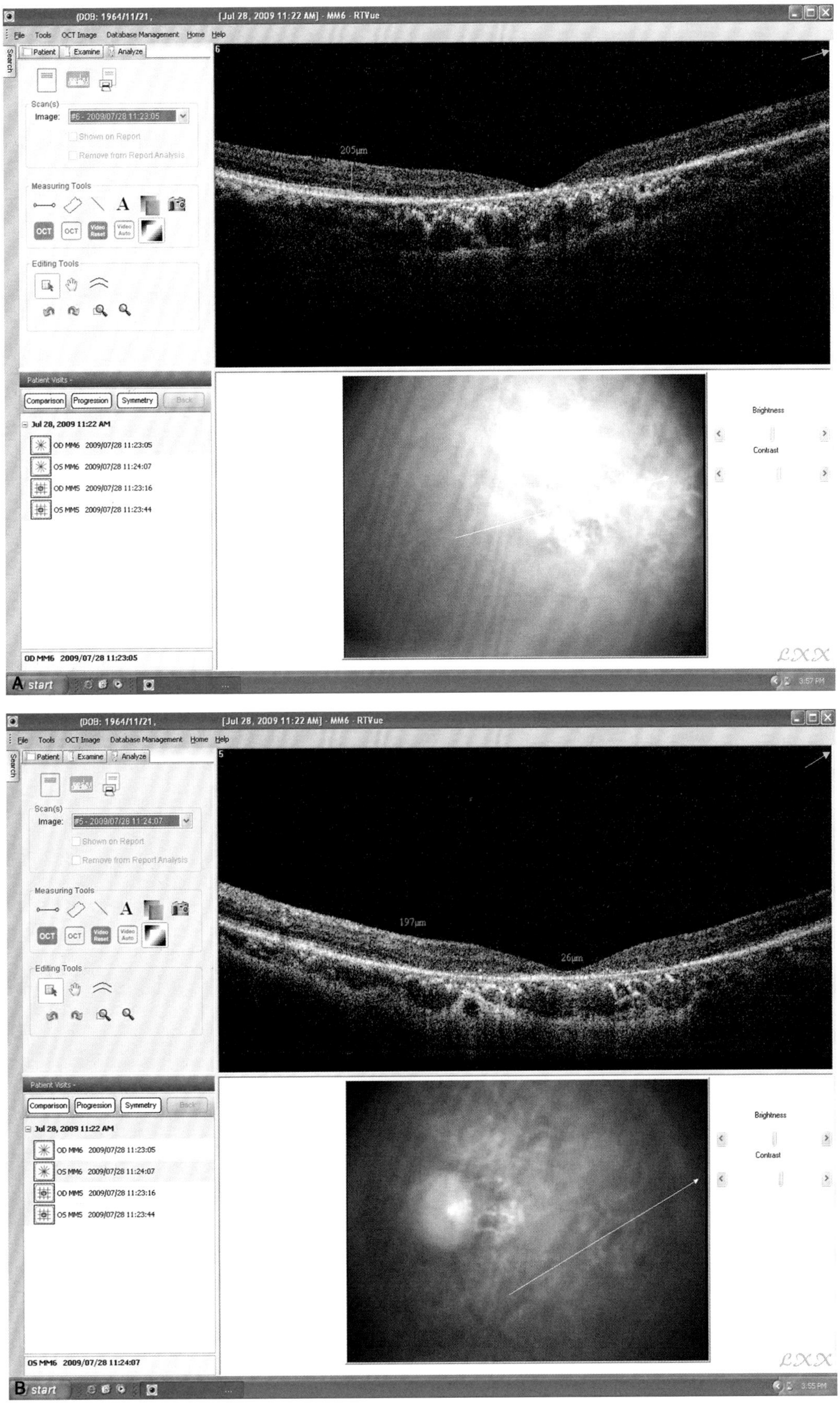

图 2-5-47　黄斑变薄

35 岁男性患者，双眼视锥细胞视杆细胞变性（详见黄斑变性一章），OCT 显示中心凹部变薄，视网膜神经上皮层消失。A. 右眼；B. 左眼

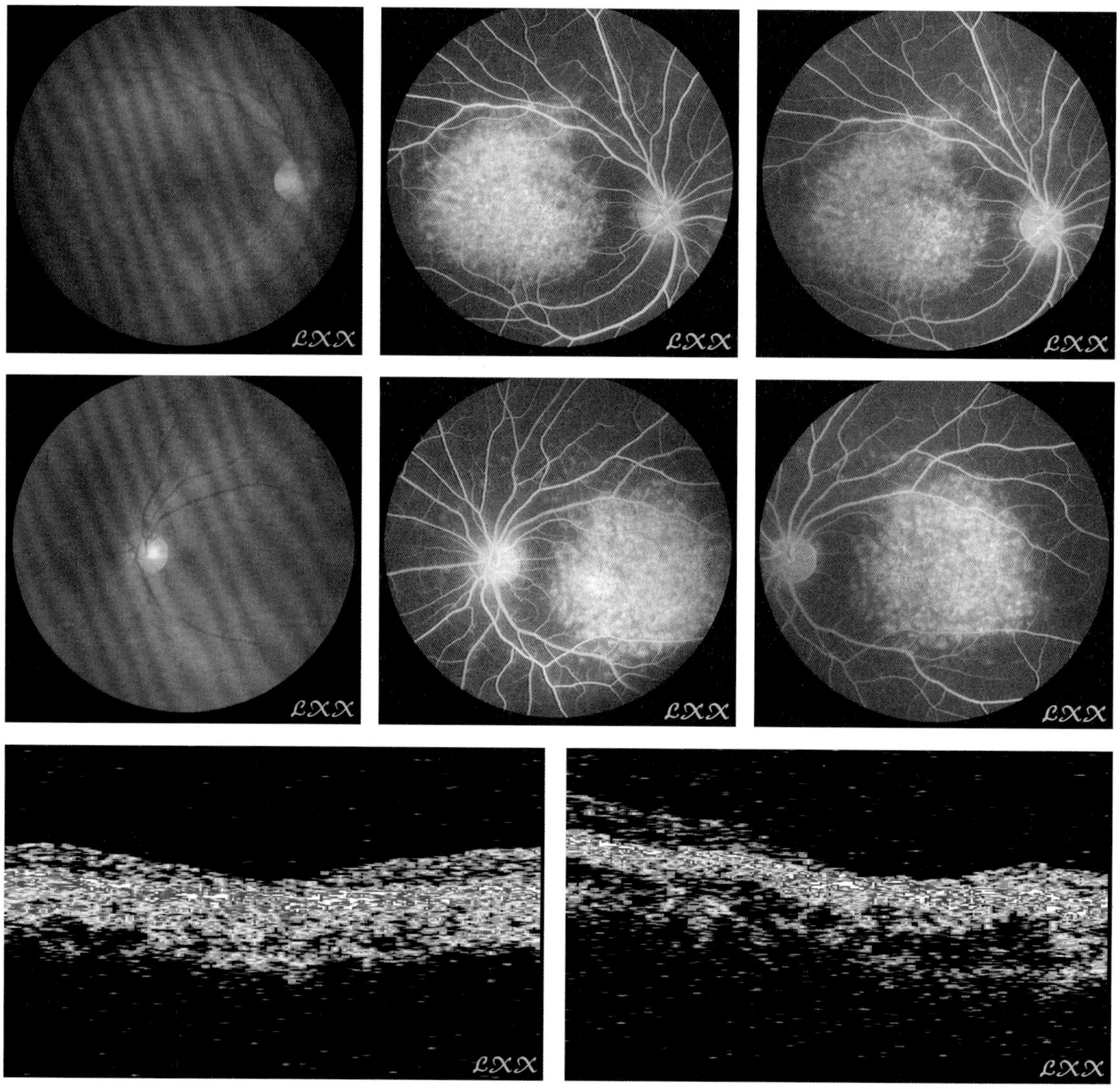

图 2-5-48　黄斑变薄

18 岁女性患者，主诉视力下降两年，眼底像显示黄斑区色素紊乱，FFA 显示黄斑区密集的点状透见荧光，黄色斑点散在血管弓外，OCT 显示神经上皮广泛变薄。临床诊断为 Stargards 病

2. 病变部位

（1）视网膜前（图 2-5-49 玻璃体液化袋，图 2-5-50 黄斑部视网膜前膜）。

（2）视网膜内（图 2-5-52 视网膜硬性渗出）。

（3）视细胞层：视细胞的内段/外段（IS/OS）断裂常合并视力下降，中心性视网膜脉络膜病变已证实（图 2-5-53）。

（4）视网膜神经上皮脱离（retinal neuroepithelial detachment）（图 2-5-51，图 2-5-52）；视网膜神经上皮脱离合并色素上皮脱离，如发生在中心性浆液性脉络膜视网膜病变（图 2-5-53）。

（5）视网膜色素上皮脱离（retinal pigment epithelial detachment）（图 2-5-54）。

（6）视网膜下（图 2-5-54 出血性视网膜脱离）。

（二）反射性解读

OCT 利用不同组织对光的吸收和反射特点不同，再塑了组织结构。

1. 强反射

（1）正常视网膜组织的强反射：神经纤维层和 RPE 层，伪彩色 OCT 中用红色和白色表示，灰度

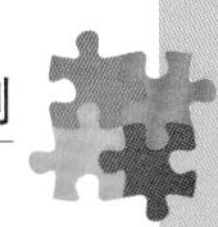

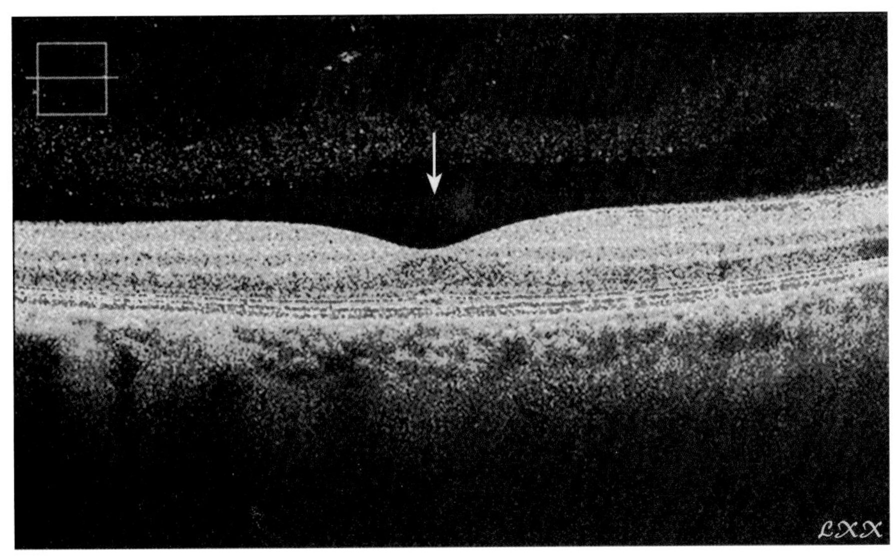

图 2-5-49　玻璃体液化袋
视网膜前可以看到玻璃体与视网膜之间的液化玻璃体囊袋（黄色实线箭头），属正常年龄性改变（采自 Carl Zeiss Stratus OCT）

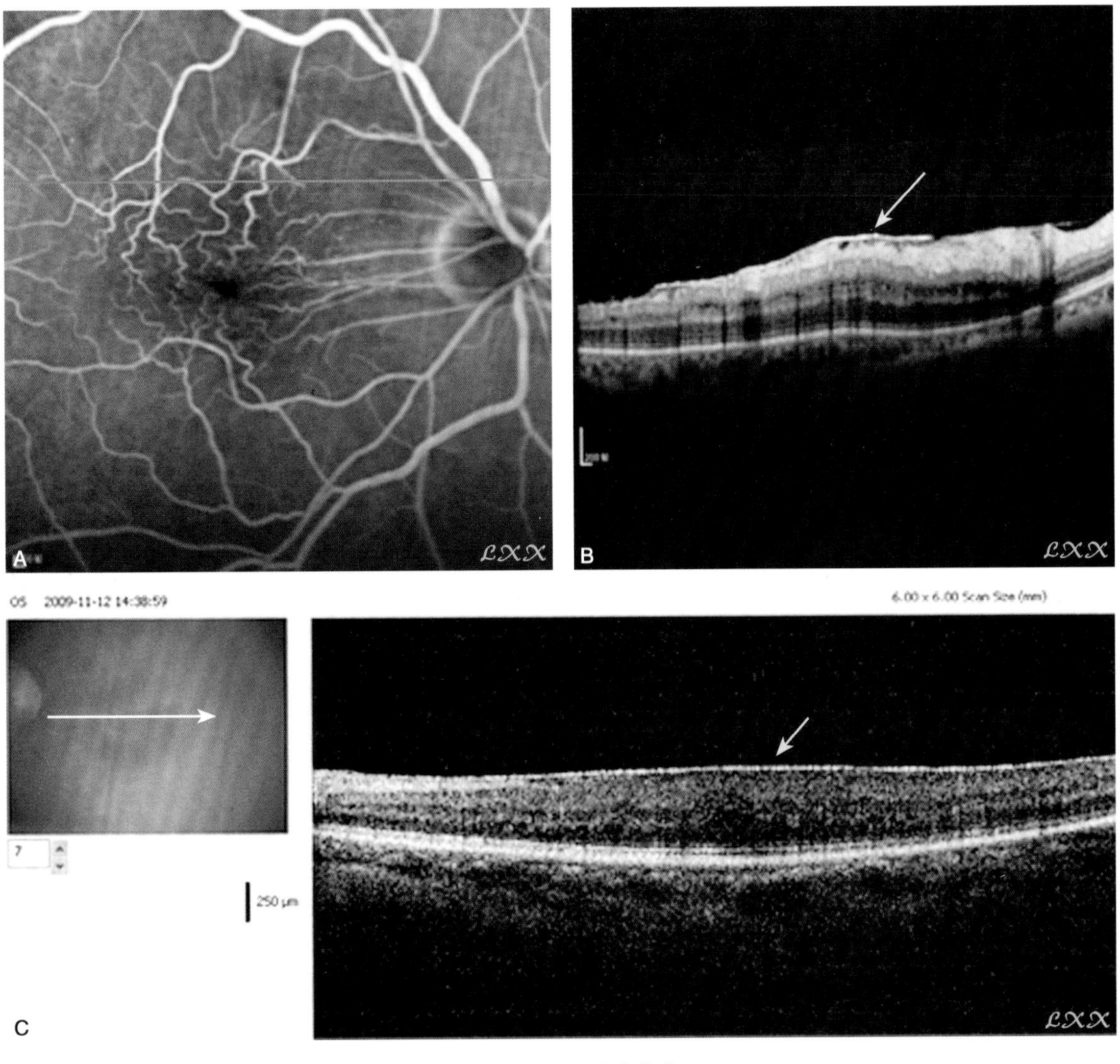

图 2-5-50　视网膜前膜

A. FFA，显示视网膜前膜使得视网膜血管变形；B. 显示视网膜增厚，表面线状前膜（采自 Heidelberg Spectralis HRA+OCT）；C. 视网膜前膜，显示视网膜增厚，表面线状前膜（采自 Optovue RTVue OCT）

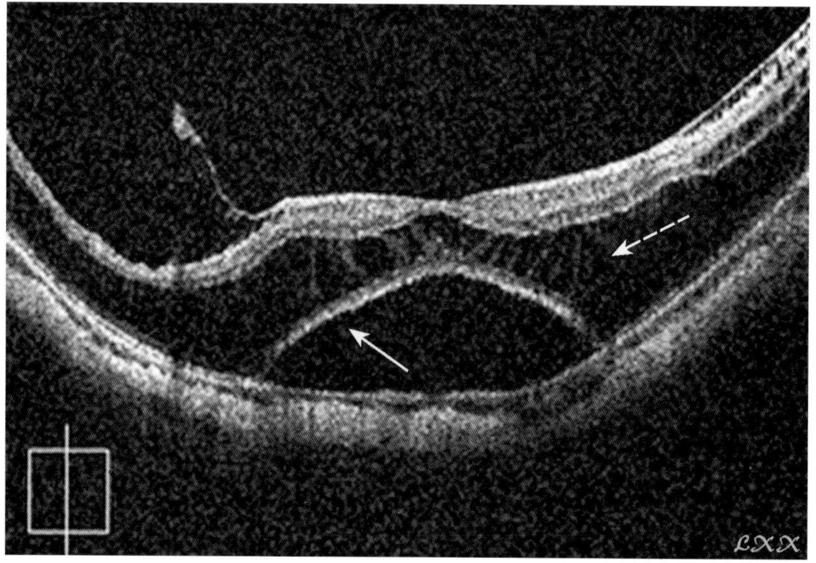

图 2-5-51　视网膜神经上皮脱离

视网膜内显示劈裂(黄色虚线箭头)和限局的视网膜神经上皮脱离(黄色实线箭头),患者为病理性近视(pathologic myopia)(Carl Zeiss Cirrus OCT)

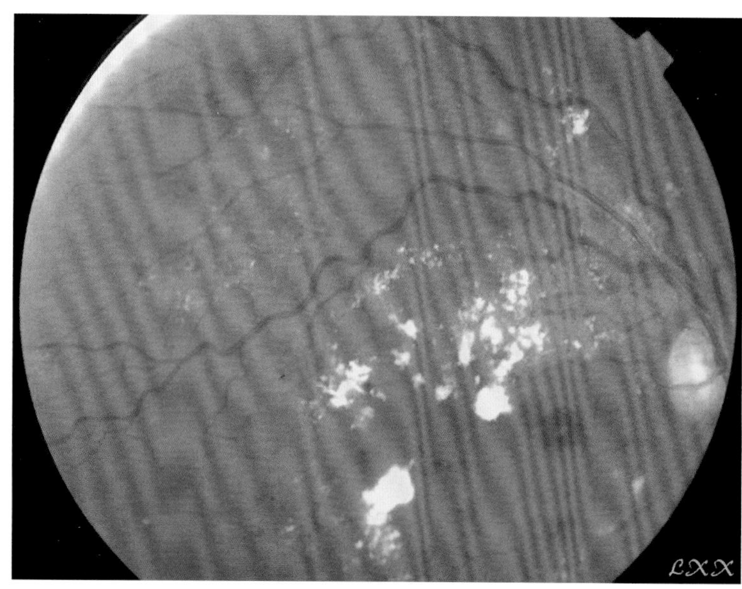

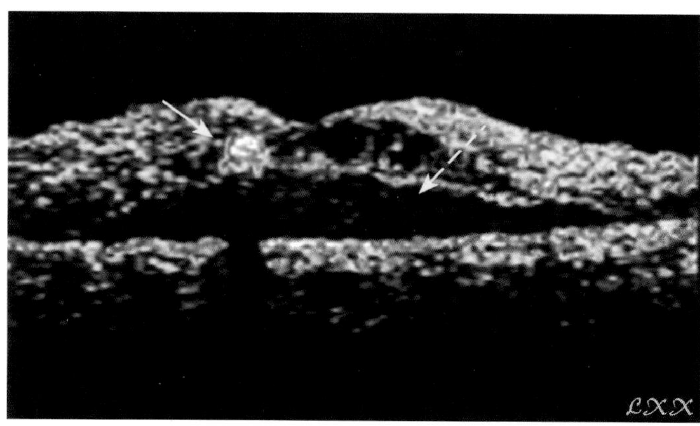

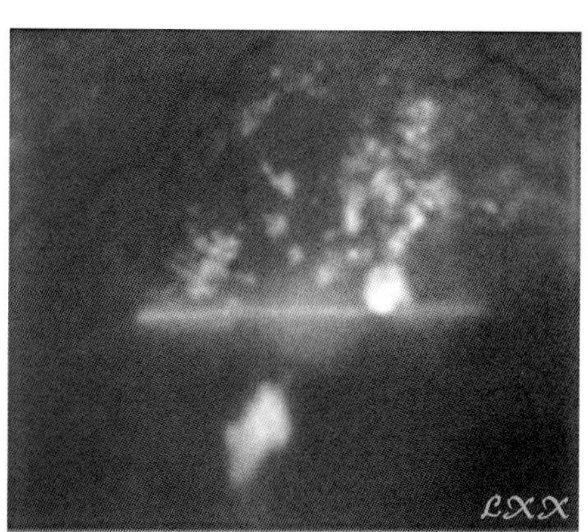

图 2-5-52　视网膜硬性渗出和视网膜神经上皮脱离

糖尿病视网膜病变患者黄斑区视网膜内的硬性渗出(黄色实线箭头)和视网膜神经上皮脱离(黄色虚线箭头)(Carl Zeiss OCT1)

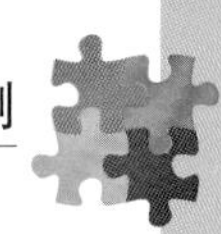

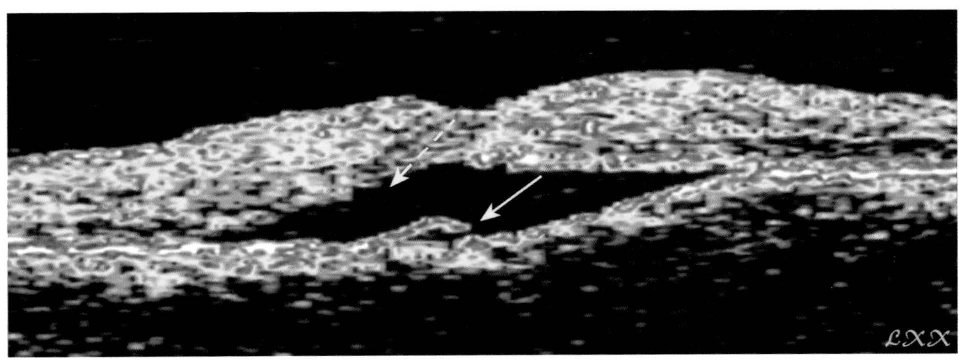

图 2-5-53 视网膜神经上皮脱离和视网膜色素上皮连续性中断

中心性浆液性脉络膜视网膜病变患者,黄色虚线箭头示视网膜神经上皮脱离,黄色实线箭头示视网膜色素上皮连续性中断(采自 Carl Zeiss OCT1)

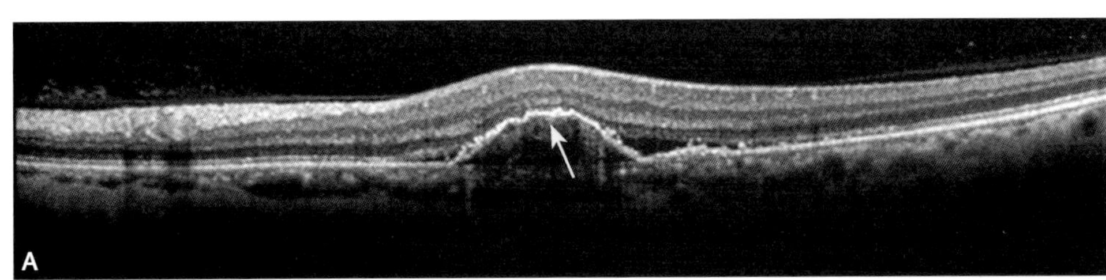

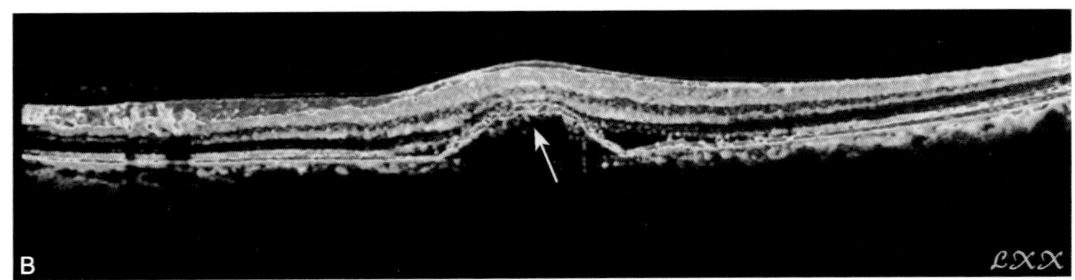

图 2-5-54 视网膜色素上皮脱离

A. 灰度图;B. 伪彩色。箭头显示色素上皮带呈弧形隆起(采自 Heidelberg Spectralis HRA-OCT)

OCT 中用白色表示。

(2) 强反射的病变

1) 视网膜前膜(retinal epithelial membrane)

2) 出血:视网膜表层和视网膜内的出血可以导致影屏蔽效应(shadow effect)

3) 硬性渗出:脂类物质导致强反射

4) 玻璃膜疣:小的玻璃膜疣(drusen)

5) 色素上皮肥大(RPE hyperplasia)、脉络膜痣(nevus)和视网膜萎缩变薄都会增强反射性

6) 新生血管膜(neovascular membrane)、瘢痕(scar)和纤维组织,会产生影屏蔽效应

视网膜内硬性渗出的图例(图 2-5-55,图 2-5-56)。

视网膜内出血的图例(图 2-5-57,图 2-5-58)。

视网膜和脉络膜瘢痕的图例(图 2-5-59,图 2-5-60)。

2. 中反射

(1) 正常视网膜内的中反射:内外丛状层

(2) 中反射的视网膜病变:出血性色素上皮脱离腔内有液体和血细胞形成。

3. 弱反射

(1) 正常视网膜组织的弱反射:神经节细胞层、双极细胞层和视细胞层。

(2) 弱反射的视网膜病变(图 2-5-61 ~ 图 2-5-64)

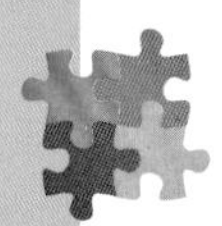

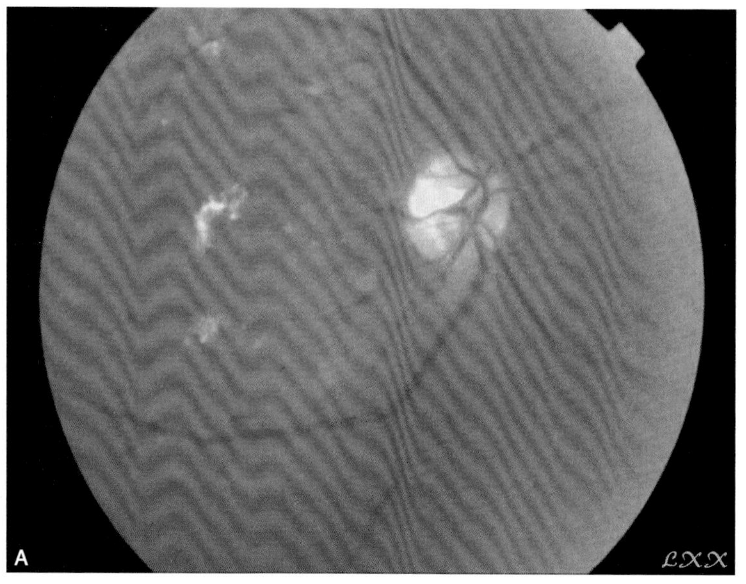

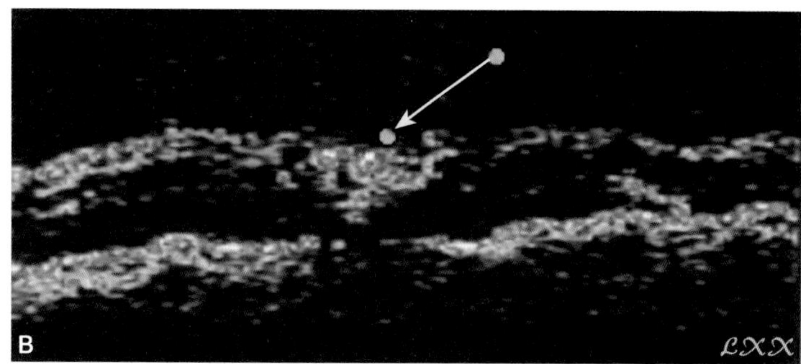

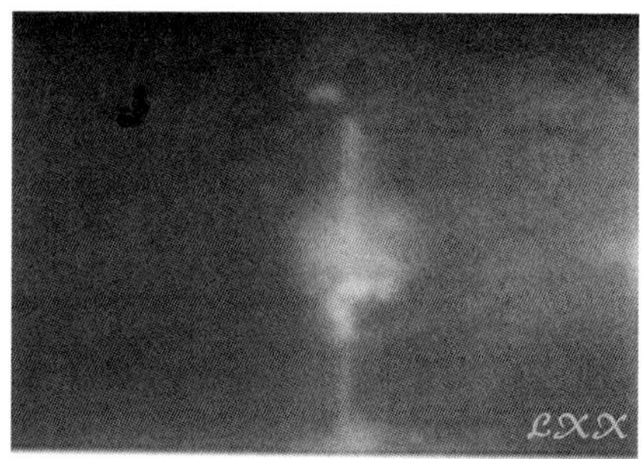

图 2-5-55 视网膜内硬性渗出

患者 68 岁,视力 0.3,Jr7。A. 眼底像;B. OCT 近中心凹部视网膜内有一点状高反射(黄色箭头),与近中心凹的硬性渗出相对应,强反射深部出现“影屏蔽”

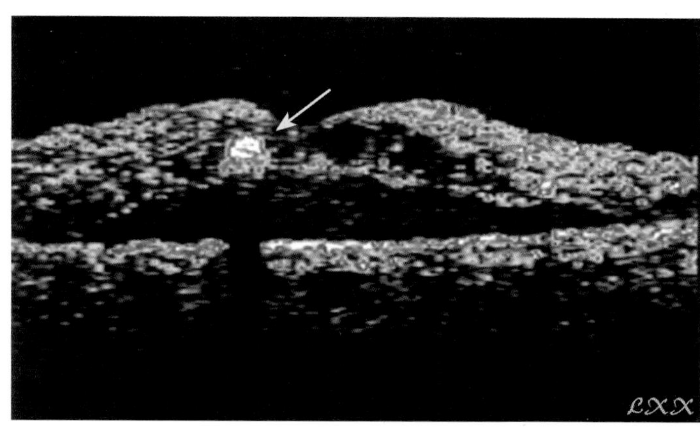

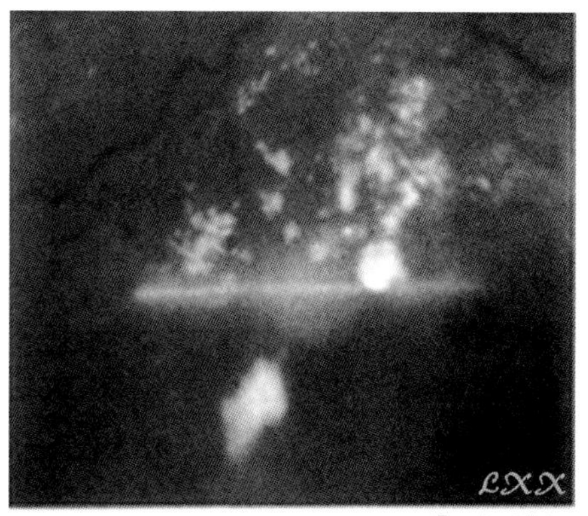

图 2-5-56 视网膜内硬性渗出

女性患者,OCT 显示视网膜内的高反射对应于眼底的硬性渗出。高反射深部出现“影屏蔽”

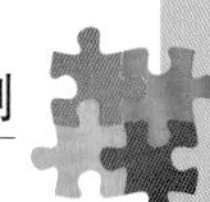

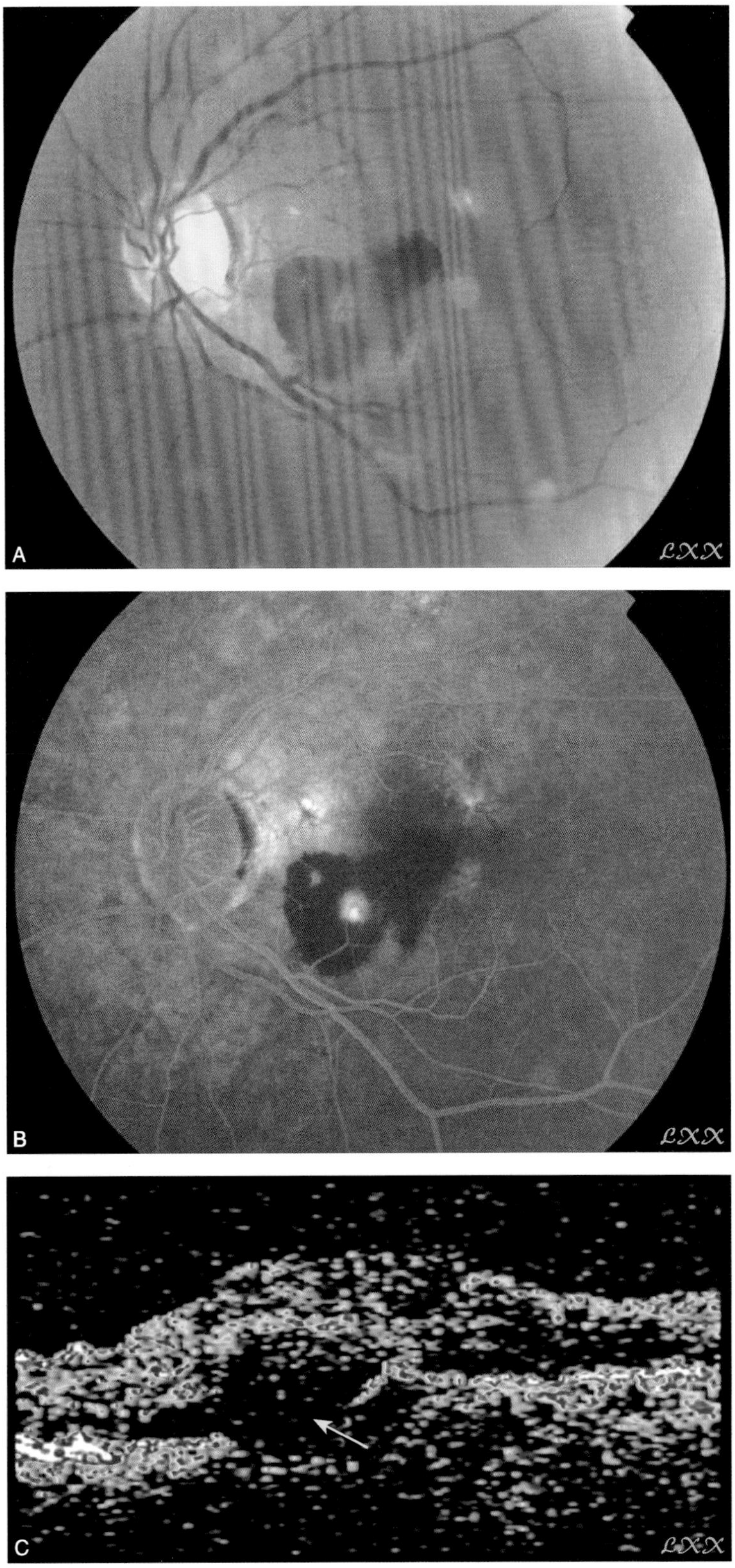

图 2-5-57　视网膜内出血

73 岁男性患者，视力左眼 0.3，Jr 6，A、B. 眼底像和 FFA 显示患者左眼视网膜内出血；C. OCT 显示视网膜内的线状高反射，线状高反射深部出现“影屏蔽”

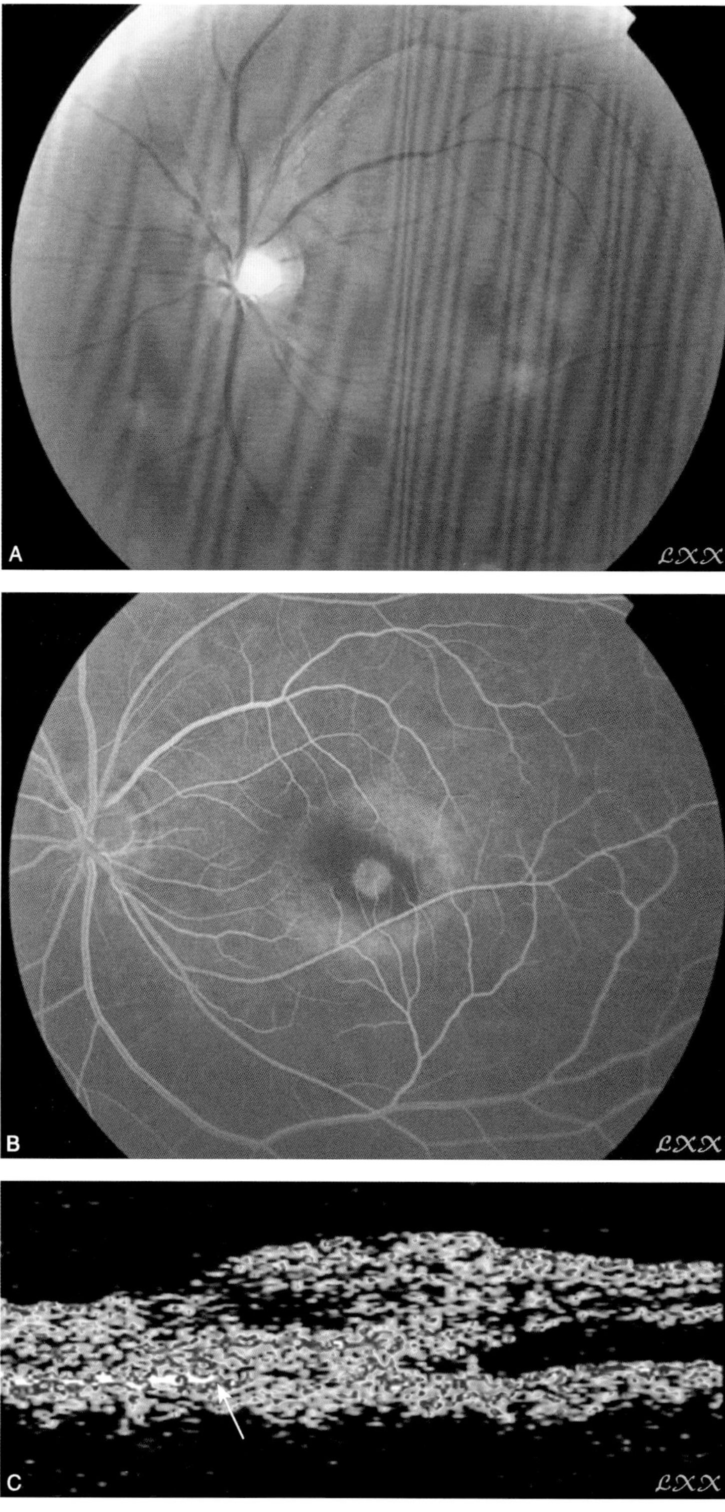

图 2-5-58　脉络膜纤维血管膜的图例(2 型 CNV)

A、B. 眼底像和 FFA 显示患者左眼视网膜内出血;C. OCT 显示视网膜内的线状高反射

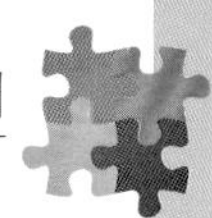

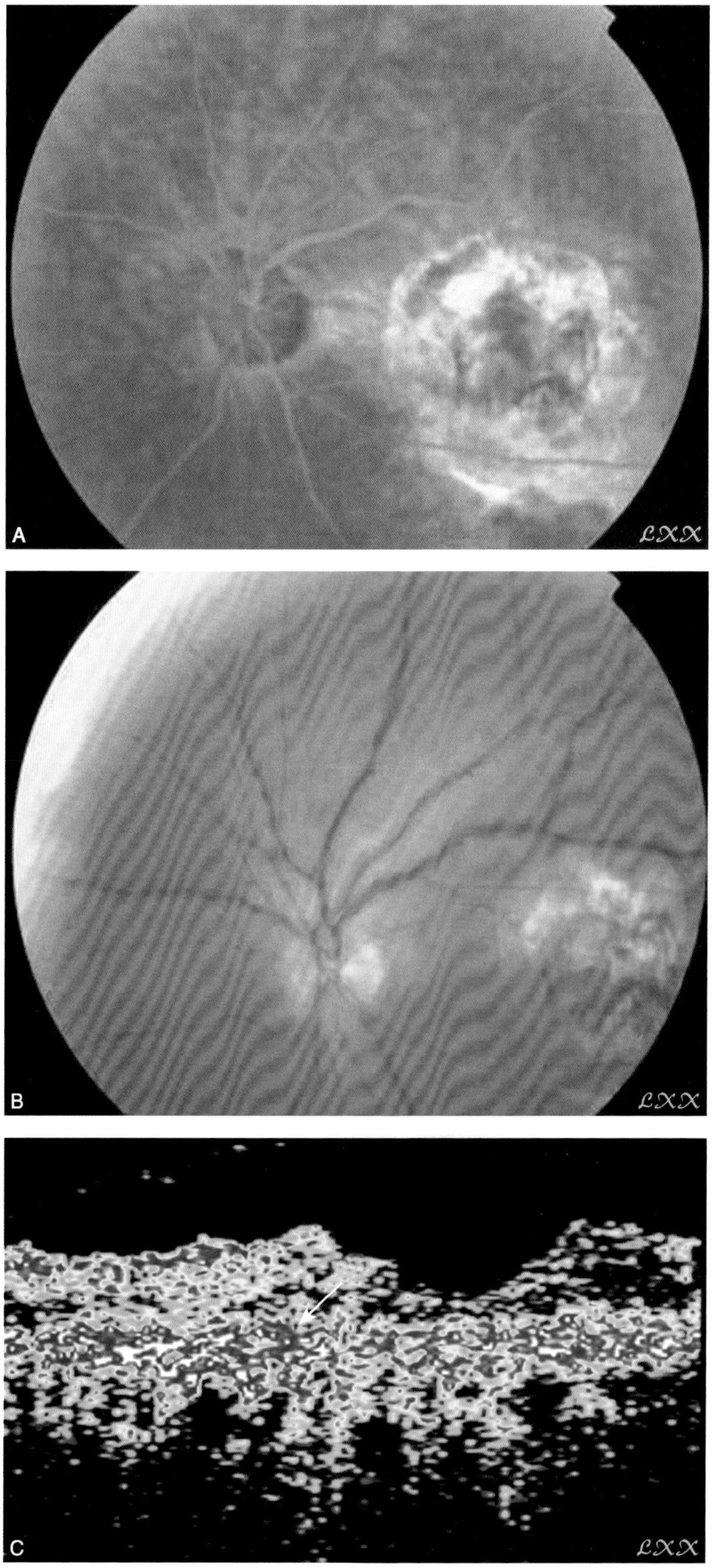

图 2-5-59　黄斑盘变,即 CNV 引起的瘢痕

A. ICGA 显示黄斑瘢痕;B. 眼底像显示黄斑区瘢痕形成;C. OCT 白色箭头所指的部位显示斑块状强反射

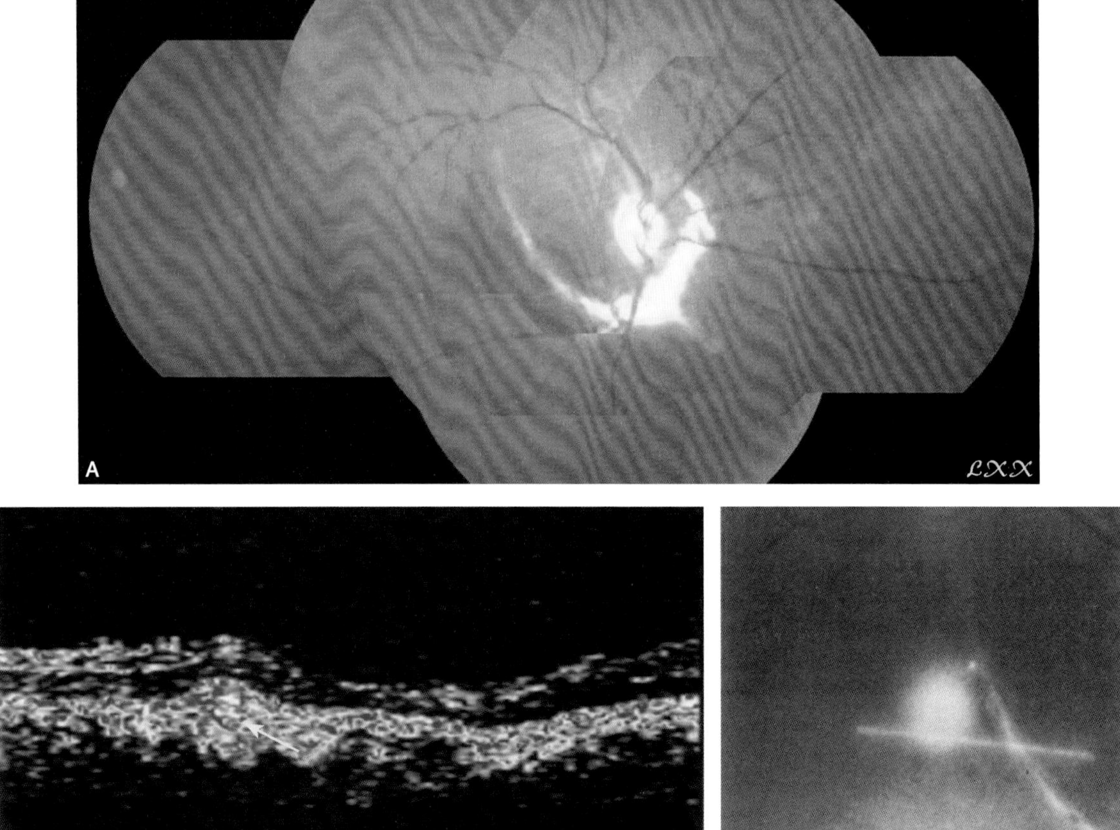

图 2-5-60　脉络膜瘢痕

A. 一外伤性脉络膜裂伤患者的眼底像；B. OCT，脉络膜瘢痕显示为强反射，深度在脉络膜毛细血管层，如箭头所示

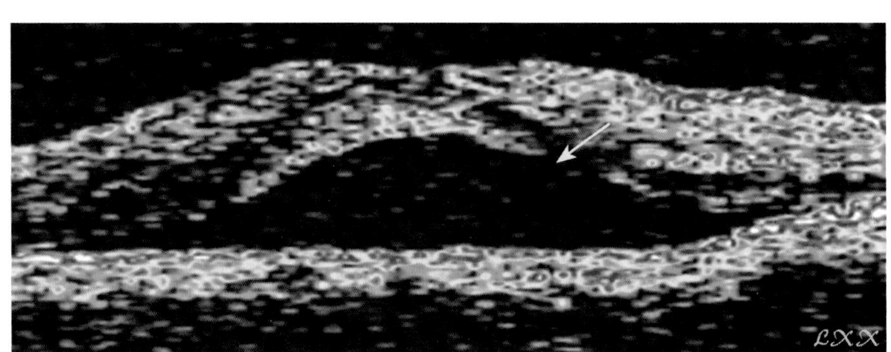

图 2-5-61　弱反射的视网膜病变，神经上皮层脱离

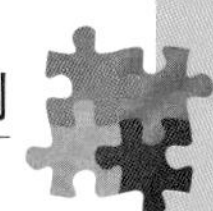

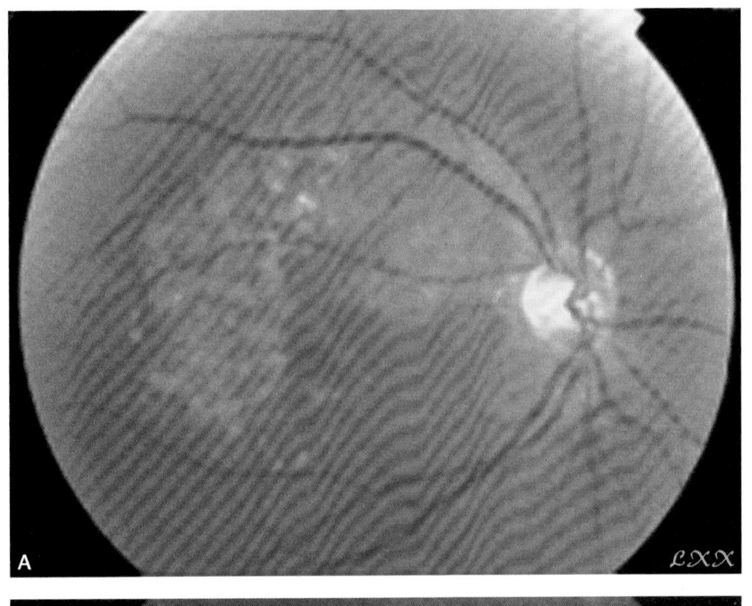

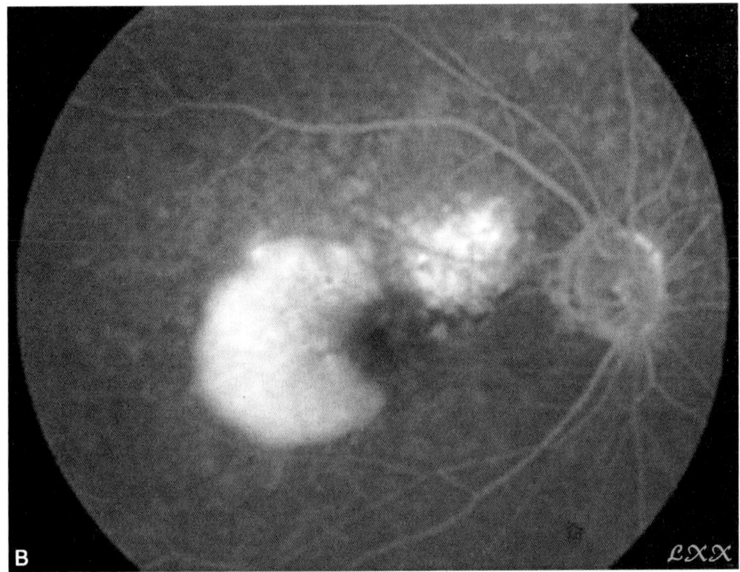

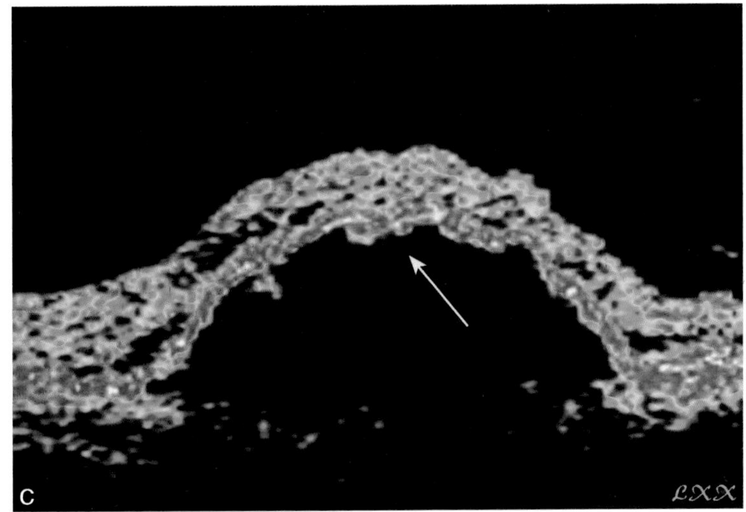

图 2-5-62　弱反射:色素上皮层脱离

75 岁男性,A. 患者眼底照相图片;B. 患者荧光造影图像显示荧光积存;C. OCT 示患者的纤维血管性色素上皮脱离,RPE 脱离区为弱反射(采自 Carl Zeiss OCT1)

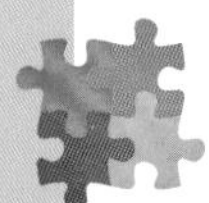

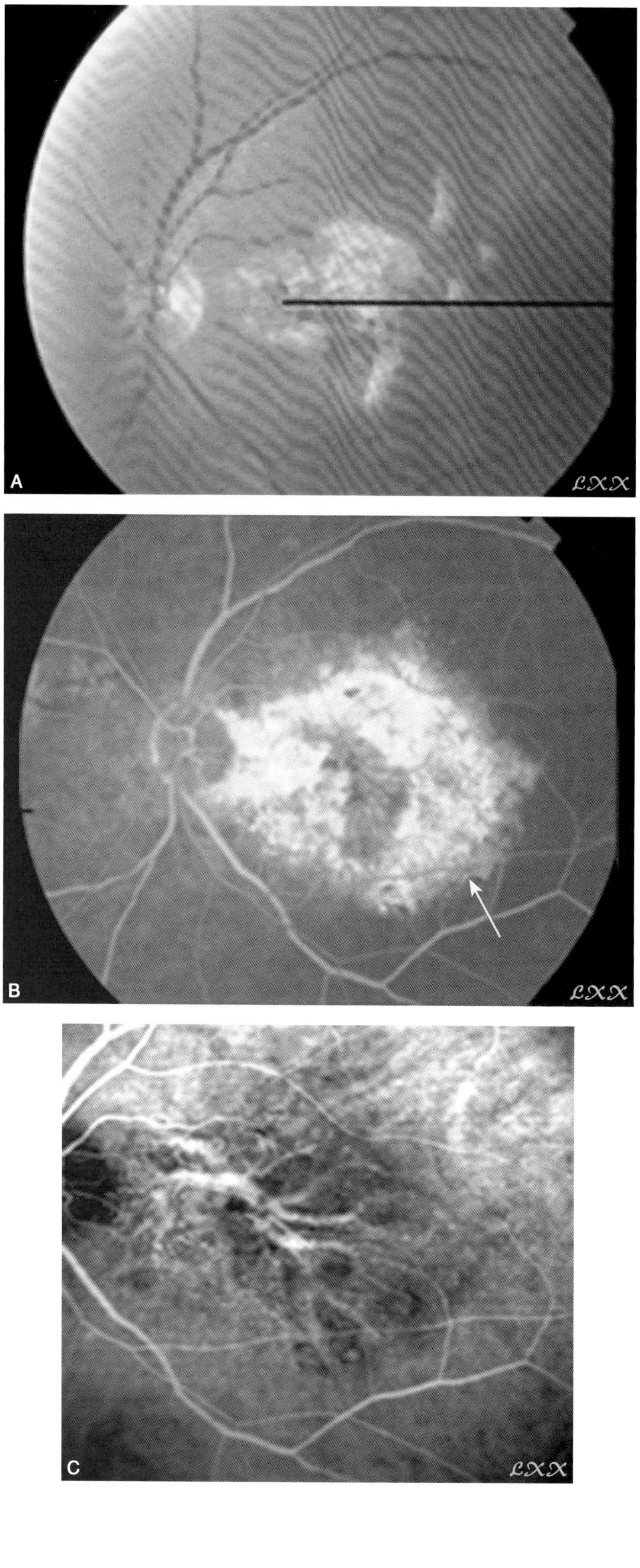

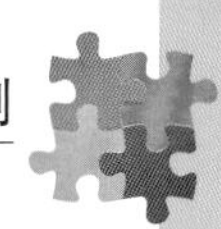

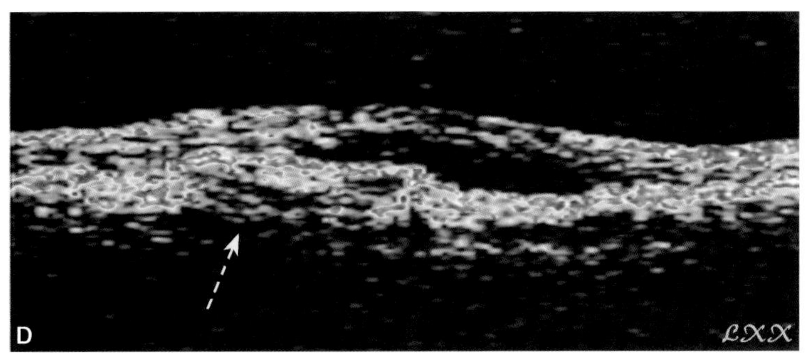

图 2-5-63　弱反射:“影屏蔽”

A. 患者眼底照相图片;B、C. 显示 FFA 示年龄相关性黄斑变性患者黄斑区的纤维瘢痕(黄色实线箭头);D. OCT 的“影屏蔽”现象(黄色虚线箭头)

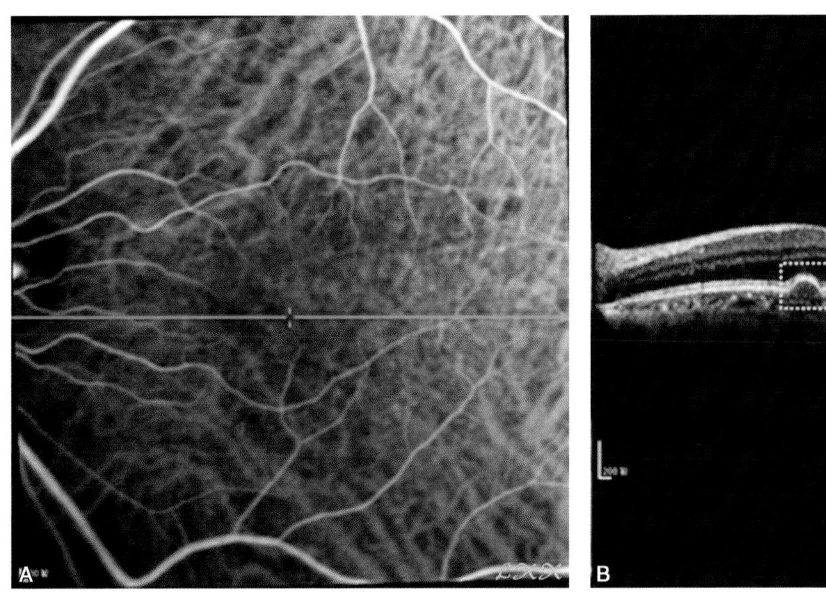

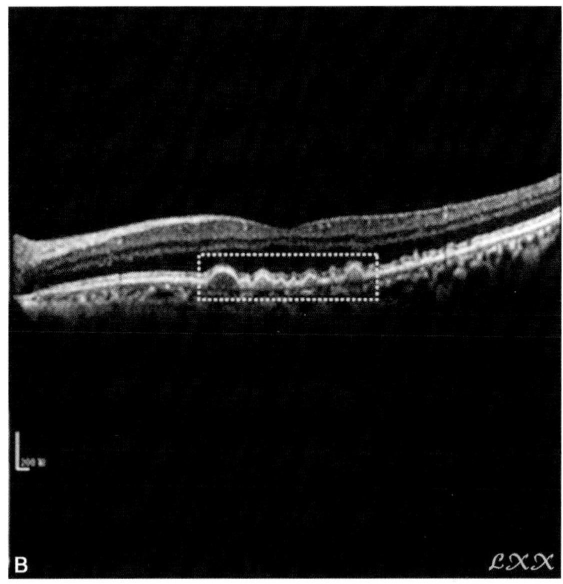

图 2-5-64　弱反射:软玻璃膜疣

A. 软玻璃膜疣的患者的 ICGA;B. OCT 显示 RPE 带完整,呈弯曲状,弯曲部下方为弱反射

1) 液体:视网膜内的液体如黄斑囊性水肿,视网膜下的液体如视网膜神经上皮脱离,色素上皮下的液体如 RPE 脱离。

2) 软的玻璃膜疣。

3) 光影屏蔽区:致密高反射的组织的深部产生影屏蔽效应(shadow effect)。

(三) 定量分析

定量分析包括厚度、容积和面积三方面内容,详见第四章有关内容。

七、黄斑交界区疾病 OCT 图像

(一) 玻璃体黄斑牵引综合征

玻璃体黄斑牵引综合征(vitreomacular traction syndrome,VMTS)是因玻璃体不完全后脱离,部分玻璃体皮质未与内界膜完全分离,与黄斑粘连对其持续牵引引起的一系列病变。牵引范围可累及整个黄斑及视盘周围。以往文献报道[73],玻璃体黄斑牵引综合征的玻璃体视网膜粘连有三种不同类型:Ⅰ型最为常见,为玻璃体与黄斑部和视盘的粘连,其余四个象限玻璃体后脱离;Ⅱ型除玻璃体对黄斑部和视盘的粘连外,仍然存在一个或多个象限不同程度的玻璃体视网膜粘连;Ⅲ型最为少

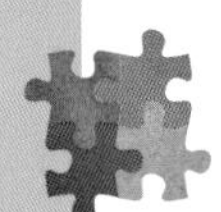

见,仅有一细的前后方向的条索与黄斑中心相连,其余玻璃体形成完全后脱离。OCT 扫描可显示黄斑病变的组织学特征,展现玻璃体视网膜粘连部位、形态具有特征性的图像,并能同时发现玻璃体黄斑牵引所致的黄斑囊样水肿、黄斑裂孔、黄斑视网膜前膜等各种黄斑病变。黄斑交界区的病变时域 OCT 也能够很好的显现。玻璃体黄斑牵引综合征在 OCT 图像上有多种表现[74,75]。

1. 在视网膜内界膜上方显示玻璃体不完全后脱离的 V 形线状光带,表明残留的玻璃体皮质仍与黄斑中心凹粘连或伴视盘的粘连,其余部位玻璃体后脱离(图 2-5-65)。玻璃体黄斑中心凹粘连者因强力的前后方向牵拉导致中心凹视网膜脱离,脱离的视网膜常有囊样改变,有或无黄斑囊样水肿。手术解除对黄斑牵引,黄斑中心凹形态恢复,视力将有一定程度改善。上述第Ⅲ型手术视力预后最好。

2. 玻璃体皮质与黄斑及视盘的粘连　黄斑部的玻璃体后皮质呈较强的反射带并向内层视网膜表面延伸,邻近部玻璃体后脱离。玻璃体黄斑广泛粘连,病程长者黄斑将发生多种病理改变。Yamada 采用 OCT 水平扫描发现[76],颞侧至黄斑中心凹玻璃体后脱离,而中心凹鼻侧斑盘束部位玻璃体视网膜仍粘连者,较少发生中心凹脱离,更容易造成玻璃体对视网膜慢性持续牵拉,使视网膜结构损伤更为严重,导致黄斑囊样病变,囊肿形成,视网膜弥漫增厚,通常在视网膜间层出现低反射间隙或囊腔,以及周围神经上皮脱离,常见于特发性黄斑孔前期改变(图 2-5-66)。

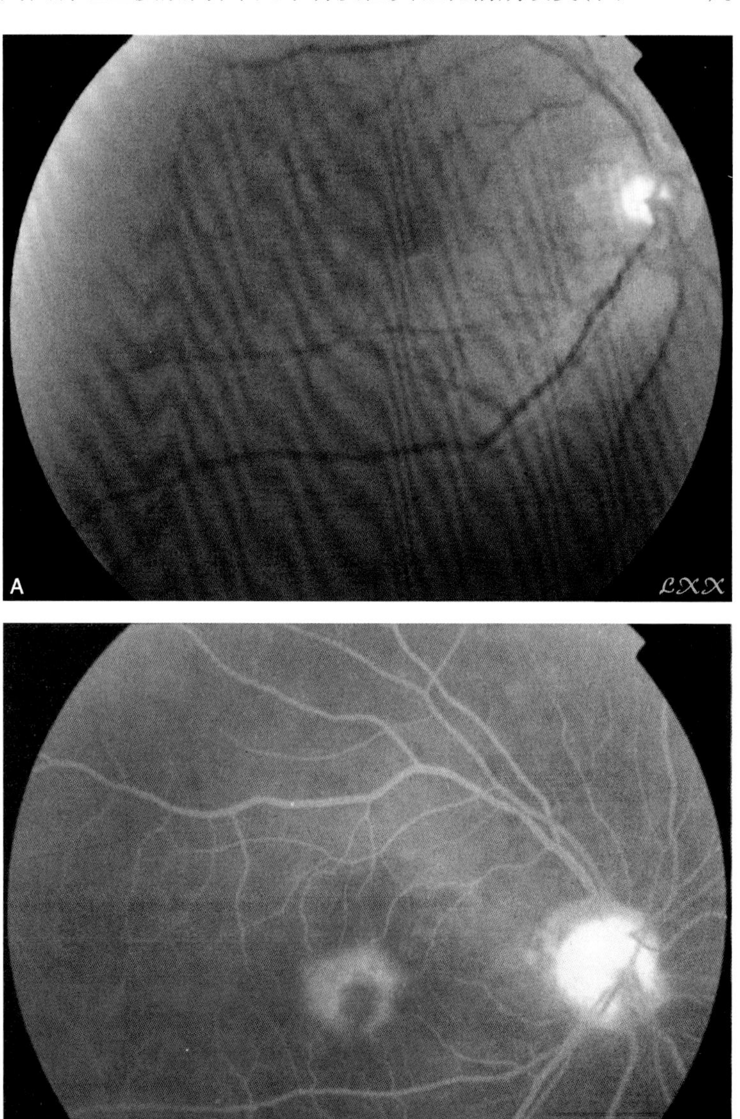

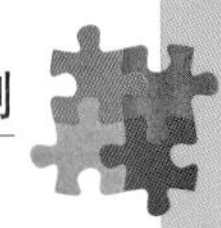

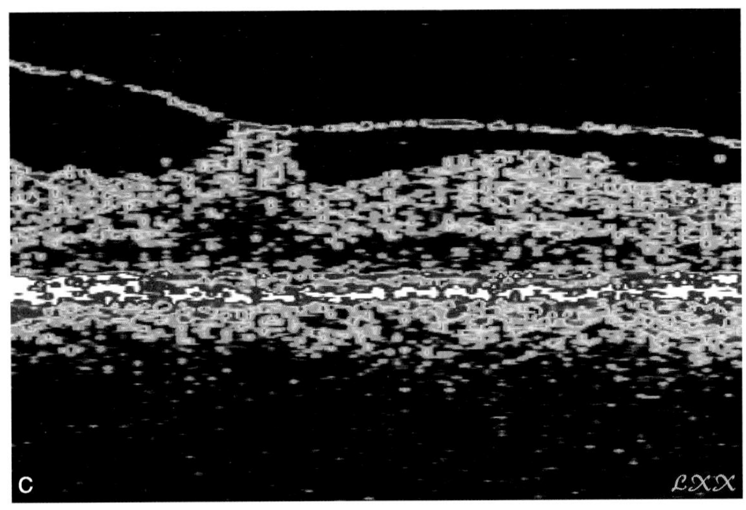

图 2-5-65　玻璃体黄斑牵引综合征

A. 玻璃体黄斑牵引患者的眼底；B. FFA 显示黄斑水肿；C. 时域 OCT 显示中心凹部的玻璃体与视网膜紧密粘连、牵拉，中心凹隆起

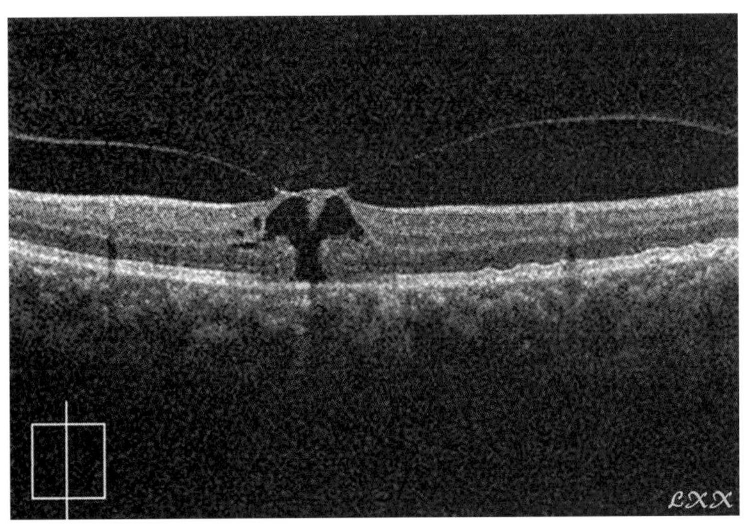

图 2-5-66　特发性黄斑裂孔前期改变（特发黄斑孔 1 期）（Carl Zeiss Cirrus OCT）

3. OCT 图像上另一种表现是多灶性玻璃体视网膜粘连[77]，多处从玻璃体腔伸展到的内层视网膜的线形光带，与内层视网膜粘连，牵拉引起上述并发改变。长期持续牵引造成视网膜内界膜的损伤，病变的修复过程和炎症反应，常常继发黄斑前膜形成，多灶的玻璃体视网膜粘连，经常与黄斑视网膜前膜同时存在。

4. 玻璃体对视网膜慢性牵拉，视网膜结构受到严重损伤，将引起视网膜毛细血管渗漏，而导致黄斑囊样水肿，日久可能形成黄斑囊样病变，玻璃体对黄斑持续牵引，可能使囊肿内壁破裂，发生黄斑裂孔、后极部视网膜脱离、黄斑部视网膜劈裂。采用 OCT 继续追踪观察，少数不完全后脱离病例，在自然病程中玻璃体发生完全后脱离，病变可停止发展，黄斑中心凹部轮廓恢复（图 2-5-67）。

（二）黄斑视网膜前膜

黄斑视网膜前膜（macular epiretinal membrane，ERM）为黄斑视网膜内表面细胞增生形成一层纤维增殖膜。原因不明者称特发性黄斑视网膜前膜，为无血管的纤维增殖膜。各种各样视网膜血管病变，视网膜光凝术后、眼外伤后继发的黄斑前膜，常为血管性纤维增殖膜。OCT 图像上视网膜前膜较玻璃体后脱离光带厚，反射强，其反射率也高于其下面视网膜组织的反射，呈一高反射光带紧

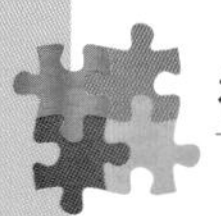

5-10-04 视力 OS0.4c.c.s jr2

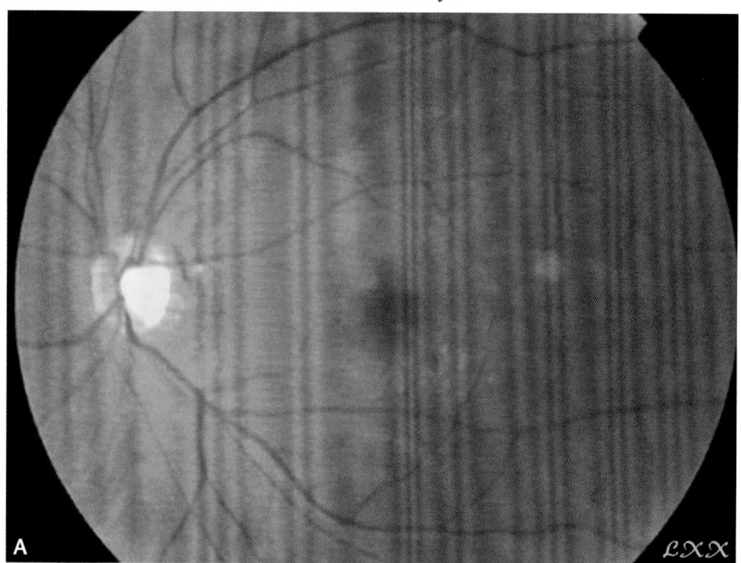

10-6-04 视力 OS0.4c.c.s jr2

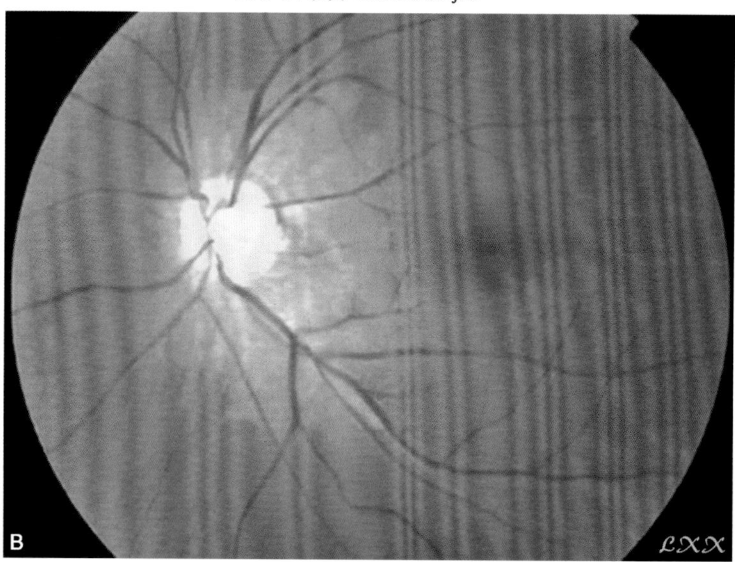

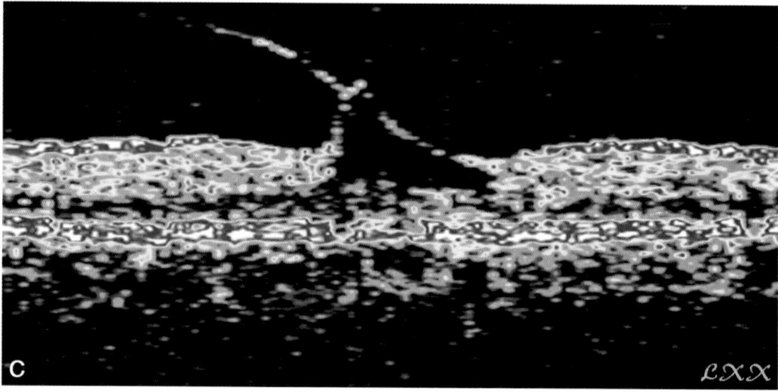

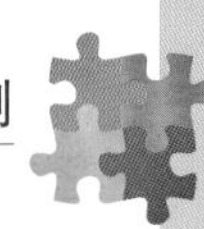

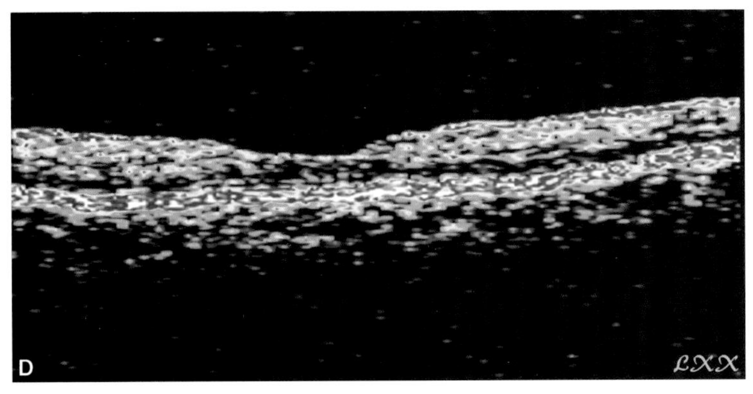

图 2-5-67　特发性黄斑裂孔
A、C. 53 岁女性患者，因视物变形就诊发现特发黄斑孔 2 期；B、D. 5 个月后视物变形消失，OCT 恢复正常

密贴附视网膜内表面或部分与视网膜内层分离（图 2-5-68A）。视网膜前膜较厚时，其反射光带亦增厚、增强，甚至呈斑块状凸向玻璃体腔（图 2-5-68B）。OCT 可以早期发现视网膜前膜的存在，了解视网膜前膜与视网膜相互粘连关系，尤其一部分与视网膜内层分离者，不仅清晰可辨，还可以对其厚度、与视网膜内表面的距离进行定量测量。OCT 扫描的优越性在于能同时

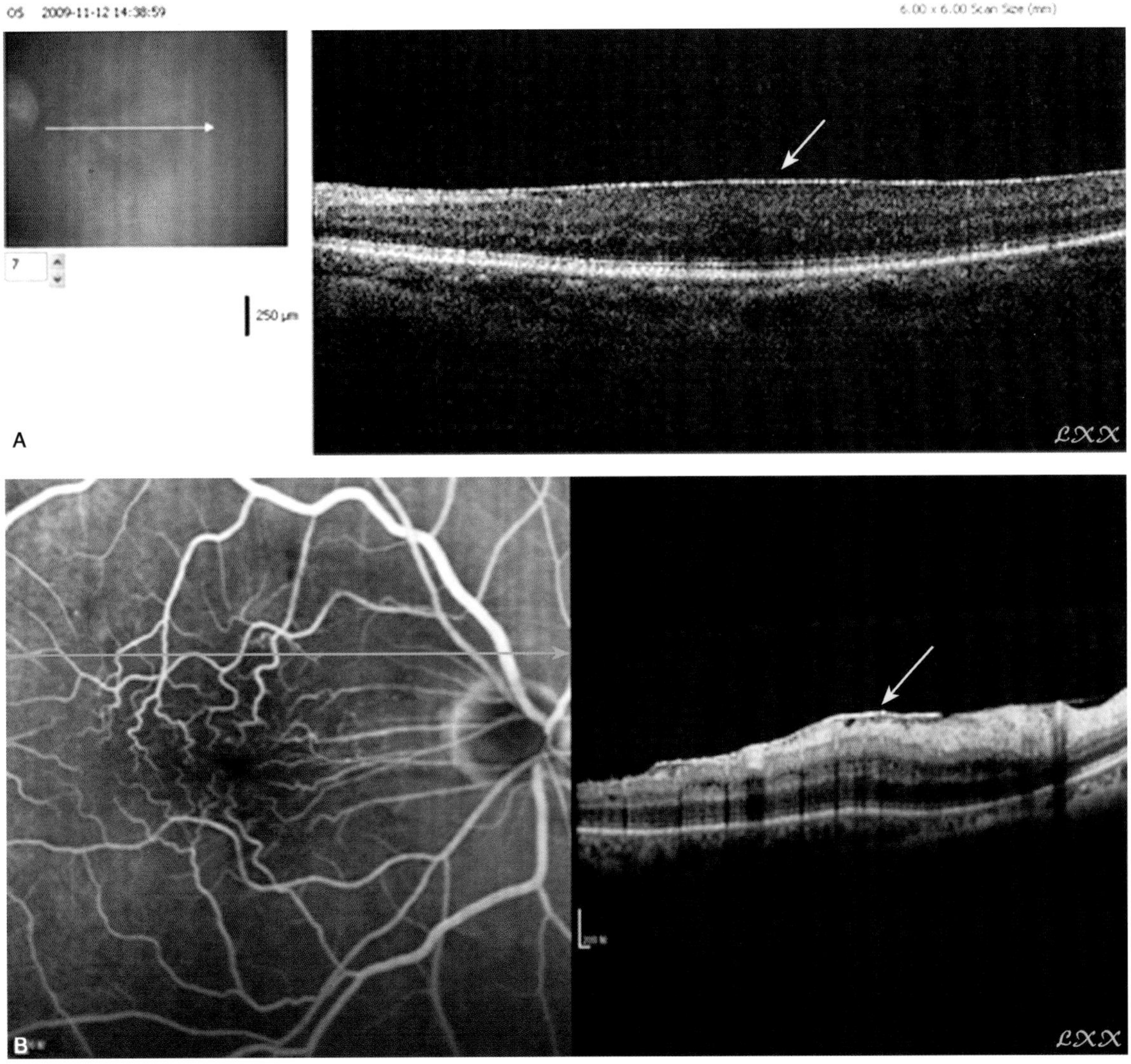

图 2-5-68　黄斑视网膜前膜
A. 一例视网膜前膜，显示视网膜增厚，表面线状前膜（Optovue RTVue OCT）；B. 另一例较厚的视网膜前膜，左图为 FFA，显示视网膜前膜使得视网膜血管变形，右图显示视网膜增厚，表面线状前膜（Heidelberg Spectralis HRA+OCT）

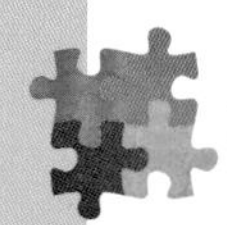

揭示视网膜前膜引起诸多视网膜病变。常见视网膜前膜牵拉引起黄斑水肿,表现为黄斑中心凹变浅或消失,神经上皮层下出现一无反射间隙或囊腔;围绕黄斑中心凹的视网膜前膜收缩,使黄斑中心凹轮廓呈陡峭状改变,形成假性黄斑裂孔;视网膜前膜收缩牵拉可造成黄斑囊肿,持续牵拉使黄斑囊肿破裂,发生板层黄斑裂孔等。黄斑前膜手术后视力预后有报告与视细胞内段/外段的完整性相关[78]。

(三)黄斑裂孔

黄斑裂孔有全层孔和板层孔,可以合并黄斑前膜或黄斑水肿。病因有外伤性、继发性于纤维增殖性血管性疾病和老年特发性黄斑裂孔。

1. 黄斑视网膜全层孔　特发性黄斑裂孔(idiopathic macular hole)是黄斑中心凹的全层孔,视网膜神经上皮全层裂开,主要发生在60岁以上屈光正常的老人,妇女多见。大多认为在玻

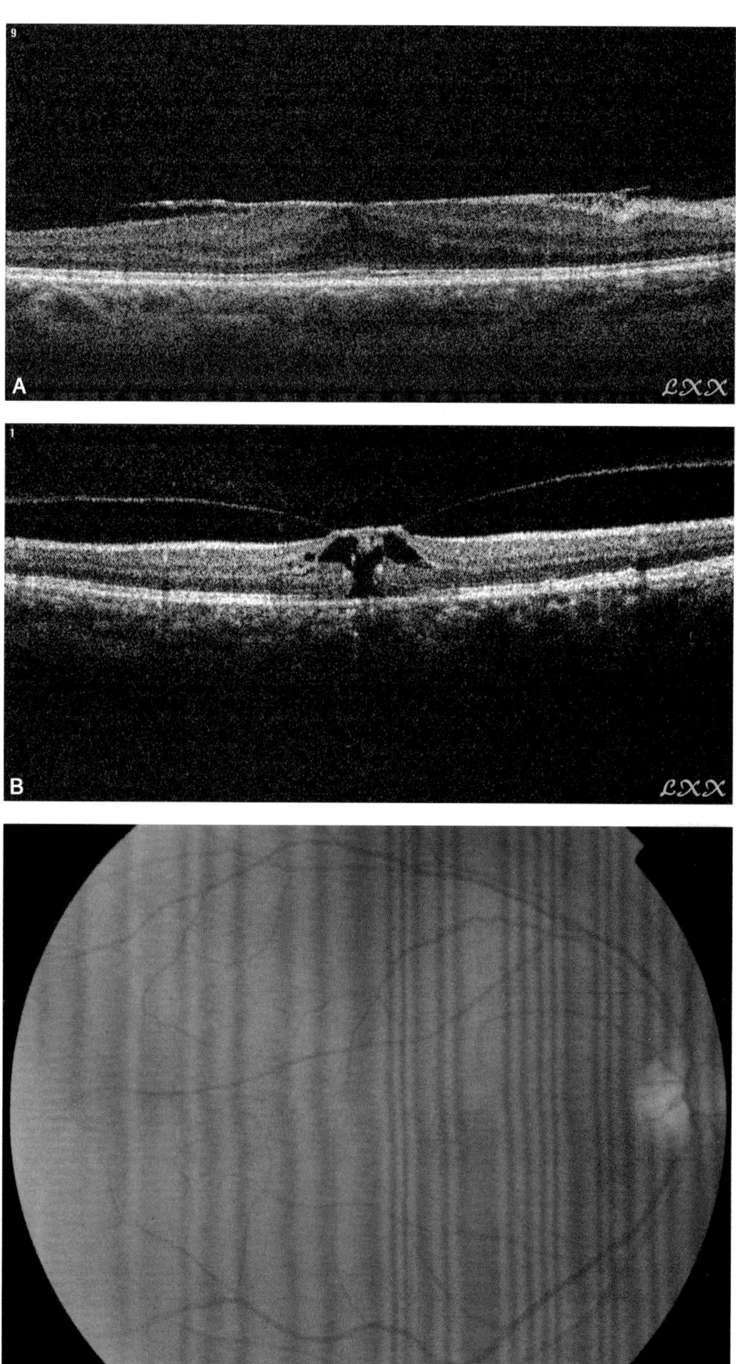

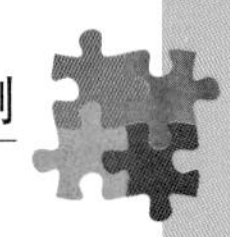

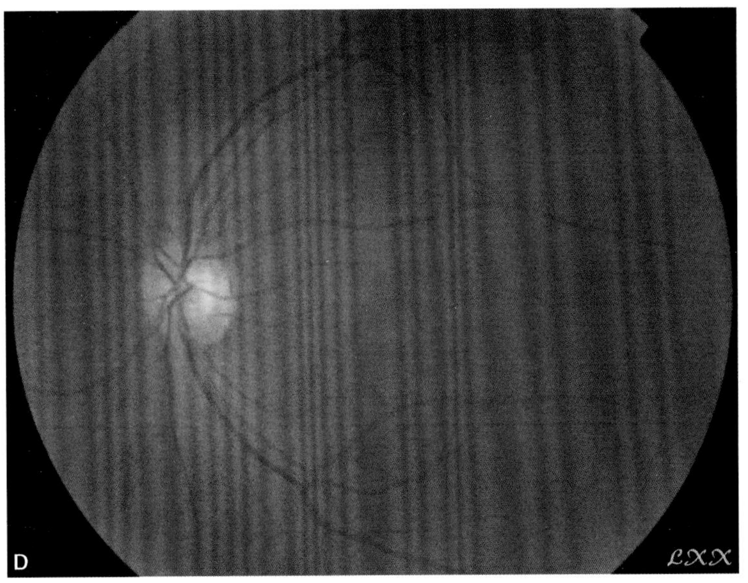

图 2-5-69　黄斑裂孔(1a、1b 期)

A. 右眼孔前期改变(Gass 分类:黄斑孔 1a 期),中心凹变平;B. 左眼孔前期出现囊性改变(Gass 分类:黄斑孔 1b 期);C、D. 该双眼黄斑孔患者的双眼彩色眼底像

璃体发生液化后脱离的年龄性改变过程中,后部玻璃体皮层与视盘和黄斑的粘连比较紧。中心凹部玻璃体对视网膜产生垂直向的牵引导致最初像马蹄孔样的裂孔形态,由于孔周围视网膜内界膜对孔的平行向牵引力致使裂孔继续扩大。按病变发展过程分为四期(Gass)。1 期:又称孔前期(impending hole),中心凹消失变平,即将发生裂孔,中心凹部出现黄色小点或环,无玻璃体后脱离(图 2-5-69 显示双眼 1a 和 1b 期改变)。2 期:早期孔形成,呈新月型裂孔(图 2-5-70),裂孔瓣被玻璃体牵引,视力逐渐下降出现视物变形。常常孔径<400μm,约 75% 进入 3 期或 4 期。3 期:完全的黄斑孔合并中心凹部的玻璃体后脱离,常在 3 ~6 个月内发生。多数患者裂孔继续扩大,一般为 500μm。可持续数月或数年。孔缘的视网膜前膜收缩使内界膜起皱,以及孔缘的视网膜脱离(图 2-5-71)。4 期:玻璃体不仅和黄斑区分离,而且和视盘分离(图 2-5-72)。患者通常主诉视物变形和中央区的视力下降,随病程进展逐渐出现中央暗点,视物变形加重。多数患者在形成全层孔后视力下降到 0.1,少数病例继续下降到 0.05。激光黄斑孔周围可以导致视力的继续破坏。玻璃体手术的干预目的是封闭裂孔,阻止病变的进展。手术后裂孔封闭率高达 90%,视力改善率 50% ~70%,视力改善的程度受到术前病程和视力水平的影响(图 2-5-73)。手术适应证选择 2 ~4 期的黄斑裂孔,视力标准尽可能选择视力低于 0.5 的患者。但也要根据术者的经验和患者的要求。

黄斑裂孔术后视力的恢复与术前病程相关,与术后黄斑厚度相关,病程较长、术后黄斑中心凹明显变薄者视力较差[5]。Wakabayashi T 分析了黄斑孔术后 3 个月和 12 个月的组织结构与视力的相关性,发现术后早期视网膜外界膜(ELM)和视细胞内段/外段(IS/OS)的迅速修复预示较好的视力潜力[6-9]。

2. 黄斑视网膜板层孔　OCT 是判断视网膜板层孔的最好的诊断方法,视网膜神经上皮未发生全层裂开,孔底部未暴露色素上皮,而是仍覆盖部分神经上皮(图 2-5-74,图 2-5-75),常常合并视网膜前膜。眼底像上有时较难发现孔,或较难判断是否为全层孔。板层孔的临床症状较轻,视力下降缓慢,视物变形不明显。板层孔也可以发展为全层孔(图 2-5-76)。手术后视网膜外界膜和 IS/OS 迅速恢复完整性,视力均有改善(图 2-5-77)[8,9]。

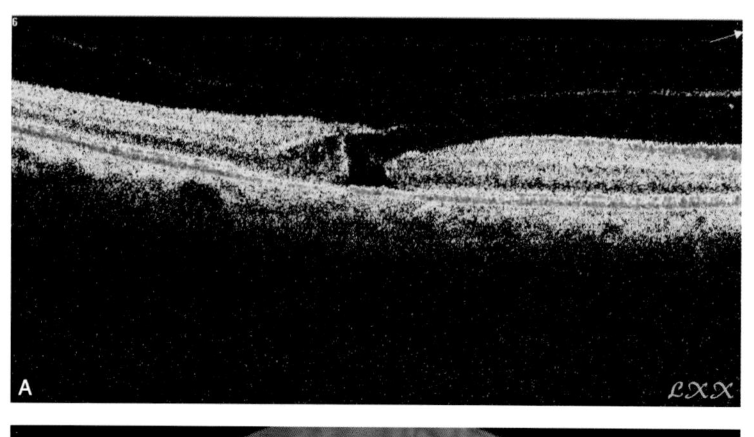

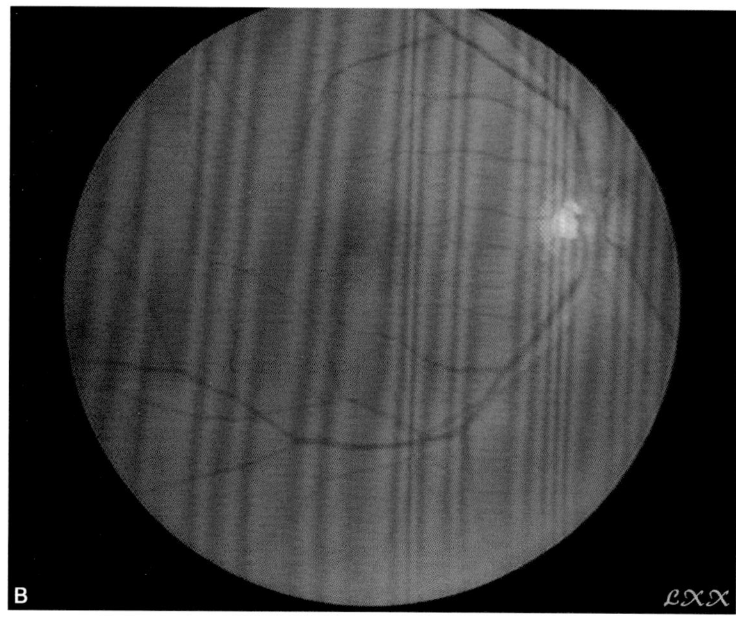

图 2-5-70　黄斑裂孔（2 期）

A. 2 期孔中心小凹边缘，呈月牙形或圆形伴盖；B. 彩色眼底像

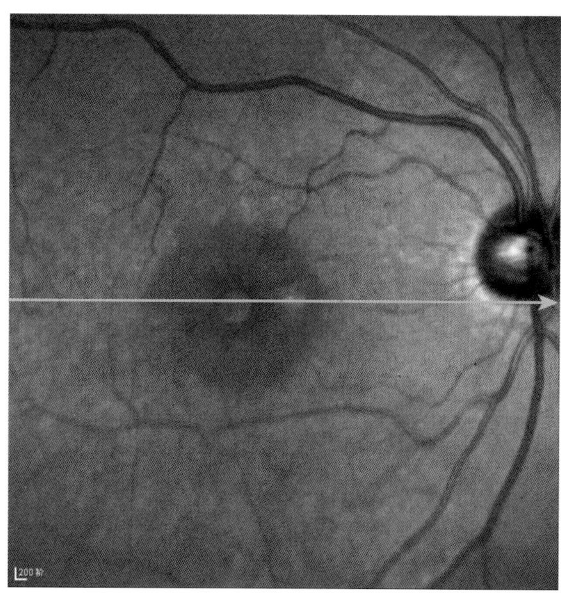

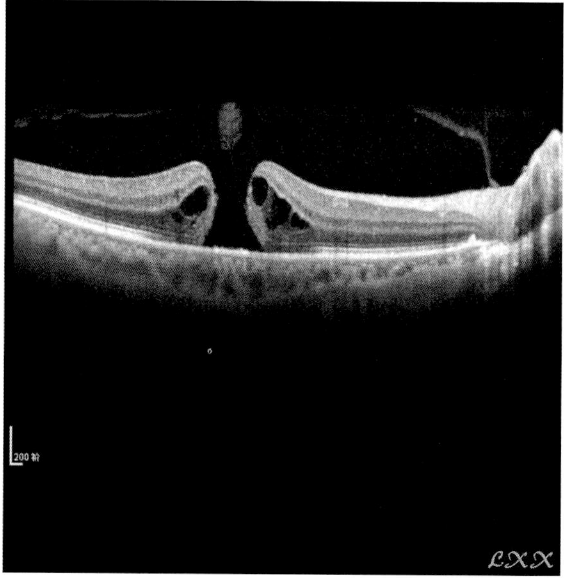

图 2-5-71　黄斑裂孔（3 期）

3 期黄斑裂孔，裂孔部出现小盖，孔缘有黄色玻璃膜疣样沉积物，中心凹旁囊变

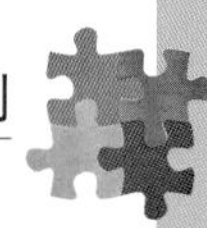

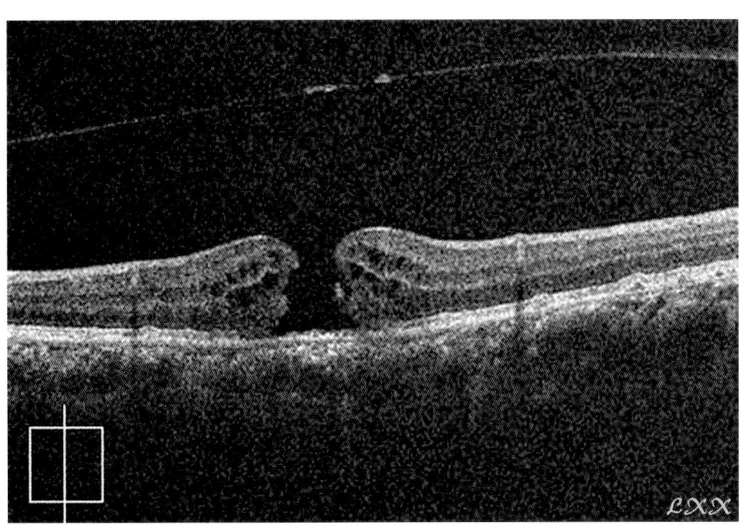

图 2-5-72　黄斑裂孔（4 期）

4 期黄斑裂孔，玻璃体从视盘和黄斑发生后脱离

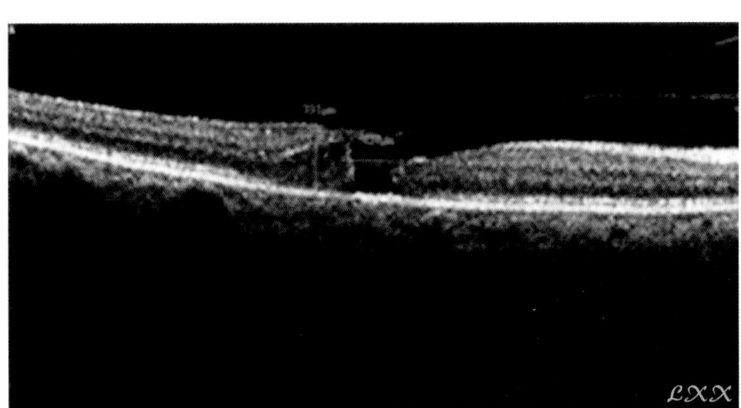

08.7.23 od

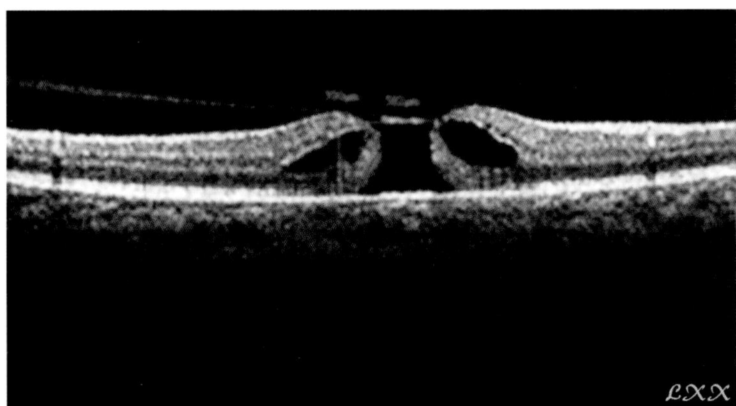

08.8.11 od

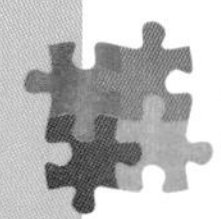

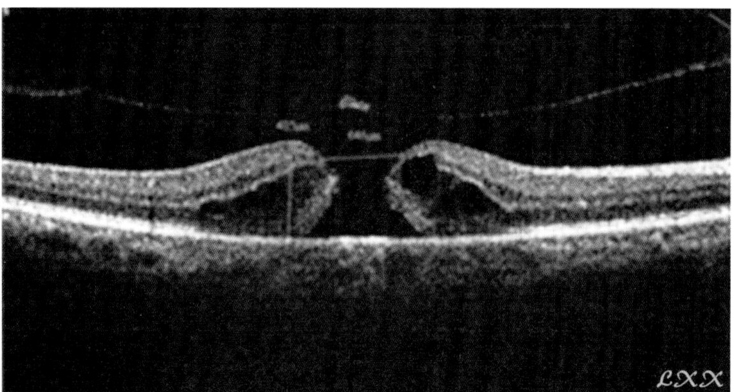

08.9.16 od

手术后4周

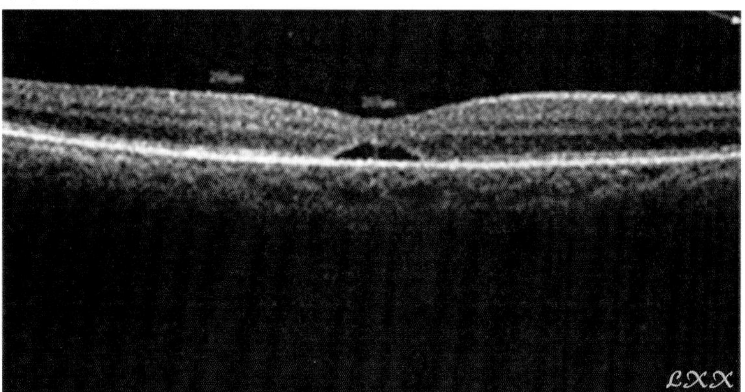

08.10.21 od

手术后4个月

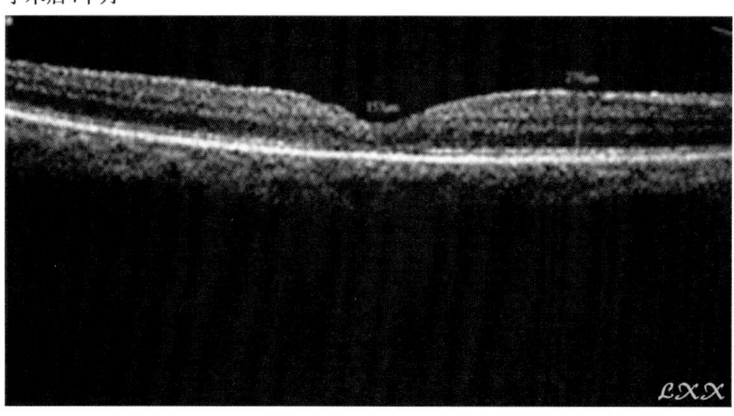

09.1.19 od

图 2-5-73　一老年特发黄斑裂孔患者从 2 期发展到 3 期，手术后 4 周和手术后 4 个月的黄斑中央区的改变

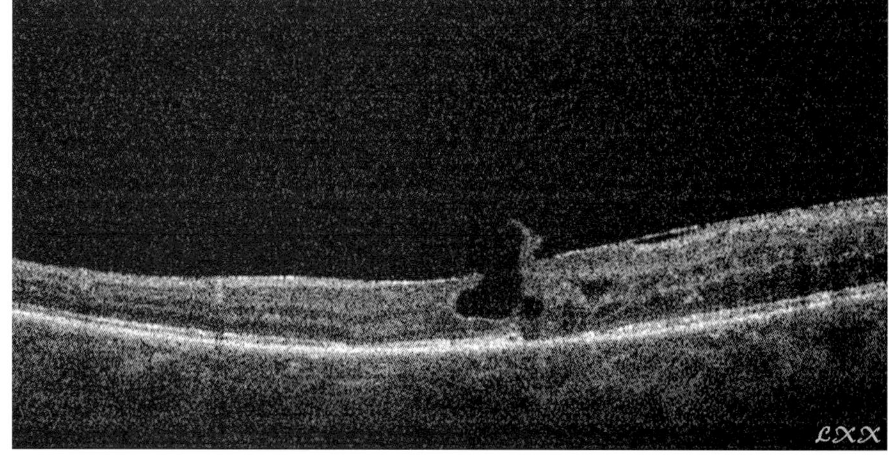

图 2-5-74　一例板层黄斑孔，神经上皮层未全层裂开

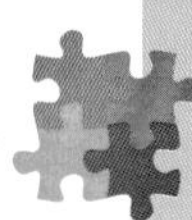

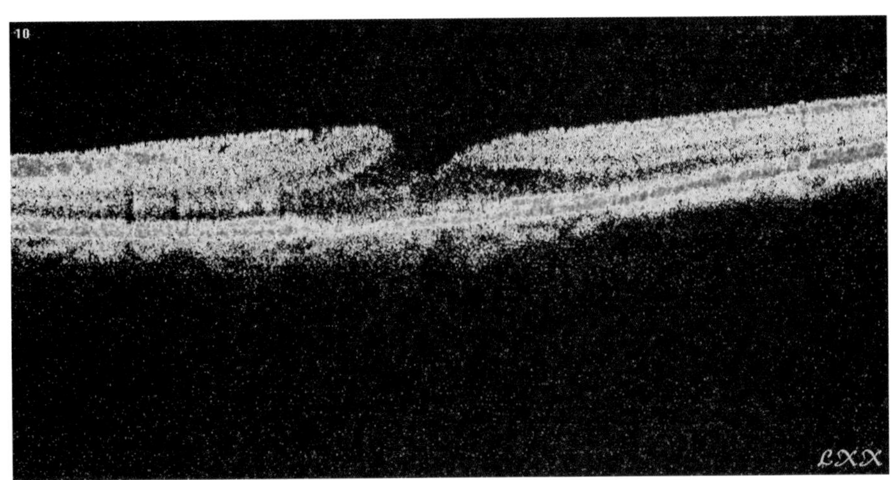

图 2-5-75　板层黄斑孔，OCT 可见孔底仍有视网膜神经上皮组织

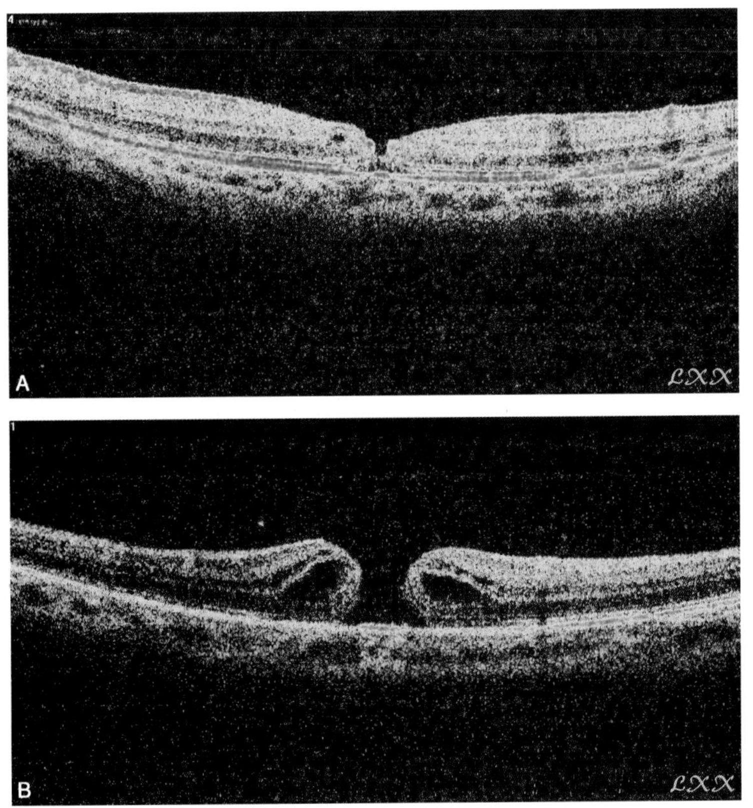

图 2-5-76　黄斑半层裂孔可发展为全层孔

患者，女性。A. 初诊时为一小的板层孔；B. 3 周后随诊时的变化，发展为全层孔，视力 0. 25（Optovue RTVue OCT）

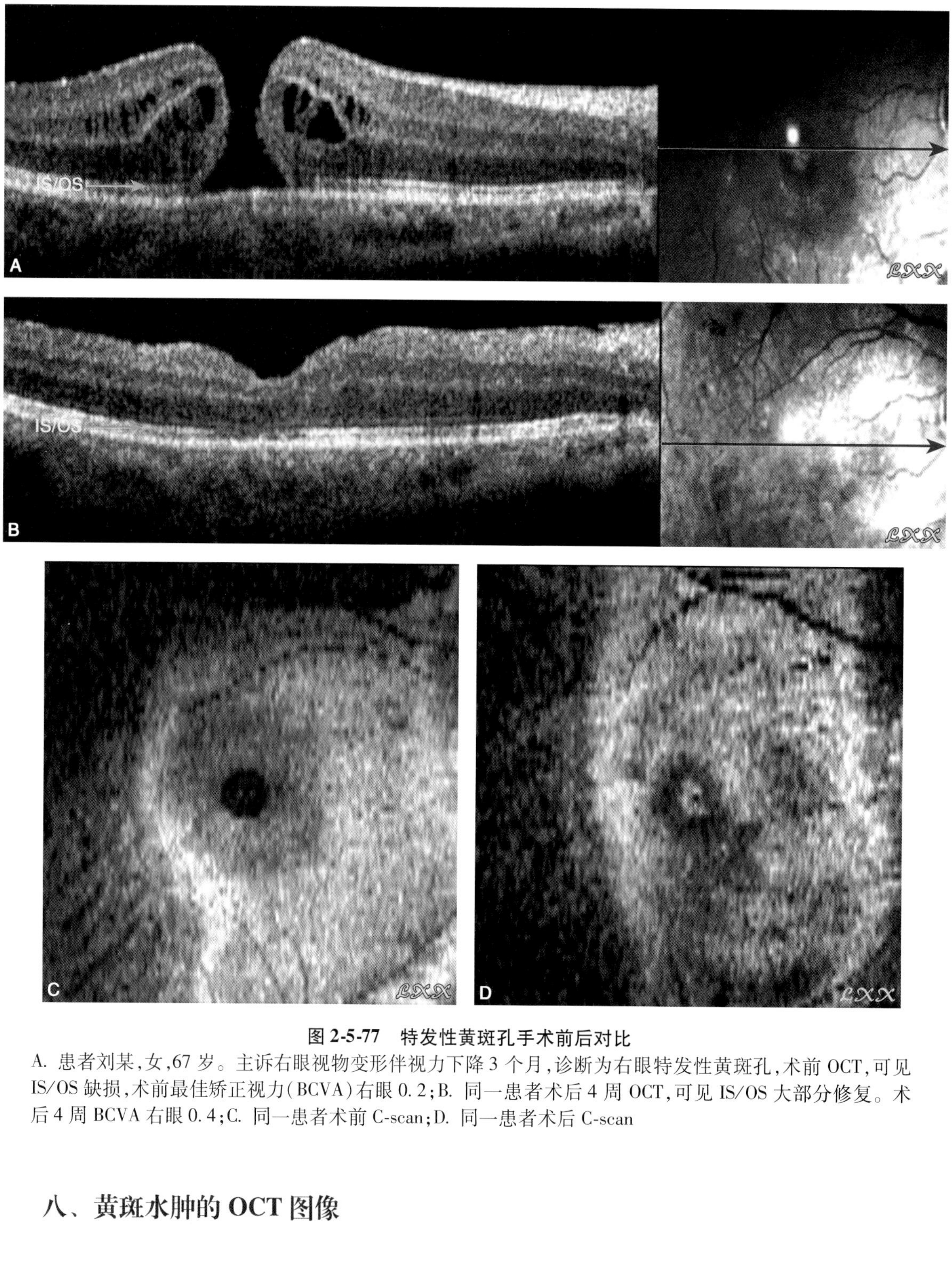

图 2-5-77　特发性黄斑孔手术前后对比

A. 患者刘某，女，67 岁。主诉右眼视物变形伴视力下降 3 个月，诊断为右眼特发性黄斑孔，术前 OCT，可见 IS/OS 缺损，术前最佳矫正视力（BCVA）右眼 0.2；B. 同一患者术后 4 周 OCT，可见 IS/OS 大部分修复。术后 4 周 BCVA 右眼 0.4；C. 同一患者术前 C-scan；D. 同一患者术后 C-scan

八、黄斑水肿的 OCT 图像

黄斑水肿（macular edema，ME）不是独立的眼病，是多种眼底疾病在黄斑区的表现，常见于糖尿病性视网膜病变、视网膜静脉阻塞、视网膜血管炎、年龄相关性黄斑变性、葡萄膜炎等。OCT 图像上神经上皮层的视细胞层表现典型的弱反射，神经上皮层与色素上皮和脉络膜毛细血管层之间鲜明的反射差异，提供了一个测量视网膜厚度的很好的界面。因此，OCT 对黄斑水肿显示非常敏感、准确。可以发现眼底检查难以确定，尚无 FFA 渗漏的早期黄斑水肿，显示黄斑中心凹轻微形态改变，精确测量视网膜细微厚度的变化。视网膜厚度测量部位通常选择黄斑中心凹，视网膜内表面至视网膜色素上皮的垂直距离为视网膜厚度。正常人黄斑中心凹视网膜厚度，因采用不同 OCT 的仪器

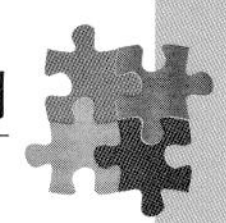

而定，以往文献报道，多在 130～150μm 之间，Hee 等学者检测正常黄斑中心凹视网膜厚度为 147μm ±17μm，提出采用 OCT 测量黄斑中心凹厚度大于 185μm 为异常[79]。除早期黄斑水肿外，在 OCT 扫描中将黄斑水肿分为弥漫性黄斑水肿和囊样黄斑水肿（图 2-5-78，图 2-5-79）。

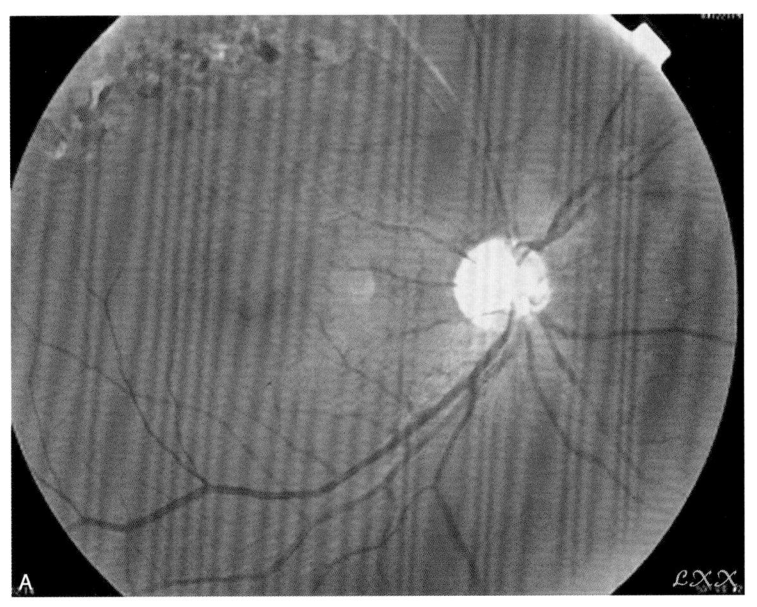

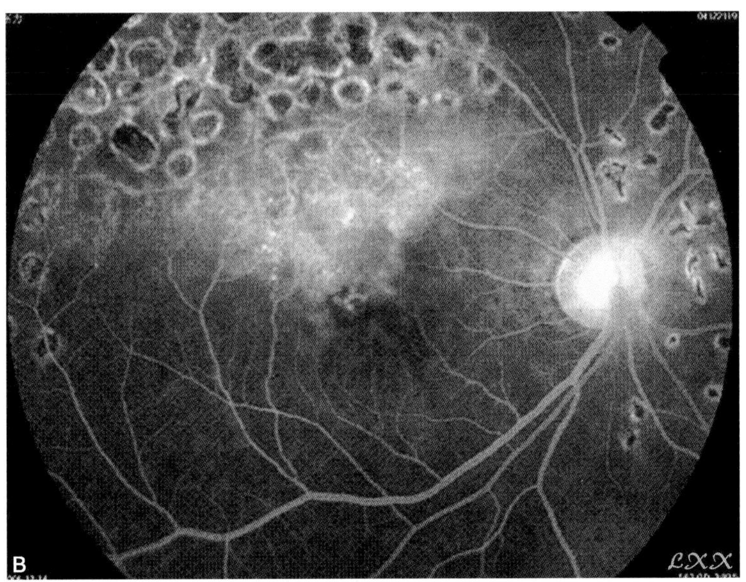

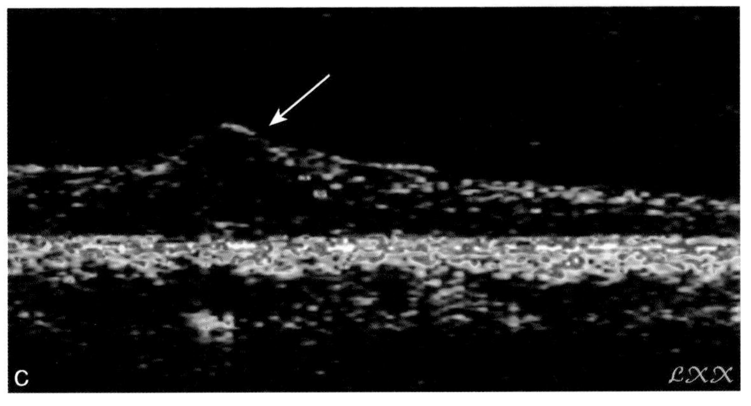

图 2-5-78　黄斑囊样水肿

A. 右眼颞上分支静脉阻塞激光治疗后眼底图像；B. 右眼颞上分支静脉阻塞激光治疗后眼底荧光血管造影图像，C. OCT 图像显示黄斑中心凹隆起（白色箭头），中心凹下方为无反射暗区，色素上皮与脉络膜毛细血管层正常，黄斑中心凹上方视网膜毛细血管扩张

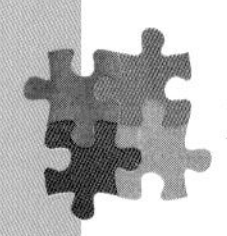

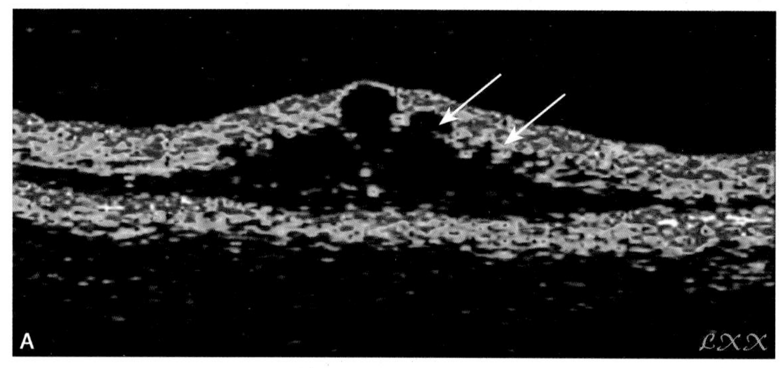

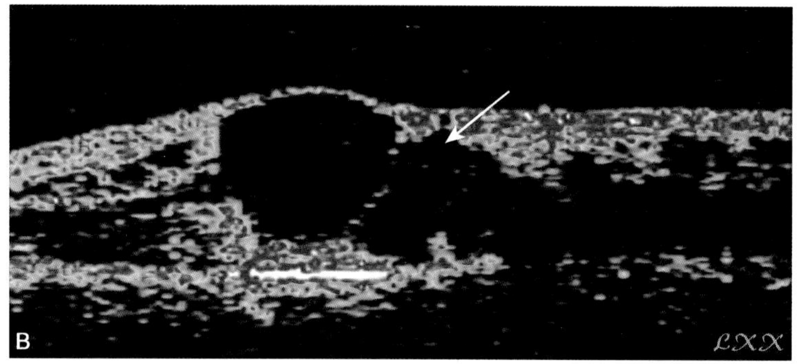

图 2-5-79　黄斑囊样水肿

A. 在外丛状层和内核层中出现数个囊样间隙，囊腔内为积液；B. 随着病程进展，小的囊腔可变成单个或数个大的囊腔，中心大囊腔可延伸到内界膜下

（一）弥漫性黄斑水肿特点

黄斑中心凹形态改变，轮廓消失，从黄斑中心凹至黄斑周围视网膜神经上皮层不同程度增厚，神经上皮层层状结构改变，层间积液显示不规则的低反射区，常见视网膜弥漫性光反射减弱，视网膜神经上皮层呈海绵样肿胀。

（二）囊样黄斑水肿的特点

较长时间的黄斑水肿导致黄斑区组织产生囊性改变。OCT 扫描更具有特征性改变，黄斑中心凹变平甚至隆起，黄斑部视网膜明显隆起增厚，在外丛状层和内核层中出现数个囊样间隙，囊腔内为积液，随着病程进展，小的囊腔可变成单个或数个大的囊腔，中心大囊腔可延伸到内界膜下。

在 OCT 图像上不同疾病所致黄斑水肿早期可能有差异，但最终均可以发生以上形态改变。视网膜静脉阻塞的黄斑水肿，最初主要表现黄斑中心凹局部视网膜增厚或神经上皮隆起，中心凹下可见囊样暗区。色素上皮与脉络膜毛细血管层正常。一旦病情进展同样可以发生囊样水肿或弥漫水肿；继发于渗出性 AMD 病例，常伴视网膜神经上皮或色素上皮脱离，以及 CNV 病灶处色素上皮与脉络膜毛细血管层增厚、断裂；糖尿病性黄斑水肿 OCT 扫描多分为弥漫水肿、囊样水肿及浆液性神经上皮脱离三种类型[79,80]。视网膜呈海绵样肿胀最常见，占 88%，囊样水肿占 47%，浆液性神经上皮脱离为黄斑中心凹局部神经上皮层隆起，神经上皮层与色素上皮层之间为液性暗区，仅为 15%[79]。以上三种类型黄斑水肿可单独发生，亦可两种或三种黄斑结构形态改变共存。而 Kang[79]根据 OCT 图像特征将糖尿病性黄斑水肿分四种类型，与前者主要不同是根据有无玻璃体中心凹牵引，把中心凹视网膜脱离分成两型。这样分类可能更有利于黄斑水肿的鉴别及玻璃体切除手术的选择。传统观点认为黄斑水肿是各种原因使视网膜毛细血管内皮功能障碍，渗漏的液体积聚在视网膜神经上皮细胞外间隙。当渗出的液体较多或 RPE 也受到损害，渗漏的液体可能积聚在视网膜下，发生小的局限性浆液性视网膜脱离，这种情况常规检测手段很难对中心凹下微量液体积聚的准确界定，OCT 断层扫描恰恰能精确揭示液体积聚层次位置，充分显示其高分辨率的特点及独特的应用价值；而视网膜中央动脉阻塞造成视网膜水肿，为黄斑中心凹周围的视网膜弥漫的细胞内

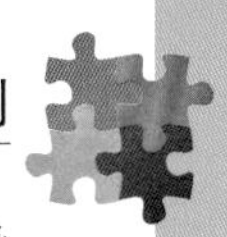

水肿，与上述黄斑水肿发病机理不同，OCT 图像也完全不同，早期表现神经上皮各层厚度增加，反射增强，光感受器层光带增宽，有的患者可出现黄斑中心凹呈囊样改变，病程中随着视网膜神经细胞坏死萎缩，神经上皮层厚度也逐渐变薄，反射减弱[81]。

目前临床上主要依据 FFA 和 OCT 显示的黄斑水肿的组织形态学特征及视网膜厚度的检测结果，选择治疗方案，通过连续定量的追踪观察，了解视网膜内和视网膜下液潴留和吸收情况，对疗效进行评估。

（三）局灶性黄斑水肿

水肿累及 1 个或 2 个象限，常发生在糖尿病性局灶性黄斑水肿和视网膜分支静脉阻塞。OCT 显示不对称的黄斑水肿。

九、中心性浆液性脉络膜视网膜病变

中心性浆液性脉络膜视网膜病变（central serous chorioretinopathy，CSC）为视网膜色素上皮层局灶性渗漏造成黄斑部局限性视网膜神经上皮脱离，有时发生色素上皮脱离，或两者同时出现。1866 年 ven Gracfe 首次报告本病好发 20～45 岁男性，常单眼患病，复发性，自愈性为其特点。病因及发病机理目前仍不十分明了，可能是多种因素作用的结果。自荧光素眼底血管造影技术应用后确定本病是视网膜色素上皮层（retina pigment epithelium，RPE）失代偿，屏障功能破坏，染料渗漏积存形成浆液性色素上皮和神经上皮脱离，而认为原发病在视网膜色素上皮层。近年来吲哚青绿血管造影技术（ICGA）的应用发现脉络膜毛细血管异常灌注表明原发病变在脉络膜毛细血管，而视网膜色素上皮是继发改变，病前有感冒、精神紧张、过度疲劳等诱因。近年来研究表明内源性或外源性皮质激素可能是中心性浆液性脉络膜视网膜病变的一致病原因。

OCT 是十分准确的检查方法，能显示 FFA 不能发现的细小的神经上皮脱离和微量的视网膜下液，有的可发现渗漏处色素上皮光带中断的裂隙（图 2-5-80）。OCT 扫描对视网膜厚度和视网膜下液检测所获取的信息，不仅能明确诊断，对病程演变可定量追踪观察。

（一）神经上皮层脱离

OCT 表现为黄斑中心凹增厚，视网膜神经上皮层隆起，其下方为液体积聚的无反射的光学暗区，来自正常的光感受器的反射性增强，表现为光滑、连续的液体-视网膜界面（图 2-5-80）。常同时发生视网膜水肿，脱离的神经上皮层明显增厚，视网膜层间出现弱反射区。在 OCT 图像上视网膜色素上皮和毛细血管层可无变化。

（二）浆液性色素上皮脱离

在 OCT 图像上 RPE 反射带局限隆起，呈较薄的高反射光带，边界清楚，由于色素上皮边缘的 RPE 细胞与基底膜间紧密粘连，使色素上皮脱离边缘较锐利，在 RPE 高反射光带下方是液性暗区，增强的 RPE 反射可以减弱来自脱离区下方脉络膜的反射信号，但一般可见脉络膜反射带。

神经上皮脱离和色素上皮脱离在视网膜血管性病变的各种眼底病中十分常见，经常与其他相关眼底病变同时出现。OCT 扫描对老年患者有着特殊重要作用，因为老年人易出现玻璃膜疣与色素性改变，有可能与脉络膜新生血管造成的神经上皮层脱离混淆，而 OCT 扫描可以排除这种错误诊断。

（三）黄斑区脉络膜增厚

随着 OCT 的进步，脉络膜厚度的测试已成为可能。OCT 证实了在中心性脉络膜视网膜病变患者的脉络膜厚度增加[82]。中心凹下脉络膜最厚，中心凹周围较薄[82]。中心性浆液性脉络膜视网膜病变患者黄斑区脉络膜增厚[83]。

十、年龄相关性黄斑变性

年龄相关性黄斑变性（age-related macular degeneration，AMD）是 60 岁以上年龄组首位致盲性疾

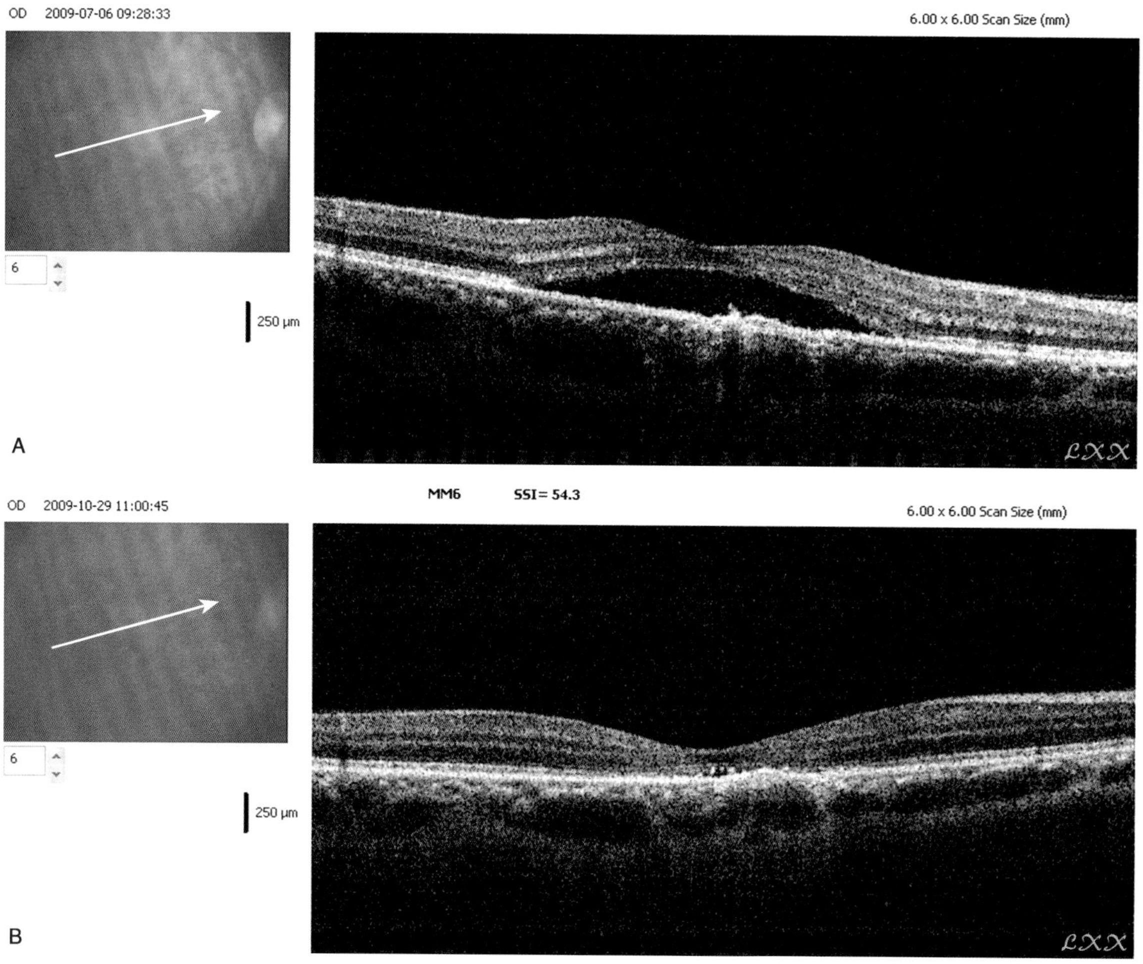

图 2-5-80　中心性浆液性脉络膜视网膜病变

A. 治疗前，可见局部神经上皮脱离及视网膜下液，渗漏处有色素上皮光带中断的裂隙；B. 治疗后，视网膜下液明显吸收，黄斑水肿的改善一目了然

病，临床表现分为渗出性（湿性）和非渗出性（干性）[84]。干性 AMD（非渗出性 AMD，nonexudative AMD）包括玻璃膜疣和地图样萎缩；湿性 AMD（渗出性 AMD）包括色素上皮（RPE）脱离、脉络膜新生血管膜（CNV）及 RPE 撕裂。RPE 脱离可以进展为 RPE 萎缩，也可以进展为 CNV，还有少部分患者发展为 RPE 撕裂，CNV 和 RPE 撕裂最终走向黄斑盘变。图 2-5-81 显示渗出性 AMD 的不同临床类型[85]。

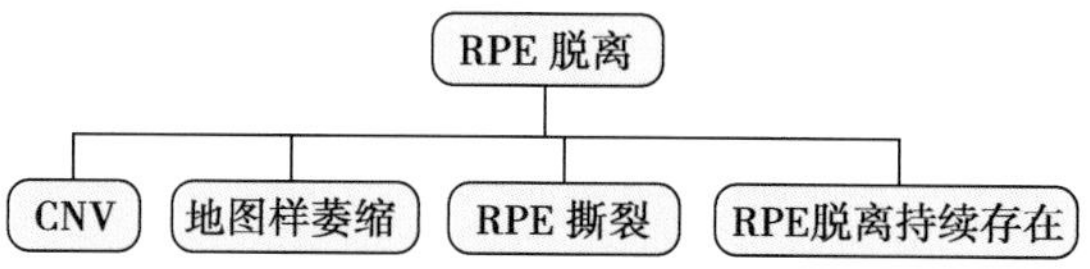

RPE 脱离

CNV　地图样萎缩　RPE 撕裂　RPE脱离持续存在

图 2-5-81　渗出性 AMD 的不同类型

（一）非渗出性 AMD

1. 玻璃膜疣　玻璃膜疣是年龄相关性黄斑变性的早期改变，可以持续存在，或直接发展为色素上皮萎缩，也可以先发生色素上皮脱离，再发展为色素上皮萎缩。

OCT 特征：RPE 带增宽隆起变形（图 2-5-82 ~ 图 2-5-84），隆起部 RPE 下有点状强反射，与脉络膜毛细血管层反射相同，提示玻璃膜疣沉积在 RPE 上导致 RPE 弯曲变形。

2. 地图样萎缩　OCT 显示萎缩区致密的强反射深达脉络膜，萎缩区的视网膜变薄、RPE 变薄或消失（图 2-5-85），脉络膜大中血管层强反射。

（二）渗出性 AMD

1. 色素上皮脱离　色素上皮脱离（PED）包括两种类型：渗出性 RPE 脱离和出血性 RPE 脱离，详见图示。

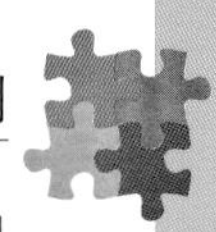

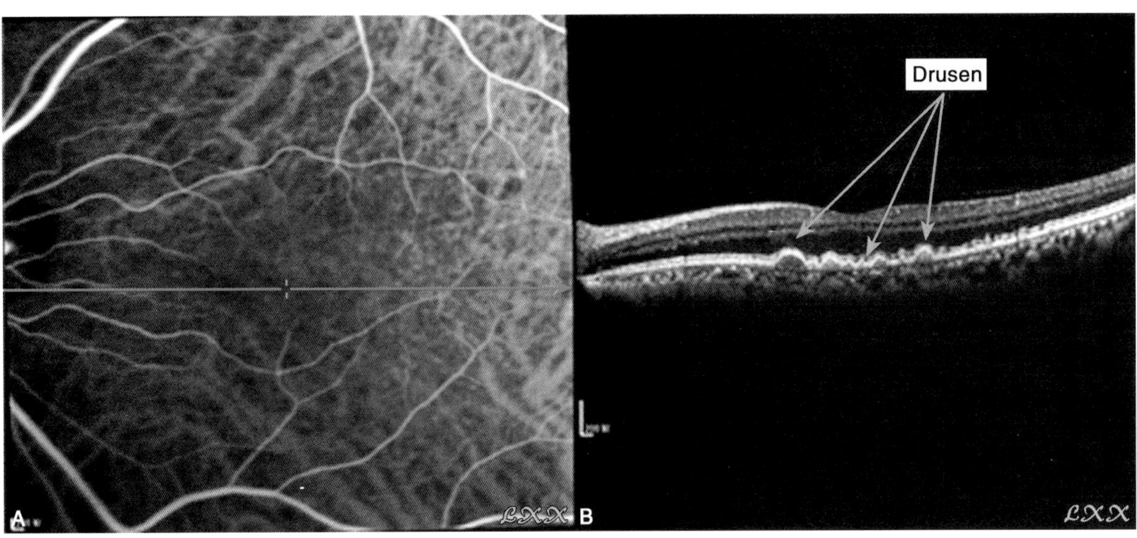

图 2-5-82　玻璃膜疣

A. 一年龄相关性黄斑变性早期患者的 ICGA 图像，绿色线穿过的部位为 OCT 断层显示的部位；B. OCT 显示较多大小不等的玻璃膜疣(drusen)，RPE 完整，但呈弯弯曲曲状

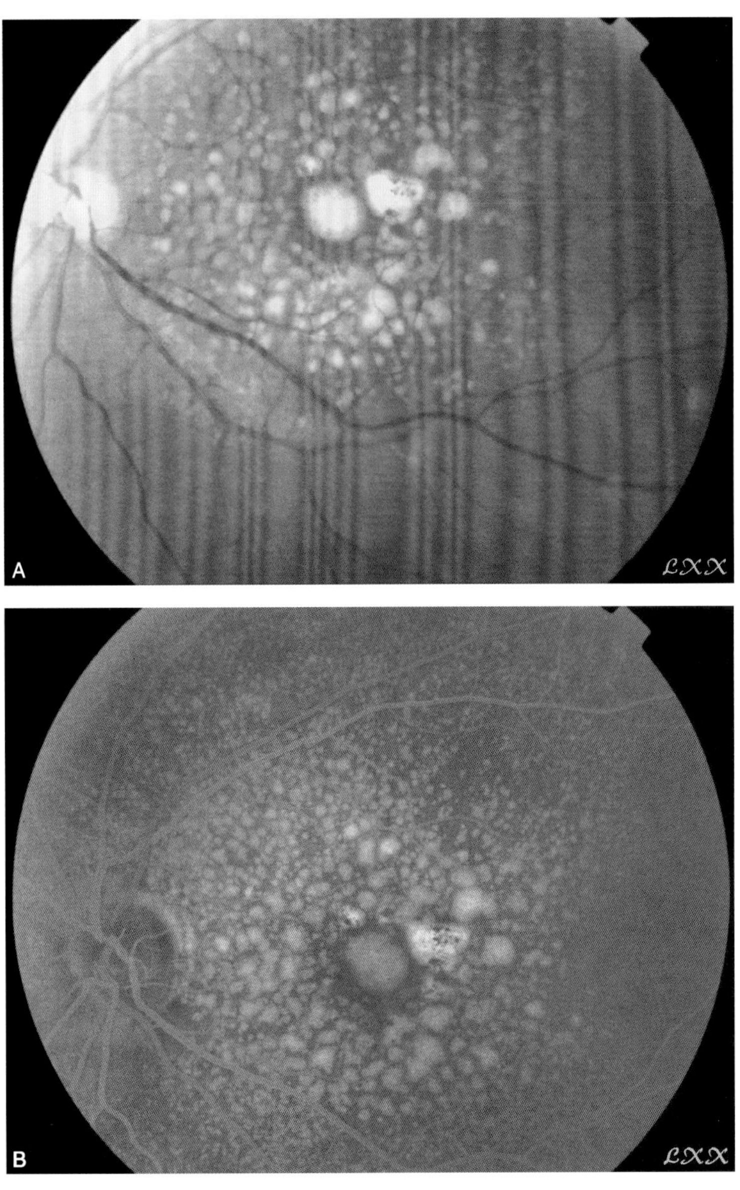

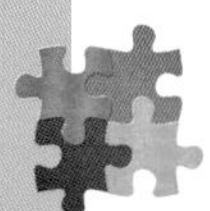

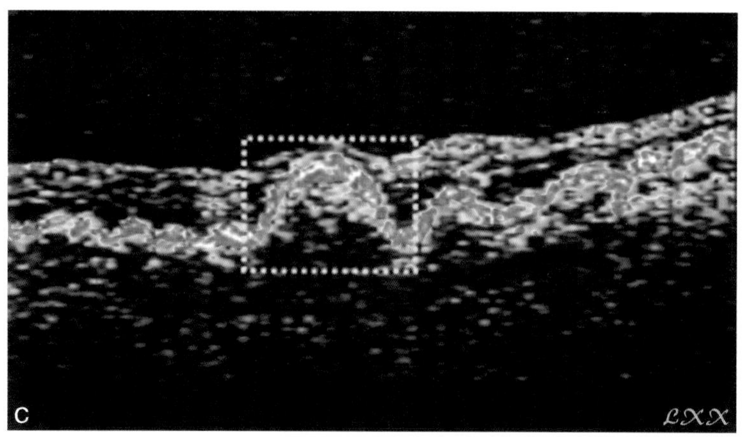

图 2-5-83　玻璃膜疣
A. 眼底照片图像显示玻璃膜疣沉积；B. FFA 显示轻度着色；C. OCT 证实这种软 Drusen 是液状，RPE 呈现大小不一的多个液状隆起，中央部较大的隆起为玻璃膜疣样色素上皮脱离（drusenoid PED）（Zeiss 第一代时域 OCT）

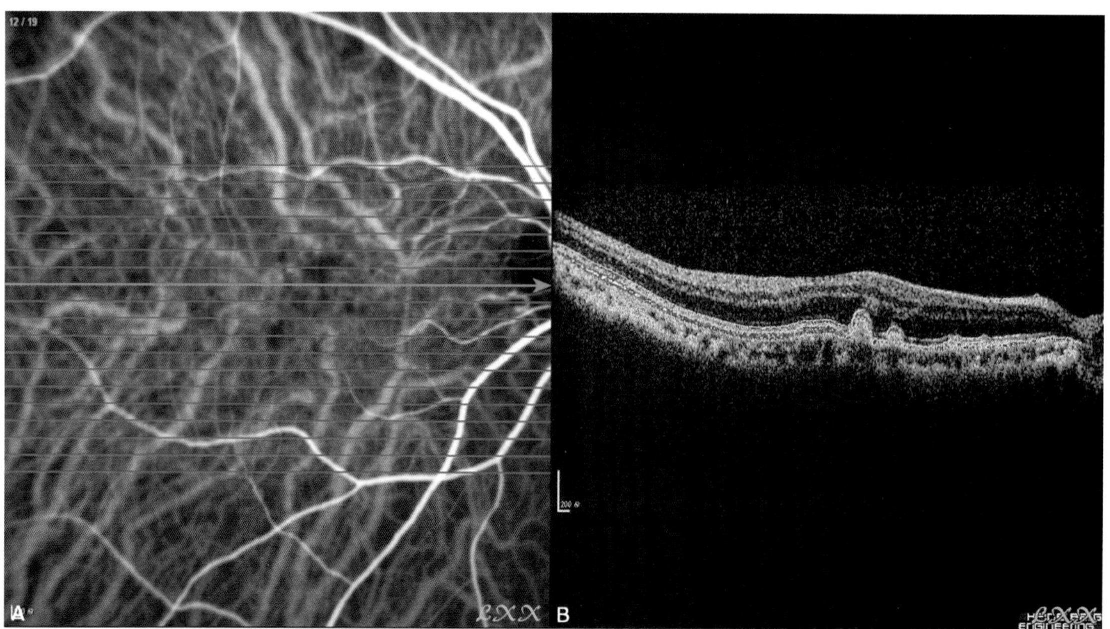

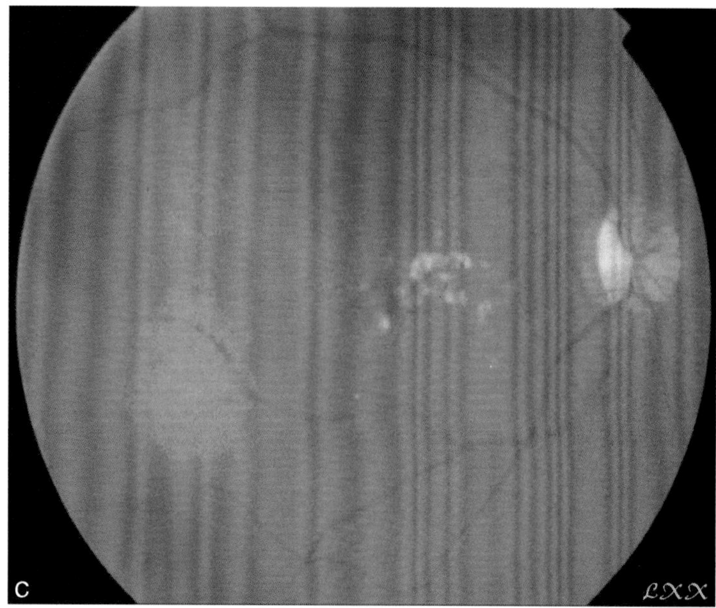

图 2-5-84　玻璃膜疣
患者男 82 岁右眼玻璃膜疣，视力：0.4，A. 显示 ICG 下弱荧光；B. OCT 示玻璃膜疣内部呈强反射，RPE 带增宽、隆起；C. 彩色眼底像（Heidelberg 频域 OCT）

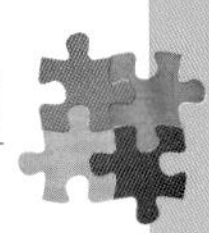

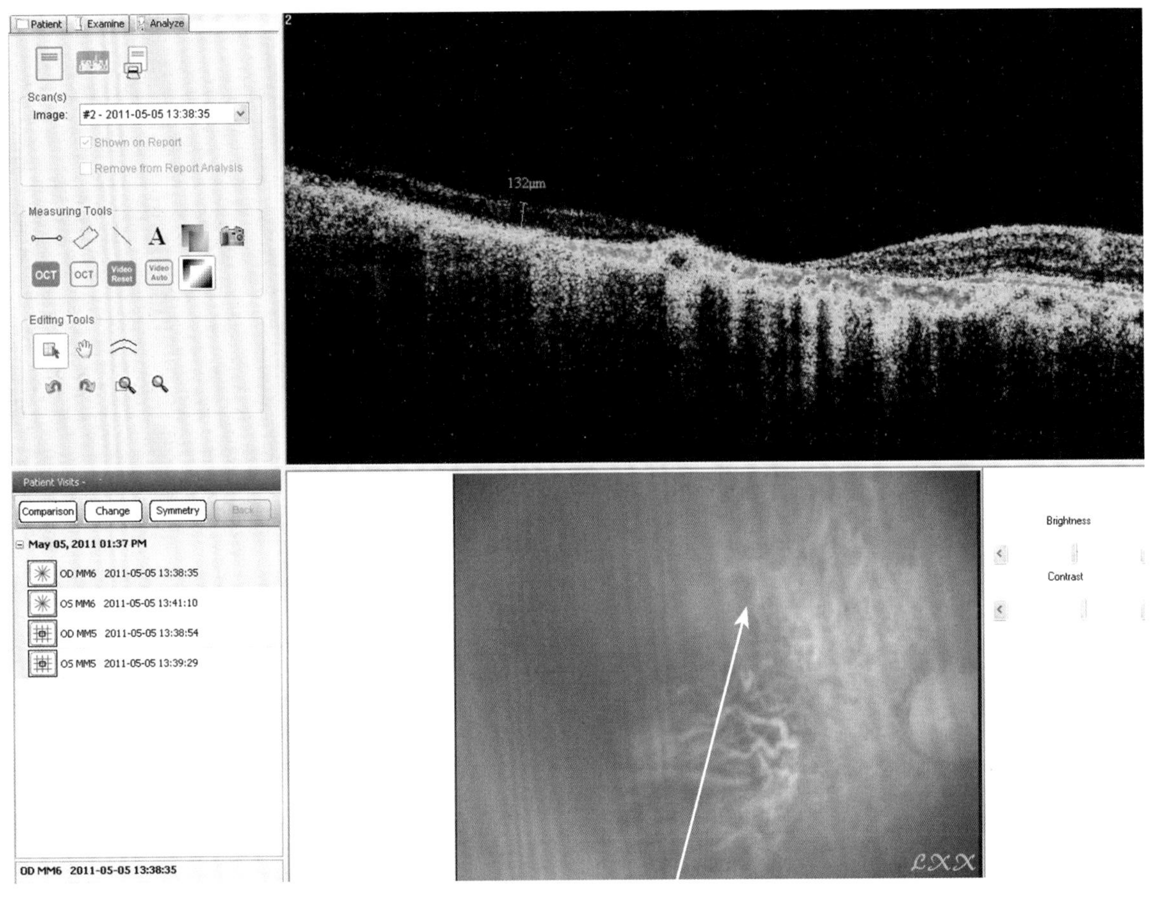

图 2-5-85　地图样萎缩

患者,女,65 岁, OCT 图显示中心凹部视网膜变薄,眼底像显示边界清楚的视网膜脉络膜萎缩区域,透见脉络膜大血管和中血管层

(1) 渗出性 RPE 脱离:脱离腔内的液体为浆液性液体,有单纯渗出性和血管渗出性液体(图 2-5-86)。

(2) 出血性 RPE 脱离(图 2-5-87,图 2-5-88)

2. RPE 撕裂　OCT 上 RPE 撕裂时 RPE 带中断(图 2-5-89),可以看到中断侧 RPE 呈卷曲状。

3. 视网膜下液体　视网膜下液体(sub-retinal fluid,SRF)提示脉络膜显示病变活动处于进展期,液体位于视网膜神经上皮和色素上皮之间(图 2-5-90),液体量随着病变的进展转归发生相应的变化。

4. 脉络膜新生血管膜　脉络膜纤维血管膜(choroidal neovascularization,CNV)常出现在年龄相关性黄斑变性、高度近视,原因尚不清楚。常出现在年轻人的目前称为"特发性脉络膜新生血管膜"。CNV 病变可以出现在 RPE 上方(2 型病变),荧光素眼底血管造影下为经典型改变;或者 RPE 下方,荧光素眼底血管造影下为隐匿型 CNV,或 RPE 上下方均受累,若 RPE 上方为主,在荧光素眼底血管造影下为经典为主型。OCT 较好地在活体显示 CNV 病变的位置,与荧光素眼底血管造影的发现一致[86,87]。

(1) 经典型脉络膜新生血管膜(图 2-5-91,图 2-5-92):经典型 CNV 在荧光造影早期(1～2 分钟)显示边界清楚的强荧光,可以辨认纤细的毛细血管网;中期(2～5 分钟):经典成分的强荧光不断增强;晚期:持续增强的荧光渗漏超越 CNV 的边界。OCT 显示 RPE 带上方斑状强反射(CNV),RPE 带不完整,活动性病变常合并视网膜下液。

(2) 隐匿型脉络膜新生血管膜:隐匿型脉络膜新生血管膜有 2 种类型:纤维血管性色素上皮脱离(图 2-5-93)和无源性渗漏。纤维血管性色素上皮脱离的 FFA 早期显示病变部不规则的圆形强

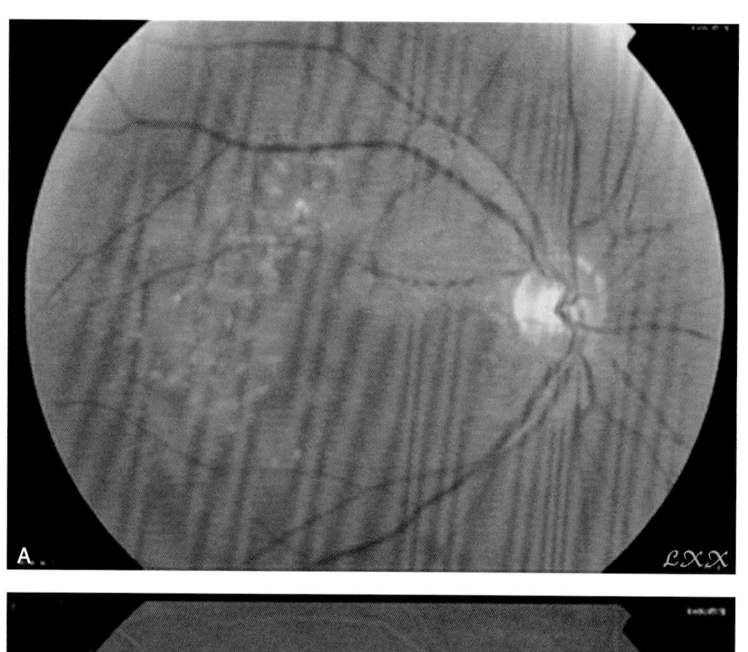

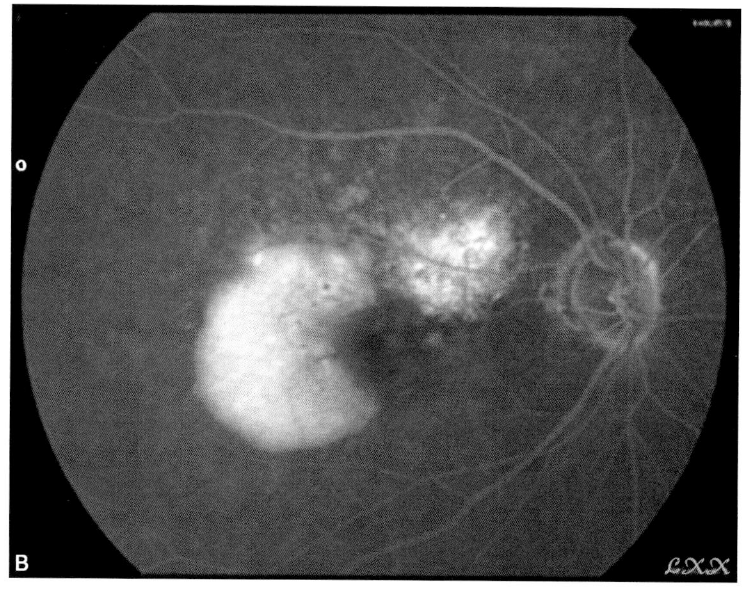

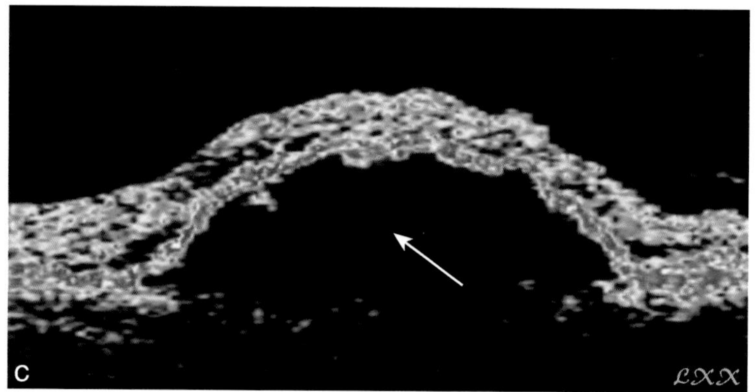

图 2-5-86　渗出性色素上皮脱离

患者,男,75 岁,A. 眼底照相显示黄斑区渗出;B. FFA 显示为隐匿型 CNV;C. OCT 显示纤维血管渗出性液体,RPE 脱离腔内较干净或称为“空腔”

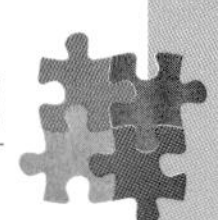

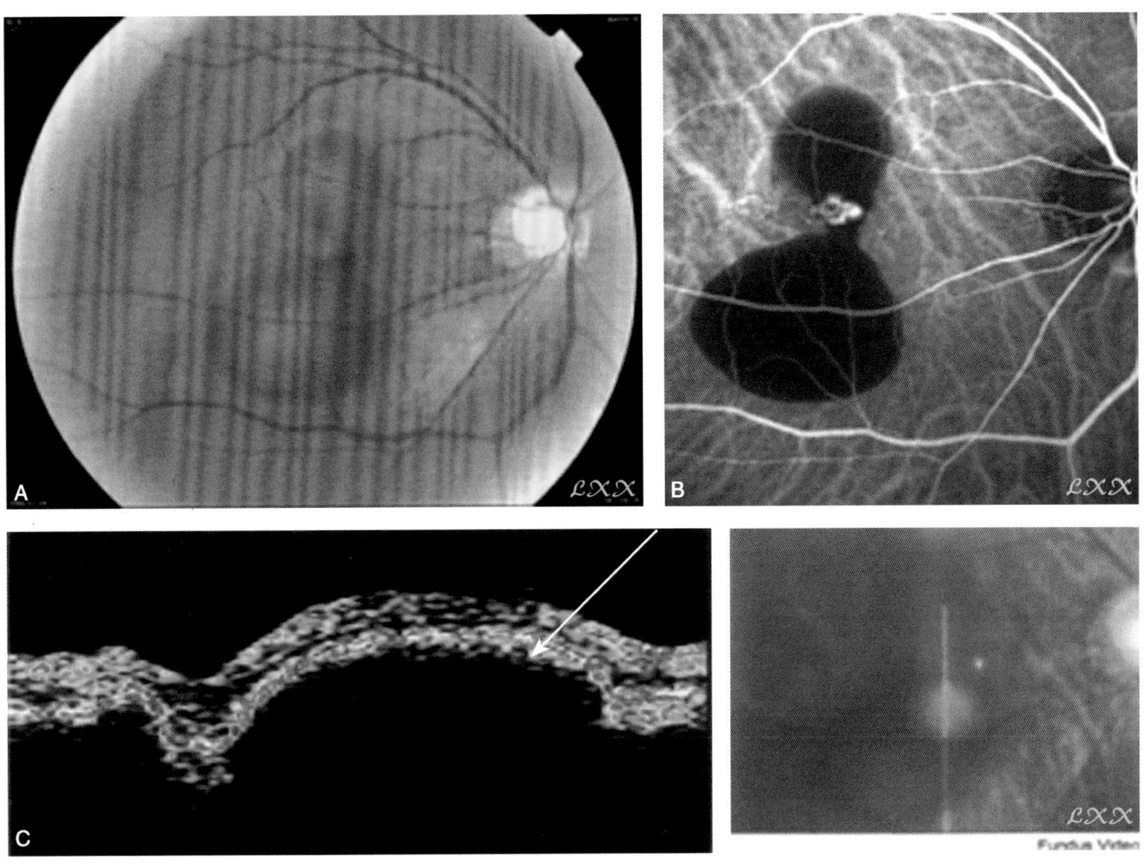

图 2-5-87　出血性色素上皮脱离

患者，男，A. 眼底彩色照片显示黄斑区视网膜下积血；B. 脉络膜血管造影显示出血区中央部息肉样强荧光；C. OCT 示 RPE 脱离腔的上部有点状反射，提示出血性脉络膜脱离（Zeiss 时域 OCT）

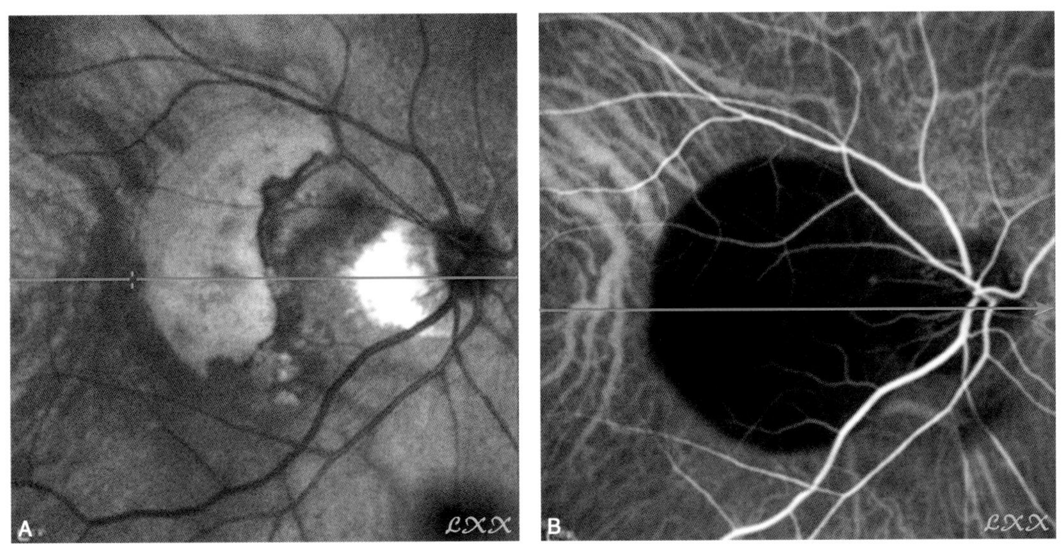

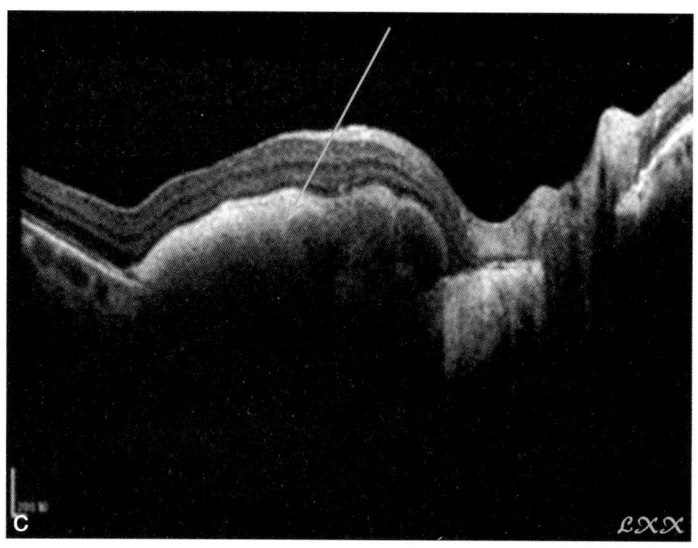

图 2-5-88 出血性色素上皮脱离

A. 一 77 岁的视网膜下出血的女患者的红外眼底像；B. 该患者的 ICG 显示出血性 RPE 脱离；C. ICGA 显示脱离腔内较致密的强反射点（Heidelberg 频域 OCT）

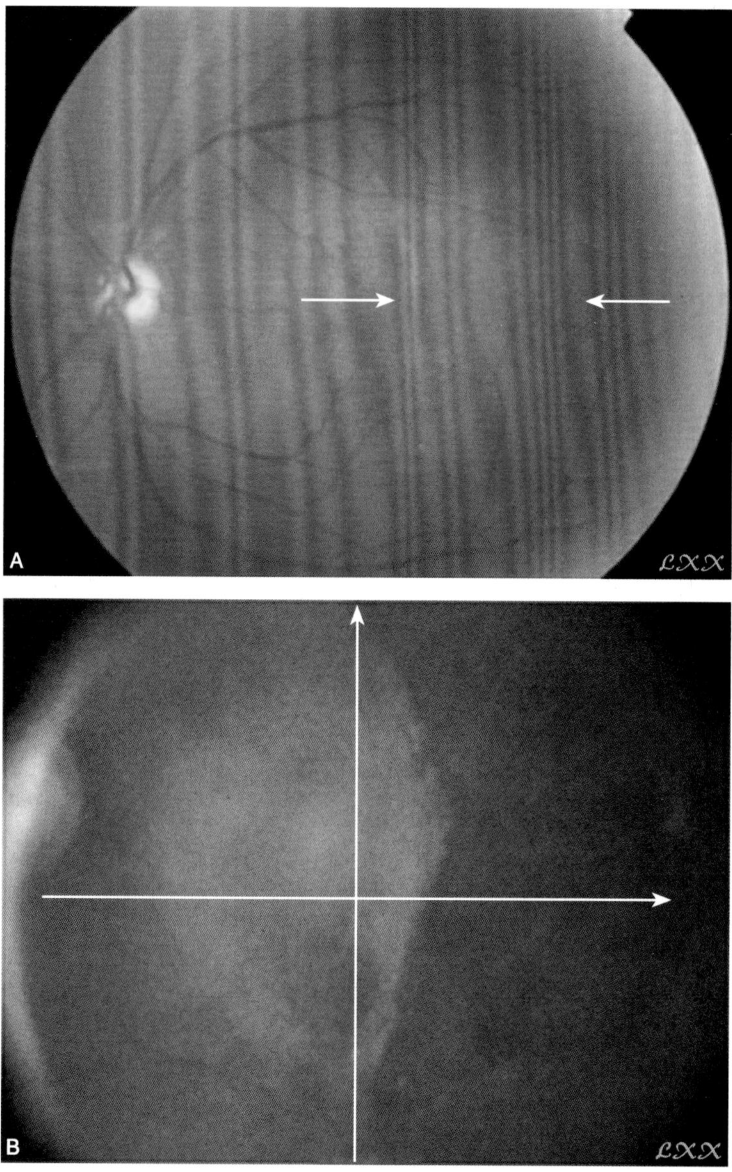

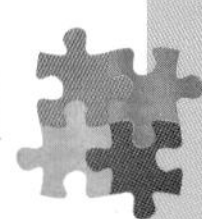

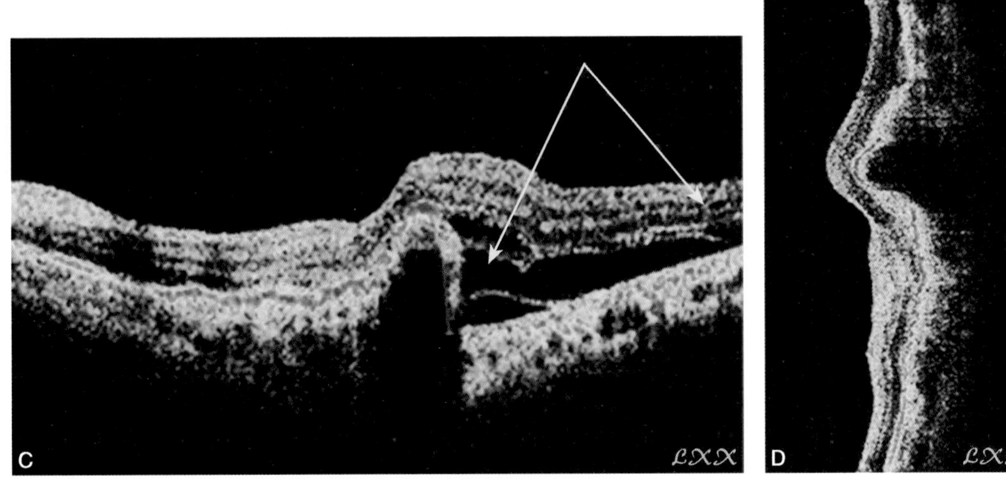

图 2-5-89　RPE 撕裂

眼底像(A、B)和 OCT(C、D)的箭头分别显示 RPE 缺损区

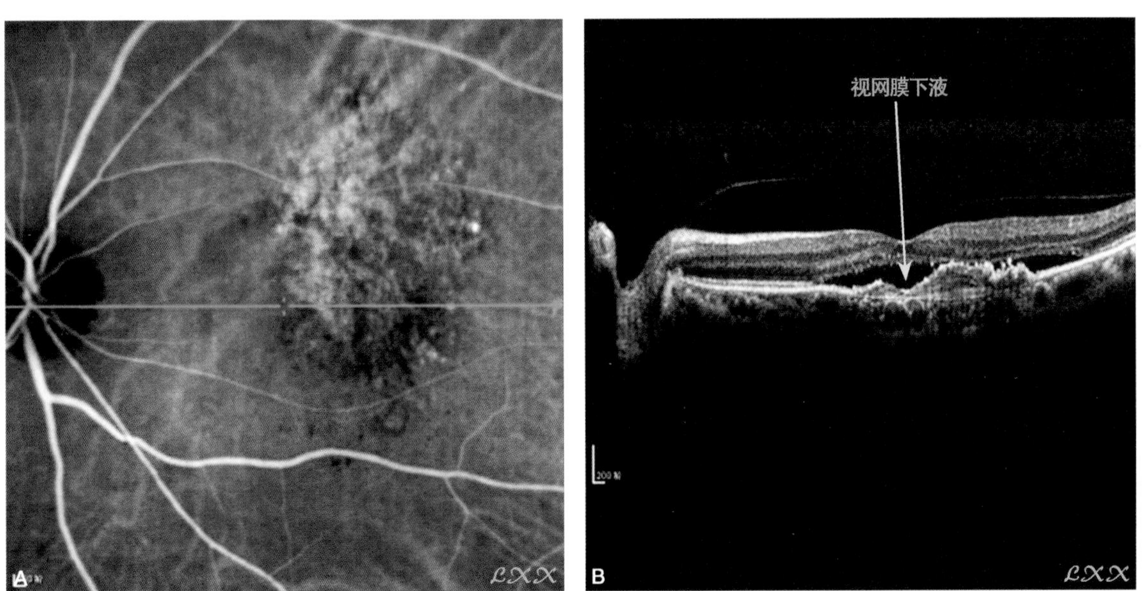

图 2-5-90　视网膜下液体

患者,男,77 岁,湿性 AMD,A. ICGA 显示 CNV 累及中心凹;B. 频域 OCT 箭头所示为视网膜下液

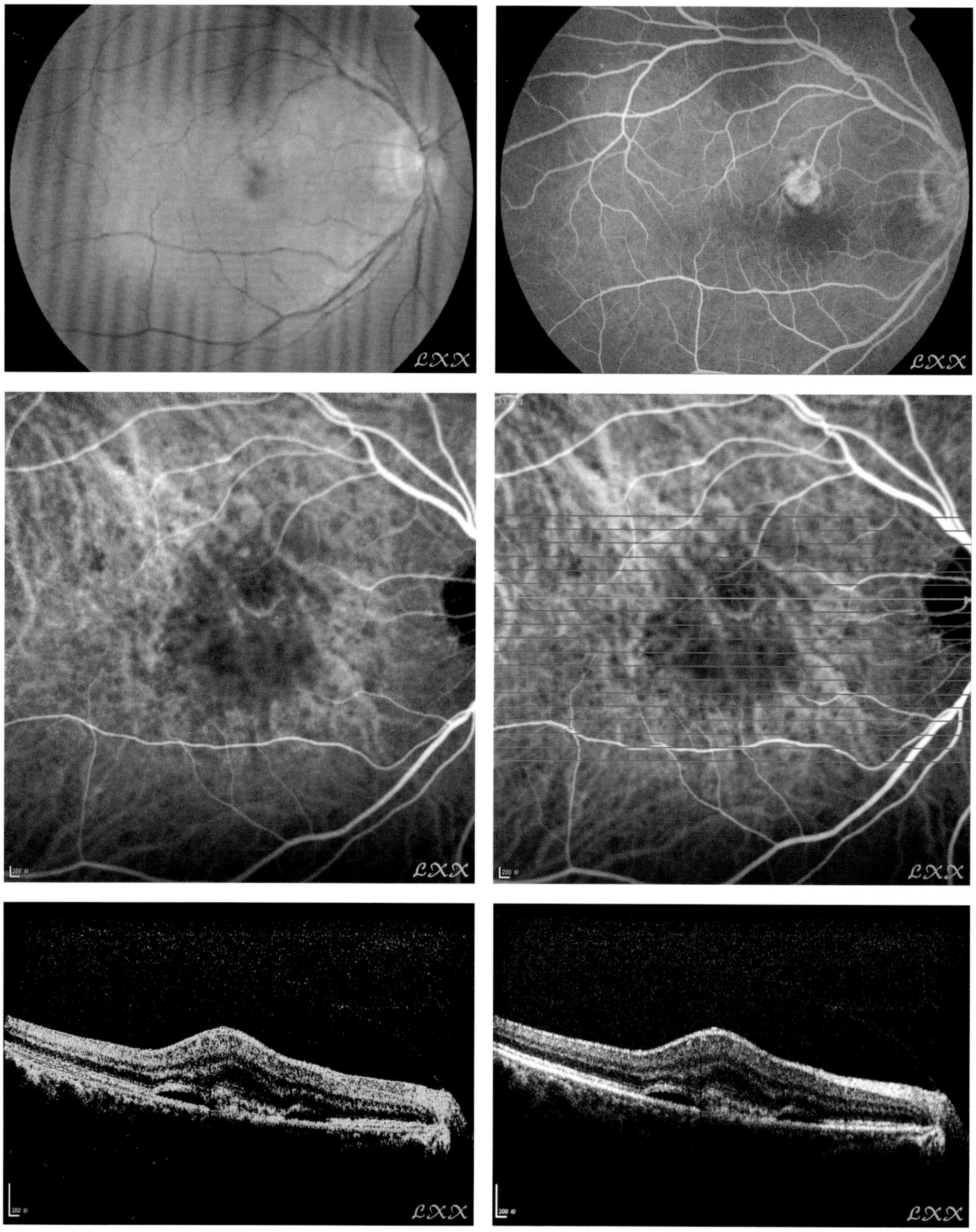

图 2-5-91　经典型脉络膜新生血管膜

患者，男，72 岁，视力 1.0，FFA 显示为经典型 CNV，时域 OCT 显示病变主要位于 RPE 上方，呈不规则的线状强反射。CNV 下方的 RPE 带消失，病变区合并视网膜下液

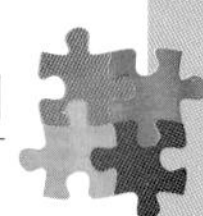

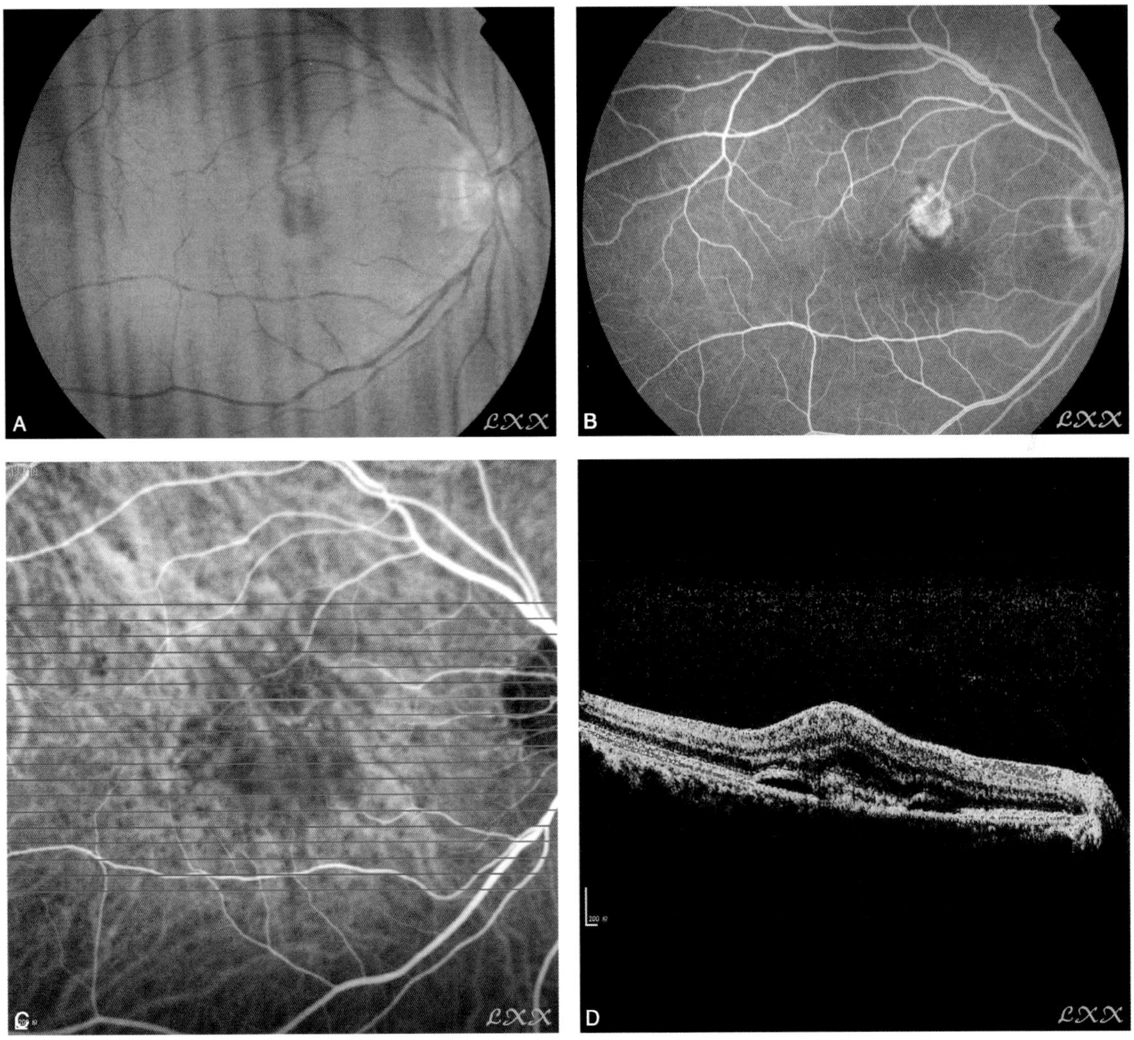

图 2-5-92　经典型脉络膜新生血管膜

患者，男，72 岁，视力 1.0，A. 彩色眼底像；B. FFA 显示经典型 CNV；C. ICGA 显示新生血管膜和玻璃膜疣；D. OCT显示视网膜增厚水肿，CNV 病变位于 RPE 带的上方

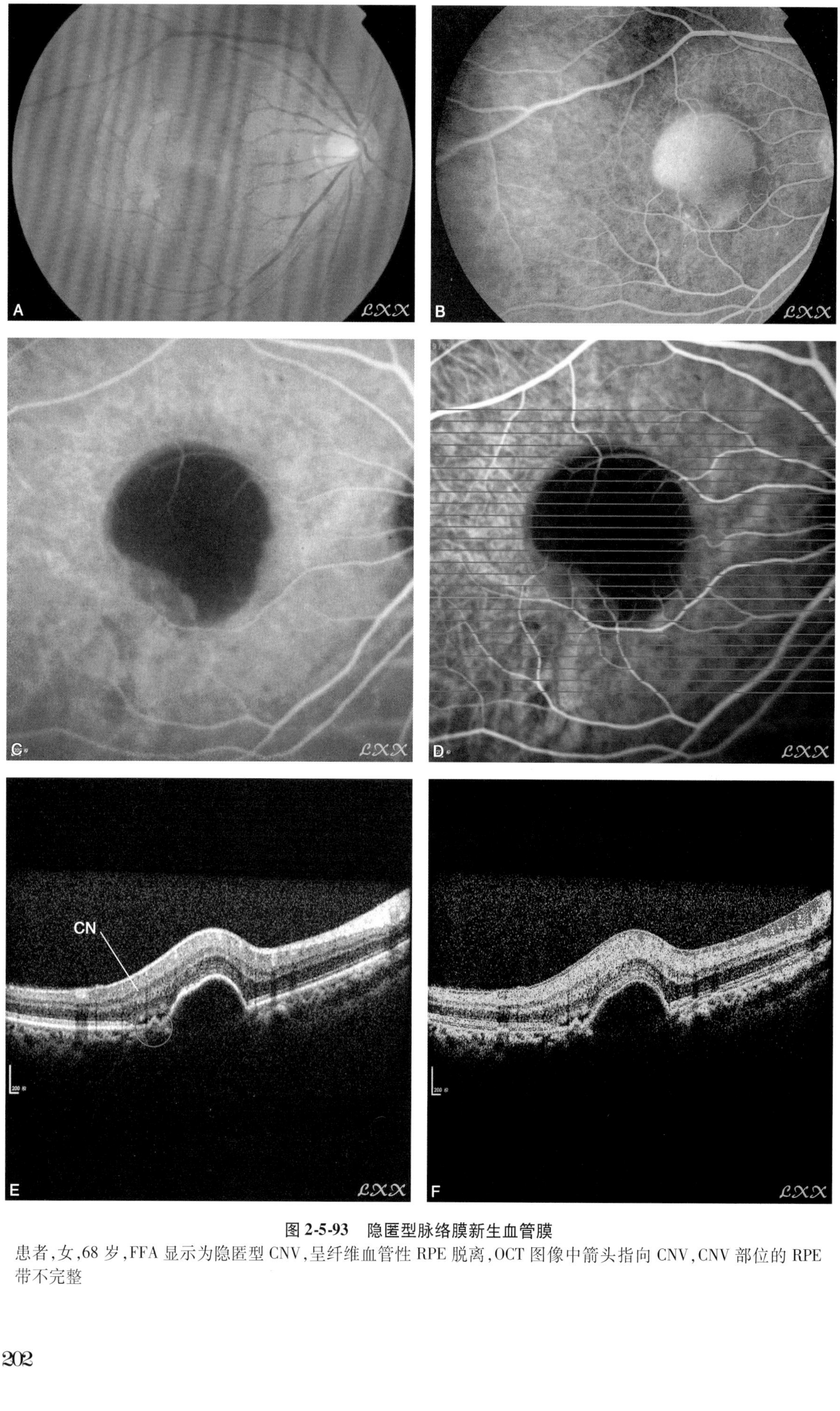

图 2-5-93　隐匿型脉络膜新生血管膜

患者，女，68 岁，FFA 显示为隐匿型 CNV，呈纤维血管性 RPE 脱离，OCT 图像中箭头指向 CNV，CNV 部位的 RPE 带不完整

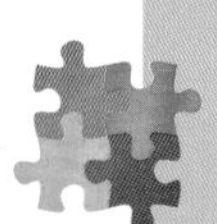

荧光区，而周围有弱荧光区，脉络膜新生血管膜的边界清楚或不清楚；中期：强荧光区明显地突出于均匀一致的背景弱荧光；晚期：病变荧光强度不变，不再继续增强，也不超越 CNV 边界。OCT 显示色素上皮脱离和不规则的斑块，色素上皮带不完整，色素上皮脱离呈弧形隆起，脱离腔内无反射物。

（3）微小经典型脉络膜新生血管膜（图 2-5-94，图 2-5-95）：微小经典型的脉络膜新生血管膜在 FFA 早期显示小的明确的新生血管病变（经典成分），周围不规则的强荧光（隐匿成分）；中期：经典成分的强荧光持续增强，来自于隐匿成分不规则的强荧光不增强；晚期的经典成分：荧光渗漏增强超过早期的渗漏区，隐匿成分：荧光渗漏区不变化，不伴有强荧光的增强。OCT 显示 RPE 带上下方均有强反射病变，RPE 带上方病变边界清楚，RPE 带不完整。

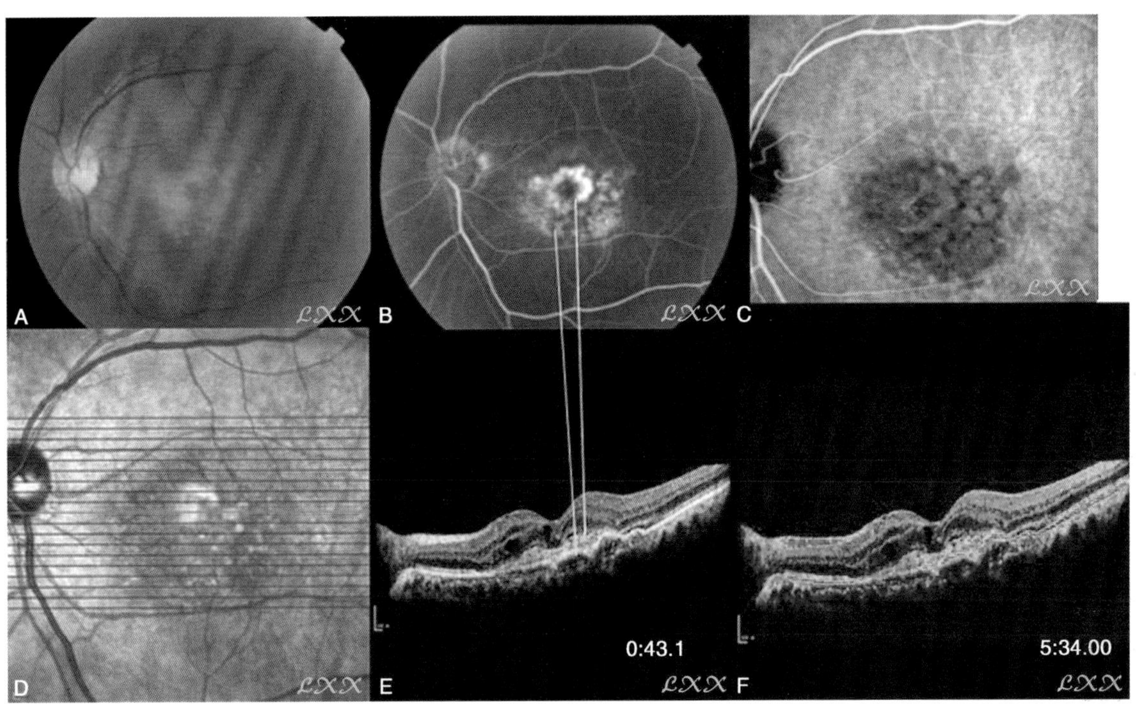

图 2-5-94　微小经典型脉络膜新生血管膜

患者为 AMD 合并微小经典型 CNV，A. 彩色眼底像；B、C. FFA 显示中心凹部边界清楚的经典型 CNV 和周围大面积隐匿型 CNV；D、E、F. OCT 显示 RPE 上的 CNV 病变（白色线）和 RPE 下的 CNV（黄色线）（Heidelberg 频域 OCT），荧光素眼底血管造影像对应 OCT 的改变

5. OCT 随访　OCT 的随访程序对于观察 CNV 病变的进展，治疗后视网膜液体的增加或减少是临床一个不可缺少的手段（图 2-5-96，图 2-5-97），由于 OCT 检查是无创的，所以在随诊中使用的频率超过血管造影。OCT 已成为 CNV 治疗后随诊的一个重要观测指标。

（三）息肉状脉络膜血管病变

息肉状脉络膜血管病变（polypoidal choroidal vasculopathy，PCV）是以反复出血性或浆液血性视网膜色素上皮脱离、神经上皮脱离为临床特征的疾病[87]，目前认为是渗出型 AMD 的一种亚型。病变最常见于视盘周围或黄斑部，也可以发生在中周部，在脉络膜血管造影（ICGA）下脉络膜血管呈息肉状或瘤样强荧光，ICGA 具有重要的诊断价值。OCT 能同时显示息肉状血管病变的部位、形态特征以及相关的色素上皮脱离，神经上皮脱离，视网膜外层的硬性渗出和视网膜下出血。较大的脉络膜息肉结节样病变在眼底呈橘红色，在 OCT 图像上为明显突起的 RPE 脱离，表面可高低不平，表现出不连续的较细的 RPE 强反射光带勾画出息肉状血管结构的轮廓。OCT 图像 RPE 脱离腔内有较多中等反射光点，类似出血性 RPE 脱离，与渗出性 RPE 脱离不同，后者 RPE 脱离腔较干净（图 2-5-97～图 2-5-99）。Iijima[88,89]采用 OCT 垂直扫描，通过病灶中心测量病灶高度与基底的直径，PCV 高度与基底的直径比值 0.32mm+0.05mm 而浆液性色素上皮脱离病灶为 0.18mm+0.05mm，两者间

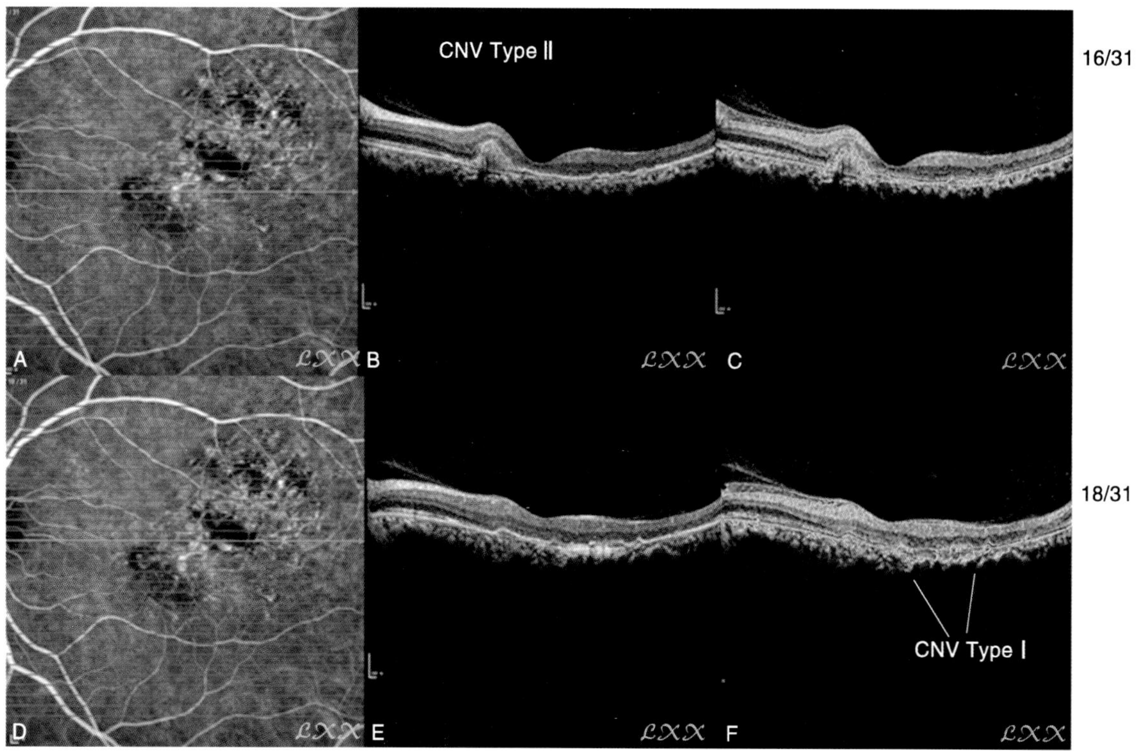

图 2-5-95　微小经典型脉络膜新生血管膜

微小经典型 AMD 患者的 ICGA 和 OCT，A、B、C. Type Ⅱ表示 CNV 位于 RPE 上方，代表经典成分；D、E、F. 扫描的部位显示 Type Ⅰ型，即 CNV 位于 RPE 下方的脉络膜毛细血管部，图中显示 RPE 带增宽，反射增强

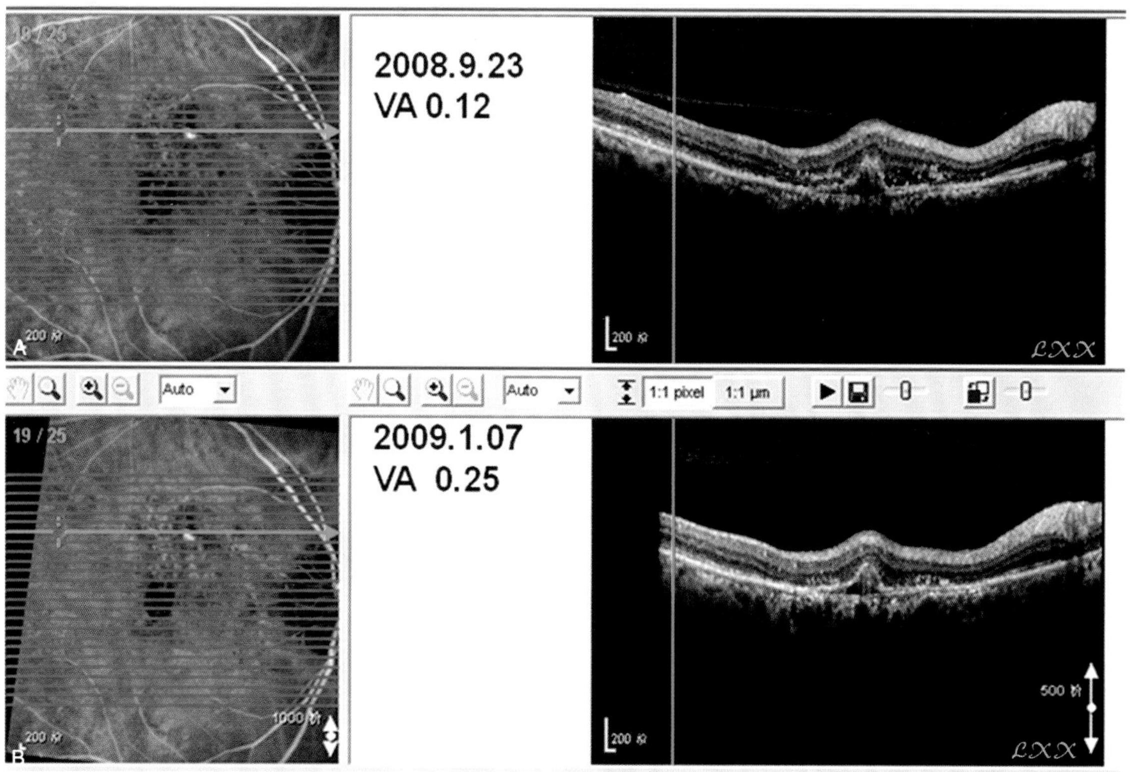

图 2-5-96　OCT 随访观察

患者，男，ICG 显示为脉络膜息肉样改变，接受了贝伐单抗治疗。A. OCT（频域 OCT）为治疗前；B. 治疗后，未显示药物的有效性

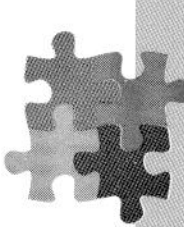

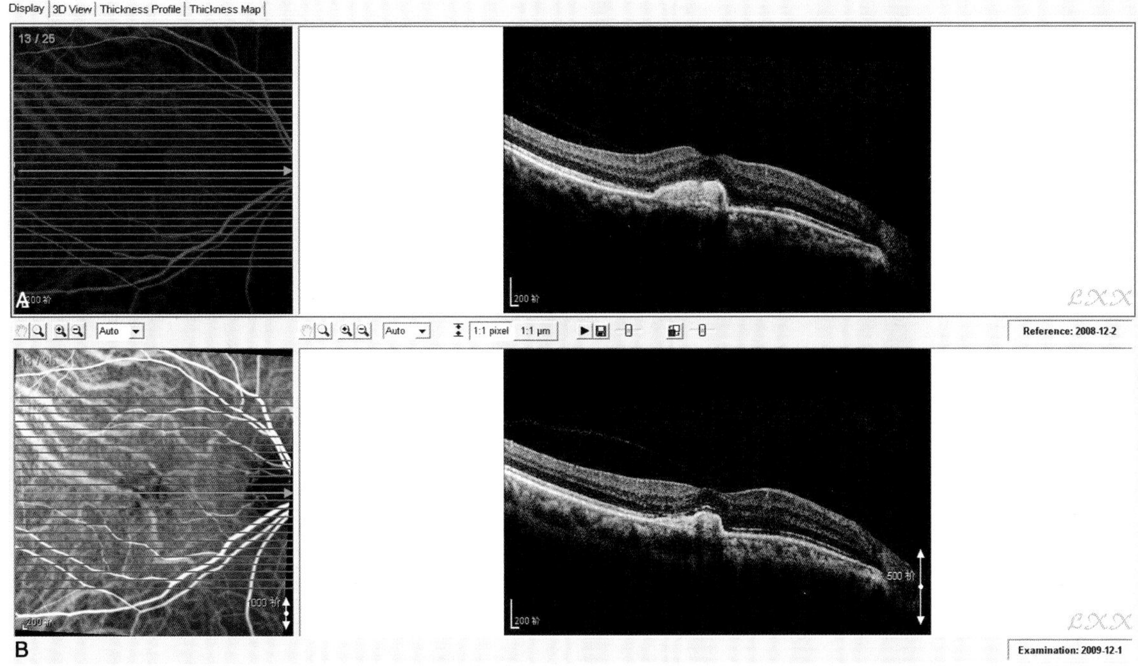

图 2-5-97　OCT 随访观察

患者,女,62 岁,右眼视力下降伴变形 1 年,诊断为 AMD 合并 CNV。A. 治疗前 OCT 显示 CNV 位于 RPE 上方,呈不规则的片状高反射;B. 治疗一年后,OCT 显示相同部位病灶明显改善(Heidelberg Spectralis HRA+OCT)

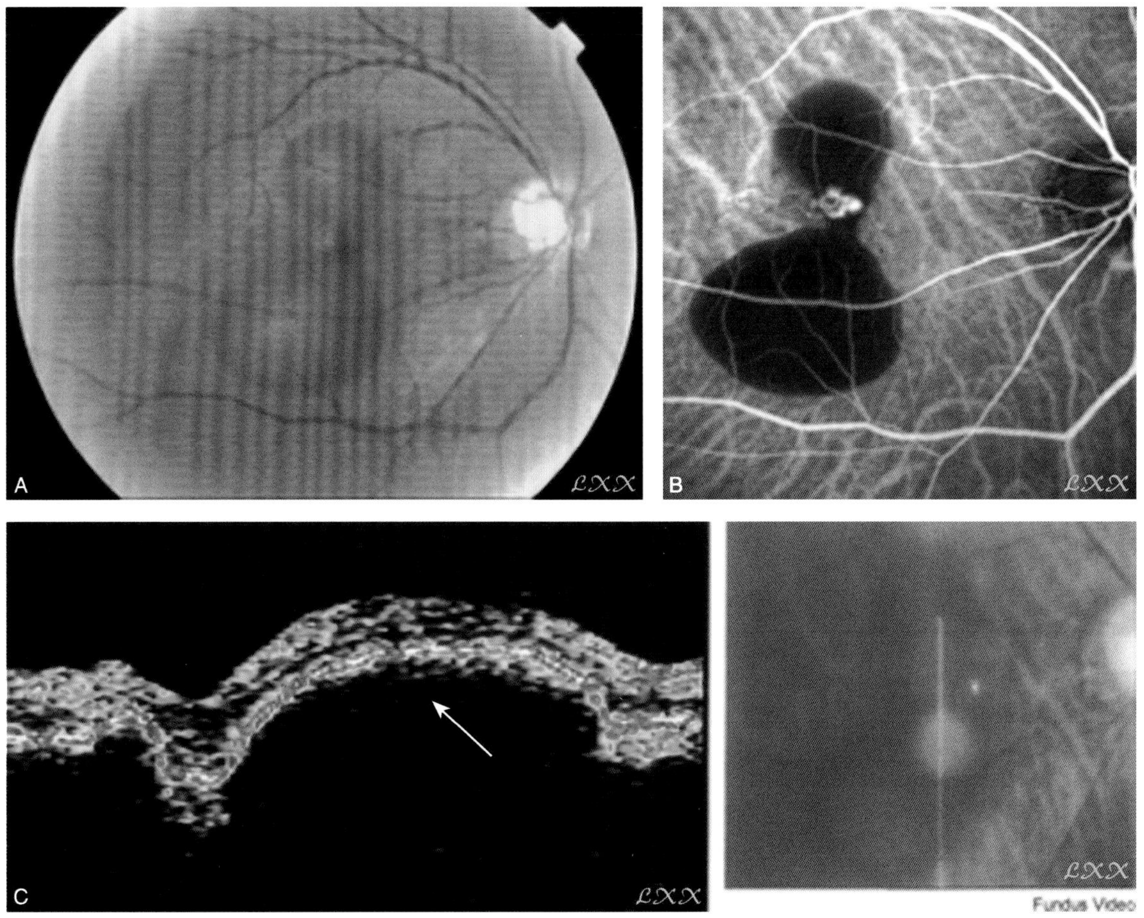

图 2-5-98　PCV

患者,男性,视力 0.9。A. 眼底像示黄斑区出现渗出性 RPE 脱离合并少量出血;B. ICGA 显示中心凹部息肉样强荧光;C. OCT 显示 RPE 脱离(时域 OCT)

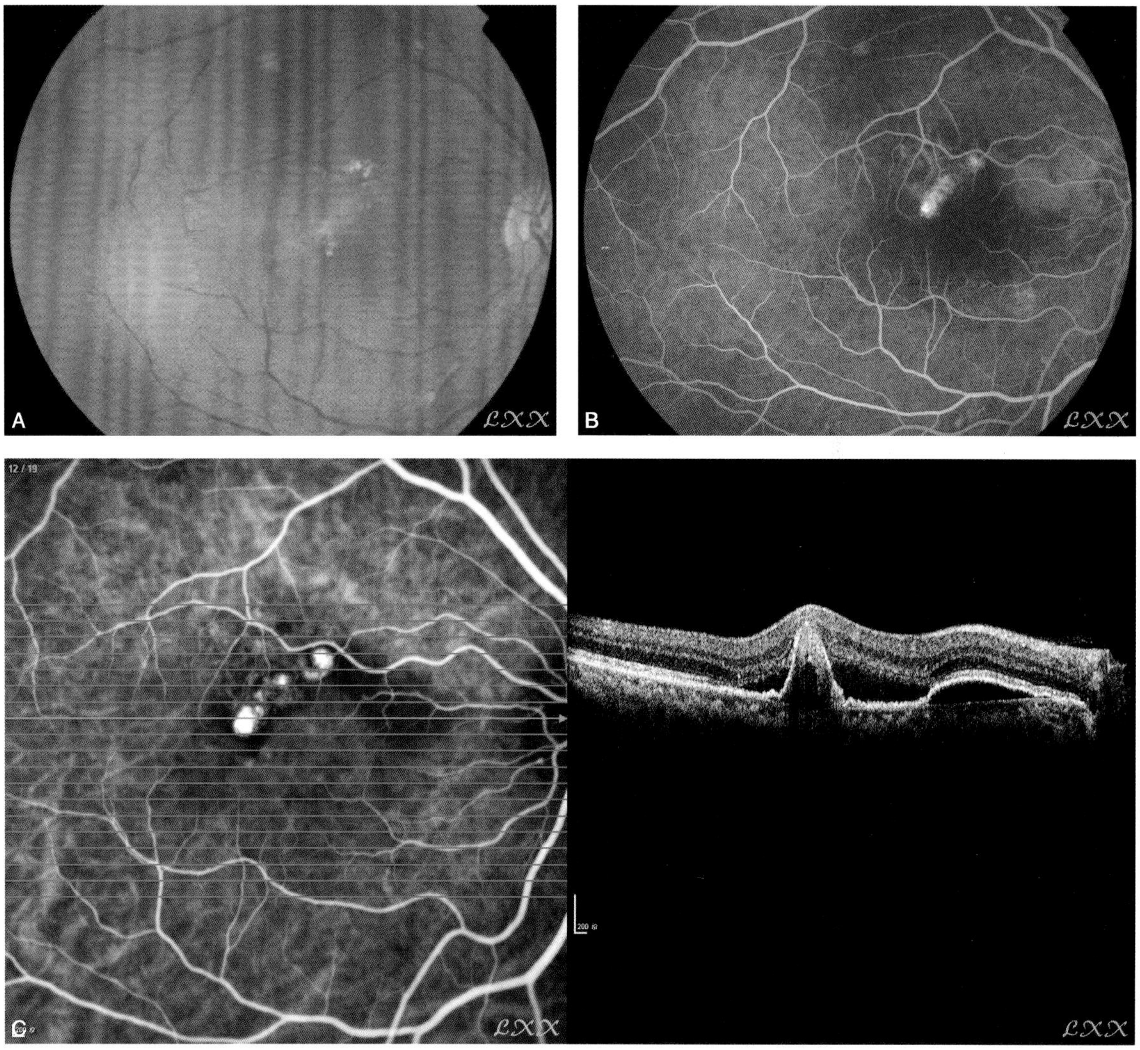

图 2-5-99 PCV

患者,女性,66 岁,右眼 PCV 病变,视力:0.2^{+2}。A. 眼底像显示黄白色渗出和橘黄色隆起的病灶;B. ICGA 显示息肉状强荧光;C. 息肉部 OCT 显示 RPE 隆起(频域 OCT),内有致密的强反射点(绿色线为 OCT 的扫描部)

有显著差异,有助于 PCV 诊断及与 AMD 鉴别。OCT 扫描病变部位很少发现 CNV,但发生过出血的 PCV 病变可以合并纤维组织的存在。

十一、病理性近视的黄斑病变

病理性近视的黄斑病变包括脉络膜新生血管膜[90],黄斑劈裂[91]和黄斑裂孔[92]以及黄斑裂孔性视网膜脱离[93],OCT 能够很好地显示这些病变。

(一) 脉络膜新生血管膜继发于病理性近视

图 2-5-100 和图 2-5-101 显示一病理性近视合并 CNV 的 OCT 改变。眼底镜下黄斑区显示出血斑,曾命名为 Fuchs 斑。

(二) 病理性近视合并黄斑劈裂

高度近视患者发生黄斑劈裂常常视力逐渐下降,患者眼轴较长,黄斑部神经纤维层出现腔样劈裂(图 2-5-102 ~ 图 2-5-104)。

(三) 黄斑裂孔性视网膜脱离

高度近视黄斑裂孔性视网膜脱离是亚洲高发的疾病,患者多见于 60 岁以上的女性患者。OCT

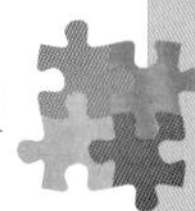

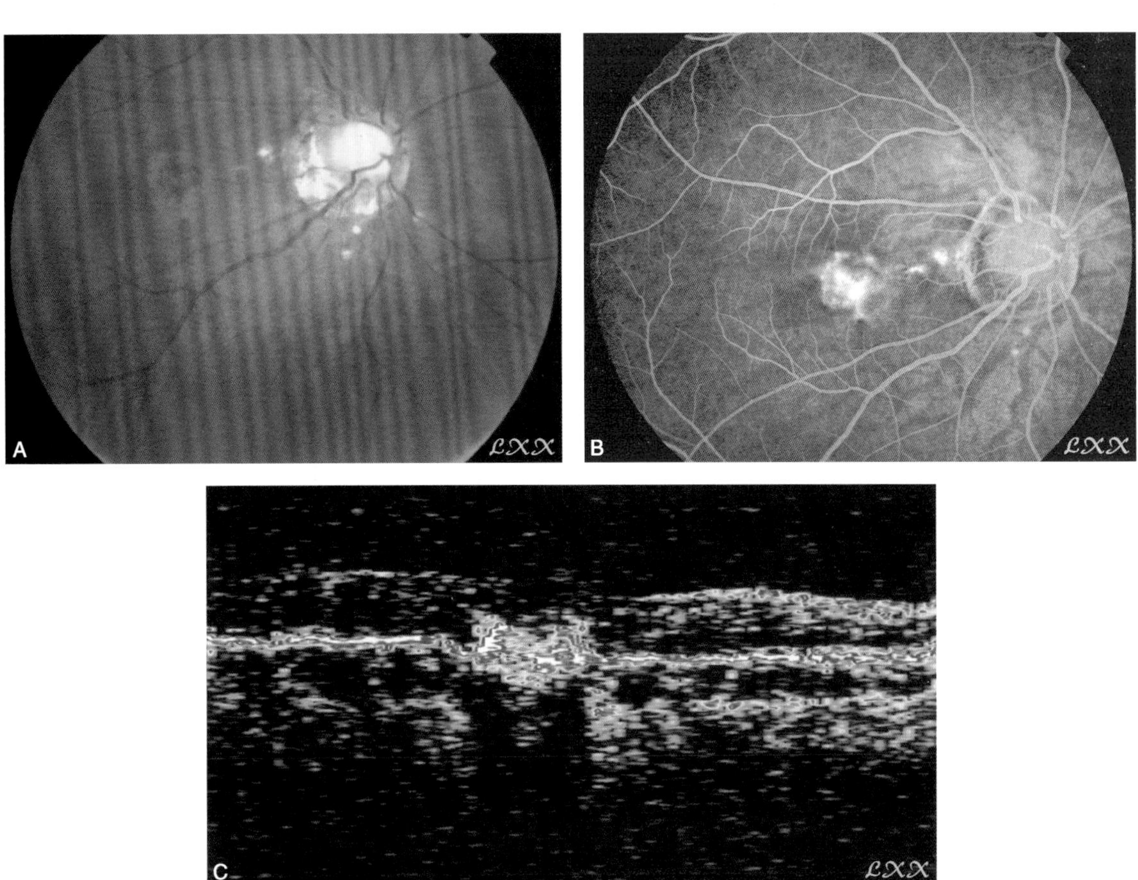

图 2-5-100　病理性近视合并 CNV

患者,女,40 岁,右眼视力下降伴变形 1 年,近视-8.00D。A. 眼底像显示黄斑区边界清楚的暗红色病变(Fuchs 斑);B. 荧光造影图片显示强荧光;C. OCT显示斑状强反射,提示为 CNV,且位于 RPE 上方(CNV 2 型)

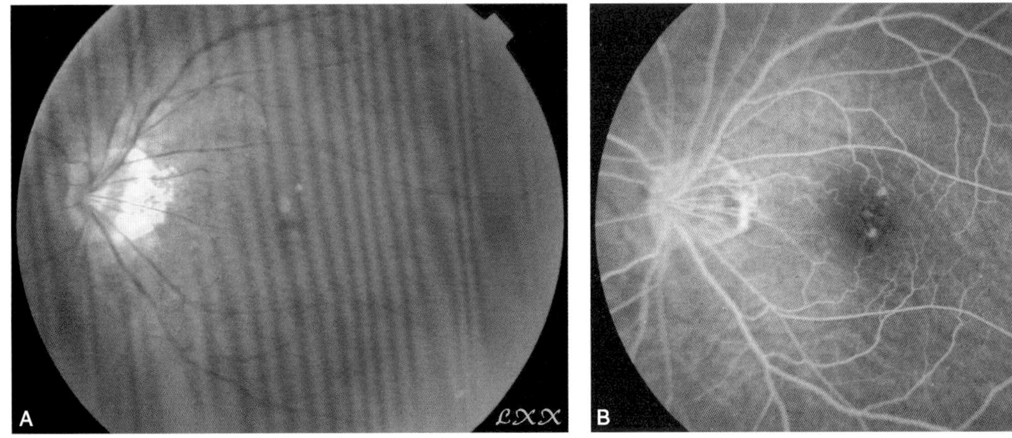

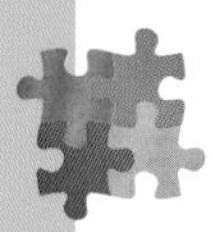

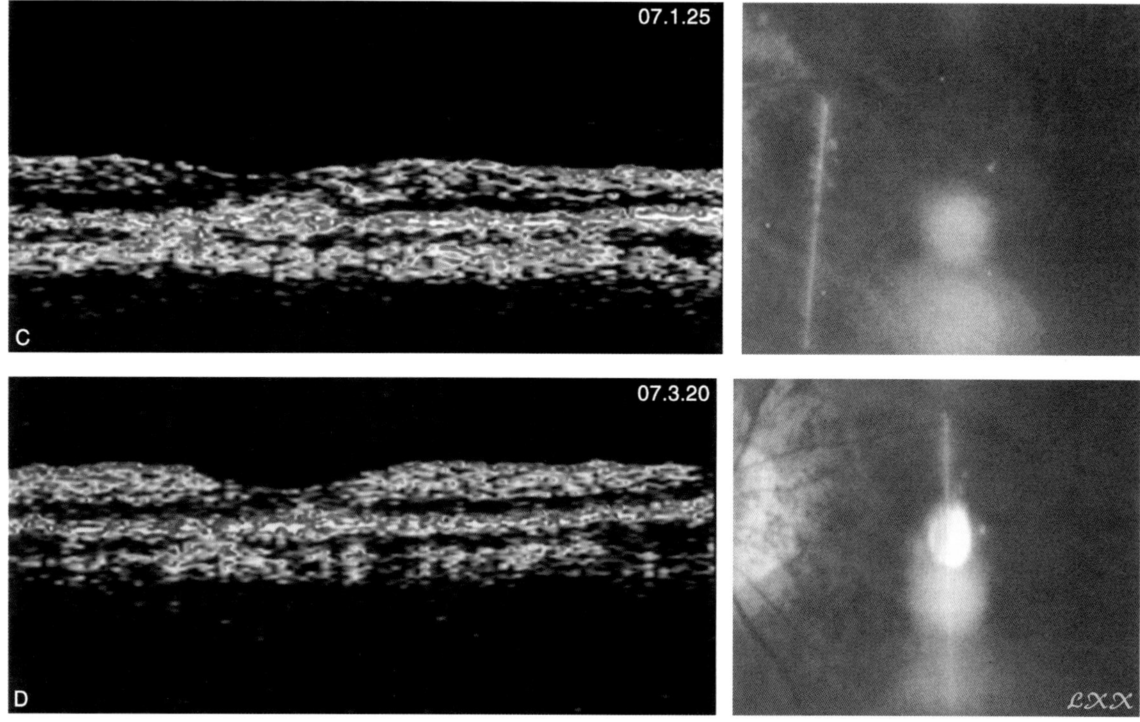

图 2-5-101　病理性近视合并 CNV

49 岁的女患者，高度近视，2007. 1. 26 行 PDT 治疗。A. 眼底像显示暗红色病变区；B. 荧光造影显示强荧光；C. 上方的 OCT 显示黄斑中心凹变平；D. 下方的 OCT 显示 PDT（频域 OCT）治疗后 2 个月，中心凹形态恢复

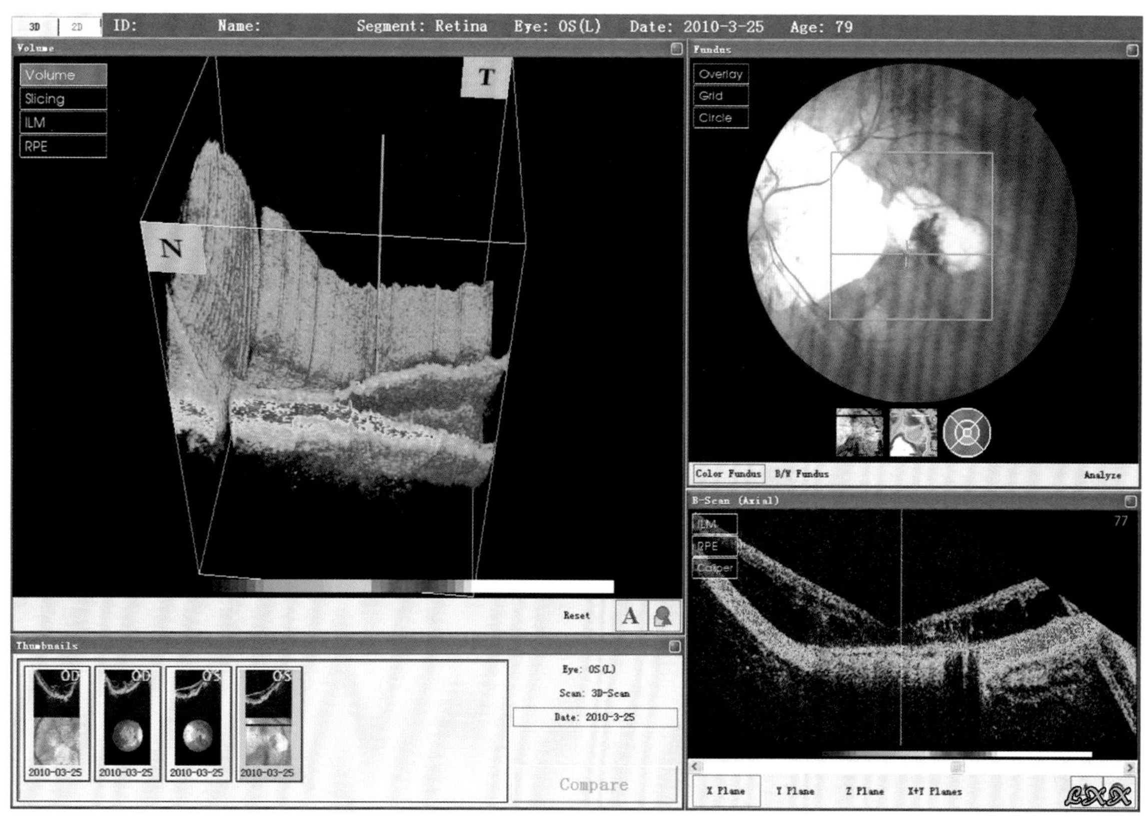

图 2-5-102　病理性近视合并视网膜劈裂

患者，女，79 岁，黄斑显示萎缩斑，右下 OCT 显示黄斑劈裂，视网膜全层呈囊腔样改变，左图 OCT 显示三维的视网膜劈裂（TOPCON OCT）

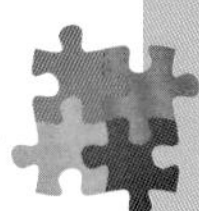

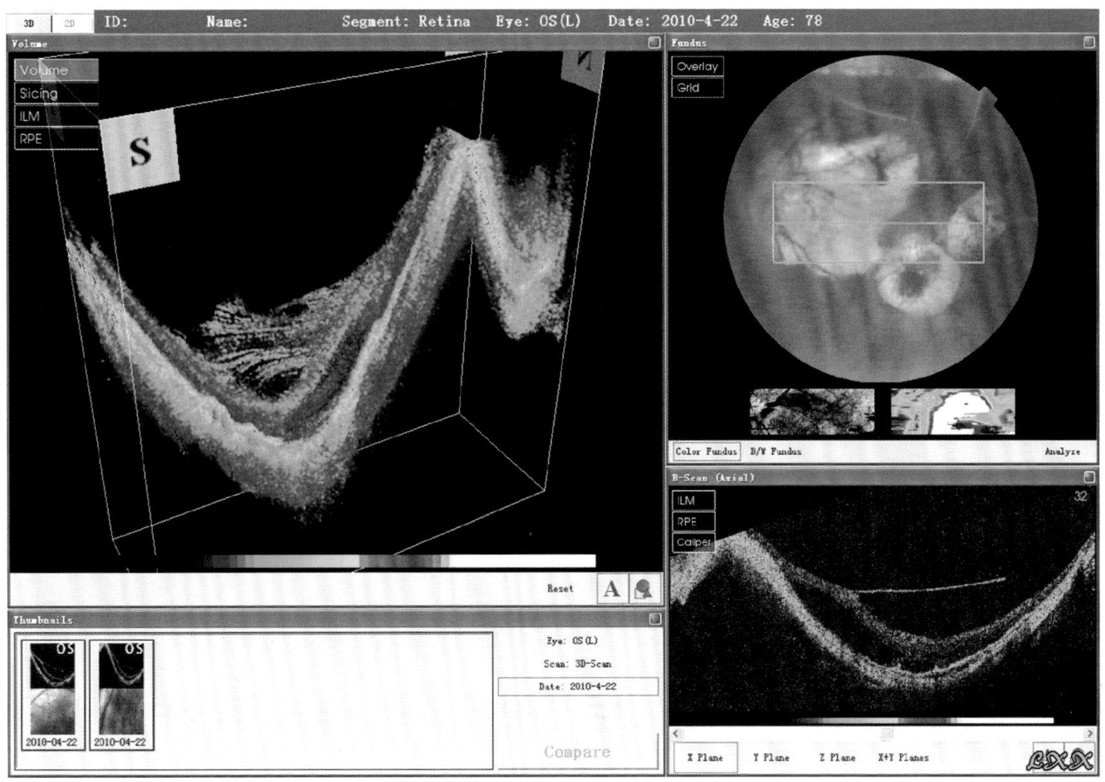

图 2-5-103　病理性近视合并视网膜劈裂

患者,男,78 岁,右下 OCT 显示视网膜的劈裂和来自玻璃体的条带牵引,左图三维 OCT 显示视网膜前的玻璃体,(TOPCON OCT)

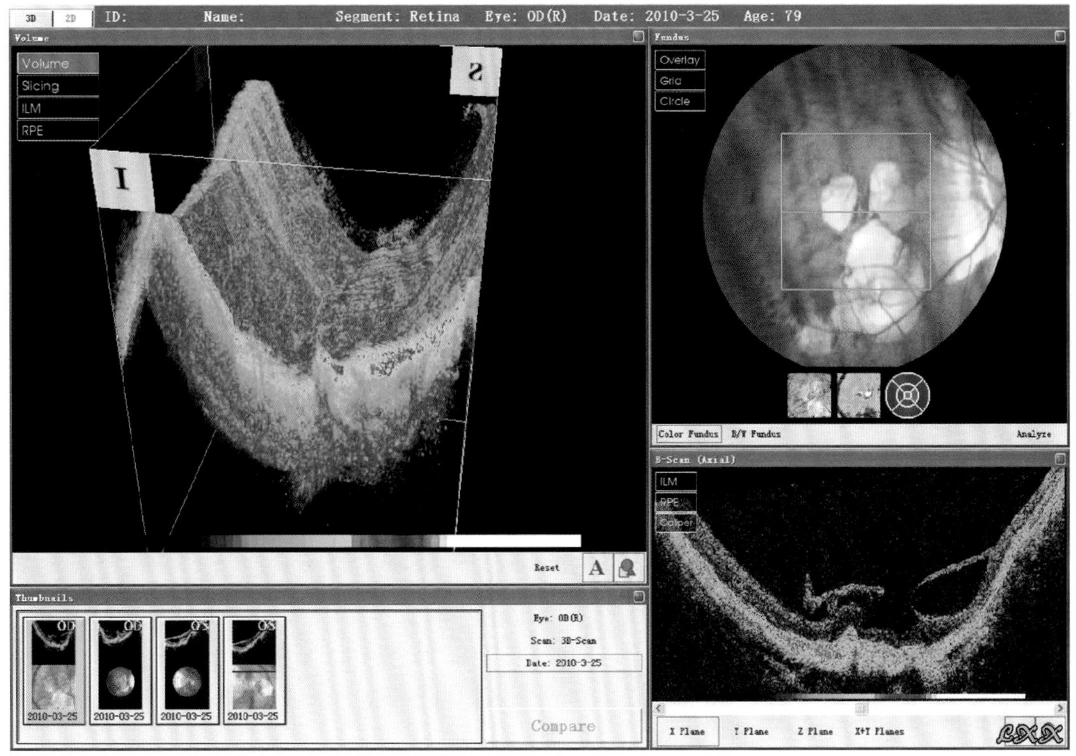

图 2-5-104　病理性近视合并黄斑裂孔

右下图 OCT 显示该病理性近视患者出现板层黄斑孔,孔表面有玻璃体。左侧是三维 OCT,可以看到视网膜表面的玻璃体(TOPCON OCT)

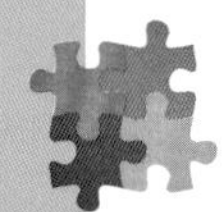

常显示后极部巩膜葡萄肿合并视网膜脱离和黄斑裂孔。OCT 检查有助于发现黄斑裂孔的存在。黄斑裂孔手术后可以完全愈合,在后巩膜葡萄肿存在时可以不完全闭合,仍有视网膜缺损[4](图 2-5-105,图 2-5-106)。

(四) 高度近视黄斑裂孔

高度近视黄斑裂孔是高度近视常见的并发症,在高度近视眼内的发生率可达 6%[94]。如果存在后巩膜葡萄肿或急性玻璃体后脱离时,很容易发生视网膜脱离。OCT 的改变与特发性黄斑裂孔的改变基本相同(图 2-5-107)。

十二、糖尿病性视网膜病变

糖尿病性视网膜病变 OCT 检查的主要意义是监测黄斑水肿,另外 OCT 影像可以显示视网膜内出现的硬性渗出(图 2-5-108)。

(一) 硬性渗出

(二) 监测黄斑水肿

1. OCT 能够很好显示黄斑水肿的程度,并可以进行厚度测量。糖尿病性黄斑水肿轻度表现为中心凹变平(图 2-5-109),中度黄斑呈山丘状隆起,晚期出现囊性变(图 2-5-110,图 2-5-111)。

2. 监测治疗前后的变化　糖尿病黄斑水肿患者玻璃体腔注射曲安奈德前后的变化见图 2-5-112 和图 2-5-113。

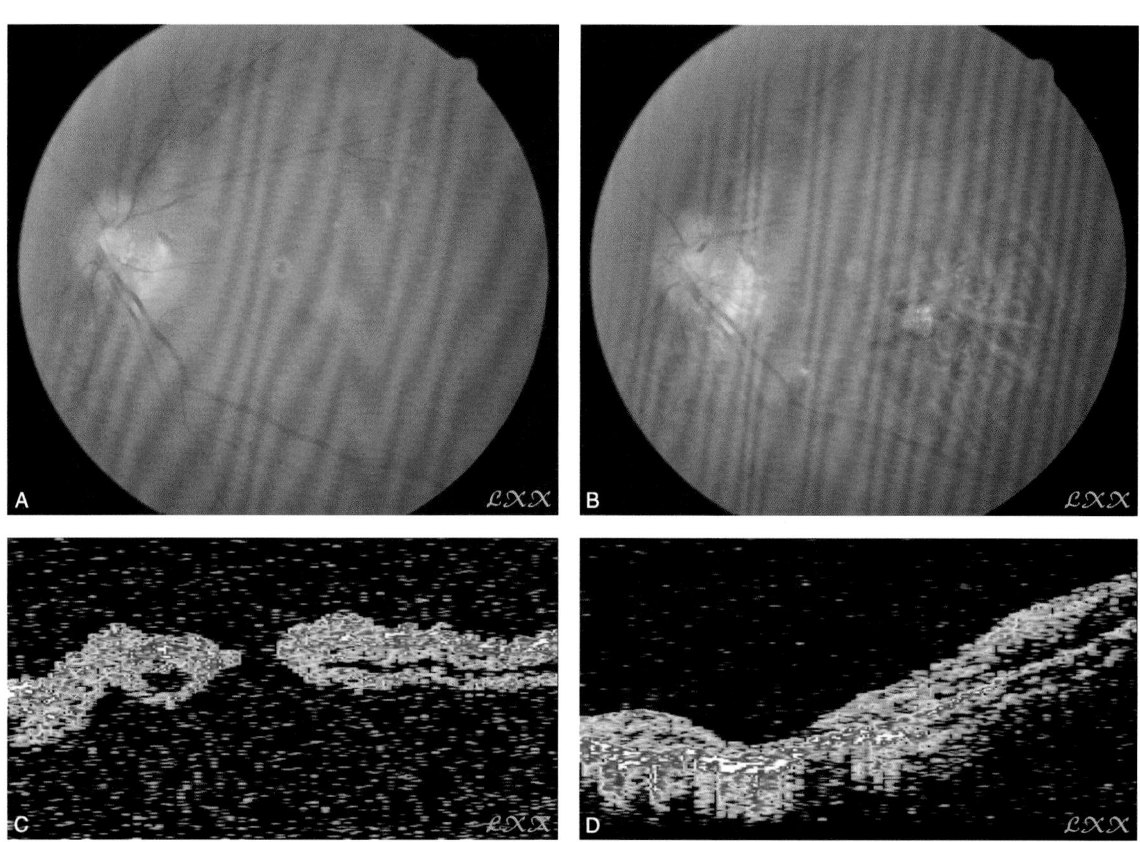

图 2-5-105　黄斑裂孔性视网膜脱离手术前后

A. 黄斑孔视网膜脱离术前眼底像;B. 术后眼底像示视网膜复位;C. 视网膜脱离和黄斑孔,图未能显示色素上皮和脉络膜;D. 视网膜术后复位的 OCT 图(Zeiss 第一代 OCT)

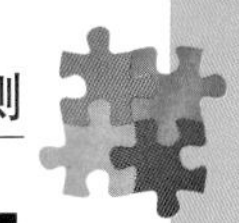

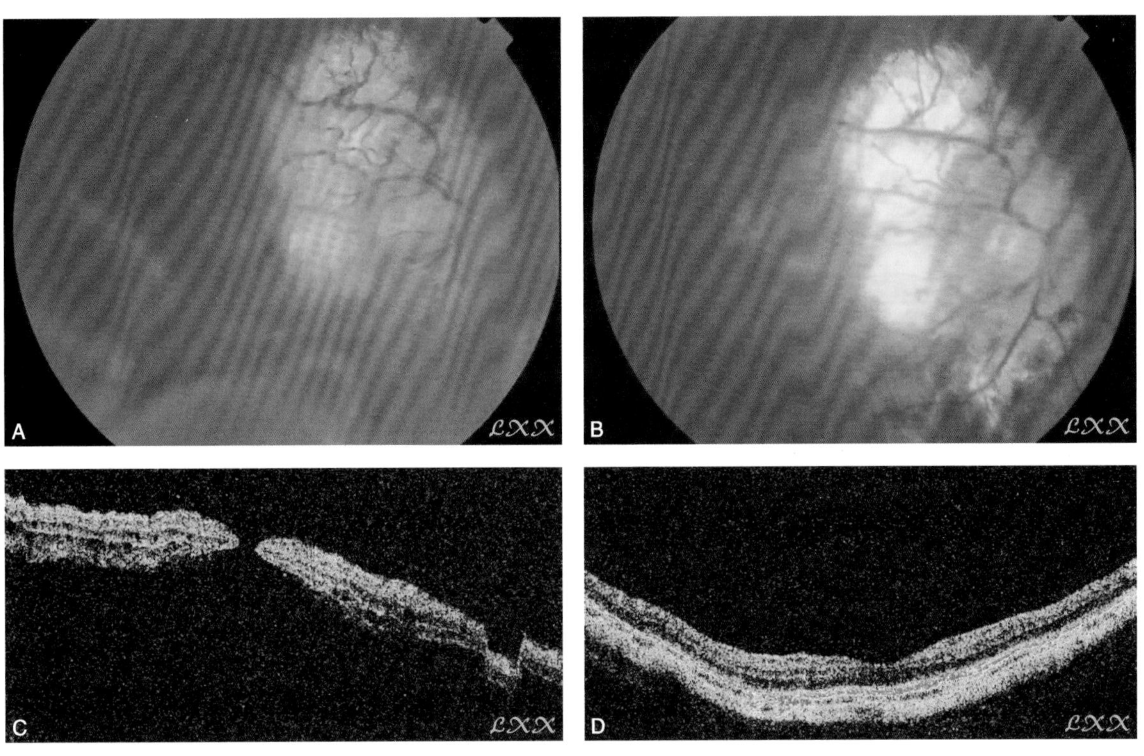

图 2-5-106　一 64 岁女患者，高度近视 -14.00D

A. 眼底像显示黄斑孔视网膜脱离；C. OCT 显示视网膜神经上皮的断裂；B. 同一患者术后像；D. OCT 显示黄斑恢复正常结构，黄斑区的弧度显示后巩膜葡萄肿（Zeiss 第一代 OCT）

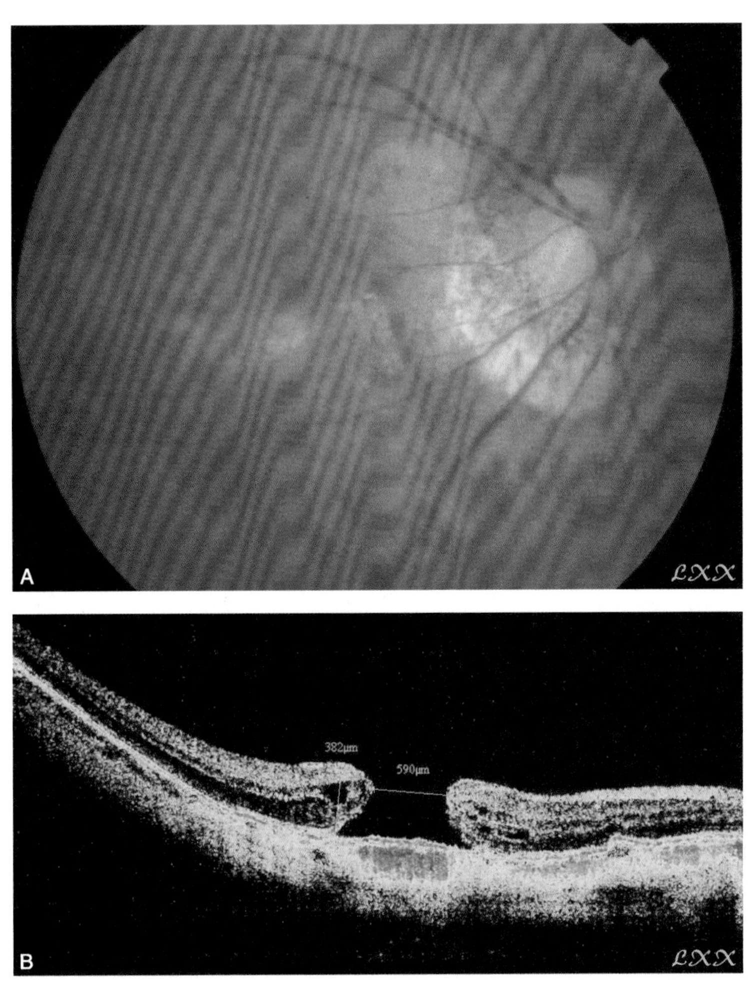

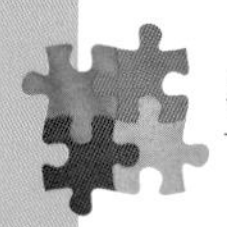

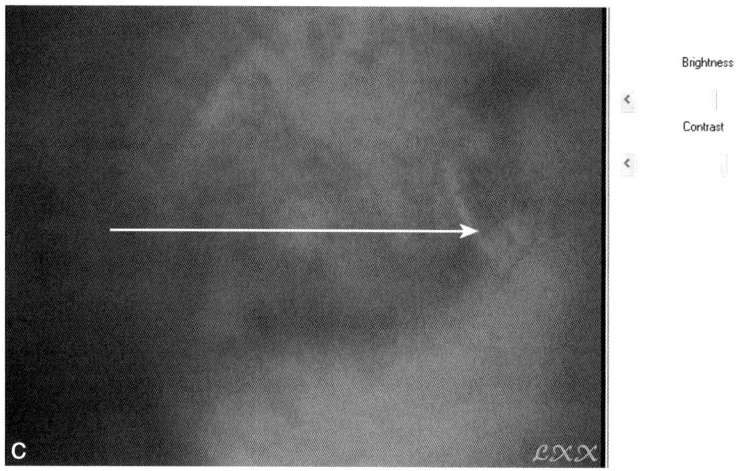

图 2-5-107 高度近视黄斑裂孔

患者，男，60 岁，高度近视-16.00D，矫正视力 0.1。A. 彩色眼底像；B. OCT 显示黄斑裂孔深部色素上皮脉络膜反射增强；C. 眼底像显示为脉络膜萎缩斑的部位（Zeiss 第一代 OCT）

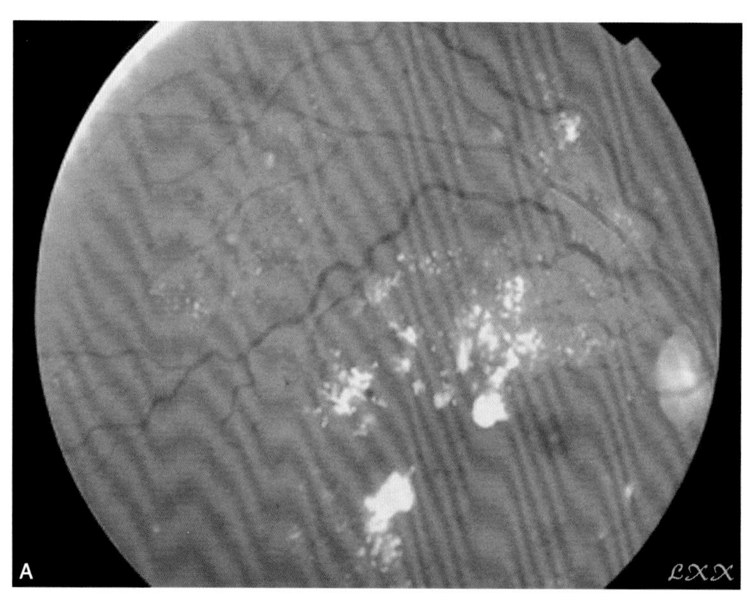

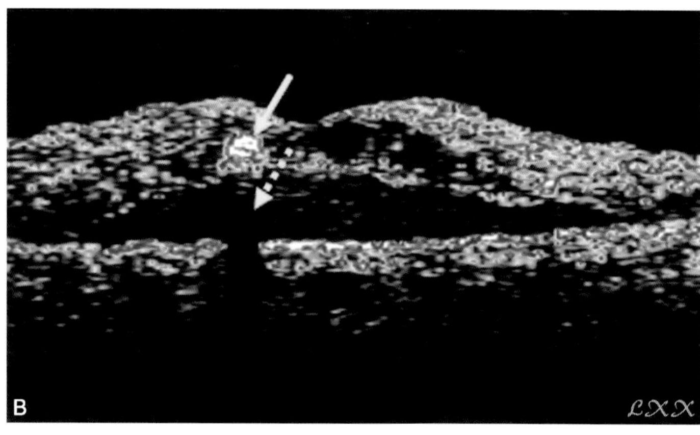

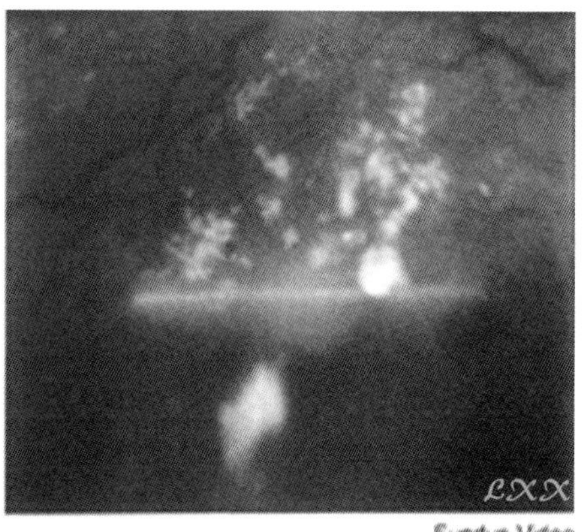

图 2-5-108 硬性渗出

患者，女，2 型糖尿病，A. 眼底像显示糖尿病性视网膜病变，右眼视力 2/40；B. OCT 显示视网膜内的高反射对应于眼底的硬性渗出（黄色实线箭头）。高反射深部出现“光影屏蔽”（黄色虚线箭头）

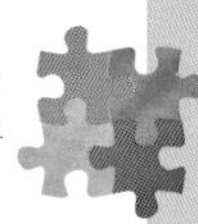

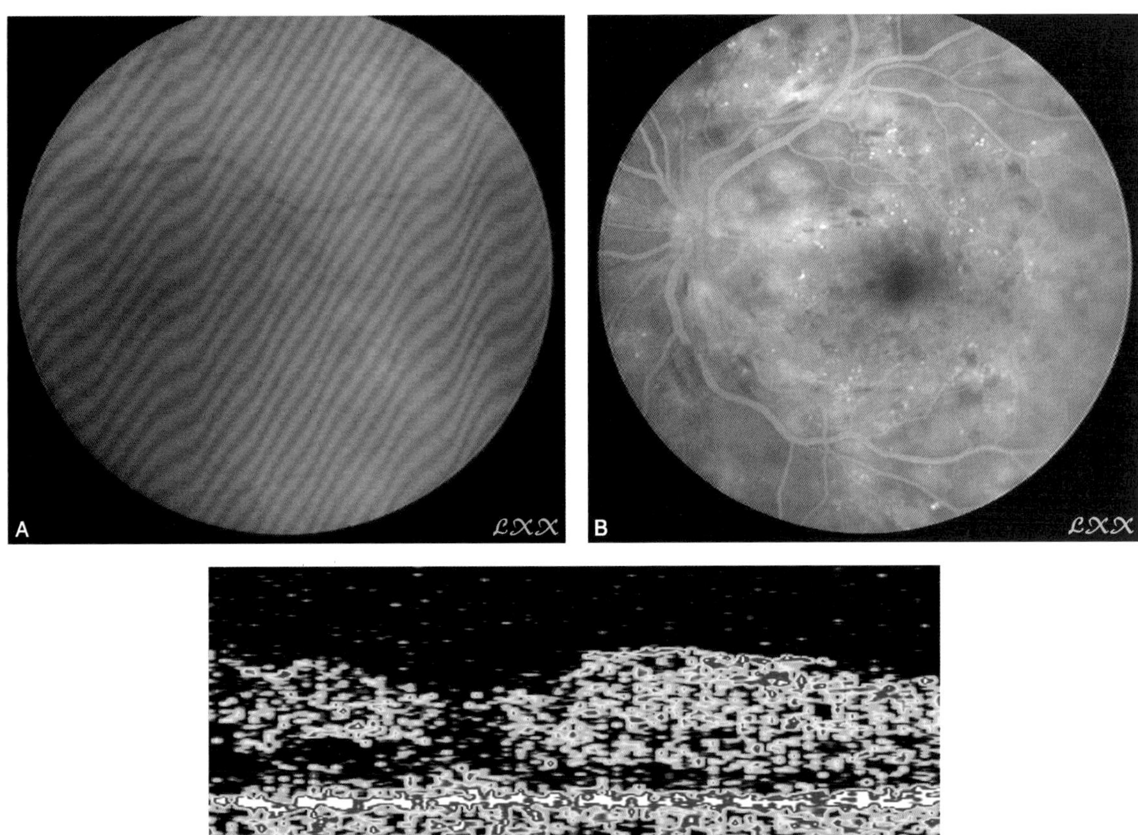

图 2-5-109　黄斑水肿

2 型糖尿病患者，视力 0.1，A. 眼底像；B. FFA 显示晚期黄斑弥漫荧光染色；C. OCT 显示中心凹变平

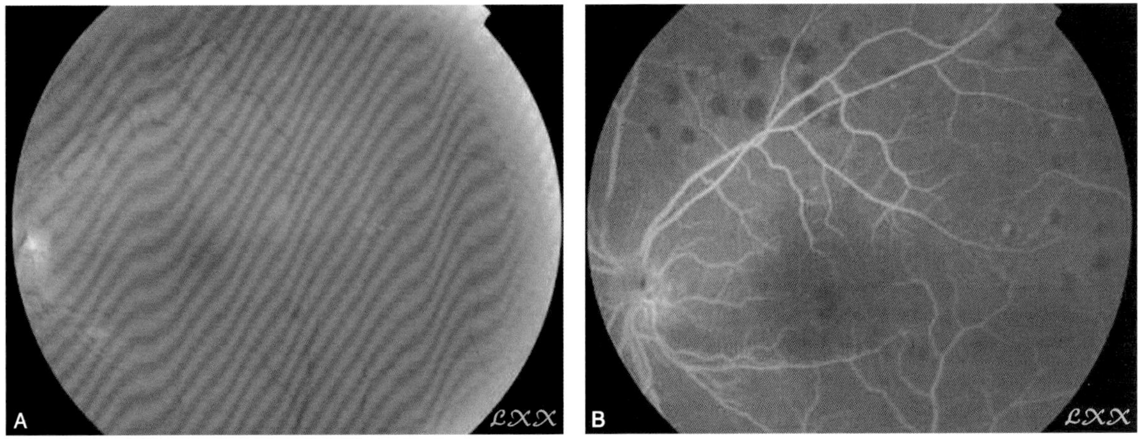

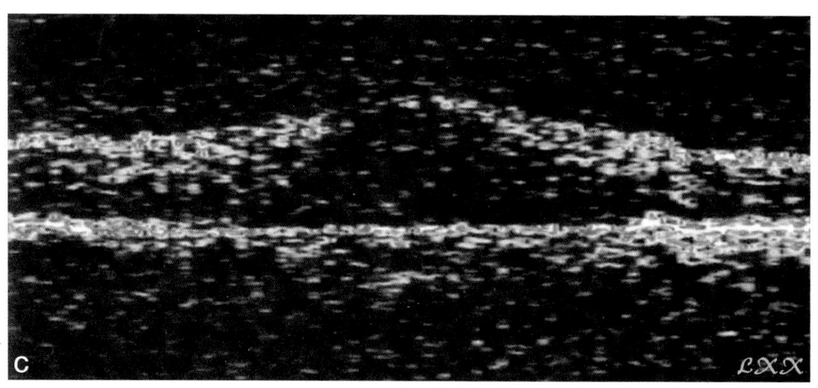

图 2-5-110　黄斑水肿

40 岁糖尿病女患者，A. 眼底像黄斑局部水肿；B. FFA 显示低荧光；C. OCT 显示黄斑水肿成山丘样改变

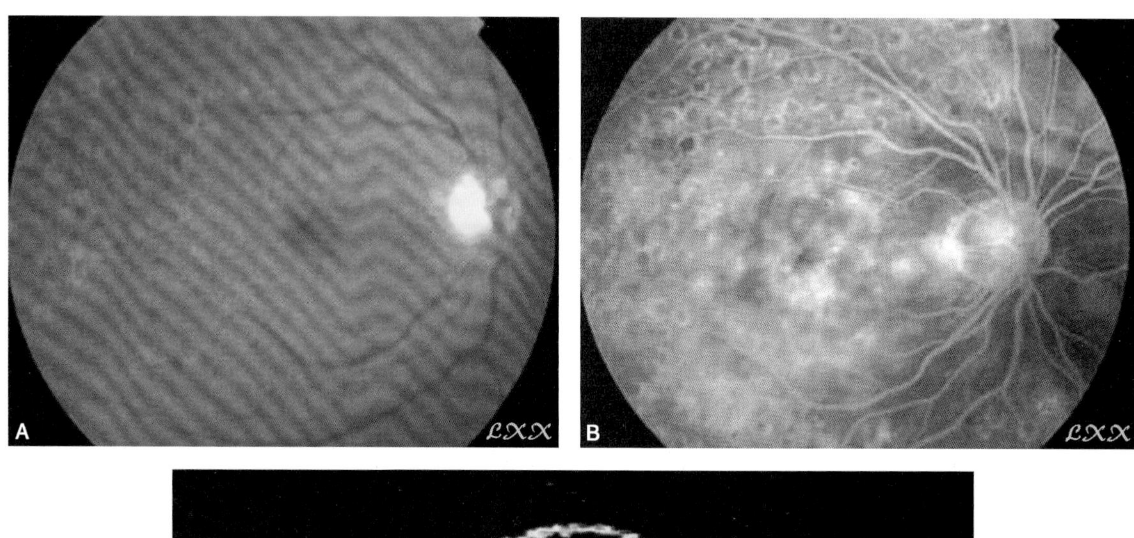

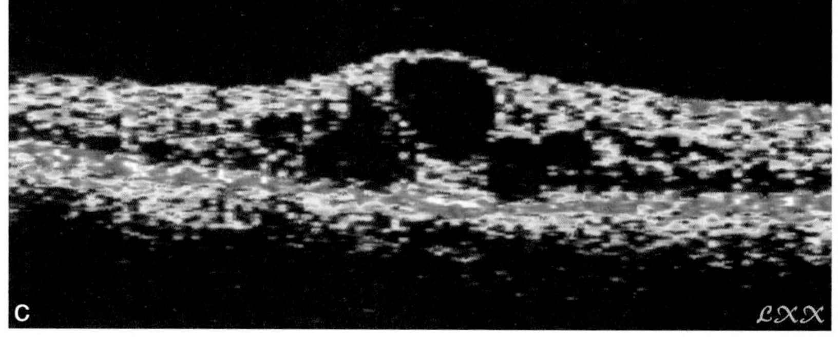

图 2-5-111　黄斑水肿

2 型糖尿病，视力 0.3，A. 眼底像黄斑水肿；B. FFA 显示晚期黄斑区花瓣状强荧光；C. OCT 显示黄斑增厚，有囊腔

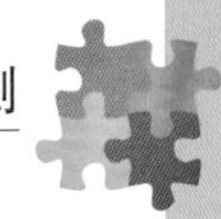

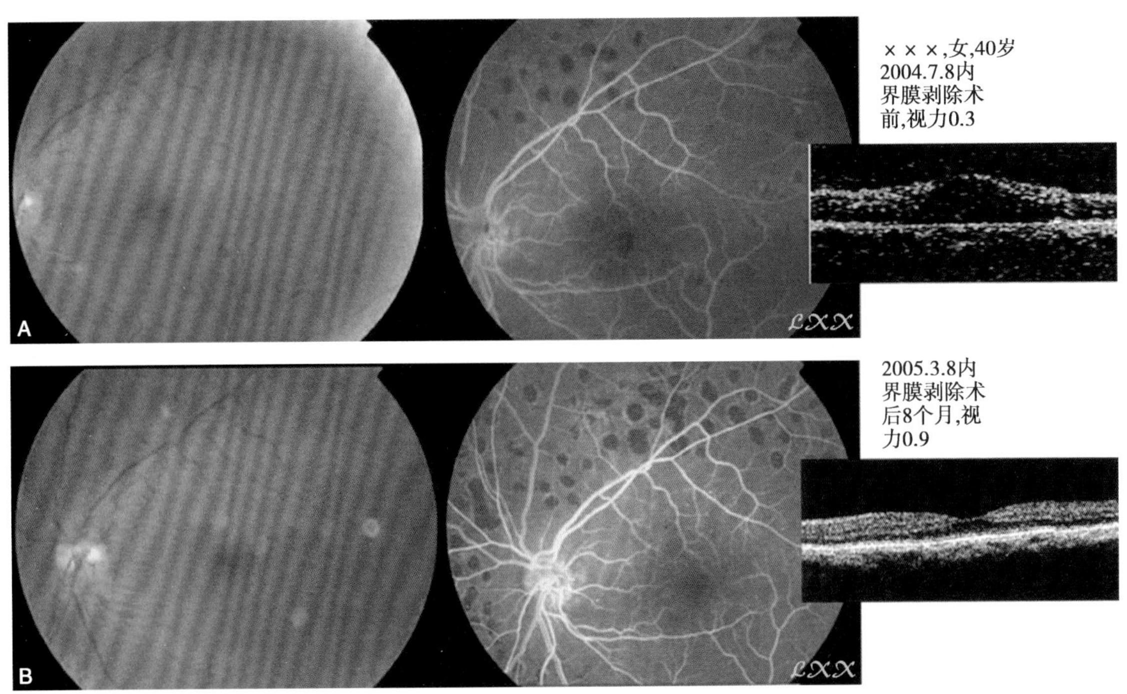

图 2-5-112　糖尿病黄斑水肿患者行内界膜剥除术前后的变化

患者,女,56 岁,2 型糖尿病视网膜病变,因持续黄斑水肿行玻璃体腔曲安奈德注药,A. 手术前的基线改变;B. 显示术后 8 个月的状况

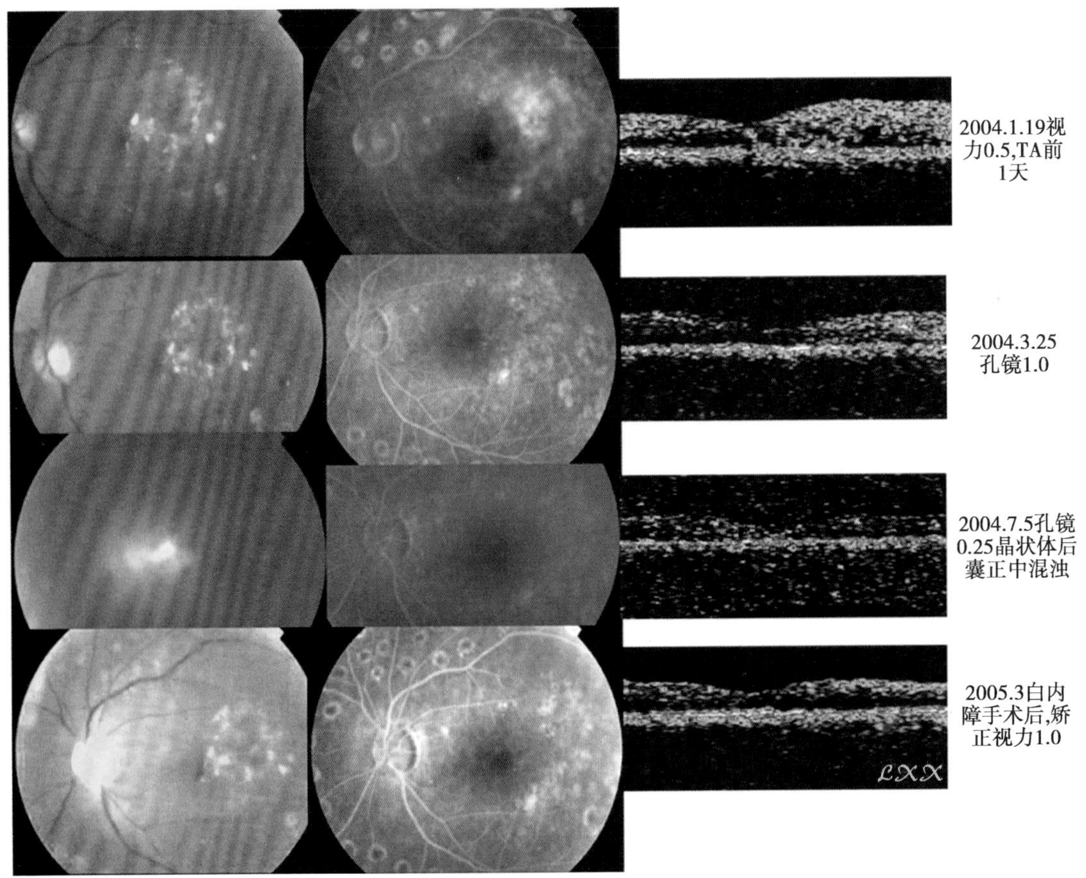

图 2-5-113　糖尿病黄斑水肿患者玻璃体腔曲安奈德注入术前后的变化

患者,男,60 岁,2 型糖尿病,长期黄斑水肿,视力下降到 0.5,行多次黄斑局灶光凝未改善,上图为玻璃体腔曲安奈德注入术前基线改变,下图为治疗后的随诊改变

（黎晓新　陈玮志　李立新）

第六节　OCT 血管成像

相干光断层扫描(OCT)作为一种无创的非侵入性医学成像技术,通过测量不同生物组织的光反射,对组织内部结构完成断层成像,给眼科带来划时代改变,已广泛应用于眼底疾病的诊断和治疗随访。但传统 OCT 只能观察到病变的某一横断面,对眼底各层血管、毛细血管的观察欠佳。近来,又出现了 OCT 血管成像技术(OCTA),是一种快速、无创的新型血管成像技术,不需要注射任何染料,可实现视网膜脉络膜血管分层成像,量化病灶血流面积和指定区域血流指数,被称之为眼科影像学的又一项革命性突破[95,96]。

一、OCTA 原理及正常人视网膜 OCTA 特点

目前有数种以 OCT 为基础的血管成像技术能成功显示活体人眼血管网。如利用 Hilbert 转换理论的光学微血管成像(OMAG)、相位对比 OCT(PC-OCT)、多普勒 OCT、斑点方差 OCT(svOCT)和全频幅去相关血管成像技术等。较其他血管成像技术,全频幅去相关技术对横向血流更敏感,且不易受相位噪声的干扰。但其对纵向血流同样的高敏感性使其对于纵向血管内搏动的流体运动噪声非常敏感,影响成像质量。分频幅去相关血管成像技术(SSADA)突破了这个限制,它将同一位置扫描的 OCT 全频谱干涉图分成数段窄频谱带,每一频谱带上的解像单元具有均质性,且较少受纵向移动噪声的影响。这些分段的频幅图像分别进行 B 扫描的去相关计算。所谓去相关,是对图像进行处理和变换,消除或弱化图像波段之间的相关性。因为视网膜血管中红细胞的实时流动,血流的变化导致血管的相关性差,而血管以外的视网膜组织在每一帧的拍摄中是相对固定的,相关性好。通过去相关计算去掉这些相关性的视网膜组织图像,从而使相关性差的血管组织得以突出显像。再将所有图像重新组合,完成视网膜、脉络膜血管在冠状面的重建。分离光谱振幅去相干血管成像术可在任意高速 OCT 和所有傅里叶域 OCT 系统[包括频域 OCT 和扫频源 OCT(swept-source OCT,SS-OCT)]一起应用。更高的速度和更低的噪声振幅支持更大的血管造影。SSADA OCT 显著改善了血流检测的信噪比和微血管网的连贯性,提高了视网膜、脉络膜各层血管形态的成像质量,现已应用于眼科临床,而且作为分层 OCT(En-face OCT)的重大发展之一,可以呈现三维图像。SSADA 也能获得一些量化信息,如血管密度、血管面积和流动指数[97]。

Matsunaga 等应用扫频源 OCT(SS-OCT)联合去相关处理的 OCTA 技术观察了 5 名正常人视网膜微血管结构,发现在内层(内界膜至内丛状层中央)以及中层(内丛状层中央至外核层中央)视网膜有其特征性的血管结构,而外层(外核层中央至外界膜)视网膜无血管结构[98]。认为 OCTA 作为一种高分辨率、非侵入性的血管成像技术,与传统的 FFA 相似,能够显示视网膜的微血管形态,可以作为一种评估视网膜血管疾病的检查方法。与之相似,Xu 等通过对比 svOCT 与 FFA 对视网膜毛细血管网形态和密度的成像,发现 svOCT 呈现的视网膜毛细血管网密度远高于 FFA,在黄斑中心凹无血管区附近的终末毛细血管尤其明显。svOCT 对视网膜毛细血管网的冠状面成像与既往组织学研究高度一致。FFA 只能对视网膜内层血管显影,深层毛细血管网不能清晰显影,这可能与视网膜内的光散射有关。Spaide 等对比观察了 12 只正常眼视盘周围放射状毛细血管网的 SSADA-OCT、FFA 成像特点,结果显示所有正常眼 FFA 均不能完全显示视盘周围放射状毛细血管网及深层毛细血管,而 OCTA 无需造影剂即可显示视网膜各层毛细血管结构(图 2-6-1),提示 OCTA 具有能够分层显示视网膜各层血管的优势。

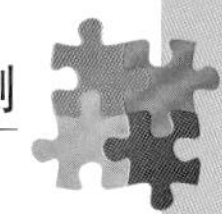

Retina OverVue

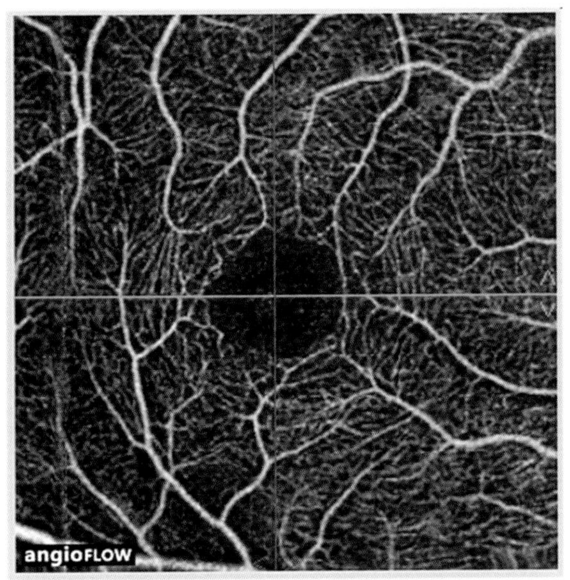

Angio - Superficial

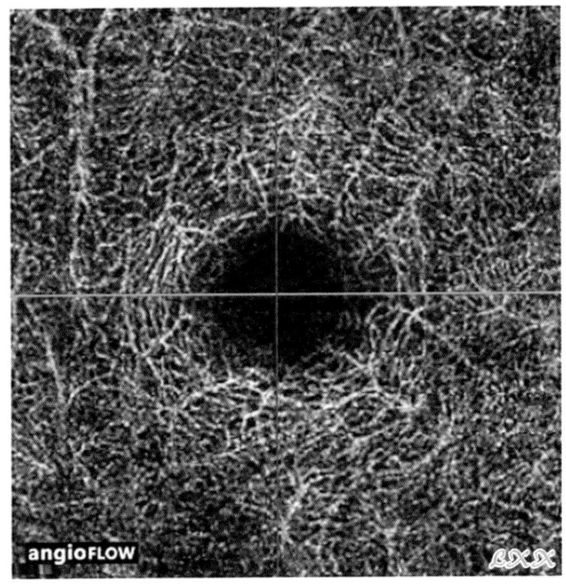

Angio - Deep

图 2-6-1 为正常视网膜。浅层视网膜血管向心性分布，从血管袢朝向中心凹。二级血管从主干分支，形成一个网络。深层血管丛围绕在无血管的视网膜中心凹区周围。浅层血管丛和深层血管丛外端垂直吻合，从水平血管的垂直吻合处分出较小的分支相互连接形成一个复杂的模式

二、OCTA 在眼底相关疾病中的应用

（一）糖尿病性视网膜病变

FFA 是评价糖尿病视网膜病变（DR）病变程度的重要检查方法，可通过显示微血管瘤（MA）、视网膜静脉串珠、视网膜内微血管异常、视网膜无灌注区和新生血管等各期血管病变为临床治疗提供依据。然而，重度 DR 患者往往伴随严重肾功能异常和心血管疾病等全身其他糖尿病并发症，并不适宜行 FFA 检查。OCTA 的出现无疑给我们又提供了新选择[99]。

对于背景型糖尿病视网膜病的患者，毛细血管无灌注区在 FFA 上表现非常明显。但 Angio-OCT 主要显示的是大量毛细血管环和动静脉吻合支。在深层毛细血管网层面，毛细血管更稀疏，血管大小、血流信号和血管网形态的改变都非常清楚。通常稀疏的毛细血管网呈扇形改变。另外，深层和浅表的血管吻合支也显示的非常清楚；而这些是在荧光素眼底血管造影上不可见的（图 2-6-2）。但 Angio-OCT 不能显示所有的微动脉瘤；通常显示清楚的是比较大的并且有残留血流的微动脉瘤[100]。视网膜少许出血在 Angio-OCT 上显示为遮蔽区域，但可能不如血管造影显示得那么清晰。

对于增殖性糖尿病视网膜病变，Angio-OCT 检查显示视网膜缺血区比在荧光素眼底血管造影检查中显示得更为清晰，这是因为没有造影剂渗漏的遮蔽，一些在荧光素眼底血管造影中期和晚期由于造影剂渗漏不能显示的细节也能被清晰地显示出来。视网膜的缺血区表现为毛细血管稀疏，在灰色背景下显示更为清晰。无灌注区的毛细血管较短，可见中断、分支形成或者与深层血管网的吻合支。Angio-OCT 可通过血管形态和血流改变清晰地显示缺血区域。新生血管表现为视网膜或者视盘表面增厚的不规则的血管在荧光素眼底血管造影上，可能由于比较严重的荧光素渗漏而无法观察到这种新生血管[101]。Angio-OCT 由于不受荧光素渗漏的影响，可以对新生血管膜的范围和形态进行准确的评估（图 2-6-3）。Angio-OCT 还可用于孕妇检查以及用于全视网膜激光光凝后的随访观察。对于黄斑水肿，Angio-OCT 也可以更直观地显示水肿范围（图 2-6-4）。

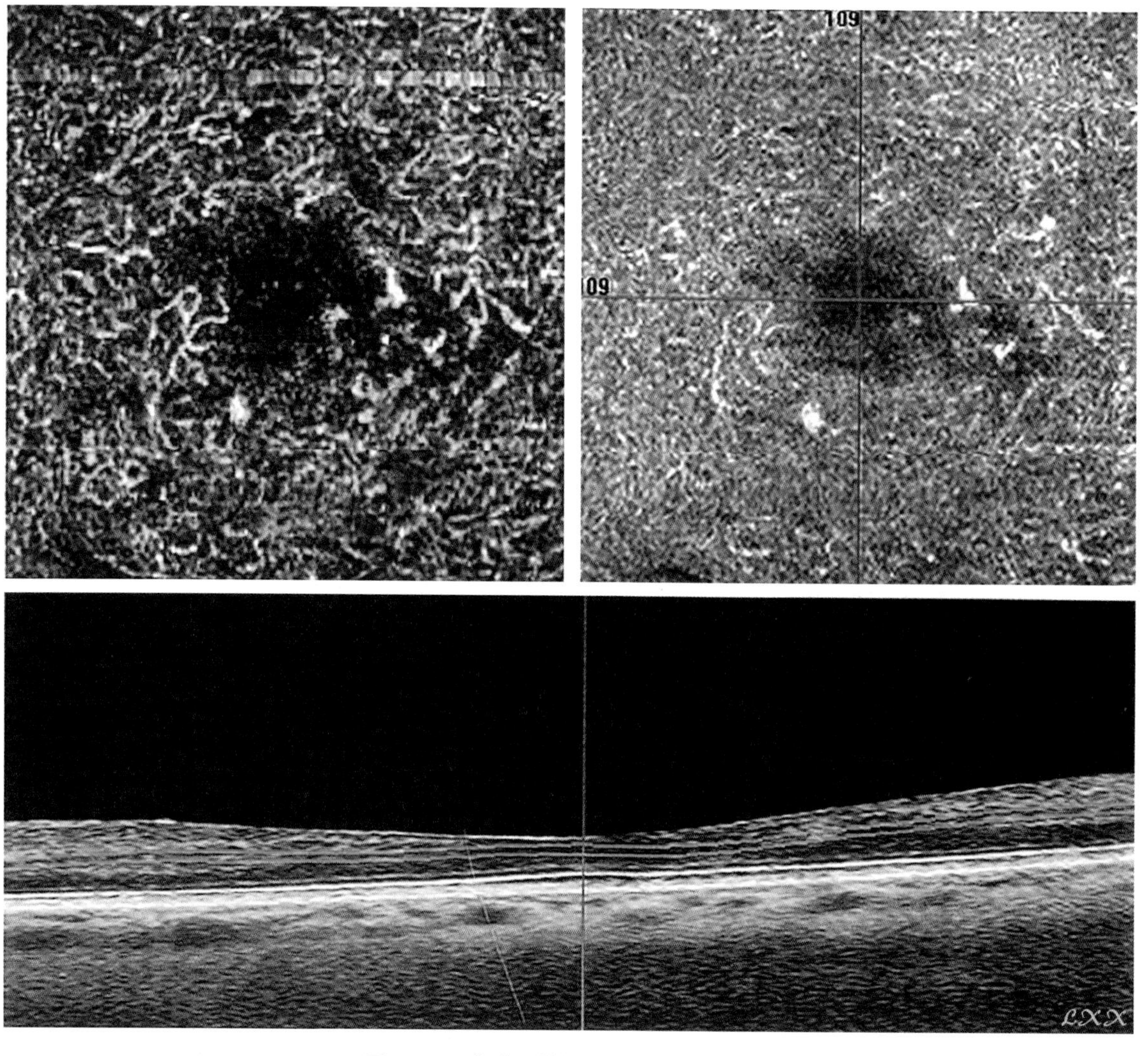

图 2-6-2 非增殖性糖尿病性视网膜病变

Angio-OCT 显示深层的血管网。深层血管不规则，毛细血管稀疏，分支静脉血管呈扇形减少，同时可见多个微动脉瘤和网膜内微血管改变

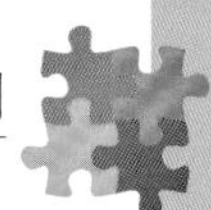

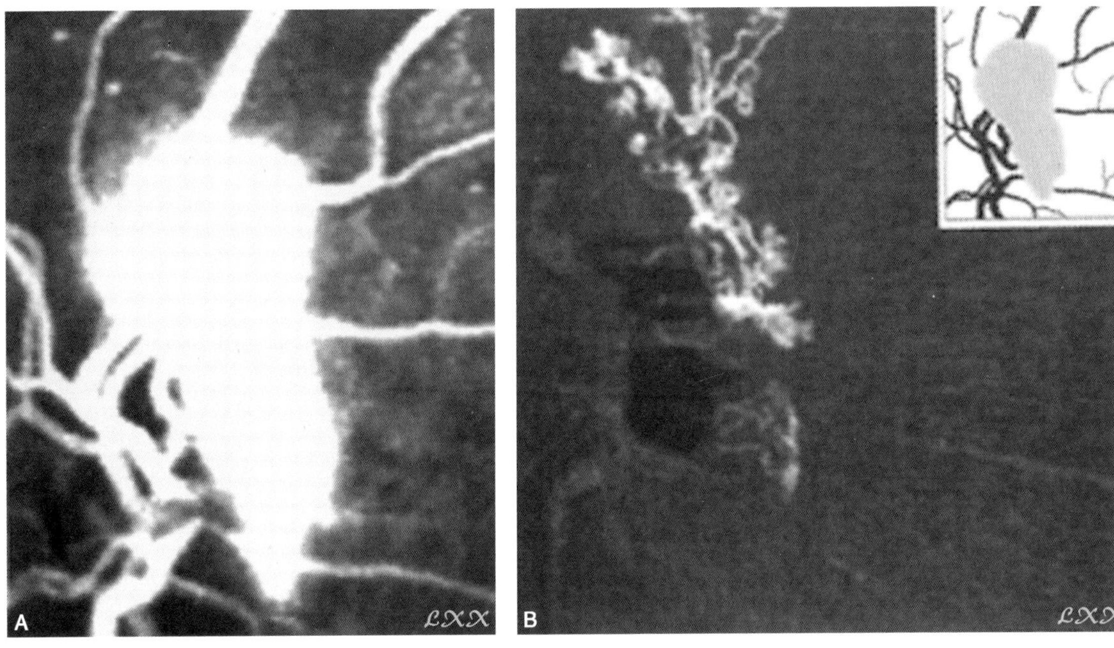

图 2-6-3　增殖性糖尿病视网膜病变伴有视盘表面新生血管

A. FFA 显示视盘周围扩张的血管呈强荧光改变，视盘周围的血管网由于荧光素渗漏导致的强荧光而不明显；B. Angio-OCT 显示同一区域，由于没有造影剂的渗漏，视盘周围新生血管清晰可见，呈丝状缠绕，某些毛细血管血流增强，某些毛细血管血流不可见。Angio-OCT 可明显显示新生血管中的血流状态

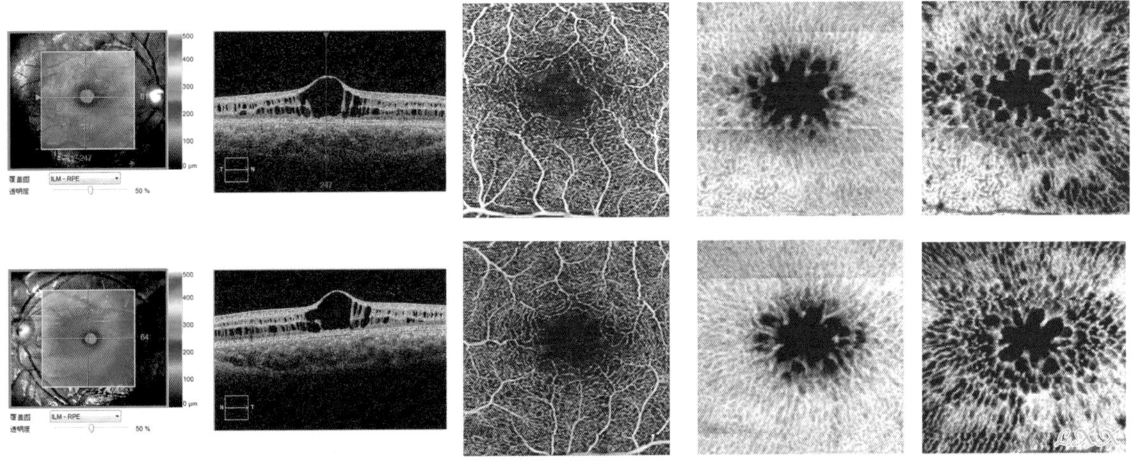

图 2-6-4　双眼黄斑水肿的患者 OCT B 扫描及血管结构影像，浅层及深层视网膜的 Angio-OCT 图像可清楚地看到黄斑囊样水肿的形态及范围

（二）视网膜静脉阻塞

在视网膜分支静脉阻塞患者中，Angio-OCT 显示的视网膜无灌注区区域与血管造影显示的高度一致，但是 Angio-OCT 避免了造影中后期染色剂渗漏导致的遮盖效应[102]，因此能更好地显示无灌注区边界，无灌注区内的毛细血管呈截断样改变，有时有异常动静脉交通形成或出现神经视网膜层深层血管网异常交通（图 2-6-5），有时看到部分毛细血管扩张，有毛细血管网眼扩张和扭曲，扩张毛细血管边缘毛糙，但是更多的是血管闭锁，因此我们可观察到毛细血管网更加疏松，网眼更大更稀疏。

FFA 造影显示出的管壁染色，在 Angio-OCT 上可见到非常清晰的血流（这取决于血管腔大小）被稍暗的血管壁包围。这是 FFA 和 Angio-OCT 的主要区别。因无染色剂着染，视网膜水肿区域可

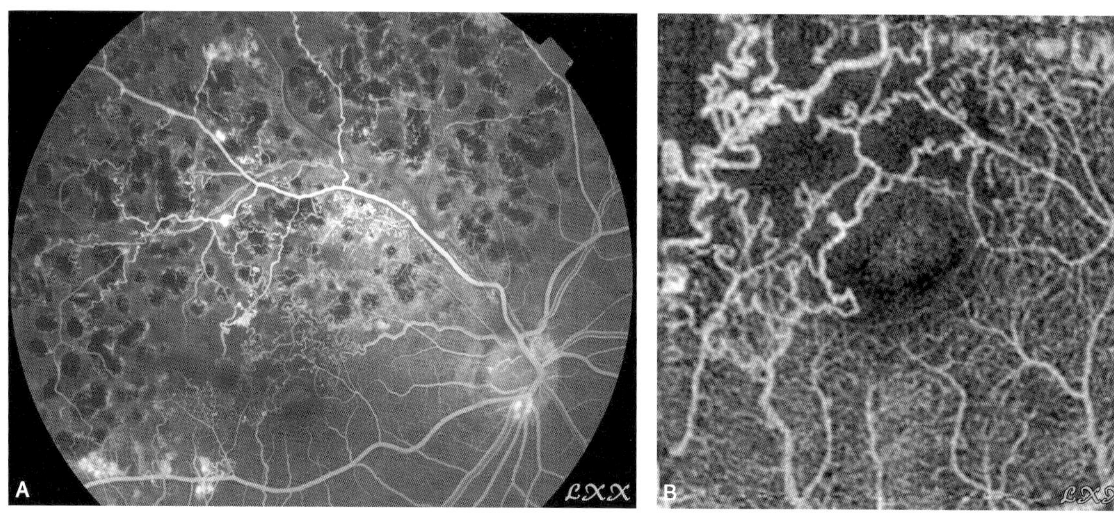

图 2-6-5 视网膜静脉阻塞

59 岁男性,视网膜分支静脉阻塞病例:Angio-OCT(B)比荧光素眼底血管造影(A)更好地显示出无灌注区

清楚呈现(图 2-6-6)。视网膜出血可在 Angio-OCT 上被检测到,但是没有 FFA 那么清楚。局部缺血灶的背景结构可以是浅灰色或灰色改变。在缺血区域,血管纹理稀疏。在水肿区域,血管不规则。

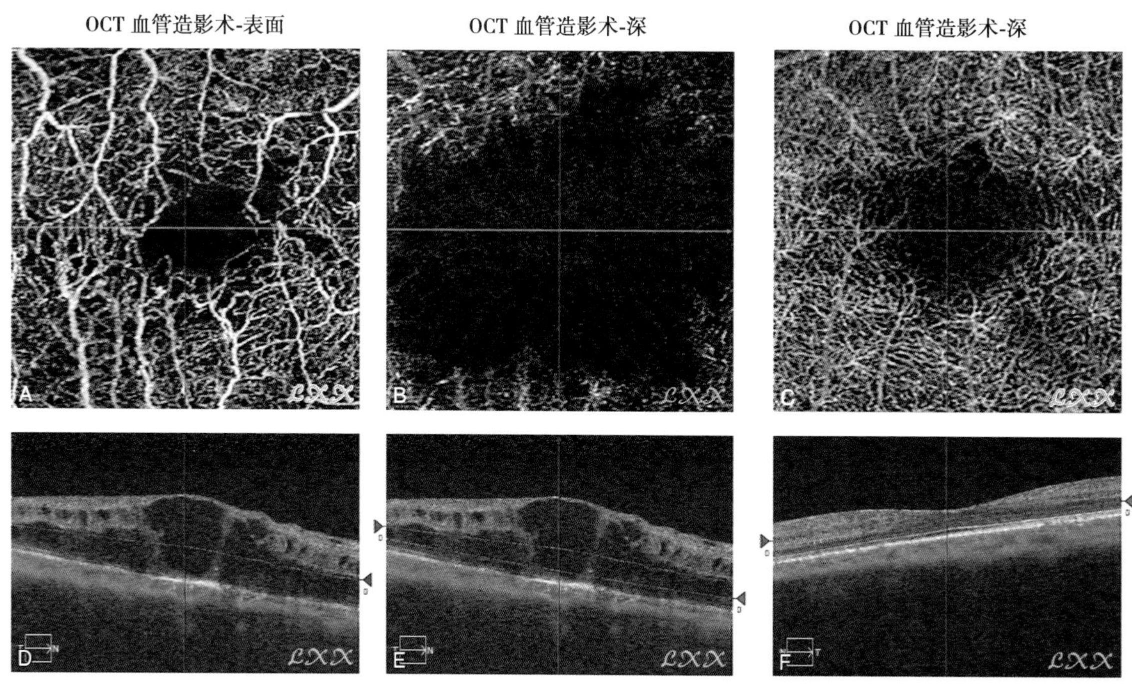

图 2-6-6 视网膜静脉阻塞治疗前后

男性患者,右眼 CRVO 16 个月,黄斑深层血管损伤。视力 0.16,先后行全视网膜光凝 4 次,IVB(眼内注射贝伐单抗)5 次,IVTA(眼内注射曲安奈德)1 次。A. 浅层视网膜血管结构影像;B. 深层视网膜的 OCT 血管结构影像显示黄斑缺血严重;C. 左眼深层视网膜 OCT 血管造影图像作为对照;D、E、F 为相应 OCT B 扫描图像

(三)脉络膜新生血管(CNV)疾病

病理性近视和年龄相关性黄斑变性(AMD)往往伴随着 CNV 的形成,息肉样脉络膜血管病变(PCV)和视网膜血管瘤样增生(RAP)也可伴发 CNV。玻璃体腔注射抗 VEGF 药物是治疗 CNV 的有效方法之一,绝大多数患者需要重复多次注药。FFA、ICGA 是 CNV 初始诊断、后期随访、疗效评

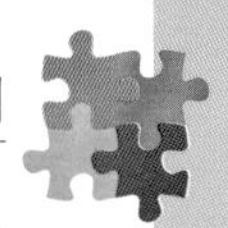

估和再治疗方案确定的常用方法，往往需要多次重复进行[103]。探寻一种非侵入性的、能够显示视网膜及脉络膜各层血管网的检查手段来代替 FFA、ICGA 这类有创检查有其重要的临床意义。Hong 和 Schwartz 等观察发现，CNV 患者的 OCTA 成像结果与 FFA、ICGA 血管成像有较好的一致性。还有学者对比观察了 AMD 患者和正常人的 OCTA 与 FFA 图像特征，发现 OCTA 不仅能清晰显示经 FFA 确认的 CNV 病灶大小和位置，还能量化 CNV 的血流和面积。Carlo 等发现，CNV 在 OCTA 上成像的敏感性是 50%，特异性是 91%。Dansingani 等观察发现，RAP 的早期病变在 FFA 上只是隐约成像时，在 OCTA 上可以显示其血流；经抗 VEGF 药物治疗后，病变血管的血流变化可以通过 OCTA 进行量化评估[104]。

我们发现，一些新生血管膜表现为树样外观，并且有分化很好的分支伸入视网膜下或者视网膜组织中。新生血管的形态上可能为扇形、章鱼形和蛛网状。这些血管的不规则和模糊特性表明它们与正常视网膜和脉络膜血管完全不同。新生的血管很细小而且不规则，可出现在非血管的连接组织中（图 2-6-7）。

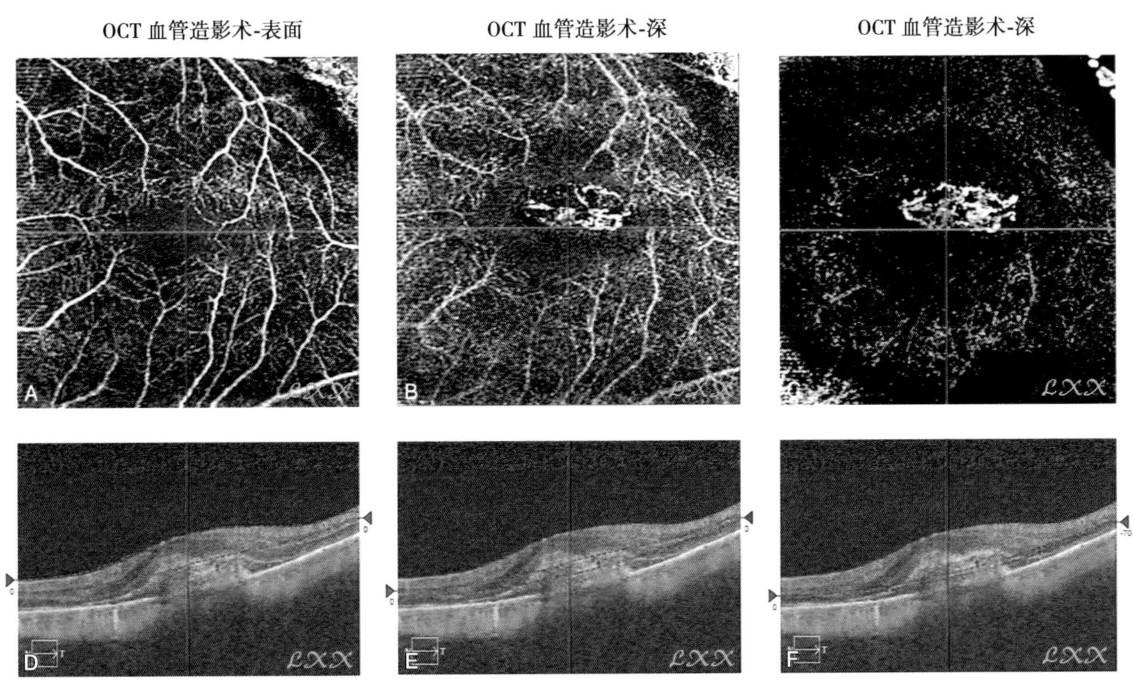

图 2-6-7　老年性黄斑病变（AMD）

A、B、C. 依次为视网膜表面，深层及无血管层的血管成像相干光断层扫描（Angio-OCT 3mm×3mm），可以看到 RPE 上“伞形”的高流量的脉络膜新生血管；D、E、F. 依次为相应的 OCT B 扫描图像

除了 CNV 在 OCTA 与 FFA 上成像的对比研究以外，CNV 经抗 VEGF 药物治疗后新生血管的形态变化也有相关研究。玻璃体腔注射抗 VEGF 药物能使新生血管退行、血管渗漏减轻，呈现一个暂时血管正常化的表象。但血管是否真的已恢复正常还值得探讨。Spaide 通过 SSADA OCT 观察平均注药次数为 4～21 次的 14 例 AMD 患者 17 只眼治疗后 CNV 的形态特点，发现即使在较小面积的病灶中，CNV 的血管直径仍较粗大；在较大的 CNV 中，血管呈纵横交错吻合状态，很少见到血管枝芽和毛细血管。说明其血管并没有正常化。我们也发现治疗后没有活动性的陈旧 CNV，在脉络膜层面的扫描仍可以看到异常的血管形态（图 2-6-8）。这样的异常血管形态可能与间断的抗 VEGF 药物注射后 VEGF 水平间断的降低导致动脉血管不能很好形成有关[105]。

OCTA 仍存在一些有待完善的问题：①扫描范围局限。SSADAOCT 最大扫描范围是 12mm×12mm，且该扫描范围的成像精细度较 3mm×3mm、6mm×6mm 下降。②对患者配合度要求较高。需要患者有一个良好的固视才能清晰成像，而眼底疾病患者往往视力严重下降或形成旁

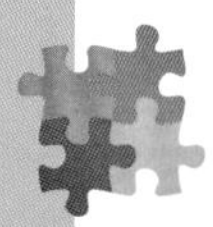

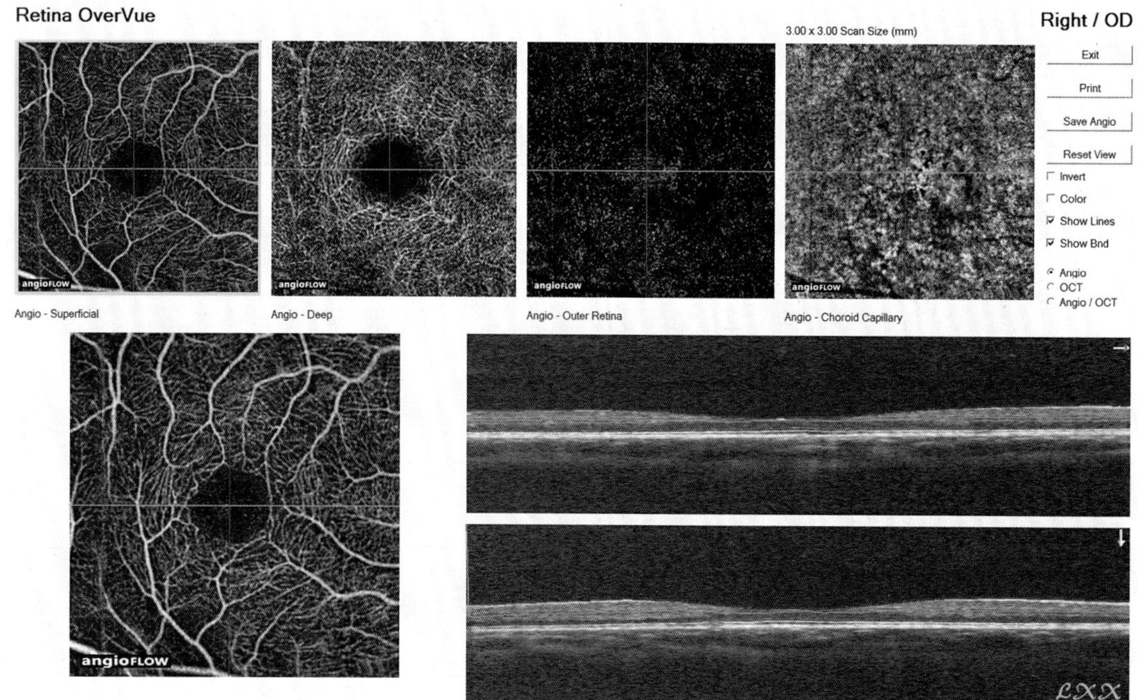

图 2-6-8　陈旧性 CNV 的 OCTA 脉络膜毛细血管层 en-face 图像

23 岁的青年男性，因特发性 CNV 行玻璃体腔内 Avastin（贝伐单抗）注射治疗后，病变稳定，但其 OCTA 脉络膜毛细血管层 en-face 图像仍可以见到异常的血管形态

中心注视。③对视网膜血管屏障功能的观察较为有限。OCTA 无需注射造影剂，可以避免染料渗漏造成的图像干扰，但也正因为没有染料渗漏而降低了对血管屏障功能的判断[106]。因此，OCTA 目前仍然不能完全替代眼底血管造影检查；在各种眼底疾病诊疗中的作用、在一些病变中表现的临床意义还需进一步研究，但无创检查是眼底疾病检查的趋势和方向。随着 OCTA 扫描速度提高和扫描范围扩大，联合常规横断面 OCT 等辅助检查，有望克服 OCTA 使用过程中发现的这些不足，拓展 OCTA 在眼底疾病中的应用范围，从而加深对视网膜循环及其相关疾病的认识。

（石　璇）

第七节　en face OCT

一、en face OCT 影像的形成与特点

傅立叶域 OCT（FD-OCT）是指在傅立叶空间获得全部 A 扫描深部数据，然后通过傅立叶转换产生空间 A 扫描强度的剖面图。FD-OCT 通常能通过两种方式实现：基于分光仪的谱域 OCT（SD-OCT）和基于可调节激光的扫频光源 OCT（SS-OCT）[107]。从技术上说，两种 OCT 有所不同，但基本原理相似[108]。无论技术如何实现，所有 FD-OCT 都优于时域 OCT（TD-OCT）。FD-OCT 的高速数据获取有助于在患者能耐受的扫描时间内获取相对密集的三维数据[109]。FD-OCT 的三维（3D）数据是由任意方向的一系列二维（2D）横断面图像组成的，最常见的 SD-OCT 横断面图像指的就是 X-Z 平面和 Y-Z 平面与视网膜表面垂直的 B 扫描图像，en face OCT 图像则是指和视网膜表面平行的断层图像即 X-Y 平面或称 C 扫描[110]（图 2-7-1）。它能从视网膜内界膜（inner limiting membrane，

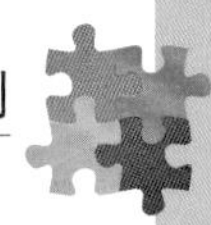

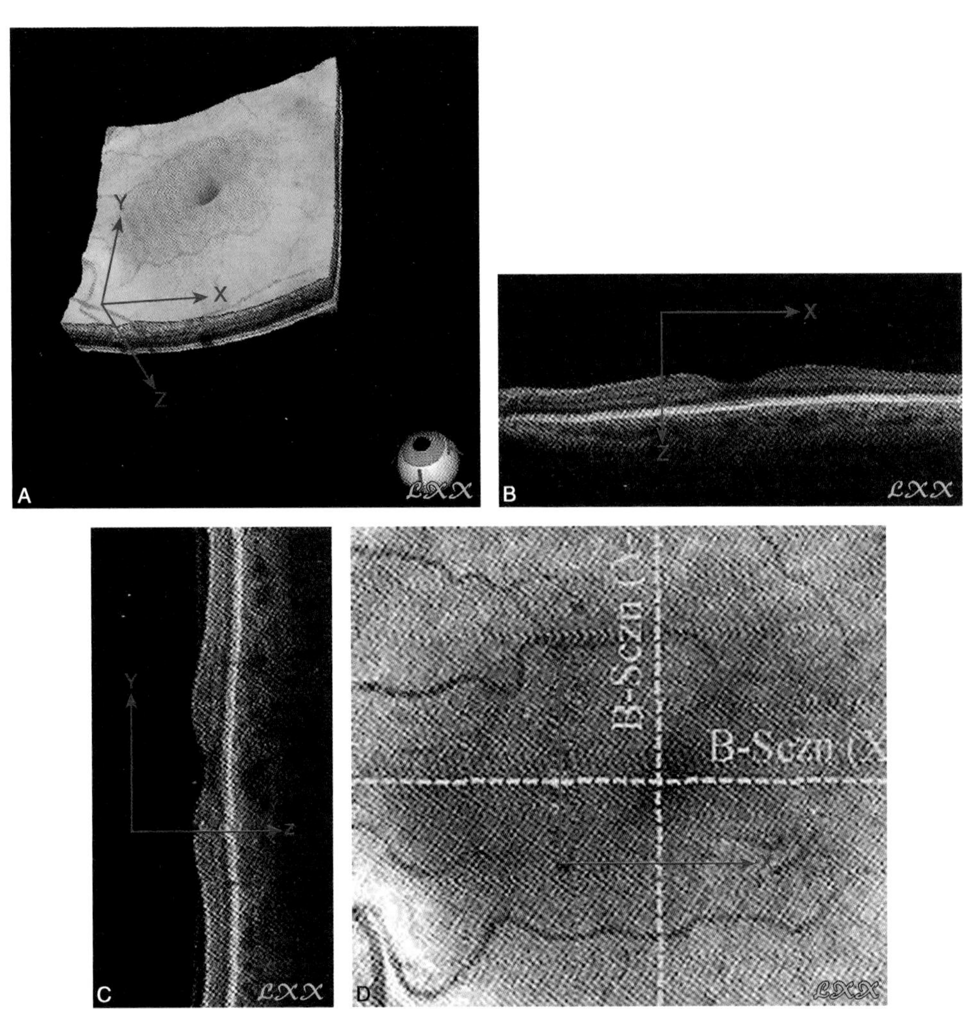

图 2-7-1

A、B、C. 为三维数据的 X，Y，Z 轴及三种扫描平面；D. 与视网膜表面平行的 en face 图像

ILM）层面、内丛状层（inner plexiform layer，IPL）层面、视网膜神经纤维层面（retinal nerve fiber layer，RNFL）、色素上皮（retinal pigment epithelial，RPE）层面和色素上皮参考（RPE reference）层面逐层观察视盘及周围的 en face OCT 改变。

从三维 OCT 数据中提取的 en face 图像相对于 B 扫描上只能看到局部的截面的变化，有助于医生从熟悉的角度即与视网膜平行的平面观察大面积的全面的病理变化，图 2-7-2 显示的是 AMD 患者，en face 图像可以清楚地显示地图样萎缩的区域，而 B 扫描对轴性切面上的视网膜不同层次和 RPE 萎缩则更有优势。

如此看来，整个视网膜厚度范围平均强度的 en face 图就类似一幅扫描激光眼底像（SLO），但其相对于 SLO 获得的图像，优势在于能在一个小的深度范围内生成具有深度分辨率的 en face 图像，可以逐层对视网膜结构进行观察，显示视网膜各个层面，如 RNFL、内丛状层（IPL）、外丛状层（OPL）、内层视网膜、外层视网膜感光细胞内、外节连接带、RPE 和脉络膜[111]。沿 Z 轴在不同深度生成平面切割的 en face 图像，技术上并不困难，但因为视网膜的自然弧度和病理变化会切掉多层视网膜组织，反而给结果判读带来困扰，因此，en face OCT 在生成图像时，可以选择生成沿视网膜自然轮廓走行的 en face 图像而不是一个平面切割的 en face 图像。一般来说，对于内层视网膜如 RNFL，可以选择内界膜（ILM）作为参照轮廓面；对于外层视网膜结构，多选择 RPE 或 Bruch 膜作为参照轮廓面。而为了生成某一特定层面的 en face 图像，需要在三维数据集基础上进行分层，定义组织的边界，以便用于计算 en face 图像的强度

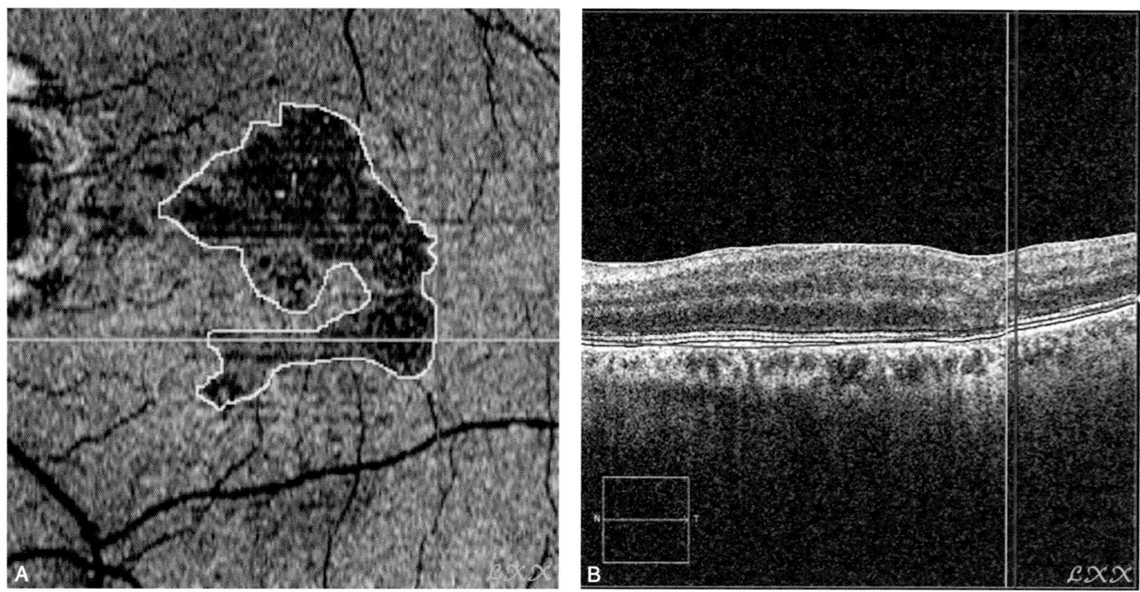

图 2-7-2 AMD 患者的 OCT en face 图像和 B 扫描图像

A. AMD 患者的 en face 图像，地图样萎缩显示清楚；B. B 扫描中的两条红色平行曲线显示对应 en face 图像的位置和厚度，B 扫描上可以看到 RPE 萎缩，下方的脉络膜结构得以更清楚地显示

范围[112]。比如脉络膜的 en facc 图像可以根据脉络膜前、后界分层并计算两条边界间的强度产生。这样 cn face 图像的外观就与选定的表面轮廓和计算 en face 图像强度的厚度范围都有关系。因此不能孤立地对单张 en face 图像解读，而是要联合显示受累层的 B 扫描及 en face 图像的深度和厚度。此外，除了参考平面的轮廓、深度位置和厚度以外，en face 图像外观还受强度计算的影响。例如，在层厚的上、下边界间的 en face 强度计算中，给定像素的强度可能基于最小强度（如对应的视网膜囊性改变或液体）、最大强度（如对应的硬性渗出）和强度的总和（如对应的 RNFL 厚度）及通常计算的全视网膜厚度范田的平均强度[113]（图 2-3-7）。前部

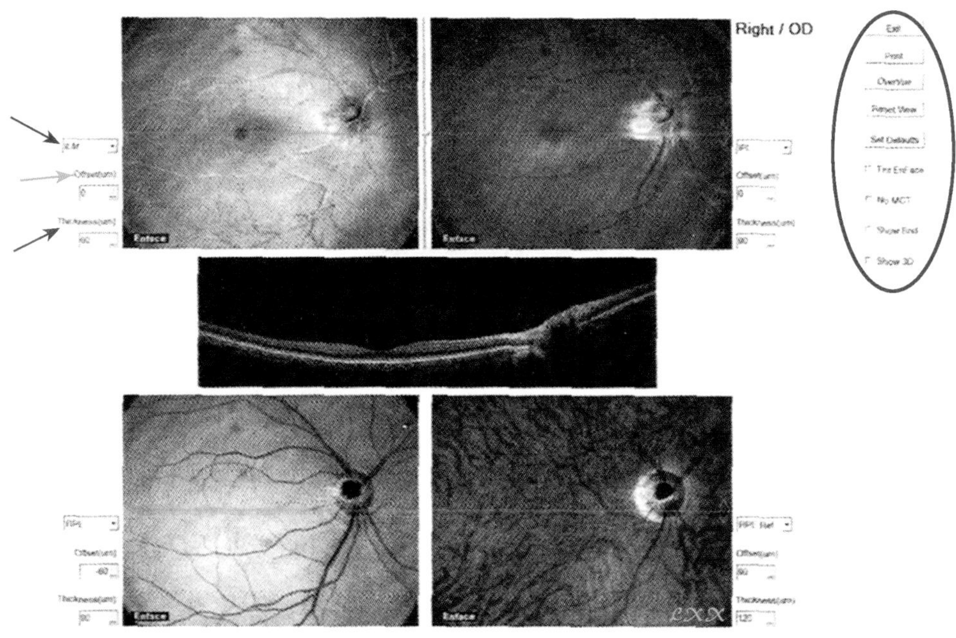

图 2-7-3 扫描范围 12mm×9mm。红色箭头指的是分层面；绿色箭头指的是偏移量（offset），即从起始面开始的深度或抬高，单位是 μm；蓝色箭头指的是在该 en face 窗口的分层厚度，单位是 μm；红色圈内是一些 en face 的控制键，操作者可根据需要选择使用

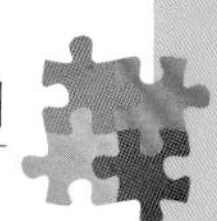

视网膜的特征也会影响后部层面的 en face 图像。随着 OCT 血管造影技术的出现，en face OCT 的 C 扫描作为必需的成像方式，对分析 OCT 血管成像结果大有帮助。

二、正常及黄斑疾病的 en face OCT 图像

利用 Avanti RTVue XR 系统的 en face 三维 Widefield 软件可获取视网膜和脉络膜 12mm×9mm 的广角 en face OCT 视网膜扫描图像。图 2-7-3 显示的是正常人视网膜和脉络膜广角 en face OCT 图像。左上图显示的是 ILM 层面的 en face 图像，右上图显示的是 IPL 的 en face 图像，左下图显示的是 RPE 层面的 en face 图像，右下图显示的是脉络膜层面的 en face 图像，中间图显示的是绿色水平线对应的 B 扫描。

中心性浆液性脉络膜视网膜病变黄斑疾病的 en face OCT 表现，主要是视网膜神经上皮层脱离。当扫描深度在视网膜内层时表现低反射圆形或卵圆形区域，当扫描深度至脉络膜层面时，可以看到脉络膜血管的扩张，为低反射的管状结构（图 2-7-4）。中心性浆液性脉络膜视网膜病变患者的 en face OCT，也可偶见脉络膜血管层的暗腔，在荧光造影上对应于局部强荧光点周围的区域，Lehmann M 认为可能代表了脉络膜局部的缺血。

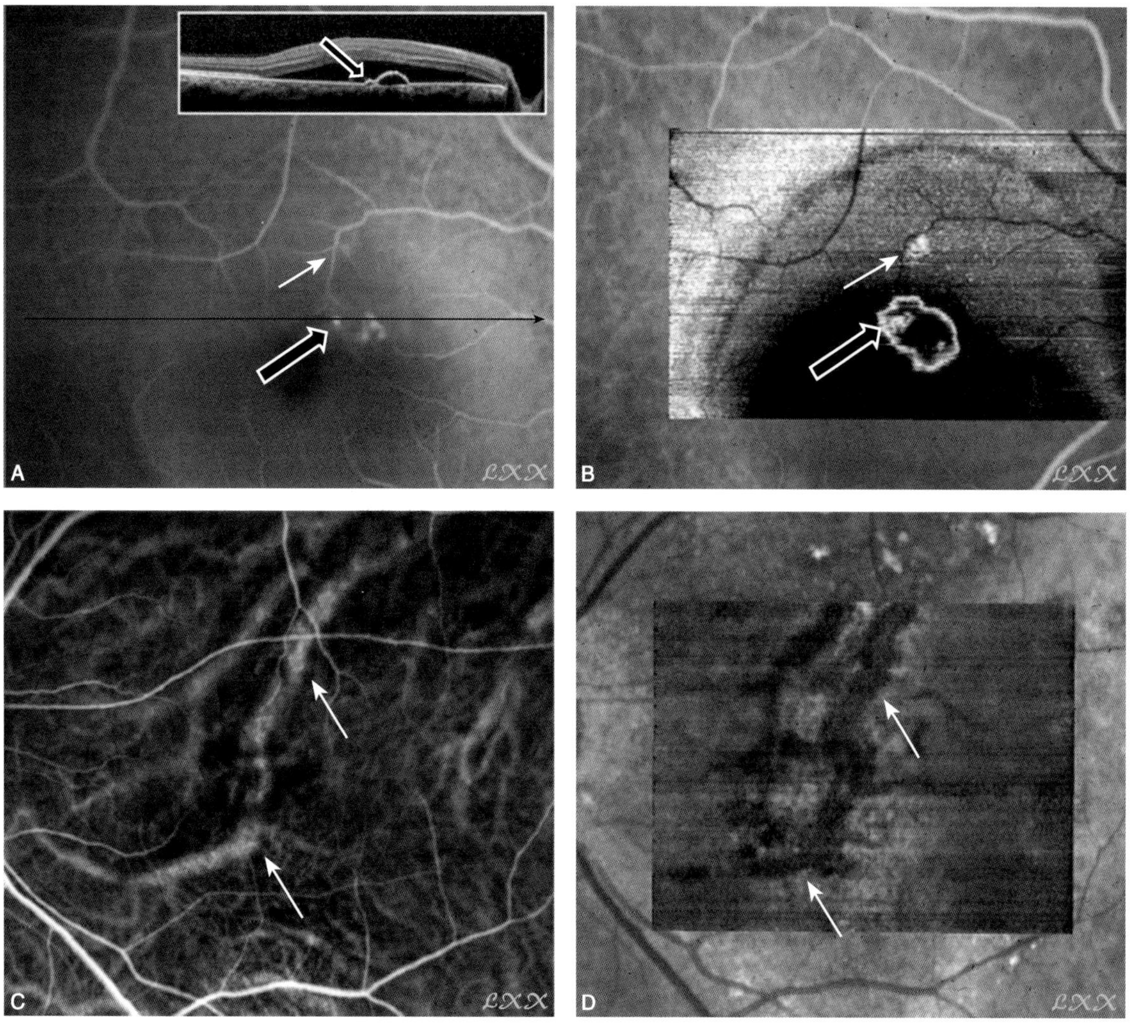

A　LXX　B　LXX　C　LXX　D　LXX

图 2-7-4　中心性浆液性脉络膜视网膜病变黄斑疾病的 en face OCT 表现

A、B. 视网膜神经上皮层脱离，表现为视网膜内层的低反射圆形或卵圆形区域；C、D. 脉络膜血管扩张，低反射的管状结构，彼此交通

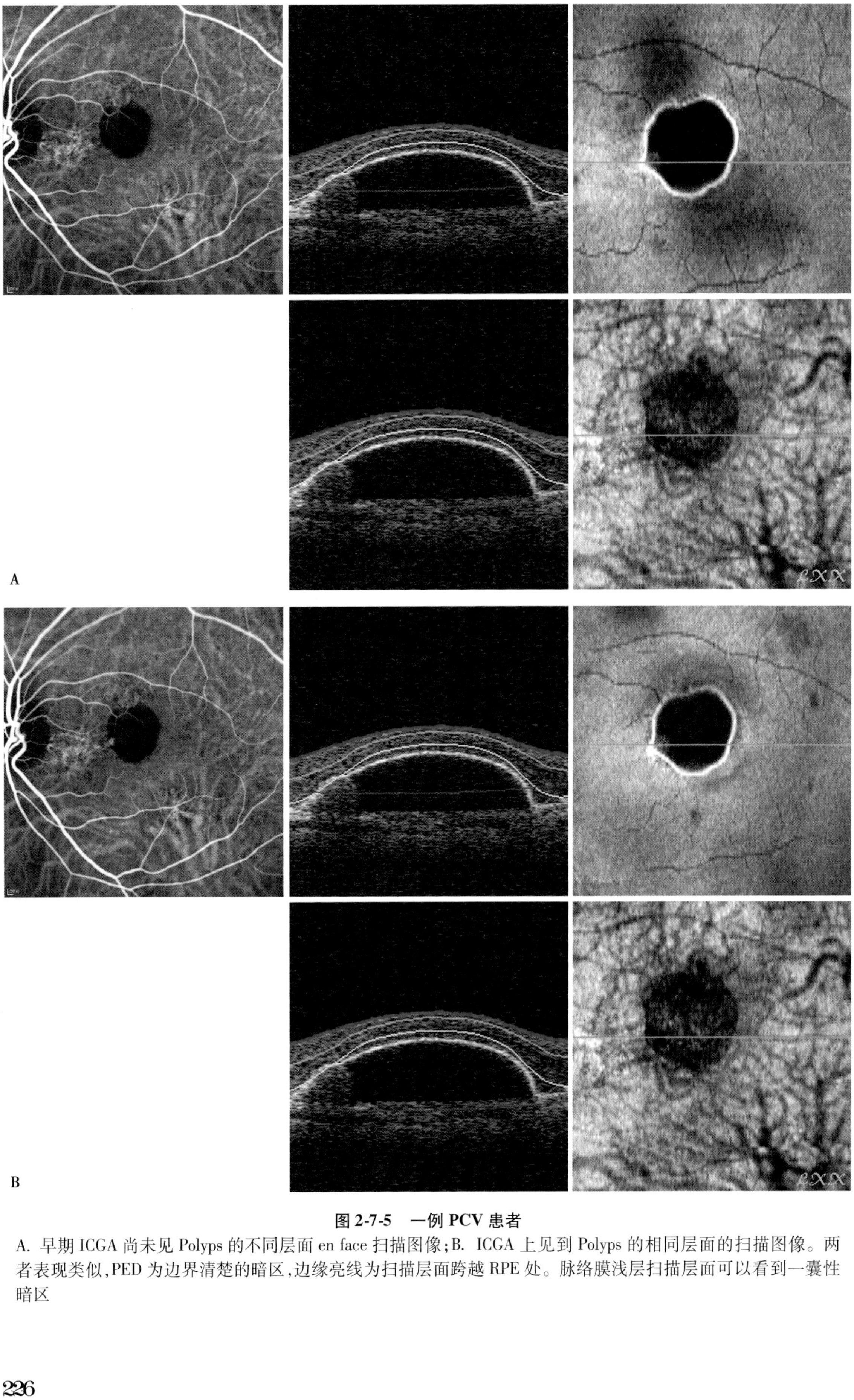

A

B

图 2-7-5　一例 PCV 患者

A. 早期 ICGA 尚未见 Polyps 的不同层面 en face 扫描图像；B. ICGA 上见到 Polyps 的相同层面的扫描图像。两者表现类似，PED 为边界清楚的暗区，边缘亮线为扫描层面跨越 RPE 处。脉络膜浅层扫描层面可以看到一囊性暗区

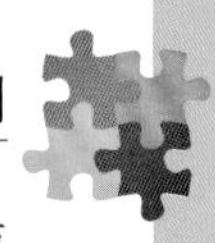

息肉样脉络膜血管病变（PCV）不同的病理改变，在 en face OCT 上也有不同的表现。扫描层面在色素上皮脱离（PED）处为 RPE 下，表现为边界清楚的暗区，跨越 RPE 处为高反射亮线。息肉状病灶有文献认为在 en face 图像上表现为高反射区，但我们也有一病例在 ICGA 上尚未显示出 polyps 时及 polyps 出现后，在 en face 图像上表现类似，在脉络膜浅层扫描层面可以看到低反射囊腔（cavitition），我们认为可能是脉络膜血管末端膨大[114]（图 2-7-5）。由于对 PCV 的组织病理学研究较少，而 en face OCT 因为能对不同视网膜层面和脉络膜层面有区域性显示，因此曾能帮助我们认识 PCV 发生发展时 RPE 及脉络膜的先后改变。但随着 OCT 血管造影的应用，比单纯 en face 图像能更好地解读不同的病理改变，单纯 en face 的优势也不再明显，而更多地作为判读结果的辅助[115]。因此本书中我们只做简单介绍。

（石璇　黎晓新）

参考文献

1. 梁树今，廖菊生等. 眼底荧光血管造影释义. 石家庄：河北人民出版社，1980.
2. Schatz，Howard. Interpretation Of Fundus Fluorescein Angiography. St. Louis，C. V. Mosby，1978.
3. Shimizu K. Fluorescein Microangiography. Tokyo：Igaku Shoin，1973.
4. Hayreh S S. Recent Advances in flnuorescein fundus angiography. Br J Ophthalmol，1974，58（4）：391-412.
5. Wise CN，et al. The Retinal Circulation. New York：Harper and Row，1971.
6. Watson P G，Bovey E. Anterior segment fluorecein angiography in the diagnosis of scleral inflammation. Ophthalmology，1985，92（1）：1-11.
7. Meyer P A，Watson P G. Low dose fluorescein angiograpy of the conjunctiva and episclera. Br J Ophthalmol，1987，71（1）：2-10.
8. Dart JK，Marsh RJ，Garner A，et al. Fluorescein angiography of anterior uveal melanocytic tumors. Br J Ophthalmol，1988，72（5）：326.
9. Jakobiec FA，at al. Fluorecein angiographic patterns of iris melanocytic tumours. Arch Ophthalmol，1982，100（8）：1288-1299.
10. Bischoff PM，Flower RW. Ten years experiencewith choroidal angiography using indocyanine green dye：a new routine examination or an epilogue? Doc Ophthalmol，1985，60（3）：235-291.
11. 陈有信. 吲哚青绿脉络膜血管造影Ⅰ、Ⅱ. 中华眼底病杂志，1994，10（4）：253-255.
12. Piccolino FC，Borgia L，Zinicola E. Indocyanine green angiography of circumscibed choroidal hemangioma. Retina，1996，16（1）：19-28.
13. Spaide RF，Yannuzzi LA，Slaker JS，et al. Indocyanine green videoangiography of idiopathic polypoidal choroidal vasculopathy. Retina，1995，15（2）：100-110.
14. 李立新. 眼部超声诊断图谱. 北京：人民卫生出版社，2003：35-73.
15. Atta HR. Ophthalmic Ultrasound：a Practical Guide. New York：Churchill Livingstone，1996：75-84.
16. Ossoinig KC，Islas G，Tamayo GE，et al. Detached retina versus dense fibrovascular membrane standardized（A-scan and B-scan criteria）. In Ophthalmic echography（SIDUO 1984），KC Ossoinig，ed. Docum ophthalmol proc series 48：275-284. Kluwer Academic publishers
17. Ossoinig KC. Echographic detection and classification of posterior hyphemas. Ophthalmologica，1984，189（1-2）：2-11.
18. Valencia M，Green R L，Lopez P F. Echographic findings in hemorrhagic disciform lesions. Ophthalmology，1994，101（8）：1379-1383.
19. Green RL，Byrne SF. Diagnostic Ophthalmic ultrasound in Ryan ST. Retina. St，Louis：The CV Moshy Co. 1989：191-240
20. Moschos M，Brouzas D，Moschou M，et al. The a-and b-wave latencies as a prognostic indicator of neovascularisation in

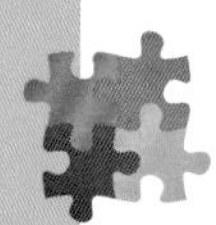

central retinal vein occlusion. Doc Ophthalmol,1999,99(2):123-133.

21. Miller RF,Dowling JE. Intracellular responses of the Müller (glial) cells of mudpuppy retina:Their relation to b-wave of the electroretinogram. J Neurophysiol,1970,33(3):323-341.
22. Baron WS,Boynton RM,Hammon RW. Component analysis of the foveal local electroretinogram elicited with sinusoidal flicker. Vision Res,1979,19(5):479-490.
23. 黎晓新. 视觉电生理检查法. 刘家琦,李凤鸣. 实用眼科学. 北京:人民卫生出版社,1999.
24. 吴乐正,吴德正. 视网膜电图. 北京:科学出版社,1989.
25. Dewar J. The physiologic action of light. Nature 1877;15:433-435.
26. Hasegawa S,Ohshima A,Hayakawa Y,et al. Multifocal electroretinograms in patients with branch retinal artery occlusion. Invest Ophthalmol Vis Sci,2001,Jan,42(1):298-304.
27. Han Y,Bearse MA Jr,Schneck ME,et al. Multifocal electroretinogram delays predict sites of subsequent diabetic retinopathy. Invest Ophthalmol Vis Sci,2004,Mar;45(3):948-954.
28. Odom JV,Reits D,Burgers N,et al. Flicker electroretinograms:a systems analytic approach. Optom Vis Sci,1992,69(2):106-116.
29. Matsui Y,Katsumi O,Mehta MC,et al. Correlation of electroretinographic and fluorescein angiographic findings in unilateral central retinal vein obstruction. Graefes Arch Clin Exp Ophthalmol,1994,232(8):449-457.
30. Cobb WA,Morton HB:A new component of the human electroretinogram. J Physiol(Lond),1954; 123:36-37.
31. Wachtmeister L,Dowling JE. The oscillatory potentials of the mudpuppy retina. Invest Ophthalmol Vis Sci,1978,17(12):1176-1188.
32. Brown KT. The eclectroretinogram:its components and their origins. Vision Res,1968,8(6):633-677.
33. Heynen H,Wachtmeister L,van Norren D. Origin of the oscillatory potentials in the primate retina. Vision Res,1985,25(10):1365-1373.
34. Ogden TE. The oscillatory waves of the primate electroretinogram. Vision Res,1973,Jun,13(6):1059-1074.
35. Miller RF,Dowling JE. Intracellular responses of the Muller (glial) cells of mudpuppy retina:their relation to b-wave of the electroretinogram. J Neurophysiol,1970,33(3):323-341.
36. Wachtmeister L,el Azazi M. Oscillatory potentials of the electroretinogram in patients with unilateral optic atrophy. Ophthalmologica,1985,191(1):39-50.
37. Lachapelle P. A possible contribution of the optic nerve to the photopic oscillatory potentials. Clin Vis Res,1990,5:412-426.
38. Molotchnikoff S,Lachapelle P,Casanova C. Optic nerve blockade influences the retinal responses to flash in rabbits. Vision Res,1989,29(8):957-963.
39. Shirao Y,Kawasaki K,Electrical responses from diabetic retina. Prog Retin Eye Res,1998,Jan,17(1):59-76.
40. Wachtmeister L. Oscillatory potentials in the retina:what do they reveal. Prog Retin Eye Res. 1998,17(4):485-521.
41. Guite P,Lachapelle P. The effect of 2-amino-4-phosphonobutyric acid on the oscillatory potentials of the electroretinogram. Doc Ophthalmol,1990,75(2):125-133.
42. Blain L,Lachapelle P,Molotchnikoff S. Electroretinal responses are modified by chronic exposure to trichloroethylene. Neurotoxicology,1994,15(3):627-631.
43. Lachapelle P,Benoit J,Guite P,et al. The effect of iodoacetic acid on the electroretinogram and oscillatory potentials in rabbits. Doc Ophthalmol,1990,75(1):7-14.
44. Lachapelle P,Blain L,Quigley MG,et al. The effect of diphenylhydantoin on the electroretinogram. Doc Ophthalmol,1989,73(4):359-368.
45. Hiraiwa T,Horio N,Terasaki H,et al. Preoperative electroretinogram and postoperative visual outcome in patients with diabetic vitreous hemorrhage. Jpn J Ophthalmol,2003,47(3):307-311.
46. Karp G. The basis of clinical electreoretinography. Acta Ophthalmol. 1945,24:1-118.
47. Sutter EE,Tran D. The field topography of ERG compenets in man—I. The photopic luminance response. Vision Res,

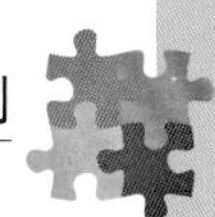

1992,32(3):433-446.

48. Graham SL,Klistorner A. Electrophysiology:a review of signal origins and applications to investigating glaucoma. Aust N Z J Ophthalmol,1998,26(1):71-85.

49. Sutter EE. A deterministic approach to nonlinear systems analysis. Pinter RB, Nabet B, eds. Nonlinear Vision. Cleveland,OH:CRC Press,1992:171-220.

50. Kondo M,Miyake Y,Horiguchi M,et al. Clinical evaluation of multifocal electroretinogram. Invest Ophthalmol Vis Sci, 1995,36(10):2146-2150.

51. Hood DC,Seiple W,Greenstein V,et al. A comparision of the components of the multifocal and full-field ERGs. Vis Neurosci,1997,14(3):533-544.

52. Oesterberg G. A. Topography of the layer of rods and cones in the human retina. Acta Ophthalmologica(Suppl.),1935, 13(6):1-102.

53. Makaquri T,Yoshii M,Yanashima K,et al. Relationship between visual field defect and multifocal electroretinogram. Jpn J Ophthalmol,1998,42(2):136-141.

54. Juen S,Kieselbach GF. Electrophysiological changes in juvenile diabetics without retinopathy. Arch Ophthalmol,1990, 108(3):372-375.

55. Youngquist RC,Carr S,Davies DE. Optical coherence-domain reflectometry:a new optical evaluation technique. Opt Lett,1987,12(3):158-160.

56. Huang D,Swanson EA,Lin CP,et al. Optical coherence tomography. Science,1991,254(5035):1178-1181.

57. Hitzenberger CK. Optical measurement of the axial eye length by laser Doppler interferometry. Invest Ophthalmol Vis Sci,1991,32(3):616-624.

58. Ko TH,Fujimoto JG,Schuman JS,et al. Comparison of Ultrahigh-and Standard-Resolution optical coherence tomography for imaging macular pathology. Ophthalmology,2005,112(11):1922.

59. Hee MR,Izatt JA,Swanson EA,et al. Optical coherence tomography of the human retina. Arch Ophthalmol,1995,113(3):325-332.

60. Jaffe GJ, Caprioli J. Optical coherence tomography to detect and manage retinal disease and glaucoma. Am J Ophthalmol,2004,137(1):156-169.

61. Ishikawa H,Duker JS,Chan A,et al. Quantification of photoreceptor layer thickness in normal eyes using Optical coherence tomography. Retina,2006,26(6):655-660.

62. Drexler W, Morgner U, Ghanta R K, et al. Ultrahigh-resolution ophthalmic optical coherence tomography. Nat Med, 2001,7(4):502-507.

63. Drexler W, Morgner U, Ghanta R K, et al. Ultrahigh-resolution ophthalmic optical coherence tomography. Nat Med, 2001,7(4):502-507.

64. Shahidi M,Wang Z,Zelkha R. Quantitative thickness measurement of retinal layers imaged by optical coherence tomography. Am J Ophthalmol,2005,139(6):1056-1061.

65. Bagci AM,Shahidi M,Ansari R,et al. Thickness profiles of retinal layers by optical coherence tomography image segmentation. Am J Ophthalmol,2008,146(5):679-687.

66. Mansoori T,Viswanath K,Balakrishna N. Quantification of retinal nerve fiber layer thickness in normal eyes,eyes with ocular hypertension,and glaucomatous eyes with SD-OCT. Ophthalmic Surg Lasers Imaging,2010,41 Suppl:S50-57.

67. Budenz DL, Anderson DR, Varma R, et al. Determinants of normal retinal nerve fiber layer thickness measured by Stratus OCT. Ophthalmology. 2007,114(6):1046-1052.

68. Ojima Y,Tsujikawa A,Yamashiro K,et al. Restoration of outer segments of foveal photoreceptors after resolution of central serous chorioretinopathy. Jpn J Ophthalmol,2010,54(1):55-60.

69. Oh J,Smiddy WE,Flynn HW Jr,et al. Photoreceptor inner/outer segment defect imaging by spectral domain OCT and visual prognosis after macular hole surgery. Invest Ophthalmol Vis Sci,2010,51(3):1651-1658.

70. Sommer A,Katz J,Quigley HA,et al. Clinically detectable nerve fiber atrophy precedes the onset of glaucomatous field

loss. Arch Ophthalmol, 1991, 109(1): 77-83.

71. Quigley HA, Addicks EM, Green WR. Optic nerve damage in human glaucoma. Ⅲ. Quantitative correlation of nerve fiber loss and visual field defect in glaucoma, ischemic neuropathy, papilledema, and toxic neuropathy. Arch Ophthalmol, 1982, 100(1): 135-146.
72. Mansouri K, Leite MT, Medeiros FA, et al. Assessment of rates of structural change in glaucoma using imaging technologies. Eye (Lond), 2011, 25(3): 269-277.
73. Smiddy WE, Michels RG, Glaser BM, et al. Vitrectomy for macular traction caused by incompleted vitreous separation. Arch Ophthalmol, 1988, 106(5): 624-628.
74. Yamada N, Kishi S. Tomography Features and surgical Outcomes of vitreomacular tration syndrome. Am J Ophthalmol, 2005, 139(1): 112-117.
75. Gallemre RP, Jumper JM, McCuen BW 2nd, et al. Diagnosis of vitreoretinal adhesions in macular disease with Optical coherence tomography. Retina 2000, 20(2): 115-120.
76. Oh J, Smiddy WE, Flynn HW Jr, et al. Photoreceptor inner/outer segment defect imaging by spectral domain OCT and visual prognosis after macular hole surgery. Invest Ophthalmol Vis Sci, 2010, 51(3): 1651-1658.
77. Theodossiadis PG, Grigoropoulos VG, Theodossiadis GP. The significance of theexternal limiting membrane in the recovery of photoreceptor layer after successful macular hole closure: a study by spectral domain optical coherence tomography. Ophthalmologica, 2011, 225(3): 176-184.
78. Oster SF, Mojana F, Brar M, et al. Disruption of the photoreceptor inner segment/outer segment layer on spectral domain-optical coherence tomography is a predictor of poor visual acuity in patients with epiretinal membranes. Retina, 2010, 30(5): 713-718.
79. Kang SW, Park CY, Ham DI. The correlation between fluorescein angiographic and Optical coherence tomographic featuaes in clinically significant diabetic macular edema. Am J Ophthalmol, 2004, 137(2): 313-322.
80. Hrynchak p, Simpson T. Optical coherence tomography: an introduction to the technique and itsuse. Optom Vis Sci, 2000, 77(7): 347-356.
81. Jalali S, Parra SL Majji AB, et al. Ultrasonographic characteristics and treatment Outcomes of surgery for vitreous hemorrhage in polypoidal choroidal vasculopathy. Am J Ophthalmol, 2006, 142(4): 608-619.
82. Manjunath V, Taha M, Fujimoto JG, et al. Choroidal thickness in normal eyes measured using Cirrus HD optical coherence tomography. Am J Ophthalmol, 2010, Sep, 150(3): 325-329.
83. Manjunath V, Fujimoto JG, Duker JS. Cirrus HD-OCT high definition imaging is another tool available for visualization of the choroid and provides agreement with the finding that the choroidal thickness is increased in central serous chorioretinopathy in comparison to normal eyes. Retina, 2010, 30(8): 1320-1321.
84. Risk factors associated with age-related macular degeneration. A case-control study in the age-related eye disease study: Age-Related Eye Disease Study Report Number 3. Age-Related Eye Disease Study Research Group. Ophthalmology, 2000, 107(12): 2224-2232.
85. Zayit-Soudry S, Moroz I, Loewenstein A. Retinal pigment epithelial detachment. Surv Ophthalmol, 2007, 52(3): 227-243.
86. Coscas F, Coscas G, Souied E, et al. Optical coherence tomography identification of occult choroidal neovascularization in age-related macular degeneration. Am J Ophthalmol, 2007, 144(4): 592-599.
87. Hughes EH, Khan J, Patel N, et al. In vivo demonstration of the anatomic differences between classic and occult choroidal neovascularization using optical coherence tomography. Am J Ophthalmol, 2005, 139(2): 344-346.
88. Iijima H, lida T, Lmai M, et al. Optical coherence tomography of orange-red subretinal lesions in eyes with idiopathic polypoidal choroidal vasculopathy. Am J Ophthalmol, 2000, 129(1): 21-26.
89. Sa hs, Cho HY, Kang SW. Optical coherence tomography of idiopathic polypoidal choroidal vasculopathy. Korean J Ophthalmol, 2005, 19(4): 275-280.
90. Ruiz-Moreno JM, Montero JA. Intravitreal bevacizumab to treat myopic choroidal neovascularization: 2-year outcome.

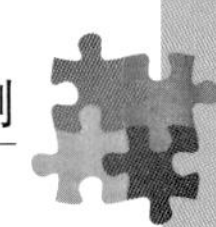

Graefes Arch Clin Exp Ophthalmol,2010,248(7):937-941.

91. Sayanagi K,Morimoto Y,Ikuno Y,et al. Spectral-domain optical coherence tomographic findings in myopic foveoschisis. Retina,2010,30(4):623-628.

92. Kumar A,Gogia V,Shah VM,Nag TC. Comparative evaluation of anatomical and functional outcomes using brilliant blue G versus triamcinolone assisted ILM peeling in macular hole surgery in Indian population. Graefes Arch Clin Exp Ophthalmol,2011,249(7) :987-995.

93. Li X,Wang W,Tang S,et al. Gas Injection versus Vitrectomy with Gas for Treating Retinal Detachment Owing to Macular Hole in High Myopes. Ophthalmology,2009,116(6):1182-1187.

94. Coppé AM,Ripandelli G,Parisi V,et al. Prevalence of asymptomatic macular holes in highly myopic eyes. Ophthalmology,2005,112(12):2103-2109.

95. Novotny H R,Alvis D. A method of photographing fluorescence in circulating blood of the human eye. Tech Doc Rep SAMTDR. USAF Sch Aerosp Med,1960,60-82:1-4.

96. Laatikainen L. The fluorescein angiography revolution:a breakthrough with sustained impact. Acta Ophthalmol Scand, 2004,82(4):381-392.

97. Huang D,Swanson EA,Lin CP,et al. Optical coherence tomography. Science,1991,254(5035):1178-1181.

98. Mastropasqua R,Di Antonio L,Di Staso S,et al. Optical Coherence Tomography Angiography in Retinal Vascular Diseases and Choroidal Neovascularization. J Ophthalmol,2015,2015:343515.

99. Wojtkowski M,Srinivasan V,Fujimoto J G,et al. Three-dimensional Retinal Imaging with High-Speed Ultrahigh-Resolution Optical Coherence Tomography. Ophthalmology,2005,112(10):1734-1746.

100. Fingler J,Zawadzki R J,Werner J S,et al. Volumetric microvascular imaging of human retina using optical coherence tomography with a novel motion contrast technique. Opt Express,2009,17(24):22190-22200.

101. Motaghiannezam SM, Koos D, Fraser SE. Differential phase-contrast, swept-source optical coherence tomography at 1060 nm for invivo human retinal and choroidal vasculature visualization. J Biomed Opt,2012,17(2):026011.

102. Jia Y,Tan O,Tokayer J,et al. Split-spectrum amplitude-decorrelation angiography with optical coherence tomography. Opt Express,2012,20(4):4710-4725.

103. B. Lumbroso,D. Huang, Y. Jia et al. ,Clinical Guide to Angio-OCT-Non Invasive Dyeless OCT Angiography. Jaypee Brothers Medical Publisher,New Delhi,India,2015.

104. Jia Y,Bailey S T,Wilson D J,et al. Quantitative optical coherence tomography angiography of choroidal neovascularization in age-related macular degeneration. Ophthalmology,2014,121(7):1435-1444.

105. An L,Wang R K. In vivo volumetric imaging of vascular perfusion within human retina and choroids with optical microangiography. Opt Express,2008,16(15):11438-11452.

106. Imai A,Toriyama Y,Iesato Y,et al. En face swept-source optical coherence tomography detecting thinning of inner retinal layers as an indicator of capillary nonperfusion. Eur J Ophthalmol,2015,25(2):153-158.

107. Stopa M,Bower BA,Davies E,et al. Correlation of pathologic features in spectral domain optical coherence tomography with conventional retinal studies. Retina,2008,28(2):298-308.

108. Adhi M,Duker JS. Optical coherence tomography-Current and future applications. Curr Opin Ophthalmol,2013,24(3):213-221.

109. Grulkowski I,Liu JJ,Potsaid B,et al. Retinal,anterior segment and full eye imaging using ultrahigh speed swept source OCT with vertical-cavity surface emitting lasers. Biomed Opt Express,2012,3(11):2733-2751.

110. Rosen RB,Hathaway M,Rogers J,et al. Simultaneous OCT/SLO/ICG imaging. Invest Ophthalmol Vis Sci,2009,50(2):851-860.

111. Yannuzzi LA,Negrão S,Iida T,et al. Retinal angiomatous proliferation in age-related macular degeneration. Retina, 2001;21(5):416-434.

112. Van Velthoven ME,de Vos K,Verbraak FD,et al. Overlay of conventional angiographic and en-face OCT images enhances their interpretation. BMC Ophthalmol,2005,5:12.

113. Hayashi H, Yamashiro K, Tsujikawa A, et al. Association between foveal photoreceptor integrity and visual outcome in neovascular age-related macular degeneration. Am J Ophthalmol, 2009, 148(1):83-89.

114. Costa RA, Navajas EV, Farah ME, et al. Polypoidal choroidal vasculopathy: Angiographic characterization of the network vascular elements and a new treatment paradigm. Prog Retin Eye Res, 2005, 24(5):560-586.

115. Bradu A, Podoleanu AG. Podoleanu. Imaging the eye fundus with real-time en-face spectral domain optical coherence tomography. Biomed Opt Express, 2014, 5(4):1233-1249.

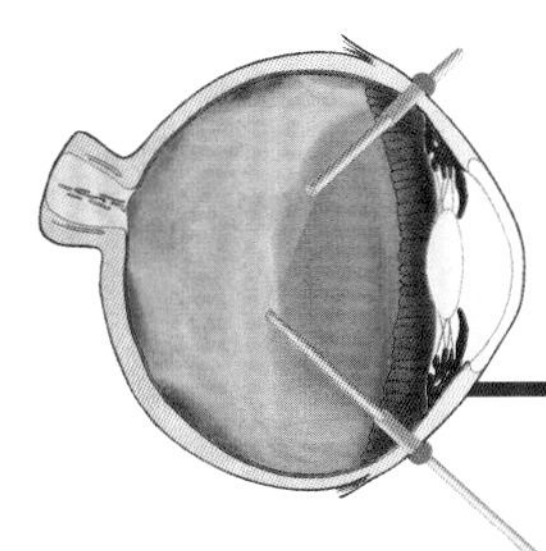

第三章　多光谱眼底成像技术

第一节　多光谱眼底成像原理

多光谱成像仪利用多个单色 LED 光源分别投射入眼底不同深度（包含 RPE 层及脉络膜）（图 3-1-1）的组织，利用不同组织吸收光谱的差异，将眼底不同深度的单色光反射图像进行采集，形成单色光谱图像。图像以 en face 的形式显现，en face 是冠状面图像，相当于我们观察眼底的图像。检查方式无创，部分疾病可以替代荧光素眼底血管造影，与矢状面的频域 OCT 互补，为视网膜和脉络膜疾病提供了新的无创检查的手段，也为眼底多种疾病的筛查提供了简而易行的工具。

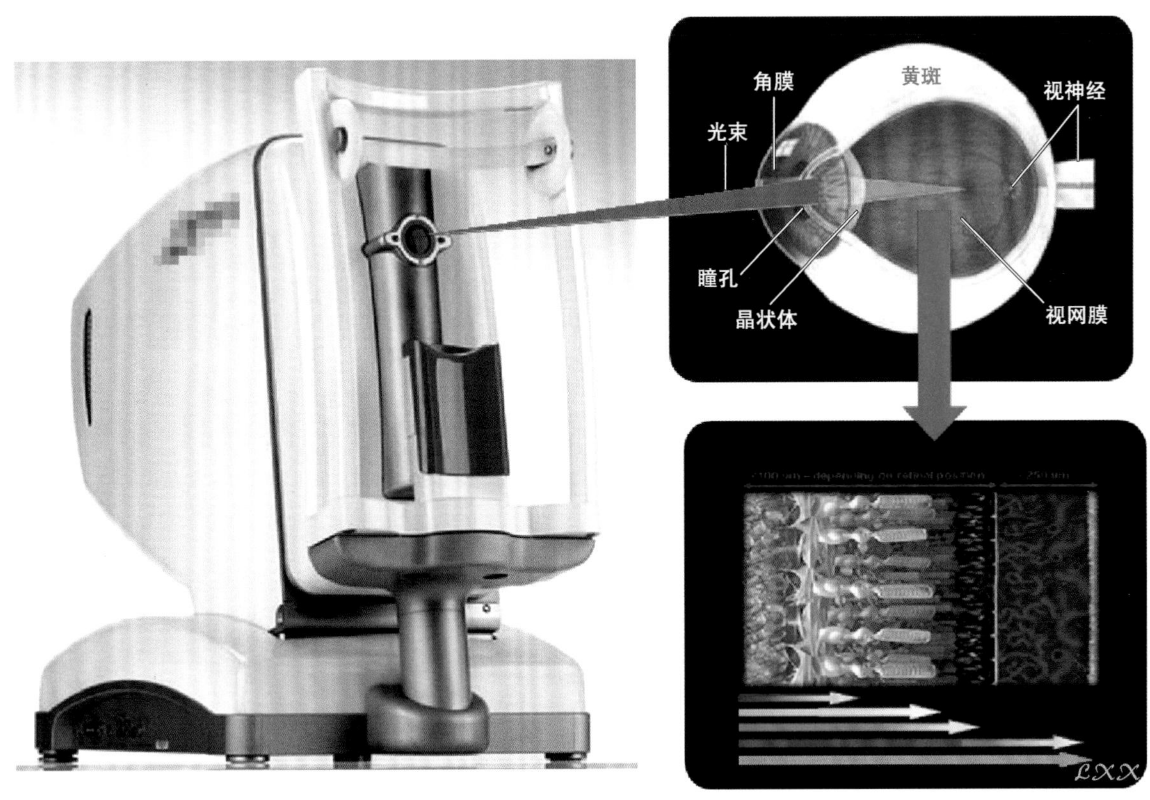

图 3-1-1　多光谱眼底分层成像系统光学原理

一、成像原理

多光谱成像仪利用不同的 LED 光源，将一系列非连续的单色光投射入眼，通过光反射通路，反

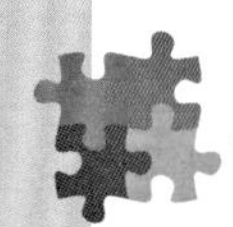

射后的光线直接进入多光谱照相机，光线被采集并作处理，图像信息被储存到电脑，然后利用软件对多光谱图像进行查看和分析。

不同的波长在眼内组织穿透性和视网膜色素上皮的吸收性是不同的。波长400～950nm在眼内的穿透性可达95%。色素上皮和脉络膜在波长为450～630nm时吸收率可达70%，随着波长的增加，吸收率很快下降[1]。眼内不同物质对光的吸收也是不同的，视黄醛是视锥细胞的感光色素，对480nm以下的波长有较高的吸收峰，RPE及脉络膜富含黑色素，对660～750nm的波长有较高的吸收峰。另外，还有另一个重要的生物学效应，血细胞内血红蛋白对不同的波长有不同的吸收特性[2]，图3-1-2代表了不同波长对不同物质的吸收曲线。正是因为眼内的视网膜色素上皮、脉络膜基质、脉络膜色素、叶黄素和血色素等会吸收特定的波长，含有这些物质的组织结构就会比其他物质的组织结构更容易识别。

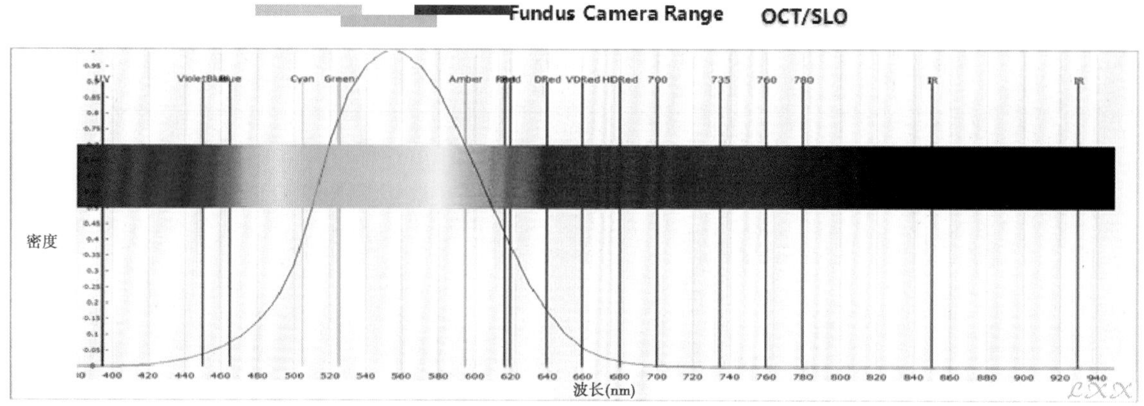

图3-1-2 多色光谱在眼内组织的图像，光谱范围从550～850nm，对比普通眼底照相机和OCT

我们熟知多波长激光治疗视网膜脉络膜疾病是利用视网膜脉络膜对不同波长的激光吸收特性是不一样的，不同组织吸收对不同波长的激光，产生光凝固效应，治疗眼底疾病。不同波长投射后，光被吸收程度不同，在视网膜及深层视网膜上所产生的反射也不尽相同。同时，不同层次的视网膜和脉络膜、不同组织及细胞类型所含的色素成分及含量也是不一样的。因此，不同波长的单色LED光源投射至眼底组织，不同深度上产生了不同的反射，被图像采集系统记录后，形成不同层次的眼底图像。

多光谱成像仪包含了550nm（绿光），580nm（黄光），590nm（琥珀光），620nm、660nm、690nm、740nm（四种红光），760nm、810nm、850nm（三种红外光）。

多光谱的绿光（550nm）主要显示浅层视网膜交界区的结构，用于观察视网膜前膜、视网膜神经层、玻璃体视网膜的牵引、视网膜皱褶、囊样变性及黄斑裂孔等。黄光（580nm）、琥珀光（590nm）、红光谱（620～740nm）用于显示中层和深层视网膜结构以及视网膜色素上皮层（RPE），可用于观察深层出血、渗出及玻璃膜疣、新生血管等病变，如糖尿病性视网膜病变等。深红光、红外光显示的是深层视网膜、RPE层和脉络膜的结构，用于观察视网膜色素紊乱、RPE层、年龄相关性黄斑变性的脉络膜新生血管膜、黄斑盘状瘢痕、色素痣、脉络膜黑色素瘤等病变。

二、照相要点和读片误差

1. 准确聚焦　光的成像与光的距离有关，相片的质量取决于照相时准确定焦，照相是要确定以视盘定焦还是黄斑定焦，通常筛查黄斑病时以黄斑聚焦，青光眼筛查可以聚焦在视盘上。由于聚焦对成像质量的要求较严格，屈光间质混浊显著时影响多光谱成像的质量。

2. 识别相片的伪迹　如图3-1-3～图3-1-6所示：

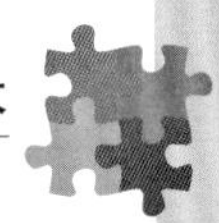

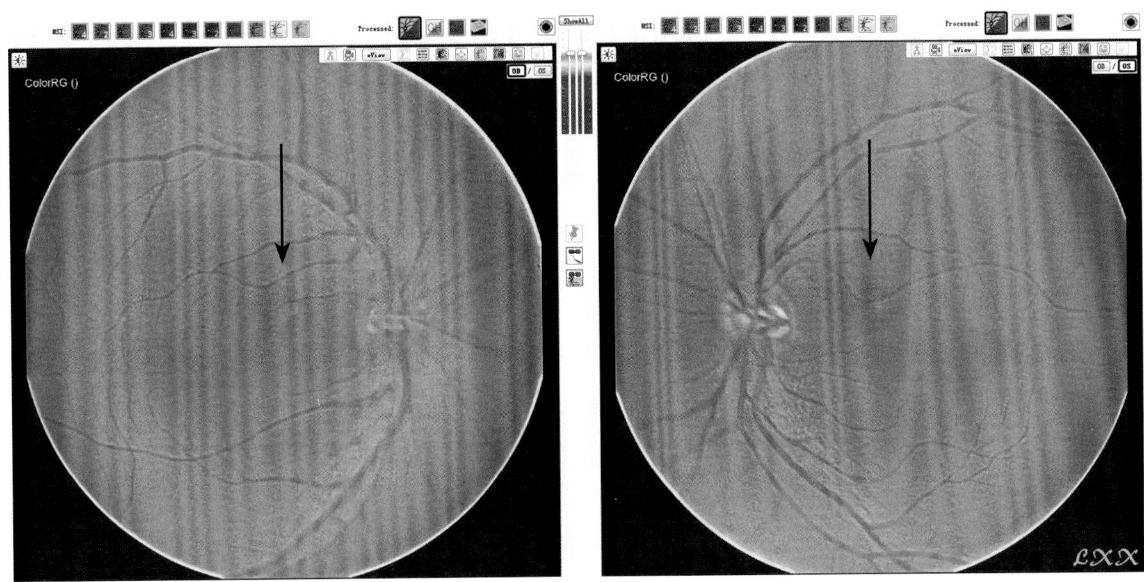

图 3-1-3　多光谱红绿组合成像

眼底成像中央的环形为伪迹

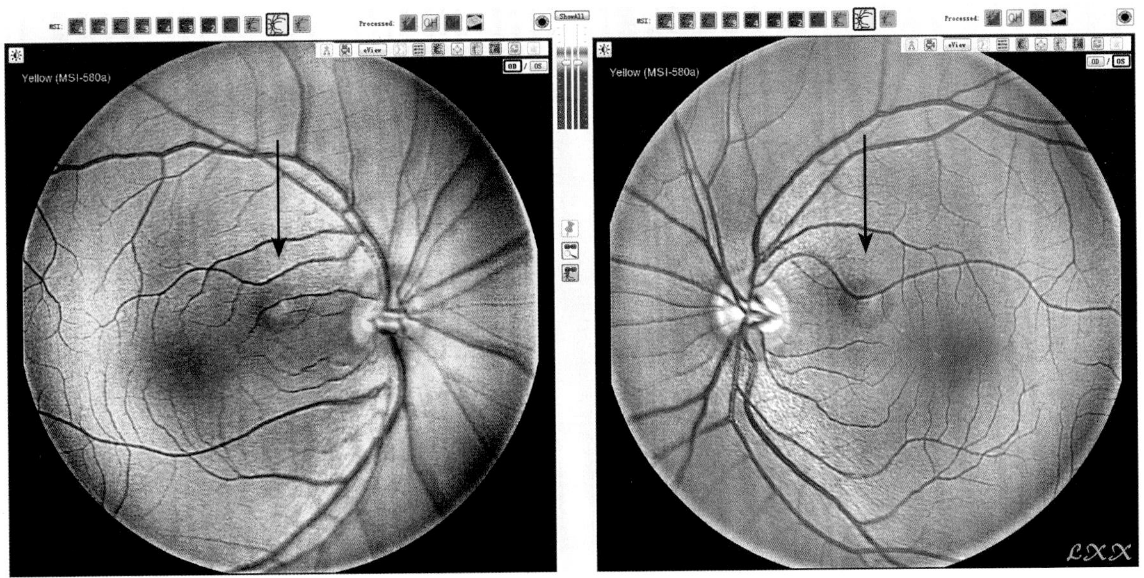

图 3-1-4　多光谱 580nm

眼底成像中央的环形为伪迹

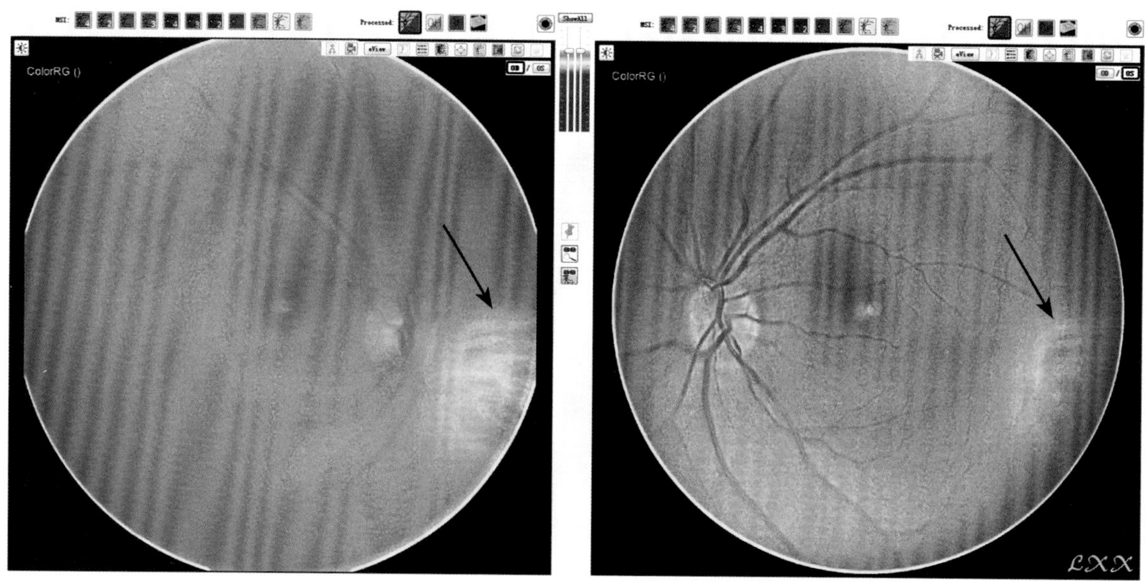

图 3-1-5　多光谱红绿组合成像

眼底成像图片右下方,形态不规则高反射为伪影

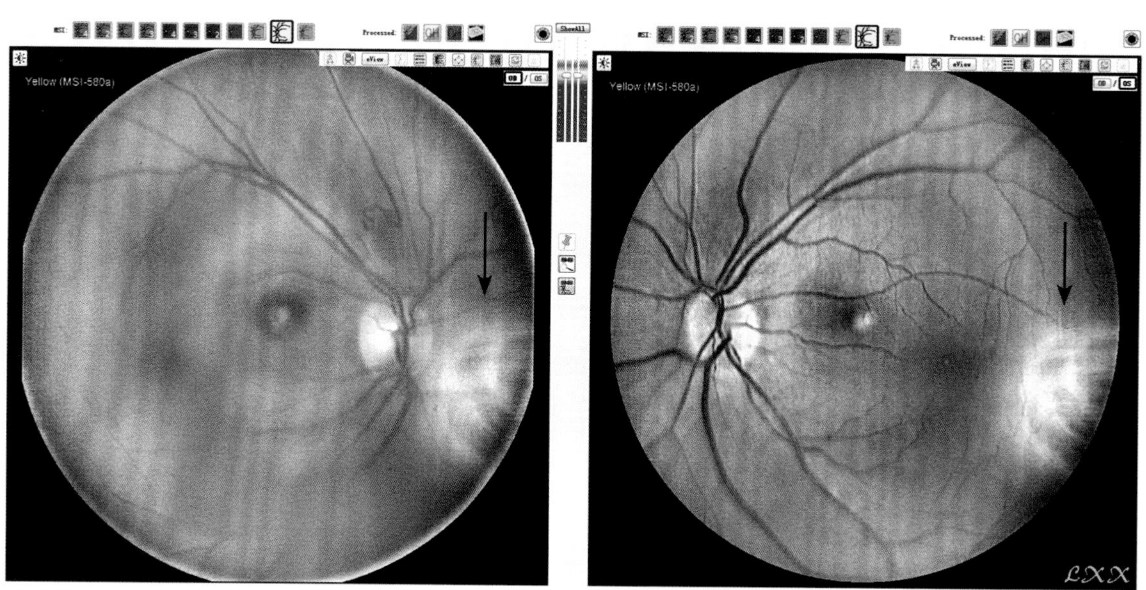

图 3-1-6　多光谱 580nm

眼底成像图片右下方,形态不规则高反射为伪影

3. 避免伪迹形成的照相要点:

(1) 患者定位坐姿舒适,确保眼睛与额托位于同一水平面,头部稍微转向左(OS)/右侧(OD),前额紧贴额托。

(2) 瞳孔设置确保中心白圈位于瞳孔边界内或与瞳孔边界重叠,被拍摄者始终注视十字视标。

(3) 光晕/反射设置:确保取景器内均为视网膜,周围无光晕,中央无光斑。

(4) 聚焦:聚焦参照物为视网膜血管。

(5) 一般情况下,以二级血管清晰度作为判断聚焦是否完成的标准。

(黎晓新)

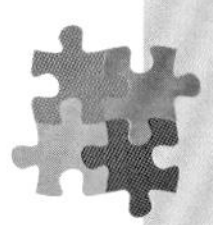

第二节　正常眼的多光谱成像特点和观测参数

正常眼多光谱分层成像一般显示后极部42°左右范围。20～60岁年龄组光谱成像的变异较小，眼轴在28mm以上脉络膜的透见程度增加。认识正常的多光谱像可以帮助我们发现异常的疾病状态。

多光谱的观察分析参数包括特定波长或特定光谱代表不同的眼内组织帮助我们认识疾病外，还有透光度，即透见脉络膜的程度，当视网膜变薄或变性后脉络膜的透见度增加。

正常眼的多光谱特点如下：

（1）光谱550nm，此时视网膜血管清晰，视盘血管清晰，但动静脉反光相同（图3-2-1）。

（2）光谱580nm，与550nm基本相同，视盘血管清晰，视网膜血管反光强度增加（图3-2-2）。

（3）光谱590nm，视网膜血管清晰，视盘血管清晰度下降，视网膜动脉反光进一步增强，视盘下方脉络膜血管隐约出现（图3-2-3）。

（4）光谱620nm，视网膜动脉反光最强，但视盘血管部分消失，适宜在此波长观察视网膜动脉硬化的有无，视盘下方、上方鼻侧均透见脉络膜血管，部分清晰，部分隐藏（图3-2-4）。

（5）光谱660nm，可透见除黄斑区外的脉络膜血管（图3-2-5）。

（6）光谱690nm，同660nm（图3-2-6）。

（7）光谱740nm，黄斑区脉络膜血管透见（图3-2-7）。

（8）光谱780～810nm，脉络膜血管的清晰度下降，但可以清晰地看到脉络膜色素（图3-2-8）。

病例　45岁的男性，双眼正常。它的多光谱特点如下：

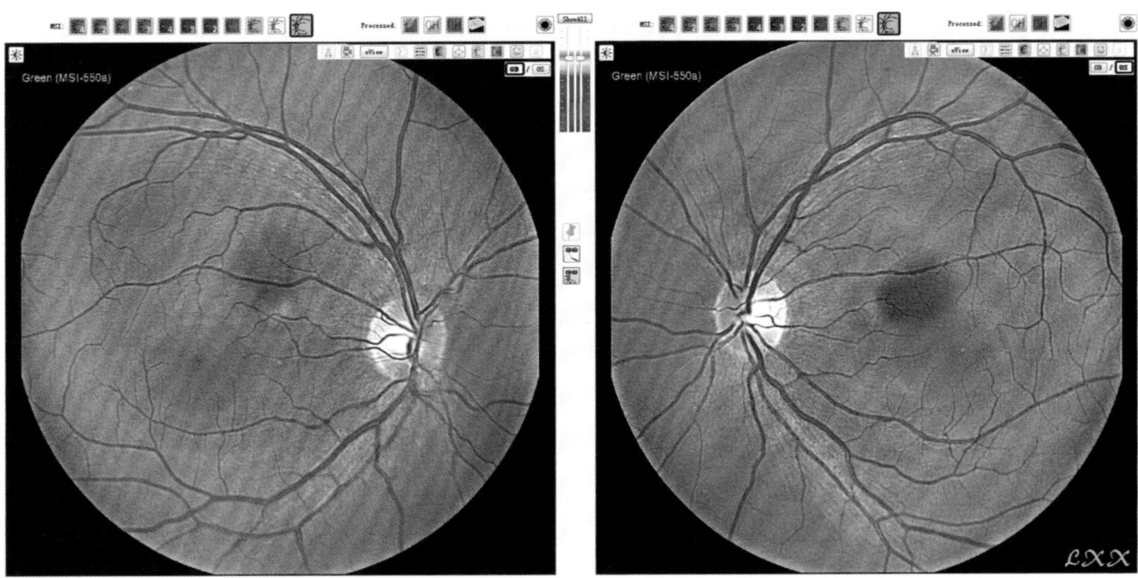

图3-2-1　光谱550nm，此时血管清晰，但动静脉反光相同

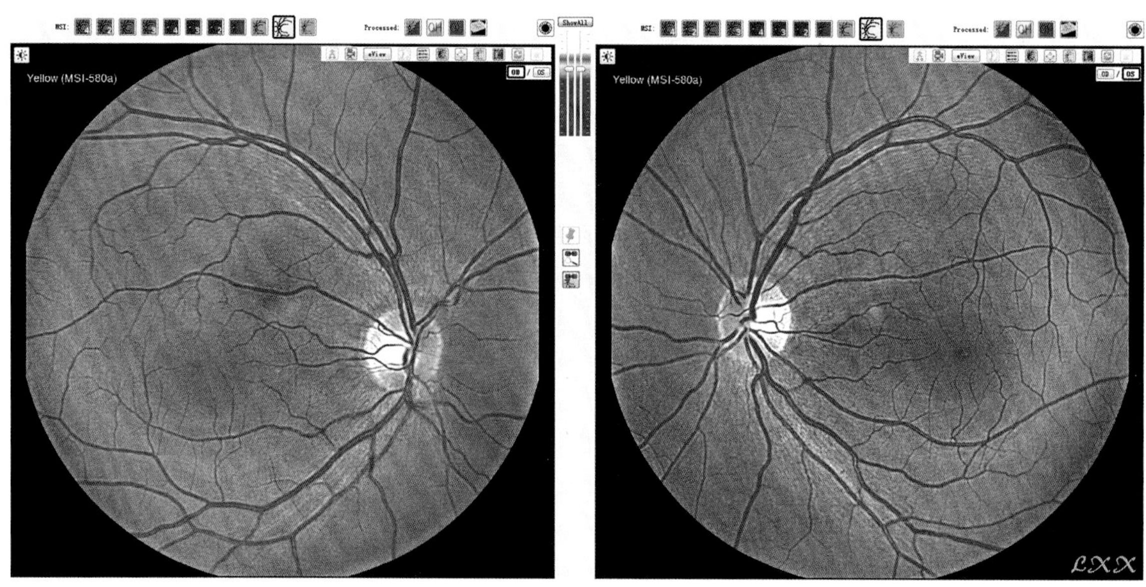

图 3-2-2　光谱 580nm

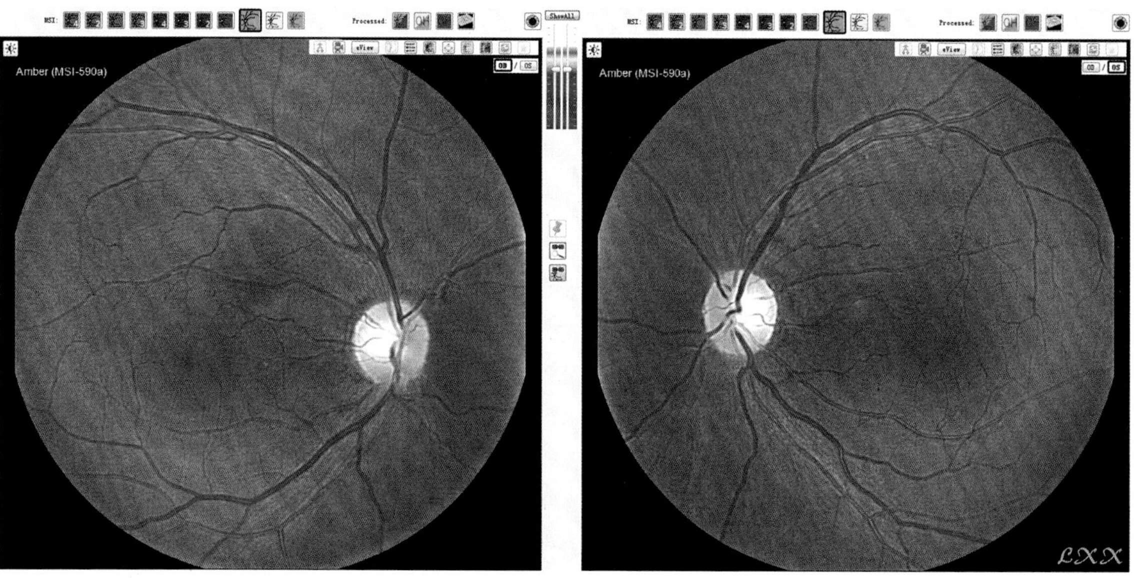

图 3-2-3　光谱 590nm，视盘血管的清晰度下降，视盘下方隐约透见脉络膜血管

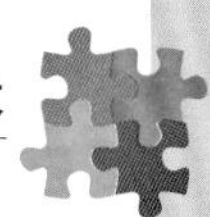

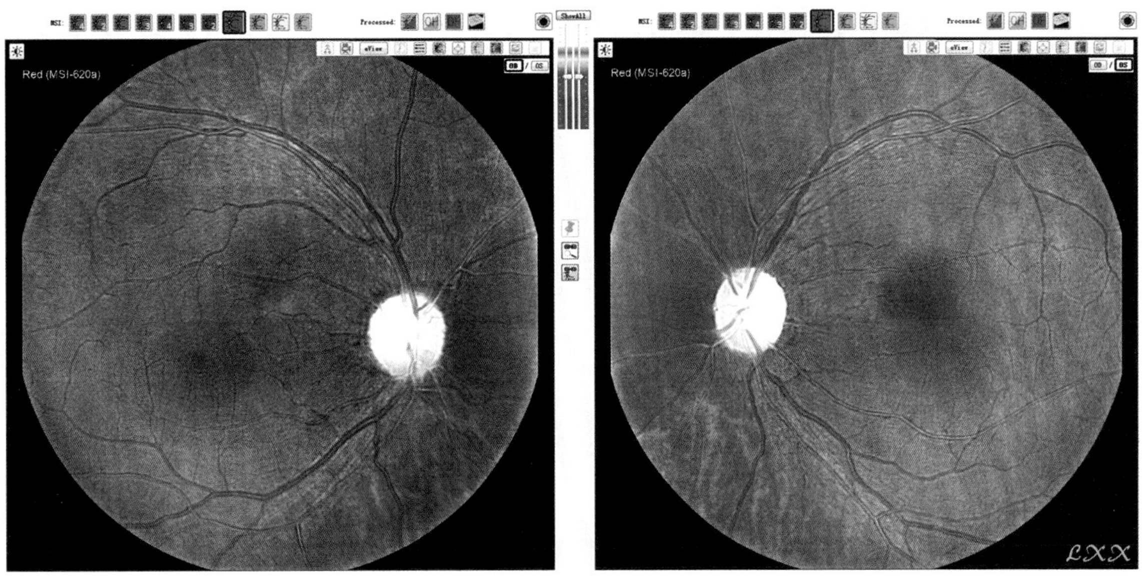

图 3-2-4 光谱 620nm，视网膜动脉的反光容易识别，也可以辨认视盘上下方的脉络膜血管痕迹，视盘上的血管部分消失

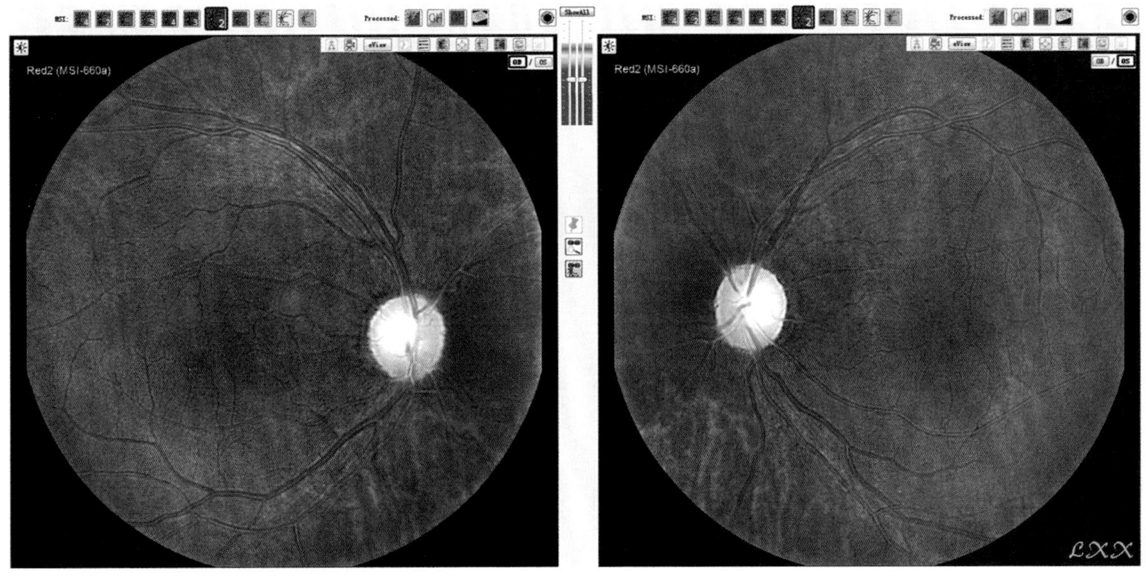

图 3-2-5 光谱 660nm，可以辨认出除黄斑区以外的脉络膜血管，视盘血管部分消失

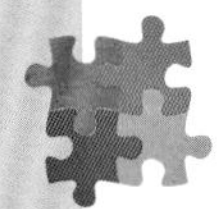

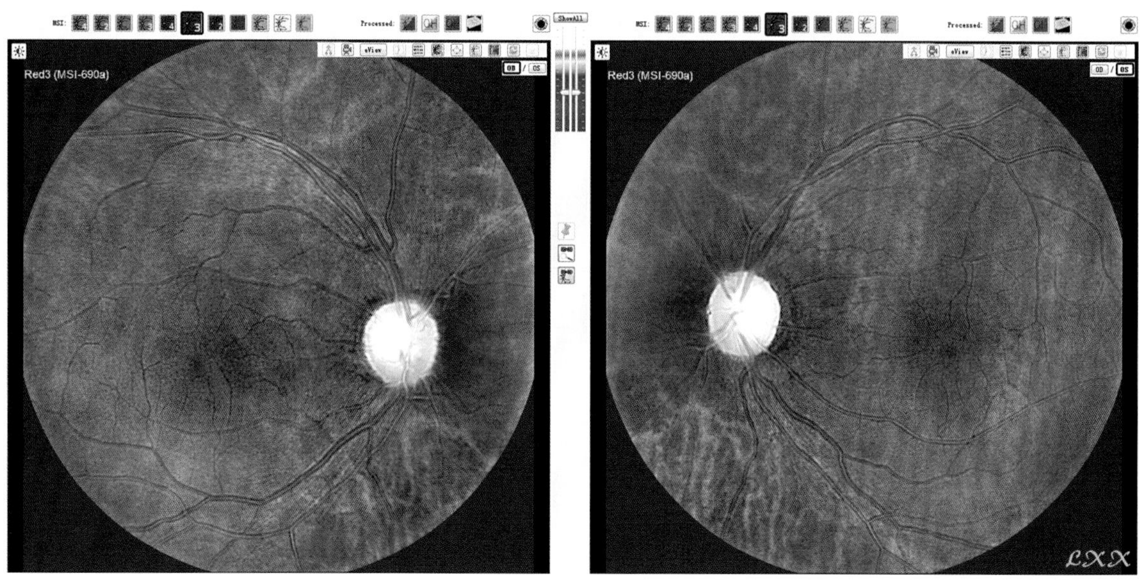

图 3-2-6　光谱 690nm，同 660nm

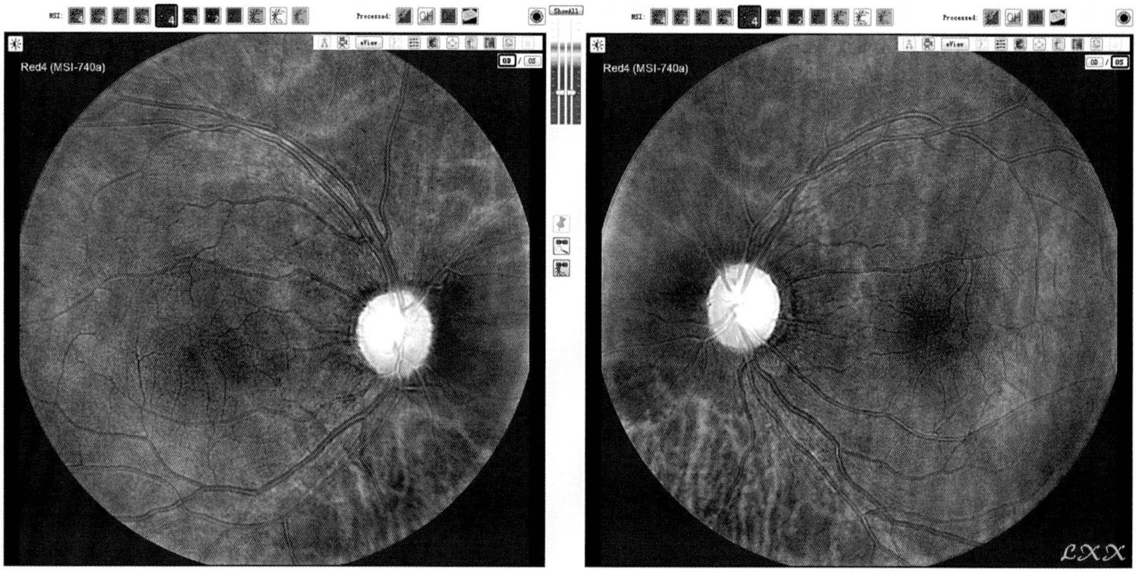

图 3-2-7　光谱 740nm，黄斑区的脉络膜血管开始出现，这种状况可维持到光谱 810nm

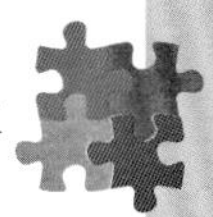

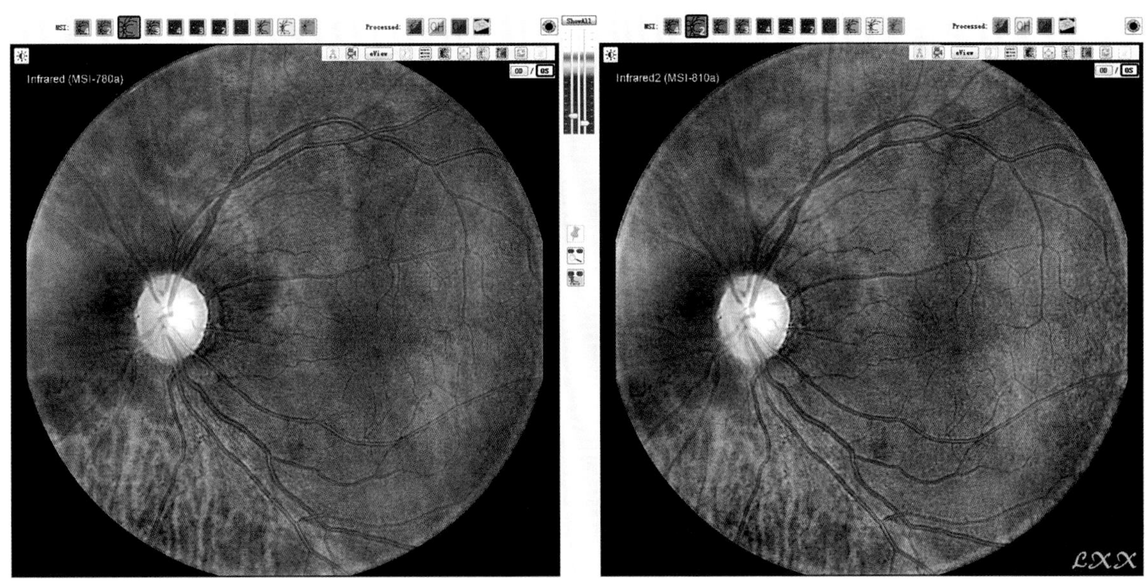

图 3-2-8　光谱 780nm 和 810nm

（黎晓新）

第三节　眼底病的多光谱眼底成像特征

一、高血压、动脉硬化和分支静脉阻塞

（一）高血压的眼底成像特征

1. 急性高血压（acute hypertension）　多见于妊娠高血压和肾性高血压，以视网膜动脉显著收缩，走行变直为特点，交叉压迫症不明显，血压有效控制后血管恢复正常，血压控制不好，则眼底血管在挛缩的基础上，管壁硬化，反光带增宽呈铜丝状，管径不均，可有血管交叉压迫征。

2. 慢性高血压（chronic hypertension）　因慢性高血压导致小动脉管壁肌细胞增生，晚期纤维化，此种小动脉硬化遍布全身，称为弥漫性增生性小动脉硬化。眼底改变可见视网膜动脉管径增厚、变硬、走行弯曲度增加（图 3-3-1），成直角，光反射带增宽，成铜丝样，交叉现象明显，上述改变进展缓慢。眼底常见并发症有分支静脉阻塞（图 3-3-2）、视网膜大动脉瘤和缺血性视神经病变。

（二）动脉硬化（atherosclerosis）

血压的持续性增高使小动脉进入硬化期，病理上表现为血管内膜增厚，中层管壁增生与玻璃样变性。通常把管壁直径 100μm 以下的称为小动脉。视盘部动脉管径为 125μm，所以各分支动脉如颞上支、颞下支、鼻上支和鼻下支均为小动脉。

视网膜动脉硬化的分类和眼底特征：

0 期　正常

1 期　动脉壁才出现光反射

2 期　动脉壁光反射增强增宽

3 期　铜丝样动脉

4 期　银丝样动脉（血管闭锁呈白线状）

（三）分支静脉阻塞（branch retinal vein occlusion，BRVO）

1. 眼底特点

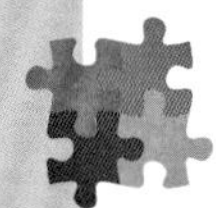

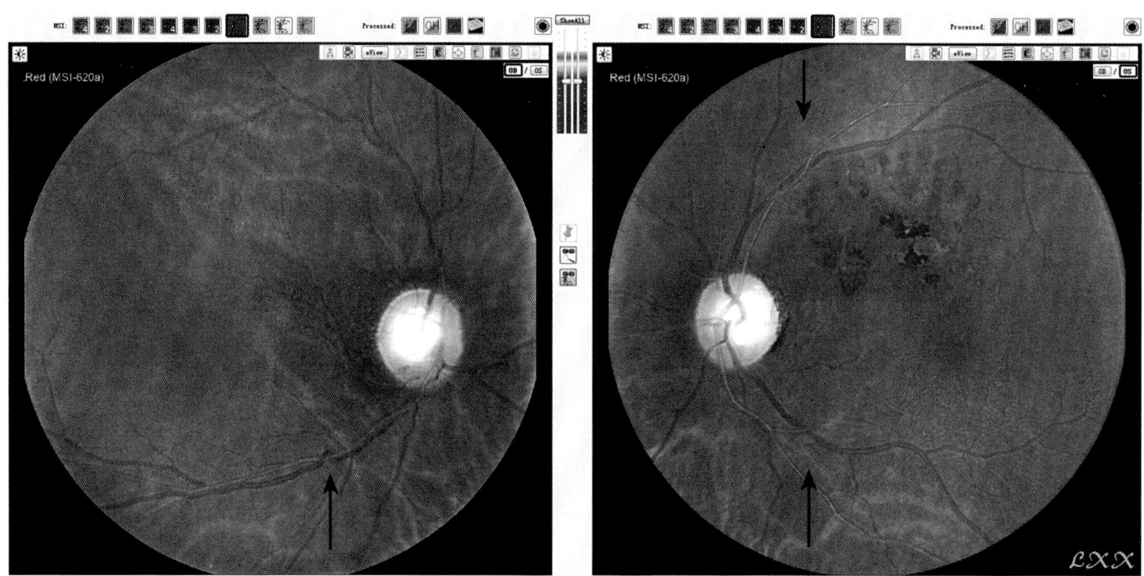

图 3-3-1　动静脉交叉压迫征

患者，男，60 岁，高血压病 11 年，糖尿病 10 年，双眼多光谱图在 620nm 采集，双眼动脉管壁反射光带增强增宽，右眼（图 3-3-1 左图）图中箭头显示下黄斑血管弓静脉从动脉上方爬过时呈屈膝状，左眼（图 3-3-1 右图）两个箭头显示动脉穿行静脉时，静脉被压成毛笔头状（Gunn 征）。左眼黄斑上方有激光光斑，推测该部动静脉压迫曾导致黄斑静脉阻塞

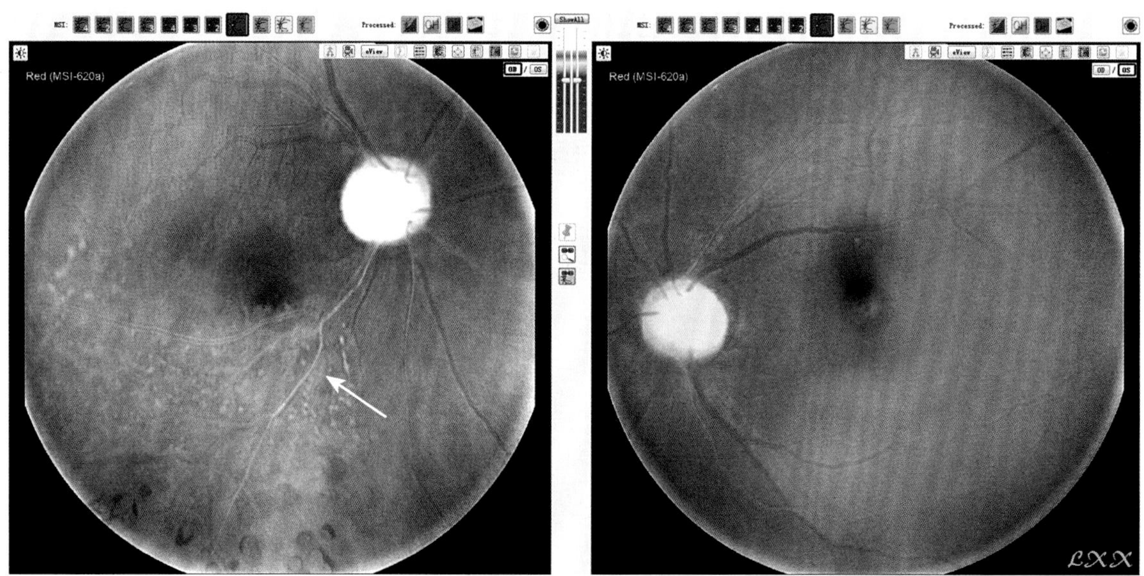

图 3-3-2　分支静脉阻塞

一位 65 岁半胱氨酸血症患者，光谱 620nm 显示硬化的动脉（白色箭头），这支动脉导致了分支静脉阻塞的发生

（1）早期：阻塞区出血，静脉迂曲扩张，絮状斑，微动脉瘤，黄斑水肿，出血。

（2）晚期：毛细血管扩张或闭塞，硬性渗出，侧支管道形成，缺血型会发生视网膜新生血管，黄斑水肿，黄斑前膜。

2. 光谱选择的特异性

（1）侧支循环位于视网膜浅层，580nm 易于观察到（图 3-3-4），硬化的动脉在 620nm 显示的更加明显（图 3-3-3），而这些改变在其他光谱时不够清晰。

（2）能够清晰显示出血发生在动静脉交叉压迫部的远端，远端静脉扩张（图 3-3-5）。

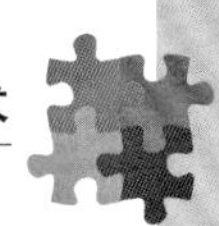

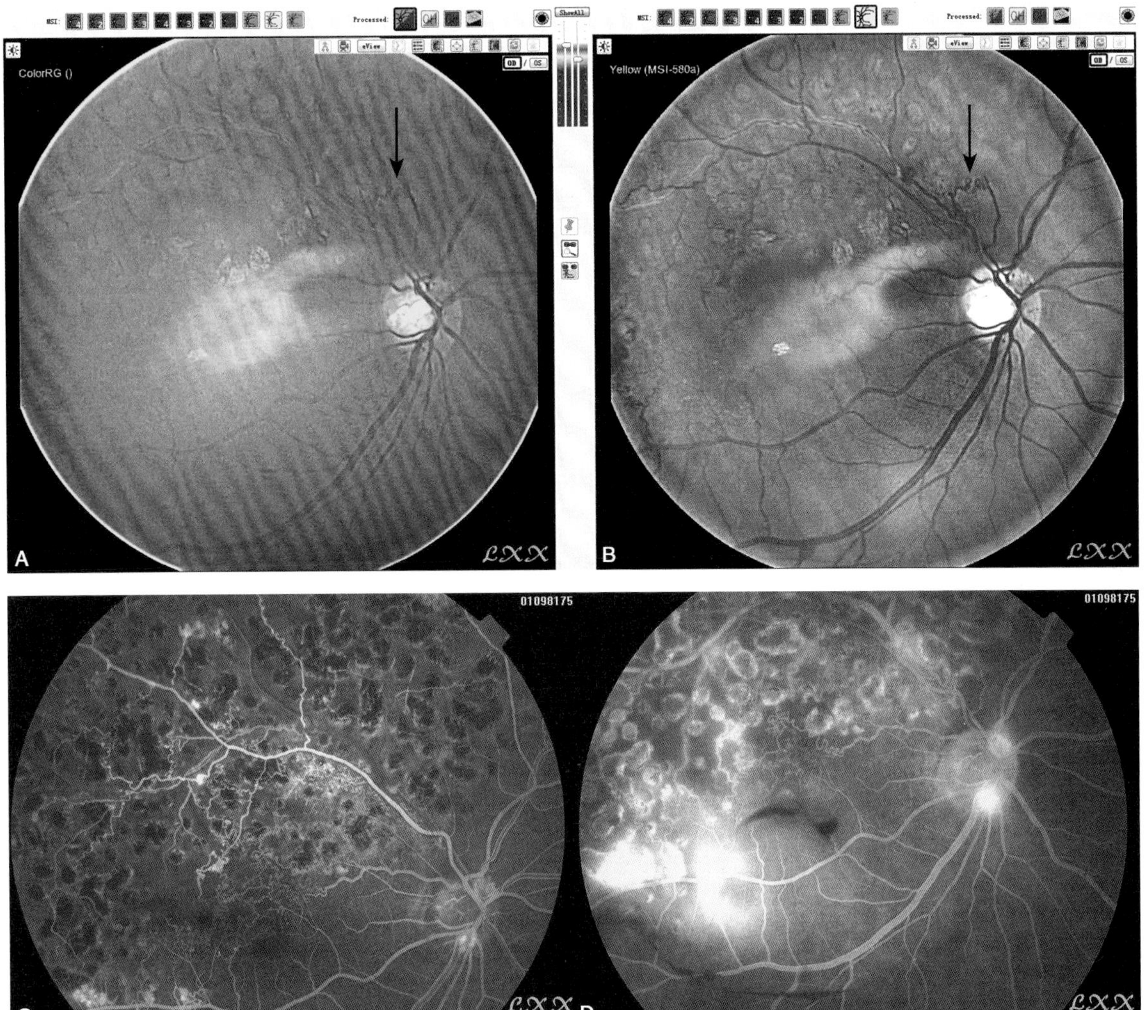

图 3-3-3　BRVO 患者光凝术后 1 年，多光谱眼底成像和荧光素眼底血管造影

59 岁的男性患者，高血压病史 10 年，缺血型 BRVO 光凝术后 1 年，左图是红绿组合光谱，右图光谱 580nm，视网膜侧支循环清晰可见，箭头所示为侧支循环部，颞上分支静脉血流变细(B)，管径变粗管壁增厚呈白色(A)。两片中央形状相同的白色带为伪迹。C、D 为同一患者的 FFA，显示大面积无灌注区，累及中心小凹(C)和新生血管渗漏(D)，左图时间 22.2 秒，右图时间 4 分 22 秒

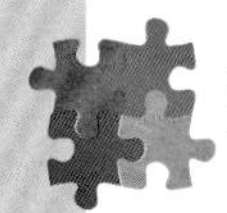

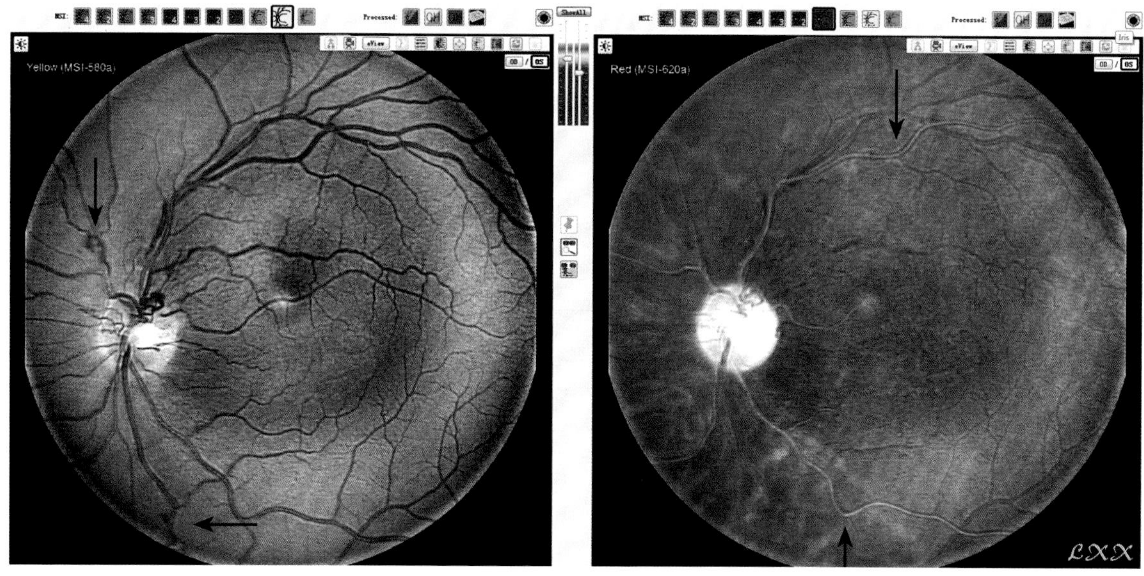

图 3-3-4　CRVO 患者多光谱眼底成像

57 岁的男性患者，高血压 10 年，8 个月前发生 CRVO，左图光谱在 580nm，视网膜侧支循环（箭头）和视盘侧支循环清晰可见，右图同一患者光谱在 620nm 的眼底像，显示动脉的反光增强，动脉弯曲度增加，呈直角走行（箭头）

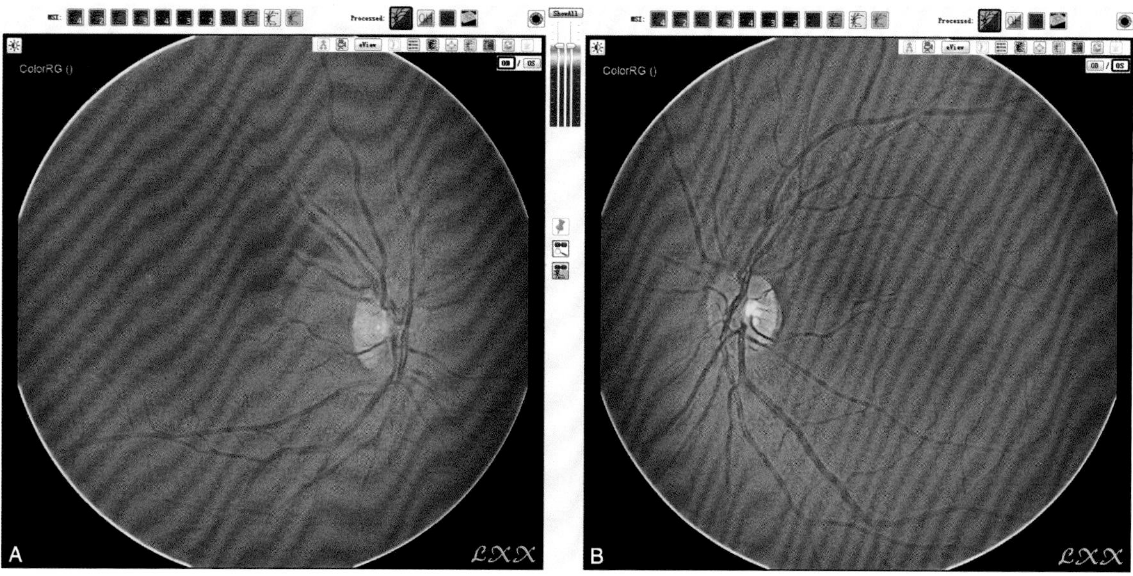

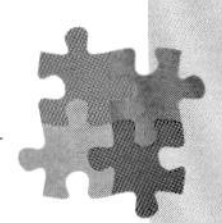

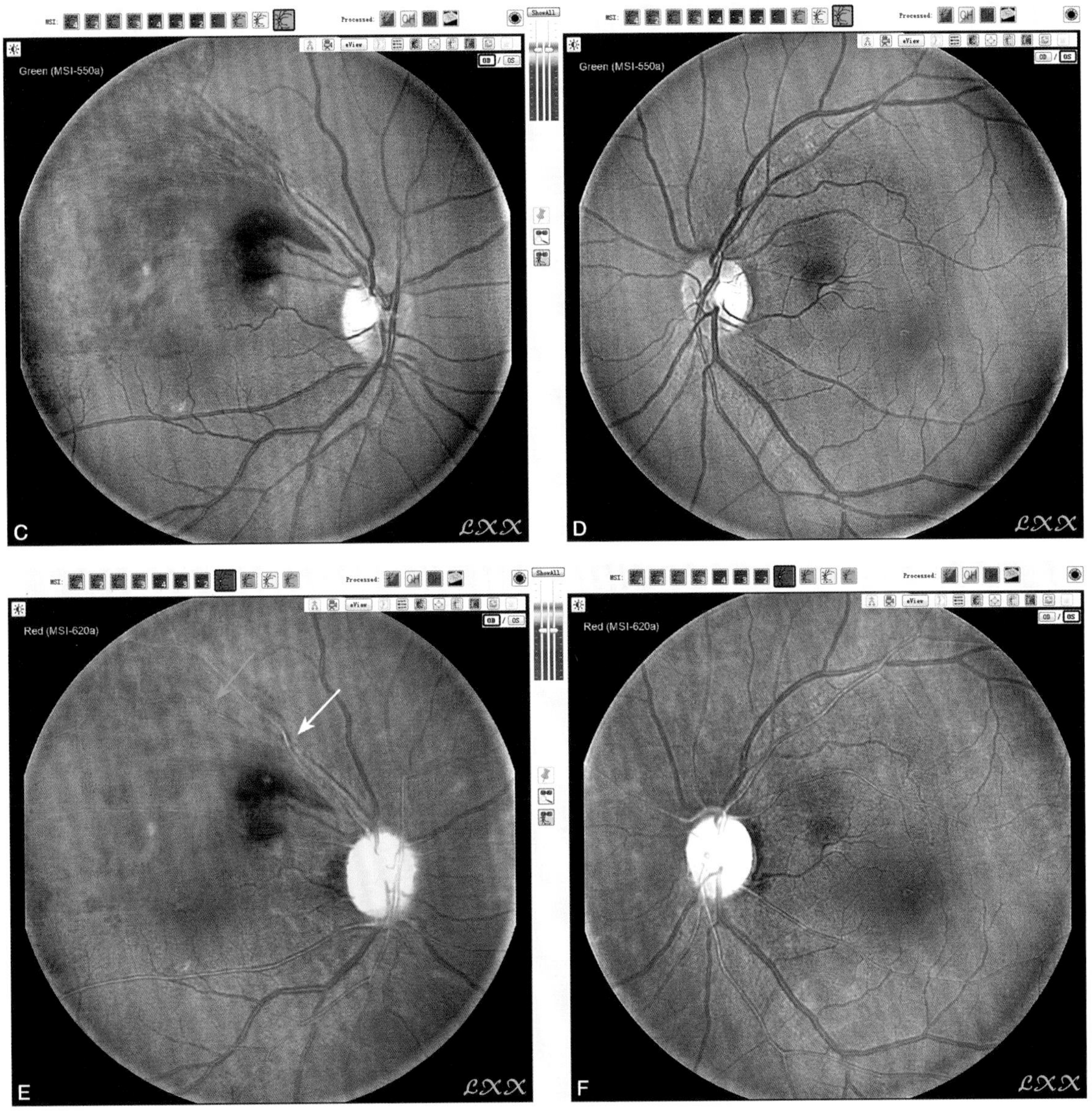

图 3-3-5　BRVO 患者多光谱眼底分层成像

一 54 岁女患者，右眼视力下降 2 个月，检查时视力右眼 0.4，左眼 0.8。A、B. 红绿组合光谱像；C、D. 光谱 550nm 显示神经纤维层的出血，但静脉轮廓不清；E、F. 光谱 620nm 白色箭头为动静脉交叉压迫部，压迫部远端的静脉扩张呈腊肠状（蓝色箭头）

（四）急性视网膜动脉栓塞

急性视网膜动脉栓塞（RAO）是由于栓子或血栓阻塞或高血压致严重的动脉痉挛或者动脉粥样硬化斑块脱落，胆固醇栓子栓塞或者血液高凝等因素造成的分支或中央动脉以及睫状动脉供应区视网膜的急性缺血型梗死。多发生在老年人。

1. 眼底特点

（1）视网膜中央动脉阻塞患者的后极部视网膜呈乳白色水肿，黄斑区呈樱桃红点。4～6 周后视网膜水肿消退，视盘颜色变白。视网膜分支动脉阻塞在阻塞动脉支配的视网膜区域出现灰白水肿，后期视网膜出现脱色素和色素增生，视网膜血管变细，受累部位可见神经纤维层的缺失。如果同时存在睫状动脉供血的患者可保留一部分不受影响的盘斑束视网膜色泽和一部分视力。

（2）血管：阻塞动脉及其分支管径变细，不规则。静脉正常或变细。有时在血管分叉部或血管

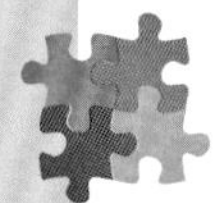

较细的部位可以看到不同形态的栓子。

2. 多光谱眼底像

（1）光谱 550～580nm 能够反映视网膜的灰白水肿。

（2）光谱 620nm 能够显示合并存在的动脉硬化。

（3）因胆固醇栓子或钙栓子密度高，反射强，各个光谱均能显示。

3. 病例　一57岁女患者，3周前左眼突然视力下降，就诊视力光感，既往高血压病10年，糖尿病10年。红绿组合光谱像显示了左眼黄斑区的灰白水肿，因病程3周，水肿部分消失，黑色箭头显示栓子（图 3-3-6）。

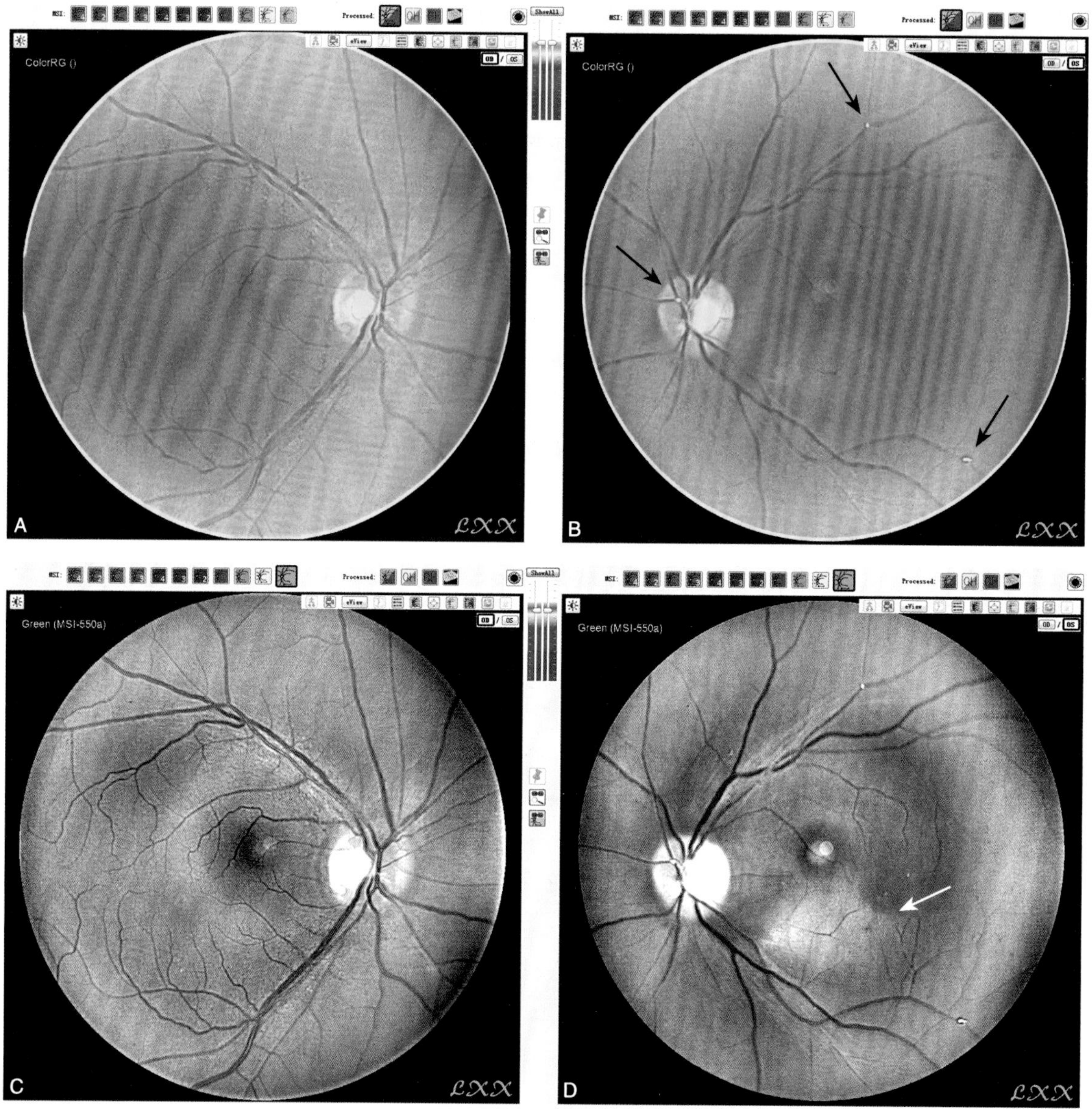

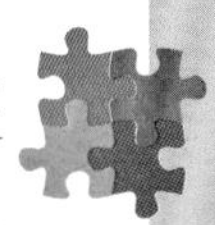

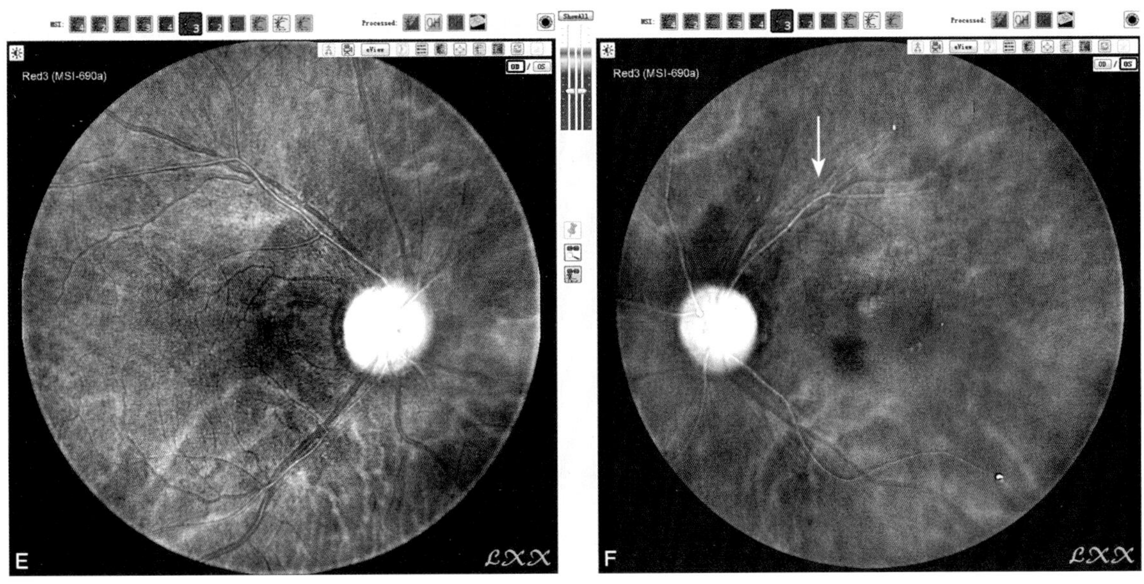

图 3-3-6　视网膜中央动脉动脉栓塞

A、B. 患者左眼急性视网膜中央动脉动脉栓塞，病程已 3 周，黑色箭头显示栓子；C、D. 光谱 550nm，白色箭头显示视网膜的水肿区域；E、F. 光谱 690nm，显示硬化的动脉（白色箭头）

二、糖尿病性视网膜病变

糖尿病性视网膜病变（diabetic retinopathy）是糖尿病视网膜的微血管病变，常年的血糖增高导致了视网膜毛细血管周细胞和内皮细胞损伤后的病变。

1. 眼底主要特征　视网膜毛细血管瘤样膨出，出血、渗出、棉绒斑；视网膜病变进展进入增殖期后出现视网膜新生血管，并进一步形成纤维膜，导致牵引性视网膜脱离。糖尿病因常常合并高血压高血脂，视网膜病变常合并动脉硬化或静脉阻塞等全身血管病的并发症。

2. 多光谱眼底像

（1）视网膜硬性渗出物质在各个光谱范围均可显示，且能在不散瞳时照眼底像，图 3-3-7A、B 显示眼底照相和多光谱红绿组合像的比较，硬性渗出物两类眼底像几乎无差别；图 3-3-7C、D 显示了具有糖尿病视网膜病变特征样改变的毛细血管瘤样膨出在红绿光谱像上的改变并对比了 FFA；

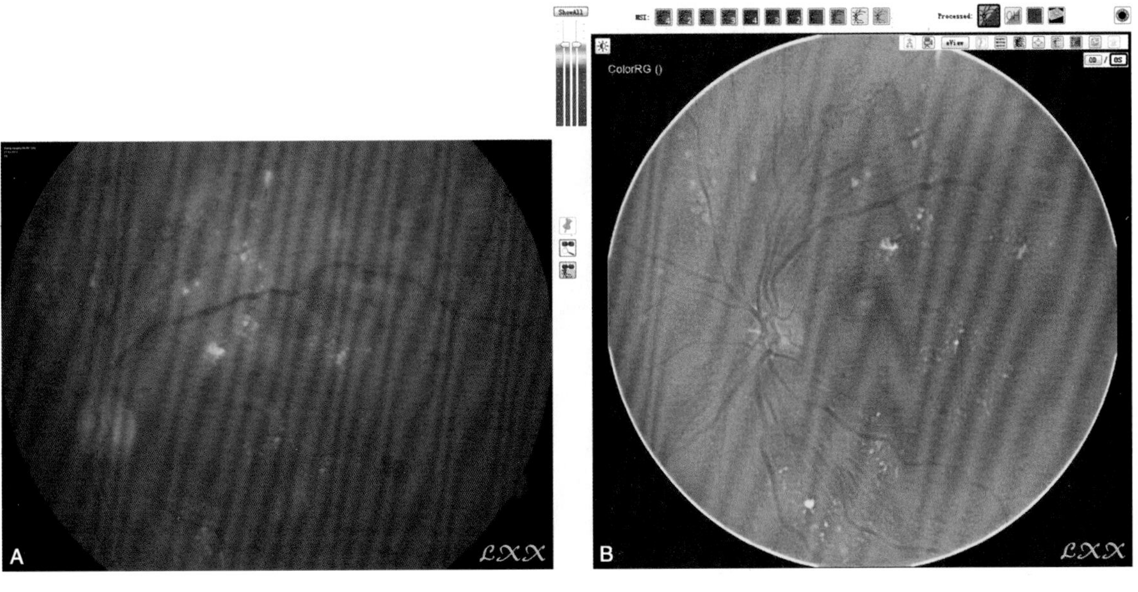

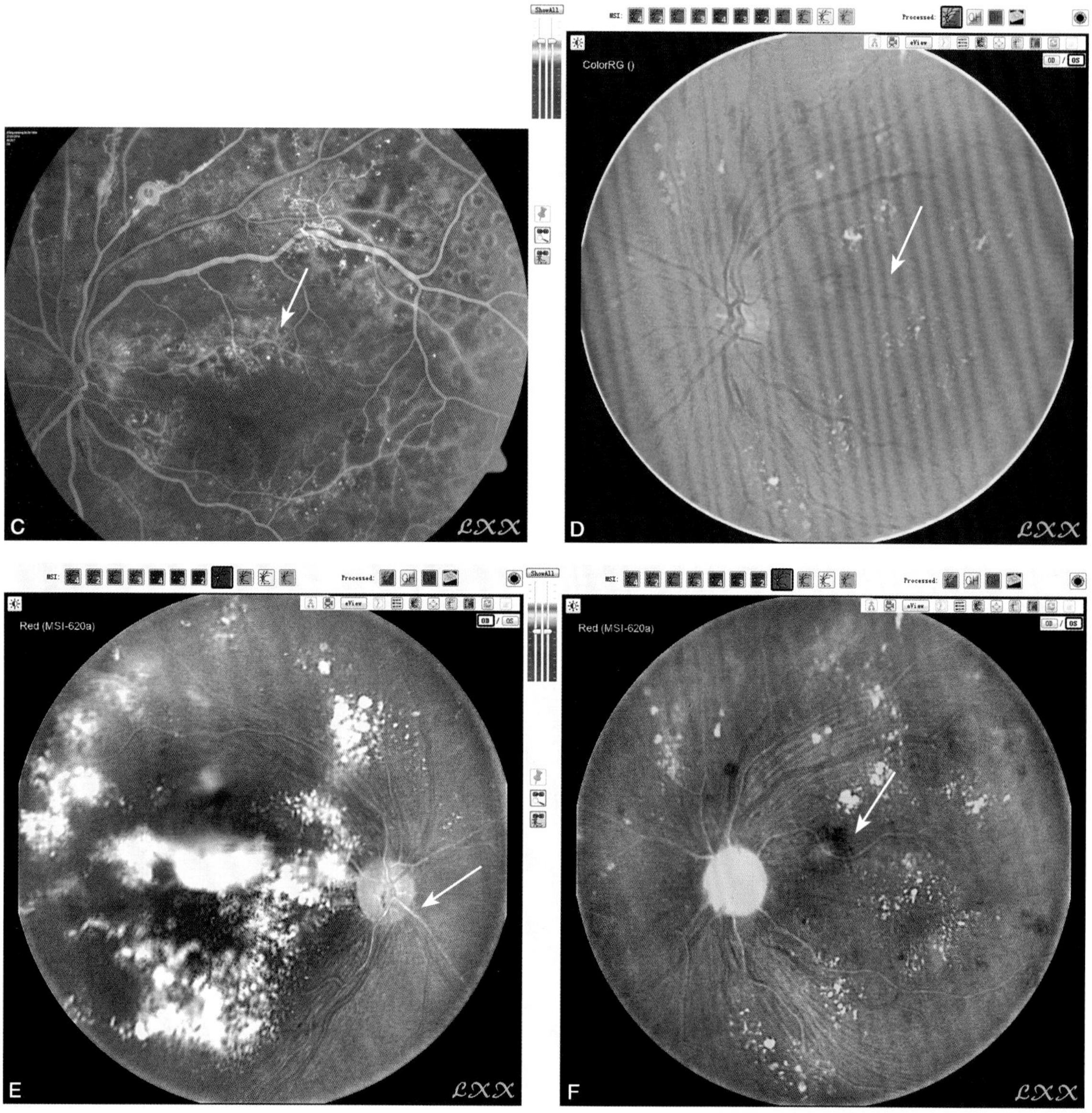

图 3-3-7　糖尿病性视网膜病变

A、B. 一 59 岁的女性患者，2 型糖尿病 11 年，左眼视力 0.25，糖尿病性视网膜病变非增殖期，硬性渗出两个图片无明显差距；C. 该患者的 FFA；D. 红绿光谱图，箭头所示的出血点对应 FFA 的点状强荧光，为毛细血管囊；E、F. 该患者右眼在光谱 620nm 眼底像，箭头显示动脉变硬，右眼呈铜丝状，左眼动脉走行弯曲，提示双眼动脉硬化

图 3-3-7E、F 显示患者双眼合并的视网膜动脉硬化改变。

（2）视网膜出血在多光谱范围从 550 ~ 590nm 可显示出。

（3）视网膜新生血管的光谱在 580nm 较清晰（图 3-3-8），静脉扩张或串珠样扩张在 580nm 较清晰（图 3-3-8）。

（4）新生血管纤维化后形成的大面积纤维膜在光谱 580nm 显示的清晰（图 3-3-9）。

三、年龄相关性黄斑变性

年龄相关性黄斑变性（age-related macular degeneration，AMD）是老年人群以眼底黄斑区早期出现玻璃膜疣和色素上皮改变，晚期出现萎缩或新生血管形致黄斑出血渗出为主要特征，严重影响视力的年龄性变性性疾病。随着我国经济发展、人民生活水平的不断提高和人口老龄化，AMD 已经

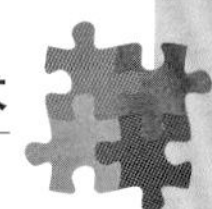

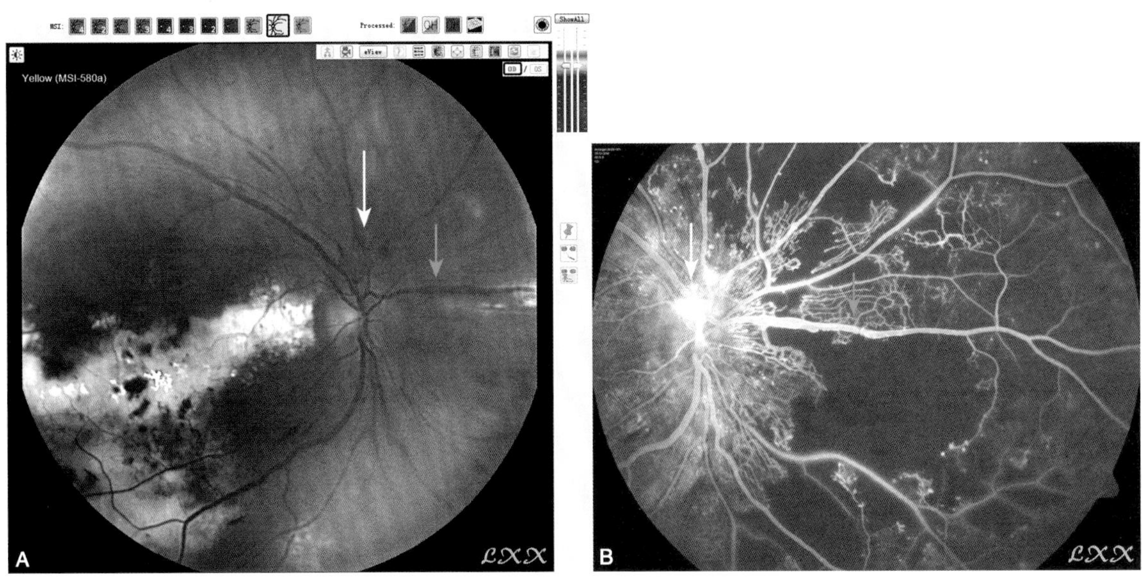

图 3-3-8　糖尿病性视网膜病变，视网膜新生血管

A. 一 43 岁 2 型糖尿病患者光谱 580nm 显示静脉的扩张、串珠样改变（蓝色箭头）；B. 该患者的 FFA，箭头显示扩张的静脉周围是大面积无灌注区。视盘上方是新生血管芽（白色箭头）

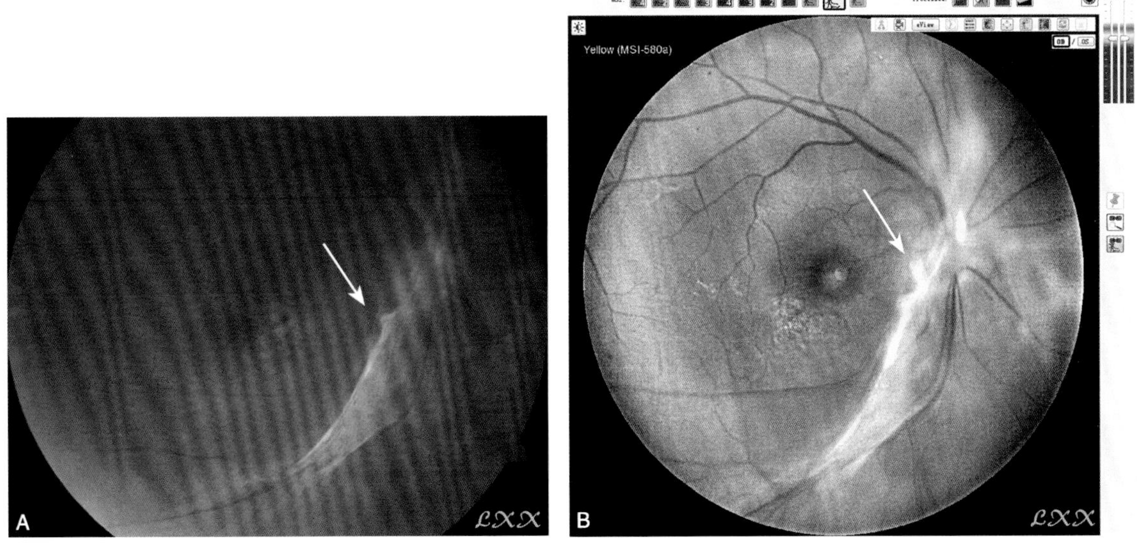

图 3-3-9　糖尿病视网膜病变，新生血管纤维化纤维膜

一 67 岁的男性患者，右眼视物不见 2 年，就诊时视力 0.02，A. 彩色眼底像；B. 多光谱眼底像 580nm，均显示糖尿病视网膜病变增殖晚期新生血管纤维化纤维膜（白色箭头）形成

逐渐成为导致我国 50 岁以上人群不可逆盲的首要原因。

1. 眼底特征

（1）年龄性改变允许黄斑区有玻璃膜疣（drusen），但直径小于 75μm，无色素异常（视盘边缘的血管定为 125μm）。

（2）早期 AMD：黄斑区内 75μm≤玻璃膜疣直径≤125μm，无色素异常。

（3）中期 AMD：玻璃膜疣直径>125μm，黄斑区色素异常，出现色素上皮脱离。

（4）进展期 AMD：黄斑区新生血管性 AMD 或者地图样萎缩。

2. 多光谱眼底像特征　年龄相关性黄斑变性目前的筛查手段早期有眼底照相（图 3-3-10A、B），晚期需要进行血管造影和 OCT 指导治疗。多光谱眼底像提供了另外一种无创性的筛查手段。

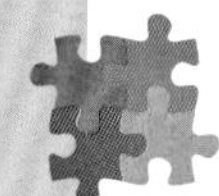

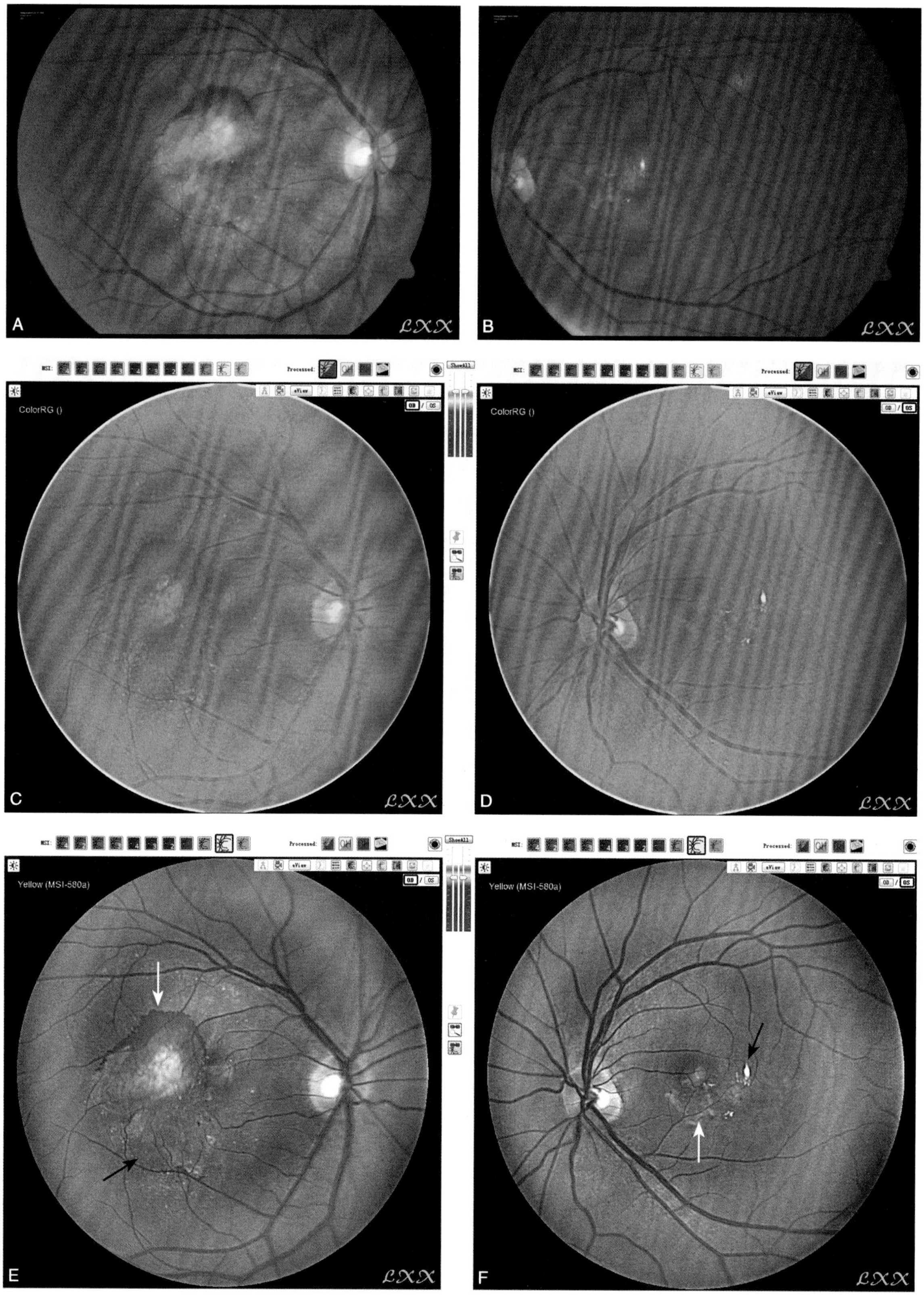

A LXX

B LXX

ColorRG ()

C LXX

ColorRG ()

D LXX

Yellow (MSI-580a)

E LXX

Yellow (MSI-580a)

F LXX

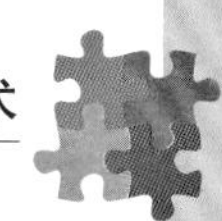

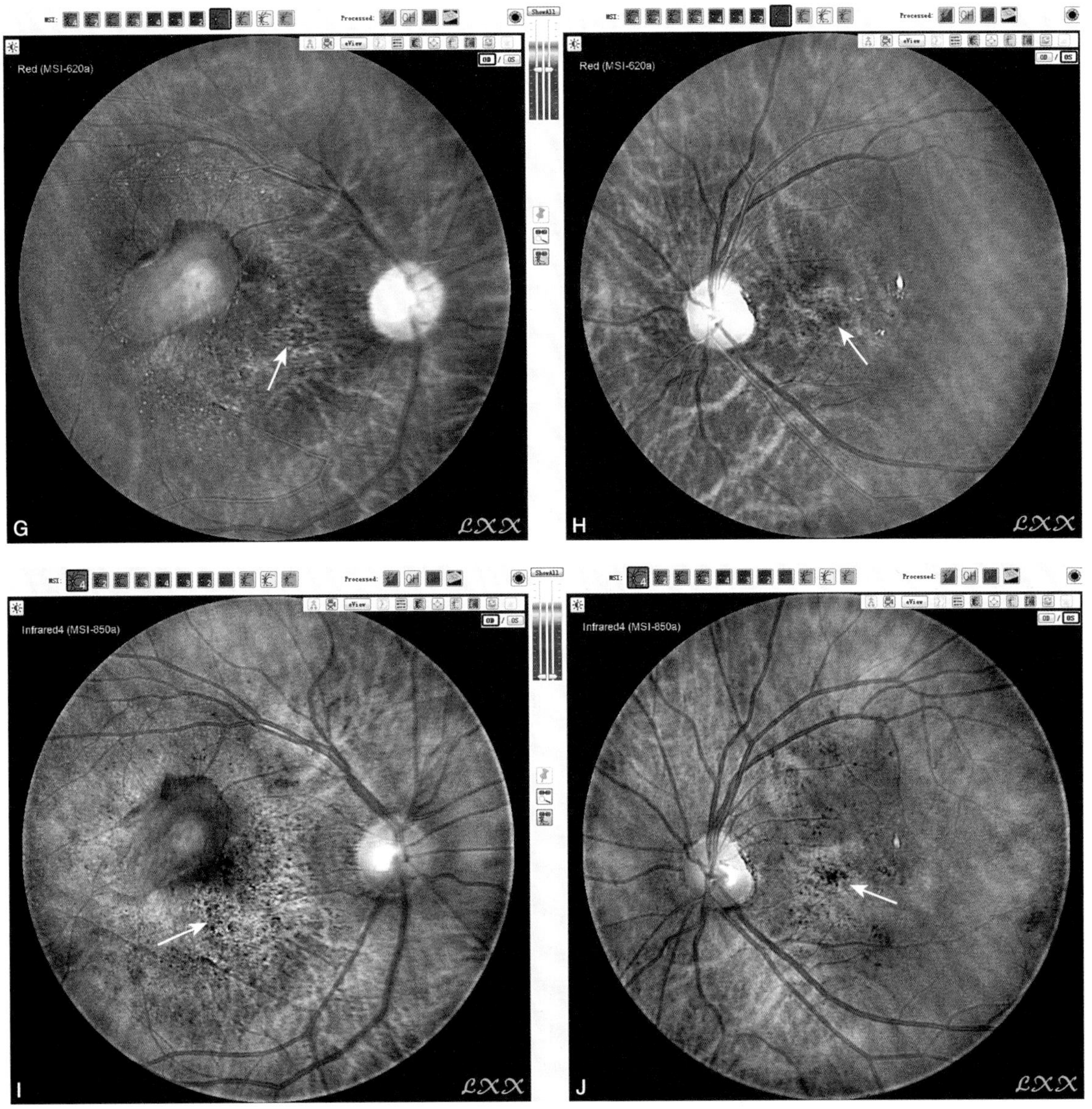

图 3-3-10　AMD

患者,63 岁,男性,因右眼视物模糊就诊,双眼脉络膜新生血管膜,A ~ D. 右眼黄斑区有玻璃膜疣在普通眼底像上较难识别(A、B),多光谱红绿组合光可以看到(C、D);E、F. 同一患者玻璃膜疣在 580nm 光谱像上显示清楚(黑色箭头),同时可以看到双眼视网膜下的新生血管膜(白色箭头);G、H. 光谱 620nm 显示了黄斑区的脉络膜血管萎缩(白色箭头);I、J. 黄斑区的色素沉着在 810 ~ 850nm 表现清楚,这是同一患者在 850nm 的光谱像

(1) 玻璃膜疣在红绿混合光(图 3-3-10C、D)和 580 ~ 590nm 以上光谱均可显示为黄白色点状物(图 3-3-10E、F)。小的玻璃膜疣多光谱显示优于眼底像。

(2) 视网膜下新生血管膜在 580nm 可以看清边界(图 3-3-10G、H),持续到 810nm。

(3) 黄斑区色素上皮萎缩,脉络膜血管的透见在 620 ~ 810nm 均可显示(图 3-3-10I、J)。

(4) 色素沉着在 620nm 出现,810 ~ 850nm 显示出,在 850nm 更清晰,色素沉着显示多光谱像比眼底像更易于显示。

(5) 渗出性色素上皮脱离(RPED)和出血性色素上皮脱离在光谱 620 ~ 860nm 均可显示轮廓(图 3-3-11,图 3-3-12)。

(6) RPE 撕裂:出现在色素上皮脱离后,多光谱眼底像 620nm 以上波长可以看到 RPE 的撕裂,随着波长的延长,图像的清晰度增加,是 810nm 的图像,可一目了然(图 3-3-13)。

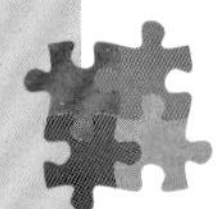

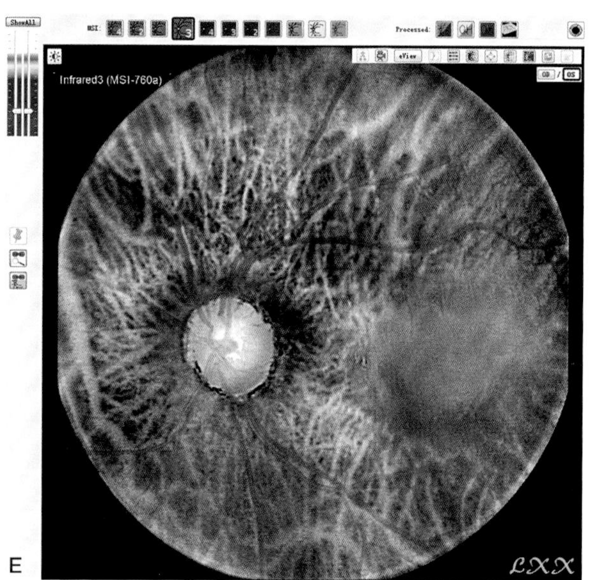

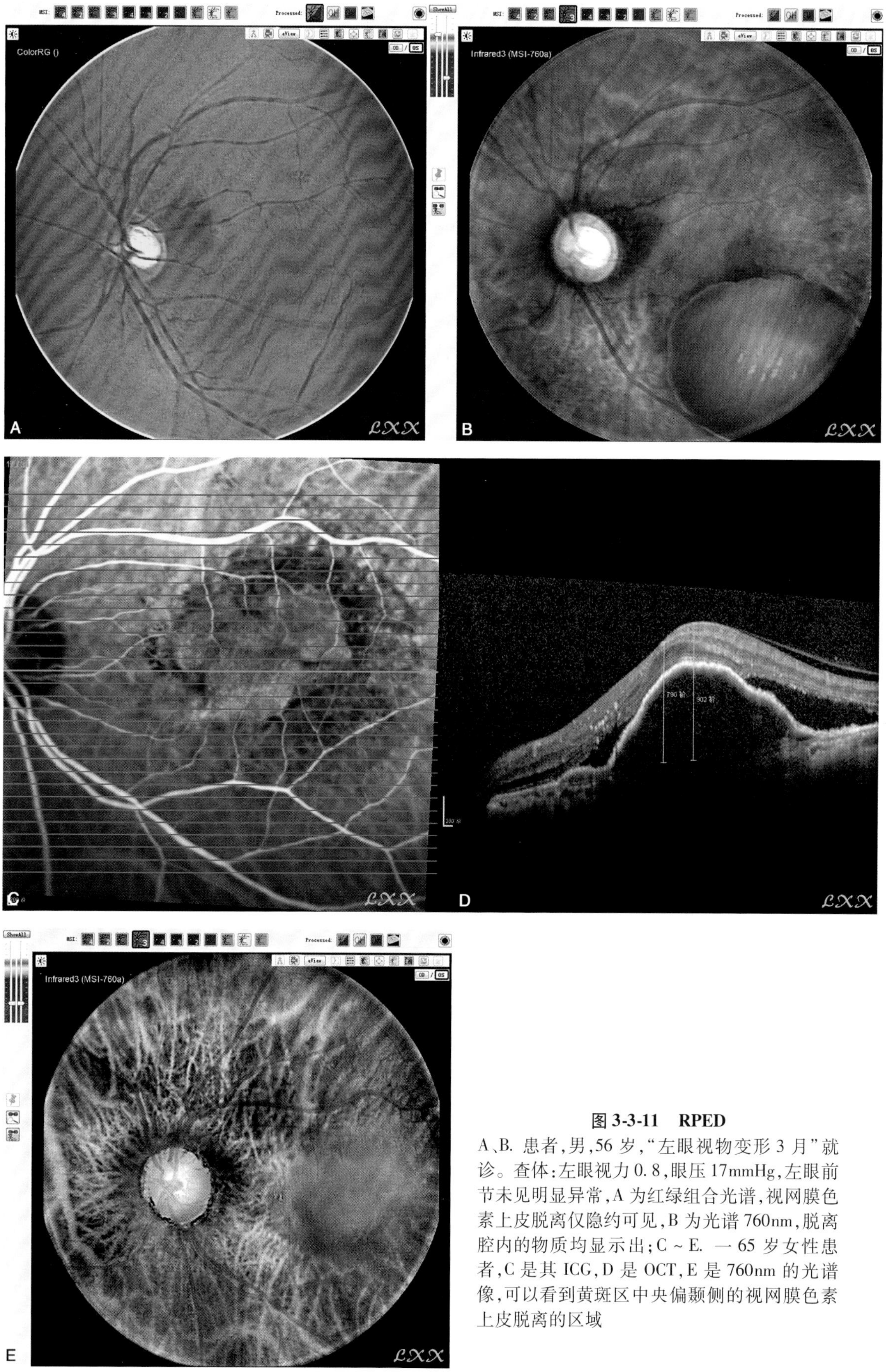

图 3-3-11　RPED

A、B. 患者，男，56 岁，"左眼视物变形 3 月"就诊。查体：左眼视力 0.8，眼压 17mmHg，左眼前节未见明显异常，A 为红绿组合光谱，视网膜色素上皮脱离仅隐约可见，B 为光谱 760nm，脱离腔内的物质均显示出；C～E. 一 65 岁女性患者，C 是其 ICG，D 是 OCT，E 是 760nm 的光谱像，可以看到黄斑区中央偏颞侧的视网膜色素上皮脱离的区域

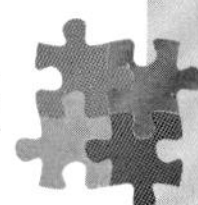

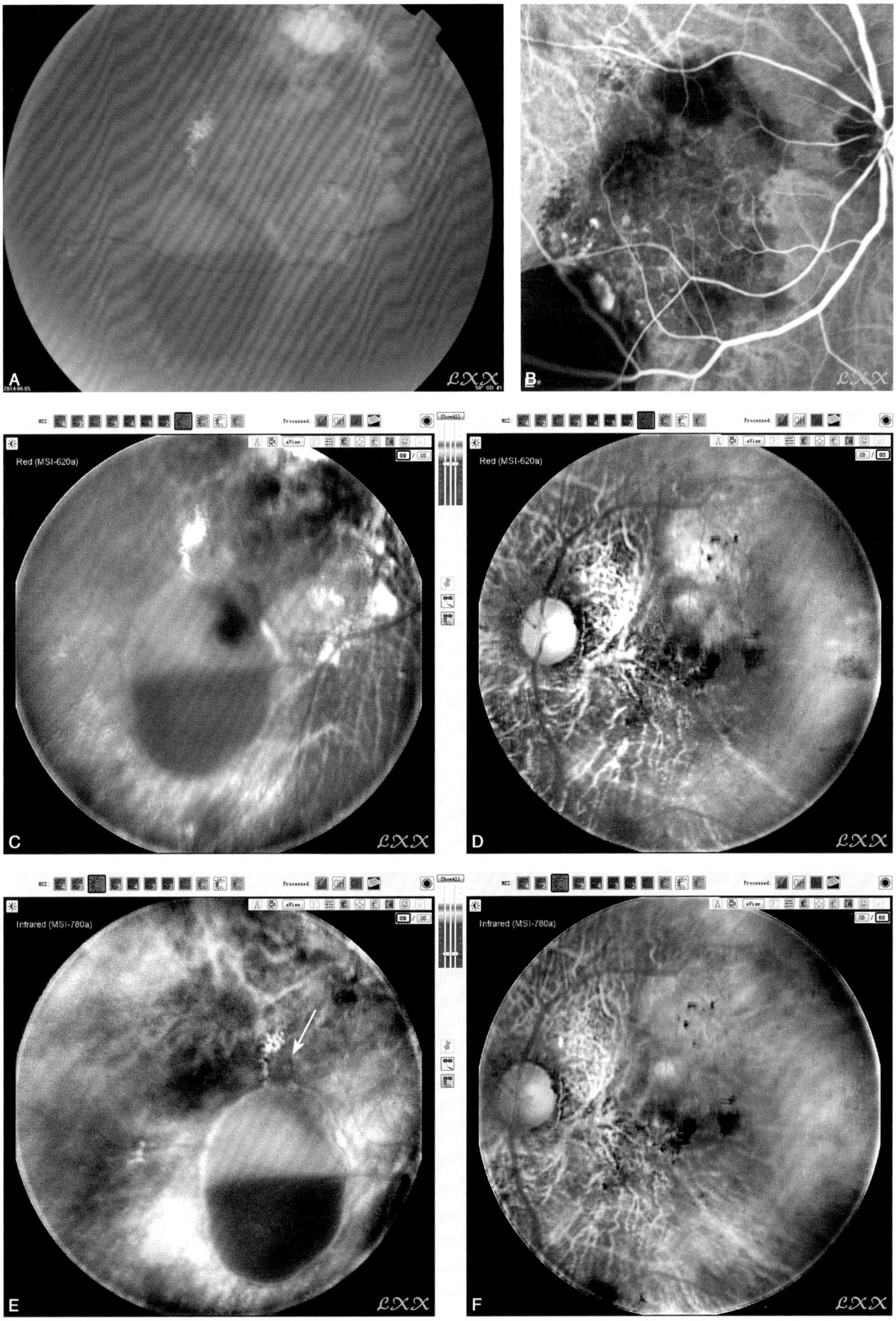

图 3-3-12　RPED

77 岁的女性患者，右眼视力下降 4 年，就诊时视力 0.16，Jr7，A. 眼底像下黄斑血管弓部一椭圆形隆起，浆液和血液形成一分界线；B. ICG 显示息肉状脉络膜毛细血管扩张；C、D. 光谱 620nm，色素上皮脱离区呈椭圆形球形隆起，脱离区内上方为浆液性，下方为血性；E、F. 光谱 780nm 色素上皮脱离区更具立体感，箭头所示疑为息肉样改变

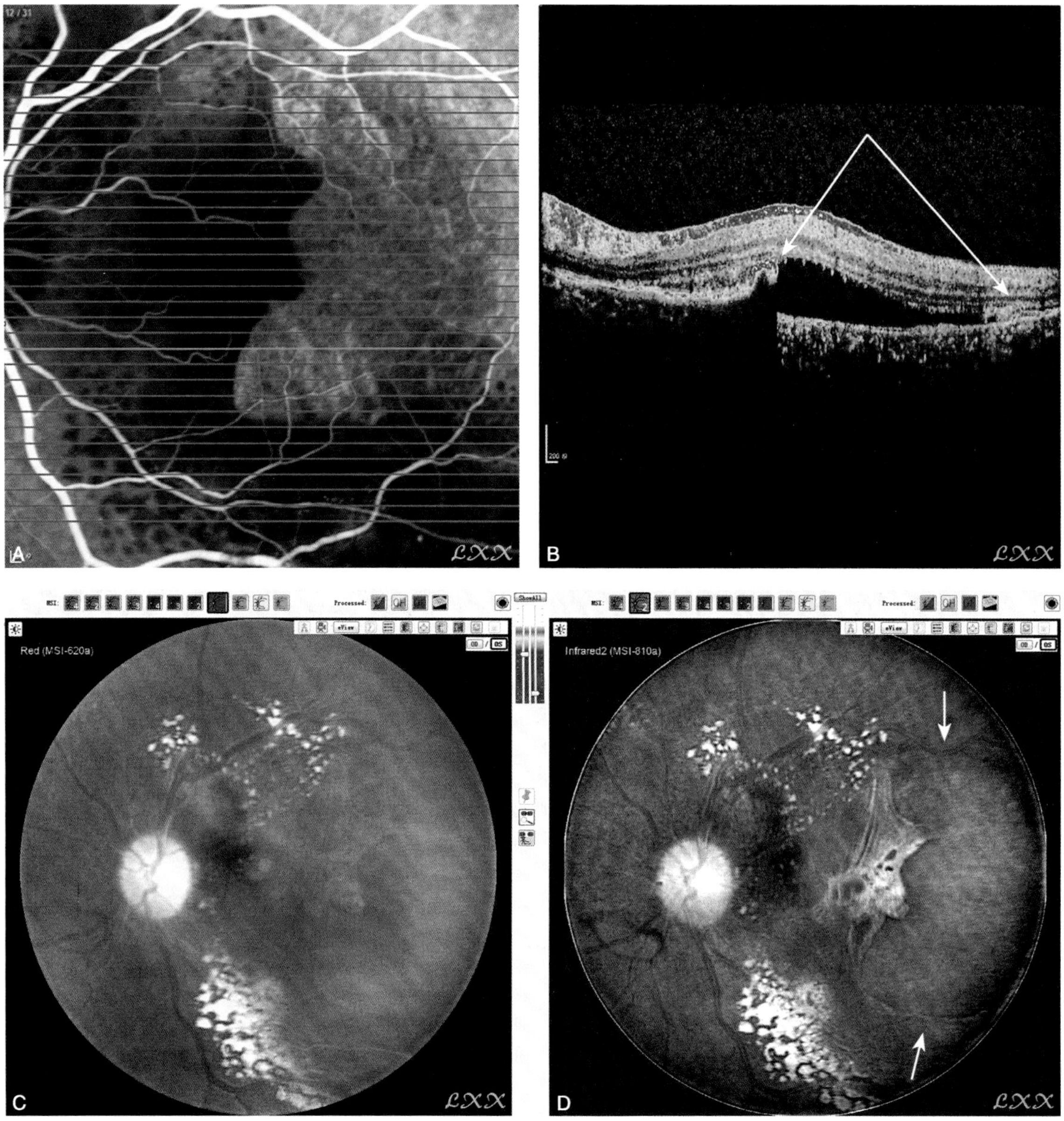

图 3-3-13　RPE 撕裂

64 岁的女性患者合并 RPE 撕裂，A. ICGA 显示暗区；B. OCT，箭头所示为 ICGA 对应的 RPE 缺损区；C、D. 同一患者在光谱 620nm（C）和光谱 810nm（D）的眼底像，图 D 箭头所示为撕裂区的上下界，黄斑颞侧可以看到撕裂后向后挛缩的 RPE，光谱 620nm 图像仅依稀可辨

四、葡萄膜渗漏综合征

葡萄膜渗漏综合征（uveal effusion syndrome，UES）是由于涡静脉回流障碍和（或）脉络膜血管通透性增加引起的睫状体脉络膜的浆液性脱离，常发生在真性小眼球和正常眼球患者，确切的发病机制不清楚。

UES 的早期症状不明显，无眼红、眼胀感，视力无改变或轻度下降，视物局部遮挡感，晚期视网膜脱离累及黄斑区，视力将显著下降。

1. 眼底特征　周边脉络膜呈半球形隆起，逐渐发展可呈全周环形隆起，脉络膜渗出液突破 RPE 层进入视网膜下，出现球状浆液性视网膜脱离（图 3-3-14A），视网膜脱离无裂孔发生。视网膜

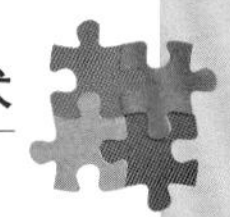

脱离特点随体位改变而改变。部分患者眼底周边部可见小出血点。

2. FFA　显示具有诊断特征的"豹斑状"色素沉着呈线状、网状、分支状、弧线状多种形态的遮蔽荧光(图 3-3-14B),或呈放射状围绕视盘分布或后极部。

3. 多光谱眼底特征

(1) 光谱 660mm 开始显示患者右眼豹斑状色素改变(图 3-3-14C),760nm 豹斑状图像更加清晰(图 3-3-14D)。

(2) 黄斑区脉络膜水肿形成纹状皱缩(图 3-3-14D)。

4. 病例　患者,女性,57 岁。因"右眼视力下降 3 年"就诊。既往:2010. 8 因"右眼可疑视网膜脱离"行玻璃体腔注气术,其后行 2 次抗 VEGF 治疗。查体:右眼视力 0. 32. 左眼视力 0. 075,前节未见明显异常。眼轴 A 超测量:右眼 23mm,左眼眼轴 23mm;B 超测巩膜厚度:右眼 1. 6mm,左眼 1. 2mm. UBM 显示患者:右眼各方向房角开放,7 点至 12 点脉络膜上腔积液较多,从 1 点到 6 点脉络膜上腔少量积液;左眼各方向房角开放。

眼底像示:右眼下方大面积视网膜灰白隆起,未见视网膜裂孔。FFA(51. 2 秒)检查:可见豹斑状色素沉着呈线状、网状、分支状、弧线状多种形态的遮蔽荧光。

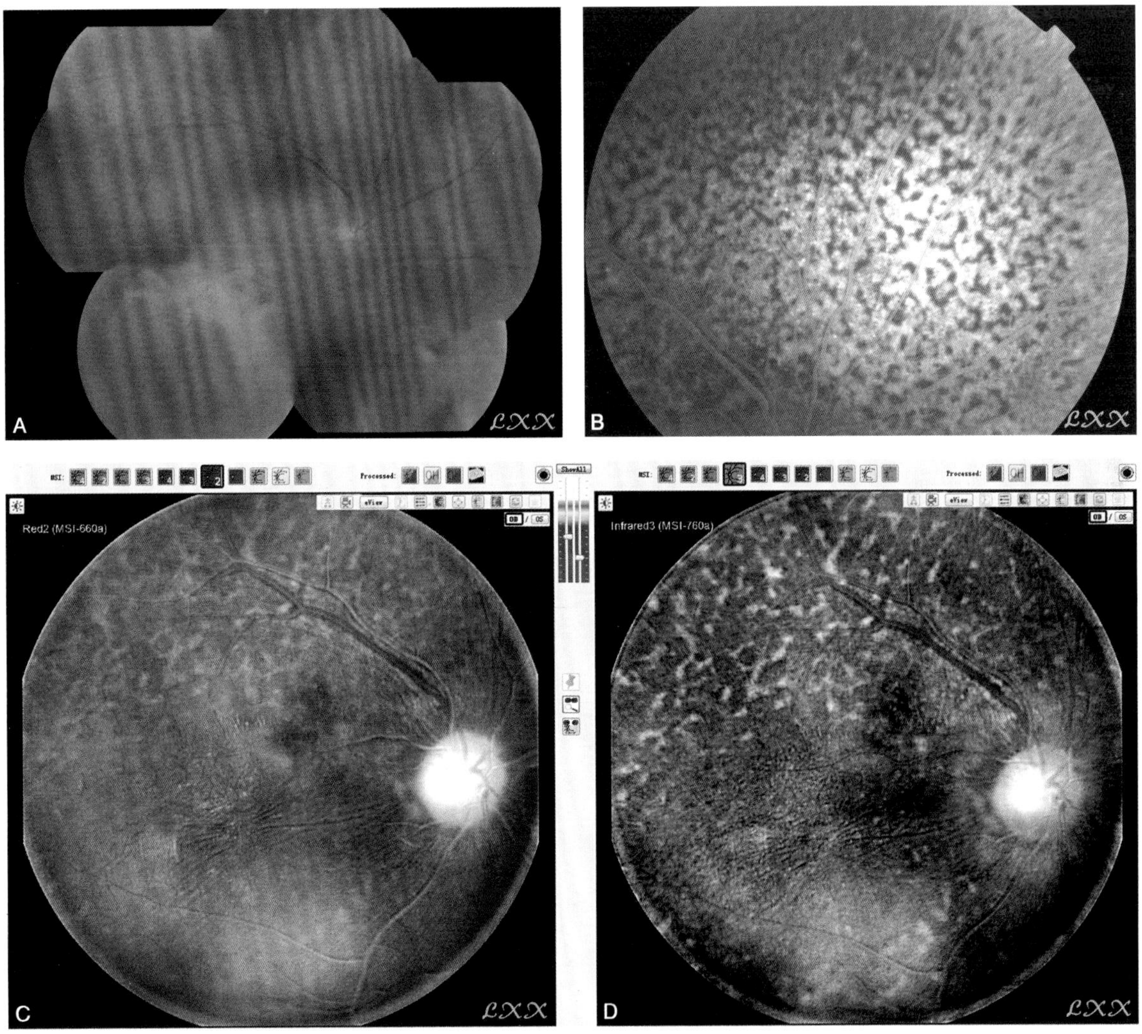

图 3-3-14　葡萄膜渗漏综合征

A. 一 57 岁的女性患者眼底像,下方是视网膜脱离;B. 患者右眼的 FFA,显示"豹斑"样改变;C. 光谱 660nm 眼底像,豹斑状改变开始出现;D. 光谱 760nm,黄斑区有纹状皱襞

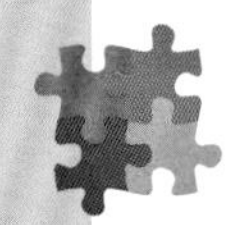

五、黄斑交界区疾病

常见的黄斑交界区疾病包括黄斑前膜、黄斑孔、黄斑劈裂等。

多光谱眼底像特征：

（1）多光谱的绿色、黄色光（550～590nm）能够很好显示视网膜交界区病变。

（2）红绿合成光谱像清晰显示前膜，有立体感。

（3）光谱550nm能够清晰显示视网膜前膜以及牵引导致的皱缩。

（4）550～780nm均可显示黄斑孔。

（5）550～590nm可显示黄斑劈裂形成的辐射状视网膜皱纹。

（6）光谱视网膜血管图（580nm+590nm）可以显示血管牵引时的变形迂曲。

（一）黄斑视网膜前膜（epiretinal membrane）

黄斑视网膜前膜是指在黄斑区视网膜内表面生长的纤维无血管的细胞性增殖膜，造成视网膜表面的皱缩。由于黄斑视网膜前膜的增厚以及前膜对视网膜的牵拉而导致不同程度的黄斑水肿，临床表现不一。轻者可无症状，重者有视物变形，中心视力减低。

眼底像特征：眼底可见大多数患者玻璃体无明显混浊，但有后脱离。眼底黄斑区及附近视网膜表面可见一层透明、菲薄或增厚发灰的无血管性增殖膜，视网膜出现皱褶，附近视网膜小血管迂曲，黄斑水肿。

依据黄斑视网膜前膜形成的原因，通常临床上常见3种类型：特发性黄斑视网膜前膜、继发性黄斑视网膜前膜和儿童性黄斑视网膜前膜。

病例1：特发性黄斑前膜

患者，女性，31岁，因“左眼视物变形1月”就诊。图3-3-15A、B显示红绿光谱像和560nm的单色光像清晰地显示了患者左眼黄斑区视网膜前膜牵引所形成的皱褶，附近视网膜血管迂曲。随着光谱单色光波长增加，前膜的清晰度变差（图3-3-15C），图3-3-15D显示患者的OCT图像。

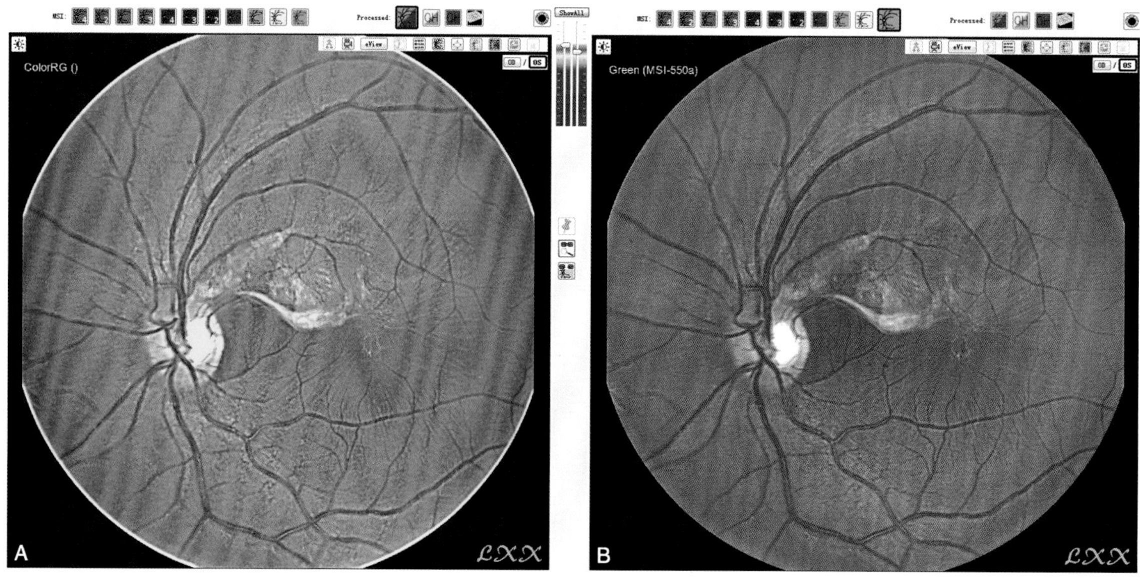

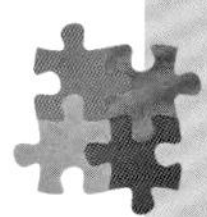

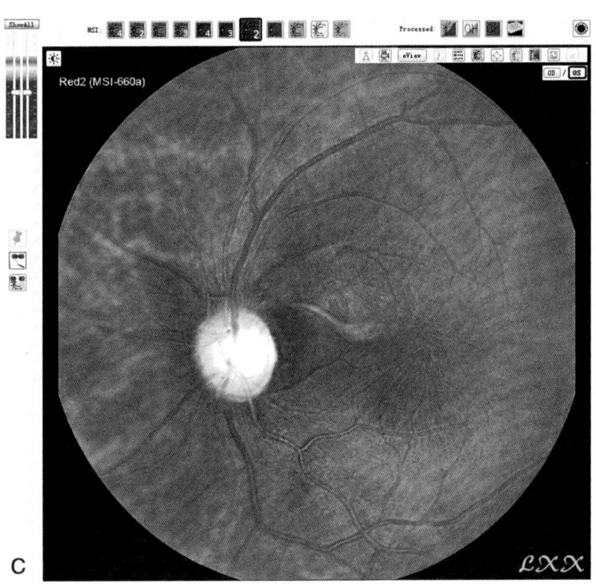

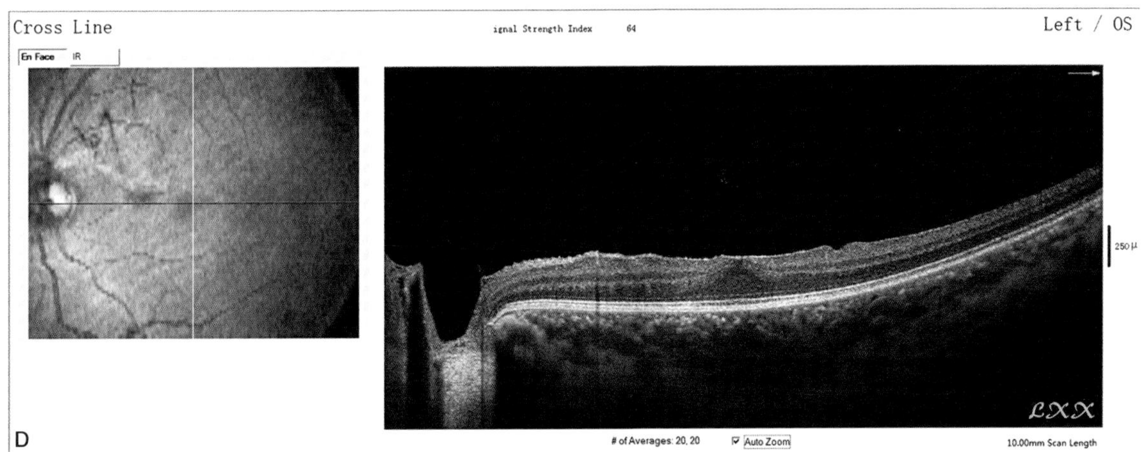

图 3-3-15　特发性黄斑前膜

A. 红绿光谱像；B. 560nm 单色光像；C. 660nm 单色光像，黄斑前膜清晰度下降；D. OCT，中心凹变平

病例 2：

患者，男性，49 岁，因“左眼视物不见 5 年”就诊。既往有 2 型糖尿病病史 12 年，胰岛素控制血

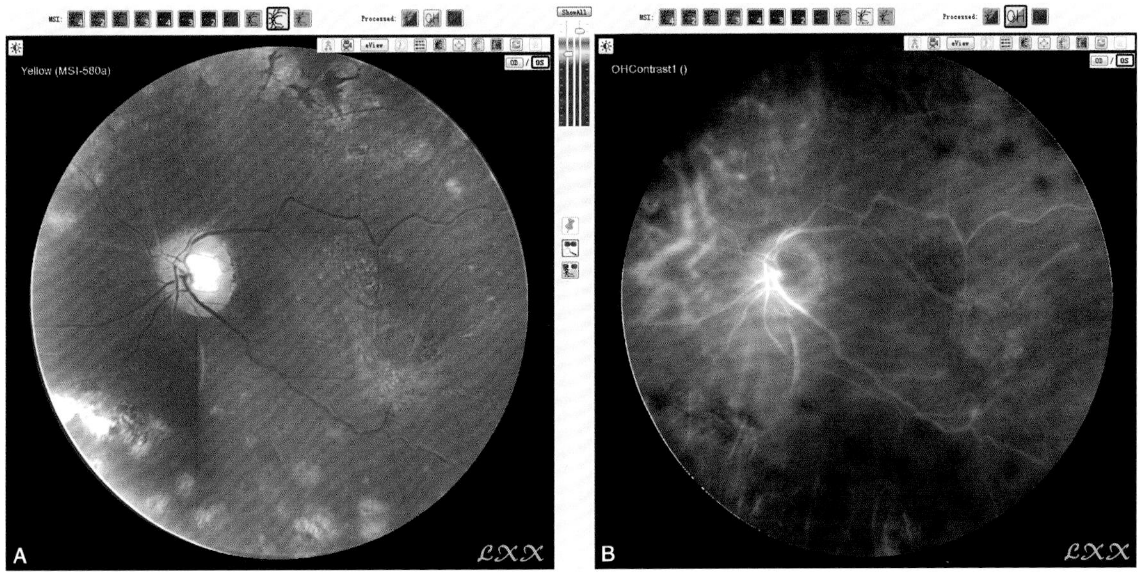

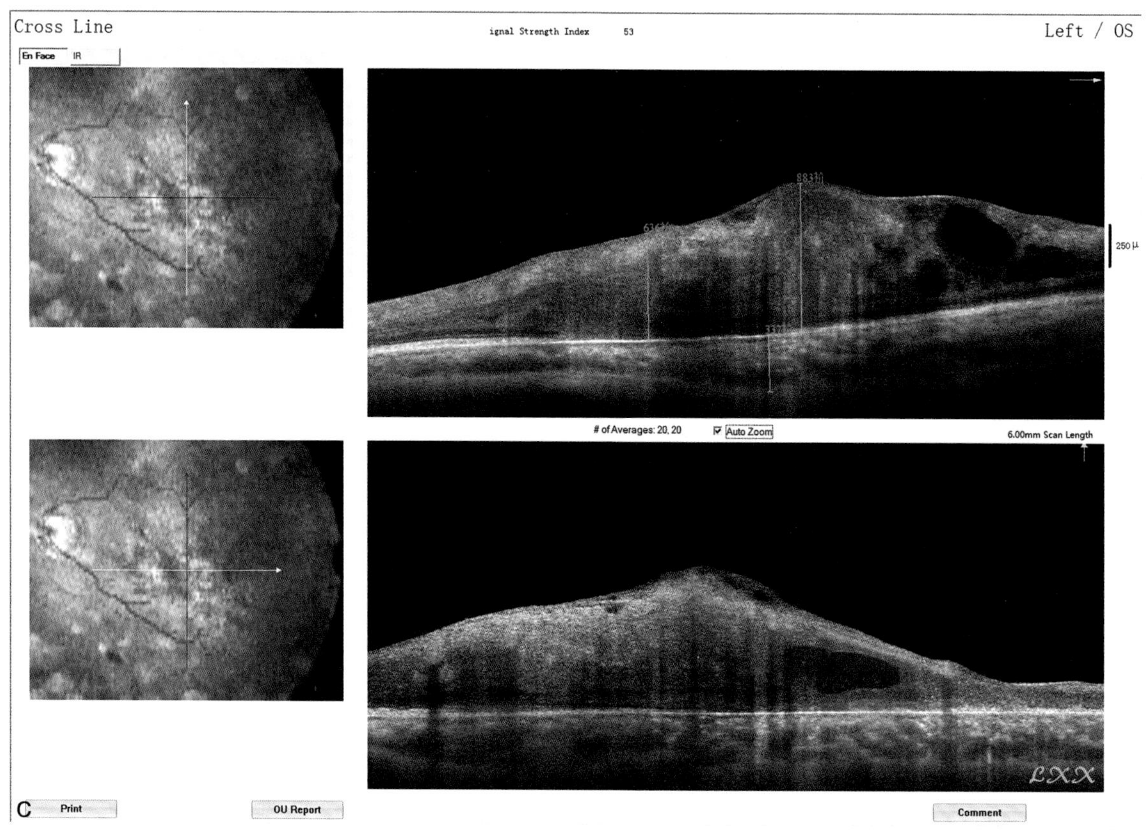

图 3-3-16　继发性黄斑前膜

患者增殖期糖尿病视网膜病变，玻璃体切除联合全视网膜光凝术后，患者已取出硅油。A. 580nm，单色光像；B. 光谱视网膜血管图（580nm+590nm），可见前膜牵引黄斑血管弓迂曲变形；C. 继发性黄斑前膜的 OCT 矢状面图，黄斑增厚合并囊变，表面有前膜

糖。2009 年 10 月因"左眼增殖性糖尿病视网膜病变、牵拉性视网膜脱离"行左眼白内障超声乳化联合人工晶体植入、玻璃体切除、硅油填充术。2011 年 8 月行左眼硅油取出，联合激光术。查体：左眼视力指数，前节未见明显异常，人工晶体在位。图 3-3-16A、B 显示患者 580nm 单色光像和光谱血管造影像，图 3-3-16C OCT 显示：左眼黄斑前膜合并黄斑囊样水肿。

（二）黄斑裂孔

特发性黄斑裂孔（idiopathic macular hole）主要发生在 60 岁以上屈光正常的老人，妇女多见。按病变发展过程分为四期（Gass 分期）：1 期又称孔前期（impending hole），中心凹消失变平，即将发生裂孔，中心凹部出现黄色小点或环，无玻璃体后脱离。2 期：早期孔形成，呈新月形裂孔，裂孔瓣被玻璃体牵引，视力逐渐下降出现视物变形。3 期：完全的黄斑孔合并中心凹部的玻璃体后脱离，常在 3～6 个月内发生，一般为 500μm，多数患者裂孔继续扩大，可持续数月或数年。4 期：玻璃体不仅和黄斑区分离，而且和视盘分离。患者通常主诉视物变形和中央区的视力下降，随病程进展逐渐出现中央暗点，视物变形加重。多数患者在形成全层孔后视力下降到 0.1，少数病例继续下降到 0.05。

特发黄斑裂孔一般发展为全层孔，透见视网膜色素上皮层，裂孔可以在很宽的光谱范围内显示。图 3-3-17 为一 69 岁双眼黄斑裂孔患者，双眼视力 0.2，主诉视力下降、视物变形 2 年。双眼黄斑中央区可见裂孔，图 3-3-17A、B 为 580nm 单色光，图 3-3-17C、D 为 740nm 单色光像，仍能清晰显示黄斑孔。

（三）黄斑劈裂

常见遗传性视网膜劈裂症（X-linked retinoschisis）又名青年性视网膜劈裂症（juvenile retinoschisis），发生在男性，为性连锁隐性遗传。表现为玻璃体视网膜内层的劈裂，常为双眼发病。儿童时期

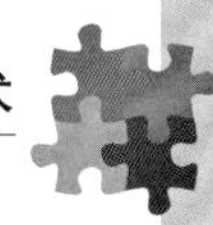

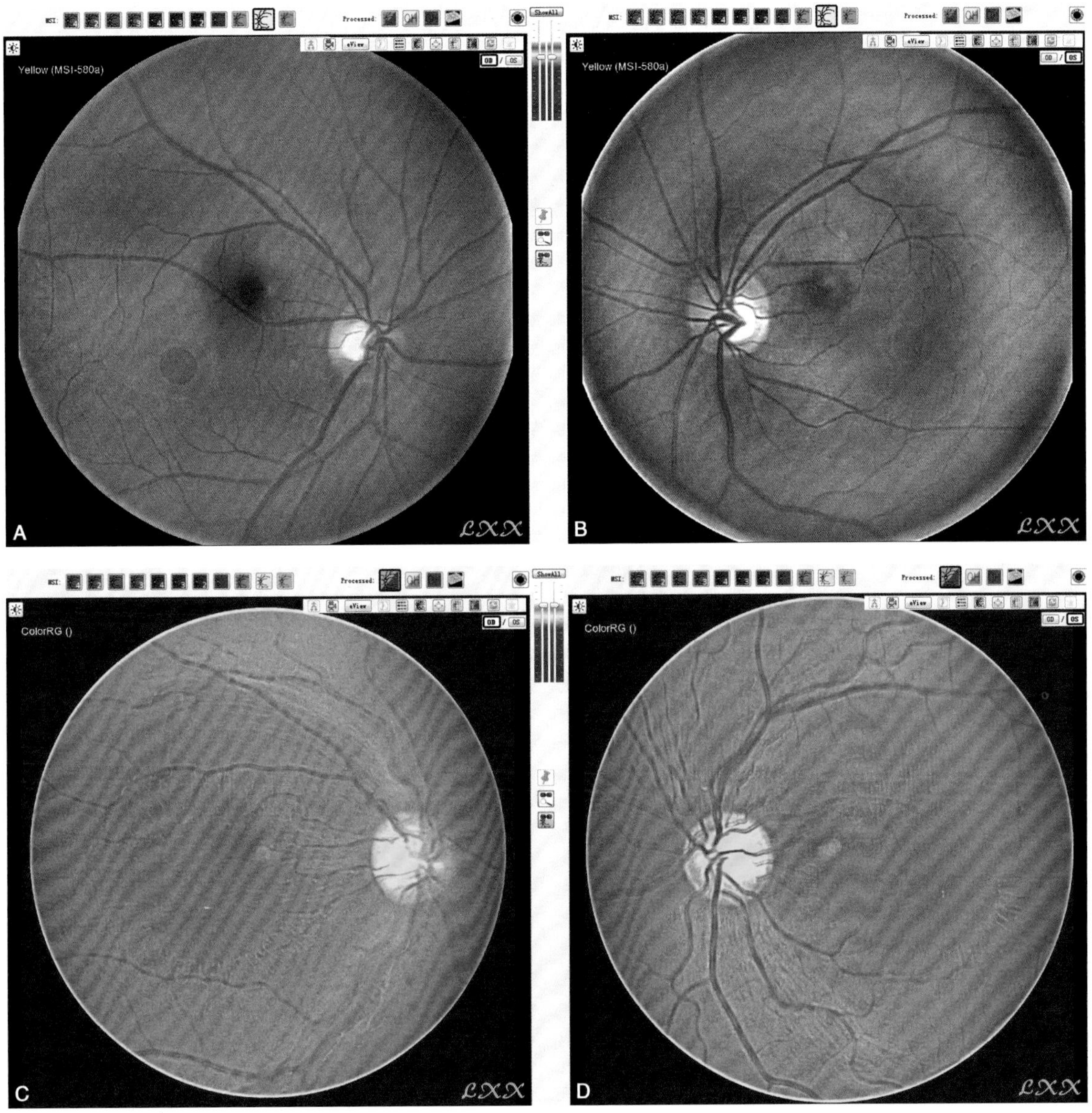

图 3-3-17　双眼特发黄斑孔

A、B. 一 69 岁的女患者，双眼视力 0.2，光谱像 580nm 显示双眼特发黄斑孔；C、D. 同一患者 740nm 单色光光谱像

开始发病，自然病程进展缓慢。眼底检查：①遗传性视网膜劈裂症以黄斑部囊样变性为特点，典型改变为“辐轮样结构”或称“射线样结构”，40 岁以后黄斑病变最终走向萎缩，出现色素，导致视力严重下降。②1/3 的患者视网膜内层隆起，通常在颞下象限，劈裂视网膜前界很少达锯齿缘，而后界可蔓延到视盘，常合并内层裂孔。图 3-3-18 为一 37 岁男性患者，矫正视力 0.3，患者 OCT 显示视网膜劈裂，视网膜电图显示双眼暗适最大反应 b-波下降。

六、视网膜营养障碍性疾病

（一）视网膜色素变性

视网膜色素变性（retinitis pigmentosa，RP）为弥漫性杆锥体营养障碍或变性，RP 是一种广泛影响视细胞和色素上皮功能，导致进行性的视野缺损和 ERG 异常的一组遗传眼病。多为双眼发病，视锥细胞退化会逐渐影响中央视觉、辨色能力，视杆细胞退化会造成失去周边视觉、夜间视物困难。

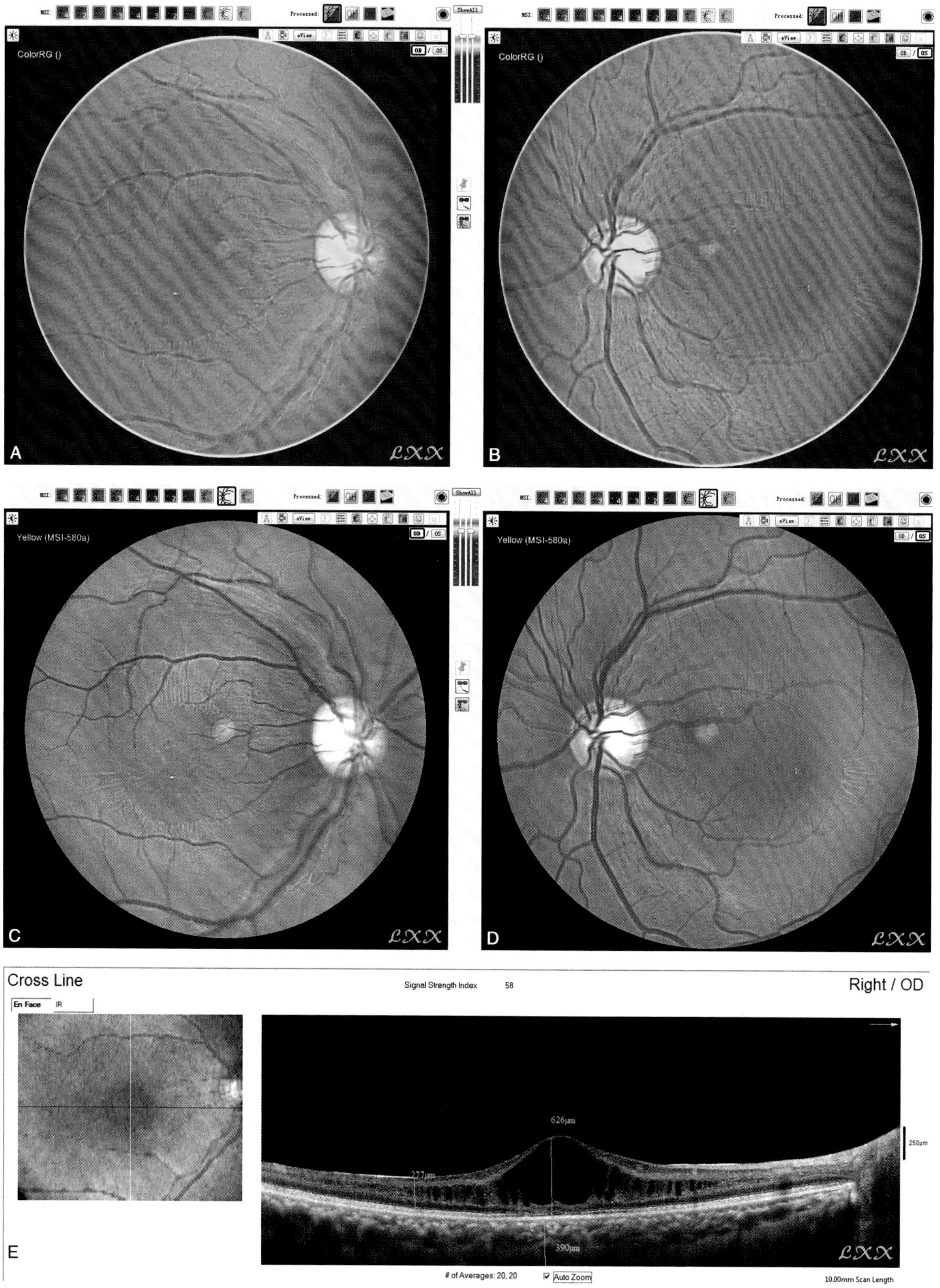
ColorRG ()
A
LXX
ColorRG ()
B
LXX
Yellow (MSI-580a)
C
LXX
Yellow (MSI-580a)
D
LXX
Cross Line
Signal Strength Index 58
Right / OD
En Face
IR
626μm
277μm
390μm
250μm
E
LXX
# of Averages: 20, 20
Auto Zoom
10.00mm Scan Length

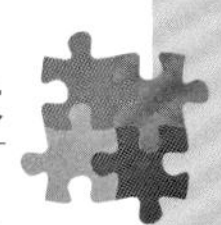

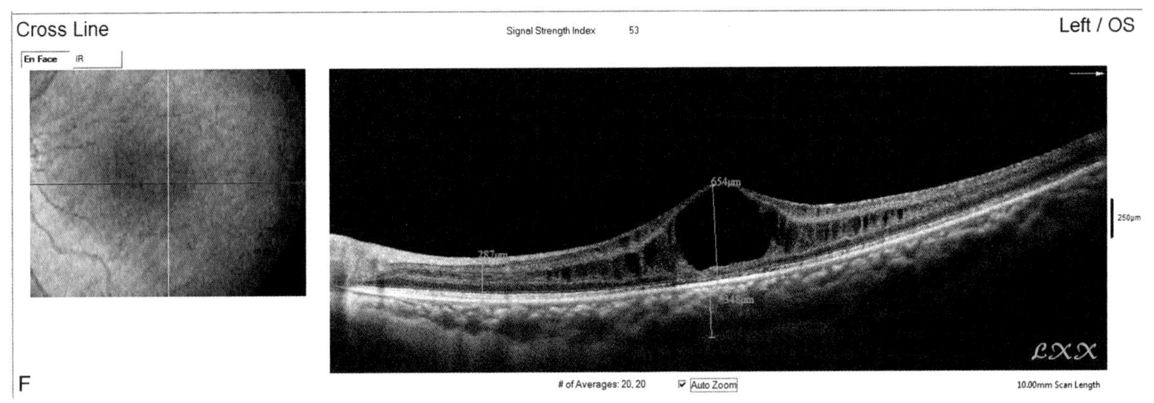

图 3-3-18　遗传性视网膜劈裂

一 37 岁男性患者，矫正视力 0.3，A、B. 红绿光谱图，黄斑区显示射线样结构；C、D. 光谱 580nm，显示黄斑辐射状皱纹；E、F. OCT 显示视网膜神经上皮劈裂

早期症状为夜盲，部分患者在昏暗光下视力下降，进行性视野缩小。

1. 典型的眼底特征　视网膜骨细胞样色素沉着改变，首先出现在视网膜赤道部，随病程延长范围增大，视盘呈蜡黄色，视网膜血管一致性狭窄。

2. 非典型性眼底特征　①无色素性视网膜色素变性的色素较少，其余改变均相同（图 3-3-19A、B）；②单侧性视网膜色素变性；③象限性视网膜色素变性，一般为性连锁；④深部白点呈白点状视网膜炎（retinitis punctate albescence）；⑤无脉络膜症（choroideremia）的脉络膜萎缩；⑥*Peripheri/RDS* 突变导致的黄斑 RPE 萎缩；⑦*RP12* 突变表现为视网膜小动脉旁无 RPE；⑧中心性视网膜色素变性，色素改变在黄斑区内，患者畏光，视野表现为中央部暗点。

3. 多光谱眼底特征

（1）光谱 590nm 显示黄斑区的脉络膜血管（图 3-3-19C、D），而正常眼底在光谱 590nm 尚不能辨认脉络膜血管，正常眼光谱 620nm 出现脉络膜血管，660nm 以后才显示全眼底的脉络膜血管，提示 RPE 存在广泛透见脉络膜血管。

（2）光谱 620nm 显示脉络膜血管（图 3-3-19E、F）细，反光强，提示脉络膜血管的硬化，随着光谱波长的增加脉络膜血管的透见更强。

（二）结晶样视网膜色素变性

Bietti 结晶样视网膜色素变性是一种以视网膜内黄白色结晶样物质或者脂类物质沉积为特点的视网膜脉络膜变性，视网膜色素上皮和脉络膜的进行性萎缩和变性导致了类似于视网膜色素变性的症状和视野、电生理改变，合并角膜缘结晶样物质沉淀（图 3-3-20）。*CYP4V2* 基因突变是发病的原因。

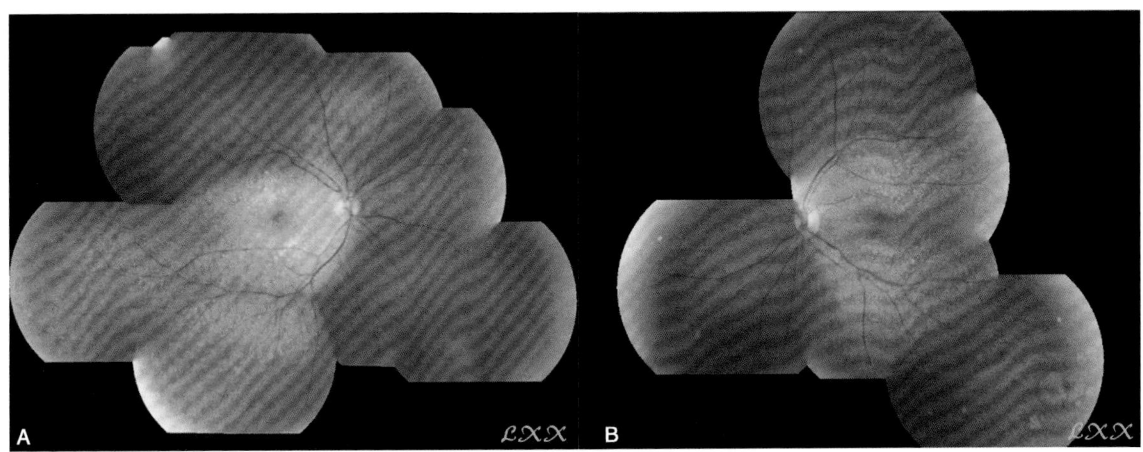

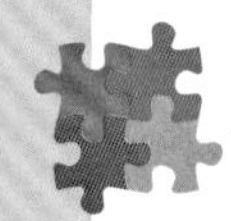

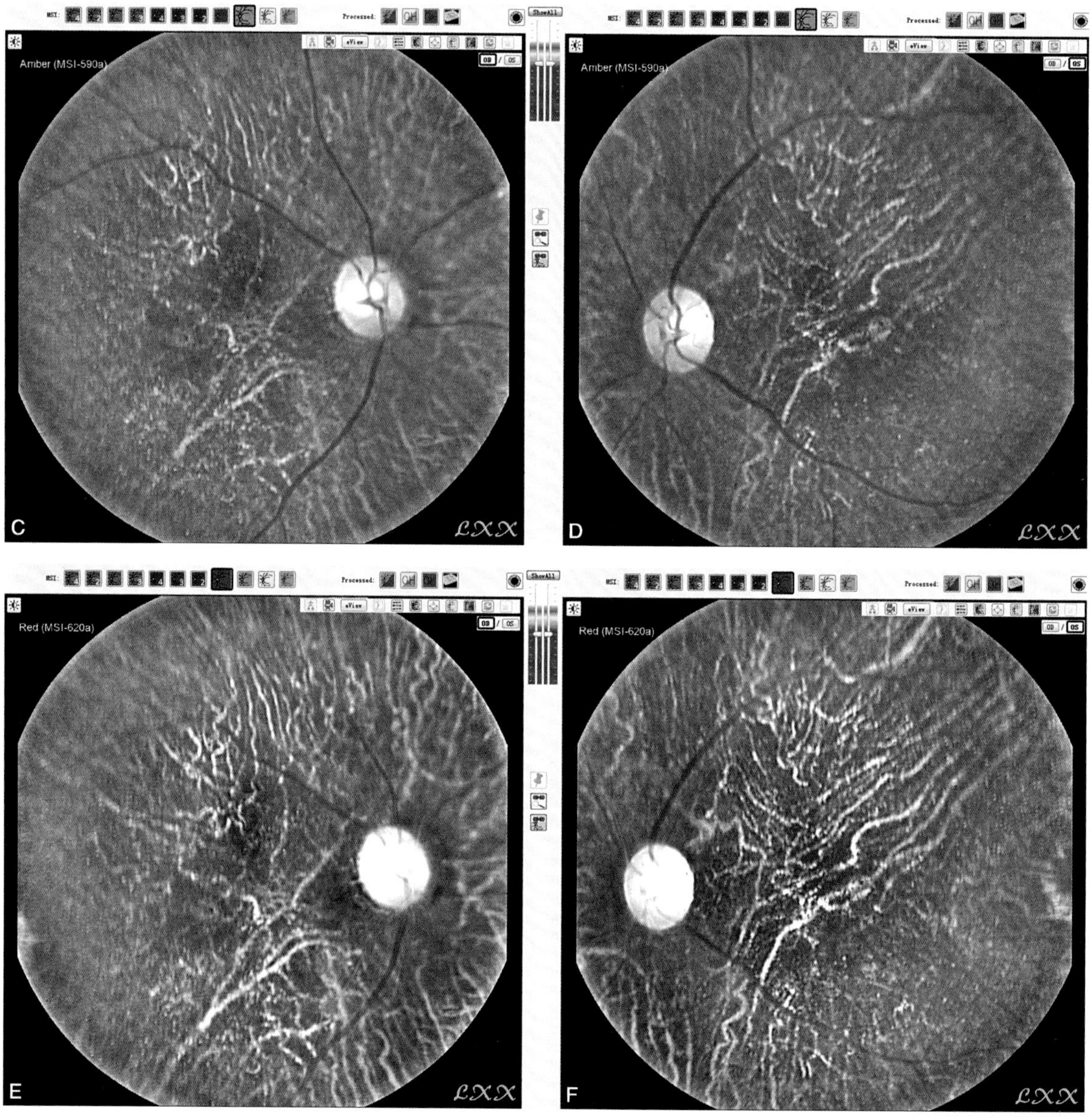

图 3-3-19　视网膜色素变性

一 57 岁女性，视力下降 10 年，视物变形 6 个月，视力右眼 0.01，左眼 0.04。A、B. 双眼眼底像拼图，可见网膜污秽。ERG 杆体最大反应 b-波下降 60%，锥体最大反应下降 70%；C、D. 光谱 590nm，显示包括黄斑区在内的全眼底的脉络膜血管，而正常眼底在光谱 590nm 尚不能辨认脉络膜血管；E、F. 显示光谱 620nm

1. 眼底特点　视网膜上无数小的闪亮的结晶样物质，色素簇，RPE 萎缩，脉络膜血管硬化。ERG 显示视杆细胞和视锥细胞功能异常。

2. 多光谱特点　结晶物质存在于光谱波长 550～850nm。

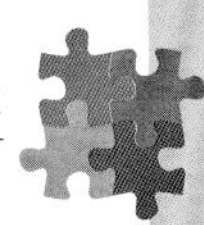

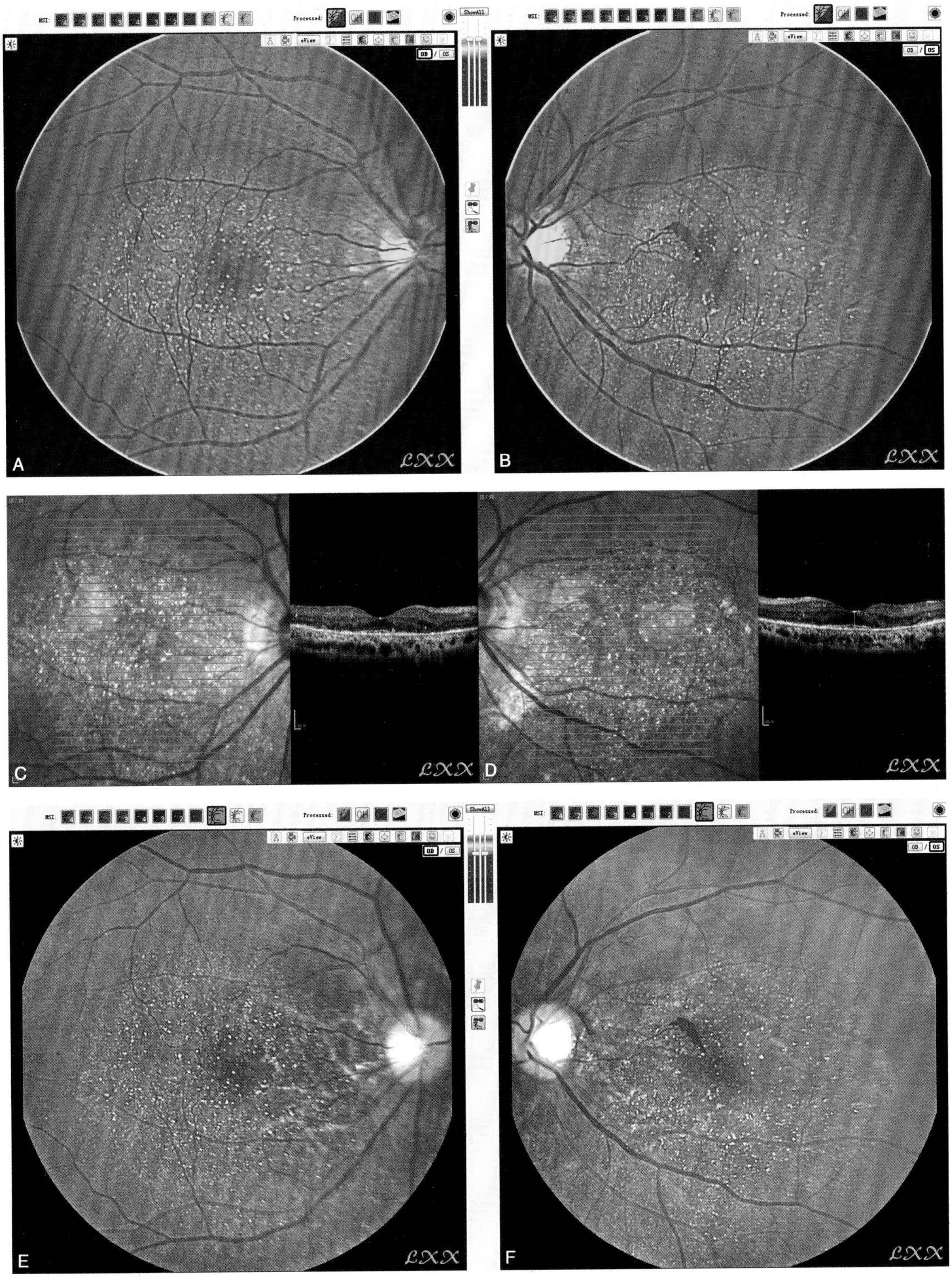

图 3-3-20　结晶样视网膜色素变性

一 43 岁的女患者，夜间行走困难半年，视力右 0.8，左 1.0。A、B. 红绿组合光谱，结晶样物质密集黄斑区；C、D. 同一患者的 OCT，结晶样物质位于视网膜内；E、F. 同一患者光谱 590nm，结晶样物质密集黄斑区，左眼有片状色素透见脉络膜血管正常

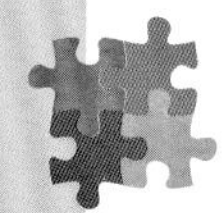

七、Stargardt 病(黄色斑点状眼底)

Stargardt 病又名黄色斑点状眼底,是一种遗传性眼病,多数为常染色体隐性遗传,少数为显性遗传。病变开始于 12 岁以下,由于部分病变较轻,常开始于周边,故无症状,直至病变发展到黄斑部影响视力,因而就诊时年龄可达中年。多数患者至少一只眼视力可维持在 0.2 ~0.4,眼底可以看到色素上皮层较多细小黄色斑片,如果这些黄色斑点散在整个眼底,称黄色斑点眼底,如果黄色斑点局限在后极部眼底,称 Stargardt 病。

1. 眼底特点　眼底黄色斑点可以开始于周边部,逐渐向后极部发展,通常黄斑的改变很轻,也可以开始于黄斑周围,黄斑区内呈铜箔色改变(图 3-3-21)。

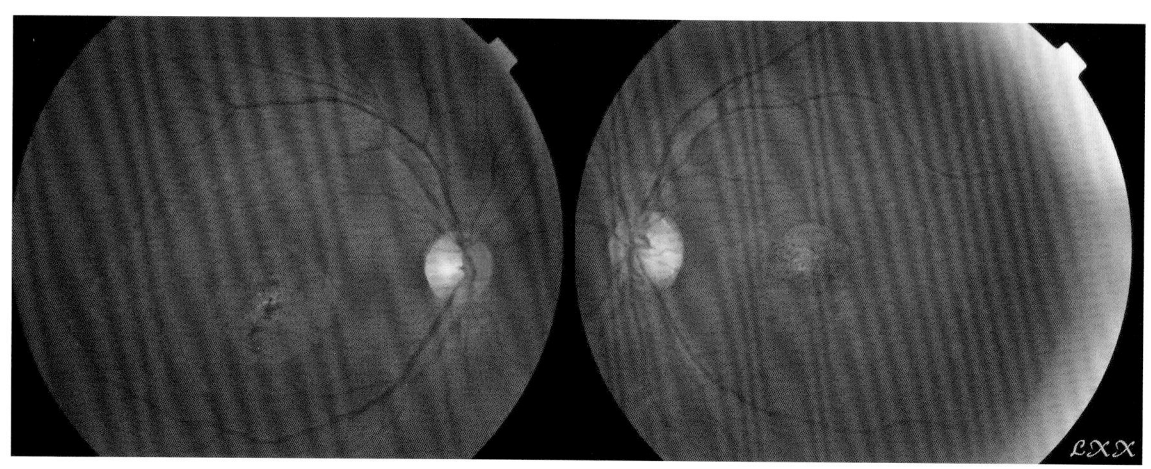

图 3-3-21　彩色眼底像

2. 自发荧光　黄斑中央部铜箔色改变区域呈边界清楚的无自发荧光区,提示该区域视细胞色素上皮细胞丢失,OCT 证实了这一改变(图 3-3-22),周围黄色斑点显示强自发荧光(图 3-3-23)。

3. 多光谱特点

(1) 红绿组合光能够显示中心萎缩部的铜箔色泽和周围的黄色斑点(图 3-3-24)。

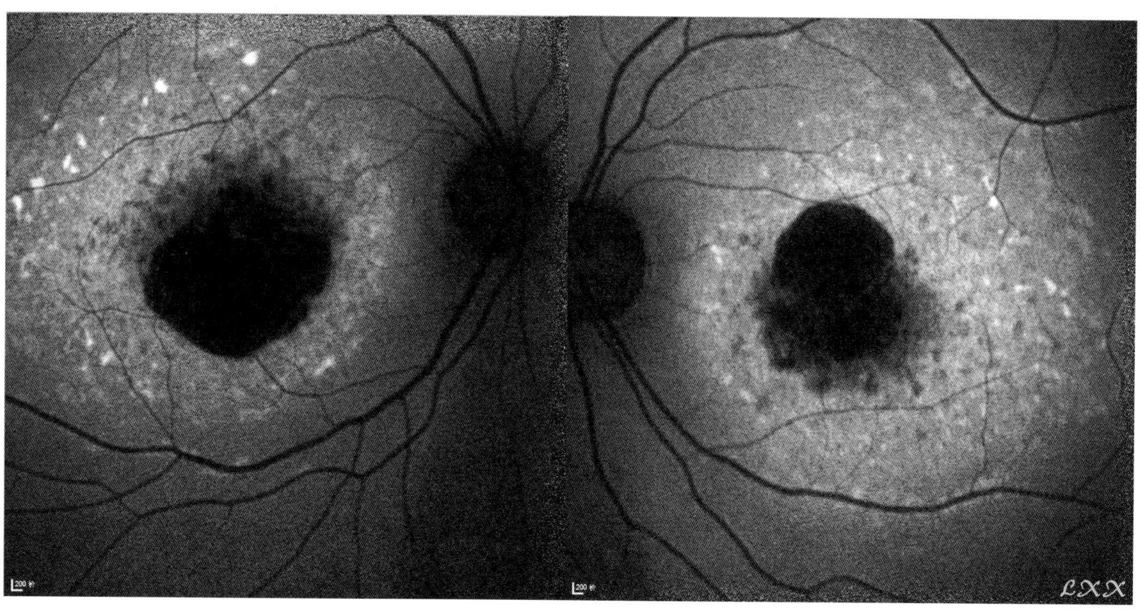

图 3-3-22　自发荧光(AF)

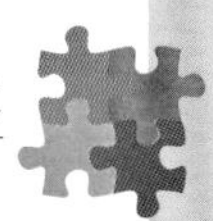

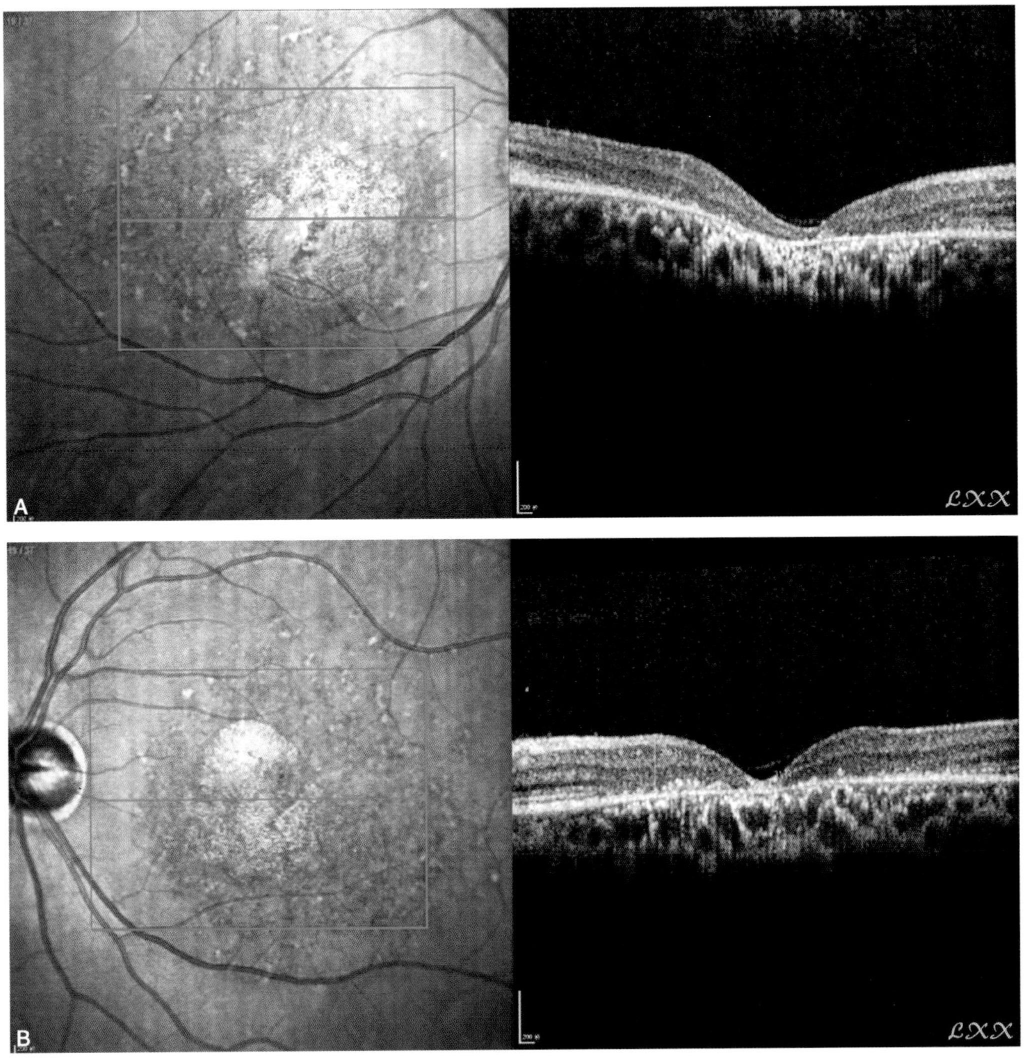

图 3-3-23　OCT 显示黄斑中心凹部神经上皮萎缩，该部的外丛状层带、视细胞内外节带和 RPE 带结构消失

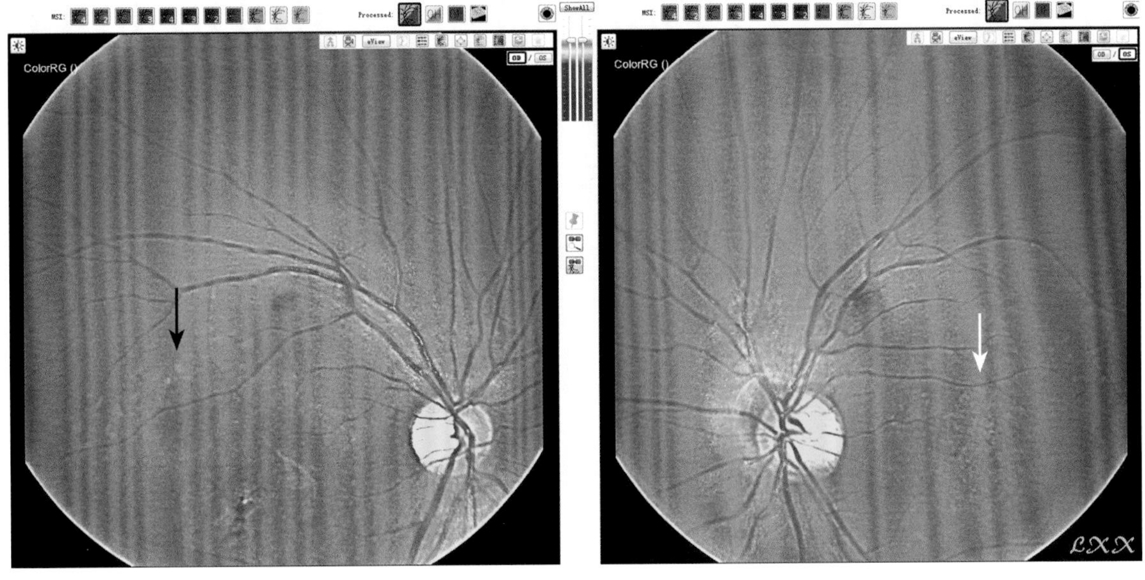

图 3-3-24　红绿组合光谱：白色箭头为铜箔色萎缩区，黑色箭头表示黄色斑点

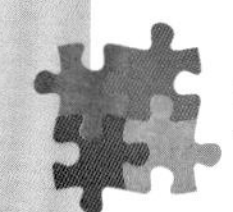

（2）黄色斑点在760nm清晰显示，证明黄色斑点位于黄斑区。

4. 病例　21岁的女性患者，视物不清10年，ERG视杆细胞反应正常，30Hz振幅下降，双眼EOG的Arden比均为1.6（图3-3-25）。

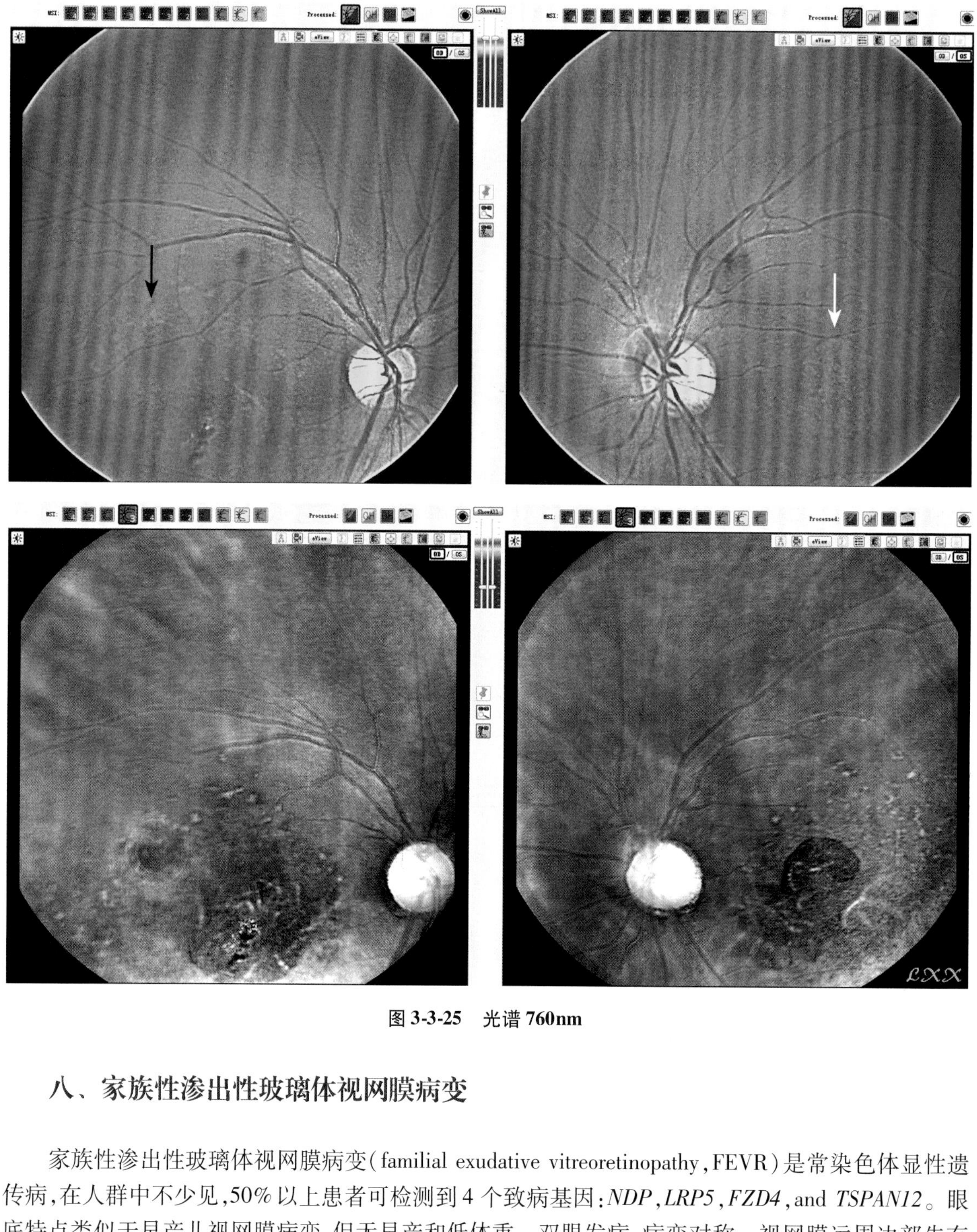

图3-3-25　光谱760nm

八、家族性渗出性玻璃体视网膜病变

家族性渗出性玻璃体视网膜病变（familial exudative vitreoretinopathy，FEVR）是常染色体显性遗传病，在人群中不少见，50%以上患者可检测到4个致病基因：*NDP*，*LRP5*，*FZD4*，and *TSPAN12*。眼底特点类似于早产儿视网膜病变，但无早产和低体重。双眼发病，病变对称。视网膜远周边部先有无血管区，且边界清楚，接着视网膜颞侧血管呈牵引状。可以终身无视力障碍，也可以合并视网膜皱襞，合并视网膜内、视网膜下的渗出，牵引性视网膜脱离乃至混合性视网膜脱离。临床分期：1期：周边无血管区，2期：无血管区边缘出现视网膜新生血管、硬性渗出。

1. 眼底特点　上下黄斑血管弓血管向颞侧拉直是该病的主要特征，由于普通眼底照相机显示视网膜血管有时不够清晰，一般对怀疑的患者进行荧光素眼底血管造影，可清晰显示血管被牵拉的

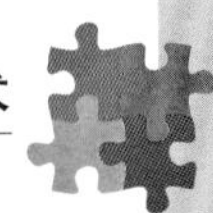

形态。

2. 多光谱眼底照相特点　光谱 550～580nm 可清晰显示视网膜血管的走行，可以在筛查中容易的发现患者并作出诊断。

3. 病例　患者，男，31 岁，因幼儿出生后一眼逐渐萎缩就诊，图 3-3-26 是红绿混合光谱图，尚不能清晰显示视网膜血管走行，图 3-3-27 是光谱 580nm 眼底图，可以看到上下黄斑血管弓血管走行的特征性改变。

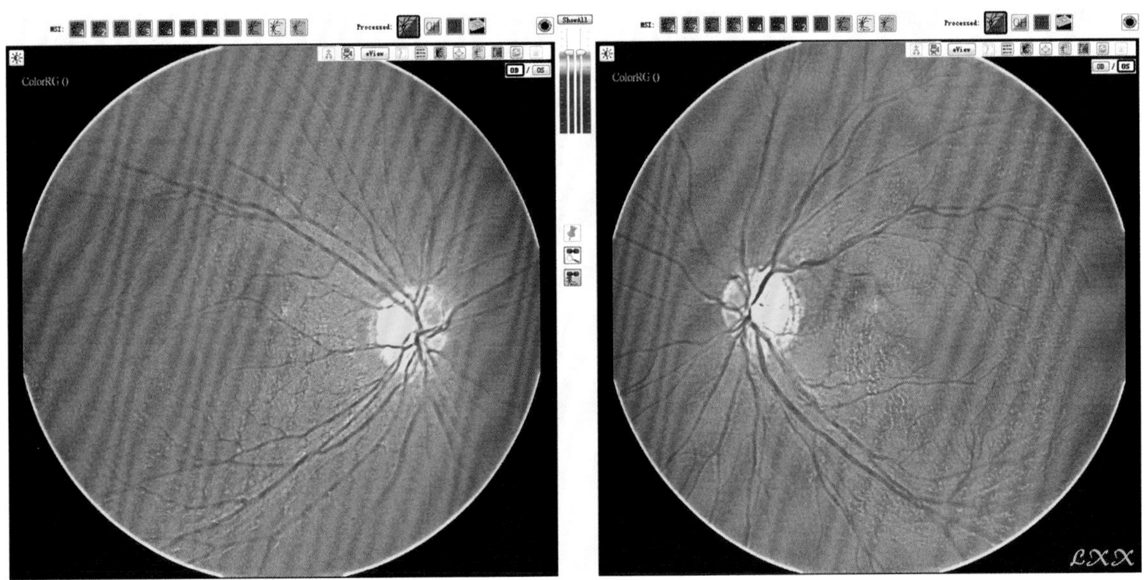

图 3-3-26　红绿混合光谱图

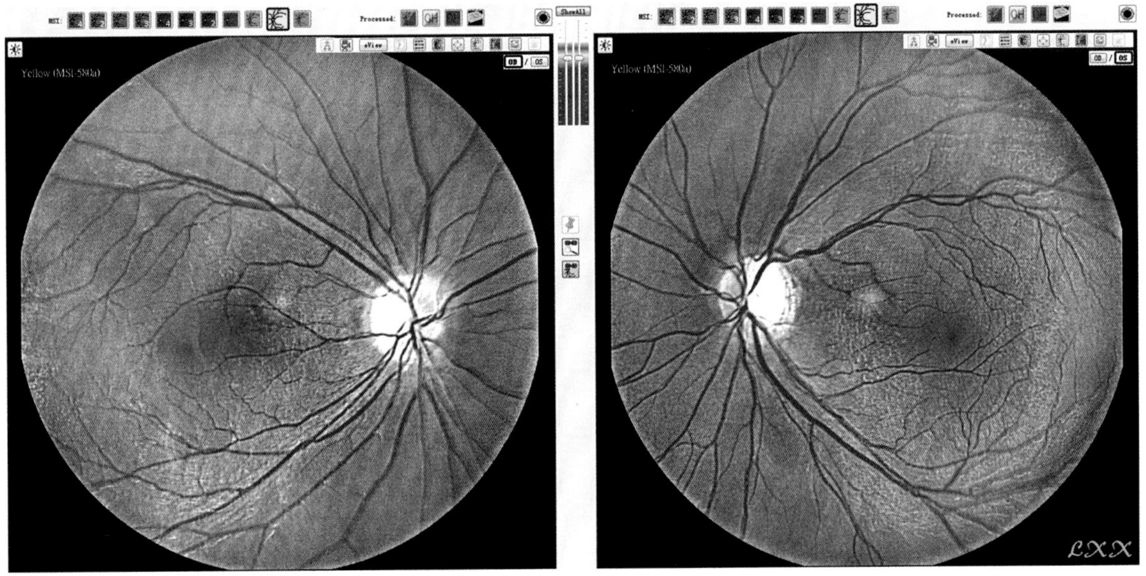

图 3-3-27　光谱 580nm

九、中心性浆液性脉络膜视网膜病变

又称中心性浆液性视网膜病变或中心性浆液性脉络膜病变。是由于黄斑区视网膜色素上皮泵功能缺损和屏障功能的异常导致神经上皮的浆液性脱离。部分病例出现色素上皮脱离。患者多为 30～50 岁，男性居多。病变未影响黄斑中央部时可无症状。有复发倾向。患者自觉视物变形，变小，中央色暗，视力轻度减退。

1. 眼底特点　检眼镜下黄斑区内局限盘状浆液性脱离，中心光反射消失，有黄白渗出小点。

2. 荧光素眼底血管造影　典型改变可见荧光素眼底血管造影早期一点状或斑状强荧光，随时间延长染料进入视网膜下腔逐渐扩散，边界变得模糊呈盘状或其他形状（图 3-3-28）。

3. OCT 改变经常可以显示视网膜神经上皮脱离常合并局限的色素上皮脱离，后者荧光素眼底血管造影早期为点状或斑状强荧光。

4. 多光谱眼底像

（1）红绿光谱像能够显示神经上皮脱离的范围和脱离腔内的黄白色渗出（图 3-3-29）。

（2）光谱 550～580nm 清晰显示神经上皮脱离腔和腔内的渗出（图 3-3-30）。

（3）色素上皮脱离部显示为一暗点，光谱 550～850nm 均可看到，与 FFA 的荧光渗漏点位置符合（图 3-3-31）。

（4）多光谱可以完全替代 FFA，指导临床的诊断和治疗。

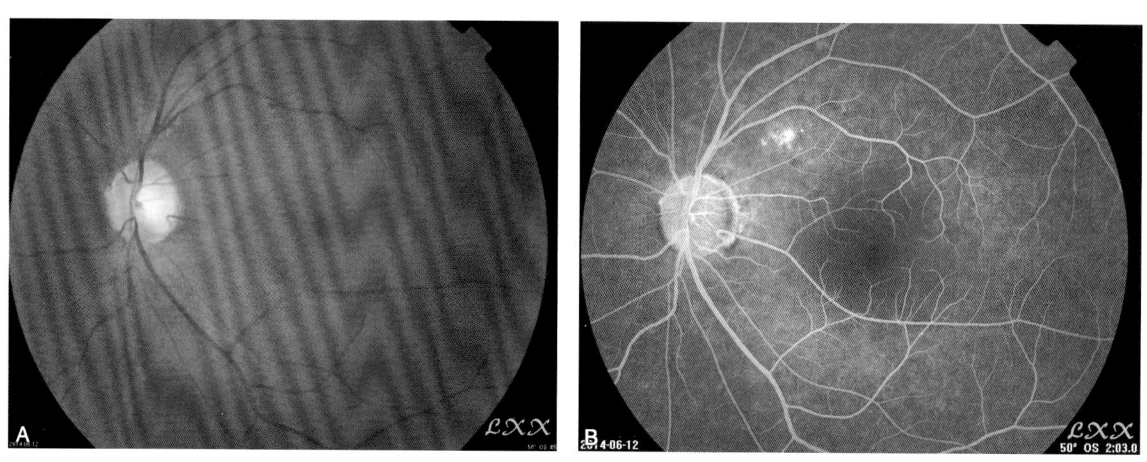

图 3-3-28　患者，男，34 岁，患者视力 1.0，Jr2

A. 眼底像显示视网膜水肿和黄色点状渗出；B. FFA 显示荧光渗漏点

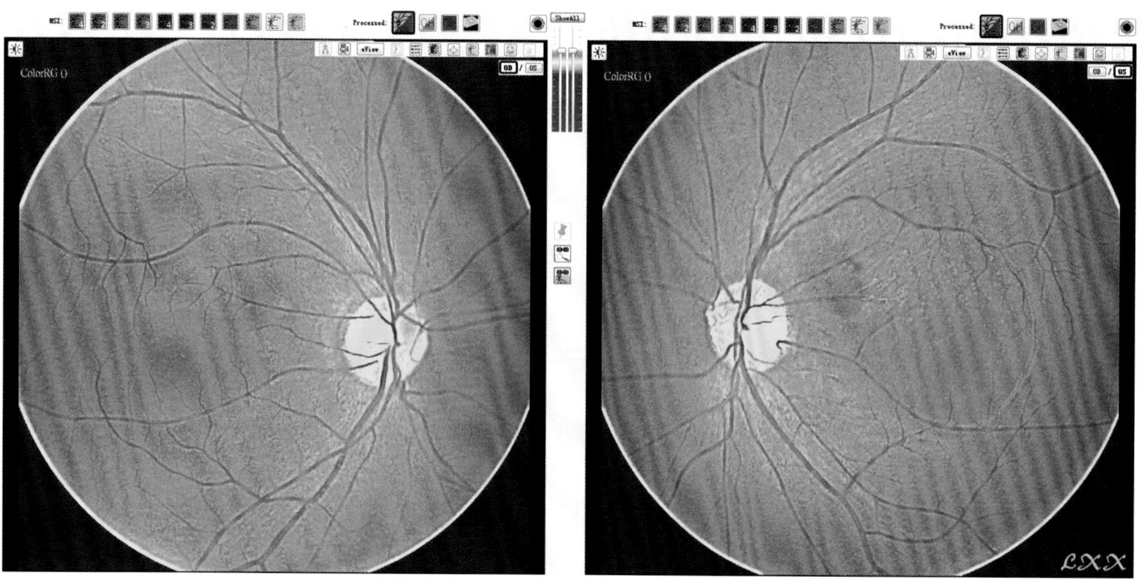

图 3-3-29　红绿光谱组合像显示左眼神经上皮脱离区和黄白色渗出小点

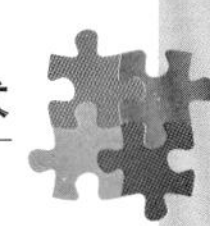

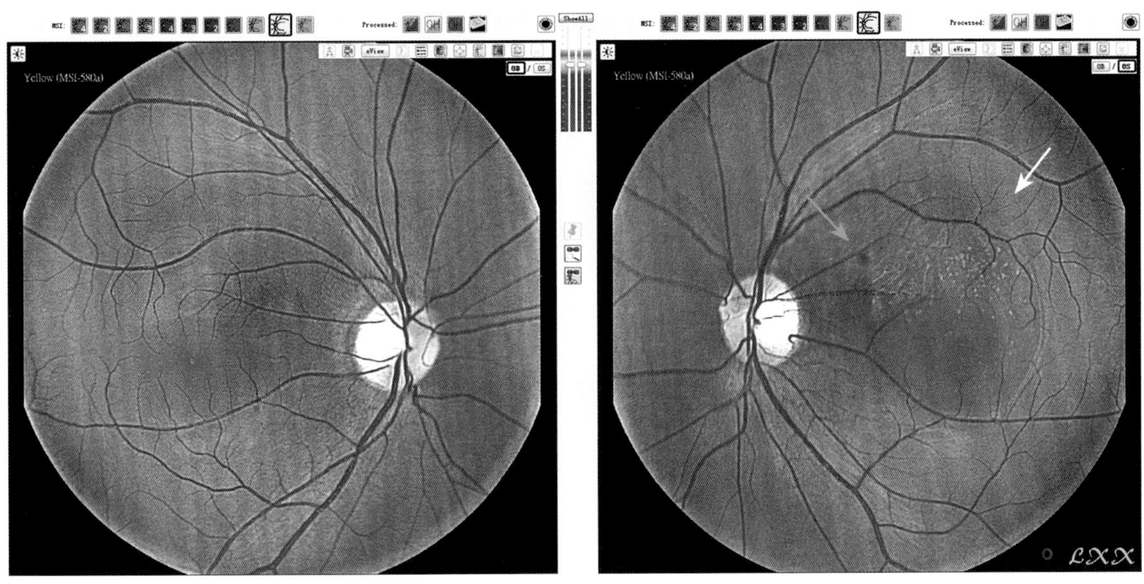

图 3-3-30　光谱 580nm，白色箭头指向视网膜神经上皮区域，色素上皮屏障异常部即荧光渗漏部显示一暗点（蓝色箭头），对应于 FFA 的荧光渗漏部位

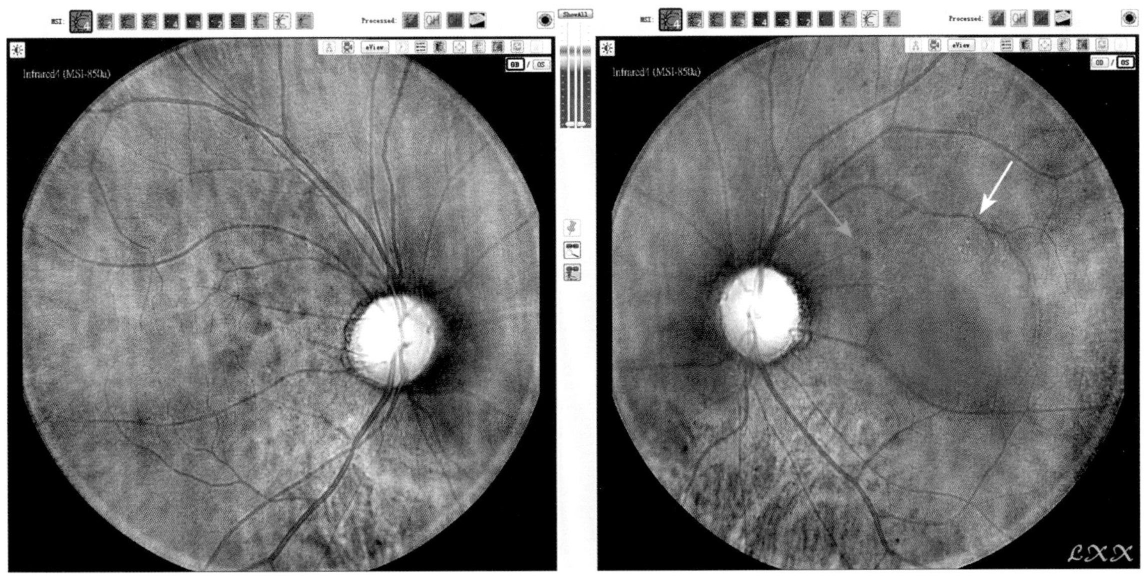

图 3-3-31　光谱 850nm，白色箭头指向视网膜神经上皮区域，色素上皮屏障异常部即荧光渗漏部显示一暗点（蓝色箭头）

十、视盘水肿

视盘水肿是指颅内脑脊髓液体压力增高导致了轴浆流运输的阻断，视盘部轴浆流淤滞常导致视盘急性水肿，慢性水肿是细胞外的液体积聚。视盘水肿常常双眼，且对称。颅内的占位、炎症性、血管性和免疫性等多种疾病可导致脑脊髓液增多。

1. 临床特点　患者可有阵发性视物模糊，视力下降，有的患者会出现头痛，也可以无症状在查体时发现。视野早期生理盲点扩大，晚期可以出现神经纤维损伤相对应的暗点（图 3-3-32）。

2. 眼底特点　早期视盘充血，毛细血管扩张，视盘逐渐隆起边界不清，视盘周围可以有小的点状或火焰状出血。年幼患儿由于头颅的膨胀，视盘水肿出现缓慢，滞后。慢性期视盘水肿逐渐消退，出现胶质。

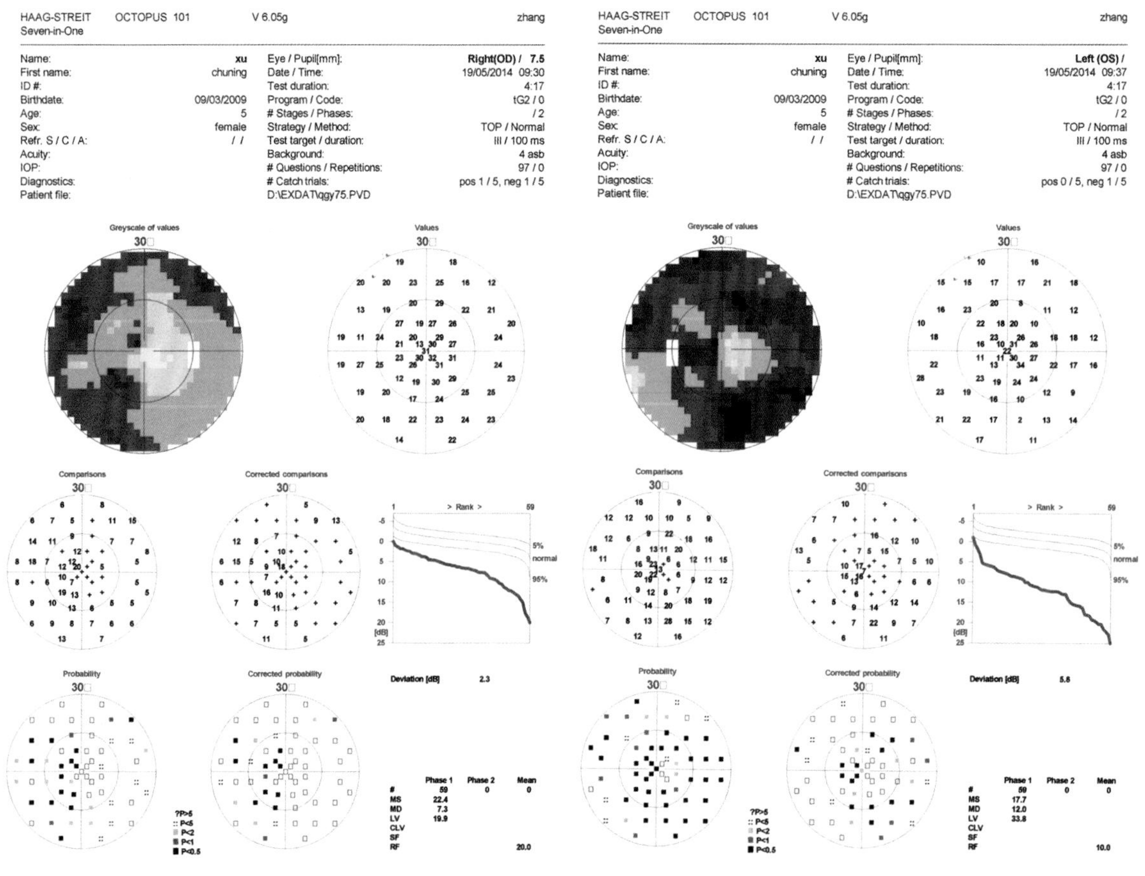

图 3-3-32　双眼视盘水肿，视野图

3. 多光谱成像　在 560～580nm 能够反映出视盘水肿和其上的血管，光谱 590nm（图 3-3-33）以后能够看到肿大的视盘，且显示不清视盘上的血管。

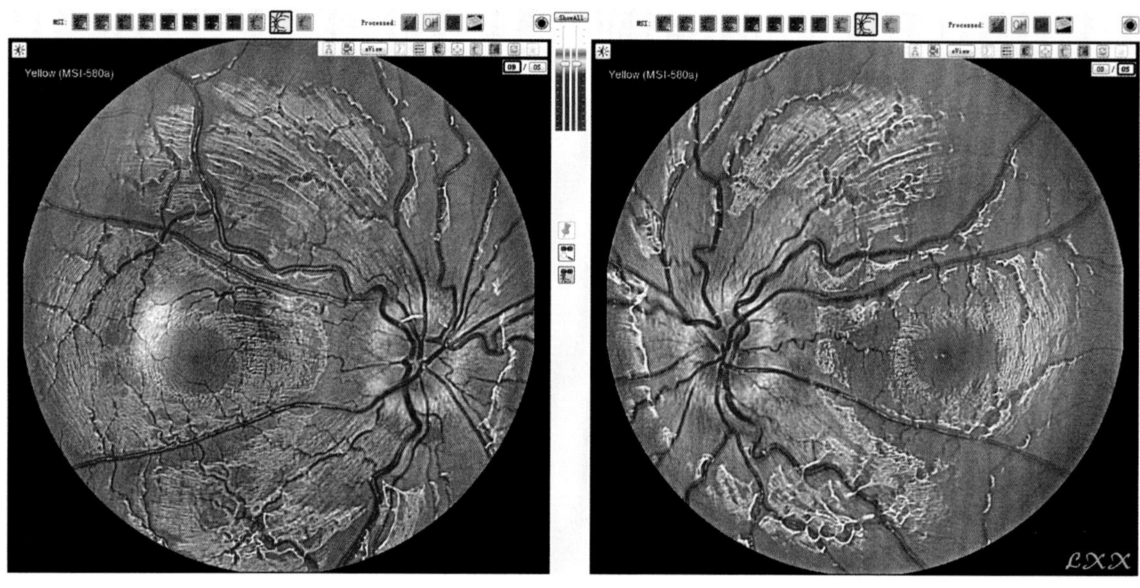

图 3-3-33　双眼视盘水肿，多光谱 580nm

4. 病例　一 5 岁的女患儿，幼儿园视力筛查发现双眼视力 0.5，转医院就诊。患儿无全身不适，无视物不清主诉。眼压和眼前节均正常。图 3-3-34 显示双眼视盘水肿，图 3-3-32 显示视野的暗

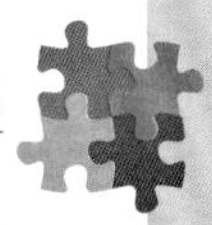

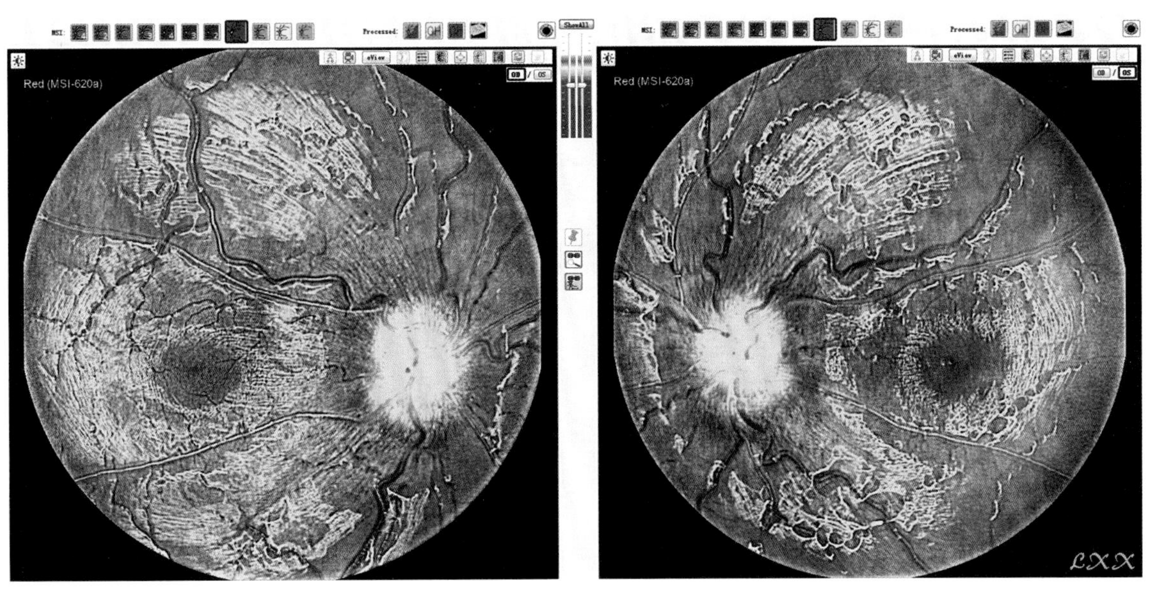

图 3-3-34　双眼视盘水肿，多光谱 620nm

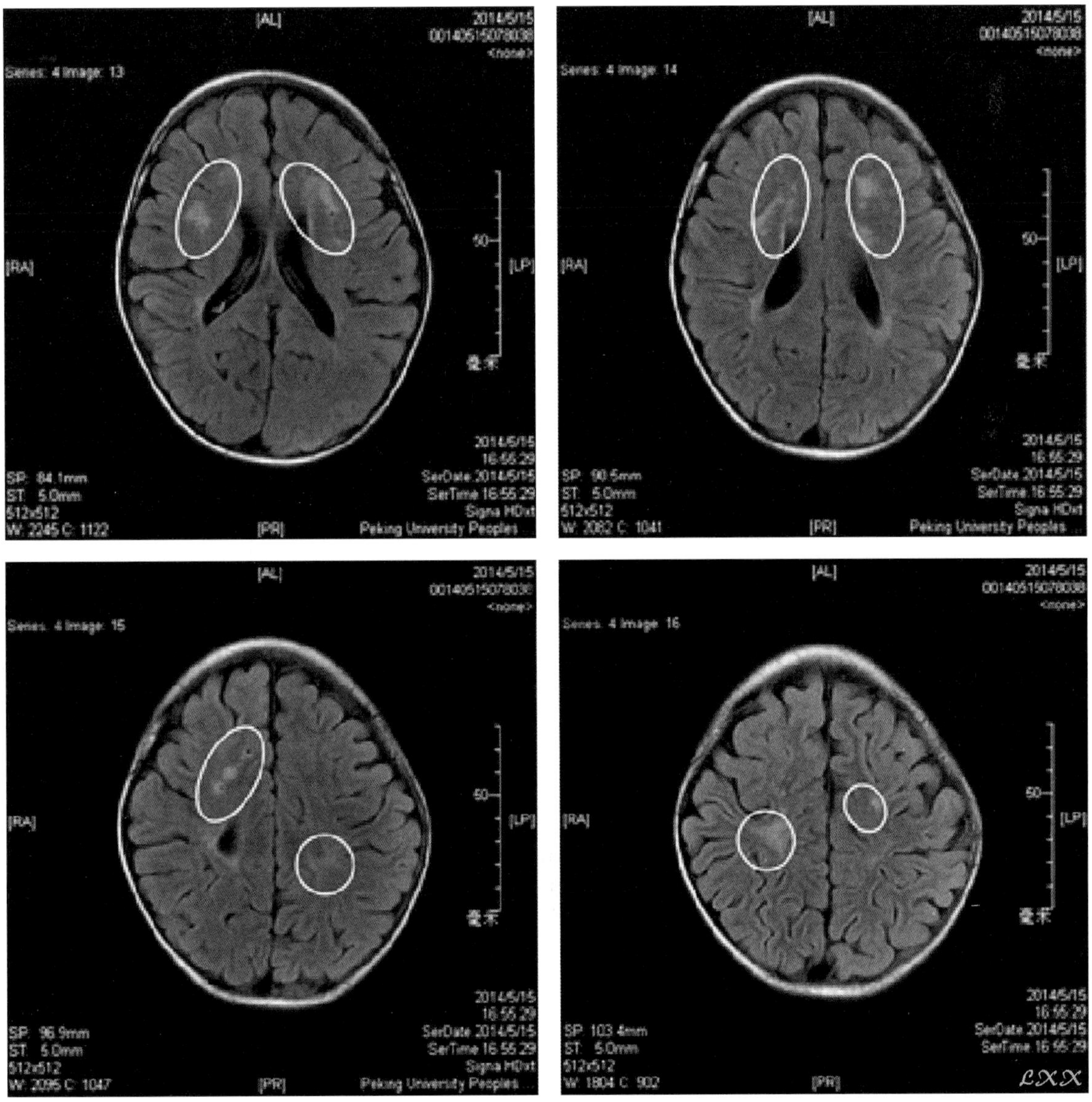

图 3-3-35　患儿的 MRI，白色环内为脱髓鞘病灶

点，左眼范围大于右眼。图 3-3-35 是患儿的核磁共振，发现多发脱髓鞘病灶。

（黎晓新）

参 考 文 献

1. 黎晓新，廖菊生. 眼底病激光治疗指南. 北京：人民卫生出版社，2009.
2. Wan de Kraats J. , Berendshot T. T. J. M. , Van Norren D. The pathways of light measured in fundus. Vision Research, 1996, 36(15): 2229-2247.
3. 黎晓新. 眼底病的多光谱诊断和筛查. 北京：北京科学技术出版社，2015.

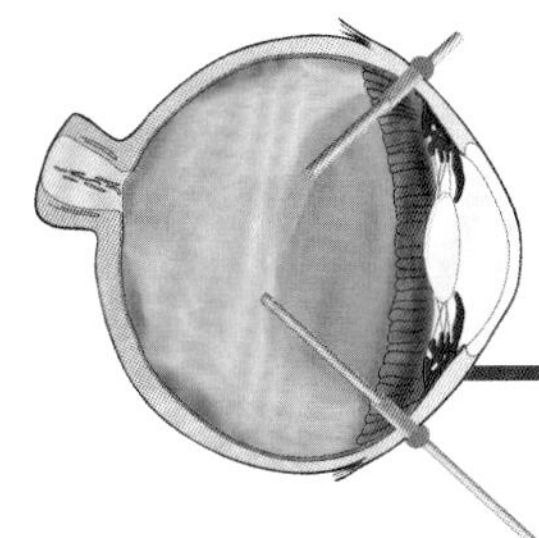

第四章 视网膜血管病变总论

视网膜血管病的主要症候来自于屏障功能损害、管壁损害、管腔改变、异常血管管道和新生血管。

第一节 视网膜病变的眼底像和病理定位

眼屈光间质的透明，使得眼内病变可以透见。视网膜屏障破坏后产生出血渗出等，以及视网膜不同部位不同病变产生不同的色泽和形态[1]。本节按眼底改变的色泽分类讨论病变的基本机制和病理定位，以帮助记忆和理解不同病变的组织学定位。

一、红色病变

红色病变反映了玻璃体和视网膜不同层面的出血，视网膜新鲜的出血色较鲜红，时间长的出血颜色逐渐变暗。较长时间的玻璃体积血，血色素先从出血区中部开始，伴随血色素逐渐脱失出血区呈浅黄色，但周围仍为暗色。玻璃体血颜色变白。而较长时间的视网膜下出血颜色逐渐变黄[2]。视网膜不同层的出血眼底表现不相同：

1. 视网膜浅层出血　出血位于视网膜神经纤维层，由于神经纤维层的走行，出血成线状、火焰状。出血常常覆盖视网膜的血管，视网膜荧光素眼底血管造影下视网膜浅层出血成线状或火焰状遮蔽荧光（图 4-1-1）。浅层毛细血管的出血多见于动脉性损害，如高血压性视网膜病变。

2. 视网膜深层出血　出血位于视网膜外丛状层和内颗粒层之间，出血来源于视网膜深部的视网膜毛细血管，由于外丛状层和内颗粒层结构紧密，视网膜三级神经元及其连接呈纵形排列进入神经节细胞，出血表现为小的圆点状，色暗。出血量大时表现为紫红或蓝灰色（图 4-1-2）。

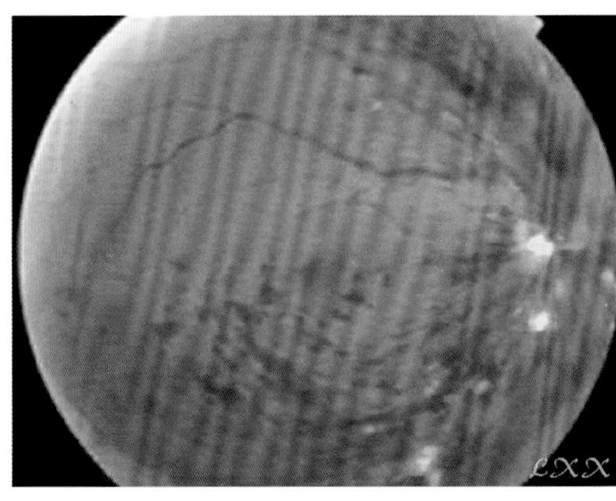

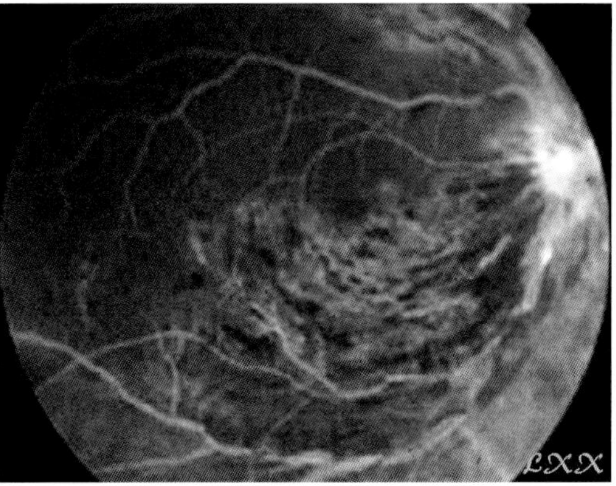

图 4-1-1　视网膜浅层出血

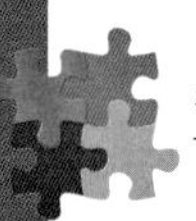

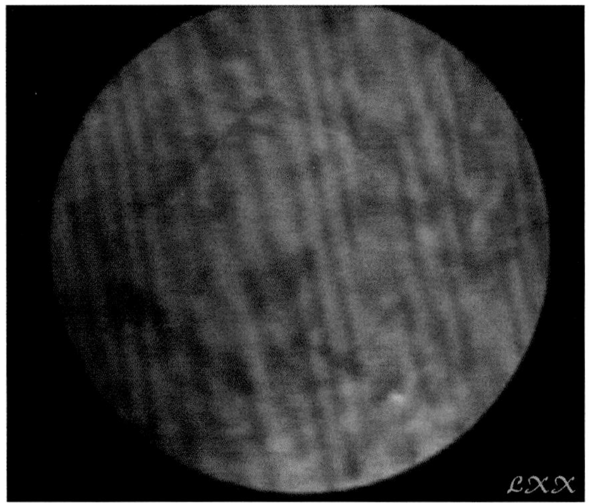

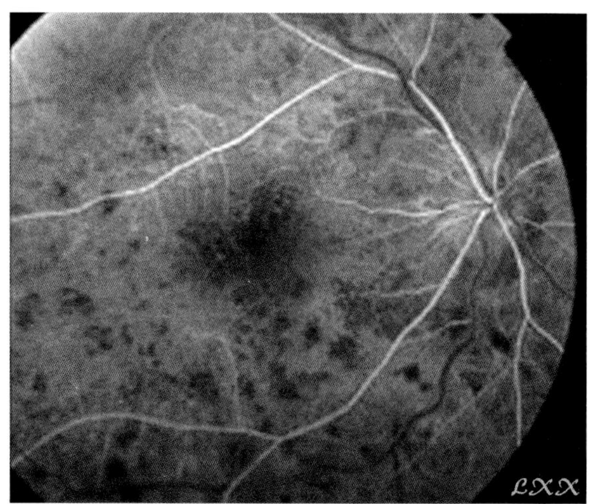

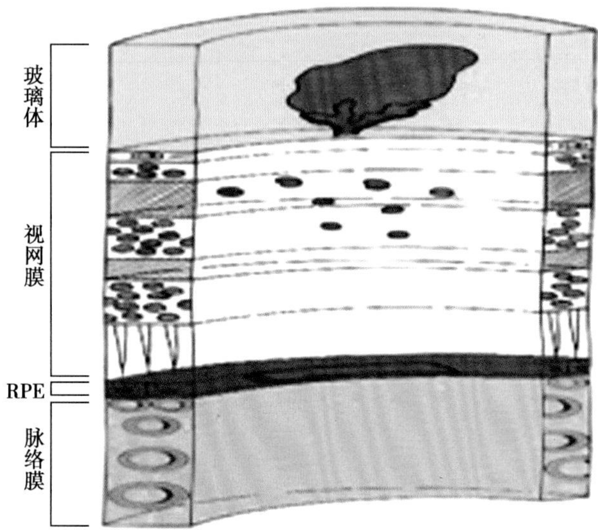

图 4-1-2　视网膜深层出血

3. 视网膜前出血　出血位于视网膜内界膜和玻璃体后界膜之间，由于重力的缘故多表现为半圆形或月牙形出血，视网膜荧光素眼底血管造影下呈半圆形或月牙形遮蔽荧光（图 4-1-3）。常由于视网膜新生血管破裂造成，或者视网膜浅层毛细血管的大量出血，也可发生在蛛网膜下腔出血时，血液沿着视神经进入视网膜下或视网膜内或视网膜前。

4. 玻璃体积血（vitreous hemorrhages）　玻璃体腔的血来自视网膜前出血、视网膜内出血和视网膜下出血。血液穿破视网膜内界膜和玻璃体后界膜，弥散在玻璃体腔，出血量大时眼底红光反射消失。以后红细胞溶解，血色素吸收，形状变为双凹，称“血影细胞”，常常在出血 2 周内形成。此时玻璃体混浊呈现灰白色，吸收很慢。有些病例血影细胞突破前玻璃体进入前房，阻塞小梁网导致继发开角型青光眼（图 4-1-4）。

5. 视网膜色素上皮下出血　出血位于视网膜色素上皮下，常来自脉络膜新生血管膜，眼底色泽暗甚至呈乌黑色，有时误诊为黑色素瘤，荧光血管造影下出血区为边界清晰的遮蔽荧光区，表面可见视网膜血管（图 4-1-5）。

6. 视网膜新生血管　呈网状细小的血管，沿视网膜表面生长，可伸向玻璃体内。分为视盘型和视网膜型，发生在视网膜血管的静脉侧。新生血管（图 4-1-6）出现是由于视网膜大面积的缺血，刺激产生血管生长因子，糖尿病视网膜病变的增殖期、缺血型视网膜静脉阻塞和静脉周围炎是常见的病因。新生血管出现后视网膜修复性的产生纤维增殖，新生血管较小时，纤维组织较少，伴随新生血管增大纤维组织增多呈膜状，新生血管逐渐闭锁，纤维膜逐渐变厚。

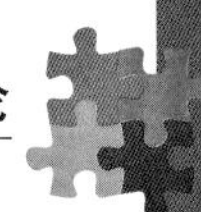

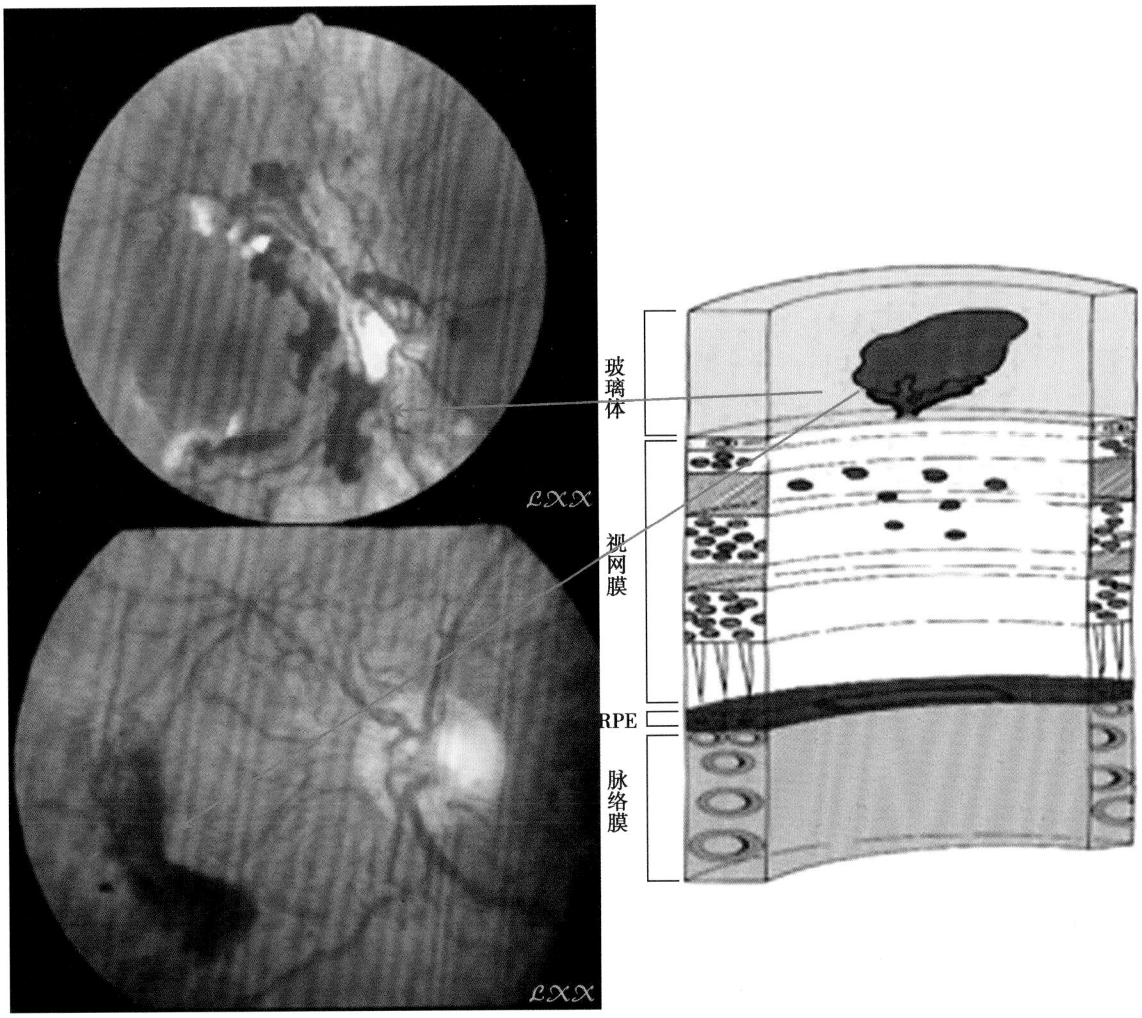

玻璃体
视网膜
RPE
脉络膜

图 4-1-3　视网膜前出血

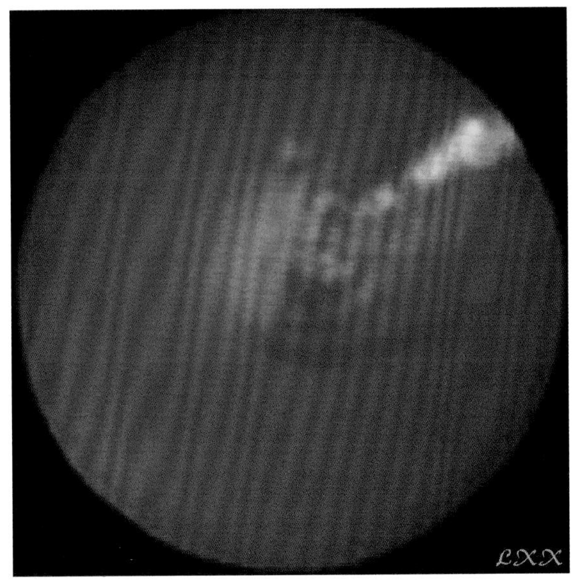

图 4-1-4　玻璃体积血

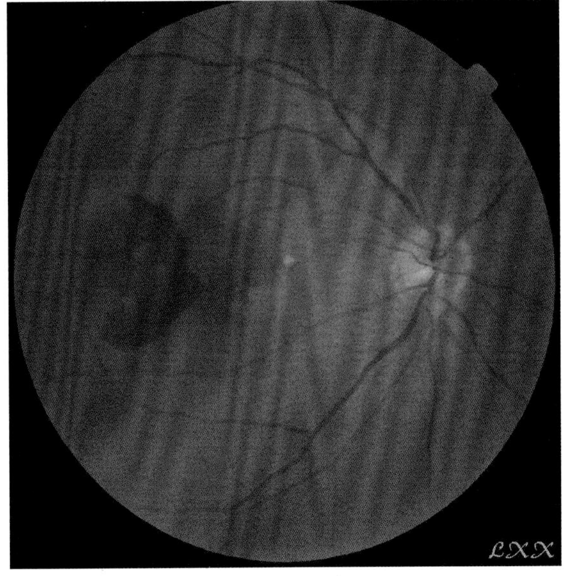

图 4-1-5　色素上皮下出血

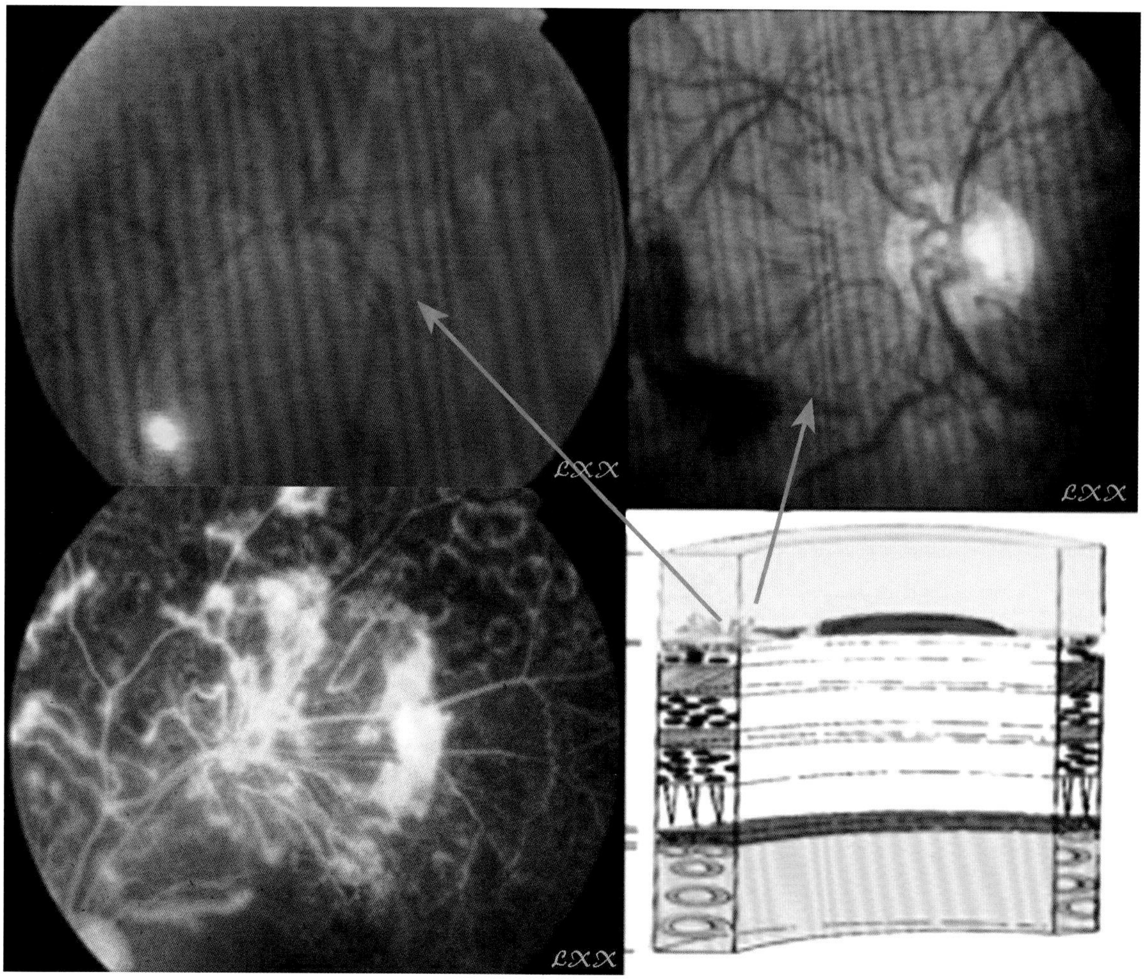

图 4-1-6　视网膜新生血管

7. 视网膜微动脉囊　常出现在糖尿病性视网膜病变，多数微动脉囊（microaneurysms）直径小于60μm，直接检眼镜的最大分辨率也是60μm，所以检眼镜可以看到的小红点常常不是微动脉囊而是小出血点。荧光素眼底血管造影显示微动脉囊比检眼镜敏感。微动脉囊造影时常常显示渗漏（图4-1-7）。

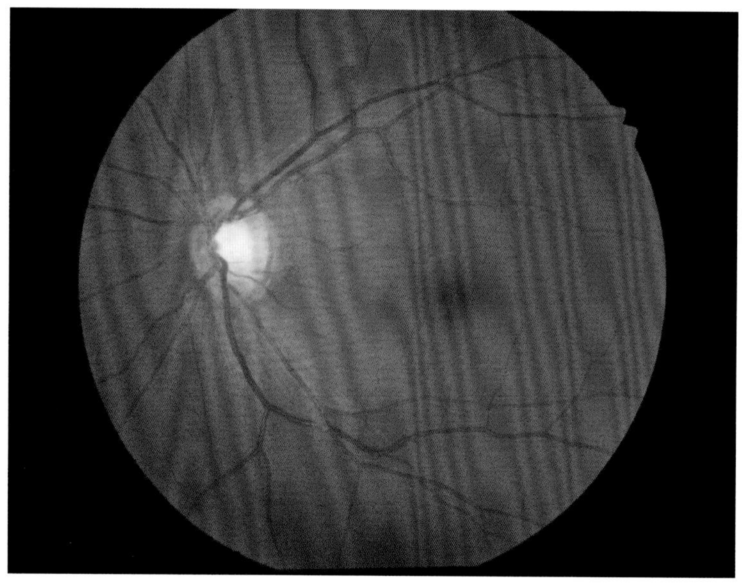

图 4-1-7　视网膜微动脉囊

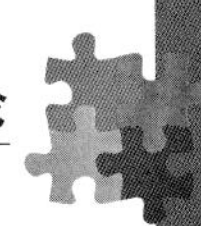

8. 视网膜血管瘤　有不同类型的视网膜血管瘤，如海绵状血管瘤（retinal cavernous hemangioma）、毛细血管瘤（capillary hemangioma of the retina），形态上均为暗红色或红色，但均为隆起物。视网膜血管瘤与视网膜血管相连。视网膜毛细血管瘤有一根扭曲扩张的营养动脉和一根回流静脉（图 4-1-8）。

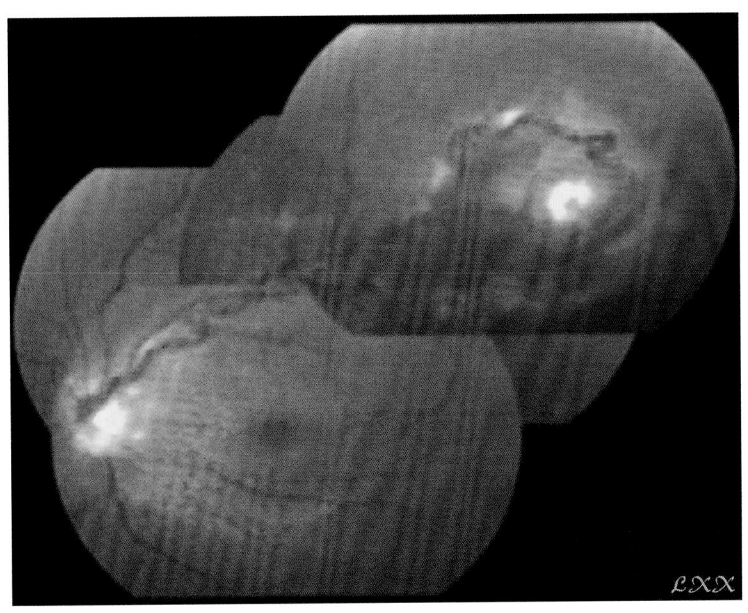

图 4-1-8　视网膜毛细血管瘤

9. 脉络膜血管瘤　位于脉络膜的隆起物，眼底表现为红色或橘黄色肿物，常常在视盘颞侧。肿瘤常产生继发性视网膜脱离（图 4-1-9）。

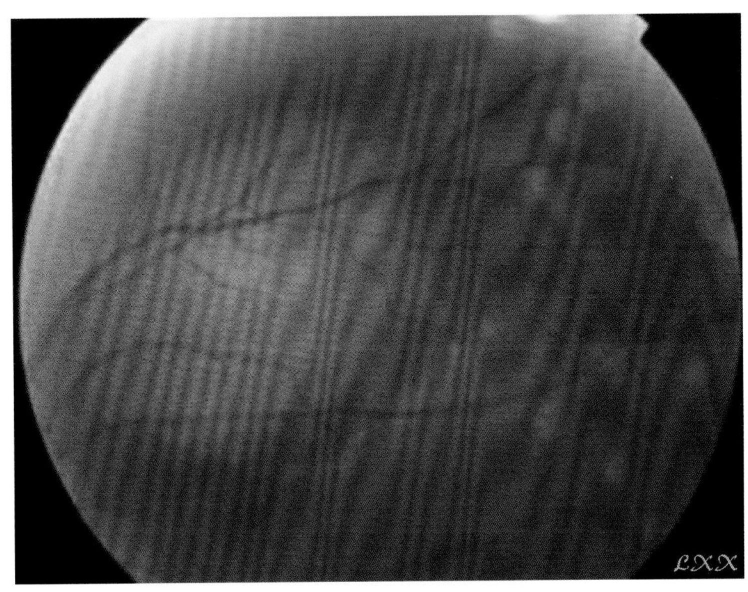

图 4-1-9　孤立性脉络膜血管瘤

二、黄白色病变

1. 视网膜脂类物质的沉积　视网膜可见黄色、形态不规则、大小不等的点状或片状物，常见于黄斑区，也可遍及大部分视网膜，脂类物质的沉积可来自于衰老红细胞集聚或者来自渗出。玻璃体

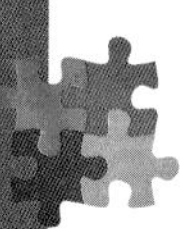

腔出血时红细胞的细胞膜可形成胆固醇结晶样沉积物；视网膜渗出物除了液体，有时脂类和蛋白也漏出。脂类物质渗出也叫“硬性渗出”，常发生伴随视网膜微血管囊，如糖尿病视网膜病变的局灶性黄斑水肿和 Coats 病。黄斑区的硬性渗出沿 Henle 纤维走行排列，典型的呈星芒状或扇状，如发生在慢性高血压患者的星芒状渗出。视网膜硬性渗出常位于外丛状层，渗出量大时可游离到视网膜下。视网膜脂类物质渗出反映了视网膜内屏障功能的破坏，经过一段时间脂类渗出物可以减少，逐渐被巨噬细胞吞噬，血管吸收，从眼底消退[3]（图 4-1-10）。

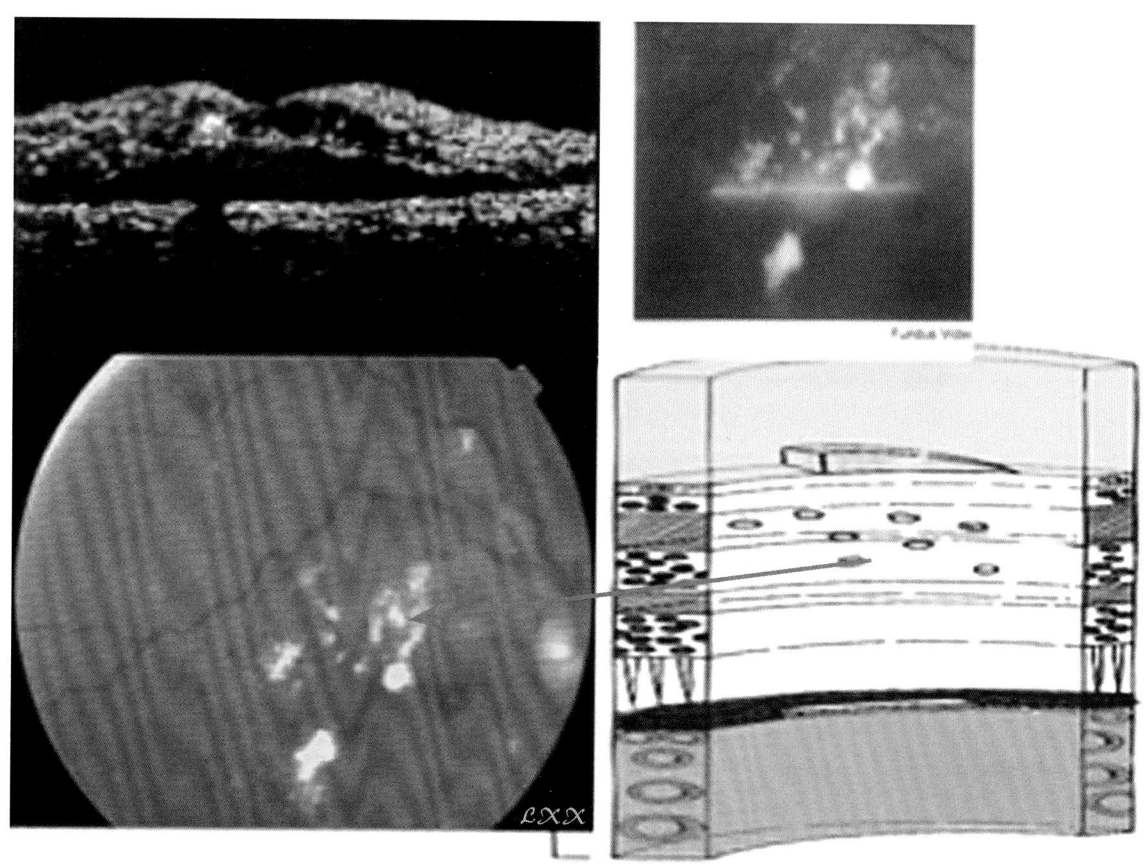

图 4-1-10　视网膜脂类物质渗出

2. 玻璃膜疣（drusen）　常常发生在黄斑区视网膜，有时跨越黄斑区遍及后部视网膜，检眼镜下为小的圆形，稍稍隆起，黄色的小结节，大小 25～75μm。电镜显示为 RPE 的结节状弥漫的增厚（图 4-1-11）。

3. Dalen-Fuchs 结节　黄色或黄白色的结节，病理上属于肉芽肿性炎症（图 4-1-12）。

4. 陈旧的视网膜前出血（preretinal hemorrhage）　出血经过一段时间，红细胞溶解，血色素吸收，呈现灰白色（图 4-1-13），吸收很慢。

5. 脂褐质沉积　视细胞的降解产物盘膜不被色素上皮吞噬，溶酶体消化而沉积形成脂褐质（lipofuscin）色泽为橘黄色，出现在脉络膜痣和黑色素瘤表面。

三、白色病变

1. 棉绒斑　视网膜上白色不规则呈棉毛或棉绒斑（cotton wool spots）状。曾经称为“软性渗出”，实际上不是渗出，是视网膜毛细血管前小动脉阻塞导致神经纤维层发生的缺血性微小梗死灶。棉绒斑可以消退（图 4-1-14）。

2. 视网膜急性水肿　视网膜动脉发生急性阻塞，引起该动脉供应区的视网膜内层的缺血性水

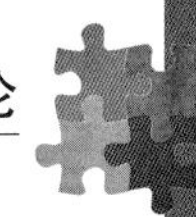

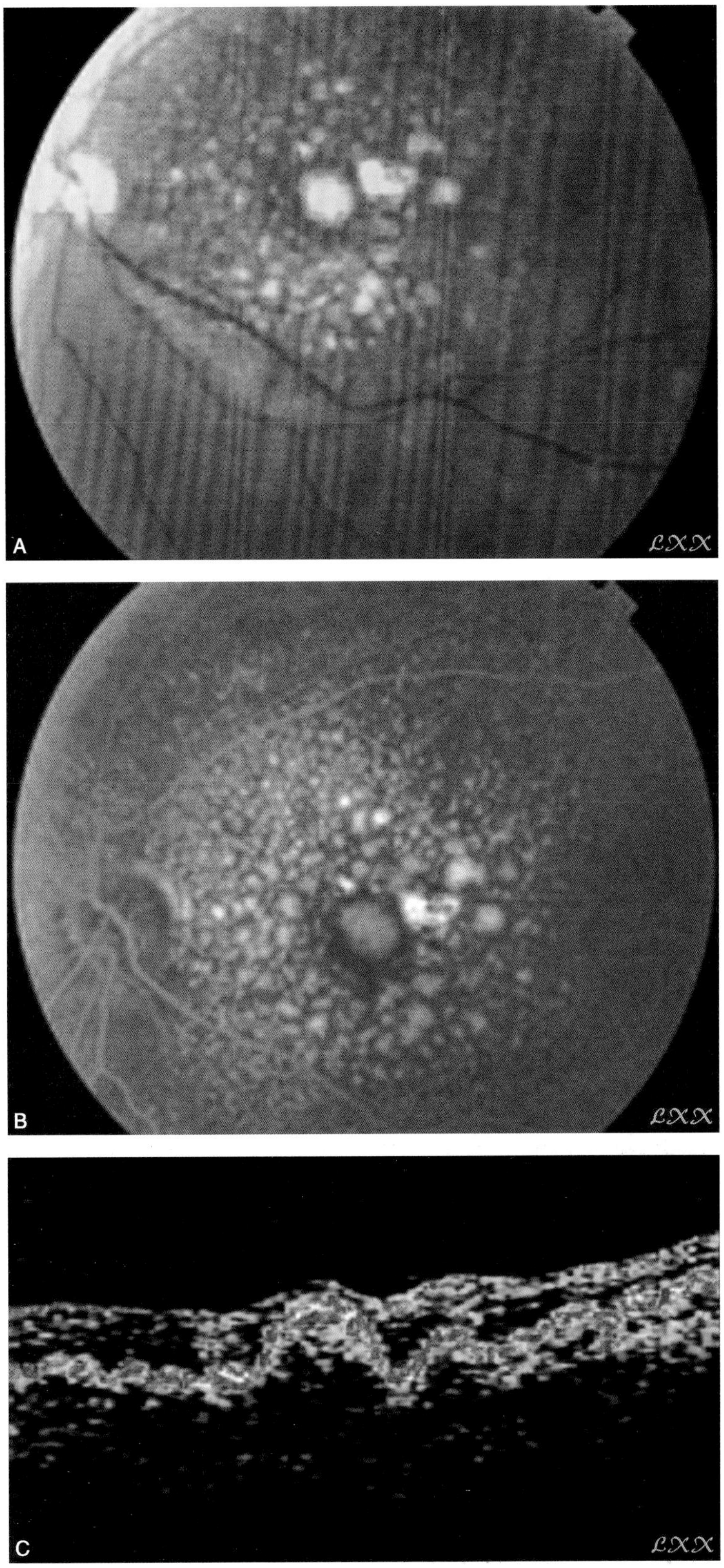

图 4-1-11　玻璃膜疣

A. 眼底照片图像显示玻璃膜疣沉积；B. FFA 显示轻度着色；C. OCT 证实这种软 Drusen 是液状，RPE 呈现大小不一的多个液状隆起，中央部较大的隆起为玻璃膜疣样色素上皮脱离

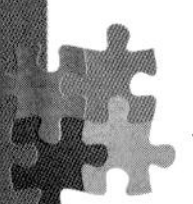

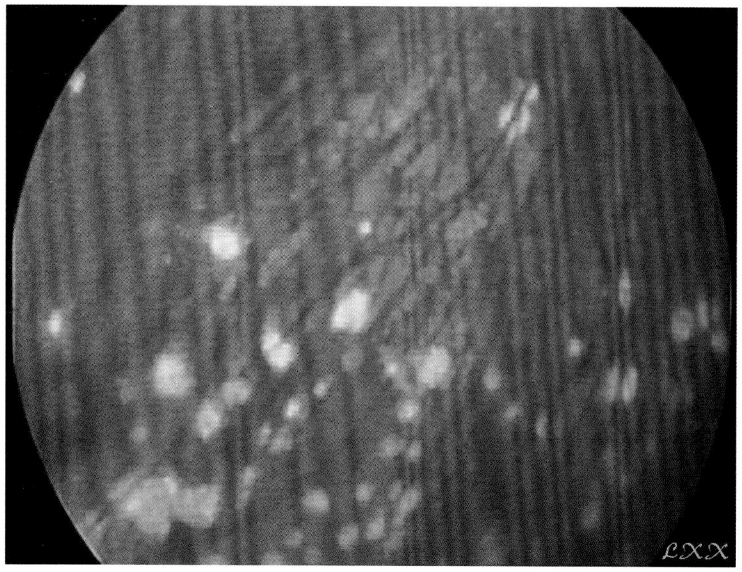

图 4-1-12　Dalen-Fuchs 结节

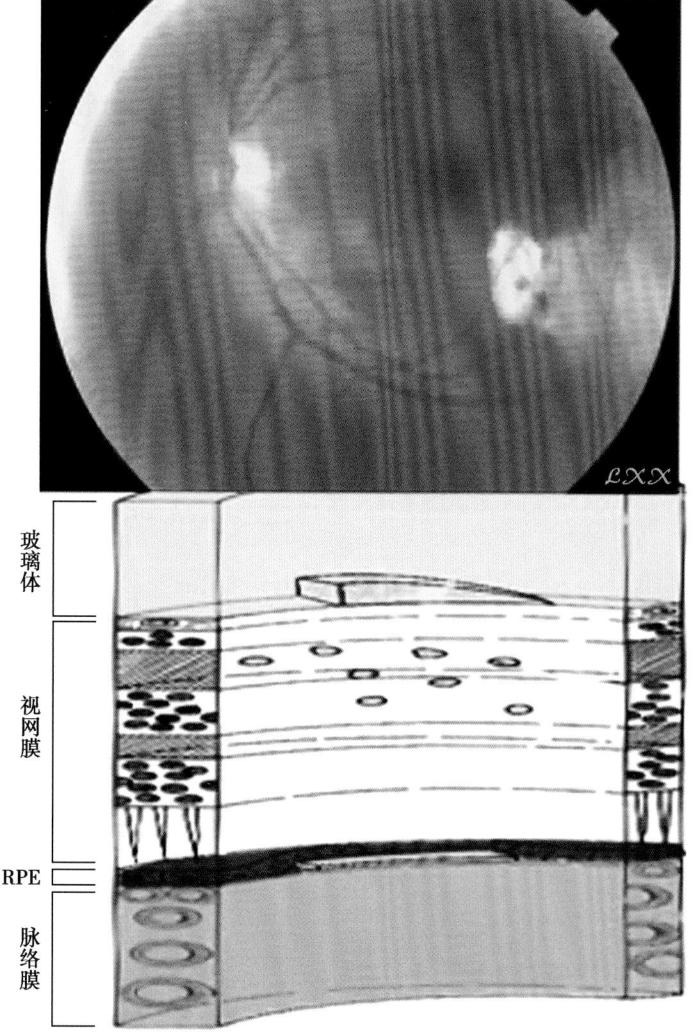

图 4-1-13　视网膜下陈旧出血

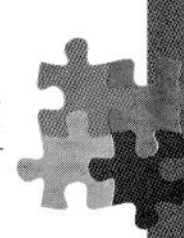

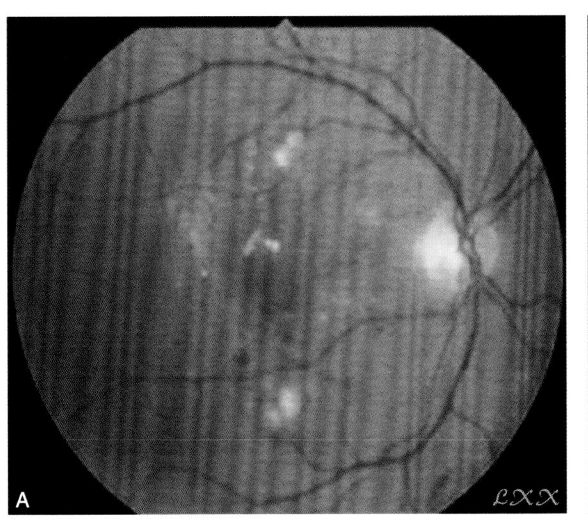

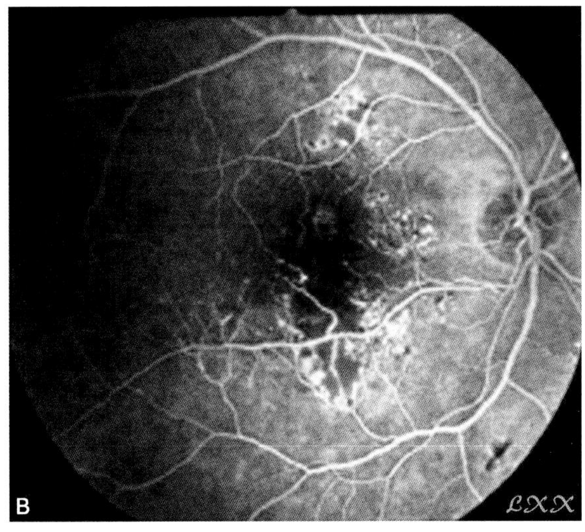

图 4-1-14　棉绒斑

肿，累及双极细胞层、神经节细胞层和神经纤维层。眼底呈现灰白色水肿区。若位于黄斑区内，中心凹因视网膜内层薄透见脉络膜的红色，称“樱桃红”（图 4-1-15）。Berlin 视网膜水肿为外伤损伤视网膜水肿，急性期视网膜为灰白色水肿。急性视网膜坏死后期由于视网膜动脉闭锁出现远端边界清楚的白色视网膜坏死区。

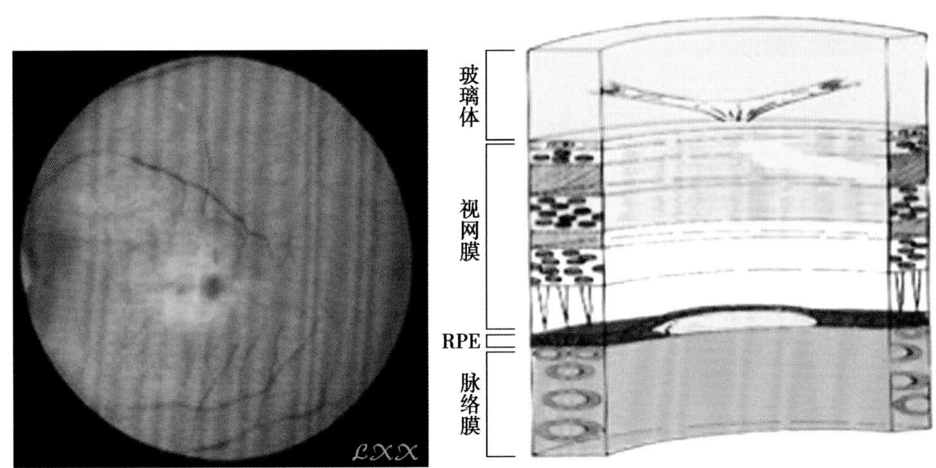

图 4-1-15　视网膜中央动脉阻塞导致视网膜急性水肿

3. 视网膜母细胞瘤　视网膜表面有大小形态不等，单个或多个的白色肿物。肿物可向玻璃体腔播散。视网膜母细胞瘤是视网膜发育时不成熟的视网膜胚细胞起源的恶性新生物（图 4-1-16）。

4. 巩膜色白　当出现先天性脉络膜缺损，检眼镜下看到白色的巩膜；高度近视的视盘颞侧边缘，由于眼球长，脉络膜和视网膜色素上皮张力牵引常常不能覆盖完全，导致脉络膜暴露，称“近视环”或“近视弧”。

5. 瘢痕化改变　纤维组织由于其胶原成分，表现色泽为白色。视网膜下出血纤维化可形成白色瘢痕，多见于湿性年龄相关性黄斑变性的患者（图 4-1-17）。视网膜新生血管纤维化呈现白色机化膜。

6. 视网膜前膜　中枢神经系统修复中伴随神经胶质增生，视网膜上的神经胶质增生来源于 Müller 细胞。视网膜前膜的主要成分是 Müller 细胞，膜上可以完全为胶质细胞也可以有纤维成分。

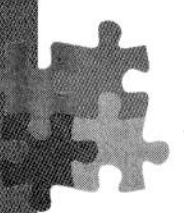

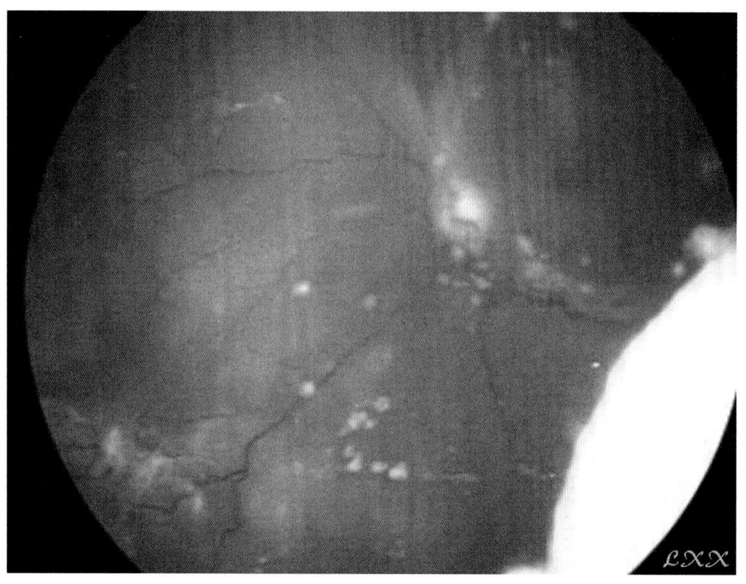

图 4-1-16　视网膜母细胞瘤

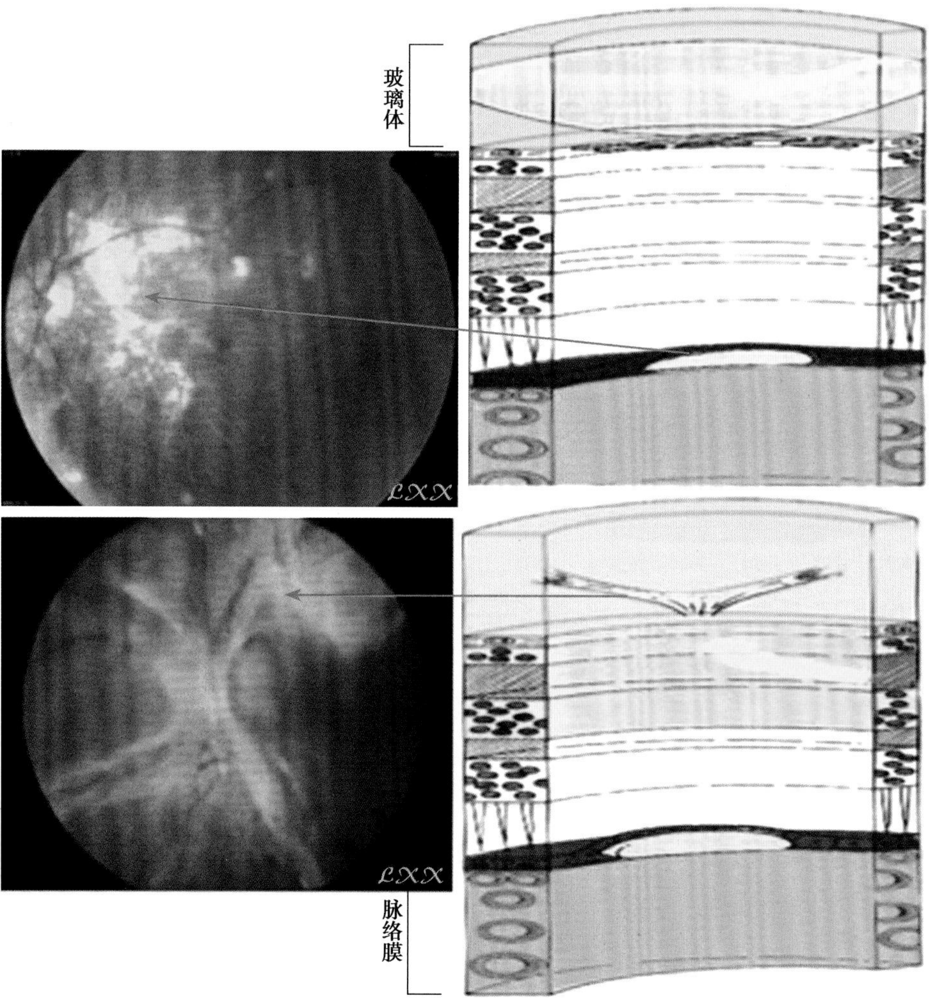

图 4-1-17　瘢痕化改变

膜呈白色，表面皱缩（pucker），如图 4-1-18 所示，也可以是较薄的像玻璃纸样的膜（cellophane membrane）。

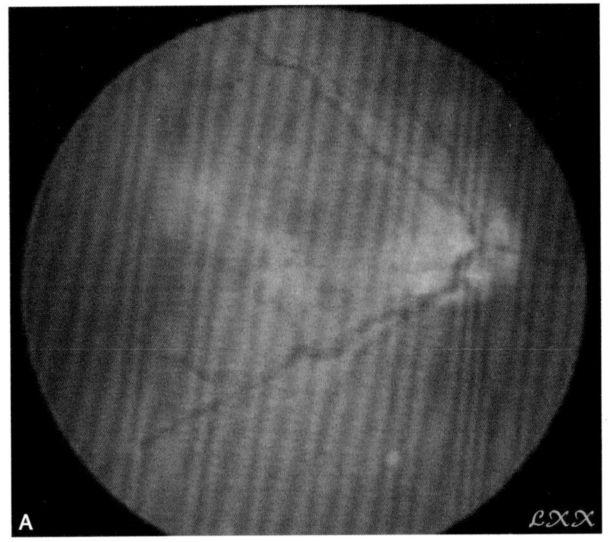

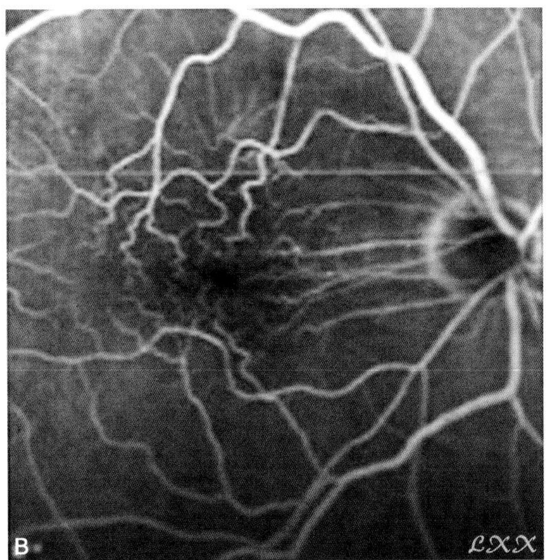

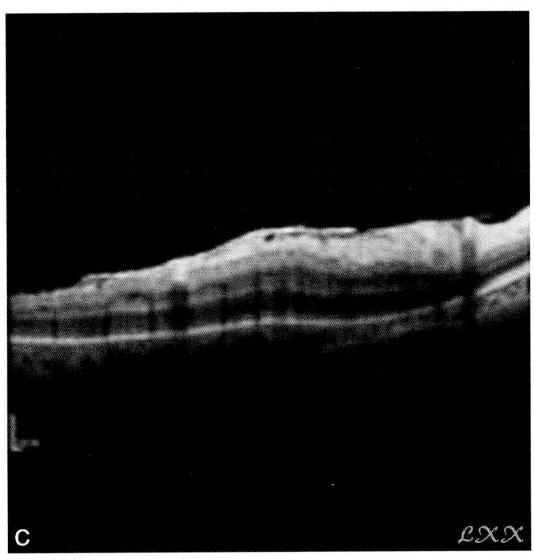

图 4-1-18　视网膜前膜

A. 眼底像显示前膜玻璃纸样，导致血管牵拉；B. 荧光造影显示血管形态；C. OCT 显示前膜牵拉视网膜

7. 有髓神经纤维　视神经的轴索离开中枢时包有髓鞘，髓鞘终止于视盘的筛板，眼内的神经纤维无髓鞘可以直接透见。髓鞘为白色，出现在神经纤维层，不中断地走向视盘，图 4-1-19A 取自一 7 岁女孩，同时合并先天性白内障和视盘鼻侧皱襞，也可不与视盘相连（图 4-1-19B）。

8. 血管鞘　视网膜血管被白鞘包裹，有时像“蜡烛滴”（candle-wax dripping），反映血管周围的炎性细胞集聚（图 4-1-20A），FFA 显示管腔是通的（图 4-1-20B）。

9. Roth 斑　特指中央有白芯的出血斑（图 11-1-1），如细菌性心内膜炎，血液病等。Duane 等发现在一些病人是纤维和血小板凝集物。

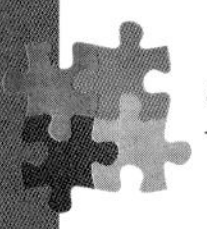

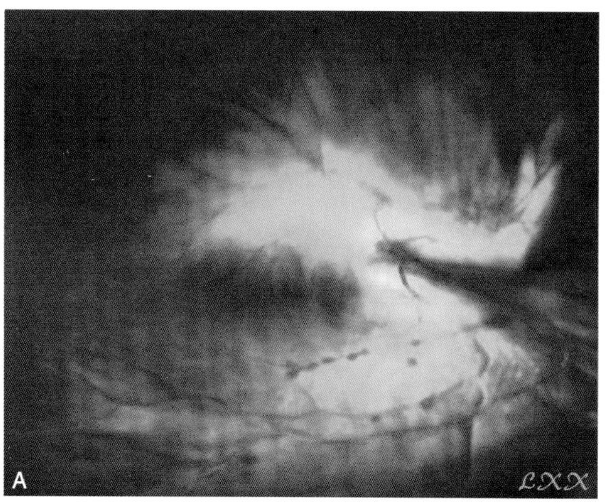

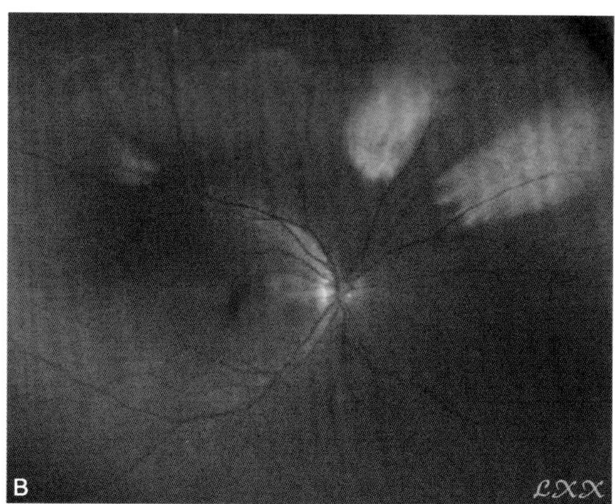

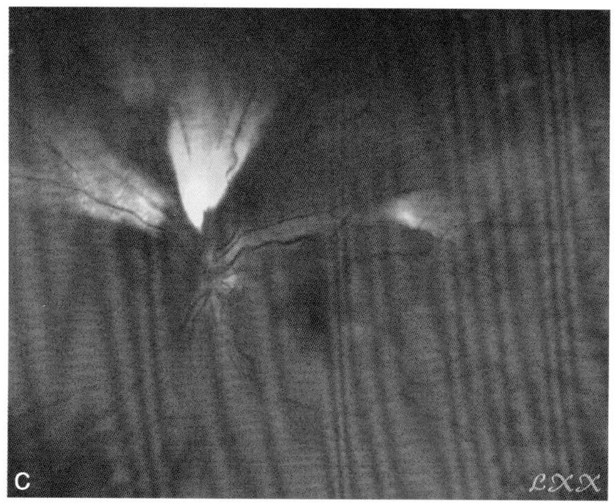

图 4-1-19　有髓神经纤维

眼底像显示有髓神经纤维髓鞘为白色及视网膜皱褶

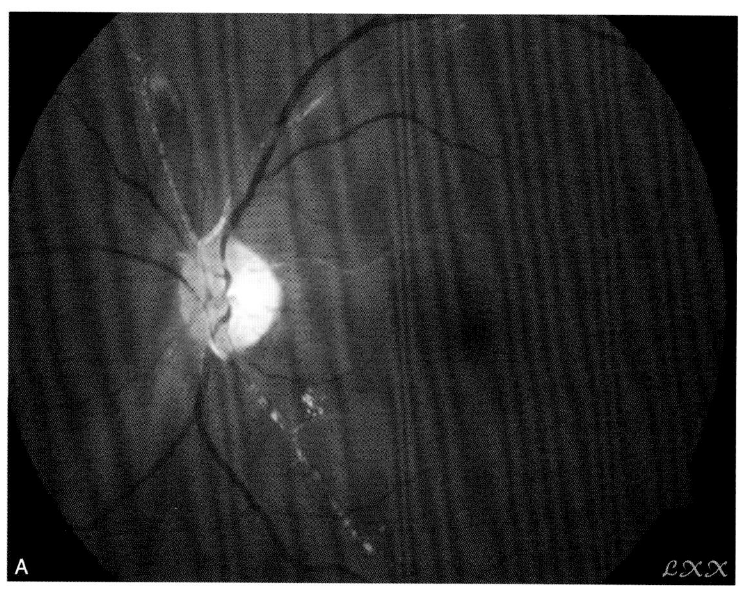

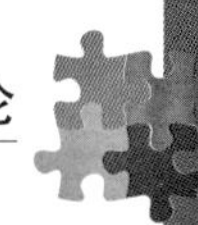

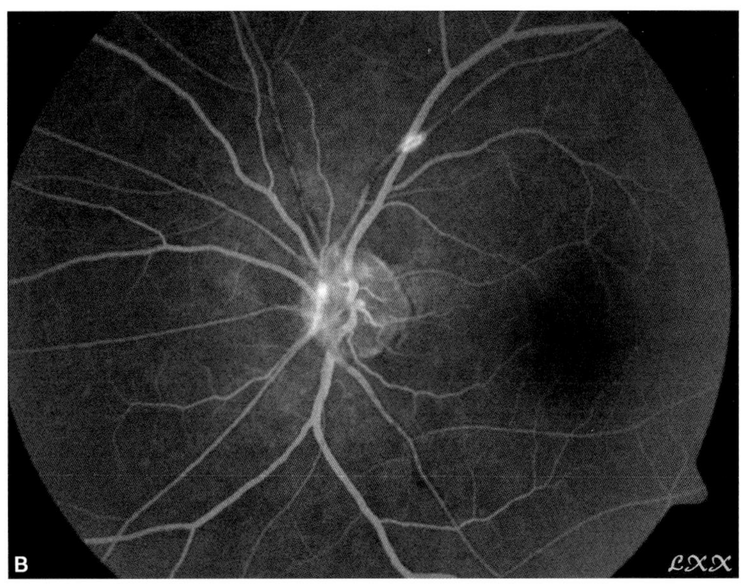

图 4-1-20　血管鞘
A. 眼底像；B. FFA

四、灰黑色病变

1. 脉络膜黑色素瘤　位于脉络膜的圆形或蘑菇形隆起物，典型的颜色呈橘皮状或棕黑色常合并视网膜脱离。是脉络膜的恶性肿瘤(malignant melanoma)。眼肿物呈棕黑色半球形隆起，边界较清，表面有橘红色色斑，肿瘤如果突破脉络膜的 Bruch 膜则呈具特征性的蕈状。超声波：A 超为中等和低反射波幅，前部反射较高，往后逐渐降低；B 超肿瘤区呈低回声，可见脉络膜凹陷征(图 4-1-21)。

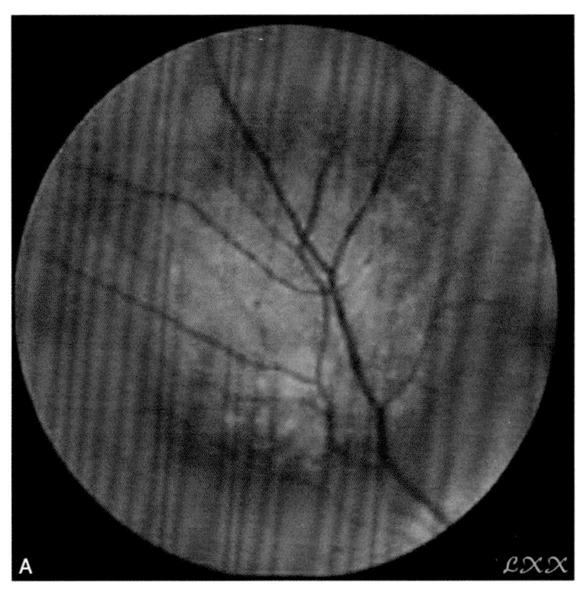

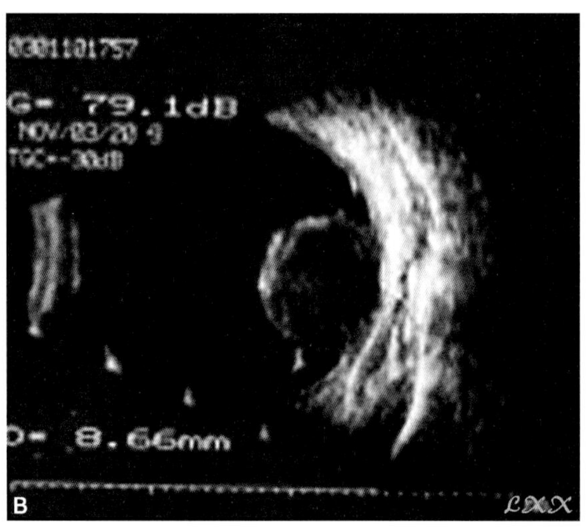

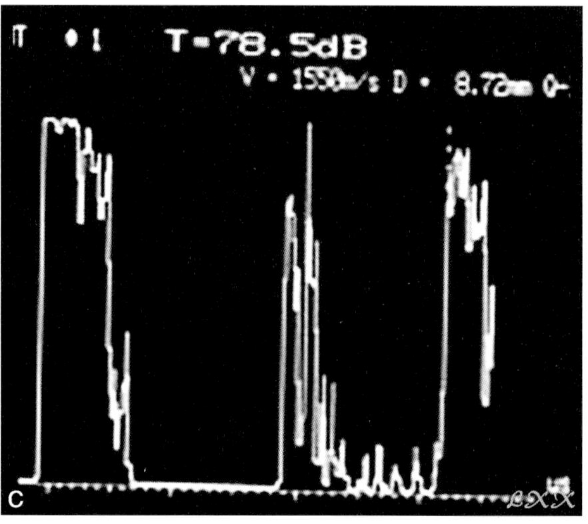

图 4-1-21 脉络膜黑色素瘤

A. 眼底像显示视网膜半球形隆起，边界清晰；B. 肿瘤凸向玻璃体腔，内部呈低回声；C. A 超为中等和低反射波幅

2. 黑色素细胞瘤　外观像脉络膜黑色素瘤，偏黑灰色，生长缓慢，视力下降不明显（图 4-1-22）。

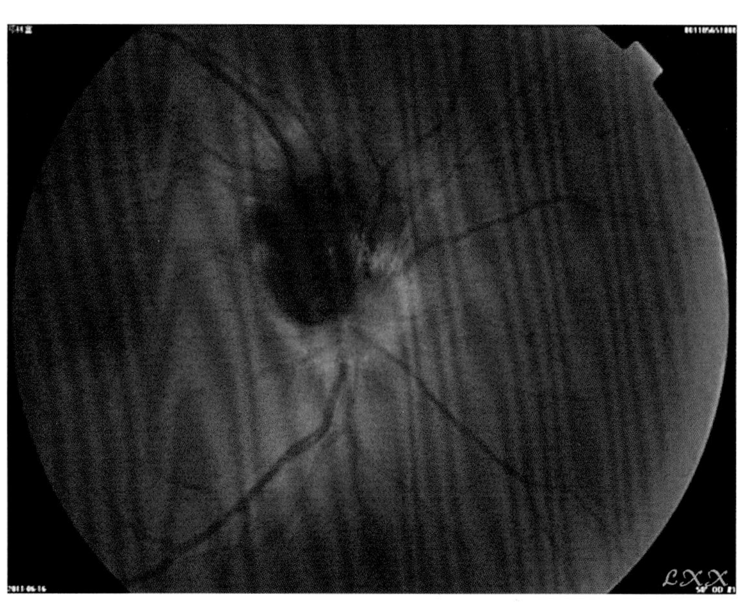

图 4-1-22 黑色素细胞瘤

3. 视网膜色素变性　视网膜色素变性（retinitis pigmentosa，RP）是一组进行性遗传性营养不良性损害视细胞的退行病变。检眼镜下视网膜上散在较多骨细胞样色素沉着。临床表现为进行性视力下降、夜盲、视野缩小，视网膜电图的不同改变提示锥体细胞或杆体细胞为主的变性（图 4-1-23）。

4. 视网膜色素上皮增生和色素痣　色素上皮增生（RPE hyperplasia）颜色较色素痣深，病变扁平（图 4-1-24，图 2-1-21）；脉络膜色素痣（choroidalnavi）多呈灰黑色，色素分布均匀，扁平，厚度多小于 2mm，直径一般不大于 6mm，有些色素痣表面有玻璃膜疣（图 4-1-25）。

5. 视网膜色素增生　视网膜瘢痕旁可以出现色素增生（图 4-1-26），下方陈旧性视网膜脱离的上缘可以看到色素沉积，围绕视网膜脱离区。

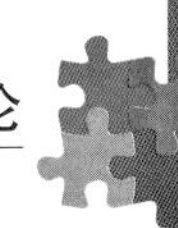

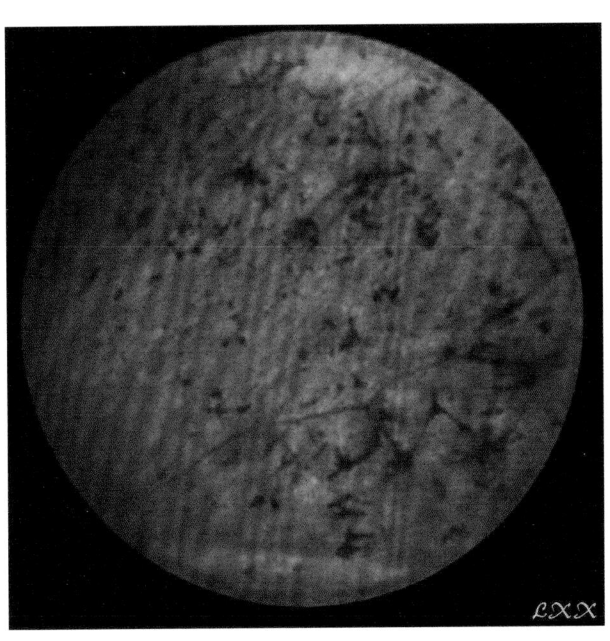

图 4-1-23　视网膜色素变性

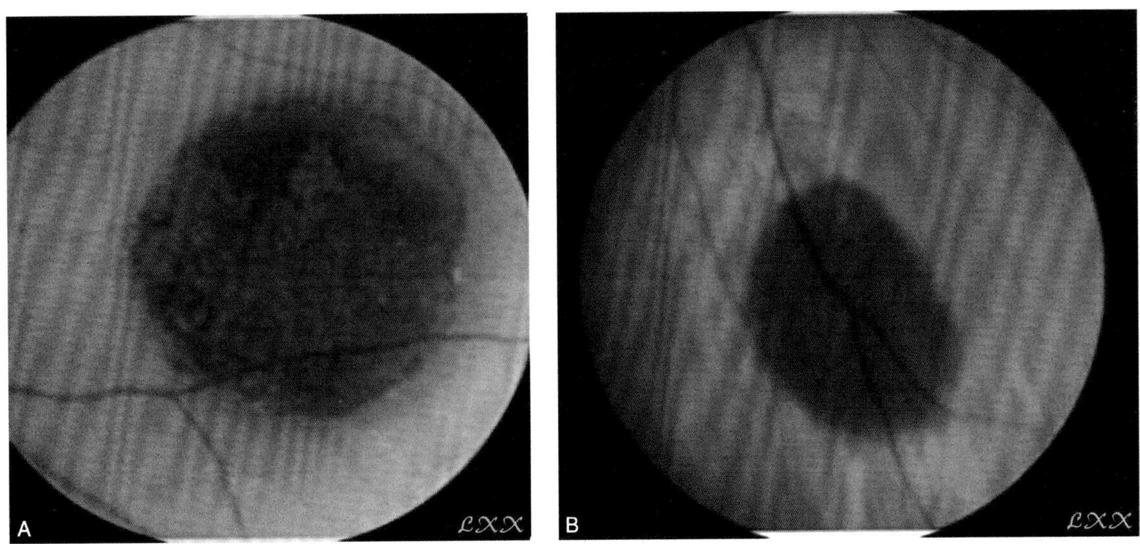

图 4-1-24　视网膜色素上皮增生

A、B. 分别为不同患者的眼底像，显示颜色近黑色的视网膜色素上皮增生图

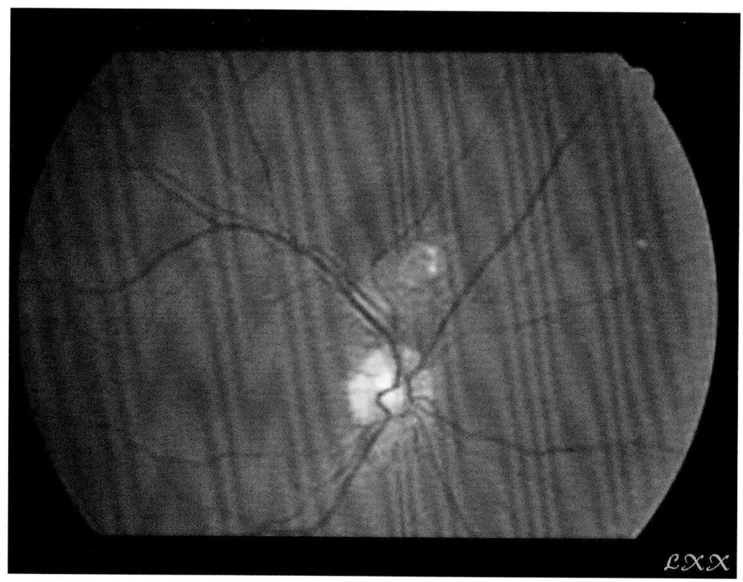

图 4-1-25　脉络膜色素痣

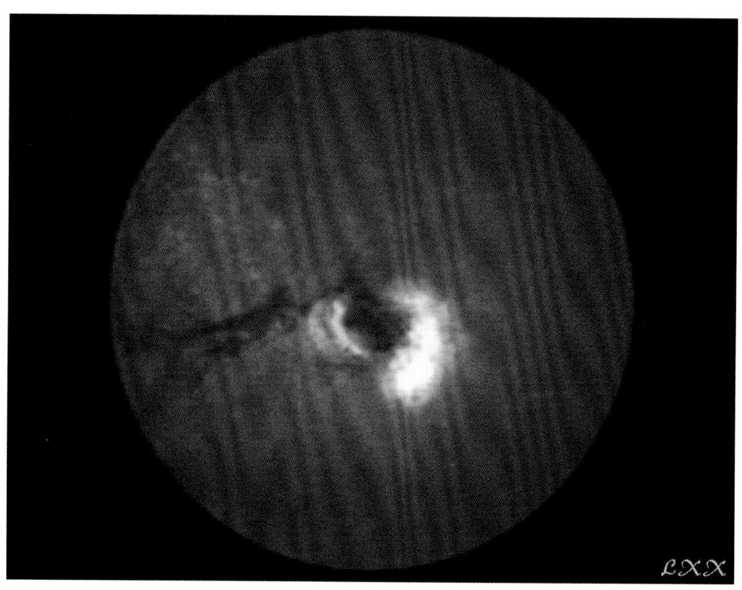

图 4-1-26　异物床色素增殖

（黎晓新）

第二节　血-视网膜屏障功能损害

视网膜的解剖特点形成了视网膜的内屏障和外屏障，视网膜毛细血管之间的封闭小带（zonula occludens）或称紧密连接（tight junction）和血管壁的周细胞（intramural pericyte）、内皮细胞（epithelial）构成视网膜内屏障，又称血-视网膜屏障（图 4-2-1），正常情况下阻止毛细血管内的物质漏出到视网膜神经上皮内；视网膜色素上皮之间的封闭小带阻止了来自脉络膜血管管壁微孔漏出的血浆成分进入视网膜神经上皮层，构成了视网膜外屏障，又称脉络膜-视网膜屏障。

屏障功能损害是所有视网膜血管病的最常见的临床征候之一。屏障功能损害即血管的渗透性增加，血管内的物质通过血管壁渗漏到周围的组织里去，临床上称之为“渗出”。液体的渗出导致组

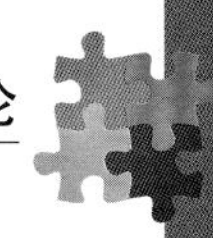

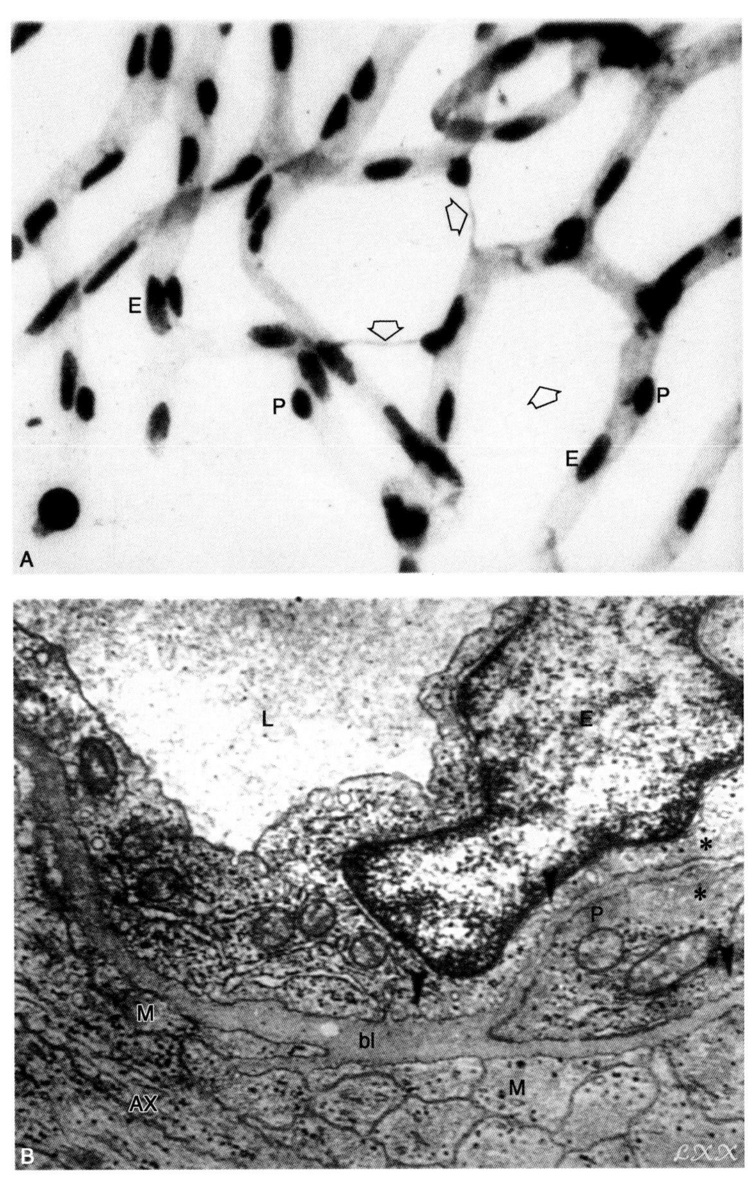

图 4-2-1　视网膜内屏障

A. 毛细血管内皮细胞（E）和周细胞（P）；B. 电镜下的毛细血管内皮细胞（E）和周细胞（P），Müller（M）纤维将毛细血管隔开

织的水肿，血细胞的漏出导致出血，脂类物质的漏出沉积在组织中[4]。

一、视网膜水肿

视网膜血管屏障功能损害引起体液渗出，造成视网膜弥漫的或局部的增厚称“视网膜水肿”。

1. 急性视网膜水肿　又称“细胞内水肿”，视网膜的血管为终末血管，当视网膜动脉血流突然中断时，该动脉所供应的区域发生急性缺血缺氧，引起视网膜的双极细胞、神经节细胞以及神经纤维层水肿，缺血区组织呈现边界清楚的灰白色水肿（图 4-2-2），以细胞内水肿为主，如果栓塞发生在毛细血管前小动脉，在神经纤维层出现白色的棉绒斑（图 4-2-3）。

2. 慢性视网膜水肿　又称“细胞外水肿”，视网膜毛细血管内皮持续受损，影响血-视网膜屏障，血管内的液体渗漏到血管外神经上皮层，引起视网膜水肿，视网膜外观变得模糊，OCT 显示视网膜增厚（图 4-2-4）。荧光素眼底血管造影可以见到毛细血管壁有荧光素渗漏，后期管壁染色，附近

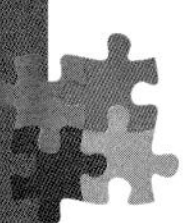

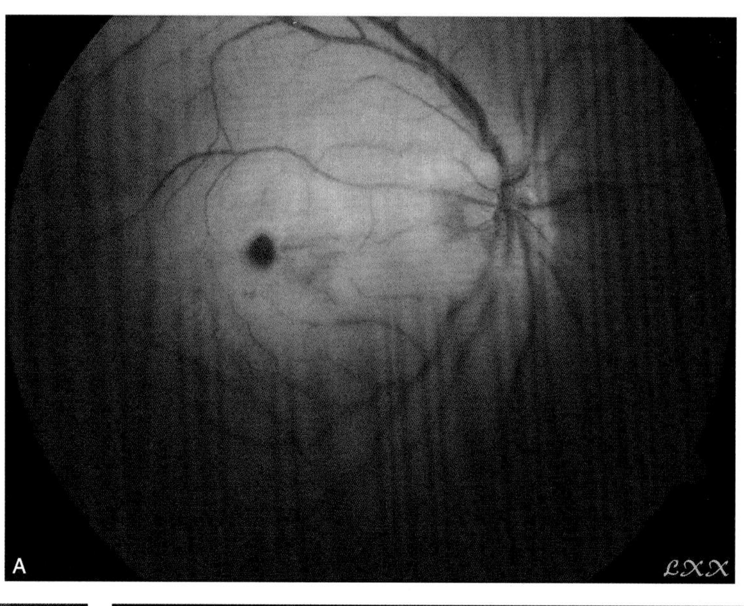

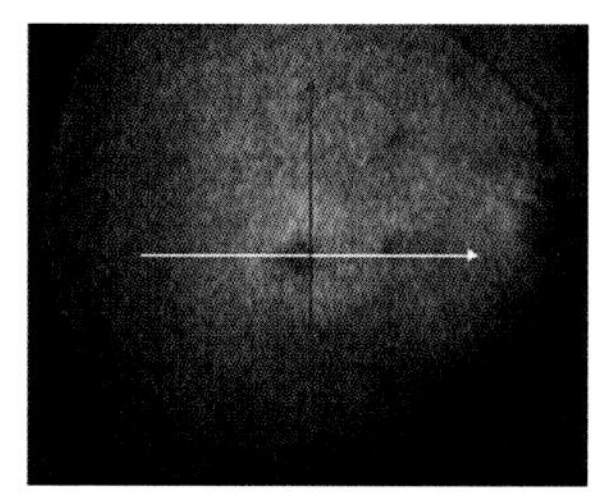

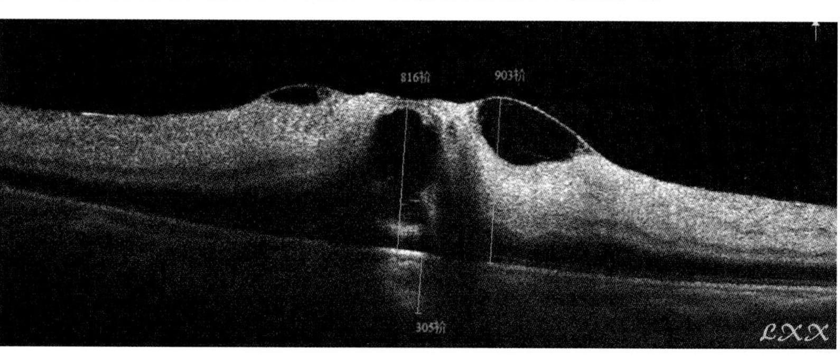

图 4-2-2　急性视网膜水肿

患儿，男，8 岁，视网膜中央动脉阻塞发病第二天。A. 眼底像；B. OCT

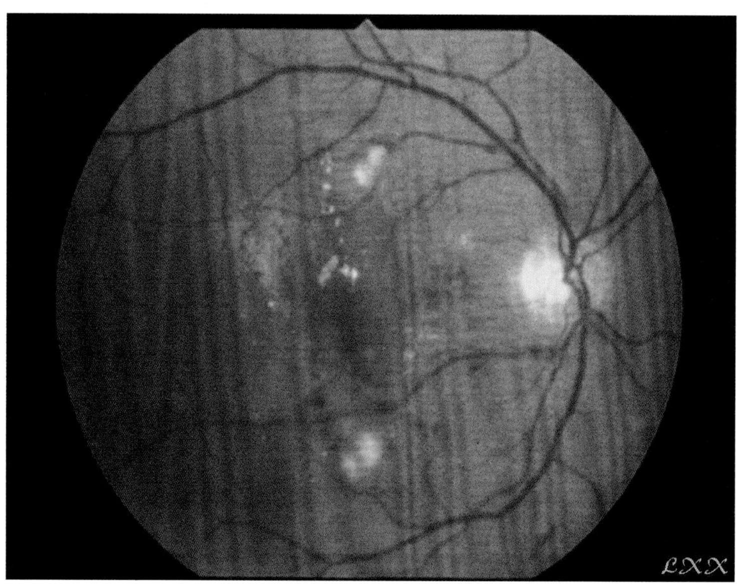

图 4-2-3　视网膜毛细血管前小动脉栓塞

视网膜显示强荧光。病程较长的患者，由于黄斑区的 Henle 纤维的放射状排列，使得荧光造影下的组织水肿呈现为花瓣状外观，此时称“囊性水肿”。

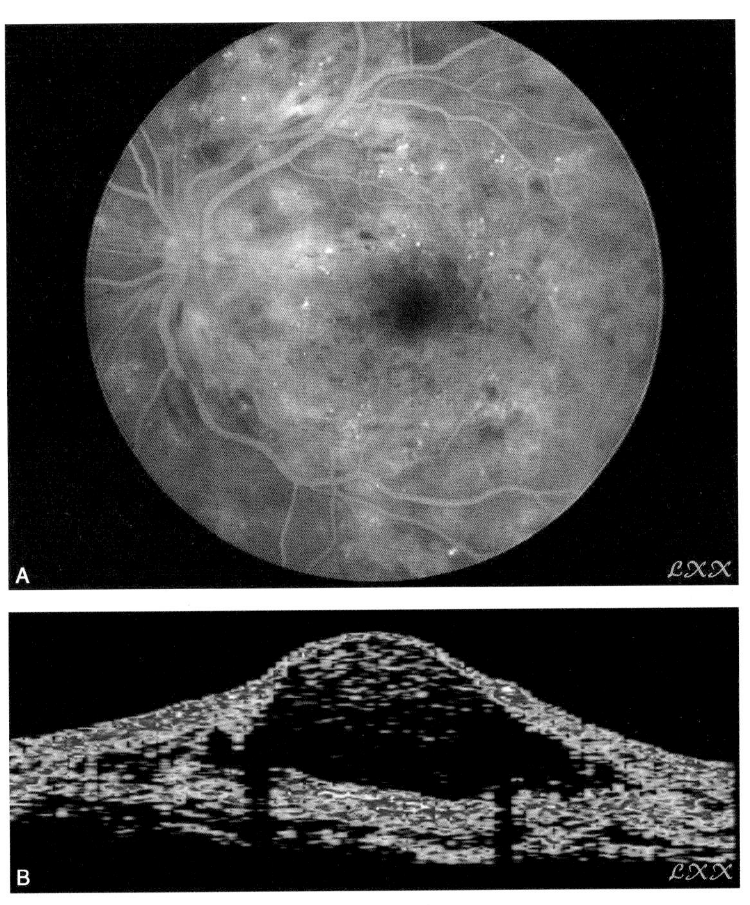

图 4-2-4　慢性视网膜水肿

资料来自一 2 型糖尿病视网膜病变合并黄斑水肿的患者。A. 荧光素眼底血管造影图；B. OCT 图显示视网膜增厚

3. 视网膜神经上皮脱离　视网膜色素上皮屏障功能损害后，脉络膜毛细血管组织间的液体经色素上皮缺损处进入视网膜神经上皮下，两层之间的粘连不够紧密，形成视网膜神经上皮的脱离。如果视网膜色素上皮的屏障功能广泛破坏，则可引起浆液性视网膜脱离（图 4-2-5）。

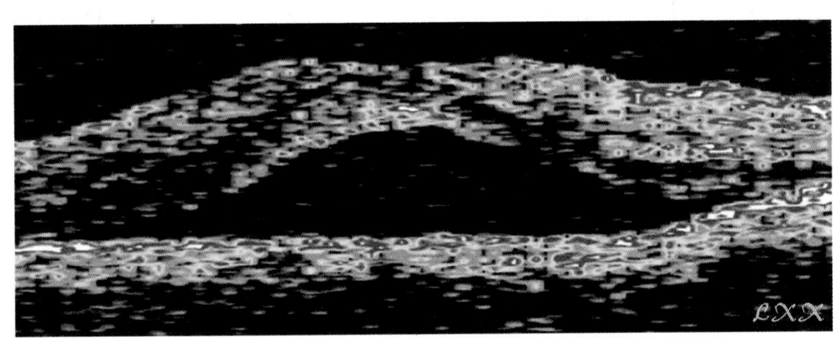

图 4-2-5　视网膜神经上皮脱离

OCT 图像取自于一中心性浆液性脉络膜视网膜病变患者

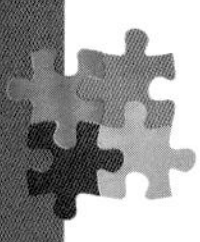

二、视网膜渗出

当视网膜血管屏障功能损坏时（见于各种血管病），血管内物质如液体、细胞或细胞碎屑从血管漏出，沉积在视网膜组织内或组织表面成为渗出物。重要的眼底特征是血管的渗透性增加，表现为：①体液渗出；②血浆渗出，血管内的物质，如血细胞和各种脂类物质通过血管壁漏到周围组织里，脂类物质沉积于视网膜内或视网膜下称为"硬性渗出"；③细胞渗出：出血和浸润。

（一）血清渗出

血清渗出表现为视网膜水肿，有浅层的或深层的水肿；可以是弥漫性或者局限性，可以原发于视网膜血管屏障功能破坏，也可以并发于葡萄膜的炎症，在 FFA 造影下毛细血管扩张，周围强荧光随造影时间延长沿血管分布逐渐扩大（图 4-2-6），局限性黄斑水肿（图 4-2-7）常合并于局部的微血管囊、血管扩张或分支静脉阻塞等病变。

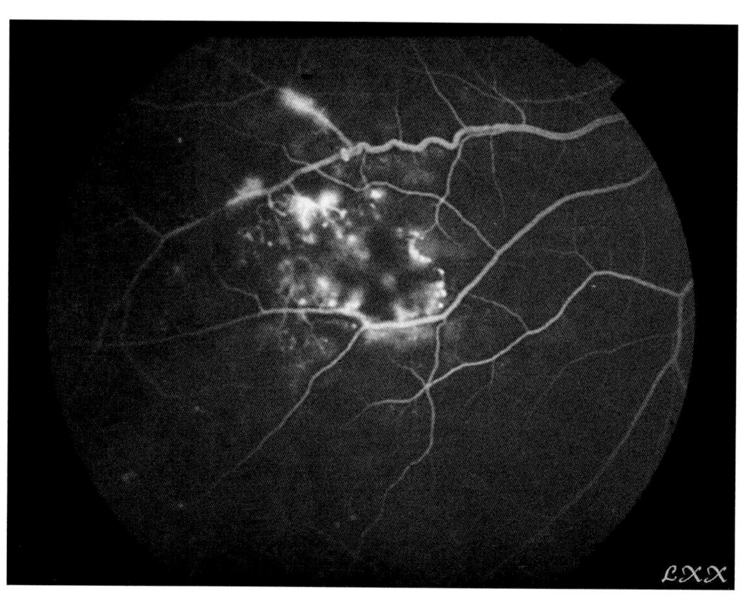

图 4-2-6　FFA 显示视网膜血管弥漫性渗漏

（二）血浆渗出

屏障功能进一步损害就有血浆渗出。血浆中除体液外尚有蛋白及各种脂类物质。渗出物中的液体较快地被吸收，而脂类则沉积于视网膜内或视网膜下。所以脂类渗出的出现多在水肿吸收后，且多沉积在水肿及未水肿组织的交界处。沉积的脂肪或无序地散在于视网膜各处或有序地呈环形、弧形、扇形、星形沉积于特定部位。如为环形或弧形，则环的中心或弧的弯曲面内必有血管病变。扇形或星形沉积多见于黄斑中心凹附近。扇形展开部分所指方向多暗示渗出物的来源。如糖尿病局灶性水肿，以环形渗出中央部有微血管囊的存在伴视网膜局部增厚为诊断特征（图 4-2-8）。黄斑区的星芒状渗出（图 4-2-9，与图 4-2-7 是同一患者）常常由视网膜弥漫性渗漏造成。鳞状渗出见于黄斑区，为长期不吸收的脂类沉积斑块。

脂类物质的分布形态是由于中心凹下方的脉络膜厚于其他部位，脉络膜具有"海绵"的作用，同时该部位较高的胶体渗透压，使得视网膜的液体被吸附到中心凹，视网膜的任何部位产生液体容易蓄积在黄斑区，血管的脂类物质渗出后也向着中心凹的方向移行。

脂类渗出物自然吸收较慢，常需要数月或数年，但是当异常血管被激光凝固后，脂类物质可以很快吸收。有时旧的渗出物尚未吸收又产生新的渗出物，新旧渗出物可以鉴别，新鲜的渗出物是饱满的，边缘圆钝（图 4-2-10A）；而陈旧的正在吸收中的渗出物，因正在被吞噬细胞吞运，边缘呈虫蚀

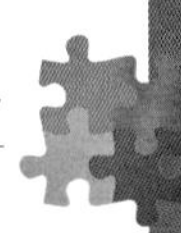

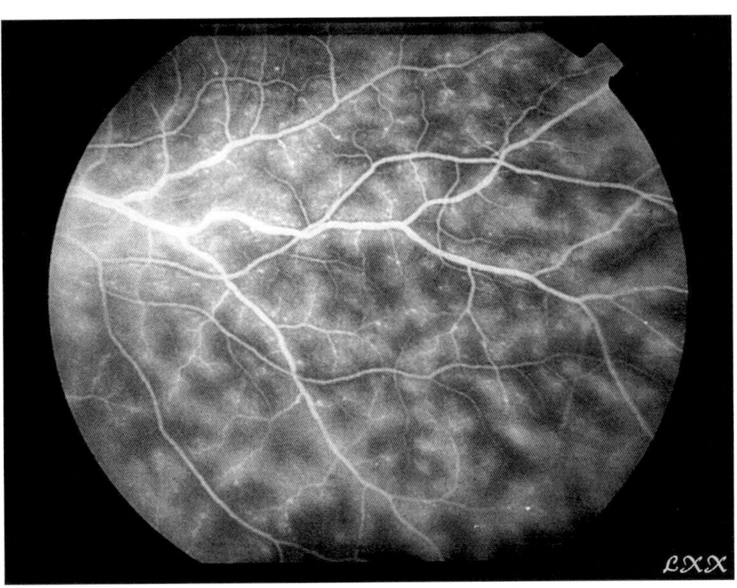

图 4-2-7　**FFA** 显示颞下方局限渗漏

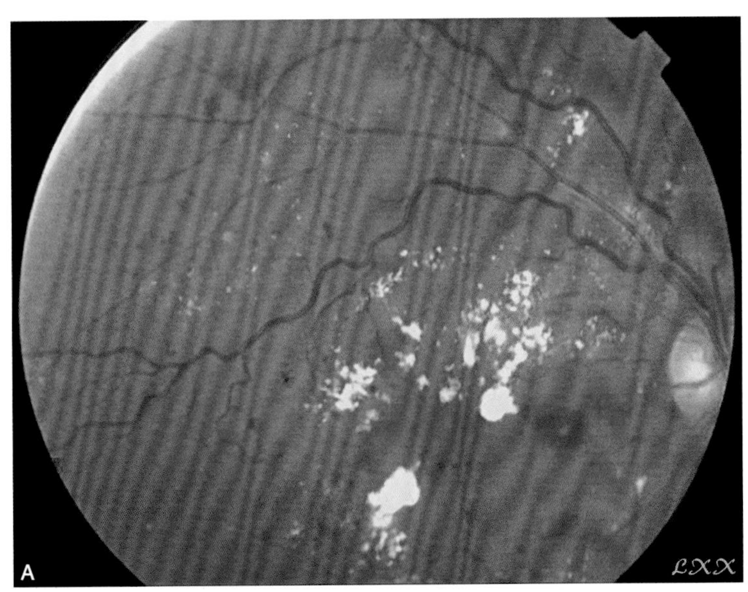

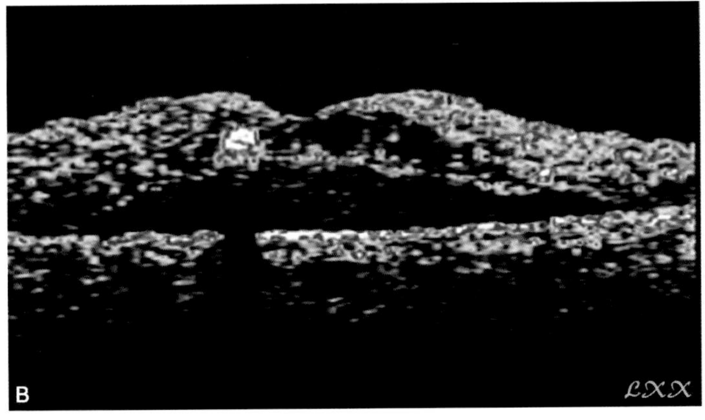

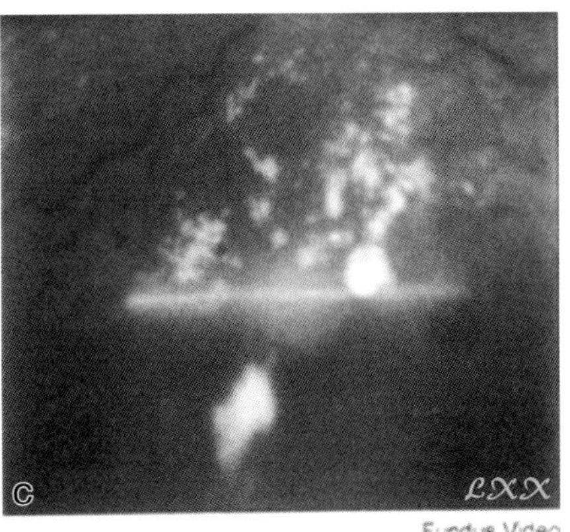

图 4-2-8　视网膜渗出

资料为一 2 型糖尿病视网膜病变黄斑水肿患者合并黄斑区视网膜内的硬性渗出。A. 眼底图像；B、C. OCT 图显示该患者视网膜增厚

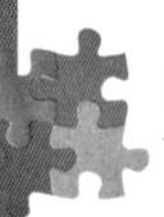

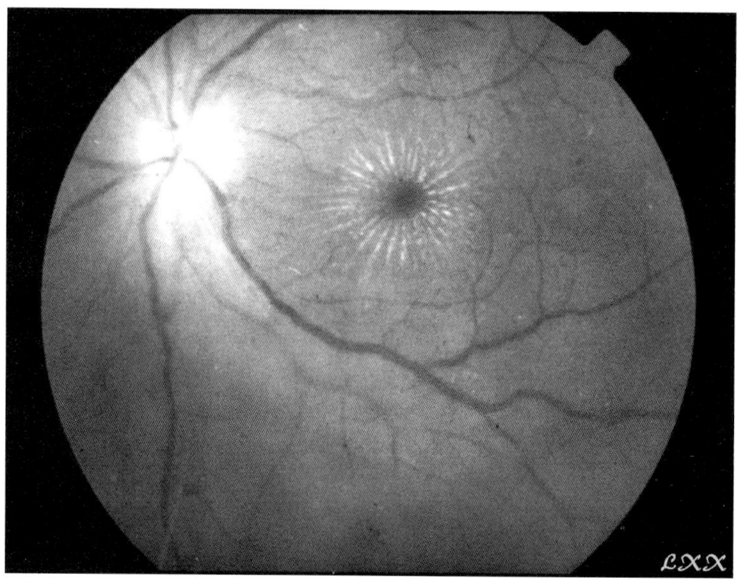

图 **4-2-9**　视网膜弥漫性水肿黄斑星芒状渗出

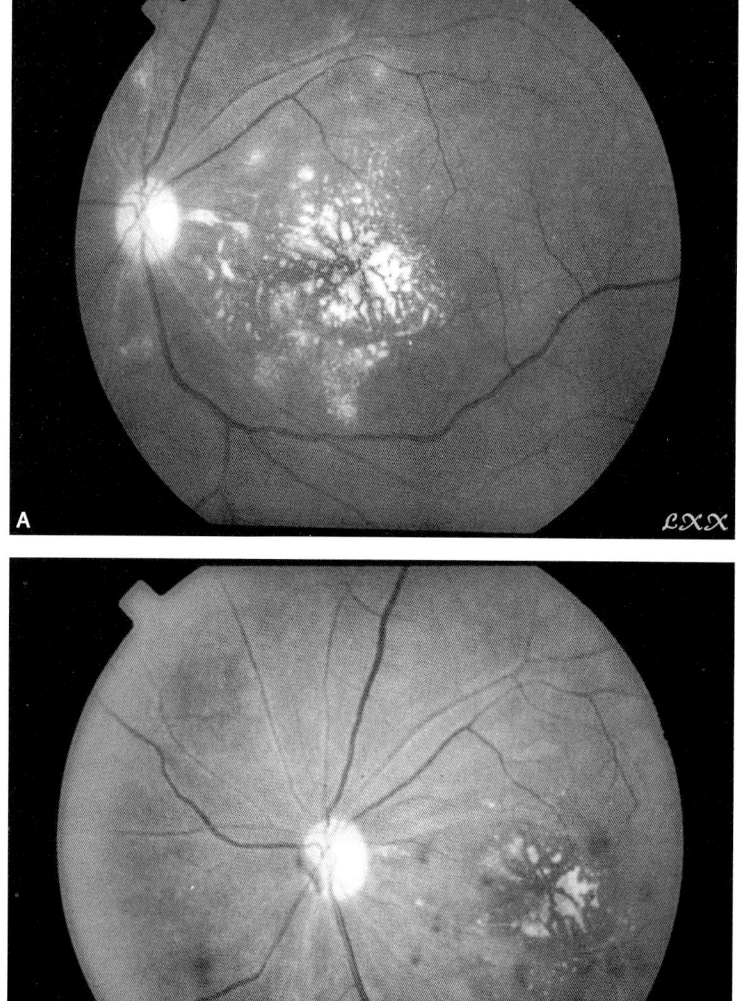

图 **4-2-10**　黄斑区新的硬性渗出物(**A**)和旧的硬性渗出物(**B**)

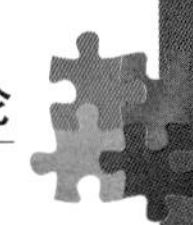

状或锯齿状(图4-2-10B);激光后观察渗出物是否减少,还通常使用眼底像对比渗出物数量的增减,有时还可以看到吸收中的渗出物向血管周围移行。

视网膜的"软性渗出"是指棉绒斑,由于视网膜毛细血管前小动脉的栓塞,引起神经纤维层的小的梗死灶,因此"软性渗出"一词是错误的。

(三) 血细胞渗出

视网膜血管的屏障功能严重损害时,则有血细胞渗出,常常为急性渗出。可以位于视网膜前、视网膜内和视网膜下。

1. 红细胞渗出　红细胞渗出,临床上称为出血(图4-2-11)。可以位于视网膜前、视网膜内或视网膜下。出血量大时且位于深层,则表现为紫红或蓝灰色。吸收常从出血区中部开始,呈浅黄色,而周围仍为暗色。有时血色素首先被清除,残留下黄白色的蛋白沉积区,境界清晰,造影时呈现强烈的假荧光而被误诊。

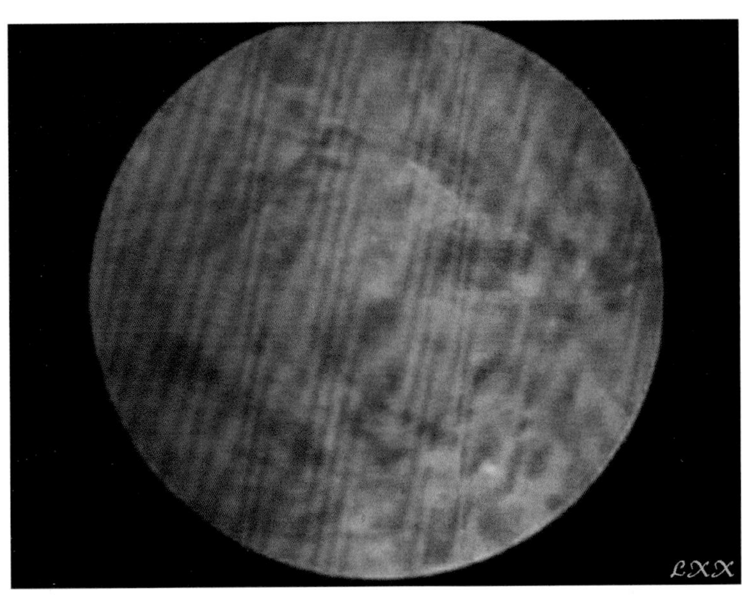

图4-2-11　红细胞渗出

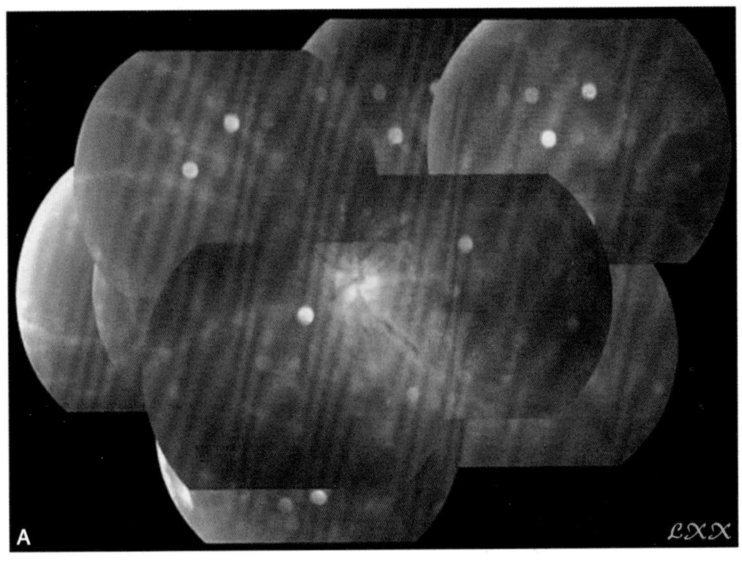

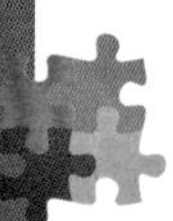

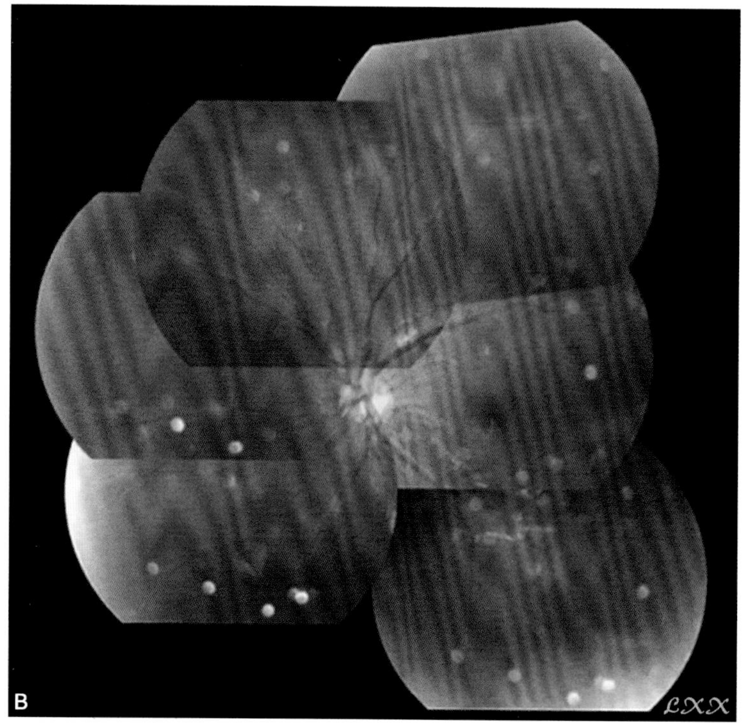

图 4-2-12 血管壁的霜枝状炎性渗出物

A. 一5岁视网膜血管炎患儿，管壁周围白细胞浸润呈霜枝样；B. 进行了6个月的球旁曲安奈德注射后，白细胞血管壁的浸润消失

2. 白细胞的渗出　多半聚集在血管周围，组织学上主要为淋巴细胞和少量中性白细胞，称为"淋巴细胞套"。"血管周围炎"也可见到这种改变。当炎症改善或消退时，血管壁上的附着物被吸收或被神经鞘膜所取代。形态学上白细胞渗出如霜枝样（frost）（图 4-2-12）、烛泪状（candle wax）（图 4-2-13）、节段样（segmental）（图 4-2-14），从而使血柱部分被掩盖，呈粗细不均状。有时血管某一段全被掩盖，似乎该处血液断绝，实则造影时多数情况下染料照样充盈管腔。炎性渗出物多见于急性或亚急性，感染性或免疫性视网膜血管炎，炎症控制后很快就消失，这些管壁上的附着物常被吸收干净或被纤维鞘膜所取代，如病毒，细菌感染或结节病（sarcoidosis）等。

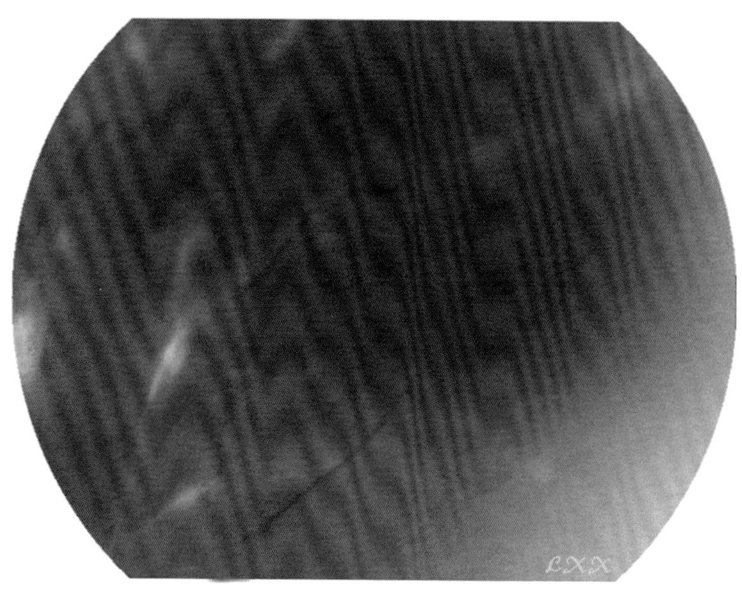

图 4-2-13 蜡烛样炎性渗出

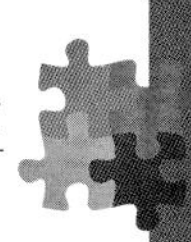

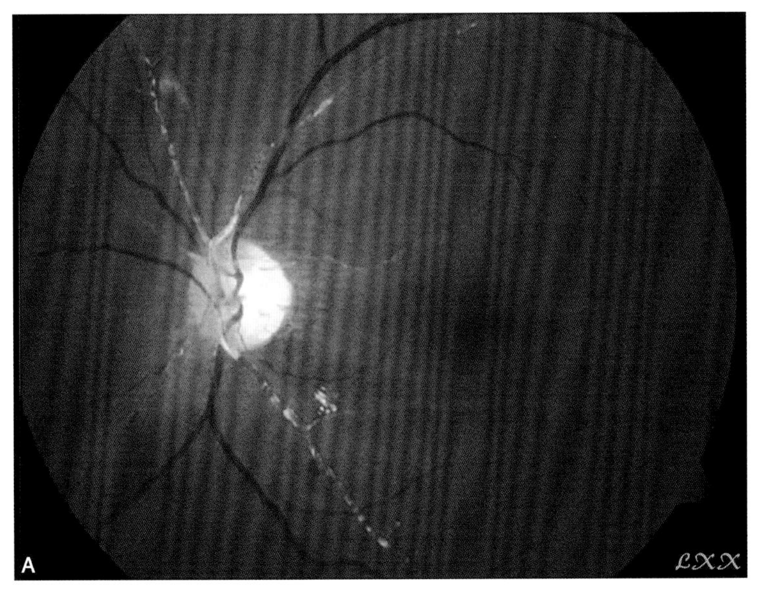

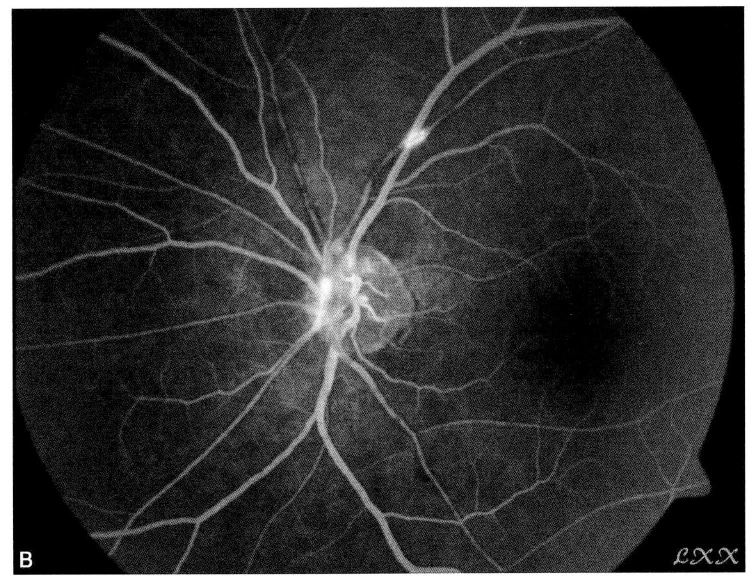

图 4-2-14　节段样炎性渗出
A. 眼底像；B. FFA

（引自严密教授和廖菊生教授讲义，黎晓新整理）

第三节　视网膜血管的管腔改变

视网膜血管的管腔改变见于 3 种情况：管腔扩张，管腔狭窄，管腔闭塞。管腔扩张与管腔狭窄可以由血柱的粗细看出来。管腔的闭塞从荧光素眼底血管造影中的血流中断得到确定，毛细血管网闭塞时可以见到区域性的荧光素无灌注。

一、管腔扩张

动脉的管腔扩张极为少见，如视网膜微血管囊（aneurism）的供应支（图 4-3-1），蔓状动脉囊的动静脉交通（图 4-3-2），某些特殊类型的动脉炎、Coats 病（图 4-3-3），早产儿视网膜病变的 Plus 病（图 4-3-4）以及慢性良性高血压的动脉硬化，静脉的管径扩张较为常见。除静脉阻塞外，静脉炎、葡萄膜炎、视盘疾患，静脉穿行无灌注区内时静脉较未进入无灌注区和穿出无灌注区增粗，为代偿性

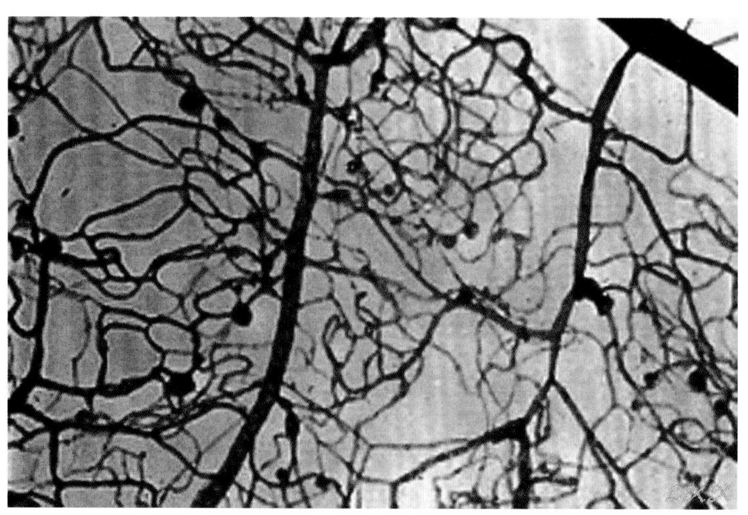

图 4-3-1　视网膜微血管囊

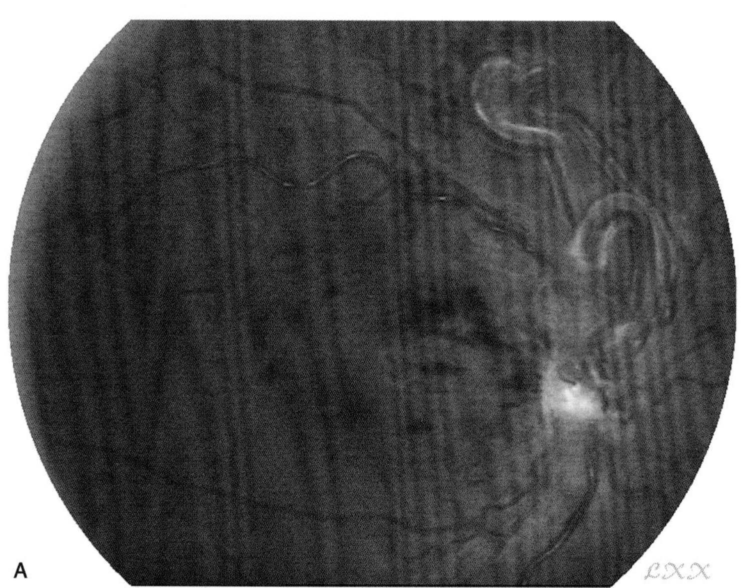

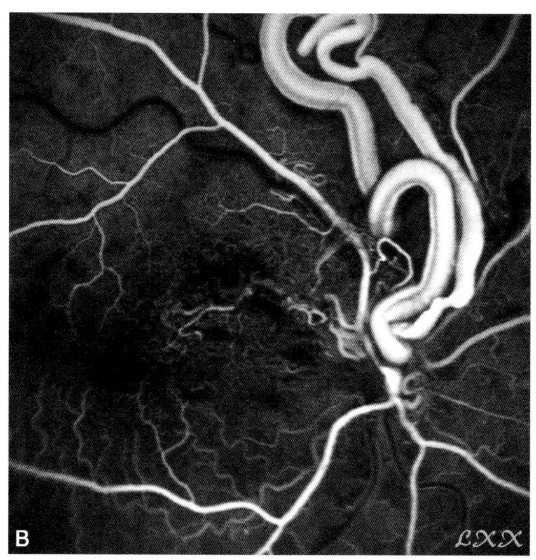

图 4-3-2　蔓状血管囊的动静脉交通支眼底像(A)和 FFA(B)

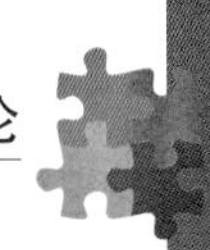

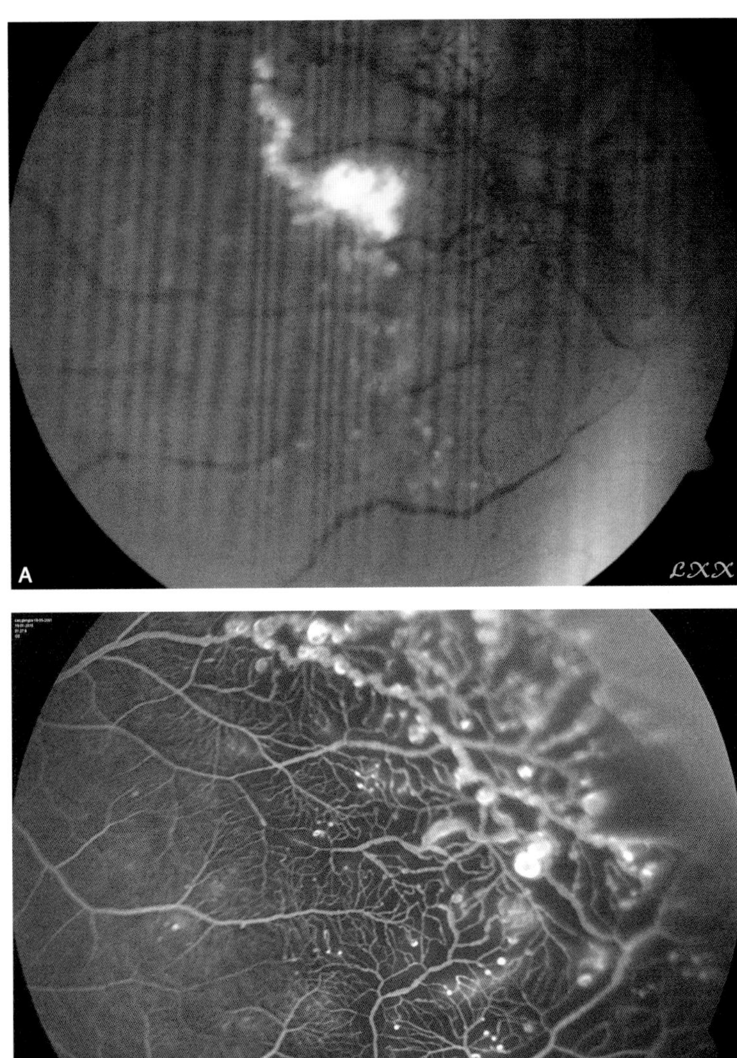

图 4-3-3　Coats 病的毛细血管扩张和微血管囊的眼底像(A)和 FFA(B)

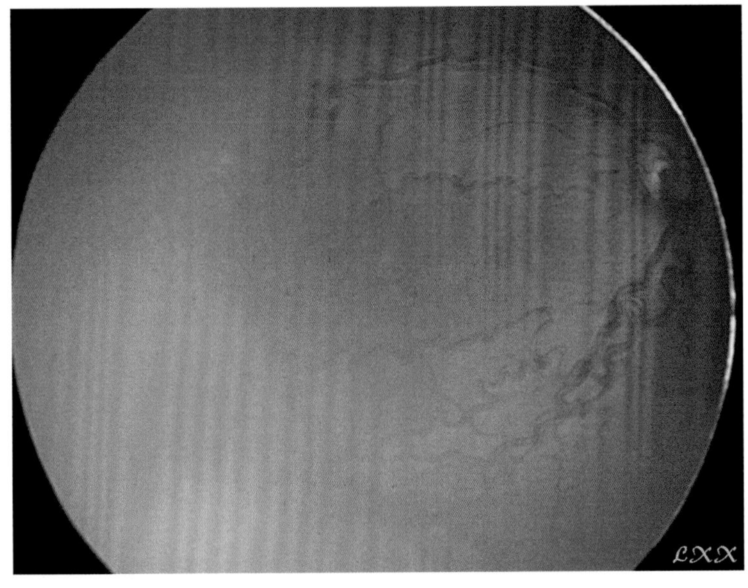

图 4-3-4　早产儿视网膜病变(ROP)的 Plus 病

扩张(图 4-3-5)。不论肿瘤,炎性病灶,血管(静脉)阻塞,糖尿病视网膜病变,各种局限性疾病的反应性扩张,外伤,中毒等均可见到。

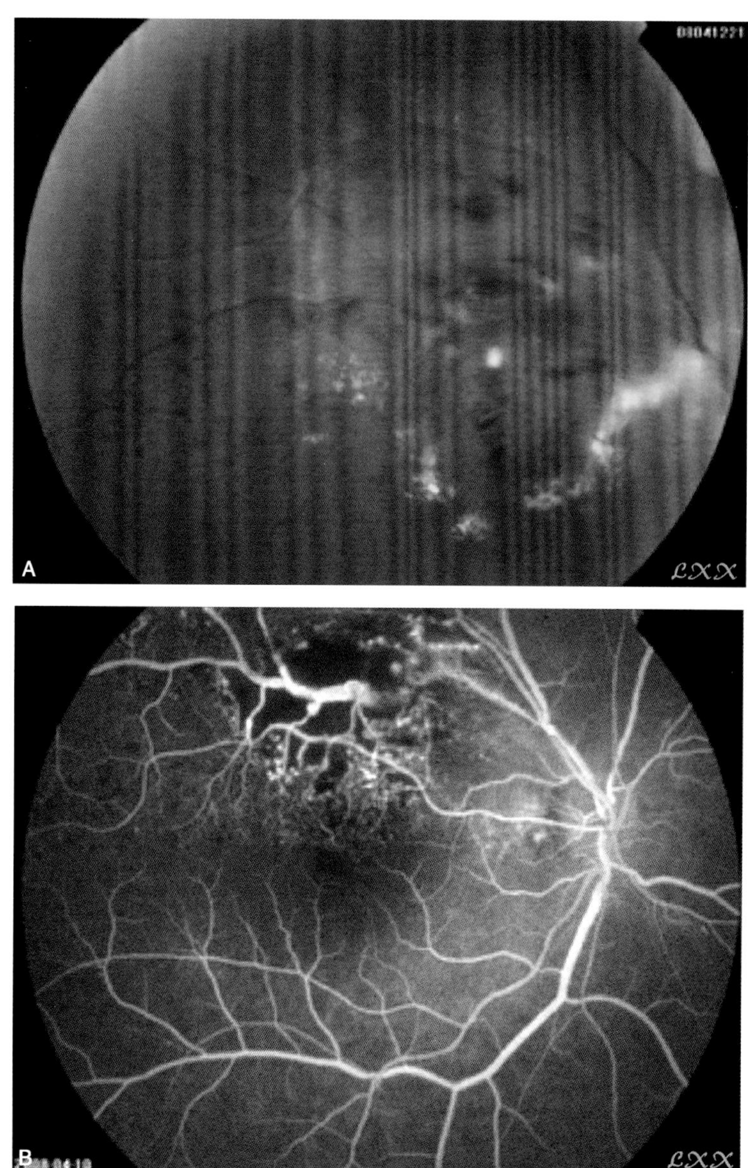

图 4-3-5　无灌注区内的视网膜静脉代偿性扩张
A. 眼底像;B. FFA

毛细血管血管壁的局限性囊样、球样、憩室样的扩张,病理称为微血管囊(图 4-3-1)。可见于动脉、静脉或毛细血管。荧光素眼底血管造影图像中所见到的微血管囊往往比检眼镜下所见到的多得多。发生于动脉主干上或主要分支上的称为大动脉囊(macroaneurysm),而毛细血管上的则称为微血管囊(microaneurysm)。

二、管腔狭窄和闭锁

管腔狭窄和闭锁在 FFA 下显示为充盈迟缓、无充盈(动脉闭塞)和毛细血管闭塞(无灌注区)。

(一) 管腔狭窄

管腔狭窄时血柱变细,此种情况多见于动脉。可以是弥漫性的(如急性高血压、炎症、变性、萎缩等),或局限性的(炎性、硬化或阻塞)。造影所见要比镜下观察可信度高。因为在血管鞘膜管壁浸润时镜下观察或有血柱变窄现象，而造影则血柱无改变。这可能由于管壁的混浊遮盖了部分血柱所致。图 4-3-6 显示视网膜中央动脉阻塞后动脉充盈迟缓，图 4-3-7 显示同一患者颞下动脉出视盘部明显狭窄。

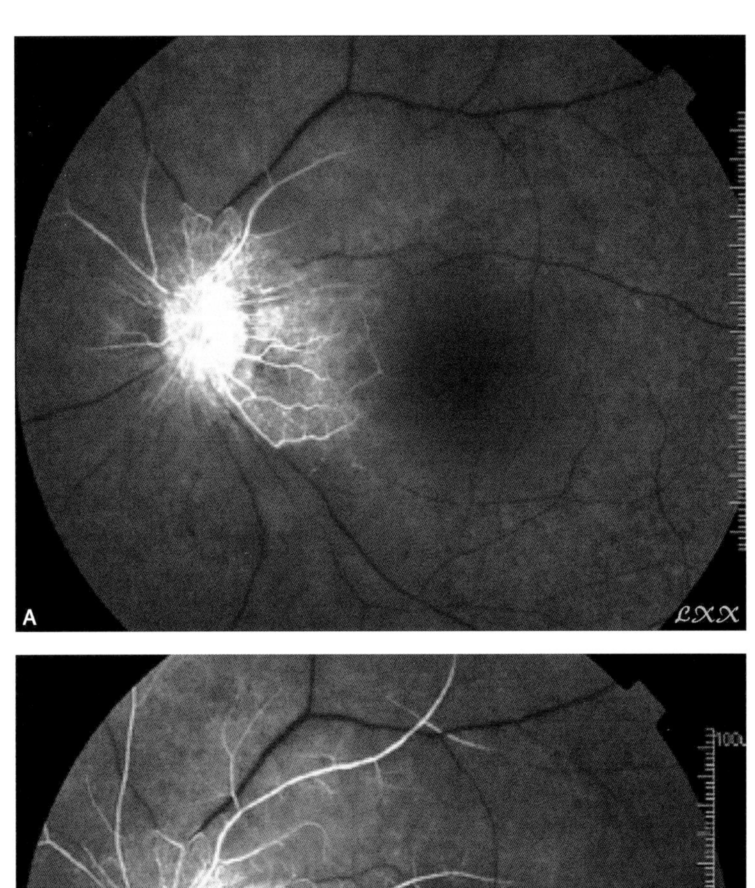

图 4-3-6　视网膜中央动脉阻塞，动脉灌注不足

A. FFA 臂-视网膜循环时间：18 秒；B. FFA 30 秒

（二）管腔闭塞

可见于栓子、血栓、炎症或慢性疾病的血管萎缩（图 4-3-8）。血管闭塞荧光素眼底血管造影时荧光素无灌注是最确切的证据。管腔闭塞除上述器质性病变外，另有一种血流动力学的改变应当引起注意。即视网膜中央动脉更高层次的血管，如眼动脉、颈内动脉、颈总动脉有炎症或粥样硬化时造成的该处管腔狭窄或堵塞时，造影时可以出现视网膜中央动脉的灌注压不足，形成充盈迟缓或分支无充盈现象。此种情况应与前者器质性狭窄或闭塞区别（详见第六章）。

（三）视网膜毛细血管网闭塞

视网膜毛细血管壁主要结构有两层细胞，内皮细胞和周细胞，内皮细胞与屏障功能有关，损害

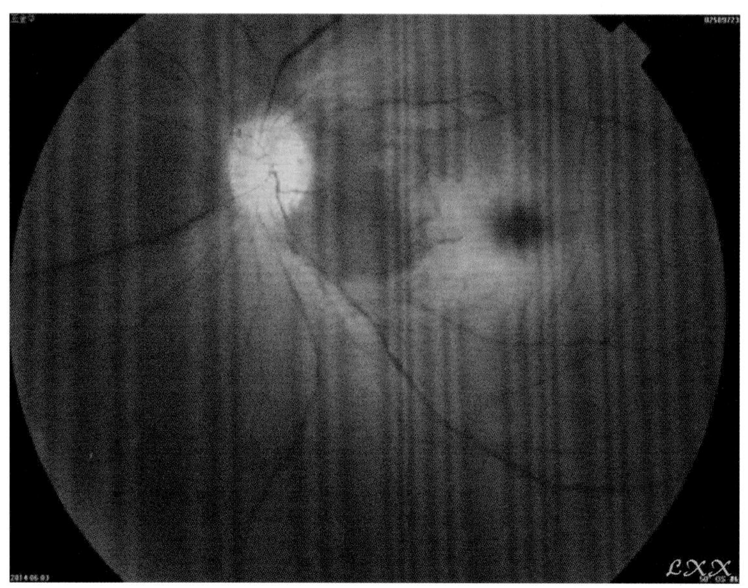

图 4-3-7　视网膜中央动脉阻塞（与图 4-3-6 为同一患者），显示颞下支动脉出视盘后明显狭窄

时渗透性增加，周细胞与毛细血管紧张性有关，损害时毛细血管扩张，微动脉囊形成，内皮细胞与周细胞都消失，毛细血管闭塞，在 FFA 下显示为毛细血管无灌注区（见图 4-3-5），无灌注区为深层毛细血管网的闭塞。

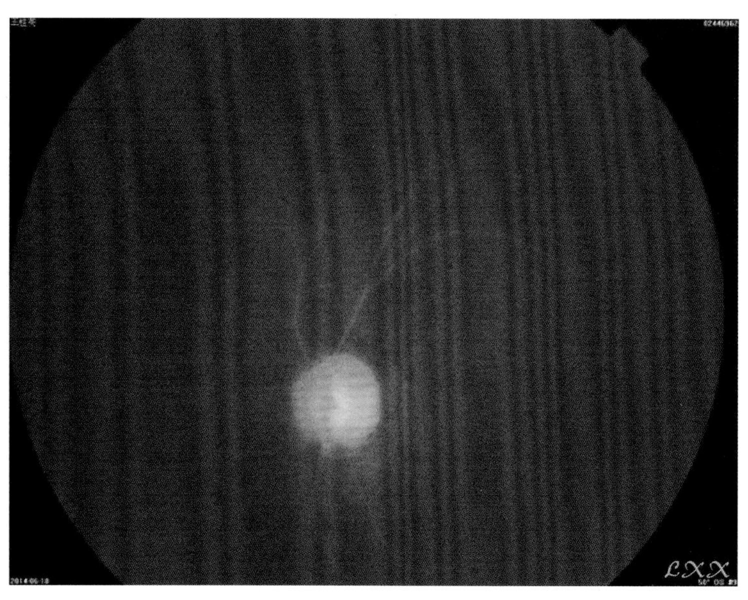

图 4-3-8　视网膜中央动脉闭塞
一 71 岁女性患者，视力逐渐下降至黑矇

（廖菊生）

第四节　视网膜血管的管壁损害

在血管疾病中，管壁损害是很常见的一种征候。在正常情况下，检眼镜下或造影图像上所见到

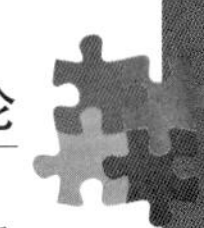

的“血管”，实际上只是“血柱”。因为血管壁是透明的，所以我们只见到装在血管腔里的血液，而看不到血管壁。只有在病理情况下，如管壁透明度减低（管壁硬化、纤维化），管壁被细胞浸润或脂类沉积，或管壁通透性增加被染料着色（如荧光素眼底血管造影所见）时，才依稀可以推测出血管壁的所在。

一、管壁纤维化（血管白鞘）

管壁硬化或纤维化，系指原来透明的管壁变得半透明或不透明。半透明时血柱两侧形成了平行鞘膜，不透明时则整个血柱被一条白色的鞘膜所包绕，称为管干鞘膜。当形成管干鞘膜，见不到管腔内的血柱时，人们常称之为血管闭塞。但是否闭塞须经造影来证实之（图 4-4-1）。有时虽然血管形成白线，但荧光素眼底血管造影图像尚可见到荧光素流存在，显示管腔仍在开通。只有荧光素无灌注，才说明该血管闭塞。这种硬化或纤维化的鞘膜往往伴随一段很长的血管（图 4-4-2），鞘膜的宽度大体比较一致，与以下两种情况显然不同。

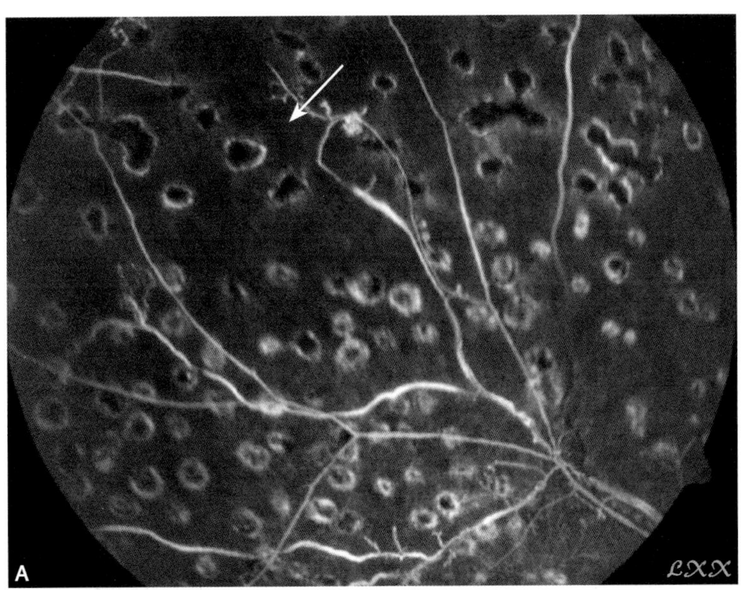

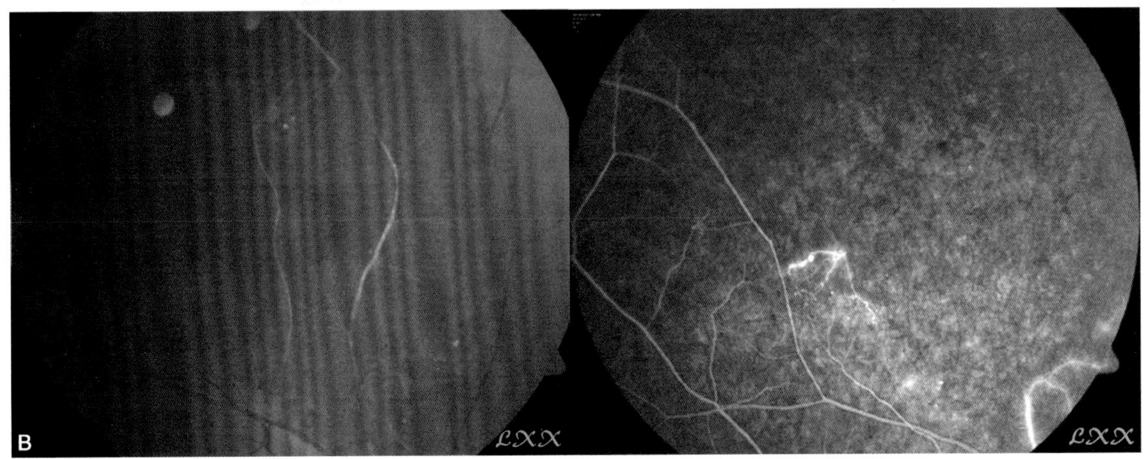

图 4-4-1　管壁纤维化

A. 显示分支静脉阻塞后部分血管闭塞，FFA 不充盈；B. 显示分支静脉阻塞后分支血管完全闭塞纤维化

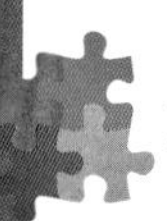

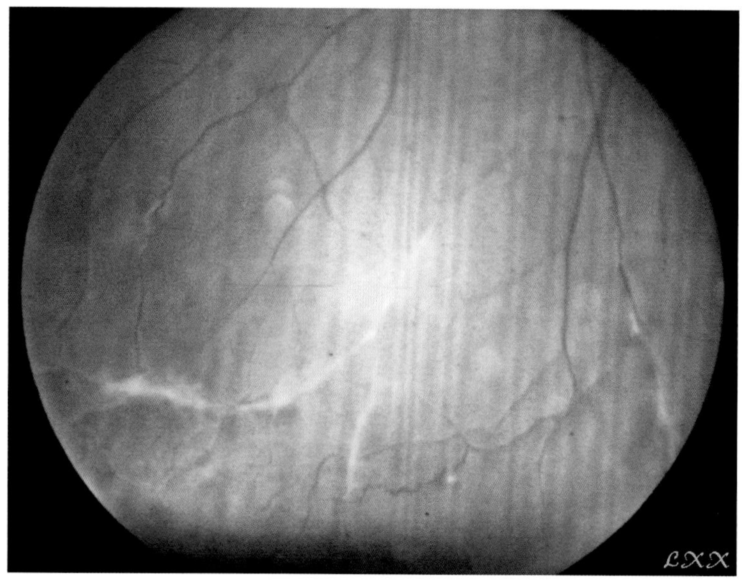

图 4-4-2 视网膜血管炎后的管壁纤维化

二、管壁细胞浸润

血管壁的细胞浸润,常为炎症所致。如前段所述,白细胞附着在血管壁上是呈斑块状,灰白色大小不等,形状不一,疏密不均的血管壁附着,随着炎症的消退而消退。这与前面所说的纤维化的鞘膜是完全不同的病理现象。人们虽然随意地将之称为"血管被鞘",但更贴切一点应当称之为"管壁细胞浸润"。如图 4-4-3 显示一结节病视网膜血管壁的浸润呈蜡滴状,图 4-2-12 血管壁浸润呈霜枝状。

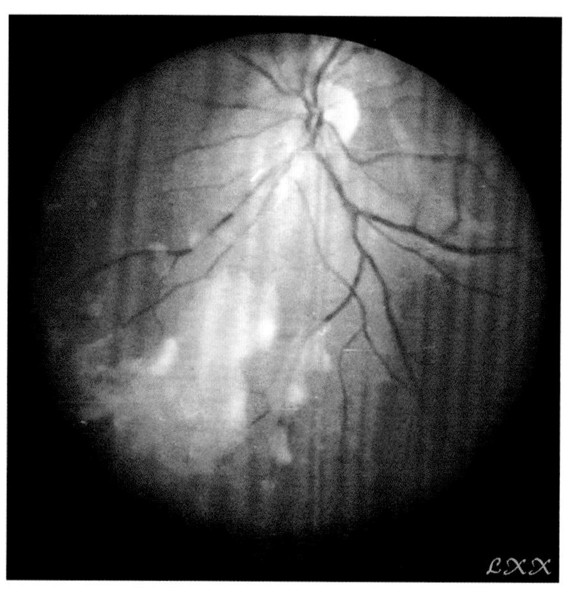

图 4-4-3 结节病视网膜血管壁浸润呈蜡滴状

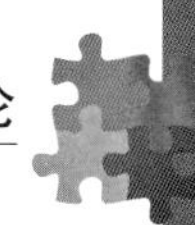

三、管壁脂肪浸润

当大量脂类物质，在吸收过程中，其渗出物附近的血管壁往往有吞噬细胞（泡沫细胞）带着所吞噬的脂类物质向血管迁移，并呈线状排列沉积于血管壁上。它色亮黄，颗粒状排列，往往在向着渗出的病灶的一侧管壁沉积较多。如果渗出的原因被排除（比如大动脉瘤被光凝后），则这样的血管壁沉积物最终必然消失。因此，人们把这种现象也叫"血管被鞘"并不合适，最好称之为"管壁脂类沉积"（血管壁脂类沉积），图 4-4-4A 可见血管壁有脂类的沉积，沉积脂类的动脉上有大血管囊（macro-aneurism），图 4-4-4B 显示大血管囊被光凝后脂类物质消失。

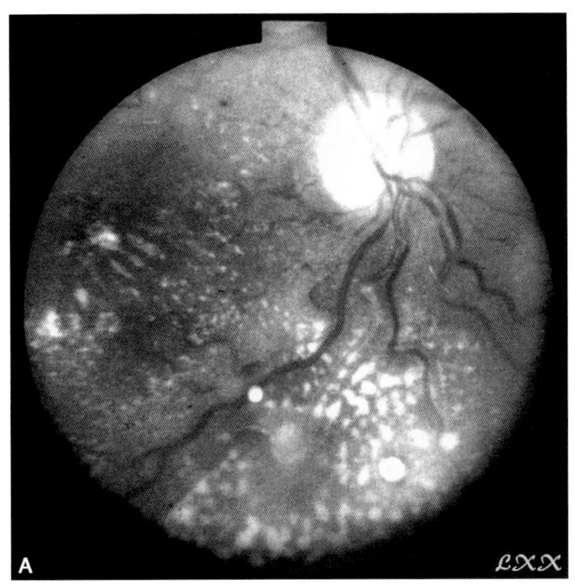

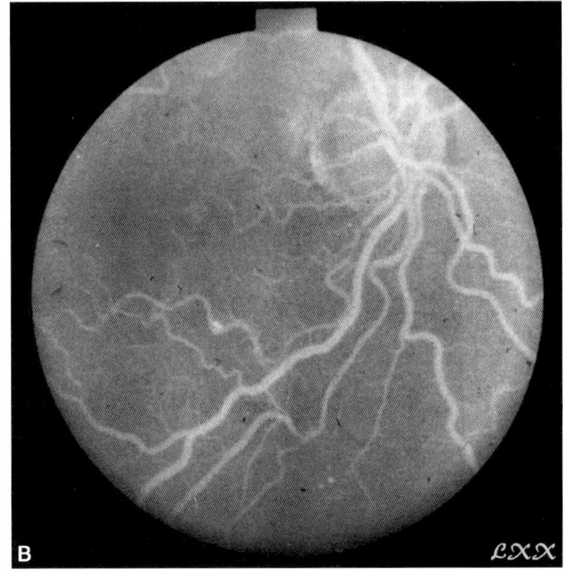

图 4-4-4　管壁脂肪浸润
A. 血管壁脂类沉积；B. 血管壁脂类物质消失

以上所述的 3 种血管壁的改变，实际是代表 3 种病理的过程。只有第一种改变是长期存在的，名副其实的血管鞘膜。

（廖菊生）

第五节　视网膜血管的异常交通

视网膜血管的异常交通包括侧支循环、动静脉短路（交通）和脉络膜-视网膜血管吻合三种情况。

一、侧支循环

当动静脉有阻塞时，晚期多可见到侧支管道形成。此现象尤其多见于静脉阻塞。侧支管道多出现于：

1. 视盘上侧支循环　呈绞索状、麻花状血管袢，不出盘缘外，无染料渗漏，多见于中央静脉阻塞（图 4-5-1，图 4-5-2），其次为半球静脉阻塞与阻塞点接近视盘的分支静脉阻塞。它应与视盘上的新生血管、先天性视盘血管袢甚至蔓状动脉囊相区别。

2. 视网膜侧支循环　阻塞点前后形成的侧支管道，呈蛇行连接于阻塞端与未阻塞端，作桥形

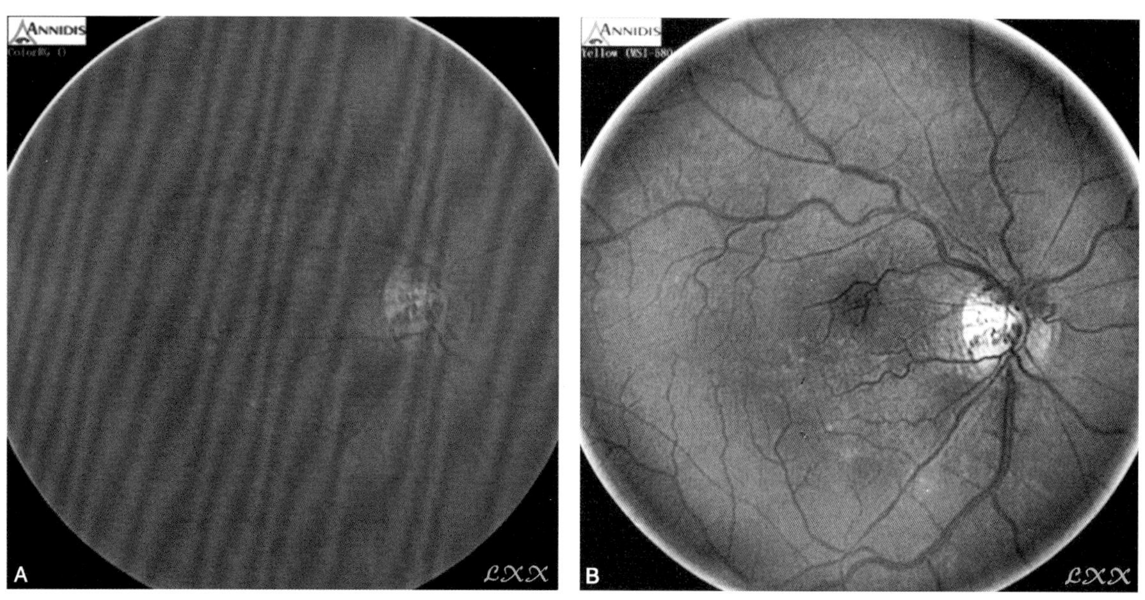

图 4-5-1　视盘上的侧支循环

A. 多光谱眼底图像；B. 580nm 光谱下视网膜图像

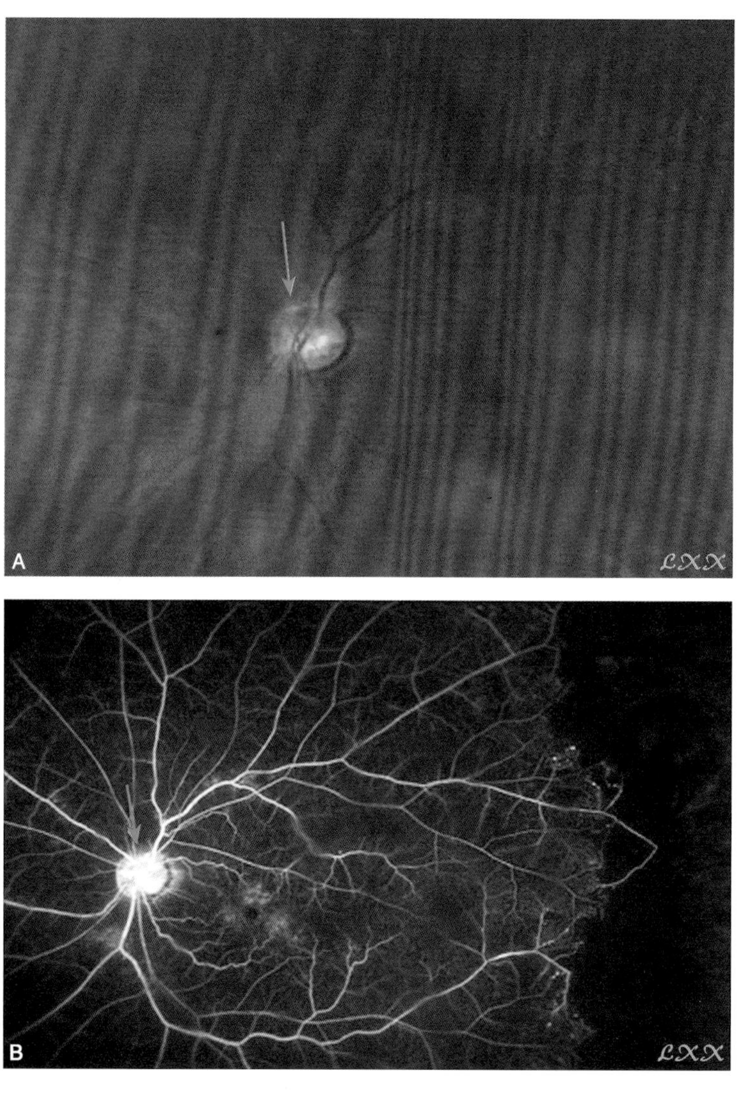

图 4-5-2　陈旧缺血型视网膜中央静脉阻塞

A. 眼底像显示视盘内侧支循环；B. FFA 显示视盘内的侧支循环，周边部存在大面积无血管区连接(图4-5-3)。阻塞区与未阻塞区间形成侧支管道。如颞上静脉阻塞时通过黄斑颞侧形成的侧支,越过水平缝与颞下静脉末梢相连接。又如颞上静脉某一较小分支阻塞,在其远端形成侧支管道与另一支小静脉相接。这些侧支管道图像清晰,无染料渗漏,不应误认为新生血管。侧支管道虽不漏荧光素,但有少数病例可能在晚期出现自发性出血(Gass,1999)。所以分支静脉阻塞光凝后并无新生血管出现而偶有出血,甚至流入玻璃体,应考虑是否侧支管道的自发性出血。好在此种自发性出血,多数在数周内吸收,不留后遗症。再查眼底或荧光素眼底血管造影,很难见到出血来源。

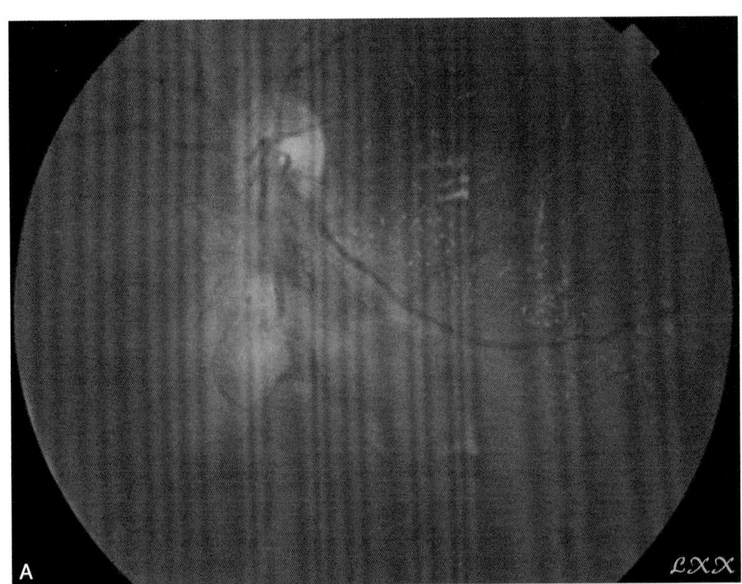

2012.5.15

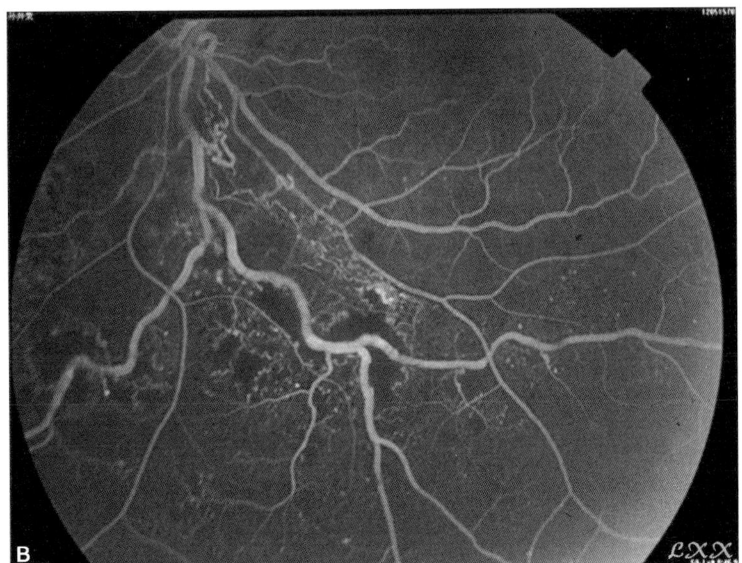

0:46.9

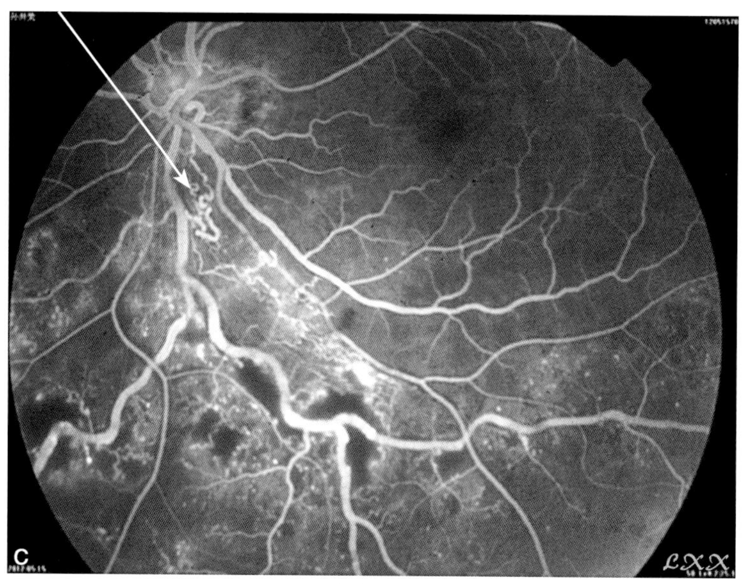

02:25.1

图 4-5-3　视网膜侧支循环

A. 患者眼底像；B. 6.9 秒 FFA 图像显示血管迂曲、局部缺血；C. 2:25.1FFA 图像，白色箭头处显示阻塞点前后形成的侧支管道

二、动静脉短路

除先天因素如先天性动静脉交通，蔓状动脉囊，视网膜动脉囊等以外，后天的动静脉短路多半见于无灌注区。此处毛细血管成片闭塞，动脉血流只能经过短路回流于静脉侧（图 4-5-4）。此种短路在小面积无灌注区多见，而大面积的无灌注区反而少见。

动静脉吻合

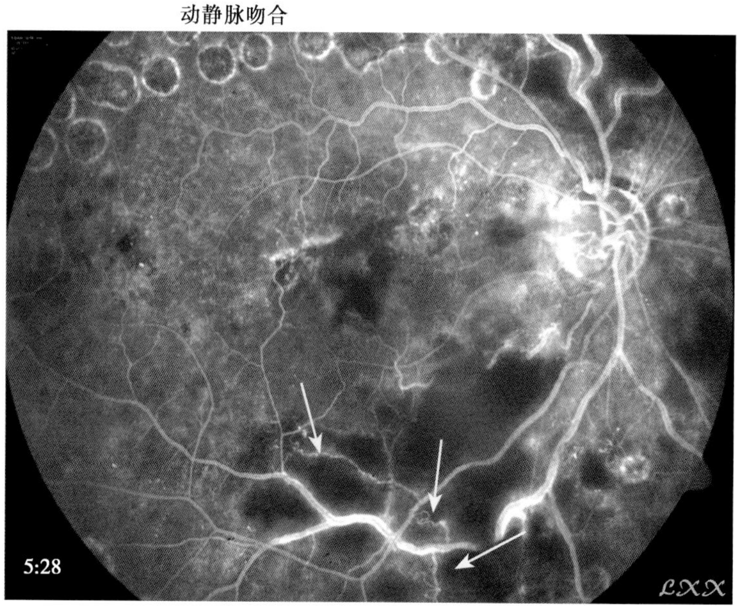

图 4-5-4　视网膜动静脉短路

一颞下分支静脉阻塞患者，箭头所示为颞下分支形成的动静脉短路

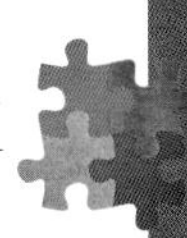

三、脉络膜-视网膜血管吻合

脉络膜-视网膜血管吻合，多见于后天性黄斑病变、中心性渗出性脉络膜炎、新生血管性黄斑变性的3型CNV——视网膜内血管瘤样增殖（retinal angiomatous proliferation，RAP）、视网膜血管样纹合并黄斑变性以及近视性黄斑变性的瘢痕期。偶可见到脉络膜-视网膜血管吻合。RAP生长规律与AMD的CNV反向，早期病变起源深部视网膜的毛细血管，形成视网膜内的新生血管，和视网膜-视网膜吻合（retinal-retinal anastomoses，RRA）；然后向深部或侧方蔓延，发展为视网膜下新生血管（SRN），合并少量视网膜内出血和视网膜内水肿；视网膜下新生血管进入RPE下，和脉络膜血管吻合（图4-5-5），形成视网膜-脉络膜吻合（retinal-choroidal anastomosis，RCA）。这种异常管道，在治疗上意义不大，但在诊断上有所裨益。

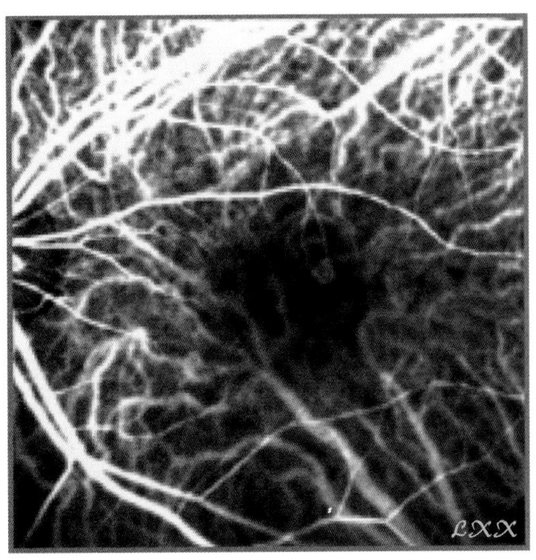

图4-5-5　3型CNV（视网膜内血管瘤样增殖）

（引自廖菊生教授讲义，黎晓新整理和部分供图）

第六节　视网膜新生血管

眼底新生血管有脉络膜新生血管和视网膜新生血管两大类别。视网膜新生血管常发生在增殖性视网膜病变。增殖性视网膜病变是许多疾病导致的视网膜前新生血管和（或）视盘新生血管形成的一种病理改变[5]。诱导此类病理改变的疾病分为全身性疾病及局部视网膜血管和（或）眼部感染性疾病两大类，每类包括遗传性疾病和后天性获得性疾病。可导致新生血管发生的常见病变见表4-6-1。

表4-6-1　视网膜新生血管形成病因一览

全身性疾病	局部视网膜血管及眼部炎症性疾病
糖尿病	Eales病
高黏滞血症	视网膜分支动脉或分支静脉阻塞
主动脉弓综合征和眼缺血综合征	霜枝样网膜血管炎
颈动脉海绵窦瘘	特发性视网膜血管炎，动脉瘤，视神经视网膜炎，
多发性硬化	视网膜血管栓塞（例如：滑石粉）

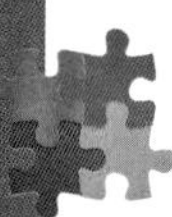

续表

全身性疾病	局部视网膜血管及眼部炎症性疾病
视网膜血管炎	早产儿视网膜病变
系统性红斑狼疮	环扎术
SS-A 抗体(+)的小动脉炎	周边葡萄膜炎
急性多灶性出血性血管炎	急性视网膜坏死
感染性血管炎	鸟枪弹样视网膜脉络膜病变
Behcet 病引起的血管炎	陈旧性视网膜脱离
结节病	脉络膜黑色素瘤及血管瘤
凝血功能障碍	滥用可卡因
遗传相关的全身疾病	视神经发育不良,有髓视神经纤维
镰状血红蛋白病	放射性视网膜病变
SC,SS,Sβ 型地中海贫血	遗传相关的局部视网膜病变
其他血红蛋白疾病	家族性渗出性玻璃体视网膜病
AC 和 C-β 型地中海贫血	遗传性视网膜静脉串珠样改变
小血管玻璃样变性	视网膜劈裂
色素失禁症	视网膜色素变性
家族性毛细血管扩张症,脊柱骨骺发育不良,甲状腺功能减退,新生血管形成,牵拉性视网膜脱离	常染色体显性的玻璃体视网膜脉络膜病变

一、视网膜新生血管发病机制

视网膜新生血管的产生原因以视网膜缺氧为最重要因素,其次尚有炎症及肿瘤等原因。视网膜缺氧程度可从荧光素眼底血管造影图像上无灌注区面积的多少予以评估。产生无灌注区的疾病很多,大体说来常见的如静脉阻塞,动脉慢性供血不足,血管炎合并血管阻塞,糖尿病视网膜病变,Coats 病,早产儿视网膜病变等。

视网膜缺血时释放出新生血管因子,刺激周围健康的视网膜向缺血区内生长新生血管,新生血管因子的浓度多少,决定新生血管生长的速度和部位等。一般情况先在视网膜上生长,浓度高时,视盘上出现新生血管。这些新生血管不断地在新生血管因子的激发下持续生长,可以突向玻璃体

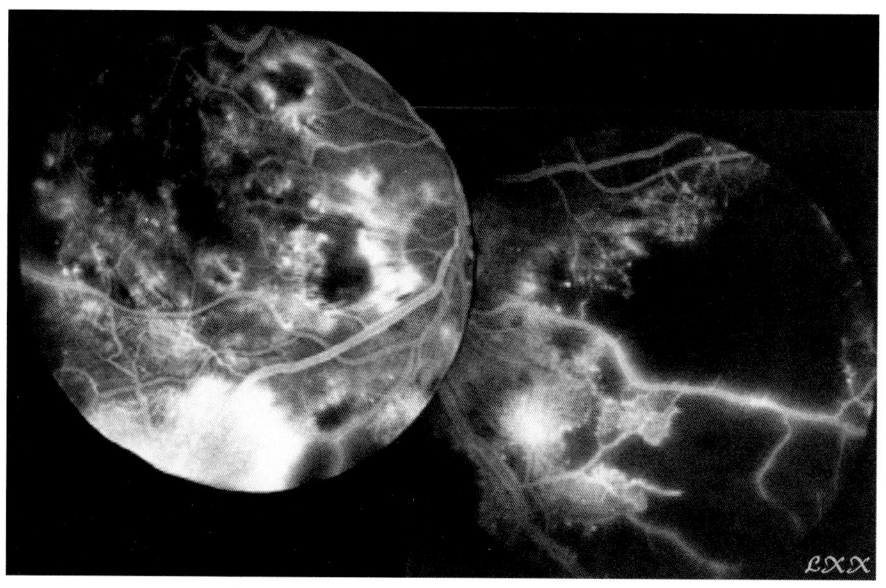

图 4-6-1 视网膜新生血管荧光渗漏,资料取自增殖期糖尿病视网膜病变

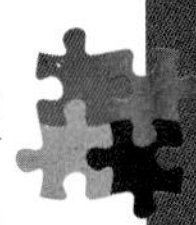

内。早期伴随着新生血管生长的纤维组织很薄,很透明。随着新生血管不断生长,纤维组织也不断增厚,形成可以观察到的半透明纤维膜。在早期阶段新生血管很容易破裂,造成视网膜或玻璃体的反复性出血,使视力蒙受很大损害。有些晚期病例,纤维血管膜上的新生血管逐渐停止进展,而纤维膜则愈来愈增厚,此时由于膜的收缩可以产生牵引性视网膜脱离。

荧光素眼底血管造影有助于新生血管生长过程的观察(新生血管芽→新生血管叶→纤维血管膜),并提供光凝治疗时或手术时的参考(图4-6-1)。

当新生血管因子浓度很高,由玻璃体内扩散到房水时,可以刺激虹膜瞳孔缘和前房角的新生血管,并产生新生血管性青光眼。如果在早期即予以全视网膜光凝,这些新生血管将很快消失。一旦眼压已经升高,则光凝效果很差。脉络膜新生血管的成因,至今尚无定论。缺氧是否为主要因素,亦无统一认识。脉络膜新生血管进入视网膜下,可以造成视网膜下(内)渗液或出血。形成色素上皮或神经上皮的出血性或渗出性盘状脱离。日久,纤维细胞的修复形成机化瘢痕。由于此种新生血管的好发部位在黄斑及其附近,因此对中心视力危害极大。

(廖菊生)

二、视网膜新生血管相关疾病

(一)全身性疾病

1. 糖尿病　糖尿病导致的视网膜新生血管主要发生在赤道后的视网膜上,周边视网膜较少发生。全视网膜光凝可以从根本上有效地使新生血管消退,而抗VEGF治疗只能暂时抑制VEGF刺激的血管形成。严格控制血糖有助于阻止新生血管形成的发展。血糖情况可通过检测血糖及糖化血红蛋白A1c进行监控处理(关于更多糖尿病视网膜病的介绍,见相关章节)。

2. 高黏滞血症　常见于慢性粒细胞白血病、原发性血小板增多症或真性红细胞增多症等,该类疾病患者血液中的白细胞、血小板或红细胞数量剧增,这种血液中有形成分增加导致血液黏滞度增高,使末梢血管中血流减慢甚至停止,周边视网膜微循环淤滞,这种血流异常可造成小静脉扩张,静脉周围白鞘,微动脉瘤形成以及毛细血管闭锁等,在视网膜的灌注区与无灌注区交界处形成新生血管[6]。

3. 主动脉弓综合征和眼缺血综合征　颈动脉或主动脉弓动脉粥样硬化、动脉炎(例如:多发性大动脉炎)或梅毒累及主动脉等患者都可以出现视盘或周边视网膜新生血管[7],这些患者的共同点是供应眼部的大动脉管腔狭窄,血流减少导致局部组织缺血缺氧,导致视盘及虹膜产生新生血管。视网膜冷凝和播散性光凝可有助于减少新生血管的发生,但由于此类病变的缺血范围过大,眼内产生的刺激增殖因素过强,激光或冷冻治疗的效果较差。颈动脉内膜剥脱术等方法解除颈动脉狭窄病变,恢复通过颈动脉的血流,增加视网膜灌注,改善缺血状态,可以促使新生血管回退[8]。

4. 颈动脉海绵窦瘘　颈动脉海绵窦瘘,指颈动脉血流直接进入海绵窦静脉血管系统,绕过眼睛,导致眼部组织缺血,视网膜形成新生血管[9]。对于颈动脉海绵窦瘘的患者,全视网膜光凝能有效地使其新生血管组织回退。

5. 多发性硬化　多发性硬化的患者可以出现葡萄膜炎,周边视网膜血管炎,炎性血管鞘,静脉发生的血管鞘为Rucker征(Rucker's sign),较多见,动脉鞘发生率较低。如果血管炎影响到血液灌注,就会发生缺血和新生血管形成[10]。局部播散性视网膜光凝可以有效阻止新生血管形成。

6. 血管炎　血管炎患者视网膜可以发生新生血管形成,新生血管形成的机制一方面为血流受阻而引起的缺氧信号刺激,另一方面局部的炎性因子也是新生血管形成的重要刺激因素。引起视网膜新生血管的特异性病变包括系统性红斑狼疮(SLE)[11],SS-A自身抗体阳性的小动脉炎,急性多灶性出血性血管炎,以及疱疹病毒,弓形虫病,巨细胞病毒引起的感染性血管炎[12]。

患有SLE的病人,尽管抗核抗体(ANA)和补体水平均正常,也可能发生血管增殖。一些患者有类似于 SLE 的病变，其血清 ANA(-)、SS-A 自身抗体(+)也会发生增殖性改变。急性多灶性出血性血管炎的患者可出现视力下降，视网膜出血，后极部渗出，玻璃体炎及视盘炎，也可发生视网膜新生血管[13]。全视网膜播散性光凝能够促使新生血管消退，用抗炎药物或免疫抑制剂治疗可以促进血管炎的好转。

7. 结节病　结节病是一种多系统受累的特发性肉芽肿疾病，可累及全身所有器官，其病理特征是一种非干酪性、类上皮细胞性肉芽肿。眼部受累表现形式各异，可表现为伴发视网膜静脉周围炎的葡萄膜炎。炎症可以刺激视网膜新生血管形成，原因在于炎症刺激可直接释放促血管生成因子，或者血管炎阻断血流造成组织缺血而引起血管新生[14]。此类病因导致的视网膜新生血管建议使用糖皮质激素等抗炎疗法和播散性视网膜光凝联合治疗。

8. 与遗传相关的可导致视网膜新生血管的全身性疾病

(1) 血红蛋白异常：镰状血红蛋白异常(sickling hemoglobinopathies)是一种常染色体显性遗传血红蛋白(Hb)病。因 β-肽链第 6 位氨基酸谷氨酸被缬氨酸所代替，构成镰状血红蛋白(HbS)，取代了正常 Hb(HbA)。最常见的是父母双方均有异常基因称为纯合子 SS，杂合子型为正常 HbA 与异常 HbS 相混又称 AS。镰状细胞可堵塞血液循环。

正常成人红细胞的血红蛋白是由两条 α 链和两条 β 链相互结合成的四聚体，α 链和 β 链分别由 141 和 146 个氨基酸顺序连接构成，每一链的中心有亚铁血红素环，每一个亚铁血红素环含一铁分子用以连接一个氧分子。镰状细胞贫血患者因 β 链第 6 位氨基酸谷氨酸被缬氨酸所代替，形成了异常的血红蛋白 S(hemoglobin S，HbS)，取代了正常血红蛋白(HbA)，在低氧、酸中毒或高碳酸血症的情况下 HbS 分子间相互作用，成为溶解度很低的螺旋形多聚体，使红细胞扭曲成镰状细胞(镰变)。红细胞镰变的初期是可逆的，给予氧可逆转镰变过程。但当镰变已严重损害红细胞膜后，镰变就变为不可逆，即使将这种细胞置于有氧条件下，红细胞仍保持镰状。镰变的红细胞可使血液黏滞性增加，血流缓慢，加之细胞僵硬变形性差，易堵塞毛细血管前小动脉或毛细血管引起局部缺氧和炎症反应，多发生于脾、骨骼、肺和眼部。镰状血红蛋白病，以黑人以及来自地中海国家、非洲、印度、沙特阿拉伯等国家的人种多见。

镰状细胞病患者红细胞的形态改变及血管内皮细胞的损伤导致周边视网膜毛细血管无灌注，形成形如海珊的新生血管膜。海珊样改变并非镰状细胞性视网膜病变特有，各种原因造成的周边部视网膜新生血管都可以呈现这种珊瑚状形态。VEGF 和成纤维细胞生长因子在增殖性镰状细胞视网膜病变中发挥重要作用[15]。

新生血管形成由镰状血红蛋白病的种类所决定。例如：血红蛋白 S 为杂合子(SC)的患者产生周边新生血管，是血红蛋白为纯合子(SS)的患者的 10 倍。这种差异性还可能因为在血红蛋白为杂合子(SC)中，有更高的血细胞比容和血液黏滞度。

视网膜新生血管组织出血进入玻璃体，将导致视力丧失。反复出血、玻璃体变性液化，玻璃体内形成的纤维血管膜可以牵拉视网膜，发生牵拉性或孔源性视网膜脱离，形成的纤维血管膜或黄斑前膜牵拉可导致黄斑前膜或黄斑孔的形成，使视力进一步下降。

用播散性光凝治疗周边视网膜缺血，在大多数情况下可使新生血管回退[16]，几乎不需要进行玻璃体手术。

除了镰刀细胞病，其他的血红蛋白疾病也可能与周边视网膜新生血管形成有关。例如：血红蛋白为 AC 和 C-β 珠蛋白生成障碍性贫血的患者，很少有报道周边新生血管形成。

(2) 色素失禁症：色素失禁症是一种罕见的常染色体显性遗传疾病，病因为 X 染色体基因突变所致。女性有两个 X 染色体，因此病情不严重，而男性异常基因位于仅有的一个 X 染色体上，因而病情严重，常在胎儿期即死亡，因此，临床上多见于女性患者。连锁的显性遗传，男性胎儿多数宫内死亡，所以几乎所有发病患者均为女性。患者有特征性皮肤改变，可伴有眼部、牙齿及神经系统

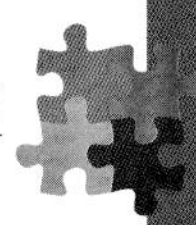

等改变。

色素失禁症患者中约有三分之一病例有眼部改变,包括白内障,斜视,视神经萎缩及中心凹发育不良等。眼底周边视网膜血管通常发育不良,形成无血管区,在正常与异常血管交界处,形成动静脉吻合,微血管异常以及新生血管[17]。随后可能发生玻璃体积血,视网膜裂孔和视网膜脱离。虽然血管改变好发于周边视网膜,但后极部血管亦可受累,出现类似的病变。激光或冷凝治疗可有效阻止部分患者新生血管形成。

（二）眼局部疾病

导致视网膜新生血管发生的局部疾病包括视网膜血管病变及眼部炎症性病变,常见于下列疾病。

1. Eales 病　Eales 病通常发生于 20 ~ 45 岁的健康男性青年,常双眼患病,但两眼病变的发病时间和严重程度可不一致。现认为系一种特发性闭塞性血管病变,主要累及视网膜周边部,血管旁白鞘,广泛周边部无灌注区及新生血管形成,最常发生于颞上部视网膜血管。病因不明。曾认为与结核菌素蛋白的超敏反应有关,然而,没有发现该病与结核病的确切关系。也有人认为与自身免疫反应增强有关。

与其他血管病变类似,Eales 病患者新生血管形成同样发生在视网膜灌注区与无灌注区交界处。缺血视网膜进行播散性光凝,可使新生血管组织回退。国外也有学者直接对供养血管进行光凝治疗。该病对全身或局部应用激素治疗敏感,治疗效果良好,视力预后也较好。该病的并发症有发玻璃体积血,牵拉性或孔源性视网膜脱离,虹膜红变,继发性青光眼或白内障等,当出现并发症时则进行相应的治疗。

2. 视网膜分支静脉阻塞　视网膜新生血管也可发生于视网膜分支静脉阻塞[18]。当静脉堵塞时,随着局部组织的缺血缺氧,形成的新生血管可导致玻璃体积血,也可发生视网膜前膜,牵拉性或孔源性视网膜脱离等并发症。局部播散性光凝可使新生血管组织回退,阻止玻璃体积血发生(详细内容见相关章节)。

3. 视网膜血管栓塞　各种血管性病变病灶的脱落物、骨折的脂肪栓子等堵塞于视网膜周边的小血管,可造成局部缺血发生新生血管。国外报道,静脉注射含滑石粉的药物后,也发生了视网膜新生血管形成[19]。滑石粉通过血液循环系统到达眼动脉系统及视网膜血管,滑石粉可以嵌塞于黄斑和周边视网膜血管等直径较小的动脉,导致缺血和新生血管形成。局部光凝或冷凝是预防新生血管形成的有效方法。

4. 早产儿视网膜病变　正常视网膜血管从怀孕 4 个月开始生长,通常在 9 个月的时候完成。当胎儿早产时,由于出生时肺及全身发育不完善,一般出生后给予吸氧。高浓度的氧阻断了血管的正常生长发育,使得周边视网膜无血液供应,导致局部缺血新生血管形成。当然高氧并非早产儿视网膜病变发生的唯一因素,其他因素如遗传、低体重、出生孕周等也与早产儿视网膜病变(ROP)的发生有关。ROP 的主要病理变化在于视网膜周边形成新生血管。如果没有及时阻断疾病的进程,可出现牵拉性、渗出性或孔源性视网膜脱离[20]。

早产儿视网膜病变(ROP)的治疗取决于对它的早期发现和诊断。ROP 患者必须进行仔细的检查和随访,治疗方法包括通过冷凝或激光光凝周围无血管视网膜,激光治疗优于冷凝,现在已经广泛用激光代替冷凝治疗。治疗目的在于抑制活跃的增生性病变,避免牵拉导致黄斑区视网膜脱离。

5. 葡萄膜炎　一些有葡萄膜炎患者,特别是中间葡萄膜炎(又称睫状体平坦部炎)的患者可在视盘或周边视网膜形成新生血管。葡萄膜炎性新生血管形成依炎症的严重程度和视网膜无灌注区的情况而定。葡萄膜炎全身应用糖皮质激素治疗,如治疗效果较差发生无灌注区,则应用激光光凝[21]。

6. 急性视网膜坏死　单纯疱疹和带状疱疹均可引起急性视网膜坏死综合征,其表现有前葡萄膜炎、玻璃体炎、视网膜血管炎、坏死性视网膜炎及视网膜脱离。炎症和缺血可刺激血管增生[22]。

7. 鸟枪弹样视网膜脉络膜病变 鸟枪弹样视网膜脉络膜病变特征为深层视网膜或视网膜色素上皮层的白色病灶，伴有玻璃体炎、视盘炎和黄斑水肿。周边视网膜血管闭塞可引起血管增生[23]。激光光凝治疗有效。

8. 陈旧性视网膜脱离 长期视网膜脱离的患者，由于视网膜或者脉络膜对视网膜的供氧气或(和)营养供应中断引起视网膜缺血，新生血管形成，新生血管形态表现为血管瘤样或海珊状。视网膜脱离手术复位后可使新生血管退化[24]。

9. 脉络膜黑色素瘤和血管瘤 脉络膜黑色素瘤和脉络膜血管瘤可通过释放肿瘤血管生长因子或继发视网膜脱离来刺激肿瘤表面新生血管形成[25,26]。用放疗或激光光凝治疗脉络膜黑色素瘤可以使新生血管退化。

10. 遗传性视网膜病

(1) 家族性渗出性玻璃体视网膜病变：家族性渗出性玻璃体视网膜病变(FEVR)是一种遗传性视网膜血管发育异常的疾病，其遗传方式包括常染色体显性遗传、常染色体隐性遗传和X染色体连锁隐性遗传等3种方式。眼底检查发现周边视网膜的表现与早产儿视网膜病变血管病变十分相像。然而，FEVR与ROP二者不同，FEVR患者通常是足月产、出生体重正常、无出生吸氧史，且患者常具有家族病史。患者周边视网膜有血管区与无血管区之间有一条明显的分界线，周边视网膜血管走形变直为特征性表现。

无血管区缺血产生血管生长因子刺激新生血管形成，新生血管的功能不全，血管内液体漏出进入视网膜内或视网膜下腔，形成渗出性视网膜脱离。一些患者眼底发生瘢痕性改变，导致视网膜血管变直，黄斑中心凹异位、视网膜皱褶、牵拉性视网膜脱离或孔源性视网膜脱离，此外还可以发生白内障、带状角膜病、虹膜红变、新生血管性青光眼等并发症，严重患者可有眼球萎缩。

遗传学研究证明，常染色体显性遗传主要与Wnt受体Frizzled4(FZD4)和低密度脂蛋白受体相关蛋白5(LRPS)基因位点突变相关；X染色体隐性遗传主要与Norrie病(NDP)基因突变相关；常染色体隐性遗传主要是LRP5基因位点的突变[27,28]，3种与FEVR相关的致病基因均与Wnt信号传导途径有紧密关联。

对此病的治疗，同ROP一样都取决于对疾病的早期诊断，已证实采用冷凝或激光光凝视网膜无血管区能够阻止一些病人的血管增生。

(2) 先天性视网膜静脉串珠样变：此病为比较少见的一种遗传性病变，遗传方式为常染色体显性遗传。眼底检查发现可见视网膜静脉串珠样变、微动脉瘤、出血、渗出、新生血管形成以及玻璃体积血[29]。在治疗新生血管方面，仍倡导采用全视网膜激光光凝。

(3) 视网膜劈裂症：患有X-连锁(青少年)视网膜劈裂症、变性性视网膜劈裂症或者获得性视网膜劈裂症伴摇晃婴儿综合征的病人可产生视网膜新生血管。X-连锁劈裂症者视网膜周边静脉阻塞处可见白色沉积物，随着血管闭塞引起的缺血，进而促进新生血管形成[30]。

(4) 视网膜色素变性：视网膜色素变性的患者可有视盘和视网膜新生血管[31]，新生血管发病机制尚不明确，可能与该病的炎症有关。患者弥漫性视网膜色素上皮细胞丧失，故用激光光凝很难产生光斑反应。这些患者的新生血管可自行消退，故可不必治疗。

(5) 常染色体显性玻璃体视网膜脉络膜病变：常染色体显性玻璃体视网膜脉络膜病变是一种罕见病，其眼部表现为周边视网膜脉络膜色素异常，赤道部附近有特征性的明显界限。患者也有白内障、黄斑水肿、视网膜新生血管、玻璃体积血及视网膜电图选择性b波降低等表现[32]。

(于文贞)

参 考 文 献

1. Pathologic Correlates in Ophthalmology. Clinical Ophthalmology. vol 3, chap 7. Ed. Duane.

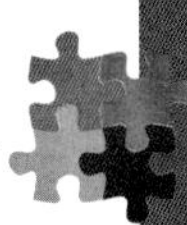

2. Morse PH. Vitreoretinal Diseases. Chicago:Year Book medical Publishers,1979:70.
3. Tso MO. Pathology of cystoid macular edema. Ophthalmology,1982,89(8):902-915.
4. 廖菊生. 眼底荧光血管造影释义. 石家庄:河北人民卫生出版社,1980.
5. Jampol LM,Ebroon DA,Goldbaum MH. Peripheral proliferative retinopathies:an update on angiogenesis,etiologies,and management. Surv Ophthalmol,1994,38(6):519-540.
6. Brown GC,Magargal LE,Simeone FA,et al. Arterial obstruction and ocular neovascularization. Ophthalmology,1982,89(2):139-146.
7. Frank RN,Ryan SJ Jr. Peripheral retinal neovascularization with chronic myelogenous leukemia. Arch Ophthalmol,1972,87(5):585-589.
8. Rennie CA,Flanagan DW. Resolution of proliferative venous stasis retinopathy after carotid endarterectomy. Br J Ophthalmol,2002,86(1):117-118.
9. Kalina RE,Kelly WA. Proliferative retinopathy after treatment of carotid-cavernous fistulas. Arch Ophthalmol,1978,96(11):2058-2060.
10. Vine AK. Severe periphlebitis,peripheral retinal ischemia,and preretinal neovascularization in patients with multiple sclerosis. Am J Ophthalmol,1992,113(1):28-32.
11. Kayazawa F,Honda A. Severe retinal vascular lesions in systemic lupus erythematosus. Ann Ophthalmol,1981,13(11):1291-1294.
12. Bogie GJ,Nanda SK. Neovascularization associated with cytomegalovirus retinitis. Retina,2001,21(1):85-87.
13. Blumenkranz MS,Kaplan HJ,Clarkson JG,et al. Acute multifocal hemorrhagic retinal vasculitis. Ophthalmology,1988,95(12):1663-1672.
14. Asdourian GK,Goldberg MF,Busse BJ. Peripheral retinal neovascularization in sarcoidosis. Arch Ophthalmol,1975,93(9):787-791.
15. Cao J,Mathews MK,McLeod DS,et al. Angiogenic factors in human proliferative sickle cell retinopathy. Br J Ophthalmol,1999,83(7):838-846.
16. Farber MD,Jampol LM,Fox P,et al. A randomized clinical trial of scatter photocoagulation of proliferative sickle cell retinopathy. ArchOphthalmol,1991,109(3):363-367.
17. Goldberg MF,Custis PH. Retinal and other manifestations of incontinentia pigmenti. Ophthalmology,1993,100(11):1645-1654.
18. Orth DH,Patz A. Retinal branch vein occlusion. Surv Ophthalmol,1978,22(6):357-376.
19. Tse DT,Ober RR. Talc retinopathy. Am J Ophthalmol,1980,90(5):624-640.
20. Kingham JD. Retrolental fibroplasia. Am Fam Physician,1977,20(5):119-125.
21. Kuo IC,Cunningham ET Jr. Ocular neovascularization in patients with uveitis. Int Ophthalmol Clin,2000,40(2):111-126.
22. Wang CL,Kaplan HJ,Waldrep JC,et al. Retinal neovascularization associated with acute retinal necrosis. Retina,1983,3(4):249-252.
23. Barondes MJ,Fastenberg DM,Schwartz PL,et al. Peripheral retinal neovascularization in birdshot retinochoroidopathy. Ann Ophthalmol,1989,21(8):306-308.
24. Felder KS,Brockhurst RJ. Retinal neovascularization complicating rhegmatogenous retinal detachment of long duration. Am J Ophthalmol,1982,93(6):773-776.
25. Lee J,Logani S,Lakosha H,et al. Preretinal neovascularization associated with choroidal melanoma. Br J Ophthalmol,2001,85(11):1309-1312.
26. Leys AM,Bonnet S. Case report:associated retinal neovascularization and choroidal hemangioma. Retina,1993,13(1):22-25.
27. Toomes C,Bottomley HM,Jackson RM,et al. Mutations in LRP5 or FZD4 underlie the common familial exudative vitreoretinopathy locus on chromosome 11q. Am J Hum Genet,2004,74(4):721-730.
28. Chen ZY,Battinelli EM,Fielder A,et al. A mutation in the Norrie disease gene (NDP) associated with X-linked familial

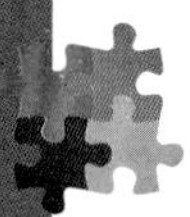

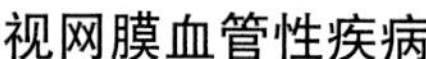

exudative vitreoretinopathy. Nat Genet,1993,5(2):180-183.

29. Stewart MW,Gitter KA. Inherited retinal venous beading. Am J Ophthalmol,1988,106(6):675-681.

30. Pearson R,Jagger J. Sex linked juvenile retinoschisis with optic disc and peripheral retinal neovascularization. Br J Ophthalmol,1989,73(4):311-313.

31. Uliss AE, Gregor ZJ, Bird AC. Retinitis pigmentosa and retinal neovascularization. Ophthalmology, 1986, 93 (12): 1599-1603.

32. Blair NP,Goldberg MF,Fishman GA,et al. Autosomal dominant vitreoretinochoroidopathy (ADVIRC). Br J Ophthalmol,1984,68(1):2-9.

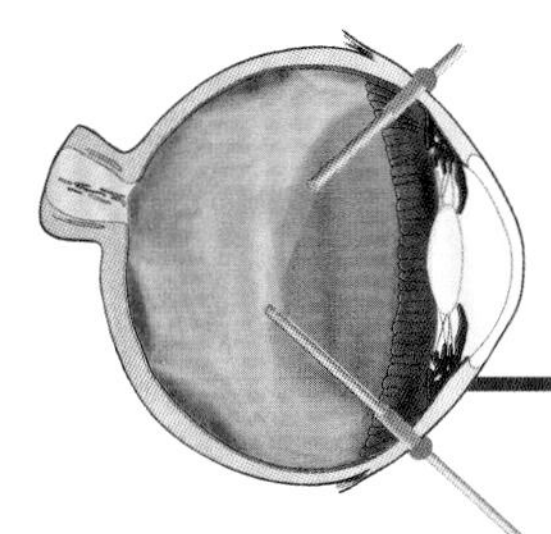

第五章　视网膜血管发育性疾病和先天异常

第一节　早产儿视网膜病变

早产儿视网膜病变(retinopathy of prematurity,ROP)过去称为“晶状体后纤维增生症”,是发生在早产儿和低体重儿的一种增生性视网膜病变,与接受氧治疗等因素有关。在20世纪40~60年代是儿童失明的首位原因。40年代起对早产儿的护理引入高浓度的氧,提高了早产儿的生存率,却使大量的孩子失明于晶状体后纤维增生症。降低了给氧浓度后,ROP发病率虽然下降,但脑瘫发病率上升。近年由于新生儿监护设施的发展,死亡率进一步下降,但是早产儿视网膜病变却有所上升。发病率在欧美国为10%~34%不等[1-6],台湾19.79%,1995年北京医科大学人民医院和第一附属医院报告我国早产儿和低体重儿中的ROP发生率为20.3%[7]。由于晶状体后纤维增生症只涉及病变的晚期改变,忽视了病变的全过程,1984年改名为未成熟儿视网膜病变。70年代以来人们不断地探索对这一病变的治疗。本章对目前较成熟的治疗方法予以介绍。

一、发病机制

正常视网膜血管是在妊娠后半期以视盘为中心,向着周边的方向发育。视盘距锯齿缘的距离颞侧长于鼻侧,从视盘到周边部的血管发育鼻侧视网膜约在妊娠36周,颞侧视网膜约在妊娠40周。出生越早,体重越小,视网膜血管的发育就越不完善(图5-1-1)。这种正在发育的血管对高浓度氧产生的毒性反应极为敏感,高浓度氧使视网膜血管收缩或阻塞,引起视网膜缺氧,由于缺氧而产生血管增生因子如VEGF(血管内皮生长因子),刺激视网膜发生新生血管,ROP多发生在视网膜周边部,尤以颞侧周边部为著,先是视网膜内层发生新生血管,血管逐渐从视网膜内长到表面,进而延伸入玻璃体内,新生血管都伴有纤维组织增生,纤维血管膜沿玻璃体前面生长,在晶状体后方形成晶状体后纤维膜,膜的收缩将周边部视网膜拉向眼球中心,引起牵引性视网膜脱离,最后导致眼球萎缩,失明。

氧在早产儿视网膜病变的发病中起着重要的作用,但是有的婴儿从未吸过氧,也发生早产儿视网膜病变。很多研究提示发病还有其他危险因素,如反复输血、低氧血症、低碳酸血症、高碳酸血症和明亮的光线等,这些因素是通过增强氧在视网膜的释放起作用的。

二、临床表现和分期

ROP的早期临床特征表现为无血管区和有血管区之间由间充质组织在视网膜平面构成的分界线,这条线进一步增厚形成隆起的嵴。嵴前为无血管区。嵴可以连续或中断,通常位于颞侧。后部视网膜毛细血管延伸到嵴处时血管闭锁,动静脉形成较多分流相互吻合。轻度急性ROP的病例在分界线前生出新的血管芽,恢复正常的血管化。重度急性ROP的病例可在嵴周围血管增殖、扩张变形,并

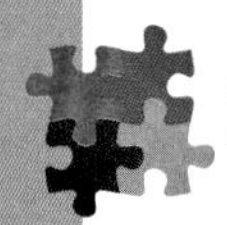

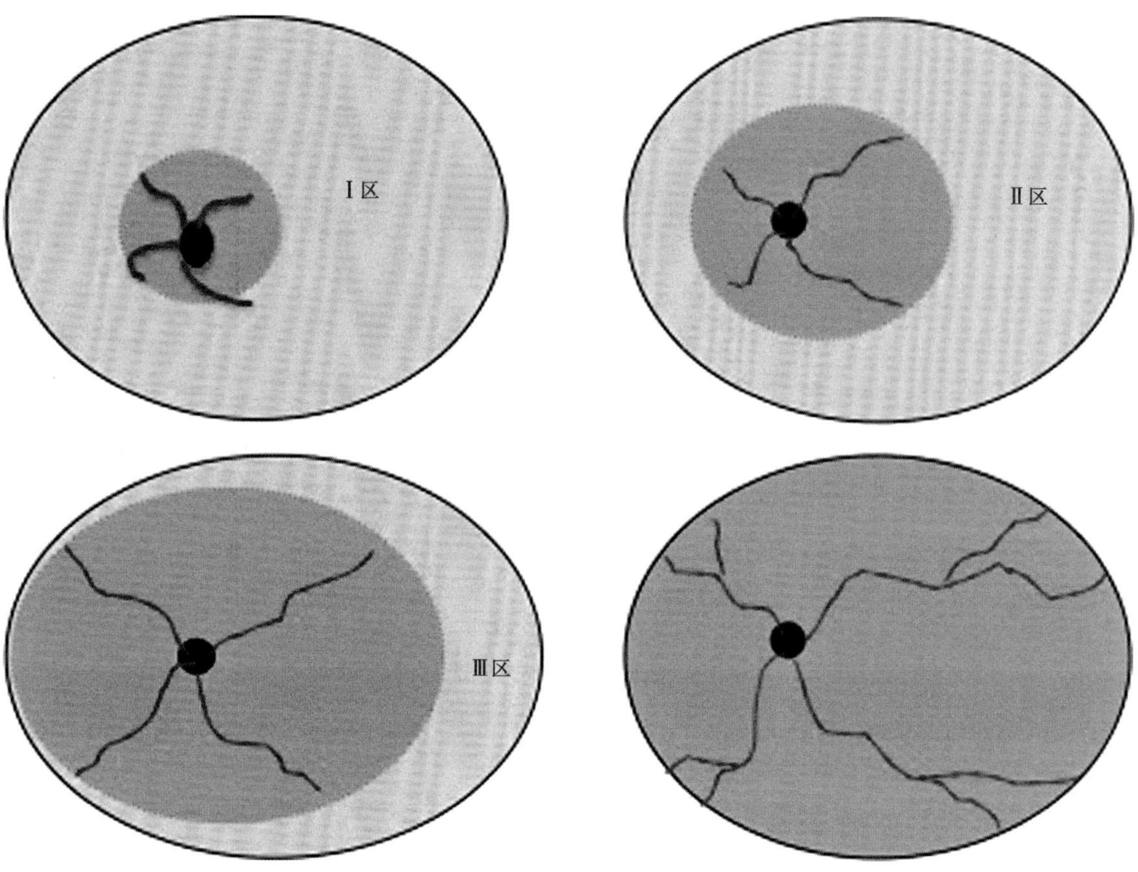

图 5-1-1　视网膜血管发育

伸入玻璃体内，纤维血管增殖牵引继发玻璃体积血。病变进一步进展可牵引视网膜脱离。病变可以局限在动静脉分流部，牵引后部视网膜，甚至使黄斑形成固定皱褶。病变后期纤维组织进入玻璃体形成瘢痕期改变，瘢痕反应可以覆盖晶状体后，形成晶状体后纤维增生症，最终导致视网膜全脱离。

早产儿视网膜病变过程分为急性 ROP 和瘢痕性 ROP。1984 年急性早产儿视网膜病变的国际分类法得到承认[8-10]。病变部位被分为三个区（图 5-1-2），严重程度分为 5 期（表 5-1-1）。

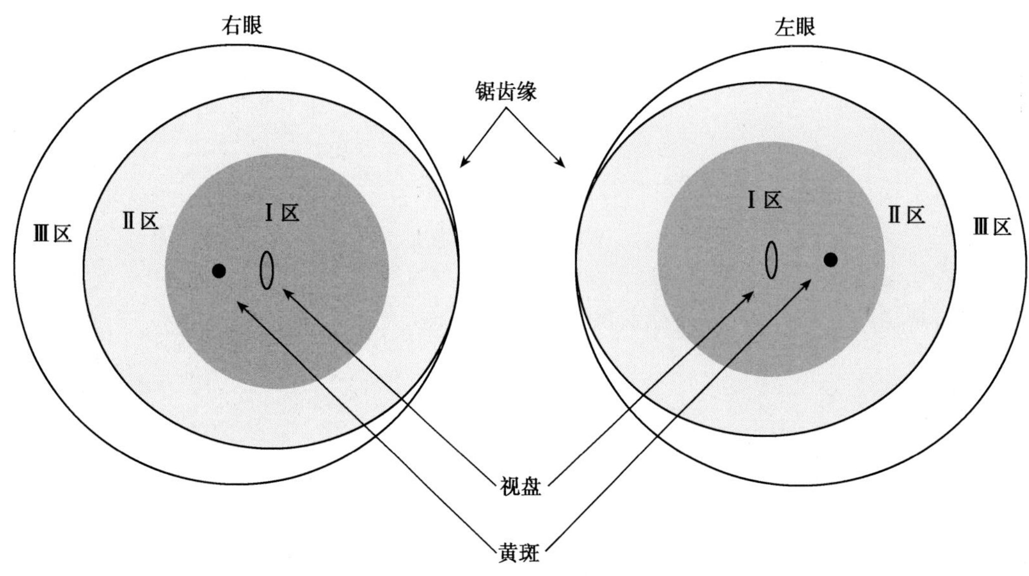

图 5-1-2　早产儿视网膜病变分区

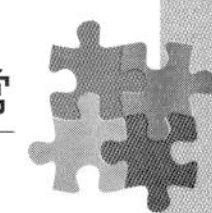

表 5-1-1　急性早产儿视网膜病变的国际分类

定位
Ⅰ区：以视盘为中心，画一 60°范围的圆圈，其半径约两倍于视盘至黄斑的距离
Ⅱ区：为Ⅰ区以外的环形区域。以视盘为中心，以视盘至鼻侧锯齿缘为半径画圆
Ⅲ区：颞侧剩余部位
范围：用累及的剩余钟点数表示
分期：
1 期：分界线（图 5-1-3）
2 期：嵴（图 5-1-4）
3 期：嵴合并视网膜外纤维血管增殖（图 5-1-5）
4 期：次全视网膜脱离（图 5-1-6）：4a：次全中央小凹旁视网膜脱离（A）4b：视网膜脱离影响到中央小凹（B）
5 期：视网膜全脱离（图 5-1-7）
“plus-病”：视网膜血管扩张和变形，严重的血管异常提示活动性 ROP（图 5-1-8）。甚至伴有虹膜血管怒张，瞳孔强直不易散大，玻璃体混浊。后极血管扩张和迂曲至少侵及 2 个象限可诊断 plus 病

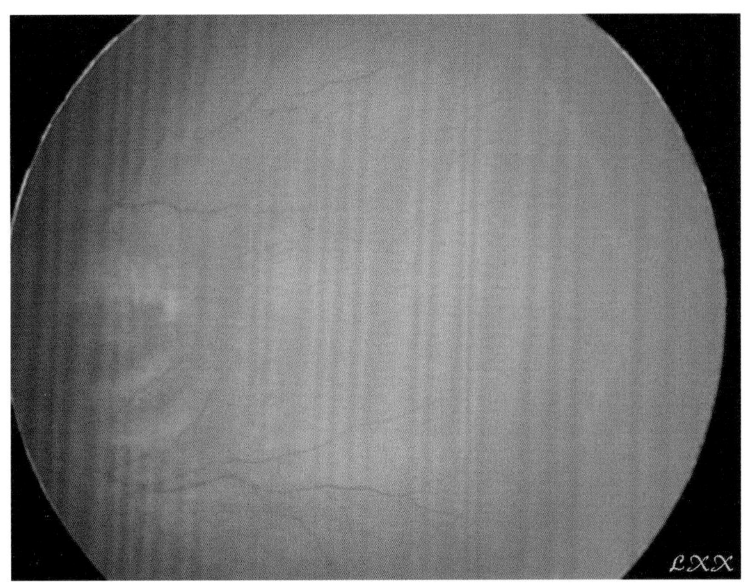

图 5-1-3　ROP 1 期

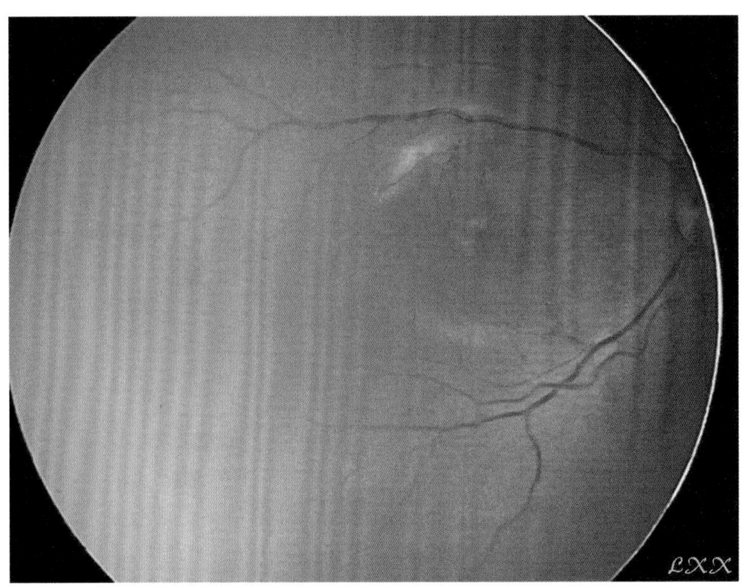

图 5-1-4　ROP 2 期

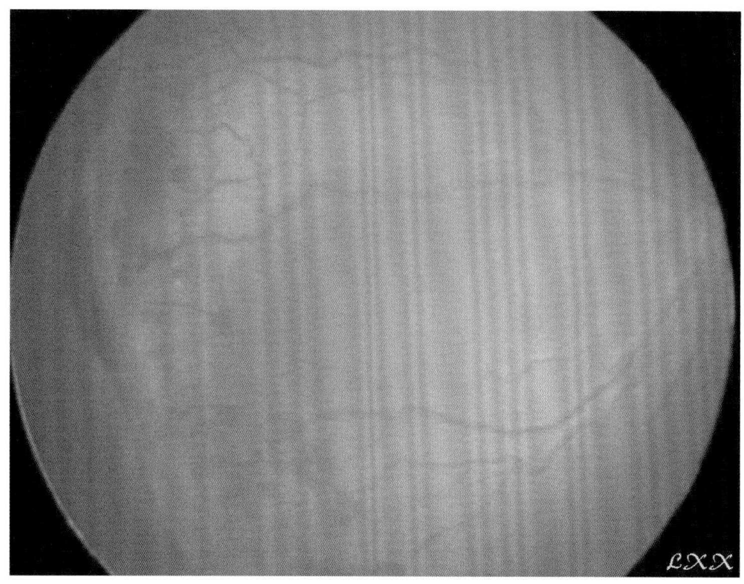

图 5-1-5　ROP 3 期

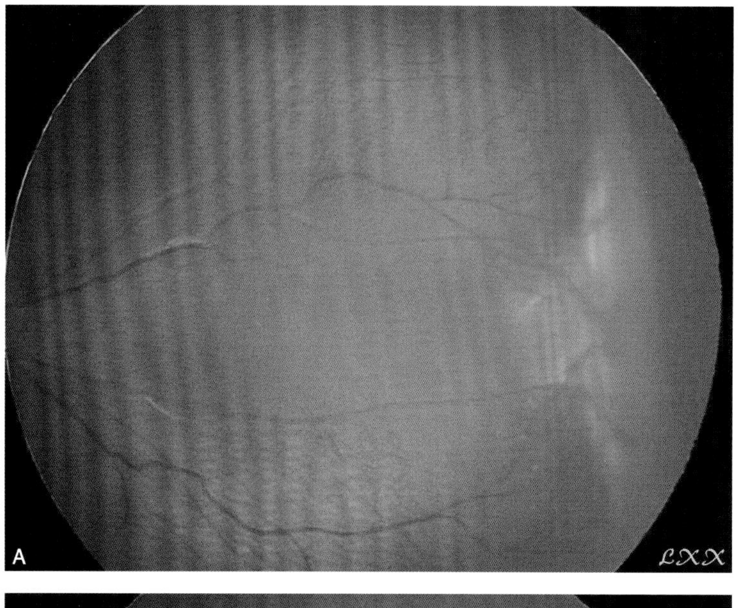

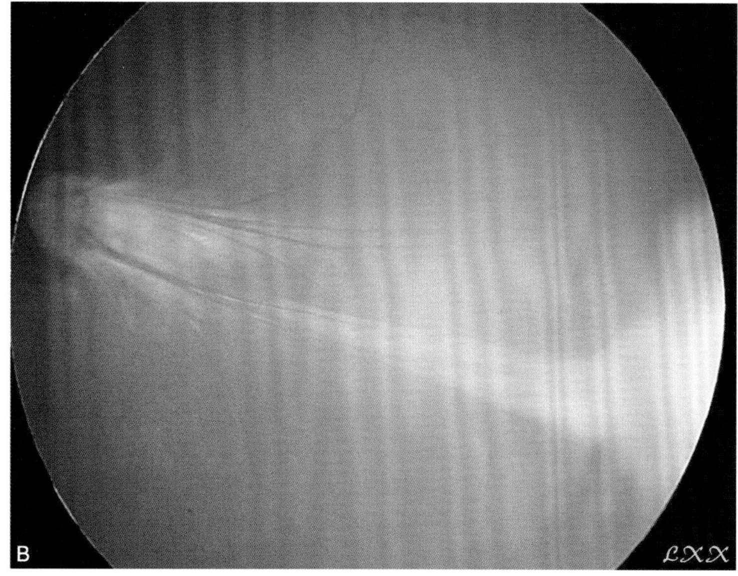

图 5-1-6　ROP 4 期
A. ROP 4a 期；B. ROP 4b 期

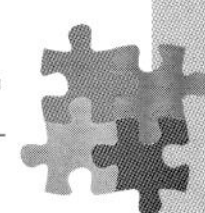

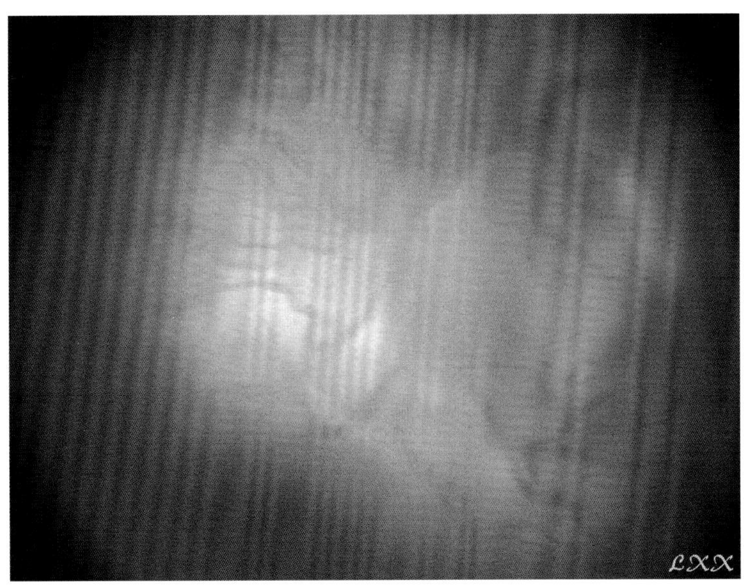

图 5-1-7　ROP 5 期

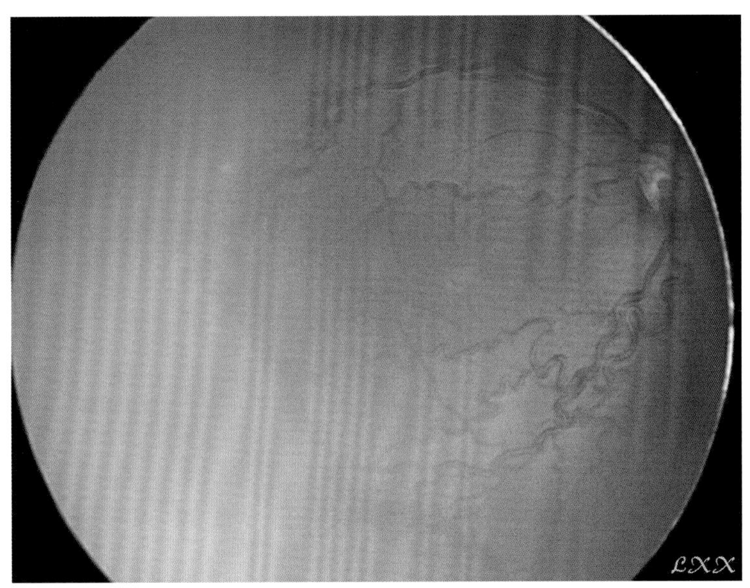

图 5-1-8　plus 病，视网膜血管扩张、充盈

进展型后部 ROP（图 5-1-9）：发生在后极部进展很快的严重型 ROP，如不治疗常进展至 5 期。特征是 ROP 病变位置靠后并有显著的 plus 病变，常见Ⅰ区，也可见Ⅱ区后部。

阈值前 ROP：表示病变将迅速进展，需缩短复查间隔，密切观察病情或治疗，包括：Ⅰ区的任何病变，Ⅱ区的 2 期+，3 期，3 期+。分为阈值前病变 1 型和 2 型。

阈值病变：包括Ⅰ区和Ⅱ区的 3 期相邻病变连续达 5 个钟点，或累积达 8 个钟点，合并 plus，是必须治疗的病变。

病变通常影响颞侧周边，瘢痕形成后将视网膜牵向颞侧，严重的病变可在视盘颞侧到周边部形成视网膜皱襞，全部血管被牵入颞侧皱襞内。病变晚期前房变浅或消失，可继发青光眼、角膜变性。

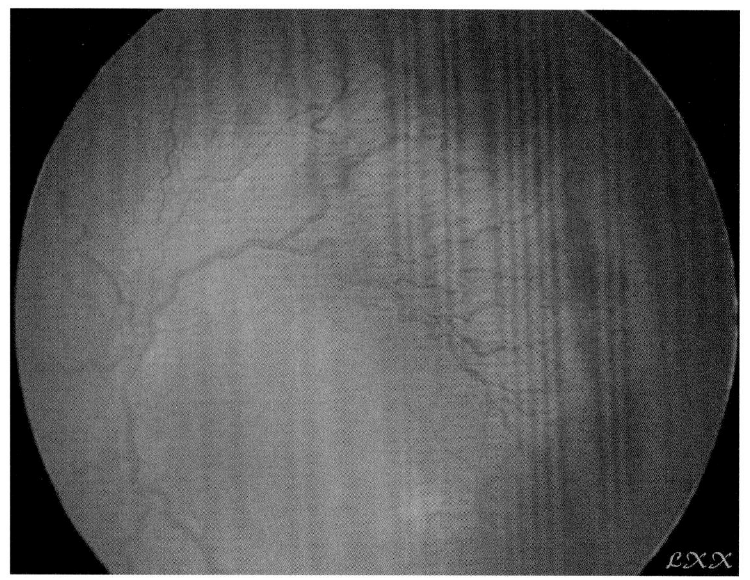

图 5-1-9　进展型 ROP，发生在后极部进展快的 ROP

三、治疗

（一）光凝治疗

Nagata 在 20 世纪 60 年代[11]后期开始治疗急性 ROP，最初他使用氙光治疗新生血管丛，但很快就发现治疗嵴前的无血管丛是有效的，治疗嵴后的新生血管丛不但无效而且有害。由于氙光治疗是在直接检眼镜下操作，对周边部的治疗较困难，这一疗法不久被间接检眼镜激光取代。

间接检眼镜激光问世后，光凝再次引入到 ROP 的治疗。MeNamara 等对冷凝和光凝（绿激光）在 ROP 的治疗上进行了前瞻性、随机性研究，结果显示激光治疗组的效果比冷凝治疗组略好，但无统计学上有意义的差异[12]。间接检眼镜激光治疗不需要打开结膜囊，比冷凝治疗对眼损伤小。对晶状体后已有部分新生血管膜的患眼，蓝绿激光在晶状体后被红细胞吸收，可导致小瞳孔和玻璃体混浊。使用二极管激光（diode laser）可达到与蓝绿激光相同的治疗效果，又可以克服蓝绿激光的缺点。激光的部位为嵴前无血管区，光斑反应以白色为准。目前大多数眼科医生倾向于激光治疗，认为激光比冷凝创伤小、视力预后好。

1. 适应证　阈值 ROP，阈值前病变合并 plus 或 3 期病变累及Ⅰ区的阈值前病变（Ⅰ区的任何病变，Ⅱ区的 2 期+，3 期，3 期+）密切观察病情；对阈值前病变 2 类进行密切观察，如果进展到 1 类马上进行治疗。2 类病变指的是：Ⅱ区 1 期或 2 期不合并 plus，Ⅱ区 3 期不合并 plus 的阈值病变（Ⅰ区和Ⅱ区的 3 期+病变连续达 5 个钟点，或累积达 8 个钟点）行间接检眼镜下光凝或冷凝治疗；对阈值病变包括：Ⅰ区和Ⅱ区的 3 期+相邻病变连续达 5 个钟点，或累积达 8 个钟点和阈值前病变 1 类病变进行激光治疗，阈值前病变 1 类病变指的是：Ⅰ区合并 plus 的 ROP 病变，Ⅰ区 3 期合并或不合并 plus，Ⅱ区 2 期或 3 期合并 plus。

2. 间接检眼镜光凝方法

（1）术前用托吡卡胺散瞳。

（2）810nm 红外激光或 532nm 激光，20～28D 非球面镜，巩膜压迫器顶压，间接检眼镜直视下对周边视网膜无血管区进行光凝。

（3）光凝区后缘为增生嵴，前缘为锯齿缘。光斑间隔<半个光斑直径，激光能量起始 100mW，逐渐增加至 2～3 级光斑反应，曝光时间 300～400ms。

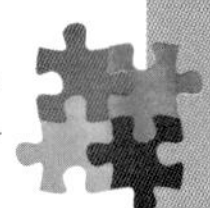

3. 并发症　术后几天内有球结膜水肿，结膜下出血，可不作任何处理。少数有白内障，渗出性视网膜脱离。

（二）冷凝治疗

1. 适应证　Yamashita 首先报告了冷凝治疗急性 ROP，许多作者报告了冷凝的有效性和各种并发症，北京医科大学人民医院也报告了我国早产儿视网膜病变的治疗[13,14]。1990 年美国多中心 the“Cryo-ROP”study[15]，在这一研究中，对双眼病变对称者，一眼治疗一眼观察，不对称者，随机分组。治疗适应证包括累及Ⅰ区和Ⅱ区的连续或累积的 3 期病变超过 8 个钟点。2 期以前的病变仅观察。冷凝嵴前的无血管区，嵴本身不作治疗。视网膜脱离、视网膜皱襞或晶状体后组织使后极部观察模糊被认为结果差。12 个月的观察期显示，非治疗眼结果差占 47%，而治疗眼仅有 26%。对于双眼治疗问题，由于 80% ~85% 的患儿在 3 ~5 个月有自行缓解趋势，多数作者不主张行双眼冷凝治疗。

2. 冷凝方法

（1）术前用托吡卡胺散瞳。

（2）打开或不打开结膜囊。

（3）连续凝固无血管区，避免损伤动静脉吻合支。Hindle 对视网膜无血管区、嵴伴纤维血管增殖区及二者同时治疗者共计三种冷凝部位作了比较，结果无明显差别，但无血管区凝固为最佳选择，可减少黄斑色素上皮病变发生率[16]。

3. 并发症　术后几天内有球结膜水肿，结膜下出血，可不作任何处理。有报告冷凝后发生视网膜脱离，可以是渗出性的。局部使用激素眼水，一般几周后逐渐吸收。也有报告结膜撕裂、视网膜出血或视网膜前出血，甚至玻璃体积血，这些并发症是由于冷凝过强或过急造成，应尽量避免。

（三）抗 VEGF 治疗

近年来，抗 VEGF 药物在眼部新生血管类疾病中取得很大成功，ROP 也是视网膜新生血管疾病，抗 VEGF 治疗取得一定的进展。多中心随机临床研究玻璃体注射贝伐单抗和传统激光治疗Ⅰ区或Ⅱ区 3 期 ROP，玻璃体腔注射量为 0. 025ml 含 0. 625mg 贝伐单抗，单纯抗 VEGF 治疗 ROP 与传统激光比，对Ⅰ区 3 期有明显治疗效果，但对Ⅱ区未显示出治疗优势。此外与视网膜光凝破坏性治疗不同，注射后患眼周边视网膜仍可继续生长[17]。由于不产生瘢痕，对视野的损伤小，但抗 VEGF 应用于 ROP 的安全性仍有待进一步研究。

（四）合并视网膜脱离的手术治疗

合并视网膜脱离的手术治疗限定在 ROP 病变的第 4 期和第 5 期。一旦发生视网膜脱离，病变的进展很快。在急性 ROP 最常见的是牵拉性视网膜脱离，可以很快发展为漏斗状视网膜全脱离，一般无视网膜裂孔。进入瘢痕期后有时在膜的下方可以发现一些小的视网膜裂孔。玻璃体切除手术曾经用于 ROP 视网膜脱离的治疗，但争论较大，由于玻璃体较黏，手术中医源性视网膜裂孔的发生率高，ROP 的视网膜弹性差，和其他类型视网膜脱离不同，视网膜复位困难，大量 ROP 经玻璃体切除术后眼球萎缩。另一问题是弱视，患儿出生后由于视网膜脱离的存在，视网膜从未得到正常的视觉刺激，即使视网膜复位，弱视也难以矫正。

1. 巩膜扣带术　用于刚刚开始的影响到Ⅱ区的牵拉性视网膜脱离（4b 期和 5 期）或合并裂孔的牵拉性视网膜脱离。4a 期的治疗争议较大，因为视网膜部分脱离常可自发吸收，但是时间长的视网膜脱离可影响视功能预后。手术一般选择 2mm 宽的硬硅胶带。行扣带手术同时对无血管区进行冷凝或光凝，以阻止视网膜脱离的进一步发展。视网膜下液多时可联合放液。环扎带是否长期在眼球上存留也有不同看法，为了不影响眼球外形的发育，有学者主张视网膜下液吸收 3 ~ –6 个月后取出环扎带。Graven 和 Tasman 报告 22 眼 4b 和 5 期经巩膜环扎术和冷凝术后 13 眼获解剖复位[18]。

合并牵拉性视网膜脱离患眼及时行冷凝术可以预防或阻止血管纤维化的进程。

2. 玻璃体切除术　当视网膜脱离较高、扣带手术未成功或晶体晶状体后纤维增生应考虑玻璃

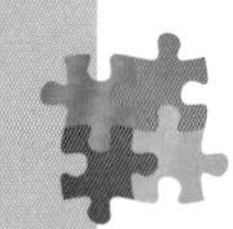

体切割玻璃体切除术。切除晶体晶状体后纤维膜、有时联合扣带术可以使部分眼视网膜复位。手术方法有两种，一种是闭合式，一种是“open sky”式。

“open sky”技术：是 Schepens 在 1981 年提出的一种方法，把角膜环形穿通约 7 ~ 8mm，放在培养液中，然后在直视下冷凝摘除晶状体，直视下切除晶状体后纤维组织，再用透明质酸钠注入玻璃体腔以打开漏斗状脱离的视网膜，待手术结束前将角膜重新植入。

闭合式手术：同常规的玻璃体切除手术。但眼内灌注要放到虹膜根部或前部睫状体部，以避免损伤视网膜。先行晶状体切除，再用眼内剪分离晶状体后纤维增殖膜，用玻璃体切割头切除分开的膜。

无论用哪种术式，手术不能强行剥膜，一旦 ROP 眼的视网膜出现裂孔，这种裂孔很难闭合。纤维增殖膜不能完整剥除时，视网膜只能部分复位。

玻璃体切除手术在 ROP 的治疗中解剖复位率较低，多数报告低于 40%，而视力的预后更为悲观。在冷凝 ROP 研究组的回顾性研究中，玻璃体切除手术的解剖复位率为 28%，视力成功（有固视和追踪）只占 3%。这一结果提示早期的凝固治疗是防止视网膜脱离发生和发展的关键。

（陈宜　黎晓新）

第二节　容易引起视网膜自发性出血的先天异常

一、先天性视盘前血管襻

视盘前血管襻（prepapillary vascular loops）是由视盘发出的血管走行到玻璃体腔然后再返回到视盘，最终延续它正常走行的一种疾病（图 5-2-1）。最早是在 1871 年由 Liebrich 报道的[19]，自那以后的报道已经超过 90 例[20]。襻至少有一个升支和一个降支，并且 85% 到 95% 是起源于动脉的。有些时候一个动脉襻从视盘发出而回到视网膜，而其相应的静脉可以从视网膜发出后回到视盘。襻从视网膜发出而再回到视网膜的情况比较少见，这种特别的异常被命名为视网膜前血管襻（图 5-2-2）[21]。

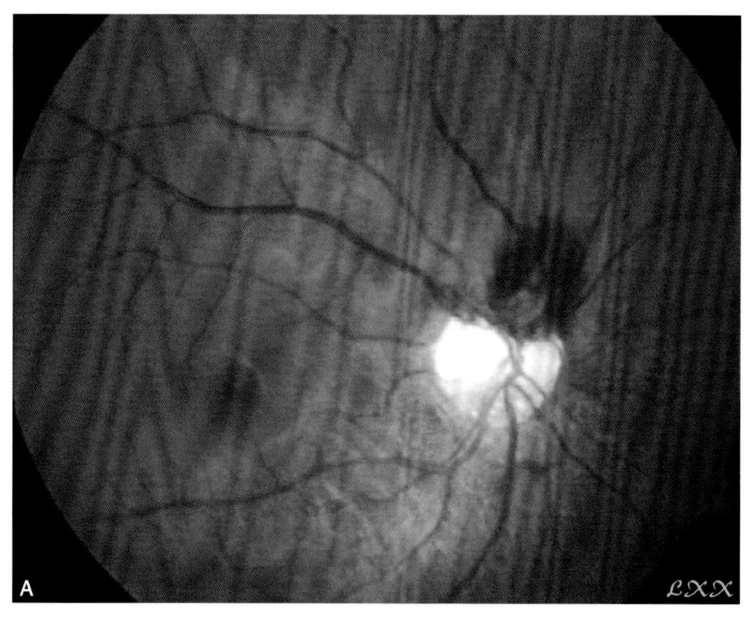

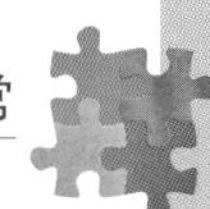

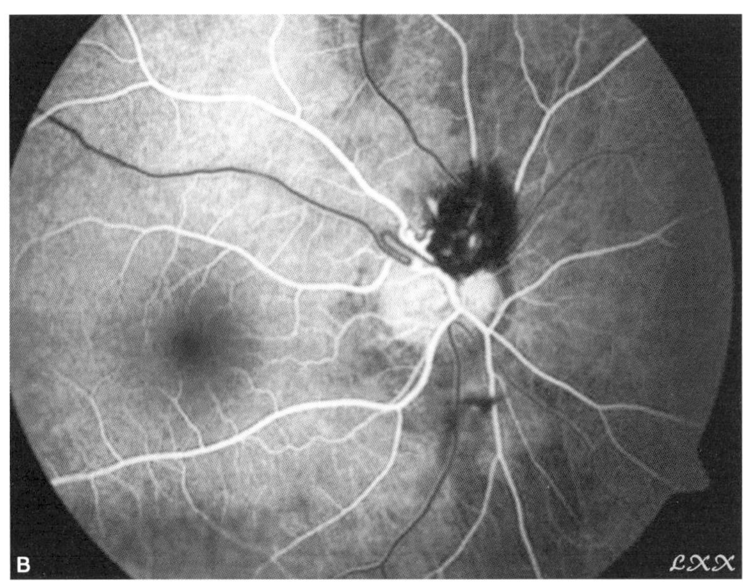

图 5-2-1　先天性视盘前静脉襻
A. 眼底图像；B. FFA 眼底影像

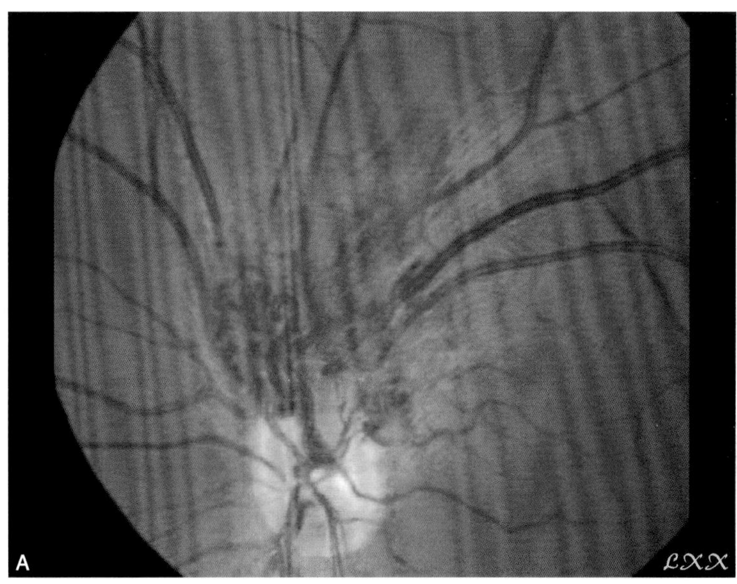

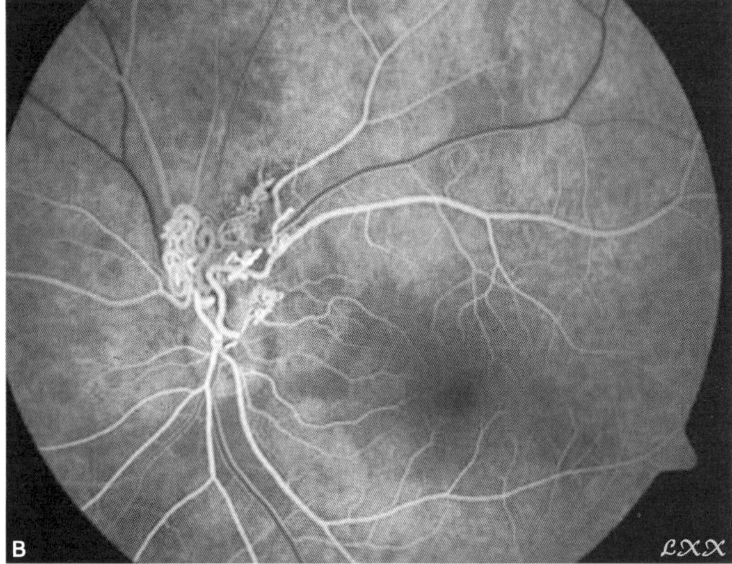

图 5-2-2　视盘动脉襻
A. 眼底图像；B. FFA 眼底影像

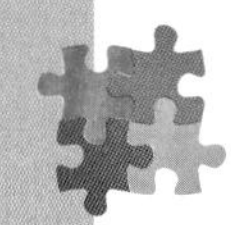

（一）发病机制

从胚胎学上讲，视盘前血管襻被认为是发生在胚胎大约100mm的阶段，这个阶段是视网膜血管发生的阶段。由于不明原因，血管可能长入到伯格麦斯特乳头（Bergmeister's papilla）内（图5-2-3），这种情况在胚胎180mm阶段发展最为显著，然后血管会返回到视网膜。有人提出血管襻需要Bergmeister's papilla作为生长的支架。但是由于Bergmeister's papilla通常不会超过1/3玻璃体腔的深度，因此，血管襻的生长是受限制的。

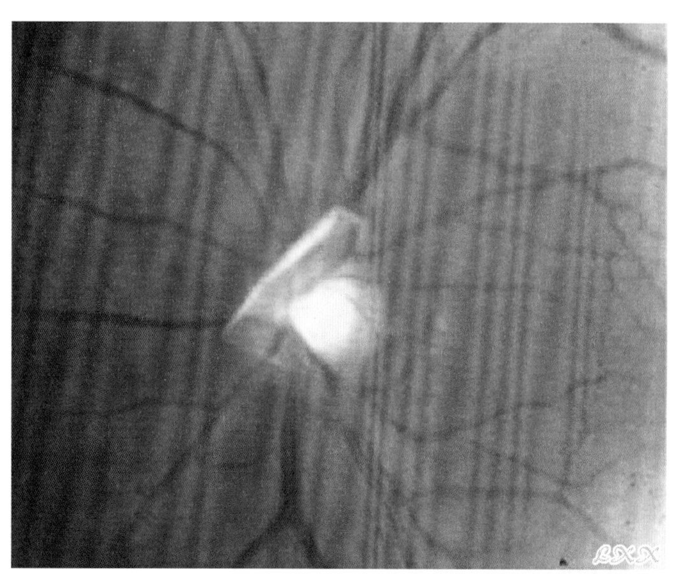

图5-2-3　视盘前膜

（二）临床表现

一般见于单眼，偶有双眼者。因对视力无影响，常在检查眼底时偶然发现。血管袢的两端均可位于视盘表面，或一端在视盘，另一端与视网膜血管相连。多数为单一动脉袢，少数为静脉襻。动脉袢常起于视盘上视网膜中央动脉的主干分支。血管袢可为扁平单个，或数个扭旋成长襻。当长襻横越视轴可影响视力。血管襻弯曲度大可出现分支动脉阻塞、一过性黑朦和玻璃体积血，少数病例伴发其他眼部先天异常，偶有合并颅内血管病发育异常。

血管可以表现为简单的发卡环样、"8"字形或螺丝钉样（见图5-2-1）。在大约30%的病例中，襻被一个白色的、神经胶质样的鞘所围绕[22]。动脉襻大约平均深入玻璃体腔内1.5mm，很可能位于玻璃体管（Cloquet's canal）内。最大的袢可高达5mm[23]。静脉襻通常被拉起的高度较低[24]。和永存性玻璃体动脉（persistent hyaloid arteries）相比，视盘前血管襻没有被发现会向前延伸至晶状体后囊。

视盘前血管襻非常少见，发病率大约是1/2000到1/9000[23,25]，动脉襻的双侧发生率是9%到17%，但是静脉襻的双侧发生率尚不确定。动脉视盘前血管襻通常供应下方的视网膜血管系统，而静脉视盘前血管襻则在通常情况下是上部视网膜血管系统的回流静脉[26]。

（三）荧光素眼底血管造影

先天性视盘前血管袢为动脉襻，与其他视网膜动脉同时充盈，先天性视盘前血管袢为静脉襻者，其充盈随视网膜大静脉显影，血管襻无渗漏、管壁无着染。视网膜血管正常，血流速度亦正常，此与后天形成的侧支循环相鉴别。视盘前血管襻表现为快速的充盈，但是有可能会出现血管襻供应区域的视盘或视网膜灌注的延迟，这是由于通过襻的血液要流经一个更长的距离。在视盘前血管襻的病例中有多于75%的患者存在睫状视网膜动脉[23]。

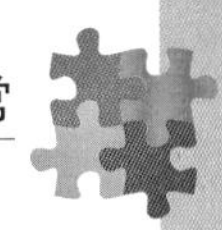

（四）并发症

与视盘前血管襻相关的眼部并发症包括在襻供应区域出现视网膜分支动脉阻塞[23,27]，一过性黑朦以及玻璃体积血[23,28,29]。推测襻的扭转和血流动力学的改变在一定程度上造成了血管阻塞。出现玻璃体积血的原因还不确定，虽然人们已经观察到其与急性的玻璃体后脱离相关。没有持续出现的全身异常与视盘前血管襻相关。

（五）鉴别诊断

1. 后天的视盘上血管袢多为视网膜主干静脉阻塞后的侧支循环，荧光素眼底血管造影时在静脉期充盈，并可见主干静脉阻塞后的其他遗留征象，如静脉弯曲、扩张、血管白鞘等。

2. 动脉视盘前血管襻应与永存性玻璃体动脉相鉴别。后者是一根单独的血管，没有升降支。先天性的静脉视盘前血管襻则必须与获得性的病例相鉴别[30]。先天性的襻通常单发而与其他眼部异常无关；而获得性的静脉襻通常多发，且与视网膜静脉阻塞和视神经肿瘤等病同时存在[31]。

（六）治疗

无特殊治疗，如果出现并发症，针对并发症治疗。

（吴慧娟　陈宜）

二、先天性视网膜血管曲张

先天性视网膜血管曲张（congenital retinal vascular tortuosity）可在多个家庭成员中出现，又叫遗传性视网膜血管曲张，可发生在动脉或者静脉或者动静脉（图 5-2-4），会引发血管阻塞和出血，双侧发病。

（一）发病机制

该病的发病机理不明。通常该病表现为常染色体显性遗传方式。

（二）临床表现

这些病人会出现视力丧失，可能是自发性，也可能源于一次轻微的外伤。随着年龄增长，视网膜动脉迂曲可以加重，特别是在青春期。荧光素眼底血管造影很难发现视网膜血管树最初的变化，因此也就不能发现出血的前兆。虽然有反复的出血（图 5-2-5），视力通常还是可以恢复到正常的。没有证据支持患有这种疾病的病人有全身的出血倾向。

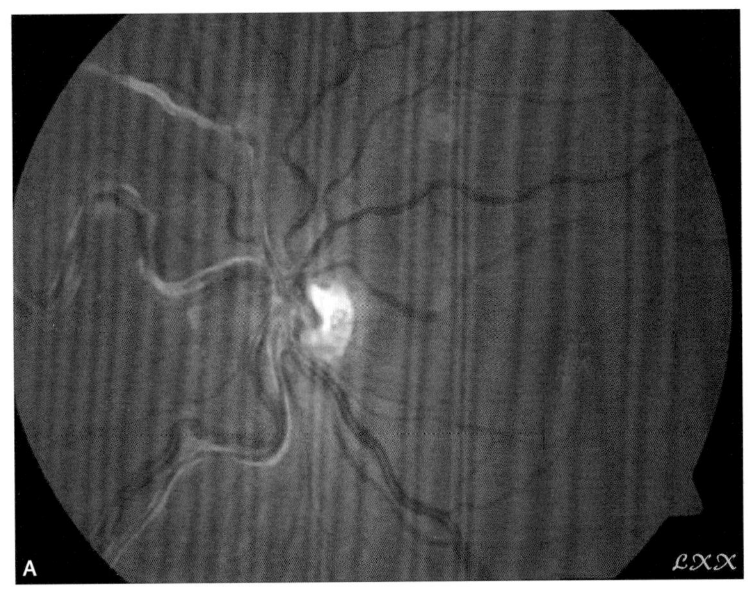

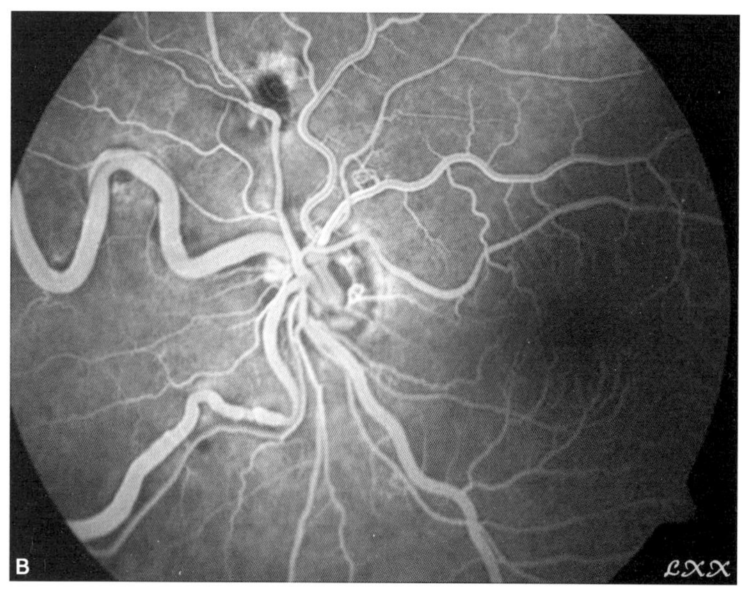

图 5-2-4　先天性视网膜血管曲张
A. 眼底图；B. FFA（河北医科大学第一附医院供图）

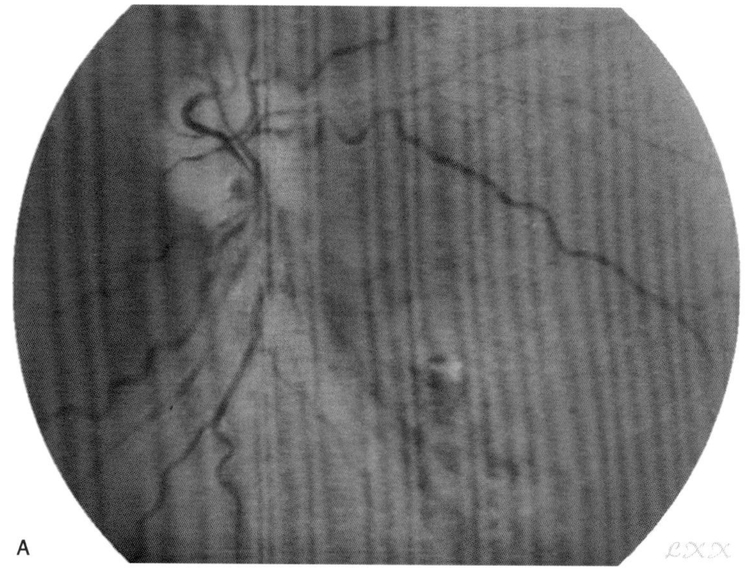

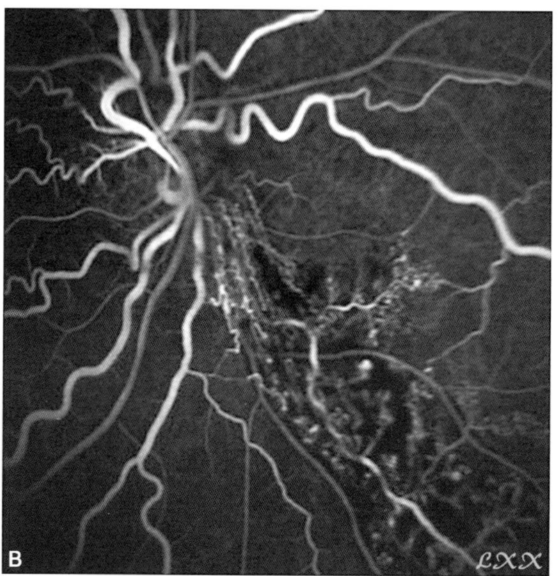

图 5-2-5　遗传性视网膜静脉迂曲合并海绵状血管瘤（鼻下）及出血
A. 眼底像；B. FFA

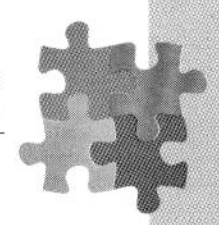

（三）鉴别诊断

先天性的视网膜血管曲张要和获得性的视网膜血管曲张相鉴别。获得性的病例可见于：红细胞增多症、白血病、异常蛋白血症、镰状红细胞病、家族性自主神经功能障碍症、黏多糖增多症和磷脂沉着综合征。过去还有报道在主动脉缩窄的病人可以出现搏动性的三维动脉曲张，但随着该疾病的早期的手术介入治疗，现在已经很少见了。

（四）治疗

玻璃体积血可以手术治疗。而对于黄斑区出血引起视力下降，则无有效的方法帮助患者恢复视力。

（吴慧娟）

三、先天性视网膜粗大血管和动静脉交通

（一）发病机制

先天性视网膜粗大血管和动静脉吻合（congenital retinal macrovessels），有学者认为与胚胎发育期血管内皮细胞异常有关。

（二）临床表现

先天性视网膜粗大血管的患者通常在做重力剧烈变化的运动[32]或腹内压升高的 Valsalva 运动时出现突然的视力下降[33]，也可以在正常体检时被发现[34]，视功能通常是正常的。突然的视力下降是由于异常血管破裂出血，在没有玻璃体积血的情况下，其表现为大的异常视网膜血管，一般是静脉，从视盘发出到达黄斑区（图 5-2-6），在一些患者可以同时累及动静脉。荧光素眼底血管造影的典型表现是没有通透性的改变，但可以表现出小的毛细血管无灌注区和局部的毛细血管扩张，在一些病例中可见直接的动静脉吻合（图 5-2-7）。在这些吻合血管中血流和通透性的改变可能造成视功能的损失。这种异常通常累及单眼的一个或多个部位，好发于乳头黄斑束区域和颞上象限。发病没有性别差异。在视网膜巨大血管的病人偶尔可以观察到结膜和口腔的相类似的血管异常。

视网膜动静脉异常可根据其异常的严重程度进行分类。Archer[35] 1 组包括有视网膜粗大血管，主要的动静脉吻合是小动脉和异常毛细血管丛（图 5-2-7）。

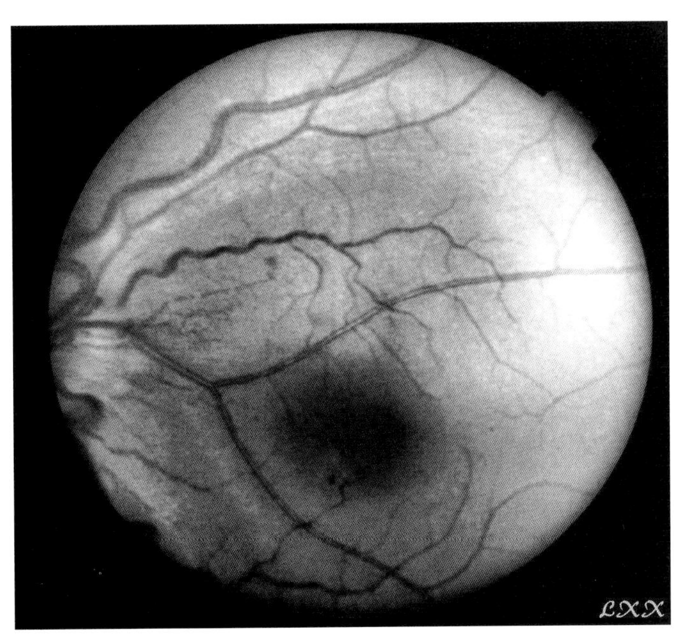

图 5-2-6 先天性视网膜粗大血管（congenital retinal macrovessels）

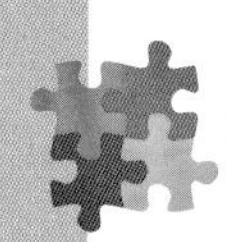

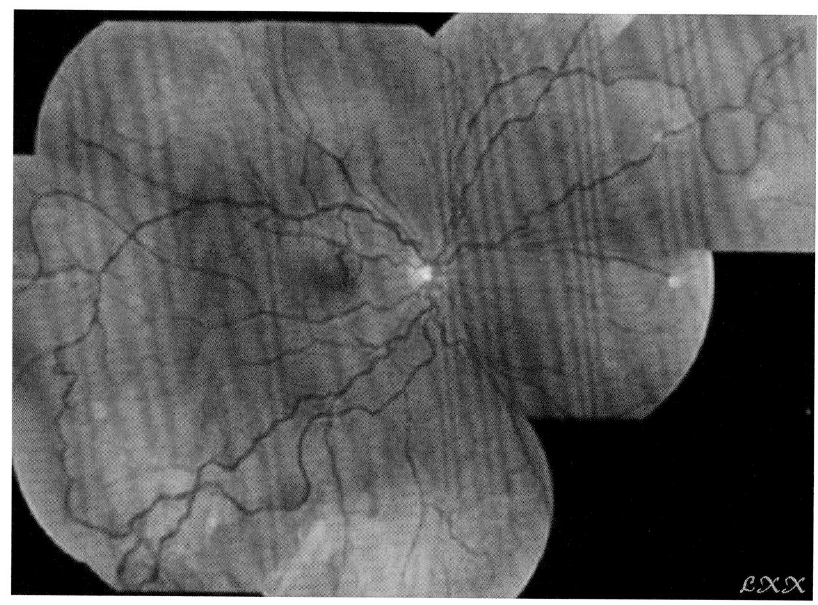

图 5-2-7 先天性视网膜粗大血管和动静脉吻合

Archer 2 组病人则表现为以毛细血管和小动脉成分为主的动静脉吻合。这些扩张的动静脉吻合单发或多发的动静脉血管瘤或葡萄状的动脉瘤。荧光素眼底血管造影通常表现为荧光染料通过时间短,而没有血管外渗漏的证据。在临近的大血管区域可以出现毛细血管无灌注区或毛细血管缺失。这种动静脉吻合通常是稳定的。有些病例可以出现出血、渗漏、血管周围区域的瘢痕和新生血管性青光眼。在 Archer 3 组的病人中,动静脉的吻合表现为许多大直径的通道,这些血管缠绕在一起,很难区分哪些是动脉成分而哪些是静脉成分。这组病人的视力通常很差,检眼镜检查和荧光素眼底血管造影检查可以发现血管周围的鞘形成、渗出和色素沉着。严重的病例很有可能同时有眶周或颅内的类似血管异常,称作 Wyburn-Mason 综合征。

这些血管异常的并发症包括视网膜出血、渗出、视网膜动脉阻塞、视网膜中央或分支静脉阻塞、新生血管性青光眼、玻璃体积血和黄斑孔。异常血管阻塞而引起的严重视力受损并不太常见,由于异常血管机械压迫视神经可以出现缓慢的视力下降。偶尔会出现异常血管自行萎缩的现象。

（三）鉴别诊断

这类疾病应与继发性的视网膜血管阻塞性疾病相鉴别。

（四）治疗

用光凝治疗有时可以防止发生渗出性的黄斑病变。出现严重并发症考虑手术干预。

四、先天性视网膜异常动静脉交通

先天性视网膜异常动静脉交通（congenital retinal arteriovenous communications）又叫蔓状血管瘤（racemose hemangioma），视网膜动静脉瘘[36]（arteriovenous fistula），曲张囊（cirsoid aneurysm, varicose aneurysm），蔓状血管囊[37]（racemose aneurysm），蔓状血管瘤[38]（racemose hemangioma），动静脉囊[39,40]（arteriovenous aneurysm），动静脉畸形[41,42]（arteriovenous malformation），静脉血管瘤[43]（venous angioma），视网膜粗大血管[44]（congenital retinal macrovessels），当中脑和视网膜动静脉囊合并颜面部痣及精神障碍时称 Bonnet-Dechaume-Blanc 综合征和 Wyburn-Mason 综合征[45-48]。

该病上述的名称描绘了该病的临床特征,即视网膜动脉和静脉囊性曲张发生吻合,血管粗大、

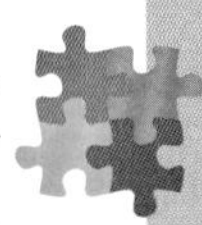

迂曲、形态呈蔓状（图 5-2-8，图 5-2-9）。组织病理学发现血管壁厚度变化大，难于区分动脉和静脉[49]，未证实瘤状结构，因而称视网膜异常动静脉交通或动静脉畸形较妥。25% ~30% 患者合并颅内血管畸形。

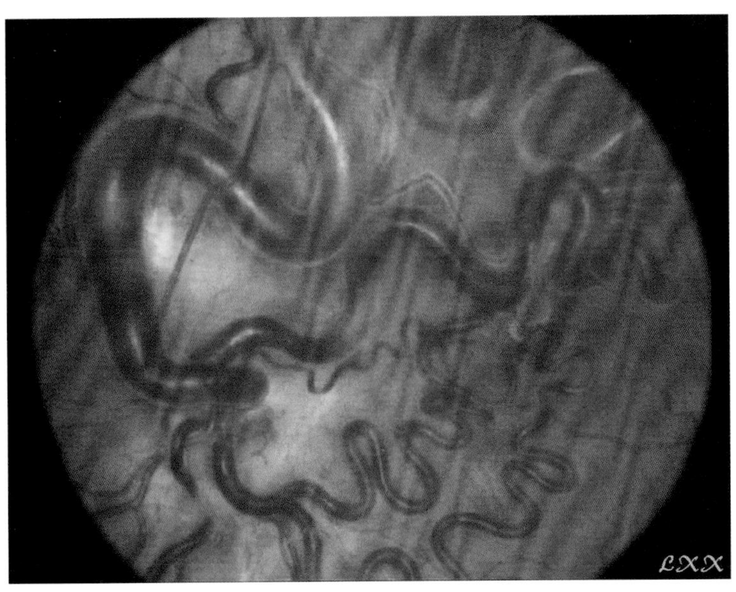

图 5-2-8　先天性视网膜异常动静脉交通

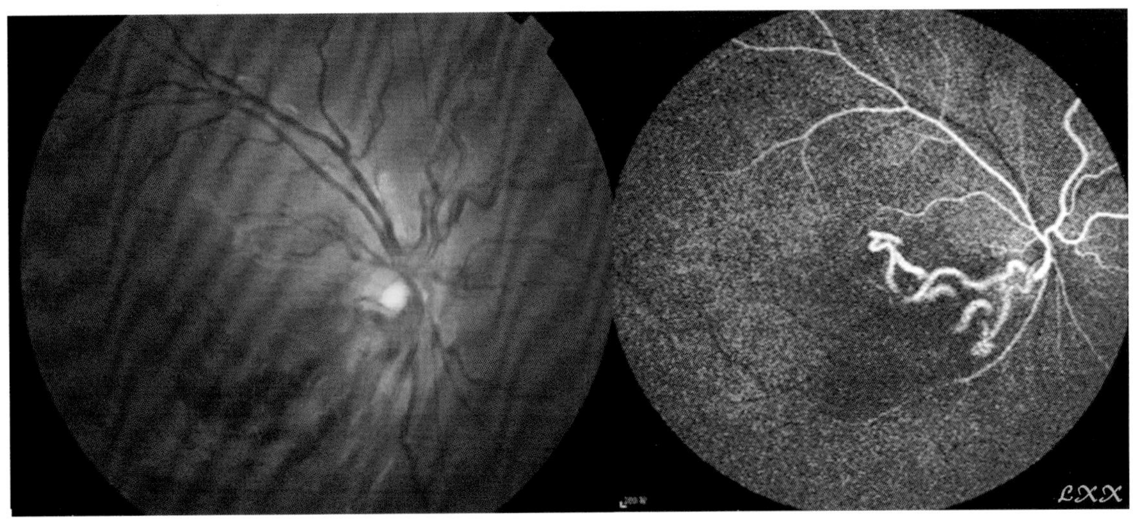

图 5-2-9　先天性视网膜异常动静脉交通
患儿，男，13 岁（四川大学华西医院张军军教授供图）

患者一般无症状，视力下降常常由于视网膜血管阻塞、玻璃体积血。

（吴慧娟　黎晓新）

五、视盘玻璃膜疣

视盘玻璃膜疣（optic nerve head drusen，ONHD）是发生在视盘内的球状、常常合并钙化的透明小体[50]。发病率临床研究报告 0.34% ~2.4%，尸解报告 20/1000。双侧发病几乎达 75%，具有家族聚集性，报告为不规则的显性遗传。可以合并视网膜色素变性或者 Joubert 综合征或 Alagille 综合征。

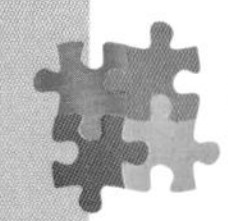

（一）病因学

病因不清楚，推测视盘后小的巩膜管阻碍了轴浆流动，使轴浆流淤滞。这种异常的轴浆代谢导致了线粒体内钙样结晶物质的沉积，并被挤向细胞外的空间，这些小的微体融合、随着年龄不断增大、持续钙化形成一堆玻璃膜疣。

（二）临床表现

1. 症状　大多数患者无症状常常在眼底检查时发现，有些患者有一过性视物模糊。

2. 眼底特征　视盘不规则隆起、边缘不清楚，常诊为假性视盘水肿。这些小的埋藏玻璃膜疣使得视盘轻微隆起、视杯模糊、显得拥挤；大的更加弥散的玻璃膜疣看起来呈多叶状的黄白色或粉色结节，鼻半侧视盘更明显（图 5-2-10），视盘无明显缺血改变。有的病例视盘上有出血或新生血管，向视盘周围蔓延。视盘玻璃膜疣可以合并血管样条纹（angiod streaks），大约 25% 的血管样条纹合并视盘玻璃膜疣。

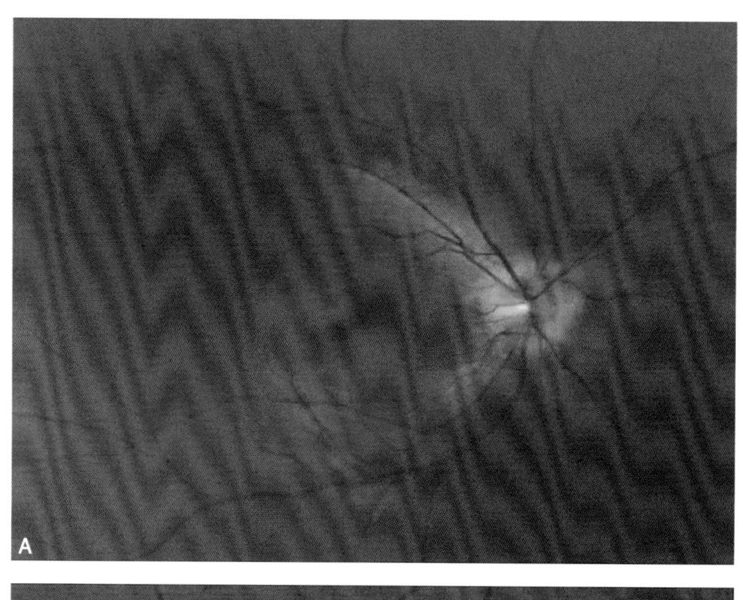

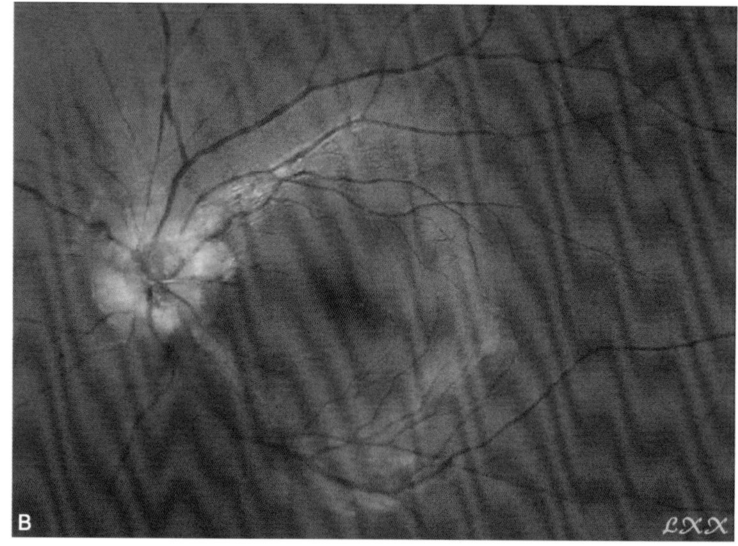

图 5-2-10　视盘玻璃膜疣

患者，女，29 岁。A. 右眼眼底像；B. 左眼眼底像

3. 特殊检查

（1）视野：合并视野缺损达 71%，合并视野缺损的患者中 25% ~30% 看不到玻璃膜疣，只能看到假性视盘水肿。视野缺损的类型有盲点增大和视野收缩，与压迫的神经纤维和血管有关[52]（图 5-2-11）。

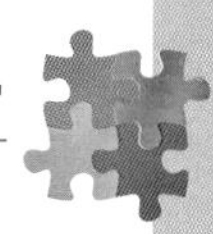

HAAG-STREIT　　OCTOPUS 101　　V 6.05g　　zhang
Seven-in-One

Name:	**geng**	Eye / Pupil[mm]:	**Left (OS) / 7.4**
First name:	jiao	Date / Time:	25/02/2016 09:57
ID #:		Test duration:	3:58
Birthdate:	04/03/1987	Program / Code:	tG2 / 0
Age:	28	# Stages / Phases:	/ 2
Sex:	female	Strategy / Method:	TOP / Normal
Refr. S / C / A:	/ /	Test target / duration:	III / 100 ms
Acuity:		Background:	4 asb
IOP:		# Questions / Repetitions:	101 / 1
Diagnostics:		# Catch trials:	pos 0 / 5, neg 1 / 5
Patient file:		D:\EXDAT\qgy89.PVD	

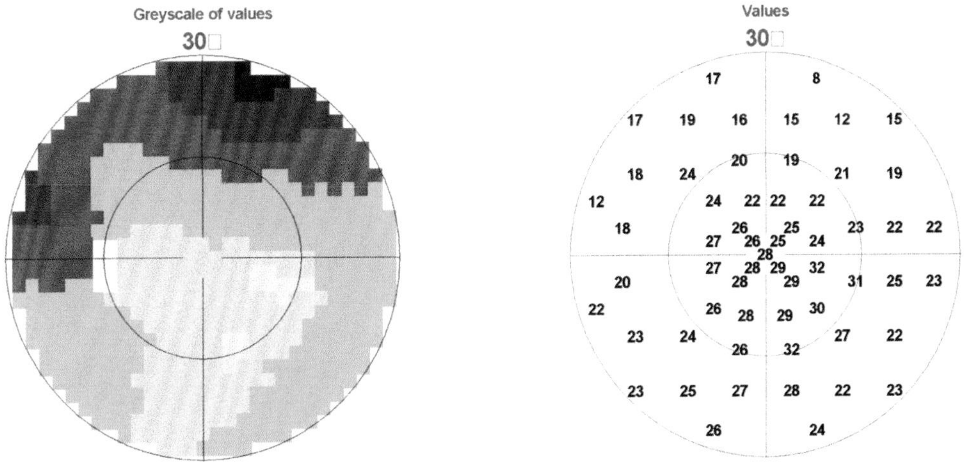

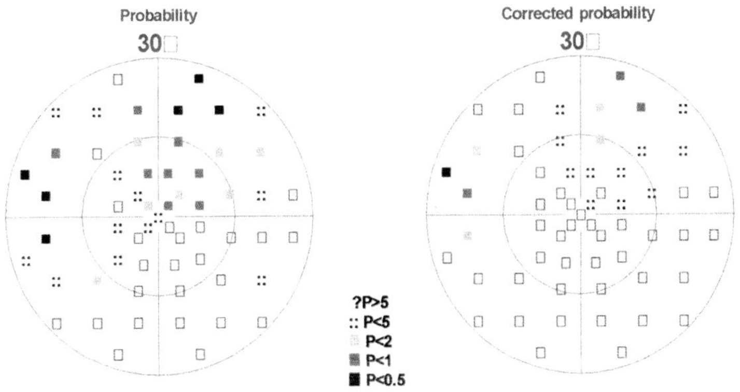

Greyscale of values　30°

Values　30°

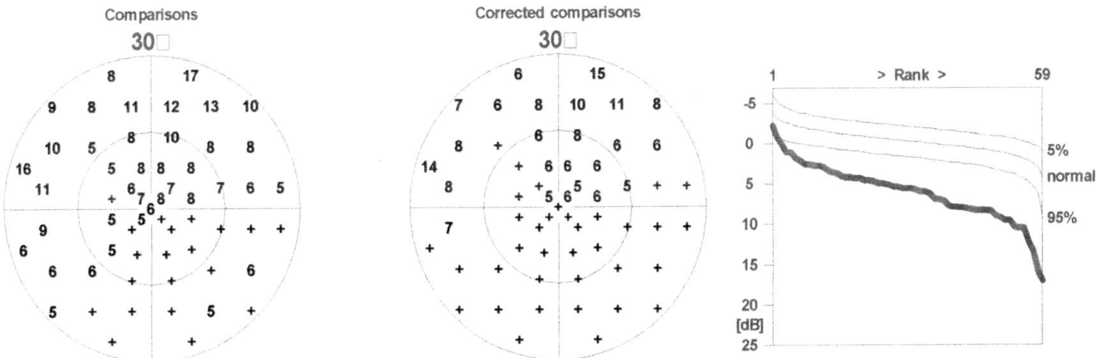

Comparisons　30°

Corrected comparisons　30°

1　> Rank >　59

5%　normal　95%

[dB]

Probability　30°

Corrected probability　30°

?P>5
:: P<5
P<2
P<1
P<0.5

Deviation [dB]　**2.1**

	Phase 1	Phase 2	Mean
#	59	0	0
MS	23.1		
MD	6.1		
LV	13.7		
CLV			
SF			
RF			10.0

A

HAAG-STREIT OCTOPUS 101 V 6.05g zhang
Seven-in-One

Name:	geng	Eye / Pupil[mm]:	Right(OD) /
First name:	jiao	Date / Time:	25/02/2016 09:51
ID #:		Test duration:	2:50
Birthdate:	04/03/1987	Program / Code:	tG2 / 0
Age:	28	# Stages / Phases:	/ 2
Sex:	female	Strategy / Method:	TOP / Normal
Refr. S / C / A:	/ /	Test target / duration:	III / 100 ms
Acuity:		Background:	4 asb
IOP:		# Questions / Repetitions:	89 / 0
Diagnostics:		# Catch trials:	pos 0 / 4, neg 0 / 5
Patient file:		D:\EXDAT\qgy89.PVD	

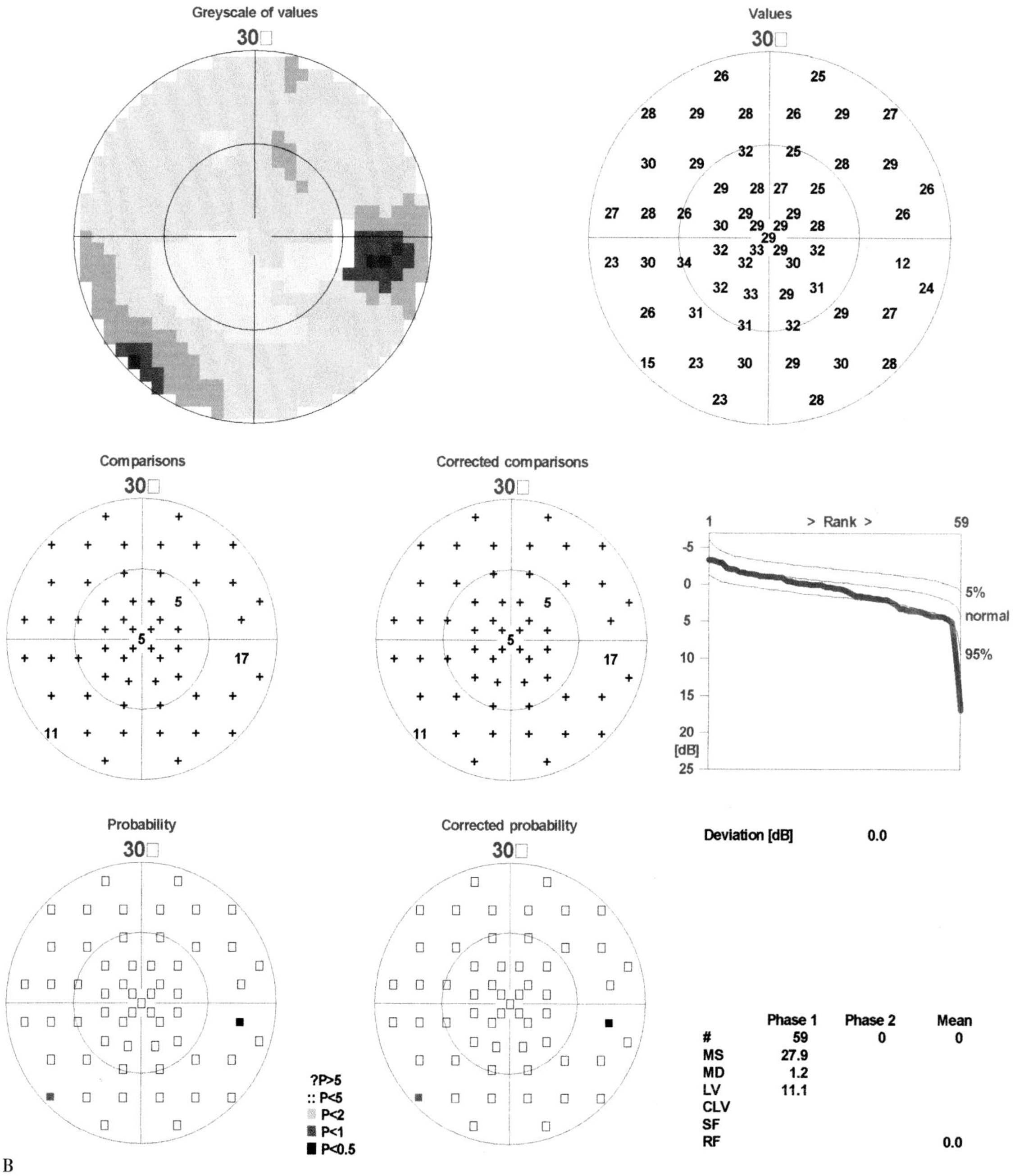

Greyscale of values 30□

Values 30□

Comparisons 30□

Corrected comparisons 30□

1 > Rank > 59

5% normal 95%

[dB]

Probability 30□

Corrected probability 30□

?P>5 :: P<5 P<2 P<1 P<0.5

Deviation [dB] 0.0

	Phase 1	Phase 2	Mean
#	59	0	0
MS	27.9		
MD	1.2		
LV	11.1		
CLV			
SF			
RF			0.0

B

图 5-2-11 视盘玻璃膜疣视野

A. 左眼视野；B. 右眼视野

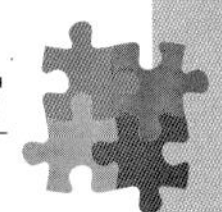

（2）FFA 和无赤光像：荧光素眼底血管造影晚期有结节状荧光染色[53]。无赤光像也能显示视盘埋藏的玻璃膜疣（图 5-2-12），左视盘颞侧缘一线状出血（图 5-2-12B）。

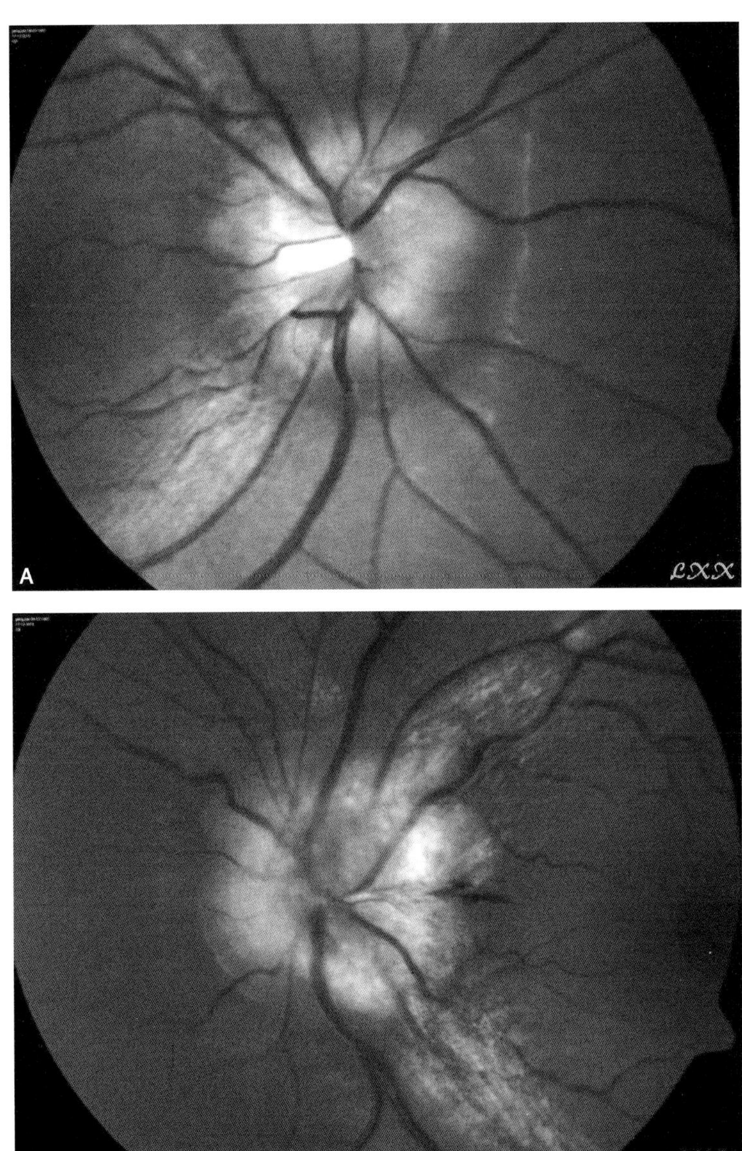

图 5-2-12　视盘的无赤光眼底像

A. 右眼；B. 左眼，左眼视盘颞侧缘显示一条形出血

（3）自发荧光（auto-fluorescence，AF）：显示结节状强自发荧光，显示的程度受 AF 波长影响。

（4）B 型超声：显示视盘表面轻微隆起，有椭圆形病灶呈强回声，有的病例病灶宽于视盘。

（5）CT：在视盘部位显示较强的反射。

（6）OCT：可以显示视盘周围神经纤维层的缺失，与视野暗点相对应[54]。

（三）鉴别诊断

视盘玻璃膜疣引起视盘轻微隆起，但色泽正常，报告会有一过性缺血，视盘周围血管正常，会发生视盘部的出血或新生血管[55]。鉴别诊断主要考虑其他原因的视盘水肿，如视盘炎、视盘水肿或缺血性视盘病变等[56]：

（1）颅内压增高的视盘水肿（papillaedema）：有视力轻～中度下降的主诉，视盘水肿可以是单侧或双侧，视盘隆起、边界清、充血，视盘周围的血管扩张，有视网膜下液体，液体可以蔓延到黄斑，视盘影像检查看不到结节状改变。

(2) 视盘炎:视力下降常常是中~重度,视盘边界不清、充血,视盘周围血管扩张,水肿重者可以有视网膜下液体。视野出现中心或旁中心暗点。

(3) 非动脉炎性前段缺血性视盘病变(AION):发病早期会有视盘水肿或部分水肿,视盘色泽淡或部分象限色泽淡,视野出现较宽的神经纤维束形暗点。

(4) 低眼压综合征:房角钝挫伤伤及睫状体,出现睫状体撕裂,临床会出现眼压低,视盘水肿、脉络膜皱襞,称为低眼压综合征。

上述是最常见的鉴别诊断。

(黎晓新)

第三节 其他视网膜血管先天异常

一、迷行的视网膜血管

眼底黄斑很少出现异常血管分支。偶有视网膜颞下动脉或静脉主干分支越过视网膜水平缝穿行中心凹或毛细血管占据中心凹无毛细血管区,也有从颞下分支发出异常分支跨过黄斑[57]。“aberrant retinal macrovessel”(“迷行的视网膜血管”)这个名词首先由 Brown 等在先天性视网膜粗大血管中首先描述,指通过黄斑或后极的视网膜血管(通常是静脉)[58,59]。通常为单侧,无症状,在眼科查体时发现(图 5-3-1)。

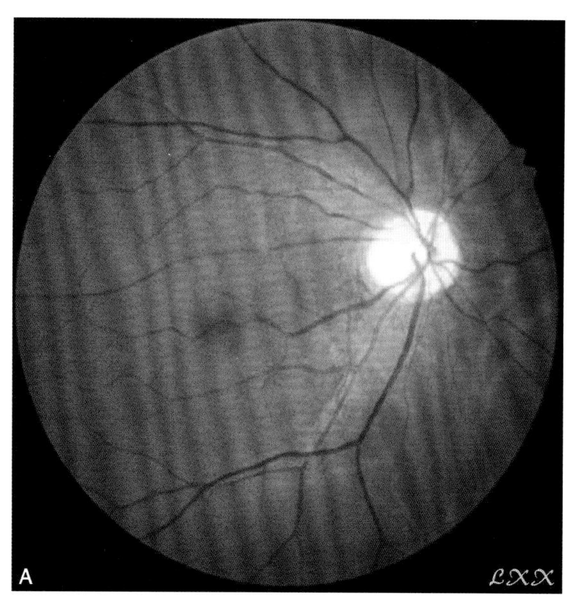

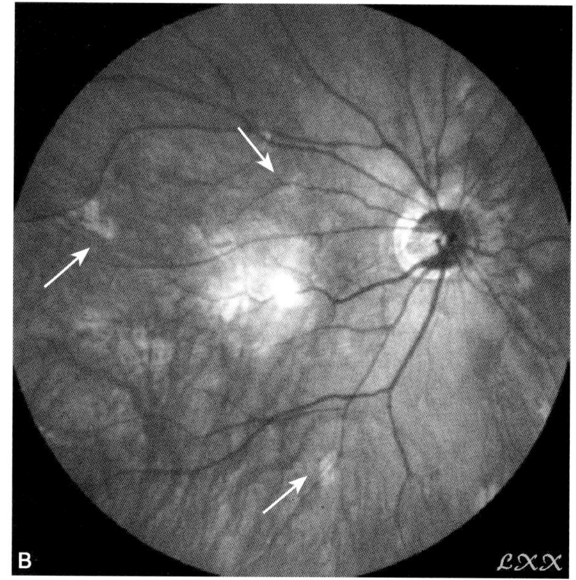

图 5-3-1 迷行的视网膜血管
A. 眼底像;B. FFA

二、先天性视网膜血管扩张症

先天性视网膜血管扩张症(congenital telangiectasia)又称 Coats 病和 Leber 粟粒状血管囊(leber miliary aneurysms),目前多称 Coats 病,属于黄斑视网膜血管扩张症Ⅰ型(macular telangiectasia type Ⅰ)。通常影响男性,多见于儿童,有时也会发生在成年。

1908 年 George Coats[60]首先报告。在他最早的分类中,Coats 建议分为三种类型:①不伴有视

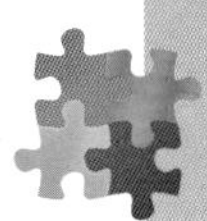

网膜血管改变的深层视网膜大片渗出。②伴有视网膜血管改变的深层视网膜大片渗出合并视网膜内出血。③伴有动静脉交通的深层视网膜大片渗出[60]。后来 Eugen von Hippel 论证第 3 型就是视网膜血管瘤病,使得 Coats 把这一型从他的分类中排除。在 1912 年和 1915 年,Leber 描述了一种类似的血管病变的疾病,但缺乏 Coats 病的大片深层视网膜渗出。这种综合征后来命名为 Leber 多发性粟粒状动脉瘤。在 1915 年 Leber 的文章中,13 例患 Leber 多发性粟粒状动脉瘤病例中 8 眼有 Coats 病的早期表现,他仅描述了 Leber 多发性粟粒状动脉瘤和 Coats 病早期的区别[61-66]。后来 Reese[67] 又做了补充,他描述了患有 Leber 多发性粟粒状动脉瘤的一只眼经过长期的随诊后发展为典型的 Coats 病。尽管一些作者不同意此观点,但今天大多数的学者认为 Leber 多发性粟粒状动脉瘤是 Coats 病早期和非进展期[61,62,68-73]。视网膜血管扩张症这个病名是由 Reese 提出的,指的是非家族性,发育性的视网膜血管异常,它的特征是视网膜血管扩张,可发生在视网膜周边部或黄斑区,有不规则的视网膜血管和主要血管(包括动脉和静脉)上较多的局部扩张(telangiectasia),也会影响视网膜毛细血管出现微血管囊(aneurysms),视网膜缺血、大面积黄白色渗出物。通过检眼镜检查和荧光素眼底血管造影检查,可以明确地诊断这类疾病。

(一)定义和临床特征

1. 定义　Coats 病是局限性、先天性的视网膜血管异常,血管异常扩张(telangiectasia),扩张的血管造成渗漏,同时影响毛细血管囊性扩张(aneurysms)形成的眼底改变(图 5-3-2)。

2. 临床特征

(1) 主要特征:视网膜血管和毛细血管扩张,呈梭形和球形扩张或呈扭曲状花圈状弯曲;视网膜毛细血管无灌注;大量黄色和黄白色渗出;眼底有成簇的胆固醇结晶沉着或出血;某些病例最后发生视网膜脱离、继发性白内障、虹膜睫状体炎、继发青光眼、纤维血管性黄斑瘢痕。

(2) 相关特征:通常单眼发病;男性多见;发病年龄小。偶尔见到女性患者,不足 10%,双眼患病极为少见。

(二)病因学和流行病学

Coats 病是无痛性的,没有种族差异,没有遗传倾向,男女比例 3∶1,有报导 7∶1～9∶1,80% 以上单眼发病[61,62],10%～15% 双眼发病。发现患病年龄有小至 4 个月的婴儿[68],在一些病例中可能在出生时就患有此病,但无确实证据[61,62,74]。差不多三分之二的青年患者年龄在 10 岁以下,平均诊断年龄 8～16 岁。三分之一的患者患病在 30 岁或以上,有的年龄高至 70 岁。最常见的主诉视力下降、斜视、进展性白瞳症。成人 Coats 病尽管不伴有斜视,但临床表现和疾病过程是一样的,成人 Coats 病已认为和高胆固醇血症有关,青少年型没有这种关联[61,63,75,76]。

病因迄今不明,虽然曾有作者认为可能与炎症有关,但很少患者有炎症病灶发现。早期对 Coats 病的描述主要集中在形态学上,仅仅依靠检眼镜检查和组织学变化来试图解释这种疾病[61,73,75,77-80]。由于 Coats 经常发现出血与视网膜下渗出有关,Coats 提出渗出是继发于组织出血的部分吸收。Coats 也假定在组织学检查中发现这种病的早期过程和单核细胞浸润感染有关(Coats 的第一篇文章是建立在眼球摘除后组织学检查的基础上并接受了同事们的各种各样的意见)[60]。这种结论得到了大量学者的支持,他们都怀疑弓形体病是潜在的原因[74]。不断的研究和肾上腺皮质激素抗炎治疗失败反驳了早期感染和炎症原因造成这种疾病的假说。Reese[67] 证明扩张血管的内皮基底膜显著增厚,是由于 PAS 阳性物质的沉积。由于本病与糖尿病性视网膜病变和怀孕期恶化的一些疾病组织学有相似之处,Imre[74,81] 报导的 8 例 Coats 病中,有 4 例肾上腺皮质功能亢进,故 Imre 和其他一些学者推测 Coats 病与内分泌系统失调引起代谢障碍有关,尽管这种观点还未被证实。最初报告的 Coats 病多是青少年乃至幼儿型,多数有粟粒状微血管囊,其原因可能为胎儿发育期母亲患病,或其他原因致发育障碍。视网膜小血管先天性发育异常,与遗传性出血性血管扩张或 Osler 病有关[60,74,75,77,79,80,82]。

一些病例报告描述了 Coats 病和许多其他全身异常同时发生,包括视网膜色素变性[83,84],老年性 Loken 综合征[85],鱼鳞癣样表皮神经综合征[86]。1968 年,Small[87] 报道四个同胞兄妹中有渗出

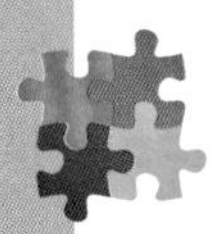

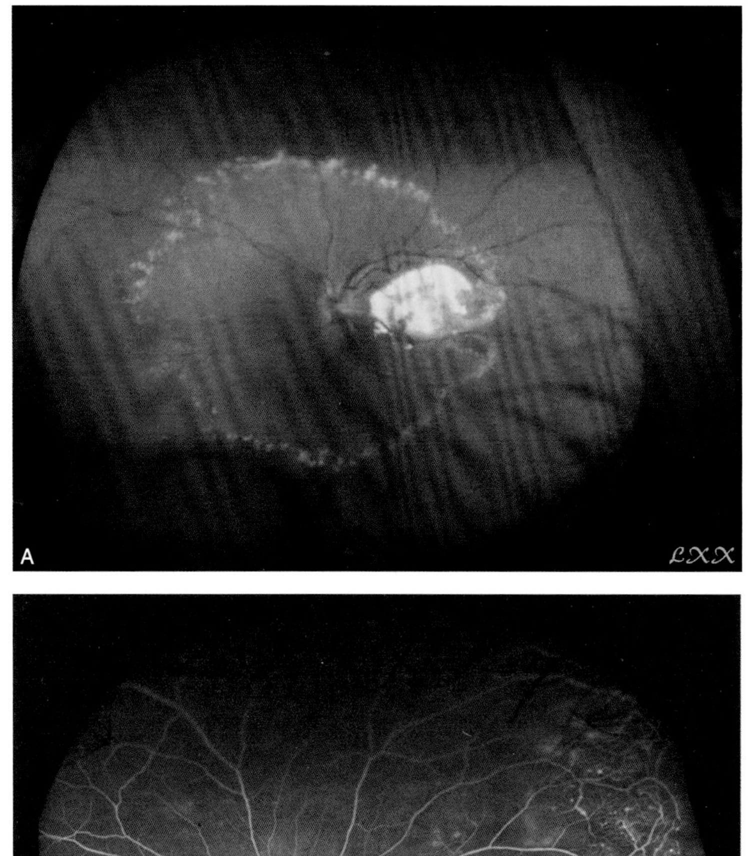

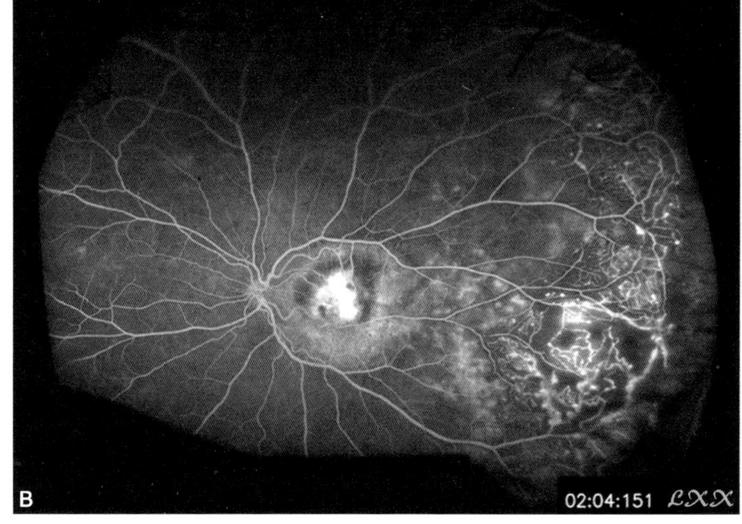

图 5-3-2 Coats 病

A. 一5岁男孩左眼黄斑黄色渗出物，视盘周围有环形渗出；B. 颞侧周边视网膜血管扩张，微血管囊和无灌注区

Coats 病变合并神经延迟肌营养不良。Egerer[88]等在诊断 Coats 病的九只眼中，眼球摘除后，组织学上发现视网膜发育异常。Fogle[89]等注意患有 Coats 病的渗出性血管异常伴有的脉络膜血管异常临床表现与患有视网膜色素变性相同。

一个有关 Coats 病附加综合征（Coats plus syndrome）的报告[90]显示除视网膜血管扩张和渗出外，还有颅内脑白质病脑钙化、脑囊肿、骨质疏松、骨髓移植、消化道出血的患者发现 *CTC1* 基因杂合突变。另一项研究显示 BN-J 鼠眼底的改变类似人类黄斑毛细血管扩张症（MacTel Ⅱ），并确定了一个新的 *CRB1* 基因突变[91]。

原发性血管扩张症很少有身体其他部位的血管异常，尽管大脑血管扩张症在尸检中时有发现，但很少有临床症状，而且与视网膜无关系。Gass 曾看到一男孩面部有明显的血管瘤，同时有典型的视网膜血管扩张症。

临床上在单眼或双眼发生视网膜血管扩张症和 Coats 病的患者，可以伴有进行性的一侧面萎缩，在多位家庭成员中均有面、肩、臂萎缩和耳聋，还可伴有 Alport 综合征、表皮神经综合征、结节性

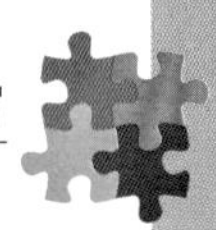

硬化和视网膜色素变性。

FMD(面肩臂肌肉萎缩症)是常染色体显性遗传,可在不同年龄发病(儿童~老年),从轻度无力到严重残疾,家族史很难引出,因为基因表达多种多样,而且外显率是不完全的。临床特点有肩带,上三角肌,胸大肌,二头肌,三头肌萎缩,下三头肌相对保持正常,上斜方肌明显增大。一些病人由于视网膜血管扩张而视力下降,还有耳聋,这些症状在很少情况下是 FMD 的最初临床表现。不像血管扩张症,FMD 的患者两眼均可发病,男女均可发病,视力下降可发生在很小时,无症状的家庭成员肌肉萎缩的症状很轻,眼底表现为视网膜血管扩张但无渗出,可行激光治疗来保护视力。

尽管有这些报道,全身疾病或眼部其他病与 Coats 病没有明确的关联,也没有证据证明 Coats 病和遗传有关。

(三)眼部临床表现

早期病变位于眼底周边部,故无自觉症状,当病变波及黄斑时才有视力下降。以前儿童多出现斜视或出现白瞳症时才来就诊,现在由于家长发现患儿看电视歪头或眯眼来医院就诊。本病患者一般全身情况正常,尽管有许多伴全身病的报告。

1. 检眼镜下　典型的 Coats 病检眼镜下表现,玻璃体一般清晰,偶见轻度混浊。视盘正常或稍充血。于眼底任何部位,但以视盘颞侧或黄斑附近多见,出现单块或多块黄色脂质渗出不规则隆起,多位于视网膜血管下面。在渗出的表面和附近,常可见深层出血和发亮的小点状胆固醇结晶。渗出的周围常有散在或环形排列的小白点。在很多病例中,视网膜血管扩张合并微血管囊,多位于视网膜第二分支或第三分支以后的小血管,动脉和静脉均可受累,管径不规则,可有白鞘。早期毛细血管扩张,小动脉管径不规则,变细,球形或梭形或葡萄状囊样局部扩张,有时呈环套纽结状。有时可有新生血管和动静脉短路交通支形成,周围缺乏毛细血管。渗漏产生视网膜下渗出,聚集到后极部,浆液性成分可被视网膜血管吸收,脂质丰富的黄色渗出存留于视网膜下和外层视网膜内,一段时间后,黄色渗出刺激血管向内生长和纤维瘢痕组织形成,与 CNV 形成的瘢痕不好鉴别。早期血管异常通常发生于颞上方周边部,也可先起于鼻侧,其他象限也有发现,渗出物周围有异常血管。在年龄大的患者诊断时病变平均为两个象限,在年轻患者病变更严重,累及范围更广。临床上有许多不同的表现,在此病的非活动期,渗出和出血或二者同时出现是较少的,在进展期可有大量的渗出和出血,浓厚者可遮盖血管。血管异常在有些病例中不明显甚至仔细的眼底检查也不能辨认,而有些很明显。临床过程在进展期是多种多样的,急剧的病情恶化可与静止期分开,有时病变虽暂时缓解,水肿减轻,但整个病程缓慢进行,自发好转有报道。当视网膜下渗出逐渐增多,发生浆液性局部或全部视网膜脱离,脱离呈球形,颜色黄白发暗或由于深层出血而略带灰绿,在其上或未脱离区可见异常血管和粟粒状动脉瘤,有的直到脱离至晶状体后可以看到。出血性视网膜囊样隆起也随后发生,严重的并发症还有新生血管形成,玻璃体积血,增殖性病变,虹膜睫状体炎,白内障,新生血管性青光眼,最终可导致眼球萎缩[92-96]。

本病从最初只有几个粟粒状动脉瘤及毛细血管异常,发展为渗出性视网膜脱离,所需时间不等,主要取决于异常血管的范围和程度。视力的减退因黄斑受损害的迟早和程度而表现不同。

2. 荧光素眼底血管造影　FFA 可以让我们更好地理解 Coats 病继发于血-视网膜屏障的破坏的病理过程。在没有 FFA 之前,这种疾病与其他疾病如糖尿病性视网膜病变和 Eales 病有很多相似之处。

早期病变多位于周边眼底,患儿多年幼,难以合作,后期发展为渗出性视网膜脱离,或有玻璃体积血致眼底不够清晰,也往往影响造影质量。

Coats 病的典型 FFA 表现是局部的大量的视网膜血管异常。有视网膜小动脉和小静脉扩张迂曲,尤以小动脉为重,小动脉血管壁呈囊样扩张,呈梭形或串珠状,粟粒状动脉瘤,视网膜大动脉囊,微动脉囊,各种各样的动静脉短路以及大片的毛细血管无灌注区。这些血管早期显现并持续渗漏,它们是出血和渗出的源泉。渗漏表现出血-视网膜屏障的破坏,也可通过荧光光度测定法在玻璃体中发现[11]。微血管病变表现在 FFA 上是弥漫性的毛细血管床的破坏和毛细血管无灌注区的形成。

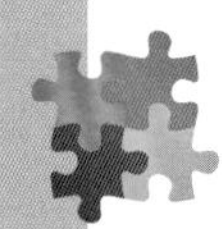

微血管病变区围绕在异常的动静脉周围。尽管一些早期的学者描述有大量的渗出和出血而未看到明显的血管异常,但 FFA 和组织学标本显示有血管异常是不容怀疑的。FFA 能够辨别所有的异常血管,尤其那些渗漏最强的异常血管,提示了对 Coats 病应该采取的治疗方案。

以前因误诊为眼内肿瘤而摘除眼球[96],随着诊断技术的进步,至今很少有关于本病的病理报道。

3. 临床分期　Coats 病分为五期[97](表 5-3-1):1 期:仅有视网膜血管扩张;2 期:视网膜血管扩张伴视网膜下渗出,2a:渗出未累及黄斑中心凹,2b:渗出累及黄斑中心凹(图 5-3-2,图 5-3-3);3 期:渗出性视网膜脱离,3a:次全脱离,3b:全视网膜脱离;4 期:全视网膜脱离并发青光眼;5 期:终末期。早期:1 ~ 3A 期;晚期:3B ~ 5 期。

表 5-3-1　Coats 病临床分期

分期	临床表现	
1	仅有视网膜血管扩张	
2	血管扩张伴视网膜下渗出	2a 渗出未累及黄斑中心凹 2b 渗出累及黄斑中心凹
3	渗出性视网膜脱离	3a 视网膜次全脱离 3b 视网膜全脱离
4	全视网膜脱离并发青光眼	
5	终末期	

4. 鉴别诊断　仅限几个钟点面积的血管扩张的患者,通常在下方,在很多年后可逐渐发展为一个隆起的机化渗出团块,可被误认为脉络膜黑色素瘤或视网膜毛细血管瘤。有些患者在视网膜下和视网膜内有由血管造成的渗出性团块并伴有分支静脉阻塞、局部炎症、外伤、变性性视网膜脱离造成的纤维血管性增殖,在这一时期很难鉴别。

幼年型 Coats 病应和那些导致白瞳症和斜视的疾病鉴别[92],包括视网膜母细胞瘤[95,96,98],早产儿视网膜病变,视网膜脱离,永存原始玻璃体增生症(PHPV),先天性白内障,Norrie 病,弓形体病,色素失禁症,家族性渗出性玻璃体视网膜病变[99]等。

(1) 视网膜母细胞瘤(retinoblatoma):晚期病变,灰白色的视网膜脱离,在晚间或暗光下瞳孔自然开大,瞳孔区呈“猫眼”状反光,有时合并继发性青光眼,多发生于儿童,易与 Coats 病混淆,二者处理迥异,故鉴别诊断很重要。在 Coats 病眼底,视网膜脱离的近周边部常可发现粟粒状动脉瘤、微血管瘤及毛细血管异常,视网膜下有胆固醇结晶,巩膜透照时一般瞳孔区透光,偶因出血较多透光欠差。视网膜母细胞瘤,向内生长时表面呈结节状,常合并浆液性视网膜脱离,其上看不到正常视网膜血管,不隆起处也看不到视网膜异常血管和血管瘤等 Coats 病特有的血管异常,玻璃体内可见有白色大小不等的片状或小球形肿瘤种子。

(2) 早产儿视网膜病变(retinopathy of prematurity):多为双眼发病,常为早产儿,曾有吸氧史,亦多见于儿童患者,由于晶状体后机化组织增殖,于瞳孔区可发现猫眼状反光,但眼底没有 Coats 病的血管囊及血管扩张等血管改变。

(3) 转移性眼内炎(metastatic endophthalmitis):常继发于全身急性感染性病变,特别是肺部感染。晚期病变于儿童患者亦可表现为猫眼状反光,但患者的眼前节常有不同程度的炎症表现,如角膜后壁沉着物,前房闪光阳性,瞳孔缩小等葡萄膜炎体征。眼底无 Coats 病的血管异常。

(4) 糖尿病性视网膜病变(diabetic retinopathy):有时脂质渗出甚多,甚至连成大片,加之有血管异常,类似 Coats 病。但糖尿病视网膜病变为双眼患病,且病变程度 75% 为同一等级。视网膜血管扩张迂曲主要为静脉,视网膜动脉硬化,罕见不规则扩张的改变,多有新旧不等的棉絮斑,全身有糖尿病的症状及实验室检查根据。

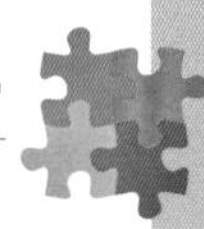

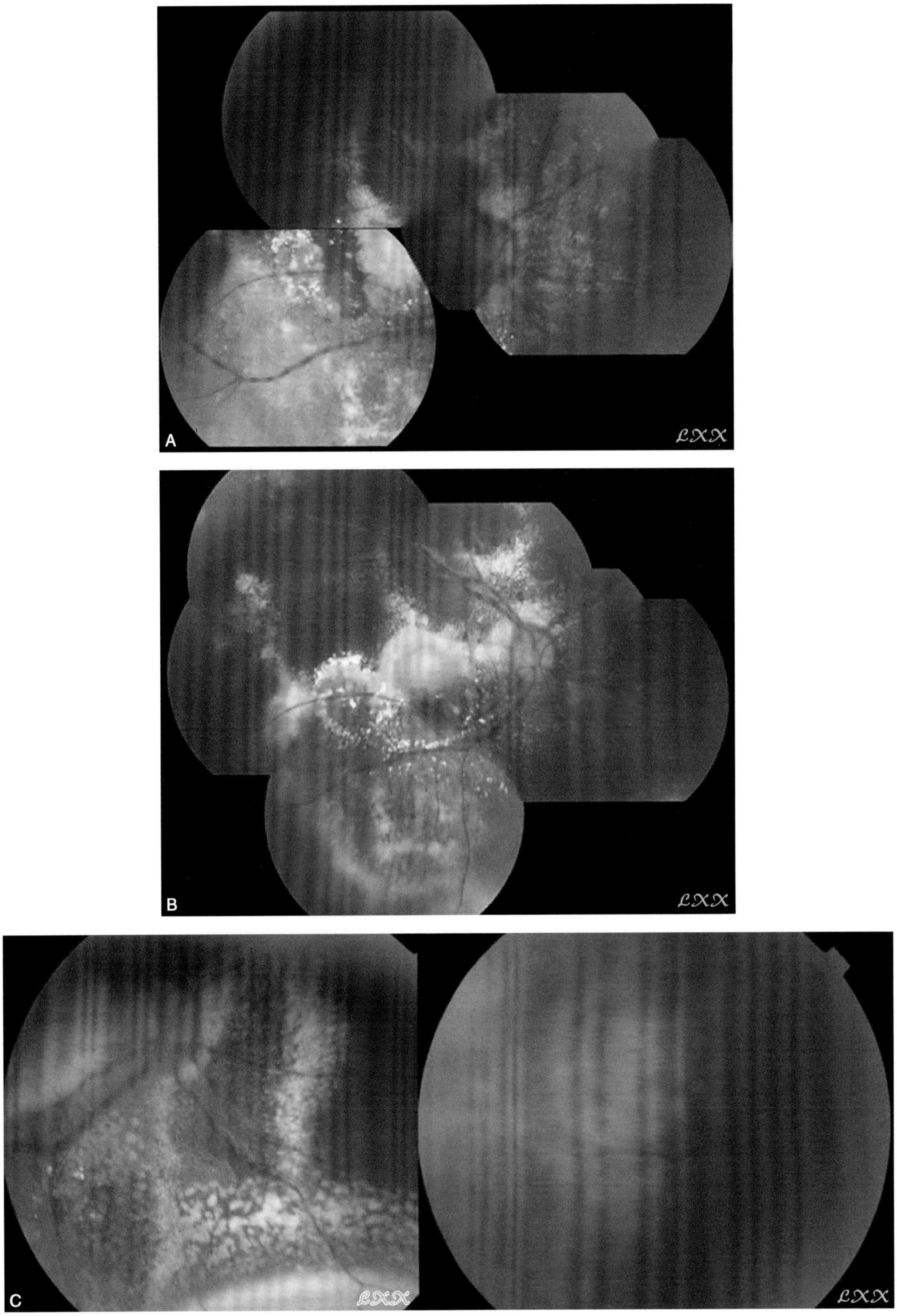

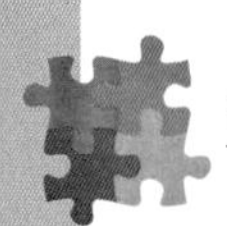

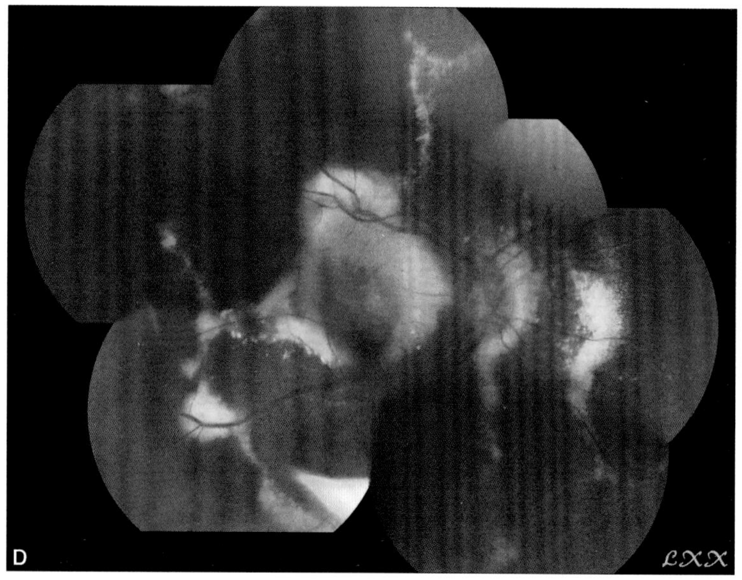

图 5-3-3 Coats 病

患儿，男 4 岁，A. 显示治疗前；B. 经 2 次贝伐单抗治疗后渗出减少，视盘鼻侧渗出消失；C. 停止治疗后一年局部血管再度扩张、渗出重新出现；D. 经冷凝联合贝伐单抗再注射后 8 个月，渗出部分吸收，血管扩张消失

（5）视网膜分支静脉阻塞（branch retinal vein occlusion）：在 Coats 病早期粟粒状视网膜动脉囊及其附近的环形渗出，如局限在某小支附近，可与视网膜小分支静脉阻塞的晚期图像类似。但 Coats 病的动脉不细，颜色发暗，动脉本身可有局限囊样扩张。小分支静脉阻塞处，静脉呈白线，其附近动静脉交叉处静脉多有被动脉压迫现象，动脉有硬化表现。

（6）其他：眼底病而有视网膜大片渗出者，如 Eales 病、视网膜血管炎、胶原性血管病、伴有渗出的肿瘤、继发于血管渗漏的视网膜前膜、特发性旁中心凹毛细血管扩张症、放射性视网膜病变，视网膜血管瘤、镰刀细胞视网膜病变等，在晚期，视网膜血管闭塞附近有大片黄色渗出，血管阻塞处有新生血管形成，亦有微血管囊形成，类似 Coats 病。但这些眼底病变发展较 Coats 病快，发病年龄多在青年以后，Coats 病典型者发病早，多为单眼发病，视网膜深层渗出合并视网膜血管异常，粟粒状动脉囊等。

（四）诊断和辅助检查

当 Coats 病不能确诊时，辅助检查是有用的，排除其他疾病尤其是视网膜母细胞瘤，当视网膜脱离合并有视网膜下渗出和视网膜血管扩张时，在检眼镜下即使一个很有经验的临床医生也很难鉴别这些疾病。超声可以鉴别 Coats 病和视网膜母细胞瘤，比如有无视网膜脱离，有无视网膜下的钙化。当视网膜母细胞瘤有很少的钙化，观察视神经或有严重钙化的眼外转移时，超声用途不大[100]。

CT 在诊断 Coats 病也是有用的，它可以表现眼内的形态，量化视网膜下的密度，通过增强 CT 辨别视网膜下血管分布，以及眼眶内和颅内的其他异常血管，螺旋 CT 还可减少患儿麻醉的风险，降低人员的消耗、设备监测时间和获得信息的时间。

MRI 作为辅助检查也是有用的，它是一个多维的，可洞察组织的结构和成分。在观察钙化上是无用的。有一 28 例患者的 MRI 的研究，患有白瞳症或眼内的肿块或二者均有，能区分开 Coats 病，PHPV，弓形体病[81,101]。

高分辨率的多普勒超声检查用于成人的检查[102]。这种技术提供了实时的影像，双脉冲描绘其他辅助检查不能显示的结构异常。

乳酸脱氢酶（LDH）和同工酶水平对区分 Coats 病和视网膜母细胞瘤不起作用[100]。

检查视网膜下液很少用，但可确定 Coats 病的诊断，有胆固醇结晶和载色素的巨噬细胞，无肿瘤

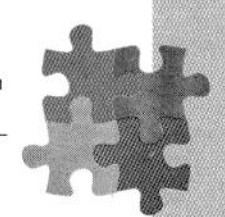

细胞[100]。

（五）治疗

1. 全身用药　由于原因不明，无系统药物能够阻止病情发展。目前抗 VEGF 广泛用于早期病变，可以减少视网膜下液，为光凝创造条件，但目前的雷珠单抗单一用药尚不能闭锁微血管囊，较大的微血管囊尚未发现达到眼内血管闭锁（angio-occlusion）作用的抗 VEGF 类药物，一旦眼内出现纤维化，这类药物又加重纤维化的作用。

2. 光凝、冷凝　用于封闭血管囊和无灌注区，特别是存在少量视网膜下液，光斑反应不好时。

自从 Meyer-Schwickerath 使用光凝技术治疗 Coats 病可获得 80% 的成功率，现已成为治疗的首选。随着 FFA 和光凝技术的发展，治疗效果也愈来愈好[60,61,64,66,69,80]。有视网膜下液时，光凝反应不好，可联合使用抗 VEGF 药物减少视网膜下液体后再进行光凝（图 5-3-3）。

治疗 Coats 病的目的是保护和提高视力，如果视力已不可挽回的丧失，要保持视网膜在位和眼球的完整性。如果有广泛的和进行性的渗漏，威胁到中心视力或发生有意义的视网膜脱离，也还是需要治疗。直接光凝血管渗漏区，渗出会吸收。视力预后是不同的，依赖最初的渗出的程度，随着渗出的吸收，视网膜下纤维和色素形成也限制了视力的恢复。如果黄斑区有广泛的脂质渗出，即使渗出完全吸收，视力仍然很差。

热激光波长对治疗都是适合的，但接近黄光光谱的激光可以更好的被靶血管中血液吸收，尤其对那些脱离的视网膜中的血管有用。渗漏区域用合适的光斑（100～500μm，根据病变区的大小和位置）及合适的激光强度治疗。播散光凝广泛的无灌注区，虽然未被证实有用，但可降低激光造成新生血管的危险。如果病变非常靠周边，通过裂隙灯无法看到，可以用间接检眼镜激光、经巩膜激光，或冷凝治疗[103]。这些治疗尤其适合孩子的治疗，需要在全身麻醉下进行。如果视网膜有渗出性脱离，冷凝可直接用于治疗这些异常血管，用冷凝-再冷凝的技术。在有些病例中需要放出视网膜下液才能获得充分有效的冷凝。电凝透热凝固治疗至今已被淘汰。当放出视网膜下液后，也可用经瞳孔激光。当广泛的视网膜下液需要排除时，为了维持眼内压在前房放置一个儿科灌注管是必要的。

3. 手术治疗　Egerer 和他的同事们[88]在 1974 年报道了用 Xenon arc 光凝和冷凝治疗无视网膜脱离的眼睛，以及用透热凝固治疗有脱离的眼睛。22 眼中有 4 眼，用了外科的复位方法，包括巩膜床切开，透热治疗和巩膜扣带术，治疗后 4 眼渗出全部吸收。在没有脱离的 18 眼中，对后极部的异常血管用 Xenon arc 光凝，对较靠周边的病变行冷凝治疗。治疗后 15 眼渗出吸收。作者注意到在治疗不成功的病例，病变范围有 3 个象限或更多。有 3 只眼在最初治疗 5 年后复发，因此作者建议接受治疗的 Coats 病患者需要每年两次的复查。

Siliodor 等[104]用眼内灌注，排除视网膜下液，然后冷凝治疗，对那些大泡性视网膜脱离的眼睛进行了成功的治疗。在这组病例 13 个孩子中，所有病例已均无视力。在没有接受外科治疗的 6 只眼均发展为疼痛性的新生血管性青光眼，有的甚至要做眼球摘除。在接受外科治疗的 7 只眼中无一发展为新生血管性，所有眼睛保持了良好的外观。

Ridley 和他的同事们[105]报道了 28 例，经过治疗后 21 例稳定和改善，经过冷凝和激光治疗，在严重的病例中，放液术和血管消融，用或不用巩膜扣带术。

Pauleikhoff 等[54]报道了一组病例共 292 眼，197 眼接受了下面任意一种治疗，包括光凝，冷凝，电凝透热疗法或视网膜外科手术（6.3%）。在所有病例中 52.1% 患者病变区血管完全成瘢痕并且渗出吸收，在这些病例中 67.3% 患者没有视网膜脱离。在那些有渗出性视网膜脱离的患者中治疗成功率下降到33%。最后的视力结果低于 20/400 占 45.3%，在 20/200 和 20/30 之间占 39.4%，好于 20/30 的占 15.3%。

4. 抗 VEGF 治疗　近几年随着抗血管内皮生长因子药物在眼科的应用，玻璃体腔注射抗血管内皮生长因子药物治疗 Coats 病已有许多报道，推荐它作为传统疗法的辅助治疗，因为它可以减少黄斑水肿和渗出液，改善或稳定视力及使扩张异常的消退。相反 Ramasubramanian 等表明，贝伐单

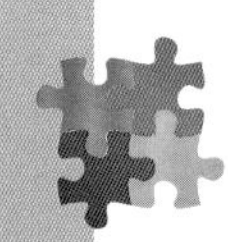

抗应慎用,它可使玻璃体纤维化,而且有潜在的引起牵引性视网膜脱离的风险。还有非常重要的一点,当 Coats 病未确诊尤其没有排除视网膜母细胞瘤时不能使用,因为已知的眼内注射抗血管内皮生长因子药物可以在某些情况下引起视网膜母细胞瘤眼外组织播种[106]。

2013 年 Ray[107] 等报道了各 10 例单独常规治疗和常规治疗联合贝伐单抗的对比,结果两组效果和基线比较没有统计学差异,联合组均治疗成功,常规治疗组 2 例失败。2014 年姜燕荣等报道[108] 14 例儿童和 5 例成人的 Coats 病,玻璃体腔注射贝伐单抗作为初始治疗联合或不联合其他治疗,结果显示可使患者视力提高,消除视网膜下液和渗出,消退毛细血管扩张,玻璃体纤维化可能是 Coats 病一个自然过程,仍然不确定贝伐单抗是否可以加速纤维化现象。2014 年 Marie 等[109] 报道了 9 例 3B 和 4 期患者常规治疗联合雷珠单抗的治疗的长期观察,结果:在最后随访期 9 例患者(100%)均保留眼球,8 眼解剖复位,4 眼保存了视力。2015 年陈有信[110] 也报道了 14 例晚期 Coats3B 和 4 期的患者,常规治疗联合贝伐单抗和雷珠单抗的疗效观察,结果也显示 100% 保留眼球,可以提高和稳定大部分患者的视力,促进视网膜下液吸收。2015 年 Grosso[111] 等对抗血管内皮生长因子的药物治疗 Coats 病进行了综述,联合传统治疗,抗血管内皮生长因子药物对有广泛渗出性视网膜脱离患者显得非常有用,是一个有效的治疗方法选择。目前广泛接受的治疗方案:1 期;血管扩张症无渗出或视网膜脱离,可以观察或激光治疗防止渗出的产生。2 和 3 期:有明显渗出,视网膜下液和视网膜内液体而无青光眼的可给予抗 VEGF 治疗,即使有视网膜下渗出物或少量液体的存在,也可开始行激光治疗,尽量避免冷凝疗法,因为它能引起组织的破坏和玻璃体视网膜的增生。在抗 VEGF 治疗期间建议密切随诊,至少每月一次直到疾病稳定。临床观察到一些患儿终止抗 VEGF 治疗,渗出复发,常常需要凝固治疗。4 期:存在青光眼可能需要附加手术干预[112]。我们目前使用 25G 扁平部玻璃体切除术和视网膜下积液外引流,再行眼内光凝。但已有报道此期联合抗 VEGF 治疗收到较好的效果[108,109]。终末期 5 期:没有光感而且持续的痛苦,可考虑眼球摘除术。

总之 Coats 病是一种特发性、渐进性的疾病,主要表现为视网膜血管扩张和渗出,还可引起视网膜脱离。视网膜母细胞瘤是最重要的鉴别诊断。早期和中期需激光光凝和冷凝治疗,晚期行玻璃体切除术。抗血管内皮生长因子剂作为辅助治疗已经显示出较好的疗效,但临床试验或文献报道病例系列患者数都比较少,与该病的发病率较低有关。

5. 并发症　激光并发症有术后炎症,脉络膜脱离,渗出增多,脉络膜视网膜新生物,玻璃体脉络膜吻合,视网膜前膜形成,出血,视网膜、脉络膜视网膜和视网膜下纤维,黄斑前膜形成。

外科手术并发症包括眼内炎、白内障、脉络膜出血、青光眼、视网膜裂孔形成、孔源性视网膜脱离、PVR、眼球萎缩。

三、遗传性视网膜静脉串珠样改变

遗传性视网膜静脉串珠样改变(inherited retinal venous beading)是视网膜静脉某一部位类似串珠样形态,1987 年由 Meredith 首先描述[113],是少见的常染色体遗传疾病,发病机制不清。双眼可不同程度受累,受累患者病情从轻到重也可差异很大。疾病的特征是视网膜静脉显著的、不规则、节段串珠改变(图 5-3-4),可以伴随或不伴有结膜血管的异常。部分患者发生微血管瘤,渗出,视网膜出血,视网膜区域梗死等视网膜病变。部分患者可同时合并全身异常,如肾病,耳聋。

Meredith 曾描述两代人中 5 位受累者,视网膜静脉扩张似腊肠状,结膜血管扩张,局部视网膜梗死,视网膜血管通透性改变,在有些病例合并有小动脉和静脉的分布异常[113]。有的患者出现视网膜新生血管,合并或不合并视盘新生血管和玻璃体积血。有的合并肾脏疾病(Alport 综合征),白细胞计数下降。Steward 和 Gitter 描述了两代人中 4 位受累者,只有视网膜的血管扩张没有结膜血管的扩张和迂曲。受累者嗜中性粒细胞和白细胞计数正常或偏低并与未受累者有显著差异[114]。

遗传性视网膜静脉串珠样改变是某种综合征的表现之一还是由于静脉结构缺陷引起的形态异常仍有待于进一步研究。

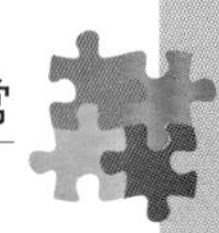

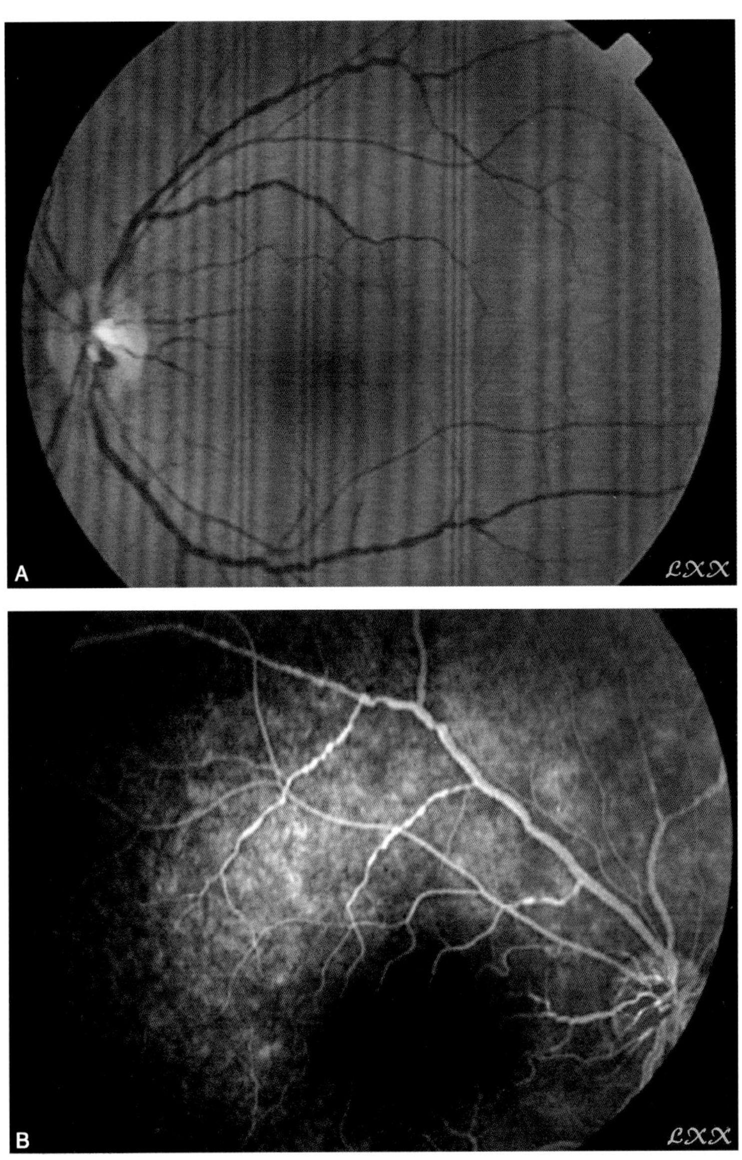

图 5-3-4　遗传性视网膜串珠样改变

A. 眼底像；B. FFA

四、家族性渗出性玻璃体视网膜病变

家族性渗出性玻璃体视网膜病变（familial exudative vitreoretinopathy，FEVR）由 Criswick 和 Schepens 在 1969 年报道[115]。眼底改变与早产儿视网膜病变酷似，但本病发生于足月顺产新生儿，通常无吸氧史，且多数有常染色体显性遗传的家族史，偶有性连锁或常染色体隐性遗传，是导致青少年视网膜脱离的原因之一。此病同时侵犯双眼，两侧病情轻重不一。

（一）流行病学和发病机理

FEVR 常见为常染色体显性遗传，亦有报道是以 X 性连锁遗传或常染色体隐性遗传方式。常染色体显性遗传 FEVR 主要与 *FZD4* 和 *LRP5* 这两个基因有关。40% 的常染色体显性遗传的 FEVR 病例都与这两个基因有关，但是基因检测 *FZD4* 和 *LRP5* 还停留在实验室阶段。随着对常染色体显性遗传的 FEVR 患者分子基因方面的深入研究，目前确定 5 个基因突变，除 *FZD4* 和 *LRP5* 由常染色体显性和隐性遗传外，还有 *NDP*（性连锁遗传），*TSPAN12*（常染色体显性和隐性遗传），以及

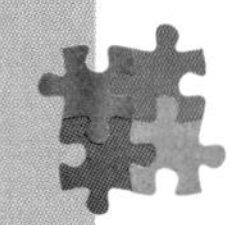

ZNF408(常染色体显性遗传)[116,117]。

(二) 临床表现

不同患者病程可有很大差异,有的可以有很长一段时间的静止期,而有的患者在年少时病变即已进入活动期。即使是同一位患者,双眼病变进展程度也不完全一致。多数患者身体其他方面均健康。常无早产、吸氧或呼吸困难史[118]。

FEVR 的典型表现为周边视网膜毛细血管无灌注。常见周边部纤维血管增生和牵拉性视网膜脱离,在新生儿或青春期伴视网膜下渗出或渗出性脱离。晚期可发生孔源性视网膜脱离[119]。多为双侧,但程度可不对称。主要的临床特征是颞侧周边视网膜血管停止生长,周边视网膜新生血管,视网膜出血,纤维增殖,类似早产儿视网膜病变。患者可出现视网膜下渗出,有的可出现大量渗出类似 Coats 病,需与早产儿视网膜病变、Norrie 病、视网膜母细胞瘤、Coats 病等相鉴别[120]。

大部分视网膜脱离发生在 10 岁之前,10 岁后进展缓慢。玻璃体异常包括玻璃体后脱离,玻璃体条索与无血管视网膜粘连,虽然轻微病变患者没有玻璃体改变。50% 的患者有黄斑异位[121]。

诊断通常根据临床表现,家族史,无早产史,排除其他疾病引起的周边视网膜病变。荧光素眼底血管造影显示视网膜无灌注和特征性的周边血管变直。ERG 无显著变化。那些周边视网膜无血管区,引起视网膜新生血管的患者只有轻微的 b 波下降。

(三) 分期

本病的分期目前有两种分法。一种是 Gow 和 Oliver 于 1971 年提出的将本病分为 3 期。第 1 期:颞侧周边部视网膜苍白无血管长入。无血管区后方的血管往往被拉成刷状,并有毛细血管扩张(图 5-3-5)、个别病例会有微血管瘤、动静脉短路等,患者可无症状。第 2 期:颞侧视网膜自赤道部至锯齿缘出现新生血管;视网膜内及其下方有黄白色渗出灶;局限性视网膜脱离,颞侧纤维血管膜牵拉,视网膜血管,形成黄斑偏位。第 3 期:发生牵拉性视网膜全脱离,视力可全部丧失;视网膜及视网膜下大量渗出;可并发白内障、虹膜红变、新生血管性青光眼、角膜带状变性等眼前段病变,最后眼球萎缩[118]。M. Trese 在原来的基础上将本病分为 5 期,此分期法与国际早产儿视网膜病变分期法较相似(表 5-3-2,图 5-3-5 ~ 图 5-3-8)。第 1 期:周边部视网膜存在无血管区,但未出现新生血管,第 2 期:周边部视网膜有无血管区,同时存在新生血管,可伴有或不伴有渗出性视网膜脱离。第 3 期:未累及黄斑部的次全视网膜脱离。第 4 期:累及黄斑部的次全视网膜脱离。第 5 期:全视网膜脱离,开漏斗型或闭漏斗型[121]。

表 5-3-2　FEVR 分期

分期	描述	分期	描述
1	周边无血管	4	黄斑视网膜脱离 合并渗出(A)不合并渗出(B)
2	视网膜新生血管: 合并渗出(A)不合并渗出(B)	5	视网膜全脱离
3	黄斑外视网膜脱离 合并渗出(A)不合并渗出(B)		

(四) 治疗

新生儿眼底筛查可以发现早期患者,一旦出现新生血管时可使用激光光凝或者冷凝治疗周边无血管区,有望阻止病变的进一步发展。本病发生的牵拉性视网膜脱离复位困难,必要时可试行玻璃体切除和巩膜扣带术,但预后较差。FEVR 常有一个相对较长的发展过程,故需较长时间甚至是终身随访。患者即使在治疗后,部分患者的病情仍可能趋于活动。一旦发现需及时治疗,以免视功能丧失。

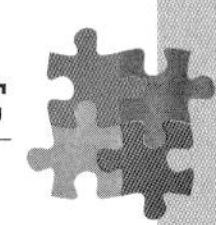

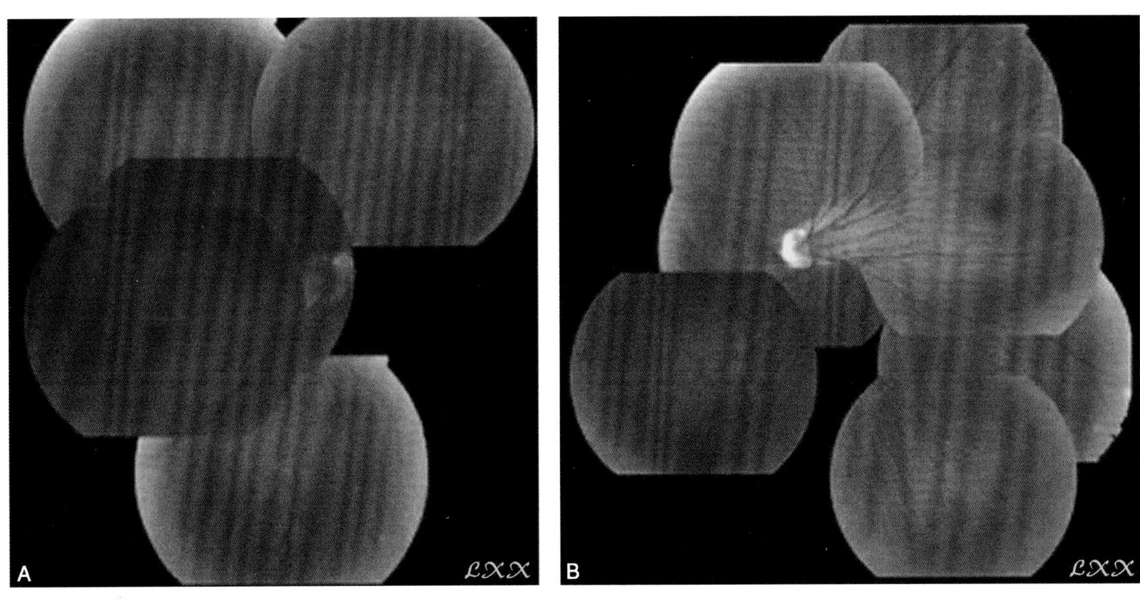

图 5-3-5　FEVR1 期

患者，男，双眼 FEVR1 期，周边视网膜存在无血管区，颞侧视网膜血管呈牵引状，患者从无症状，因孩子视力障碍被要求眼底检查时发现视网膜血管的异常。A. 右眼；B. 左眼

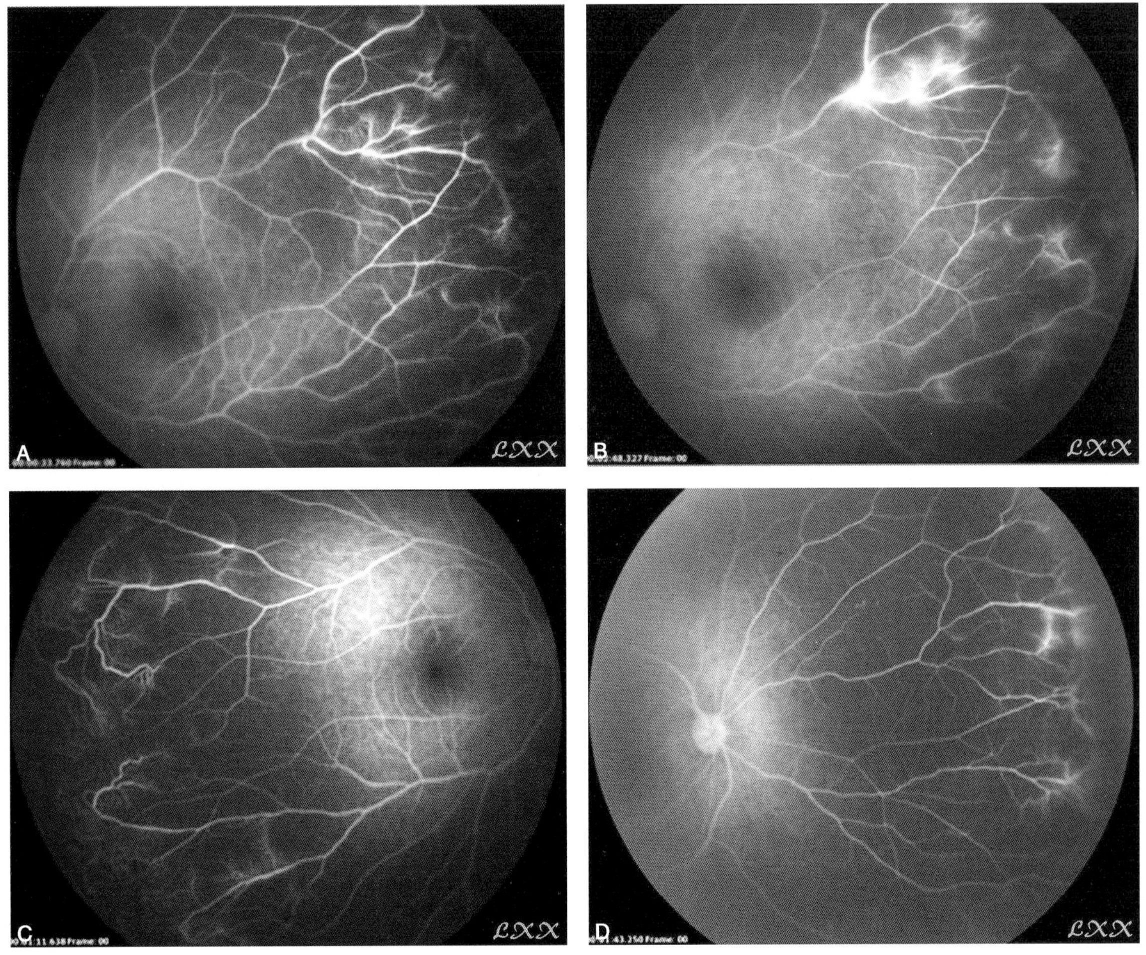

图 5-3-6　FEVR 2 期

A、B. 患者左眼 FFA 图像显示视网膜周边无血管区合并渗漏；C、D. 同一患者右眼

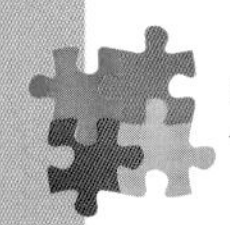

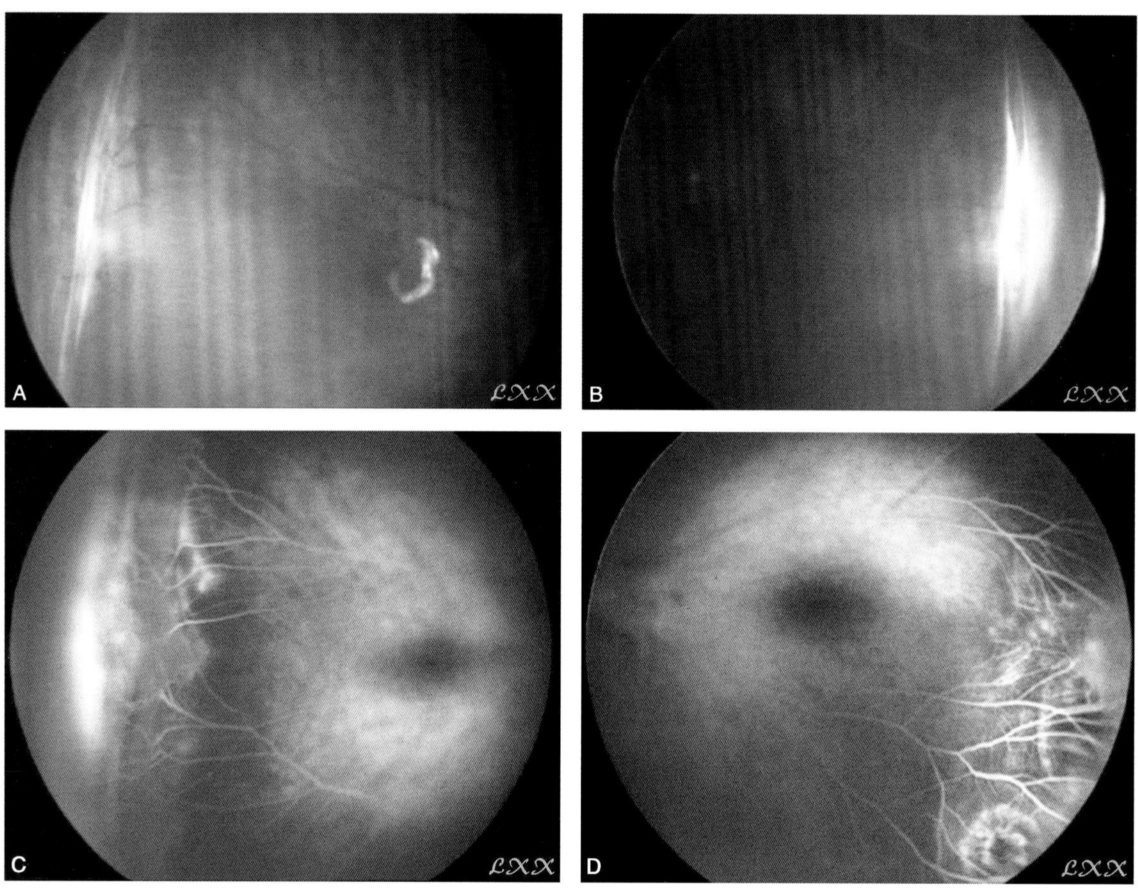

图 5-3-7 FEVR 3 期

A、B. 患儿左右眼眼底像；C、D. 患者 FFA 图像，显示黄斑外颞侧局限的视网膜脱离，FFA 显示周边有无血管区

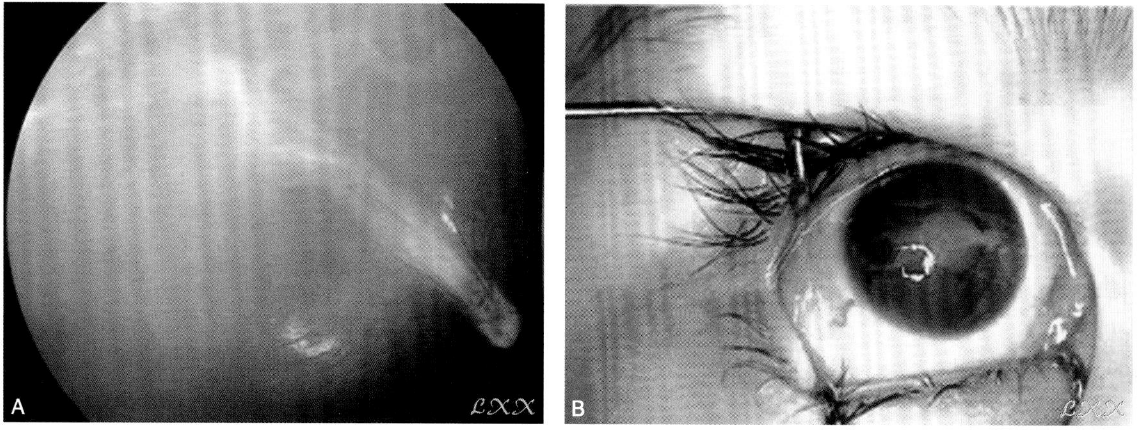

图 5-3-8 FEVR 4 期和 5 期

患儿（同图 5-3-5）A. 为右眼，显示 4 期；B. 左眼进入 5 期，视网膜全脱离，继发前房消失，角膜白斑

五、永存胚胎血管

永存胚胎血管（persistent fetal vasculature，PFV）又称永存原始玻璃体增生症（persistent hyperplastic primary vitreous，PHPV），系胚胎期原始玻璃体未消失而继续增生所致的一种玻璃体先天异常。Collins（1908）首先作为一种体征来描述[122]。1955 年 Reese 提出 PHPV 这个命名，它包括了前

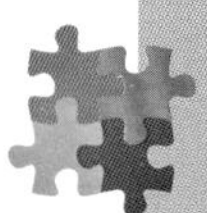

部和后部玻璃体的病变，1997 年又被称为永存胚胎血管[123]。PHPV 是一种临床罕见的玻璃体先天发育异常，多见于足月婴幼儿或儿童，母孕期无异常病史，病因未充分阐明。

（一）玻璃体的发育

原始玻璃体始于胚胎 4～5 周，止于胚胎 6 周，来源于外胚层，又加入了晶状体小泡套内和从胚裂内长入的玻璃体动脉周围的间充质细胞来源的间充质，这些形成了原始玻璃体（一级玻璃体），充满在从视杯内层到晶状体间的腔内。胚胎 6 周开始出现二级玻璃体，二级玻璃体显示为排列规则的细小致密的纤维，由视杯内层分泌，包绕着原始玻璃体。随着二级玻璃体容积增大原始玻璃体逐渐减少，被压缩到玻璃体腔中央形成玻璃体动脉（Cloquet canal），如图 5-3-9 所示。沿二级玻璃体前界的凝聚物质形成三级玻璃体，即晶状体韧带。Cloquet 管与视盘相连（图 5-3-10），视盘前的玻璃体动脉没有消退就形成了视盘血管环（图 5-3-11），视盘血管环内没有血细胞就成为视盘前膜，又称 Bergmeister 视盘（图 5-3-12），出生后 Cloquet 管可以看到血细胞，也可以没有血细胞。

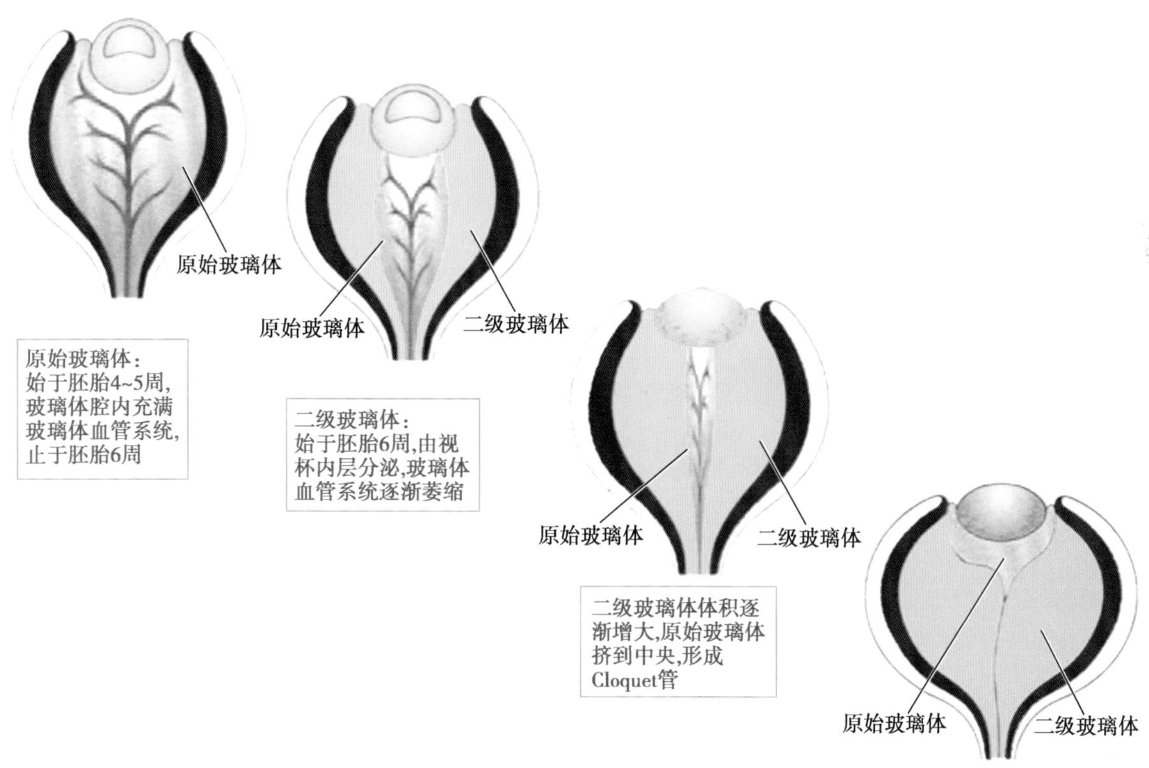

图 5-3-9　玻璃体的胚胎发育

胚胎 3 个月末时血管包被性晶状体（tunica vasculosa lentis）和玻璃体动脉退行导致原始玻璃体退缩，血管性包被性晶状体的图解见图 5-3-13。原始玻璃体于胚胎期 7～8 个月时未能退化吸收而异常增殖为目前公认永存胚胎血管（PFV）的病因[124]。

有研究发现 PFV 增殖膜中存在同为间叶细胞分化而来的脂肪细胞、平滑肌细胞、软骨细胞等，支持了这一论断。Caudill 等认为晶状体囊膜破裂导致细胞免疫反应使肉芽组织增生是 PFV 形成的重要原因，亦为继发白内障、浅前房、继发青光眼等并发症的主要成因[125]。

当玻璃体动脉进入视杯后，不断蔓延，围绕晶状体小泡，并且和血管环吻合。这些血管辐射包绕晶状体，形成血管包被性晶状体。

（二）临床表现

常为足月儿，在出生时即被发现。眼球多小于正常，90% 为单眼发病，表现分为前型、后型和混合型。

1. 前型　部分或全部白瞳症，浅前房，晶状体后可见白色膜状组织，有时膜组织内含有血管

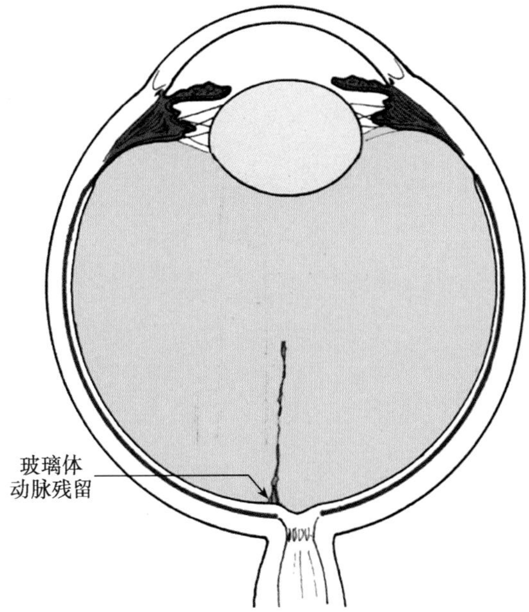

图 5-3-10　Cloquet 管

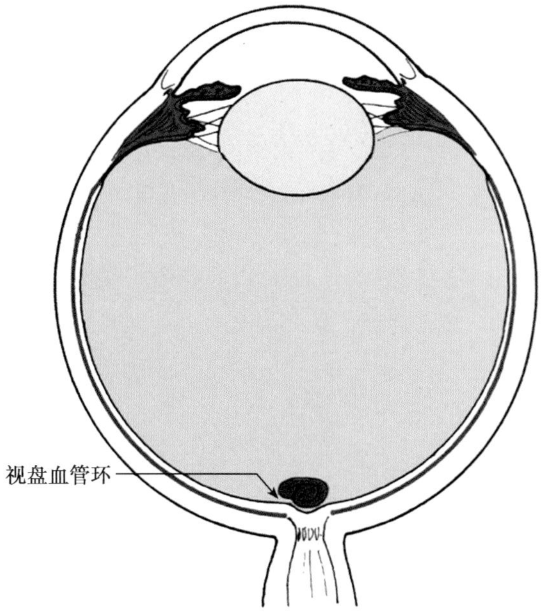

图 5-3-11　视盘血管环

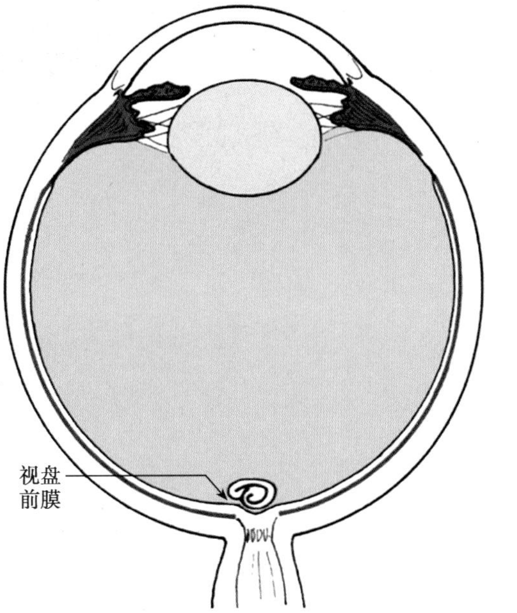

图 5-3-12　视盘前膜（Beigmeister 视盘）

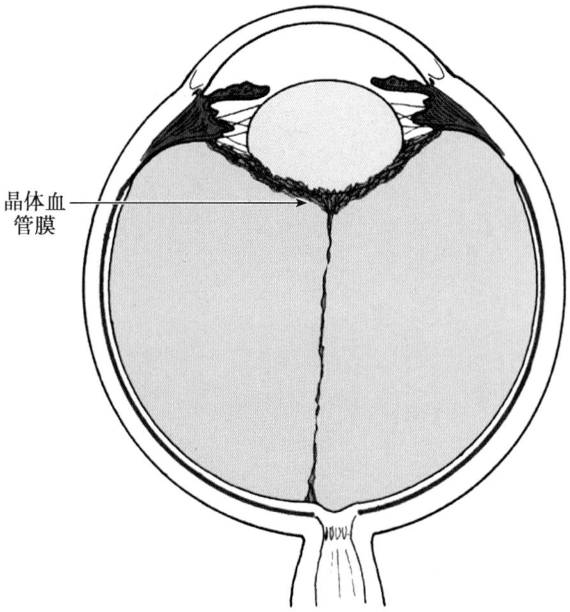

图 5-3-13　血管包被性晶状体

（图 5-3-14）。瞳孔扩大后可看见晶状体周围有被拉长了的睫状突（图 5-3-15）。增殖膜沿玻璃体动脉呈线状与视盘相连。部分患眼的晶状体后囊破裂混浊并膨胀而导致继发性闭角型青光眼。其并发症还有眼内出血继发性青光眼和角膜混浊等[126]。

2. 后型　一般视网膜不受累，极少的纤维增殖沿 Cloquet 管向后与视网膜相连，将其牵拉至视网膜脱离（图 5-3-16），或形成玻璃体条索（图 5-3-17）。少数轻微的 PFV 可长期稳定存在，无并发症出现，视力极差。大部分 PFV 因晶状体后囊膜破裂导致白内障形成、继发性青光眼、玻璃体出血，最终眼球萎缩[127]。

（三）诊断

1. 眼球稍小，多为单眼。

2. A、B 超检查作为眼科临床检查的常用手段，对 PFV 的诊断确有帮助。A 超提示其玻璃体前

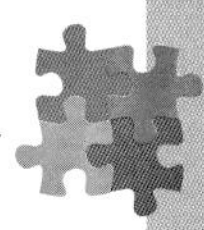

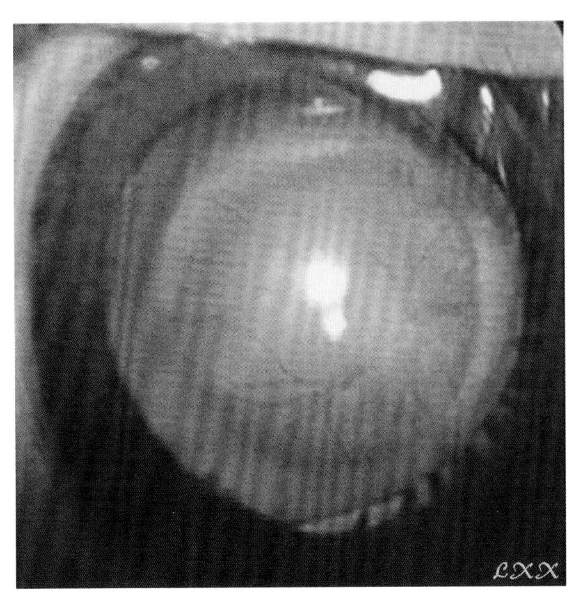

图 5-3-14 晶状体后纤维膜
患儿晶状体后覆盖纤维膜,膜上有增生的血管

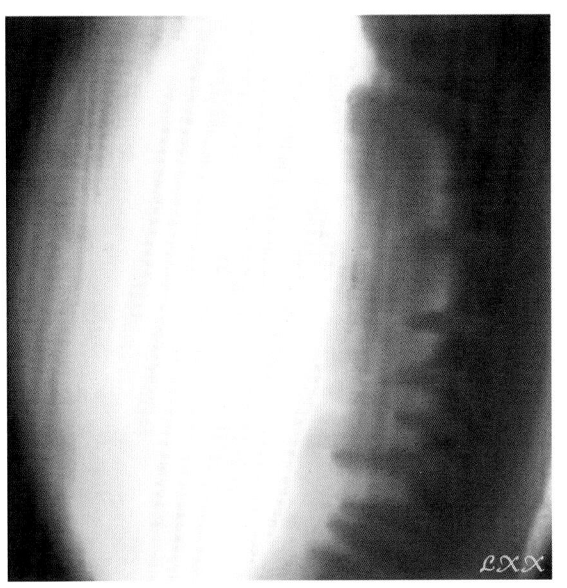

图 5-3-15 睫状突被拉长
当晶状体后有纤维膜时,睫状突常被拉长

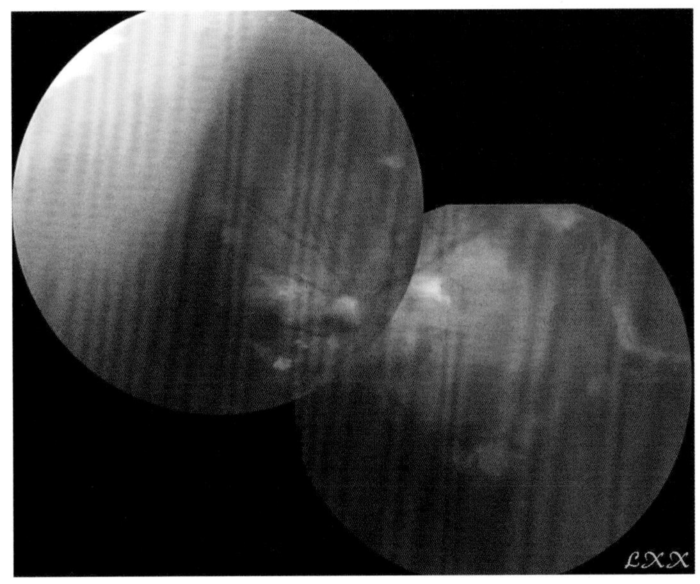

图 5-3-16 后型 PFV,显示玻璃体动脉增殖,黄斑区视网膜被牵引

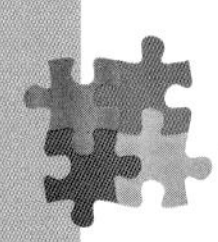

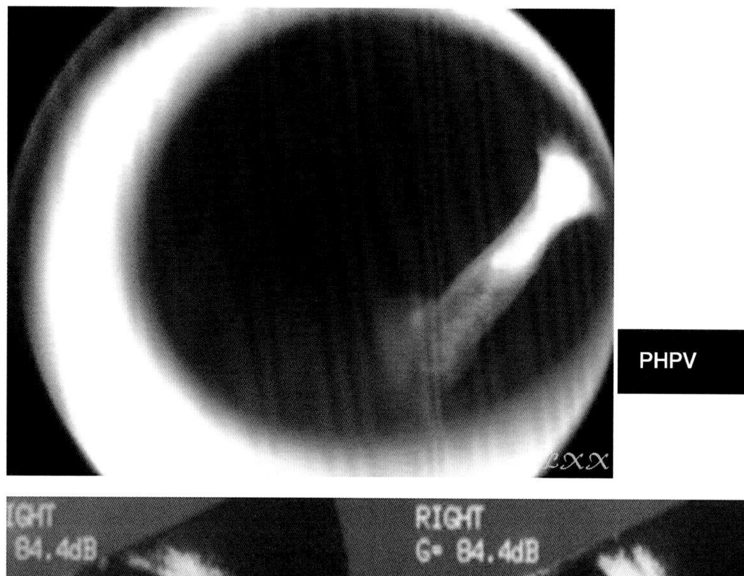

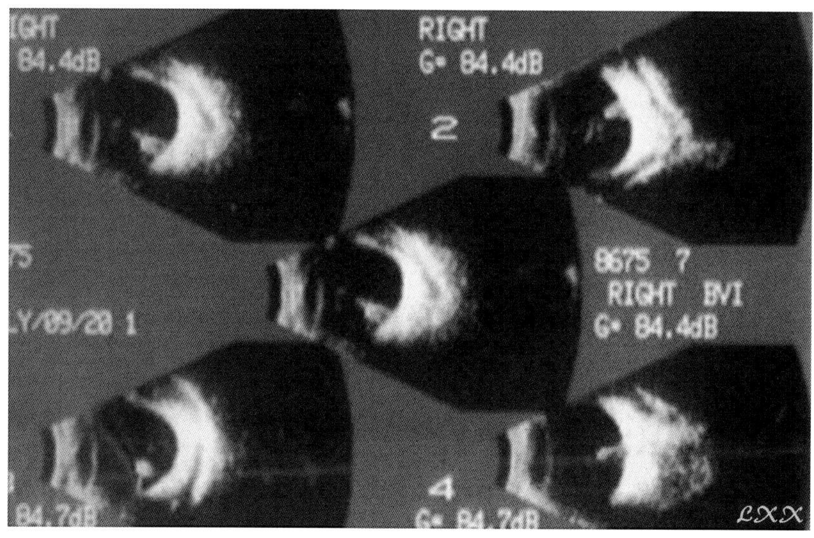

图 5-3-17 后型 PFV，显示粗大的玻璃体动脉

部有病理波，眼轴较短，常单眼发病。B 超检查特征性超声图提示晶状体后部及玻璃体前部见回声光团，呈漏斗状，前端与睫状体及晶状体相连，后端连接视神经。眼球较对侧偏小，单眼发病。

3. 麻醉下手术显微镜检查容易发现睫状突的改变，检眼镜检查容易看到玻璃体动脉残留或增殖。

(四) 治疗

治疗根据病变不同可以是单纯观察，也可手术治疗。手术治疗包括晶状体摘除晶状体后纤维膜切除术、玻璃体切除术。因 PFV 多伴发弱视及黄斑发育不良，故术后近期视力提高常不理想。术后可立即配戴软性角膜接触镜等以矫正屈光不正。对并发闭角型青光眼的患者早期行晶状体摘除及周边虹膜切除术，并做玻璃体切除术。

(吴慧娟 陈宜 黎晓新)

参考文献

1. Foerster MH. Verlaufs beobachtungen and operative Therapie der retinopathia praematurorum. Metze H, schaefer WD, eds. Retrolentale Fibroplasie. Stuttgart: Ferdinand Enke Verlag, 1982: 187-193.

2. Foerster MH. Die Netzhautperipherie im Kindesalter Lund OE, Waubke TN, eds. Die Augenerkrankungen im Kindesalter. Stuttghart: Ferdinand Enke Verlag, 1985: 96-106.

3. Gallo JE, Lennerstrand G, Broberger U. Regressed retinopathy of prematurity: the relationship between clinical risk factors

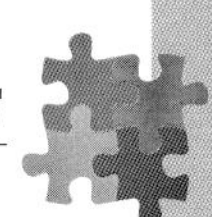

of the newborn period and regressed retinopathy of prematurity severity in preterm born population of Stockholm county 1976-81. Acta Paediatr,1992,81(2):103-106.

4. Archambault P,gomolin JE. Incidence of retinopathy of prematurity among infants weighing 2000g or less at birth. Can J Ophthalmol,1987,22(4):218-220.
5. Cats BP,Tan KE. Retinopathy of prematurity:Review of a four years period. Br J Ophthalmol,1985,69(7):500-503.
6. Ng YK,Fielder AR,Shaw DE,et al. Epidemiology of retinopathy of prematurity. Lancet,1988,2(8622):1235-123.
7. 姜燕荣,黎晓新,等. 早产儿视网膜病变发病因素探讨. 中华眼科杂志,1994(6):427-429.
8. The international classification of retinopathy of prematurity. The committee for the classification of Retinopathy of Prematurity. Arch Ophthalmol,1984,102(8):1130-1134.
9. An international classification of retinopathy of prematurity. II. The classification of retinal detachment. The International committee for the classification of the Late stages of Retinopathy of prematurity. Arch Ophthalmol, 1987, 105(7):906-912.
10. An international classification of retinopathy of prematurity II. The classification of retinal detachment. The International committee for the classification of the Late stages of Retinopathy of prematurity. Arch Ophthalmol,1987,105(7):906-912.
11. Nagata M. The possibility of treatment for the retinopathy of prematurity by photocoagulation. Ophthalmology (Japon), 1968,10:719-727.
12. McNamara JA,Tasman W,Brown GC,et al. Laser photocoagulation for stage 3+ retinopathy of prematurity. Ophthalmology,1991,98(5):576-580.
13. 姜燕荣,黎晓新等. 视网膜冷冻术治疗早产儿视网膜病变二例. 中华眼科杂志,1995,22(4):309-310.
14. Yamashita Y. Studies on retinopathy of prematurity. III. Cryocautery for retinopathy of prematurity. Jpn J Clin Ophthalmol,1972,26:385-393.
15. Multicenter trial of Cryotherapy for retinopathy of prematurity. One year outcome-Structure and function. Cryotherapy for retinopathy of prematurity cooperative Group. Arch Ophthalmol,1990,108(10):1408-1416.
16. Hindle NW. Critical mass retinopathy of prematurity:what is it and what can you do about it? Doc Ophthalmol,1990,74(3):253-262.
17. Mintz-Hittner HA,Kennedy KA,Chuang AZ,et al. Efficacy of intravitreal bevacizumab for stage 3+ retinopathy of prematurity. N Engl J Med,2011,364(7):603-615.
18. Greven CM,Tasman W. Rhegmatogenous retinal detachment following cryotherapy in retinopathy of prematurity. Arch Ophthalmol,1989,107(7):1017-1018.
19. Liebrich R. Demonstration of diseases of the eye:Persistent hyaloid artery and vein. Trans Pathol Soc Lond,1871, 22:221.
20. Brown GC,Tasman WS. Congenital Anomalies of the Optic Disc. New York:Grune & Stratton,1983.
21. Brown GC,Annesley WH Jr,Magargal LE. Peripheral venous loop. Retina,1981,1(4):290-292.
22. Shakin EP,Shields JA,Augsburger JJ,et al. Clinicopathologic correlation of a prepapillary vascular loop. Retina,1988,8(1):55-58.
23. Degenhart W,Brown GC,Augsburger JJ,et al. Prepapillary vascular loops. Ophthalmology,1981,88(11):1126-1131.
24. Mann I. Developmental Abnormalities of the Eye. Philadelphia,JB Lippincott,1957
25. Awan KJ. Arterial vascular anomalies of the retina. Arch Ophthalmol,1977,95(7):1197-1202.
26. Oxilia E. Anomalie vascolari della retina:Ansa arteriosa prepapillare. Ann Ophthalmol Clin Ocul. 1946,73:408.
27. Brown GC,Magargal L,Augsburger JJ,et al. Preretinal arterial loops and retinal arterial occlusion. Am J Ophthalmol, 1979,87(5):646-651.
28. Strassman IB,Desai UR. Prepapillary vascular loop and a recurrent vitreous hemorrhage. Retina,1997,17(2):166-167.
29. Soltau JB,Olk RJ,Gordon JM. Prepapillary arterial loop associated with vitreous hemorrhage and venous retinal macrovessel. Retina,1996,16(1):74-75.
30. Wygnanski-Jaffe T,Desatnik H,Treister G,et al. Acquired prepapillary vascular loops . Arch Ophthalmol,1997,115(10):1329-1330.
31. Bronner A,Risse JF,Flament J. [Prepapillary vascular looping and thrombosis of the retinal central vein:Discussion and

observations]. Rev Otoneuroophtalmol,1976,48(4):249-256.

32. Beatty S,Goodall K,Radford R,et al. Decompensation of a congenital retinal macrovessel with arteriovenous communications induced by repetitive rollercoaster rides. Am J Ophthalmol,2000,130(4):527-528.
33. de Crecchio G,Pacente L,Alfieri MC,et al. Valsalva retinopathy associated with a congenital retinal macrovessel. Arch Ophthalmol,2000,118(1):146-147.
34. Polk TD,Park D,Sindt CW,et al. Congenital retinal macrovessel. Arch Ophthalmol,1997,115(2):290-291.
35. Archer DB,Deutman A,Ernest JT,et al. Arteriovenous communications of the retina. Am J Ophthalmol,1973,75(2):224-241.
36. Leber T(1915),Das Aneurysma racemosum der Netzhautgefässe,Vol VII A1:pp. 37-42//von Graefe-Saemisch Handbuch der Gesammten Augenheilkunde,Engelmann (ed). Leipzig.
37. Bonnet P, Dechaume J, Blanc E. L' anévrysme cirsoïde de la rétine (anévrysme racémeux ses relations avec l' anévrysme cirsoïde de la face et l' anévrysme cirsoïde du cerveau). Bull Soc Fr Ophtalmol,1938,51:521-524.
38. Wolter R J. Arteriovenous fistulas involving the eye region. J Ped Ophthalmol,1975,12:22-39.
39. Cameron M E,Greer C H. Congenital arteriovenous aneurysm of the retina. A post mortem report. Br J Ophthalmol,1968,52(10):768-772.
40. Magnus H. Aneurysma arterio-venosum retinale. Speiser,1874,60(1):38-45.
41. Sibony PA,Lessell S,Wray S. Chiasmal syndrome caused by arteriovenous malformations. Arch Ophthalmol,1982,100(3):438-442.
42. Theron J, Newton T H, Hoyt W F. Unilateral retinocephalic vascular malformations. Neuroradiology, 1974, 7 (4):185-196.
43. Krug E F,Samuels B. Venous angioma of the retina,optic nerve,chiasm and brain:A case report with postmortem Findings. Trans Am Ophthalmol Soc,1932,30:330-337.
44. Brown G C, Donoso L A, Magargal L E, et al. Congenital retinal macrovessels. Arch Ophthalmol, 1982, 100 (9):1430-1436.
45. Lakhanpal V,Krishna Rao C V G,Schockett S S,er al.. Wyburn-Mason syndrome. Ann Ophthalmol,1980,12:694-699.
46. Lalonde G,Duquette P,Laflamme P,et al. Bonnet-Dechaume-Blanc syndrome. Can J Ophthalmol,1979,14(1):47-50.
47. Danis R,Appen R E. Optic atrophy and the Wyburn-Mason syndrome. J Clin Neuro-Ophthalmol,1984,4(2):91-95.
48. Defauchy M. Anévrysme opto-chiasmatique et maladie de Blanc-Bonnet-Dechaume:vers un troisième cas mondial avec examen tomodensitométrique et artério-graphique. Bull Soc Ophtalmol Fr,1987,87(7-8):995-1000.
49. Cameron ME,Creer CH. Congenital arterio-venous aneurysm of the retina. A post-mortem report. Br J Ophthalmol,1968,52(10),768-772.
50. Nentwich MM,Maertz J,Rudolph G. Optic Disk Drusen. Historical and Up-To-Date Aspects. Klin Monbl Augenheilkd,2016,232(3):257-265.
51. Auw-Haedrich C,Staubach F,Witschel H. Optic disk drusen. Surv Ophthalmol,2002,47(6):515-532.
52. Im L,Herndon LW. Optic Nerve Head Drusen and Glaucoma. Glaucoma Today. 2005:13-18.
53. Kurz-Levin MM,Landau K. A comparison of imaging techniques for diagnosing drusen of the optic nerve head. Arch Ophthalmol,1999,117(8):1045-1049.
54. Sarac O,Tasci YY,Gurdal C,et al. Differentiation of optic disc edema from optic nerve head drusen with spectral-domain optical coherence tomography. J Neuroophthalmol,2012,32(3):207-211.
55. TsoMO. Pathology and pathogenesis of drusen of the optic nervehead. Opththalmology.,1981,88(10):1066-1080.
56. Yilmaz S,Biler ED,Solmaz AE,et al. Optic disc drusen mimicking papilledema in an infant with Joubert syndrome. Genet Couns,2015;26(1):35-39.
57. Brown GC, Donoso LA, Magargal LE, et al. Congenital retinal macrovessels. Arch Ophthalmol, 1982, 100 (9):1430-1436.
58. 张敬先. 视网膜中央静脉异常支穿越黄斑无血管区一例. 中华眼科杂志,1994,(6).
59. Makino S,Endoh k,Tampo H. Retinal Microvascular Abnormalities in Neurofibromatosis. Type 1 Associated with Congenital Retinal Macrovessels. Case Rep Ophthalmolo Med,2013,2013:604191.
60. CoatsG. Forms of retinal dysplasia with massive exudation,R Lond Ophthalmol Hosp Rep 1908,17:440-525.

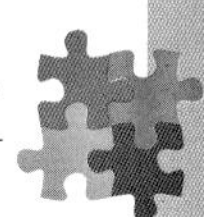

61. AsdourianG. Vascular anomalies of the retina//Peyman,GA,Sanders,DR,and Goldberg,MF. Principles and practices of ophthalmology,vol 2. Philadelphia,:WB Saunders Co,1980,1299-1324.
62. CampbellFP. Coats' disease and congenital vascular retinopathy. Trans Am Ophthalmol Soc,1976,74:365-424.
63. EgererI,TasmanW,TomerTT. Coats disease. Arch Ophthalmol,1974,92(2):109-112.
64. HarrisGS. Coats' disease,diagnosis and treatment. Can J Ophthalmol,1970,5(4):311-320.
65. HopperKD,BoalDK,EggliKD,et al. CT and MR imaging of the pediatric orbit. Radiographics,1992,12(3):485-503.
66. SpadavecchiaV. Retinite di Coats. Ann Ottal,1939,67:321.
67. Reese AB. Telangiectasis of the retina and Coats' disease. Am J Ophthalmol,1956,42(1):1-8.
68. DowDS. Coats' disease:occurrence in a four-month-old infant. South Med J,1973,66(7):836-838.
69. Elwyn H. The place of Coats' disease among the diseases of the retina. Arch Ophthalmol,1940(3):507-521.
70. Hogan MJ, Zimmerman LE. Ophthalmic pathology, an atlas and textbook. 2nd ed. Philadelphia: WB Saunders Co,1962.
71. Speiser P. Die Hamangiome des Augenhintergrundes. Klinisches Bild und Behandlung, Klin Montasbl Augenheilkd. 1981,178(04):313-322.
72. TheodossiadisGP, Bairaktaris-KourisE, KourisT. Evolution of Lebers' miliary aneurysms: a clinicopathological study. J Pediatr Ophthalmol Strabismus,1979,16(6):364-370.
73. Turut P, ConstantinidesG, WoillezM. Formes mixtes-hemangiome caverneux de la retine--anopathie de Leber-Coats (a propos de 2 observations). Bull Soc Ophthalmol Fr,1978,78(10):663-666.
74. Imre G. Coats' disease. Am J Ophthalmol,1962,54:175.
75. WoodsAC, DukeJR. Coats' disease. I. Review of the literature, diagnostic criteria, clinical findings, and plasma lipid studies. Br J Ophthalmol,1963,47:385-412.
76. Yeung J,HarrisGS. Coats' disease:a study of cholesterol transport in the eye. Can J Ophthalmol,1976,11(1):61-68.
77. Bito LZ,,BaroodyRA. The penetration of exogenous prostaglandin and arachidonic acid into,and their distribution within,the mammalian eye. Curr Eye Res,1981-1982,1(11):659-669.
78. SpeiserP. Die Hamangiome des Augenhintergrundes. Klinisches Bild und Behandlung. Klin Montasbl Augenheilkd, 1981,178(04):313-322.
79. TripathiR,AshtonN. Electron microscopical study of Coat's disease. Br J Ophthalmol,1971,55(5):289-301.
80. Wise GN,Horava A. Coats' disease. Am J Ophthalmol,1963,56:17.
81. ImreG. Coats' disease and hyperlipemic retinitis. Am J Ophthalmol,1967,64(4):726-733.
82. SugarHS. Coats' disease:telangiectatic or multiple vascular origin. Am J Ophthalmol,1958,45(4 pt 1):508-517.
83. KhanJA,IdeCH,StricklandMP. Coats'-type retinitis pigmentosa. Surv Ophthalmol,1988,32(5):317-332.
84. PruettRC. Retinitis pigmentosa:clinical observations and correlations. Trans Am Ophthalmol Soc,1983,81:693-735.
85. Schuman JS, LievermanKV, FriedmanAH, et al. Senior-Loken syndrome (familial retinal dystrophy) and Coats' disease. Am J Ophthalmol,1985,100(6):822-827.
86. BurchJV,LeveilleAS,MorsePH. Ichthyosis hystrix (epidermal nevus syndrome) and Coats' disease. Am J Ophthalmol, 1980,89(1):25-30.
87. SmallRG. Coats' disease and muscular dystrophy. Trans Am Acad Ophthalmol Otolaryngol,1968,72(2):225-231.
88. EgererI,RodriguesMM,Tasman WS. Retinal dysplasia in Coats' disease. Can J Ophthalmol,1975,10(1):79-85.
89. Fogle JA, WelchRB, GreenWR. Retinitis pigmentosa and exudative vasculopathy. Arch Ophthalmol, 1978, 96(4): 696-702.
90. Netravathi M,Kumari R,Kapoor S,et al. Whole exome sequencing in an Indian family links Coats plus syndrome and dextrocardia with a homozygous novel CTC1 and a rare HES7 variation. BMC Med Genet,2015,16:5.
91. Zhao M,Andrieu-Soler C,Kowalczuk L,et al. A new CRB1 rat mutation links Müller glial cells to retinal telangiectasia. J Neurosci. ,2015,35(15):6093-6106.
92. ChangMM,McLeanIW, Merritt JC. Coats' disease: a study of 62 histologically confirmed cases. J Pediatr Ophthalmol Strabismus,1984,21(5):163-168.
93. DeutschTA,Rabb MF,Jampol LM. Spontaneous regression of retinal lesions in Coats' disease. Can J Ophthalmol,1982, 17(4):169-172.

94. FriedenwaldH, FriedenwaldJS. Terminal stage in a case of retinitis with massive exudation. Trans Am Ophthalmol Soc, 1929, 27:188-194.

95. GomezMorales, A. Coats' disease. Natural history and results of treatment. Am J Ophthalmol, 1965, 60(5):855-865.

96. NaumannGO, Portwich, E. Atiologie and letzer Anlass zu 1000 Enukleationen. Klin Monbl Augenheilkd, 1976, 168(05): 622-630.

97. Benson WE, Shields JA, Tasman W, et al. Posterior scleritis. a cause of diagnostic confusion. Arch Ophthalmol, 1979, 97( )8:1482-1486.

98. JaffeMS, ShieldsJA, CannyCL, et al. Retinoblastoma simulating Coats' disease: a clinicopathologic report. Ann Ophthalmol, 1977, 9(7):863-868.

99. PlagerDA, Orgel lK, Ellis FD, et al. X-linked recessive familial exudative vitreoretinopathy. Am J Ophthalmol, 1992, 114 (2):145-148.

100. Haik, BG. Advanced Coats' disease. Trans Am Ophthalmol Soc, 1991, 89(89):371-476.

101. MachemerR, Williams JMSr. Pathogenesis and therapy of traction detachments in various retinal vascular diseases. Am J Ophthalmol, 1998, 105(2):170-181.

102. GlasierCM, BrodskyMC, Leithiser REJr, et al. High resolution ultrasound with Doppler: a diagnostic adjunct in orbital and ocular lesions in children. Pediatr Radiol, 1992, 22(3):174-178.

103. SneedSR, Blodi CF, Pulido JS. Treatment of Coats' disease with the binocular indirect argon laser photocoagulator . Arch Ophthalmol, 1989, 107(6):789-790.

104. Siliodor SW, Augsburger JJ, Shields JA, et al. Natural history and management of advanced Coats' disease. Ophthalmic Surg, 1988, 19(2):89-93.

105. RidelyME, Shields JA, Brown GC, et al. Coats' disease. Evaluation of management. Ophthalmology, 1982, 89(12): 1381-1387.

106. Boynton JR, Purnell EW. Bilateral microphthalmos without microcornea associated with unusual papillomacular retinal folds and high hyperopia. Am J Ophthalmol, 1975, 79(5):820-826.

107. Eric J. Sigler MD, John C, et al. Current management of Coats disease. Survey of ophthalmology, 2014, 59(1): 30-46.

108. ZhengXX, JiangYR. The effect of intravitreal bevacizumab injection as the initial treatment for Coats' disease. Graefes Arch Clin Exp Ophthalmol, 2014, 252(1):35-42.

109. Gaillard M C, Mataftsi A, Balmer A, et al. Ranibizumab in the management of advanced coats disease stages 3B and 4: Long-term Outcomes. Retina, 2014, 34(11):2275-2281.

110. 陈欢，陈有信，韩若安. 玻璃体腔注射抗血管内皮生长因子药物联合其他方法治疗晚期 Coats 病的疗效观察. 中华眼底病杂志, 2015, 31(3):252-255.

111. Robin R, David E Barañano, G Baker H. Treatment of Coats' disease with intravitrealbevacizumab. Br J Ophthalmol, 2013, 97(3):530-535.

112. Grosso A, Pellegrini M, Cereda M G, et al. Pearls and pitfalls in diagnosis and management of Coats diseas. Retina, 2015, 35(4):614-623.

113. Meredith TA. Inherited retinal venous beading. Arch Ophthalmol, 1987, 105(7):949-953.

114. Piguet B, Gross-Jendroska M, Holz F G, et al. Inherited venous beading. Eye, 1994, 8(Pt 1)(1):84-88.

115. Criswick VG, Schepens CL. Familial exudative vitreoretinopathy. Am J Ophthalmol, 1969, 68(4):578-594.

116. Toomes C, Downey L. Familial exudative vitreoretinopathy, autosomal dominant. GeneReviews. Availableat http//: www. genetests. org (accessed Dec 2007).

117. Plager DA, Orgel IK, Ellis FD, et al. X-Linked recessivefamilial exudative vitreoretinopathy. Am J Ophthalmol, 1992, 114(2):145-148.

118. Gow J, Oliver GL. Familial exudative vitreoretinopathy. An expanded view. Arch Ophthalmol, 1971, 86(2):150-155.

119. Miyakubo H, Inohara N, Hashimoto K. Retinal involvementin familial exudative vitreoretinopathy. Ophthalmologica, 1982, 185(3):125-135.

120. van Nouhuys CE. Dominant exudative vitreoretinopathyand other vascular developmental disorders of theperipheralretina. Doc Ophthalmol, 1982, 54(1-4):1-414.

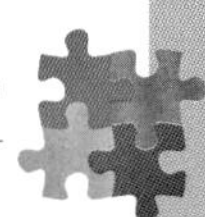

121. Pendergast SD, Trese MT. Famlial exudative vitreoretinopathy. Results of surgicalmanagement. Ophthalmology, 1998, 105(6):1015-1023.

122. Colins ET. Developmental deformities of the crystallinelens. JAMA, 1908, 51:1051-1056.

123. Reese AB. Persistent hyperplastic primary vitreous. Am J Ophthalmol, 1955, 40(3):317-331.

124. Caudill J W, Streeten B W, Tso Mo. Phacoanaphylactoid reaction in persistent hyperplastic primary vitreous. Ophthalmology, 1985, 92(8):1153-1158.

125. Goldberg MF. Persistent fetal vasculature (PFV): an integrated interpretationof signs and symptoms associated with persistent hyperplastic primary vitreous(PHPV). LIV Edward Jackson memorial lecture. Am J Ophthalmol, 1997, 124(5):587-626.

126. Shaikh S, Trese MT. Lens-sparing vitrectomy in predominantly posterior persistentfetal vasculature syndrome in eyes with nonaxial lens opacification. Retina, 2003;23(3):330-334.

127. Zhang C, Asnaghi L, Gongora C, et al. A developmental defect in astrocytesinhibits programmed regression of the hyaloid vasculature in the mammalianeye. Eur J Cell Biol, 2011, 90(5):440-448.

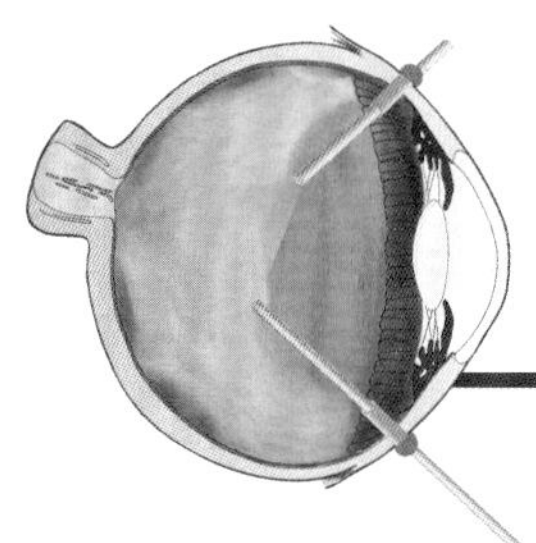

第六章　视网膜循环障碍

视网膜动脉、静脉阻塞导致的视力下降又称眼卒中（eye strokes），主要包括视网膜中央动脉慢性供血不足、视网膜中央动脉、分支动脉等急性阻塞、眼动脉阻塞、视网膜中央静脉阻塞、分支静脉阻塞，眼卒中常常反映了发生在眼部的全身病。

第一节　视网膜动脉循环障碍

一、血液供应

（一）眼动脉的血液供应

眼动脉是颈内动脉进入颅腔后的第一分支（图6-1-1），少数异常起源见于从眶上裂或蝶骨孔大翼进入的脑膜中动脉，其分出的泪动脉和眶动脉支之间的吻合形成膨大，这种异常形成于胚胎时期。当眼动脉出现狭窄时，或不能有效连接到颈内动脉时，这一通路的供血增强[1]，可以解释部分颈内动脉狭窄患者尚未影响眼动脉。个别病例从颈内动脉分出的眼动脉干很窄，而眼动脉的供血来自起源于颈外动脉的脑膜中动脉，Hayreh 报告眼动脉靠脑膜中动脉供血者不到4%。

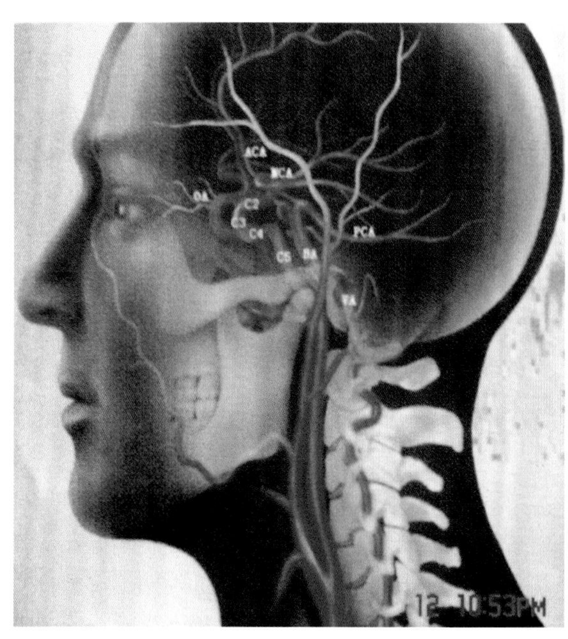

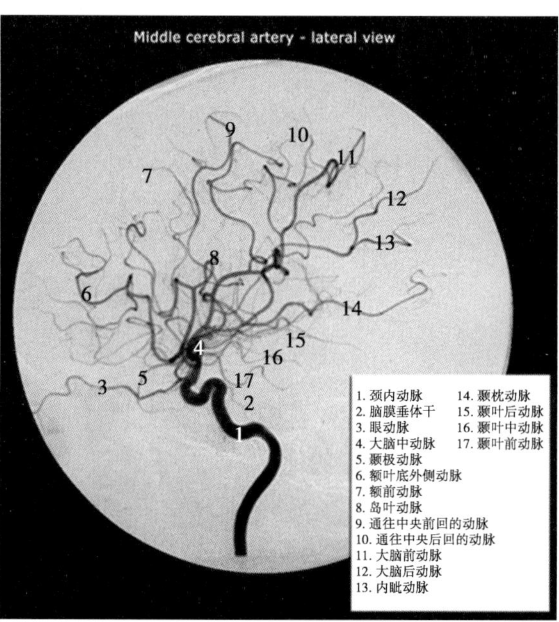

图 6-1-1　颈内动脉和眼动脉

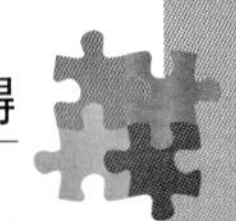

视网膜中央动脉（central retina artery，CRA）的血液主要来自眼动脉，无论眼动脉的血是来自颈内动脉还是脑膜中动脉，眼动脉分出视网膜中央动脉、睫状后短动脉、睫状后长动脉和睫状前动脉，睫状前动脉分出到虹膜、睫状体的血管、角膜缘血管网和结膜前动脉等。

（二）视网膜中央动脉

视网膜中央动脉在视神经孔前方附近由眼动脉分出，77%为眼动脉的第一分支，19%为第二分支，4%为第三分支。视网膜中央动脉单独一支向前，通常和其他睫状后短动脉组成一干。视网膜中央动脉的走行分为三个部分：

1. 眶内段　从起源分出到穿入视神经处的分支，穿入视神经的部位距眼球约 5～15.5mm，平均 9.8mm±1.8mm。眶内段主要走行于视神经的中下方，紧贴硬脑膜，少数位于下外侧方，眶内段分支主要供应视神经硬脑膜鞘，约半数分支穿入硬脑膜鞘内供应软脑膜，但很少进入视神经（图 6-1-2）。

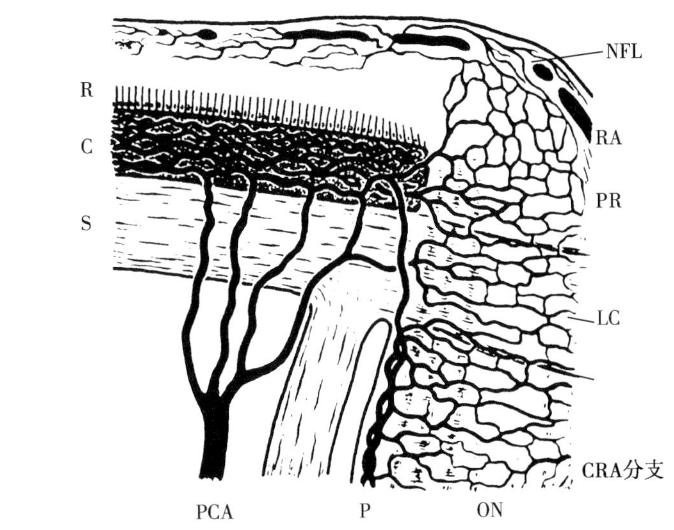

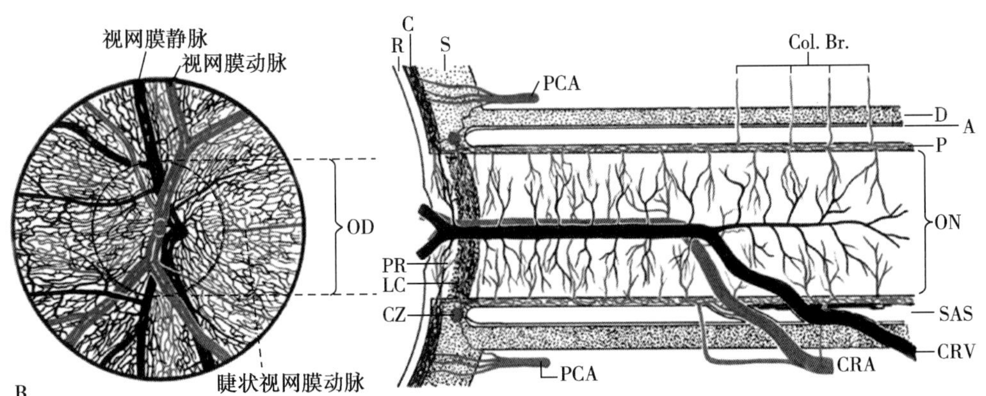

图 6-1-2　显示视神经的球后段的视网膜中央动脉

A. 显示从下方进入；B. 从上方剥除了视神经硬脑膜鞘后显示 CRA 的软脑膜支

A. 蛛网膜（arachnoid）；C. 脉络膜（choroid）；Col. Br. 来自眼动脉或眶动脉的并行分支（collateral branches）并且加入视神经的软脑膜丛；CRA. 中央视网膜动脉（central retinal artery）；CRV. 中央视网膜静脉（central retinal vein）；D. 硬脑膜（dural sheath）；LC. 筛板（lamina cribrosa）；OD. 视盘（optic disc），显示视神经周围血管网为放射状；ON. 视神经（optic nerve）；P. 软脑膜（pia mater）；PCA. 后睫状动脉（posterior ciliary artery）；PR. 筛板前区（prelaminar region）；R. 视网膜（retina）；S. 巩膜（sclera）；SAS. 蛛网膜下腔（subarachnoid space）

2. 鞘内段　这段 CRA 位于视神经鞘内硬脑膜下和蛛网膜下腔，长度约 1.2～4mm，8%的人此段动脉形成一弯曲的环。鞘内段动脉分支分叉到软脑膜向前到视网膜中央动脉穿行眼球的部位，其中有一半供应视神经球后 CRA，是视神经血运最重要的部分。当发生视网膜中央动脉阻塞（central retina artery occlusion，CRAO）时可在穿入硬脑膜部建立吻合。

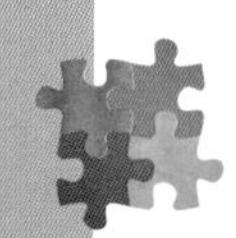

3. 神经内段动脉　位于视神经内，视神经内的血管呈放射状分布，沿着被分割成束状的视神经纤维间向前或向后营养视神经（图 6-1-2）。

4. 筛板区　视盘的筛板区和筛板前区的毛细血管网由脉络膜血管供应，视盘表层辐射状毛细血管由视网膜中央动脉供应，但与深部毛细血管有交通支，视网膜中央动脉在筛板区和筛板前区没有发出任何分支。CRAO 时视网膜中央动脉的分支与眼动脉的分支建立吻合，最常见的吻合是在 CRA 的软脑膜分支和 Haller Zinn 环的软脑膜分支之间。当视网膜中央动脉穿出视神经鞘的部位发生 CRAO 时，视神经这些软脑膜上的吻合支大到足以能建立侧支循环。

眼动脉血流下降时可以导致急性视网膜中央动脉阻塞、慢性视网膜中央动脉供血不足、慢性睫状后短动脉供血不足和睫状后长动脉供血不足。慢性视网膜中央动脉的供血不足表现为低灌注引起的缺血性视网膜病变。

5% 颈动脉供血不足或栓塞的患者发生此病，患者多为 50 岁以上，男女比例为 2∶1，常影响 1 眼，双眼受累约 20%，90% 以上眼缺血综合征患者存在同侧颈动脉系统狭窄，颈动脉狭窄导致视网膜中央动脉灌注压下降 50%[2]。

（三）视网膜分支动脉

视网膜中央动脉穿越筛板，到达视盘通常分为上下两支，这两支再分成颞侧和鼻侧支，供应视网膜 4 个象限的血运。视网膜分支动脉（branches of CRA）位于内界膜下方的视网膜神经纤维层和神经节细胞层，在动静脉交叉部可深达内核层，各分支继续分出小分支最终止于小分支或毛细血管前的小动脉，后者在检眼镜下看不到，终末小动脉通过收缩舒张调整视网膜血流量。视网膜分支动脉是指视网膜中央动脉分出的第一分支，因为第一分支后的动脉直径是 100μm，属于小动脉，它们既没有内弹力层也没有连续的肌层套，可以理解为不发生巨细胞动脉炎的原因，它们既没有动脉间的吻合也没有动静脉间的吻合，属于终末小动脉。

（四）睫状视网膜动脉

睫状视网膜动脉（cilioretinal artery）简称睫网动脉，属于后睫状动脉系统（posterior ciliary artery，PCA），来源于视盘周围的脉络膜或者直接来源于睫状后短动脉。睫状视网膜动脉从视盘颞侧像钩子一样伸出，供血范围的变化大，可供应视盘周围的视网膜，或半侧视网膜，有些甚至为全部视网膜。约 32% 的眼存在睫状视网膜动脉[1]。荧光素眼底血管造影时睫网动脉充盈早于视网膜中央动脉系统，应和脉络膜血管系统充盈同步（图 6-1-3）。

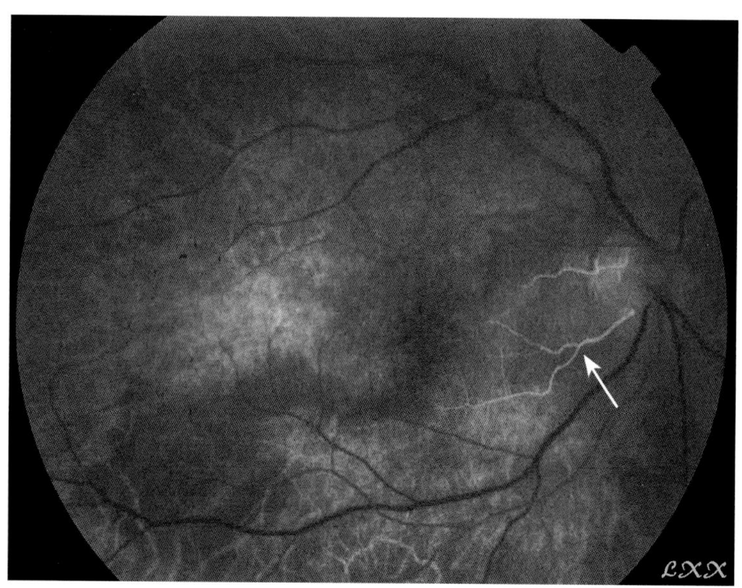

图 6-1-3　睫网动脉

荧光造影早期（15.8 秒）可见脉络膜血管和睫网动脉充盈，此时中央视网膜动脉尚未充盈

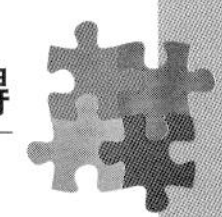

（五）视网膜毛细血管床

每个终末小动脉发出 10～20 个相互连接的毛细血管丛，毛细血管位于营养小动脉和小静脉之间。小动脉周围有无毛细血管带。视网膜毛细血管网有两层：浅层毛细血管网位于神经节细胞和神经纤维层，深层毛细血管网位于内核层，内核层的组织致密。视盘上下血管弓还有位于神经纤维层的辐射状毛细血管，所以此处的毛细血管网有 3 层，而中心凹部只有 1 层。中心小凹约 400～500μm 范围无毛细血管，称中心凹无血管区（foveal avascular zone）。周边部视网膜深层毛细血管网消失，只留下浅层毛细血管网，极周边部约有 1.5mm 宽的无血管带。

辐射状视盘周围毛细血管网（图 6-1-4）位于最表层的神经纤维层内，沿着弧形分布的神经纤维层走行，来源于视盘上的小动脉，回流于视盘上或附近的小静脉。发生在这一部位的棉絮斑和出血的形状解释了毛细血管网的分布，视盘水肿时周围毛细血管网扩张，可以识别血管网的分布。

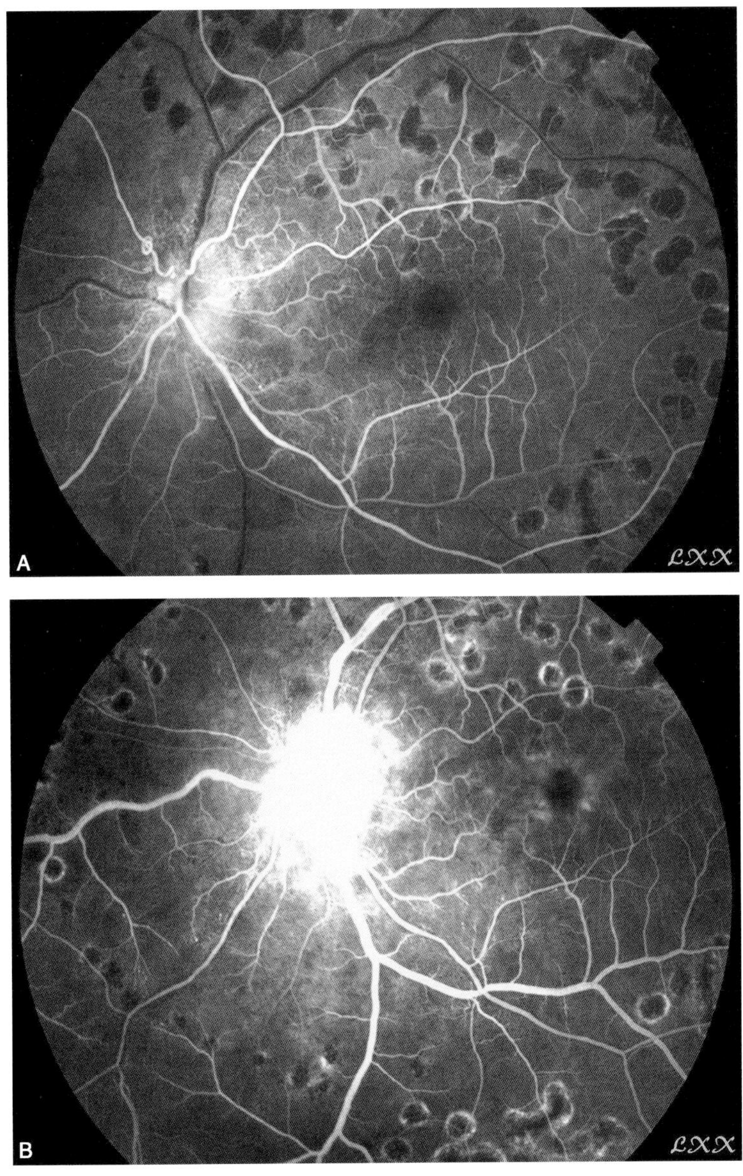

图 6-1-4　视盘周围的毛细血管网扩张

取自一陈旧 CRAO 患者的 FFA，视盘充血时周表层辐射状毛细血管网扩张。A. 31.1 秒 FFA 图像；B. 1 分 50.5 秒 FFA 图像

视网膜毛细血管壁由内皮细胞、周细胞和基底膜组成。毛细血管直径约 3.5～6μm，毛细血管内皮细胞间有一紧密的细胞间连接，构成了视网膜的内屏障。内皮细胞和周细胞在毛细血管基底

膜内形成不连贯层,调节毛细血管的血流。

（六）视网膜静脉回流

毛细血管后小静脉引流可直接进入较大的静脉,最终进入视网膜中央静脉。胚胎第三个月时视神经内通常有 2 支视网膜中央静脉,有 1 支出生后消失,约 20% 的人持续存在,如果这样的人一支发生静脉阻塞,临床表现为“半侧分支静脉阻塞”(hemi-central retinal vein occlusion)。视盘部视网膜中央静脉走在视网膜中央动脉的颞侧,与动脉共同从视盘的中央部穿入眼内,周围包裹着胶质细胞形成的纤维组织。视网膜中央静脉在视神经内与视网膜中央动脉伴行,通常在 CRA 穿入视神经处离开视神经,经眼上静脉或直接回流到海绵窦。

视网膜中央动脉在眶内段和鞘内段有交感神经分布,但是分支动脉和毛细血管床没有自主神经系统。

阻塞性视网膜动脉疾病可以有下列因素或几个因素联合引起:栓子、血栓形成、动脉痉挛、颈动脉或眼动脉血流下降,各种因素导致的血管狭窄,血压下降或眼压升高。

二、慢性视网膜中央动脉供血不足

又称颈动脉闭锁性视网膜病变(retinopathy of carotid occlusive disease)低灌注视网膜病变或缺血性视网膜病变。视网膜中央动脉慢性供血不足主要由颈动脉和眼动脉的供血不足引起,可以是炎症如大动脉炎高安病(Takayasu disease),或者颈动脉粥样硬化(carotid artery atherosclerosis)或炎症造成的管腔狭窄或闭锁。通常发生在年龄 50 岁以后,可以单侧也可以双侧。合并高血压的患者约占到 73% 。

（一）临床症状

一过性黑矇(amaurosis fugax, AF),间歇性眼绞痛(ocular angina)和视力下降。一过性黑矇又称一过性急性视网膜缺血,也可以有很多非视网膜原因引起,最常见的原因是来自颈内动脉或颈外动脉的粥样斑块脱落的血小板栓子,或者由于颈内动脉狭窄导致的改变,或者主动脉瓣膜、心瓣膜的脱落物,高安病性动脉炎(Takayasu arteritis),非缺血性视网膜中央静脉阻塞(central retina vein occlusion, CRVO),睫网动脉阻塞合并非缺血性 CRVO。

（二）临床体征

1. 眼底表现　主要为静脉的低灌注又称静脉淤滞性视网膜病变(vein stasis retinopathy)或低灌注视网膜病变(hypoperfusion retinopathy), FFA 显示动脉充盈迟缓、静脉充盈迟缓,眼底镜下出血点和微动脉瘤样改变从周边部视网膜开始,静脉扩张但不迂曲,这种改变约占 80% ,另有 35% 患者出现视盘新生血管。FFA 臂-视网膜循环时间延长,视网膜动脉充盈迟缓,动静脉充盈时间延长,晚期视盘染色(图 6-1-5)。有些病例可以在黄斑区外显示大动脉瘤,可合并黄斑水肿。

2. 合并眼前段的缺血性改变　伴眼前段新生血管(房角新生血管或虹膜新生血管)时,诊断为缺血性眼病(ocular ischemia syndrome, OIS)。当新生血管障碍房水循环时导致眼压升高,称新生血管性青光眼(neovascular glaucoma, NVG),缺血性眼病常常由于颈内动脉供血不足,导致眼动脉供血不足引起(图 6-1-6)。

3. 低灌注性的脉络膜病变　颈动脉狭窄或阻塞导致睫状后短动脉供血不足,常合并低灌注性的视网膜病变,患者视力进行性下降,眼底视网膜色污秽,可见不规则色素, FFA 显示臂-脉络膜循环时间延长。

（三）辅助诊断

1. FFA　由于动脉的低灌注(hypoperfusion)产生动脉充盈迟缓和静脉充盈迟缓,延迟的臂-脉络膜循环时间,可达 60%(正常<5 秒);延迟的臂-视网膜循环时间(正常为 10 ~ 15 秒);视网膜动脉-静脉循环时间延长,可达 95%;晚期像血管染色可达 85% ,动脉明显,推测染色是由于慢性低氧性损伤导致血管内皮细胞损伤所致(图 6-1-5)。其他改变包括视网膜毛细血管无灌注,视乳头强荧光和大动脉瘤样强荧光[2]。

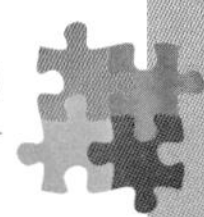

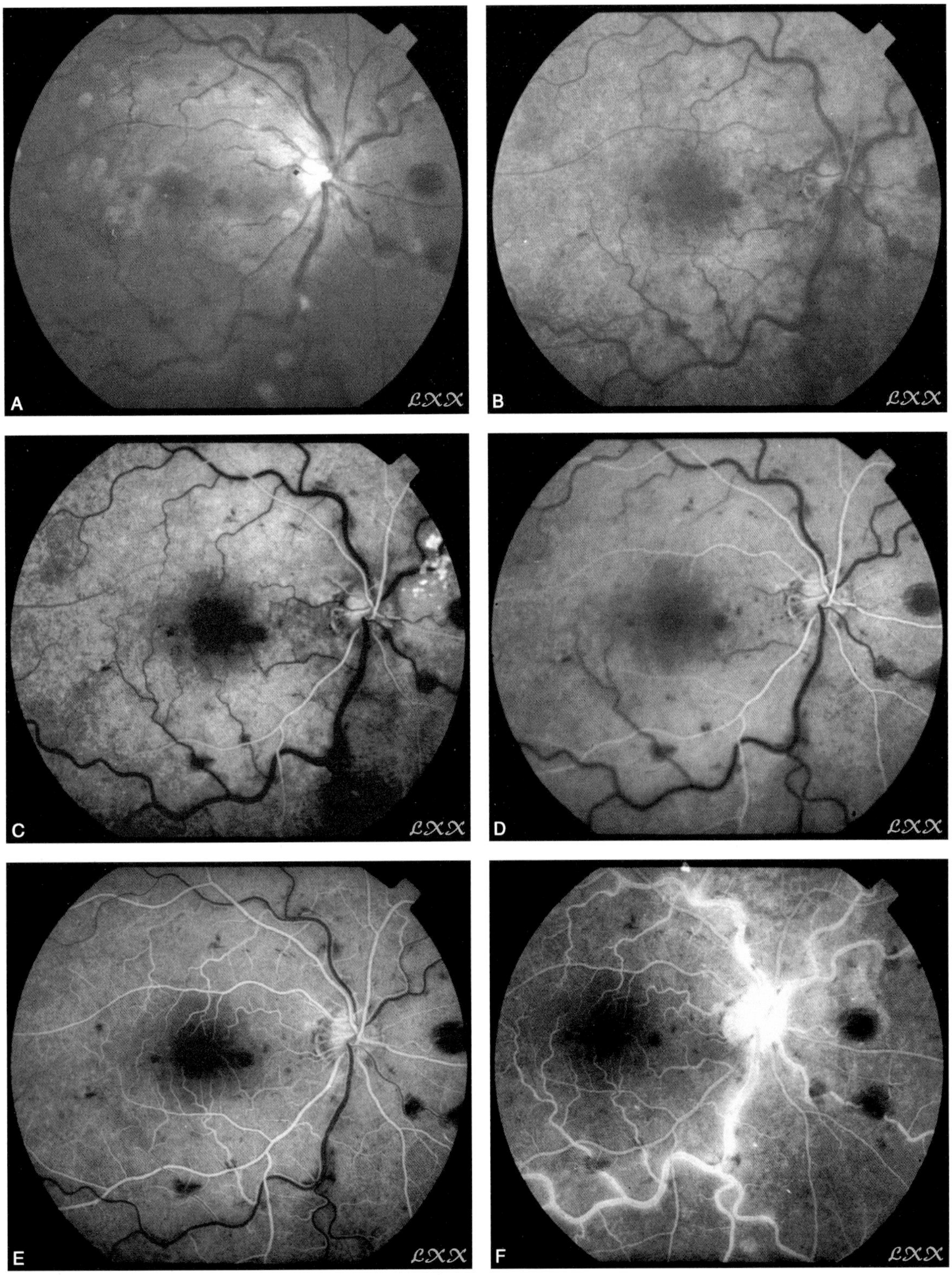

图 6-1-5　低灌注视网膜病变

A. 患者眼底像；B. 为视网膜荧光血管造影 15 秒，尚未见到荧光素出现；C. FFA17 秒视网膜中央动脉开始出现充盈；D. FFA20 秒视网膜中央动脉完全充盈；E. 22 秒视网膜中央静脉才出现层流；F. FFA 晚期像，视盘强荧光，血管染色

2. F-ERG　常常显示 a 波、b 波下降甚至消失。视网膜中央动脉阻塞时仅仅 b 波下降，视网膜振荡电位（oscillatory potentials，Ops）下降，该电位反映了视网膜内层缺血[3]。

3. 颈动脉影像　包括多普勒超声和数字减影血管造影（digital subtrction angiography，DSA）可以显示颈动脉特别是颈内动脉的粥样斑块和狭窄，以及颈内动脉的血流速（图 6-1-6）。

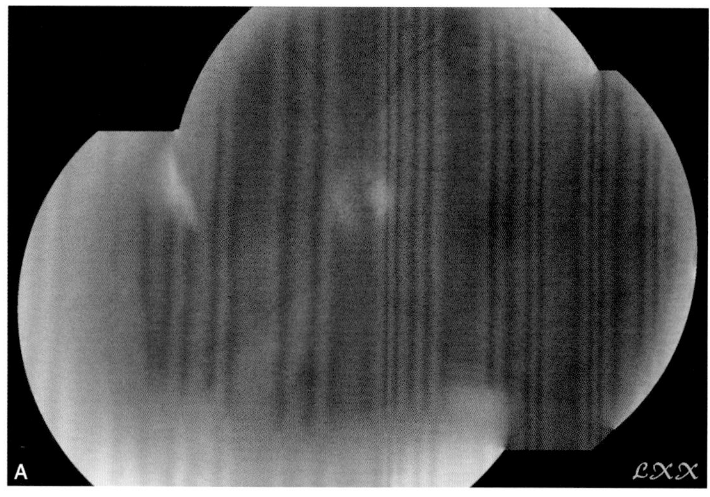

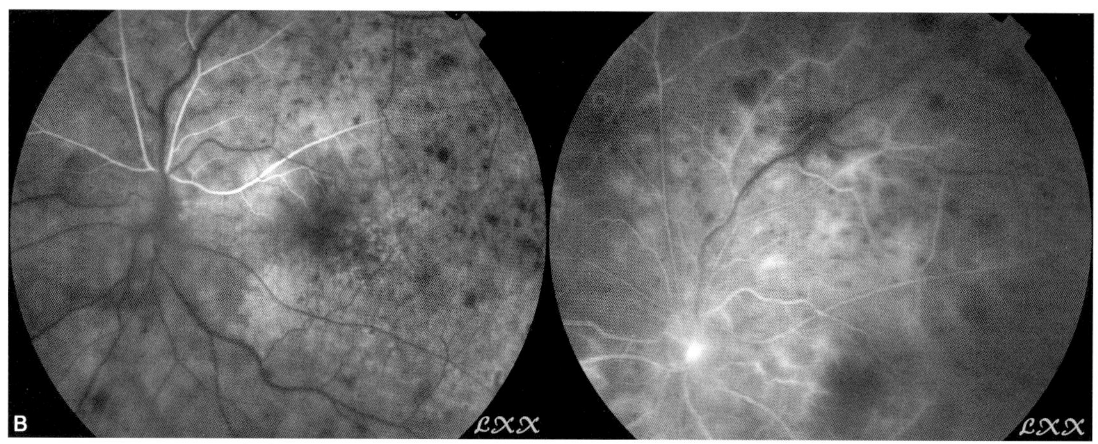

0:16.6　　　　1:20.9

北京大学人民 医院

经颅多普勒超声检查报告单

姓名：　性别：男　年龄：71　超声号：
科别：　床号：　住院号：　日期：2010-09-02
临床诊断：

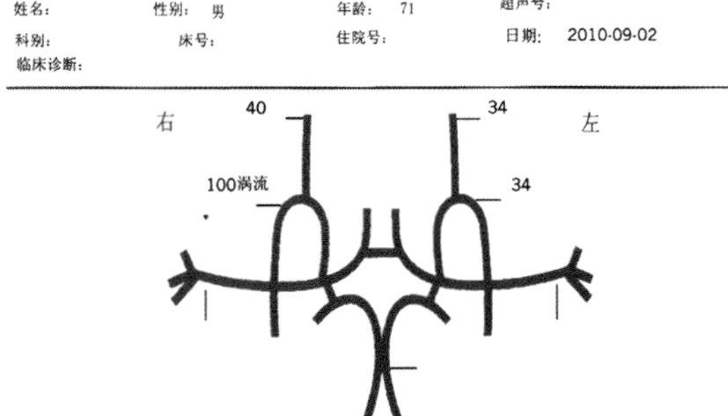

检查描述：　　单位：Vs cm/s

左侧颈内动脉虹吸段血流指数降低，右侧颈内动脉虹吸段血流指数稍增高，伴涡流信号及粗糙声频，双侧眼动脉血流指数及频谱形态未见明显异常。

印象：

左侧颈内动脉虹吸段明显低流速；
右侧颈内动脉虹吸段轻度狭窄样频谱；
双侧眼动脉血流频谱未见明显异常。

C　　报告者：

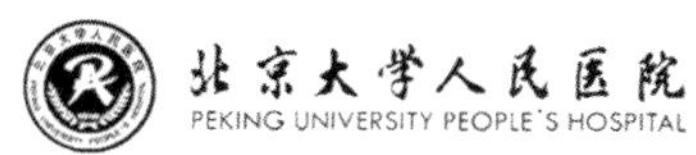
北京大学人民医院
PEKING UNIVERSITY PEOPLE'S HOSPITAL

彩色多普勒超声检查报告单

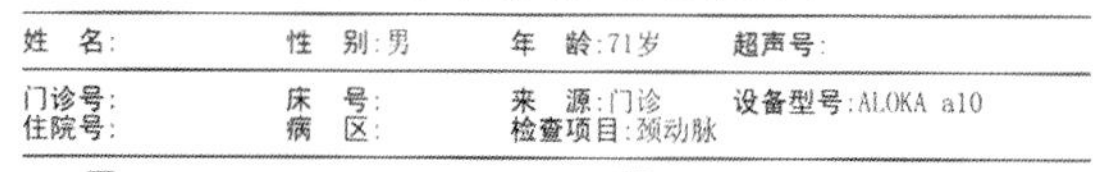
姓　名：　性　别：男　年　龄：71岁　超声号：
门诊号：　床　号：　来　源：门诊　设备型号：ALOKA a10
住院号：　病　区：　检查项目：颈动脉

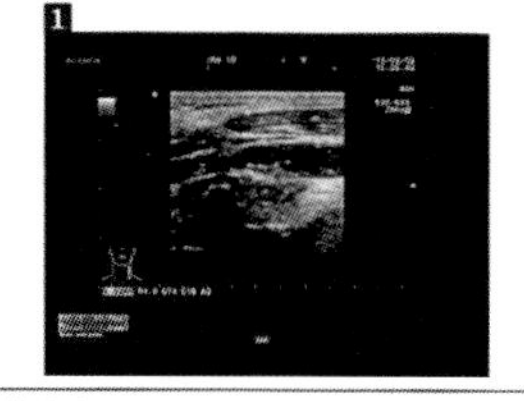

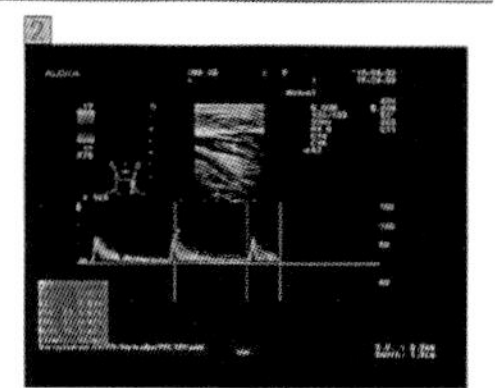

影像描述：

	内径 (mm)	内中膜 (mm)	Vmax (m/s)	Vmin (m/s)	VTamx (m/s)	PI	RI
RCCA	5.4	1.1	0.65	0.16	0.29	1.70	0.76
RICA	4.7	0.8	1.13	0.30	0.59	1.42	0.74
RECA	3.7	0.8	0.89	0.11	0.39	1.98	0.87
LCCA	5.4	1.0	0.74	0.12	0.30	2.02	0.84
LICA	4.3	0.8	0.75	0.17	0.33	1.72	0.77
LECA	3.6	0.8	1.54	0.09	0.50	2.94	0.94

左侧颈总动脉膨大处后壁软斑，大小约10.0×2.8mm，管腔未见明显狭窄。
双侧颈总动脉、颈内动脉、颈外动脉血流通畅，血流频谱形态未见明显异常。

超声提示：双侧颈总动脉内中膜增厚
左侧颈总动脉膨大处后壁软斑
左侧颈总动脉阻力指数增高

D　报告医师：　审核医师：　报告日期：2010-09-02
（本报告仅供临床参考，医生签字生效）

图 6-1-6　低灌注视网膜病变的彩色多普勒图像

患者男，71 岁，视力光感可疑，A、B 为眼底像和 FFA，眼底像显示中周部视网膜的出血点；C. TCD 报告颈内动脉虹吸段明显低流速；D. 颈动脉多普勒超声显示颈总动脉膨大处软斑

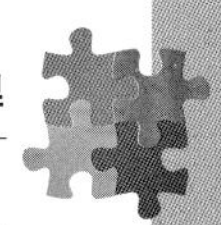

4. 经颅多普勒超声(transcranial doppler,TCD)　显示颈内动脉虹吸部的狭窄和血流速,眼动脉是从颈内动脉虹吸部分出,该部位的血流下降直接影响眼动脉的供血,TCD 也可以显示眼动脉的血流(图 6-1-7)。

	circulatory parameters	OD INV(+)		OS INV(+)	
CCA	ID(mm)	4.90		6.00	
	IMT(mm)				
	Vmax(m/s)	0.29		1.08	
	Vmin(m/s)	0.05		0.23	
	Vtamx(m/s)	0.10		0.41	
	PI	2.36		2.08	
	RI	0.83		0.79	
Extracranial ICA	ID(mm)				
	IMT(mm)				
	Vmax(m/s)			0.83	
	Vmin(m/s)		闭塞	0.23	狭窄80%
	Vtmax(m/s)			0.45	
	PI			1.32	
	RI			0.72	
SCA	Vmax(cm/s)	30		90	
OA	Vmax(cm/s)	逆流 60		逆流 90	

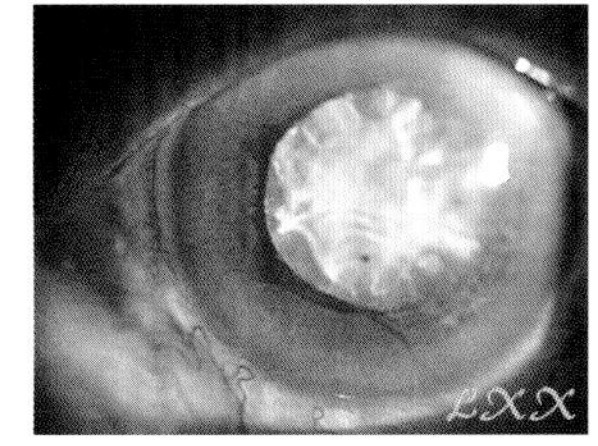

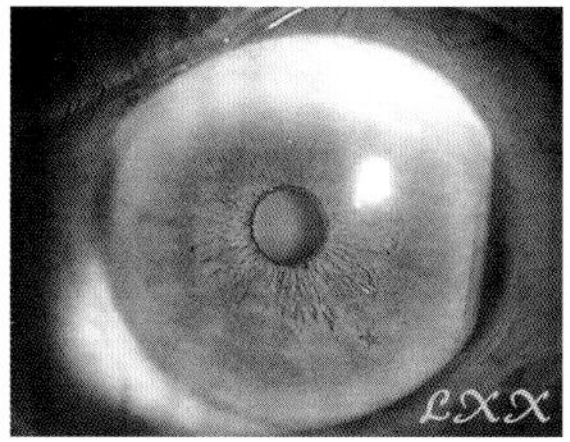

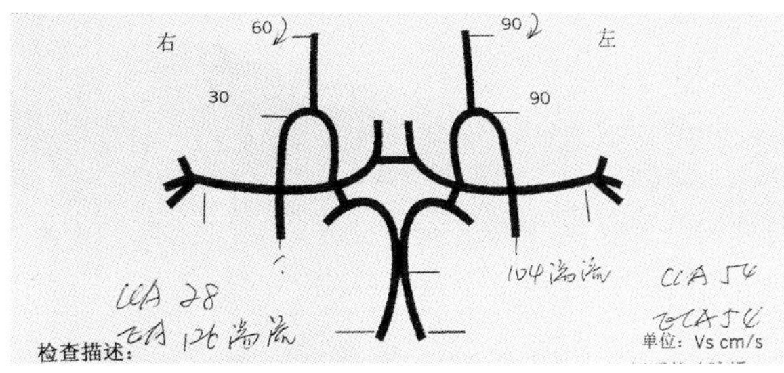

M,67Y,DM10Y
OD: NLP,INV
OS: PDR VH,INV,ART=17秒

图 6-1-7　颈动脉供血不足的 TCD 改变

患者金某,男,64 岁,高血压 15 年,糖尿病 10 年,双眼视力进行性下降,右眼无光感 1 年,就诊时右眼无光感,左眼手动,双眼虹膜新生血管,右眼瞳孔开大,瞳孔缘外翻;TCD 显示颈外动脉右眼闭锁,左眼狭窄;双眼颈内动脉虹吸部最大血流下降,双侧眼动脉涡流形成。提示双侧眼缺血综合征

三、急性视网膜动脉阻塞

视网膜动脉阻塞无论中央还是分支,总体上患病的高危因素与糖尿病、高血压、高血脂、高尿酸血症、吸烟等相关,但是在中央、半侧和分支动脉阻塞类型之间无差异。在糖尿病、高血压、缺血性心脑血管疾病中,非动脉性 CRAO 和视网膜分支动脉阻塞(branch retinal artery occlusion,BRAO)患病率明显增高。

(一)急性视网膜动脉阻塞临床类型和体征

1. 视网膜中央动脉阻塞导致视力突发灾难性丧失,临床表现有下述几种类型:

(1)非动脉性 CRAO(non-arteritic CRAO):是 CRVO 的主要类型,占 CRAO 病例的 67%,晨起发病占到 35%,眼底持续性的 CRAO 合并视网膜灰白色梗塞、中心凹樱桃红(图 6-1-8),FFA 视网膜循环几乎看不到,不合并巨细胞动脉炎。属常见类型,多数由栓子或血栓引起,少数因血管炎或外伤引起。栓子阻塞部位依据 Hayreh 做的 100 例视网膜中央动脉解剖研究,最狭窄的部位在进入视神经前的蛛网膜部位。而血栓形成常常发生在视神经筛板部。该类型视力预后差,49% 的患者视力为手动。

(2)非动脉性 CRAO 合并睫网动脉回避(non-arteritic CRAO with cilioretinal artery sparing):占 14%,晨起发病占 29%,视力预后较好,29% 患者可达 0.6 以上视力,睫状动脉供血区域色泽正常,周围可见中央动脉阻塞引起的灰白色水肿(图 6-1-9)。

(3)动脉性 CRAO:由巨细胞动脉炎(arteritic CRAO associated with giant cell arteritis,GCA)引起,巨细胞动脉炎是通过颞浅动脉活检证实,占全部 CRAO 发病类型的 4.5%,视网膜中央动脉阻塞

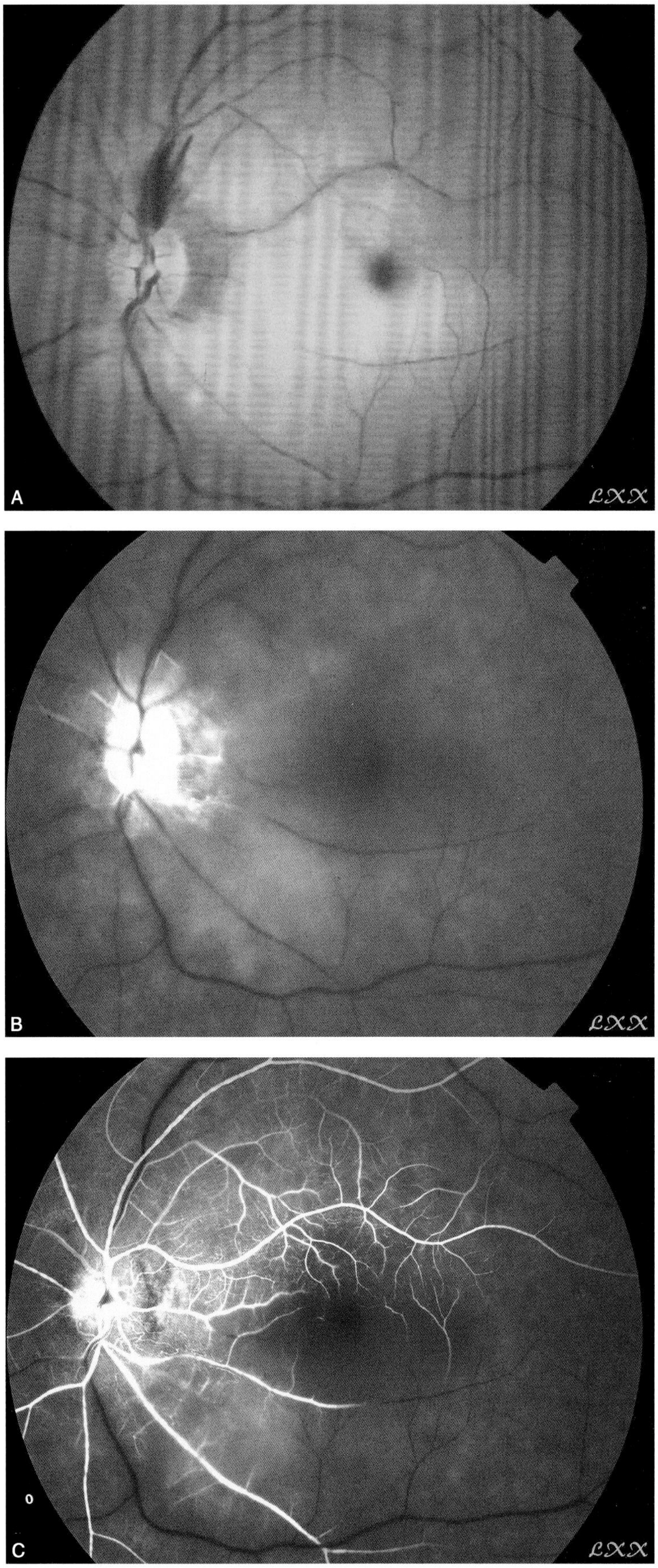

图 6-1-8　非动脉性 CRAO
患者，女，53 岁，急性视力下降的第 3 天，A. 眼底像显示黄斑区视网膜灰白色梗塞灶，中心凹呈樱桃红；B. FFA 20 秒；C. 37.8 秒，静脉尚未充盈，显示动脉压不足

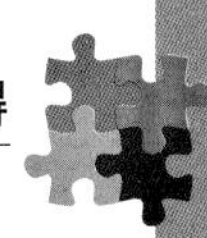

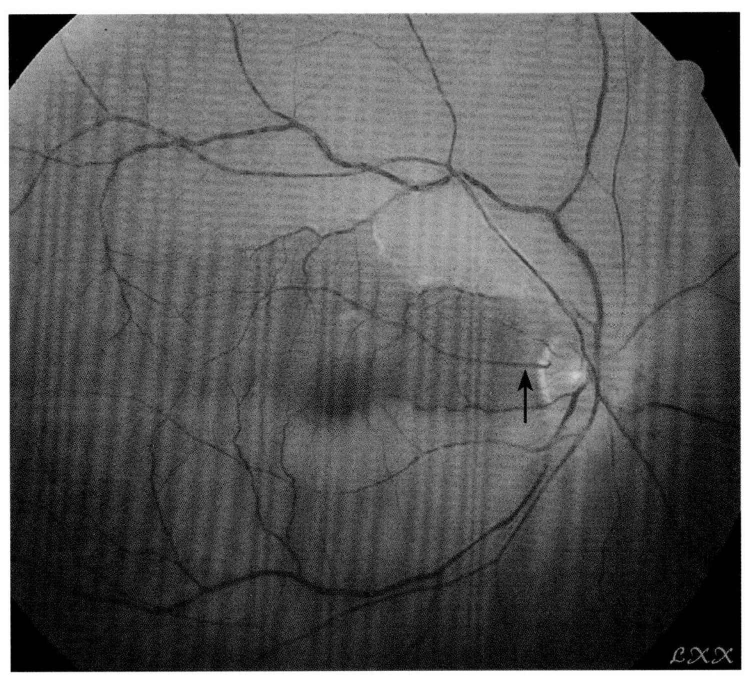

图 6-1-9　视网膜中央动脉阻塞合并睫状动脉回避(黑色箭头)

中占 18%,睫网动脉阻塞中占 25%。巨细胞动脉炎影响中等大小的动脉和大动脉,而不影响小动脉,在 GCA 引起的 CRAO,患者眼底改变除了 CRAO 的表现外可以合并或不合并视盘水肿,所有的病例在 FFA 上除了 CRAO 改变外还可看到睫状后短动脉(posterior ciliary arteries,PCAs)的闭锁,PCAs 供应视盘和分出睫状视网膜动脉,闭锁后将导致动脉性前段缺血性视神经病变和睫状视网膜动脉闭锁的发生。没有 FFA 会失掉诊断巨细胞动脉炎的证据。这一类型视力差,54% 无光感,其他在 0.02 以下。患者血沉升高,C 反应蛋白异常可协助诊断,也可通过颞动脉活检,这一类型要使用糖皮质激素治疗,图 6-1-10 显示了一例巨细胞动脉炎引起的动脉性 CRAO 合并前段缺血性视神经病变。

(4) 一过性非动脉性 CRAO(transient non-arteritic CRAO):部分患者特别是合并慢性高血压可以发生视网膜多灶性的灰白色斑状病灶,类似 Purtscher 视网膜病变,由于视网膜小动脉变窄视网膜毛细血管旁路开放。但大部分患者就诊时,眼底像已恢复正常。

2. 视网膜分支动脉阻塞(BRAO)　是阻塞视网膜中央动脉的某一分支,导致一部分视力的下降。视网膜分支动脉阻塞事实上是分支小动脉阻塞,巨细胞动脉炎只侵犯中或大动脉,不侵犯小动脉。巨细胞动脉炎的每一个患者造影时可发现后睫状动脉阻塞,这些血管供应视盘和睫状视网膜动脉,闭锁时发生动脉性前段缺血性视神经病变和睫状视网膜动脉阻塞。

BRAO 包括了持续性 BRAO(permanent BRAO)、一过性 BRAO(transient BRAO)和睫状视网膜动脉阻塞(cilioretinal artery occlusion,CLRAO),视网膜分支动脉阻塞的亚型同视网膜中央动脉阻塞的亚型。

睫状视网膜动脉阻塞的 3 个亚型是:非动脉性、非动脉性合并中央静脉阻塞和睫状视网膜动脉阻塞合并 GCA(图 6-1-10)。一过性分支动脉阻塞约占分支动脉阻塞的 6%。

检眼镜下持续的 BRAO 可以看到小动脉供应区节段状视网膜梗死,梗死区视网膜灰白水肿(图 6-1-11),梗死区内血管的血流变细,血柱呈“抗箱”状,如果能看到栓子,常常在小动脉分叉处。如果 BRAO 是因血管炎引起,应合并血管炎的改变。一过性 BRAO 眼底可以有片状视网膜混浊,但不是棉絮斑,消退较快。

3. 视网膜浅层小动脉阻塞　又称 Purtscher 样视网膜病变(Purtscher's-like retinopathy),各种原因形成的小栓子阻塞视盘周围的终末表浅小动脉,也有学者认为是辐射状毛细血管前微动脉散

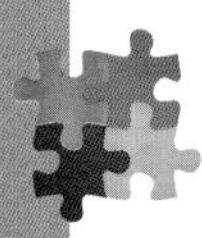

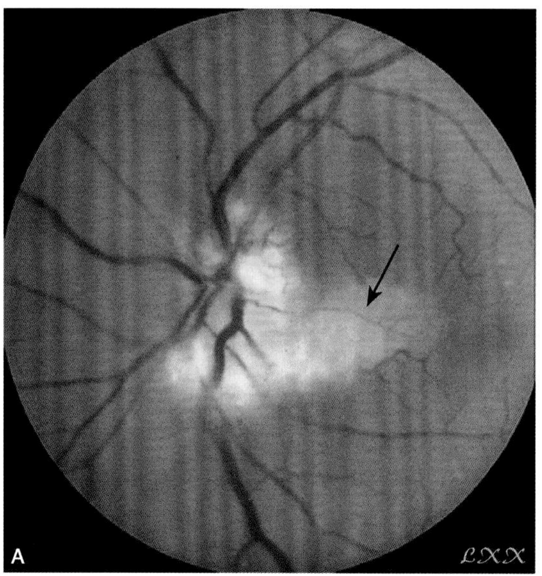

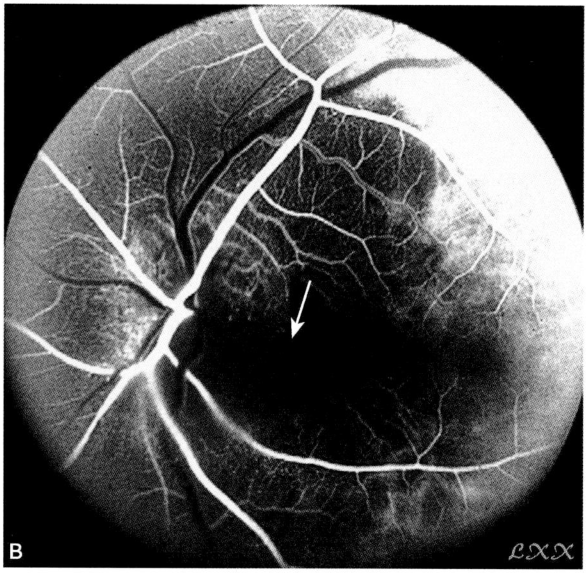

图 6-1-10　动脉性 CRAO，患者左眼前段缺血性视神经病变合并睫状视网膜动脉阻塞（箭头）和巨细胞动脉炎
A. 眼底彩像，B. FFA，FFA 显示侧面睫状后短动脉供血的视盘和脉络膜充盈缺损，睫状视网膜动脉充盈缺损

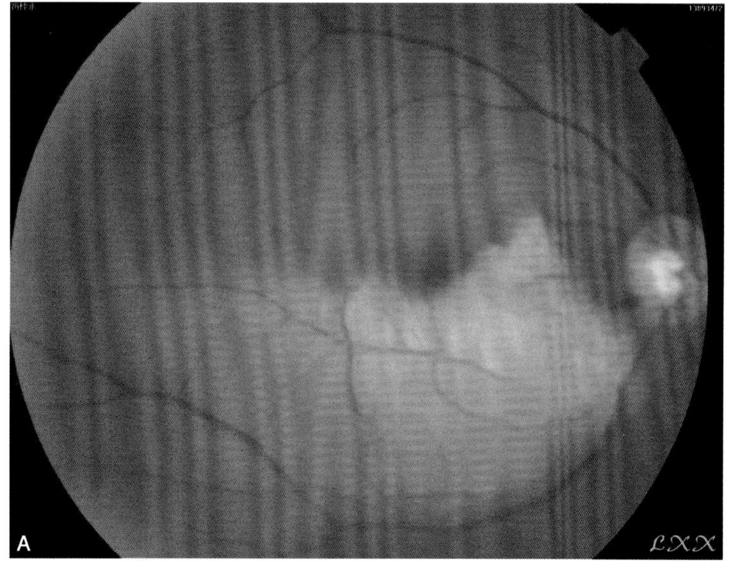

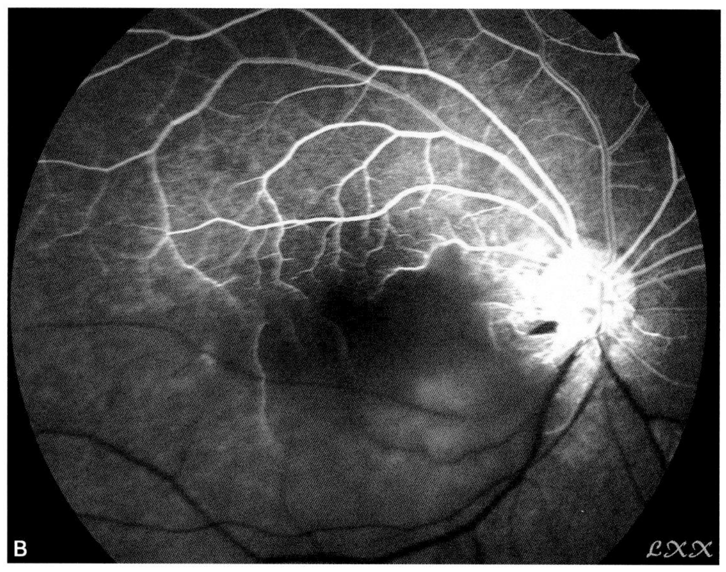

图 6-1-11　颞下 BRAO
患者男，64 岁，A. 颞下分支动脉阻塞导致的视网膜灰白水肿；B. FFA（25.6 秒）显示充盈缺损

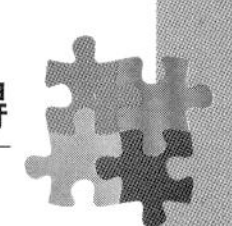

在的梗塞灶。眼底表现为后极部视盘周围的棉絮样白斑，形状多样性、不规则，是发生在视网膜中央动脉浅层小动脉的非特异性的局灶性缺血性梗塞（图 6-1-12）。棉絮斑可以变成碎片，逐渐消失，视网膜恢复正常，但 FFA 棉絮斑的位置上仍然为小片状的无灌注。这种棉絮状斑多见于上下血管弓附近，有的学者认为系供应辐射状毛细血管前微动脉散在性梗塞所致。Purtscher 视网膜病变最初系指胸部及头颅部挤压伤而导致眼底多发性棉絮斑出现，故称远达性视网膜病变。Putscher 样视网膜病变可见于很多病，如红斑狼疮、多发性栓子栓塞等，Gass 为区分外伤导致的远达性视网膜病变，称 Putscher 样视网膜病变。

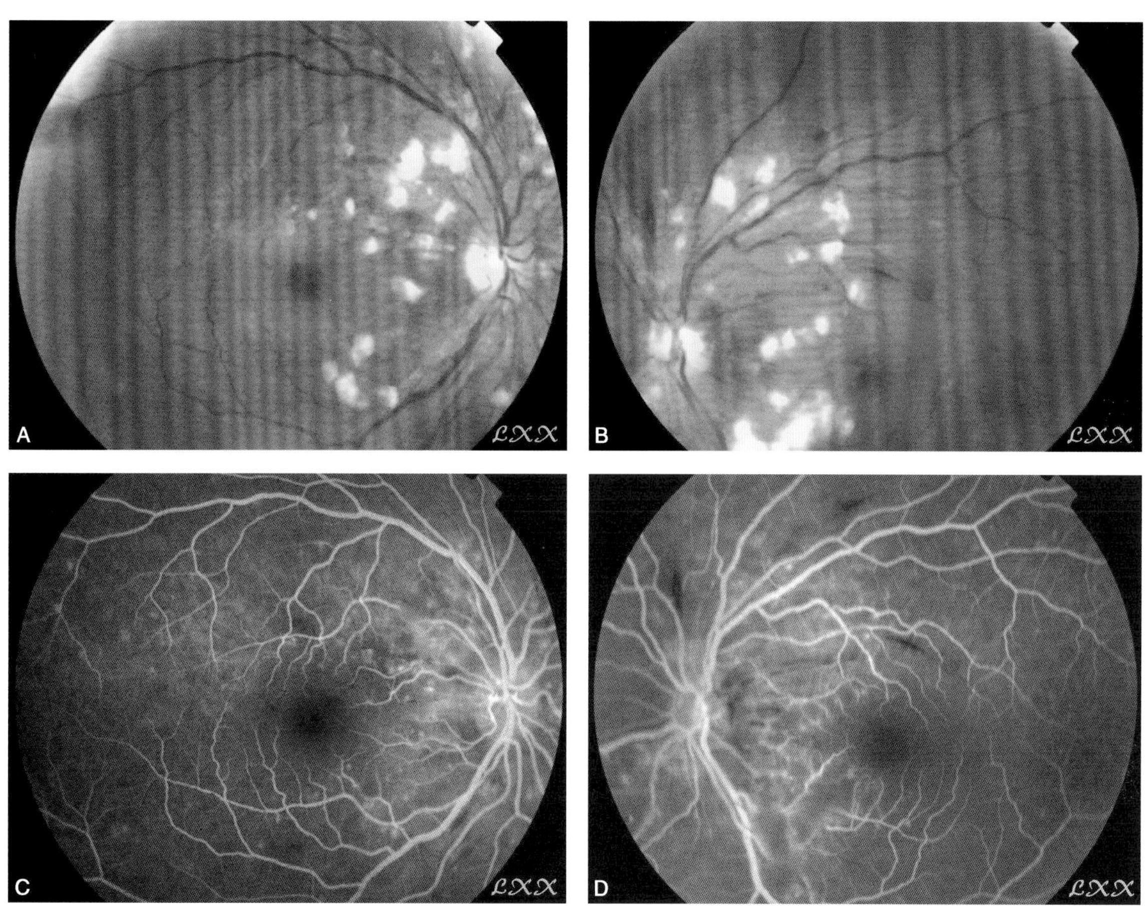

图 6-1-12　浅层视网膜小动脉阻塞，Purtscher 样视网膜病变

患者，男，34 岁，因突发视物模糊就诊，视力右 0.5，左眼 0.2，血压 194/113mmHg，A、B. 眼底像表现为不规则多形性棉絮斑和线状出血斑；C、D. FFA 显示棉絮斑部视网膜水肿，部分遮蔽视网膜较大的血管

（二）病因

1. 急性视网膜中央动脉阻塞　视网膜中央动脉阻塞（CRAO）引起视网膜急性缺血性梗塞，突发性视力严重下降，是眼科急症之一，视网膜中央动脉的处理最基本的是要确定病因。CRAO 的栓子主要来自颈动脉，极个别病例来自脑膜中动脉[4]。栓子的种类有：

（1）栓子和血栓栓塞：栓子栓塞比血栓栓塞更为常见，74% 的栓子为胆固醇，胆固醇栓子多来自颈动脉粥样硬化斑块的脱落，15.5% 为血小板纤维素栓子，血小板纤维素栓子常来自大动脉粥样硬化斑块脱落后内膜不平整致血小板附着形成的血小板栓子，10.5% 为钙栓子[5]。此外还有脂肪栓子，发生在骨折后 12～36 小时，50% 患者有视网膜异常，表现为棉絮斑、小片出血。弥散性血管内凝血、病理性血小板聚集均可导致多器官的动脉血栓，增高的白细胞、嗜酸细胞为 Churg-Strauss 综合征，后者为自身免疫性疾病，表现为小血管炎和中血管炎。外源性栓子有滑石粉、人工心瓣膜，皮下注射去皱纹的一种黏弹性胶体玻尿酸（hyaluronic acid）物质等[6]。

（2）栓子栓塞的部位：可发生在视网膜中央动脉穿入视神经鞘硬脑膜处，该部位动脉管腔最狭窄，阻塞的概率远远高于中央动脉的其他部位。血栓形成导致的中央动脉阻塞常发生在筛板部。视网膜动脉床可以见到一个或多个栓子，大的栓子容易出现在视盘部的中央动脉分叉部（图 6-1-13，图 6-1-14），或者发生在分叉部末端。Gass 报道常见的栓子有三种：胆固醇栓子常多发（图 6-1-15），呈黄色、铜色或彩虹色，好发于颞侧周边，可以不阻塞血管，视盘上的栓子会阻塞血管；血小板栓子呈暗灰白色拉长的栓子（图 6-1-16A），图 6-1-16 显示血小板栓子导致的动脉阻塞。血小板栓子可变成单个、固态、卵形、有角、不折光状，通常在视盘上，不像胆固醇栓子几天后消失。钙栓子通常是单一、白色，卵形，来自于主动脉瓣（图 6-1-17），很少来自于主动脉或颈动脉，可以持续存在。纤维素血小板栓子和胆固醇栓子是软的，很快变成碎片进入视网膜循环的末端。筛板部的 CRAO 一般在 FFA 时不显示血流中断，因为该部位的侧支很快开放，荧光素可经过后睫状动脉通路进入眼内，多数病例的 FFA 显示荧光素延迟出现，但阻塞部的视网膜循环时间增长了。完全性分支动脉阻塞时，动脉床的血流可通过周围开放的侧支反流灌注[7]。

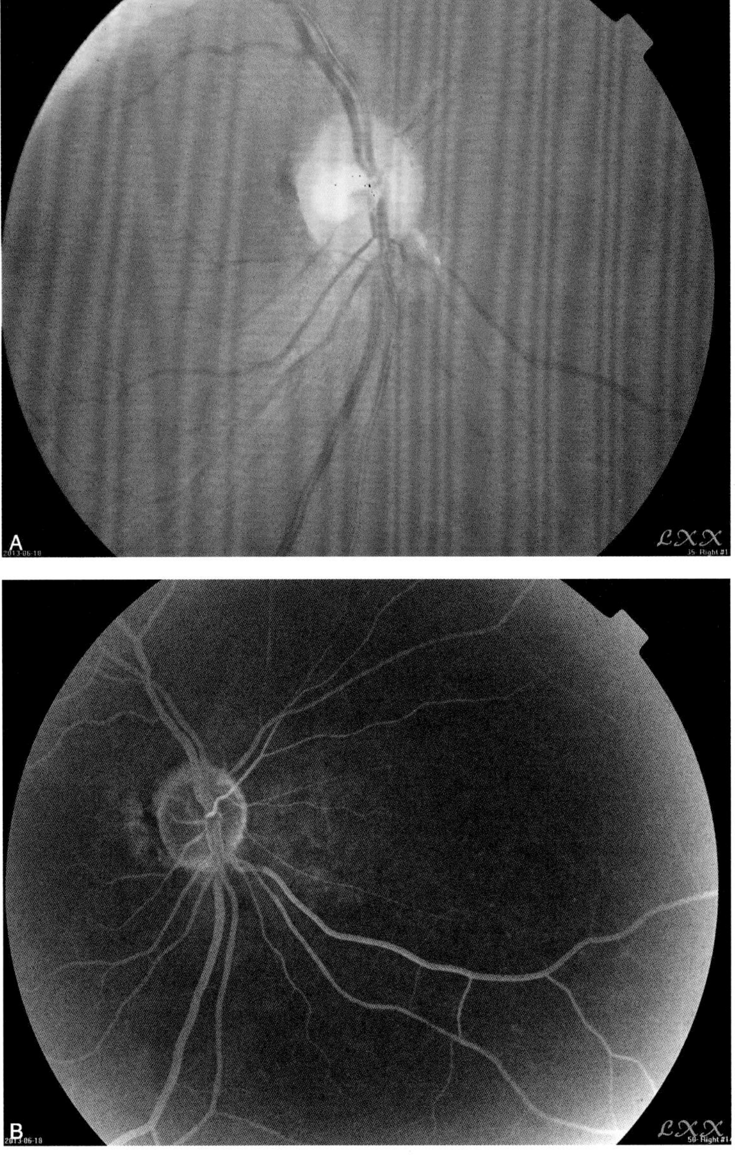

图 6-1-13　大的栓子：出现在视盘部的中央动脉分叉部

患者，男，62 岁，主诉右侧黑影遮挡，当地检察“视盘有出血”，右眼视力：1. 25 Jr4。A. 彩色眼底像；B. FFA

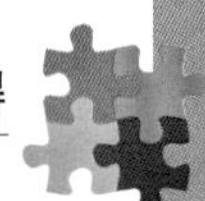

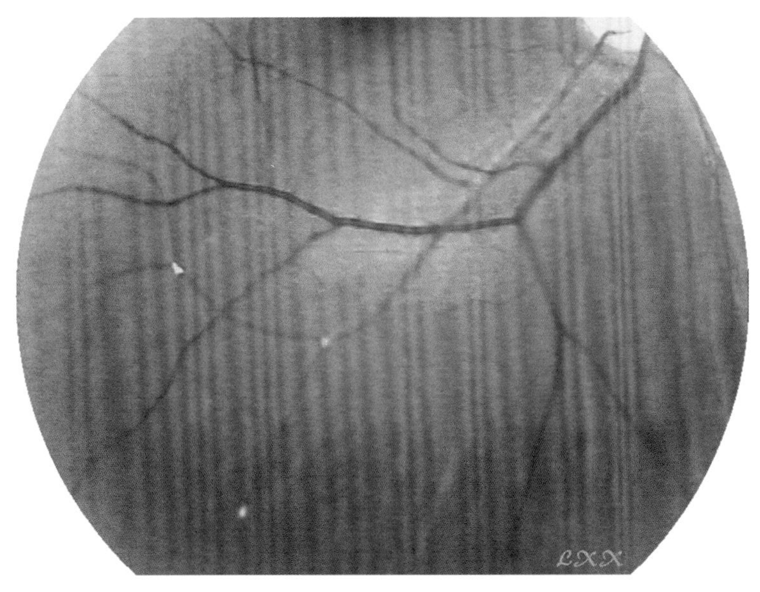

图 6-1-14　普通眼底像显示胆固醇栓子位于血管分叉处（廖菊生教授供图）

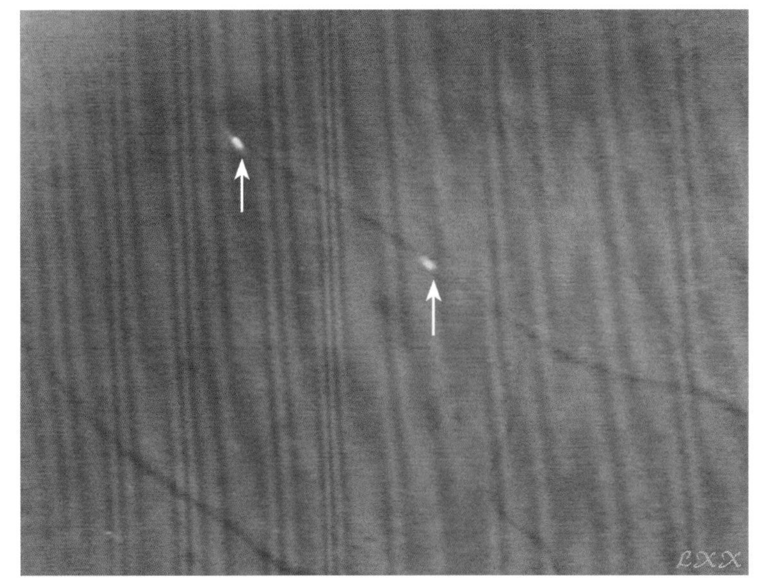

图 6-1-15　箭头显示的是胆固醇栓子，常多发（廖菊生教授供图）

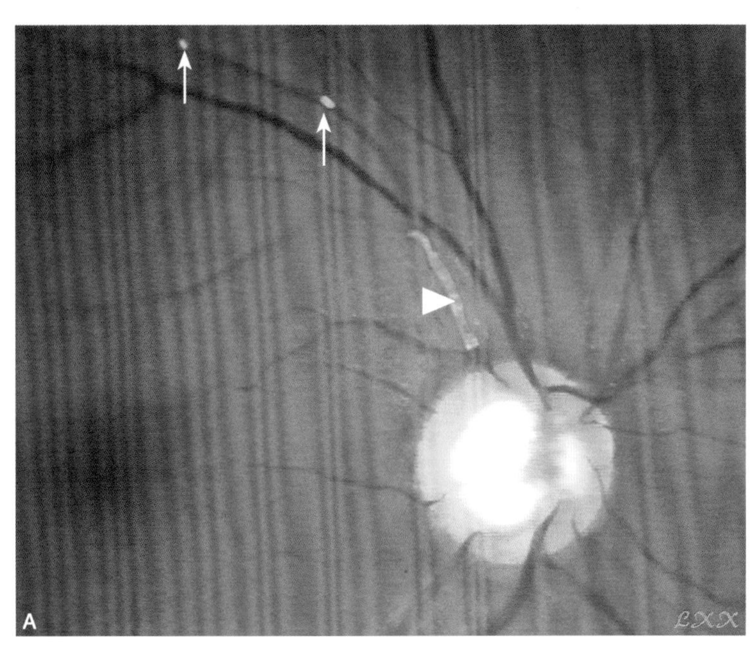

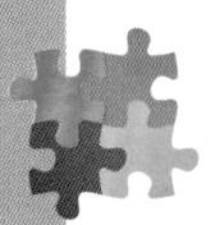

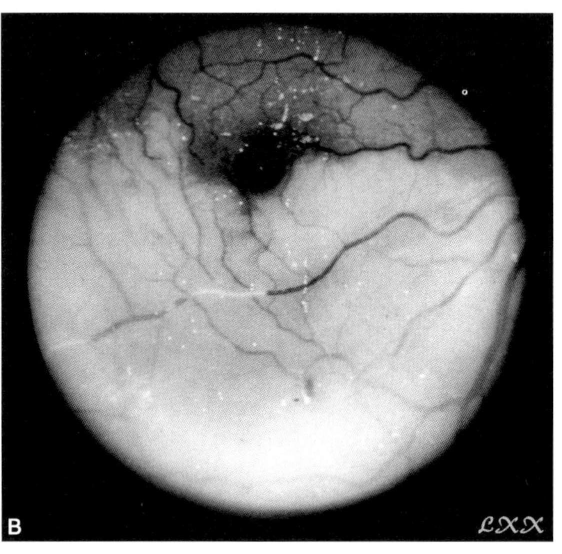

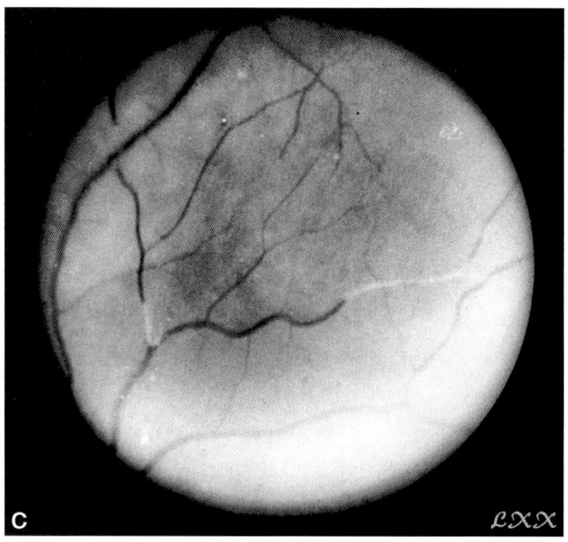

图 6-1-16　纤维素血小板栓子

A. 三角所示为纤维素血小板栓子，显示为灰白色拉长的栓子，箭头所示为胆固醇栓子；B、C. 血小板纤维素栓子致下黄斑血管弓动脉和颞上动脉阻塞（廖菊生教授供图）

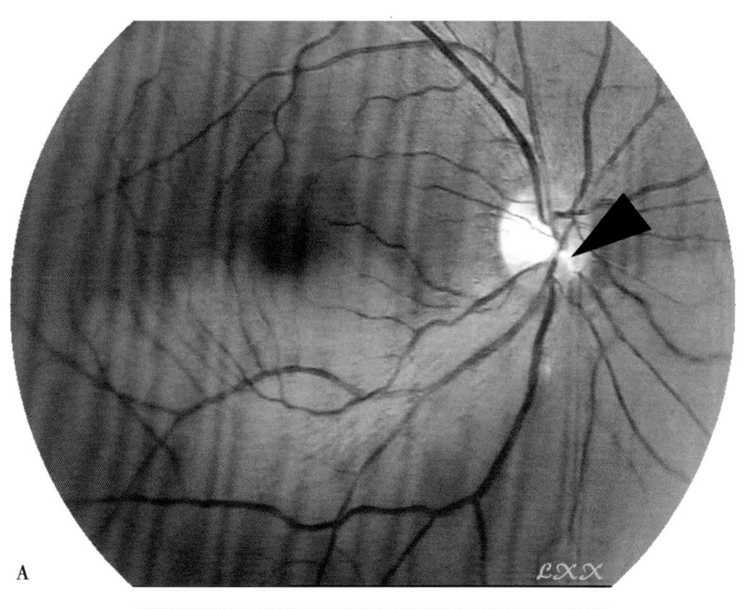

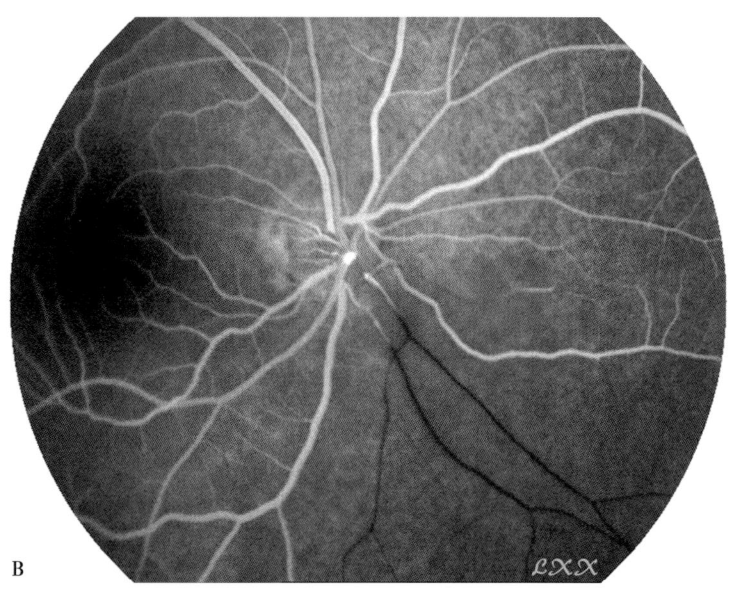

图 6-1-17　钙栓子阻塞视网膜鼻下支动脉

A. 眼底像；B. FFA 显示鼻下分支动脉充盈迟缓（21:00 秒）

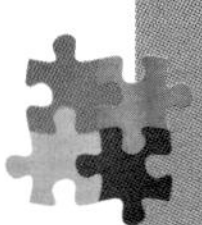

（3）巨细胞动脉炎（GCA）：也是 CRAO 常见病因，可导致双目失明，因而属急症。检眼镜下黄斑典型的灰白水肿，合并或不合并白色视盘水肿，FFA 显示了后睫状动脉供血的视盘和黄斑区荧光充盈缺损，合并睫状动脉阻塞（PCAs）时显示黄斑区内睫状动脉供血区域舌形灰白水肿（图 6-1-18），因为 37.5% 的视网膜中央动脉从眼动脉独立分出，59.5% 的视网膜中央动脉是和后睫状动脉共用鞘膜干，炎症常同时被累及，因而在诊断上有优势，结合了动脉性前端缺血性视神经病变（arteritic anterior ischemic optic neuropathy）。FFA 是唯一能够做出诊断的方法，对于 50 岁以上发生的 CRAO 患者，如果血沉高，应常规行 FFA 排除 GCA[8]。

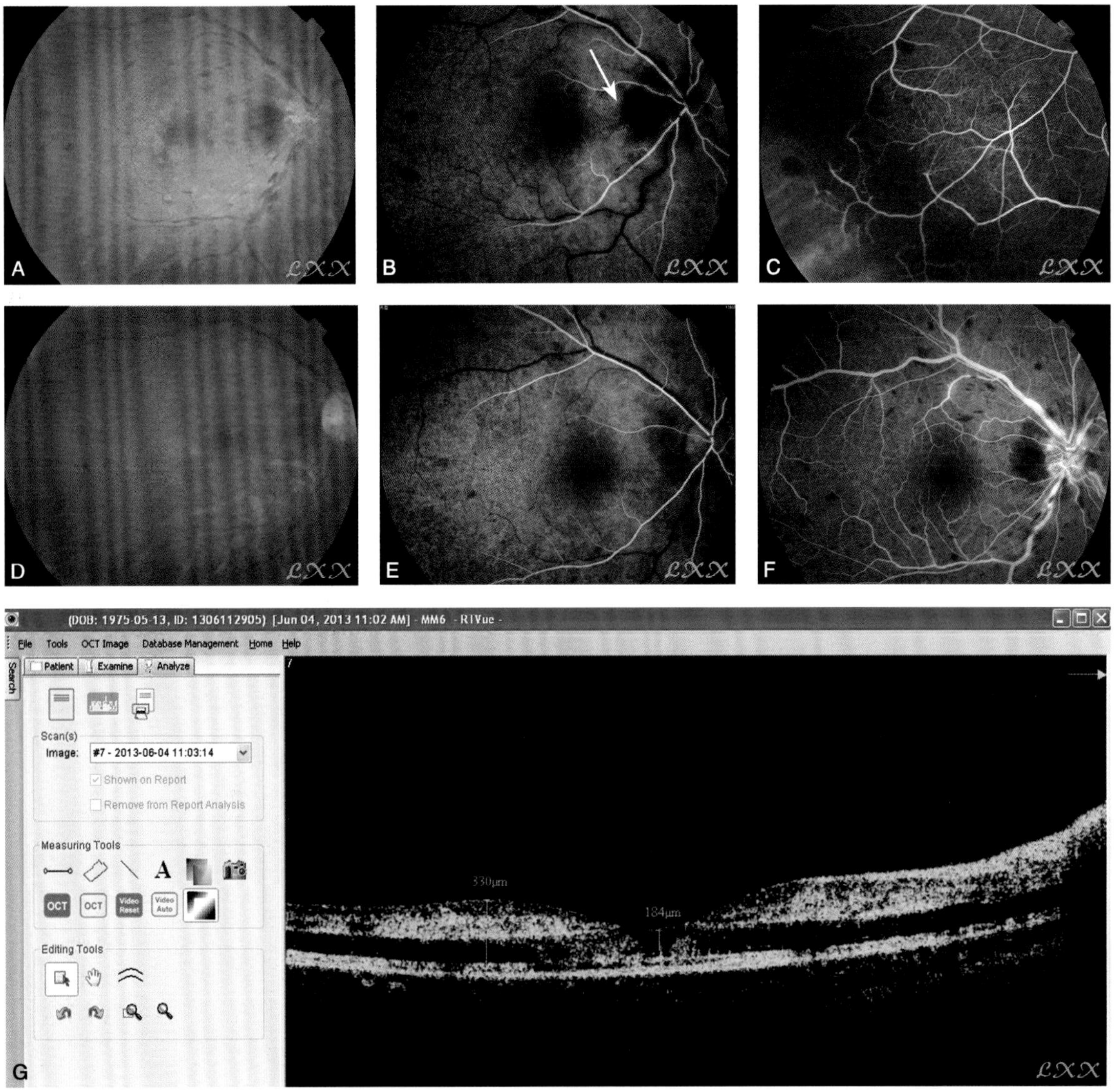

图 6-1-18　睫网动脉阻塞合并 CRVO

患者，女，35 岁，A、B、C. 发病 2 周，视力 0.25，患者凝血因子Ⅴ/Ⅷ/ⅩⅢ升高，血液黏滞度增高，FFA13.4 秒时看不到睫状动脉充盈；D、E、F. 发病 6 周时的 FFA2 分 5 秒显示睫状动脉，周边充盈迟缓；G. OCT 显示发病两周时因睫网动脉阻塞导致深层视网膜低反射带的出现

（4）颈动脉病：导致 CRAO 通过两种途径：

1）70% 的颈动脉狭窄可以导致明显的眼缺血或视网膜缺血，眼血流下降，当血压低时，特别是夜间，灌注压低于血管床压力时，易发生颈动脉狭窄或闭锁，是一过性黑矇的主要原因。80% 的颈动脉狭窄患者约有过一过性黑矇，18% 发生 CRAO，14% 发生 BRAO[9]。

2）羟色胺（serotonin）成分为 5-羟色胺（5-hydroxytryptamine），是动脉粥样硬化斑块表面聚集的

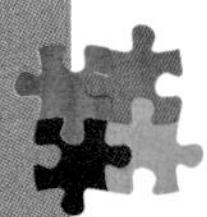

血小板释放的,5-羟色胺具有收缩血管的作用。

(5) 血液异常:

1) 血液高凝状况也可形成血栓,如:系统性红斑狼疮(systemic lupus erythematosus,SLE),AIDS,白血病(leukemia),非霍奇金淋巴瘤(non-Hodgkinlymphoma),T 细胞淋巴瘤(T-cell lymphoma),高丙球蛋白血症,半胱氨酸(homocysteine)的水平升高。

2) 血管内增高的白细胞聚集可激活凝血因子 C5a,导致动脉栓子,眼底表现为 Purtscher 样视网膜病变(图 6-1-12),发生在外伤后、或急性胰腺炎,或胶原性血管病、血液透析或者慢性肾功能衰竭、溶血性尿毒症、羊水栓塞、血小板减少性紫癜等。Purtscher 描述的视网膜多发、表层、白色斑状、浅层出血、视乳头炎的视网膜病变可发生在外伤后,白色病变被认为是突发增高的胸内压导致淋巴细胞喷出,以及脂肪栓子、空气栓子、粒细胞聚集。慢性酗酒致胰腺炎患者也可出现 Purtscher 样视网膜病变(图 6-1-13)。红斑狼疮患者、皮肌炎、硬皮症均可发生 Purtscher 样视网膜病变。红斑狼疮合并抗磷脂抗体在视网膜血管的血栓形成中起了重要作用。

3) 血管内红细胞聚集见于 Eales 病、镰刀细胞病(sickle cell disease)、糖尿病等,红细胞变形的增加导致了低氧,发生在周边部的低氧可能引起小动脉闭锁、毛细血管无灌注和新生血管的形成。

(6) 血管炎症:结节性多动脉炎,Wegener 肉芽肿病,Churg-Strauss 综合征,Behcet's 病,结节病(sarcoidosis),颈动脉剥脱术后。

(7) 眼局部因素:视乳头前动脉袢,视乳头玻璃疣,眼压升高;

(8) 全身其他病:肿瘤(心黏液瘤),胶原纤维病,脓栓子,口服避孕药,色素失调症(incontinentia pigmenti),家族性或获得性血栓形成,如低蛋白 C 等,Fabry 病(又称弥漫性体血管角质瘤(angrakeratomacorporis diffusum universale)或糖鞘脂类沉积症(glycosphingolipidosis),猫抓病(cat scratch disease)等;

(9) 外伤:开放性骨折,球旁麻醉,球后注射,动脉或淋巴造影。

2. 急性视网膜分支动脉阻塞

(1) 分支动脉阻塞(BRAO)本质上是小动脉阻塞,通常是由栓子造成,也有视网膜血管炎、多灶性视网膜炎、弓形虫体性视网膜脉络膜炎(toxoplasmic chorioretinitis)、视乳头前动脉袢(prepapillary loops),Crohn 病,Whipple 病,Lyme 病,Meniere 病。分支动脉阻塞常合并巨细胞性动脉炎(GCA),因为巨细胞性动脉炎只侵犯中等大小以上的动脉,例如睫状视网膜动脉阻塞(CLRAO),不侵犯小动脉,有时也见于低灌注压患者。

(2) 半侧动脉阻塞合并常合并栓子、CRVO 或 GCA,也可发生在系统性红斑狼疮、抗磷脂综合征和妊娠时。分支动脉阻塞和半侧动脉阻塞容易发现栓子。

(3) 另一个与分支动脉阻塞关联的疾病是 Susac 综合征,临床表现三联征:脑病、分支动脉阻塞和耳聋。它是影响到脑的毛细血管前小动脉的自身免疫性内皮病变,患病年龄范围广为 7~72 岁,常见于年轻女性[10],趋于反复发作。

3. 睫状视网膜动脉阻塞和视网膜动静脉阻塞　睫状视网膜动脉起源于后睫状动脉(PCV),不属于视网膜中央动脉,睫状视网膜动脉阻塞(CLRAO)病因学上也可分为三类:非动脉性 CLRAO,动脉性 CLRAO 合并 GCA,非动脉性 CLRAO 合并 CRVO。非动脉性 CLRAO 为单纯睫状视网膜动脉的阻塞;动脉性 CLRAO 合并 GCA 如果不能正确诊断并及时给予大剂量糖皮质激素治疗,可导致迅速双目失明。PCV 供应视盘和睫状视网膜动脉的血运,GCA 可选择性影响 PCA,导致动脉栓塞,也可同时发生睫状视网膜动脉栓塞和动脉性前段缺血性视神经病变,后者可造成视力严重下降;非动脉性 CLRAO 可合并 CRVO 同时发生,发病机制不十分清楚,推测与视网膜静脉阻塞后视网膜小动脉灌注不足有关。

4. 视网膜毛细血管微动脉阻塞　常常位于视盘周围的视网膜纤维层和神经节细胞层的视网膜终末小动脉闭锁,出现在闭锁小动脉分布区毛细血管局部无灌注,导致了内层视网膜局部缺血缺氧和梗塞,局部神经纤维肿胀,检眼镜下为棉絮斑,光镜下为细胞样体,电镜下为线粒体及脂肪。

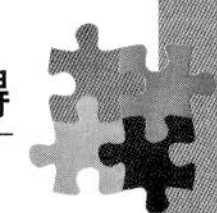

5. 一过性 CRAO　占 16%，可由一过性栓子或视网膜中央动脉灌注压（=平均动脉压-眼压）低于视网膜血管床所致；也可因血压下降、休克、血管痉挛、眼缺血所致；或者由于眼压升高至高于血压时出现视网膜无血流所致。一过性 CRAO 患者视力可不受影响。

（三）临床评估

患者就诊时要评估栓子的起源，寻找病变发生的原因，可通过下述手段：①颈部多普勒超声（carotid doppler/angiography）：观察颈内动脉是否有斑块，是否狭窄。②经食道超声心动图（echo-cardiography）：可发现心脏异常，如主动脉瓣膜、二尖瓣、钙化瓣膜等。③全身评估：CRAO 和 BRAO 的患者中发生糖尿病、高血压、缺血性脑病等要比年龄匹配的人群要高（$p<0.0001$）。50 岁以上患者可通过检查血沉和 C-反应蛋白来排查巨细胞动脉炎。

1. 症状　患眼突然发生严重的视力丧失，可发生在一天的任何时间，部分患者发生在早晨醒后，可以先有一过性视矇，双眼同时发病较罕见，该病多发生在老年人，但也可见于年轻人甚至婴幼儿。

2. 体征

（1）血液改变：急性动脉栓塞的患者除原发病引起的血液异常外，反应血栓形成的检验指标 D-二聚体（D-dimer）水平升高，内源性凝血时间（PT-INR）常低于正常。

（2）眼底改变：经典的改变是后极部视网膜乳白色水肿（神经节细胞及神经纤维肿胀），黄斑呈樱桃红点（中心小凹无神经节细胞，不受水肿的影响，可透见脉络膜颜色），动脉管径狭窄或粗细不均或几乎正常，有时可见栓子，无视网膜出血。部分患眼合并视盘水肿和视盘变白（图 6-1-19）。晚期视盘苍白、血管变细、黄斑 RPE 改变。

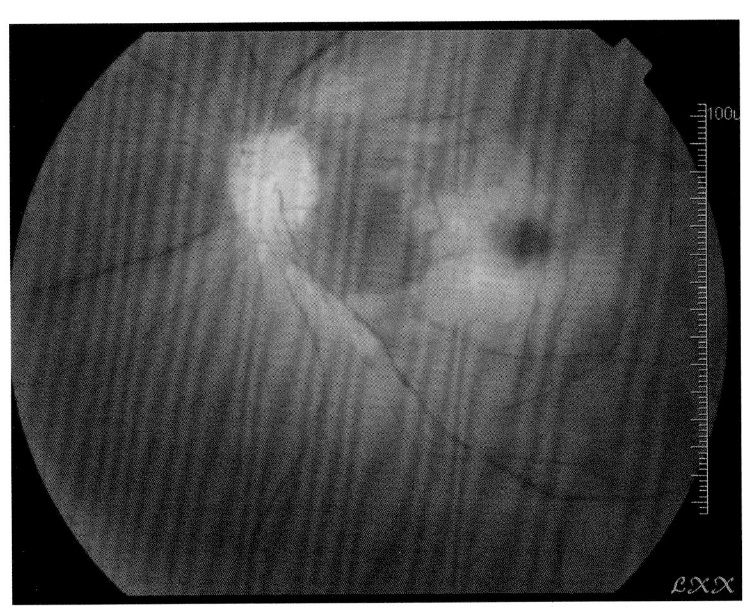

图 6-1-19　视网膜中央动脉阻塞眼底改变

患者，女，51 岁，发现高血压、高血脂 3 年，左眼视力突然下降 2 周，中心凹周围视网膜灰白水肿，中心凹鼻侧到视盘之间的视网膜因有睫状动脉色泽正常，视盘色白

（3）荧光素眼底血管造影：

1）视盘的筛板及筛板前区的毛细血管由脉络膜血管供应，CRAO 时视盘强荧光，视盘表层的辐射状毛细血管网由视网膜中央动脉供应，但与视盘深部毛细血管网有交通支，所以出现视盘及附近辐射状毛细血管显示强荧光；

2）阻塞的视网膜动脉充盈迟缓或充盈不全，非动脉性 CRAO 的 FFA 可以是各种不同程度的充盈迟缓但不会充盈缺损，反映存在不同程度的视网膜循环障碍。视网膜有浅层和深层两层循环，浅层循环来自视网膜中央动脉,深层循环来自筛板前和筛板后区,由后睫状动脉供应,当浅层循环不足时,深层的血液流入浅层;另外视网膜中央动脉传入视神经时分出数支软脑膜分支,这些分支与 Haller 和 Zinn 环及其他眶动脉之间存在吻合。这样的解剖特征解释了 CRAO 发生后仍能看到视网膜循环的现象;

3) 动脉前期延长,可见动脉充盈前锋,静脉回流时间延长(图 6-1-20)。在动脉性 CRAO 具有诊断价值:因为动脉性 CRAO 合并后睫状动脉阻塞时,后者在 FFA 表现为阻塞的后睫状动脉支配的脉络膜荧光充盈迟缓。不做造影会丧失诊断动脉性 CRAO 的可能;

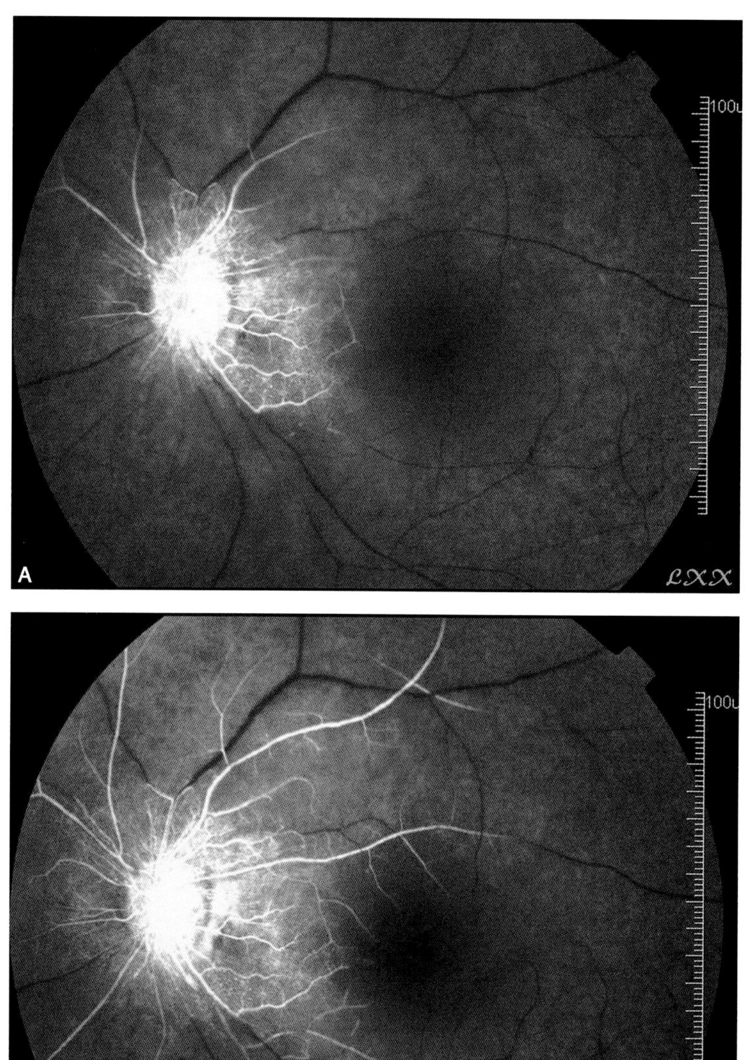

图 6-1-20 CRAO 的 FFA

与图 6-1-19 同一患者。A. 显示臂-视网膜循环时间延长为 18 秒,动静脉循环时间延长;B. 右图已是 30 秒,静脉尚未显示血流

4) 在一过性 CRAO,尽管眼底可以出现黄斑区灰白水肿和樱桃红,但 FFA 显示视网膜循环正常;

5) 当 CRAO 存在睫网动脉时,FFA 可以清晰地显示睫网动脉的供应区;

(4) OCT:早期典型改变为内层视网膜反射增强,提示内层细胞水肿,视网膜外层为一低反射带(图 6-1-21),提示影蔽(shadow effect)。后期视网膜浅层显示强回声带,提示浅层视网膜萎缩。

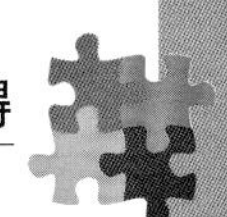

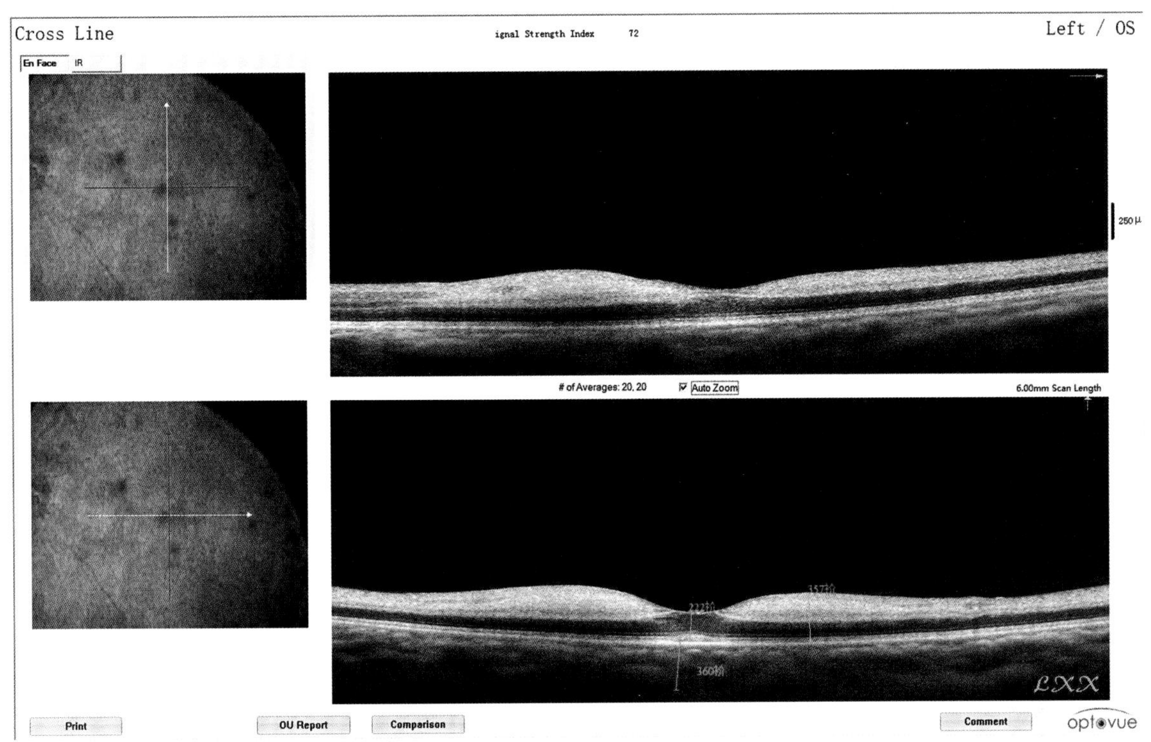

图 6-1-21　CRAO 的 OCT

与图 6-1-19 同一患者，红色箭头所示为扫描方向，OCT 显示视网膜内层反射增强，视网膜外层显示低反射（影蔽）

（5）ERG：显示 ERG 的 b 波下降（图 6-1-22）。

（四）自然病程

1. CRAO　动脉阻塞的前几天光镜显示视网膜内层水肿，由于细胞内水肿和细胞解体导致，3～4 周后显示内层明显消失，视网膜的急性水肿持续 2～3 周后消退，视网膜恢复透明度。在 2005 年有一项包括 165 例经过各种治疗 CRAO 患者的报告，平均自然病程为 1.1 年，发现 7 天之内视力和视野可有小的改善[11]，4 种类型的患者在 7 天内的改善对比 8 天后具有统计学差异。在非动脉性 CRAO 患者中，视力改善的患者达 22%，在合并睫状动脉回避的患者中，视力改善可达 67%，一过性的 CRAO 一周内视力改善可达 82%，动脉性 CRAO 视力预后差[12]。影响视力的关键因素是时间，动脉阻塞持续 97 分钟可产生察觉不到的视力丧失，但如果缺血超过 240 分钟，将导致大面积不可逆的内层视网膜损伤[13]。

2. BRAO　分支动脉阻塞总体视力预后比中央动脉阻塞视力预后要好，发作一周内 74% 患者的视力可达 0.5 以上，一个月后为 89%；0.1 或以下的视力约 10%。任何缺血性梗塞影响到中心凹将影响视力的恢复。分支动脉阻塞总体视力预后比中央动脉阻塞视力预后要好，一般梗塞区的视野缺损可能存在。一过性 BRAO 眼底可以有片状视网膜混浊，但不是棉絮斑，消退较快。

检眼镜下持续的 BRAO 可以看到小动脉供应区节段状视网膜梗死（见图 6-1-11），梗死区内血管的血流变细，血柱呈“抗箱”状，如果能看到栓子，常常在小动脉分叉处。如果 BRAO 是因血管炎引起，可合并血管炎的改变。

睫状视网膜动脉检眼镜下可以看到阻塞区的视网膜梗死，视盘白色水肿，动脉性睫网动脉阻塞的视网膜梗死部与睫网动脉分离，而非动脉性睫网动脉阻塞合并 CRVO 时，视网膜梗死区在阻塞的睫状视网膜动脉周围，视力预后较差。

3. 浅层小动脉栓塞　检眼镜下为棉絮斑，Purtscher 样视网膜病变描述了表层多发的白色斑片、表层视网膜出血、视乳头炎。棉絮斑可以逐渐溶解破碎吸收，但 FFA 仍旧显示局部小片的无灌注

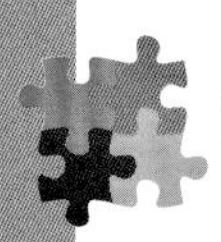

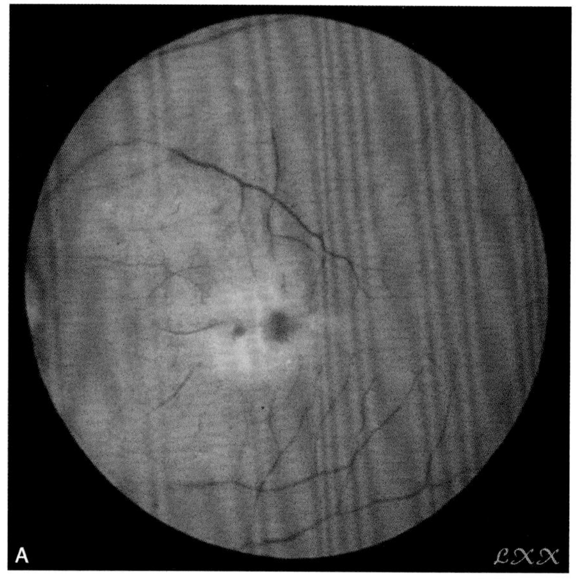

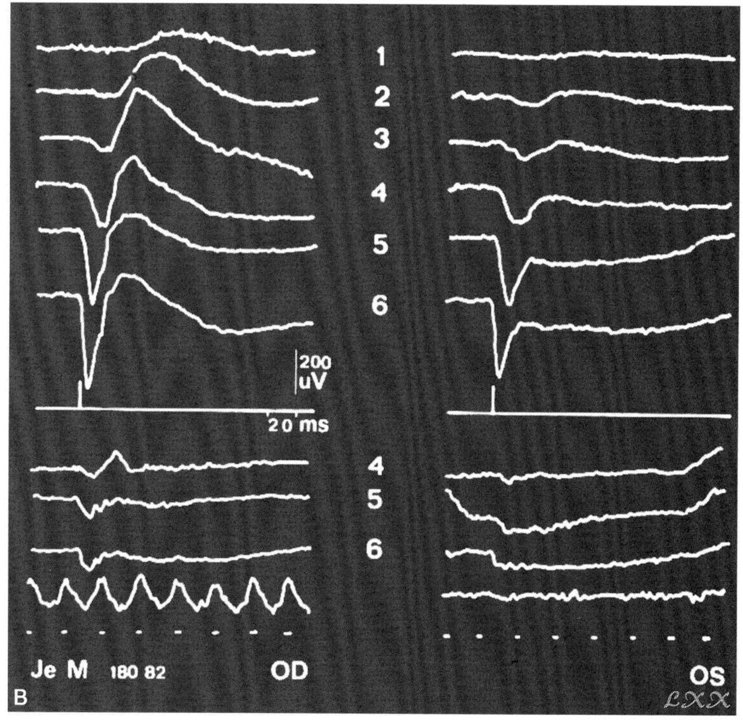

图 6-1-22 CRAO 的 ERG

患者,女,67 岁,A. 彩色眼底像显示中央视网膜动脉阻塞;B. F-ERG,右眼正常,左眼当刺激强度增加时显示 b 波下降约 50%

区。如果是一过性的,视力可不受影响。

(五)治疗

传统的治疗方案包括:前房穿刺眼球减压以增加眼灌注压、眼球按摩驱逐栓子、舌下含硝酸异山梨醇、吸入 CO_2、球后注射扩张血管药、静脉滴注肝素或纤溶制剂、高压氧、血液稀释、用己酮可可碱(Pentoxifylline)降低血液黏稠度、全身激素、YAG 激光动脉切开术、栓子切除术、眶上动脉插管注入抗痉挛的罂粟碱(papaverine),然而这些疗法至今没有被证明有效,和自然病程比较未显示有统计学意义的差异[14]。纤溶制剂能够溶解血小板栓子,但 74% 的栓子是胆固醇,10.5% 为钙物质,近 15.5% 为血小板纤维栓子,这样 85% 的病例都不是纤溶药物的适应证。有一项关于使用纤溶治疗

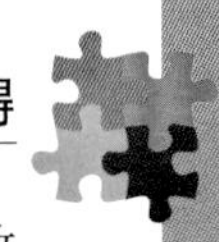

的前瞻对照多中心研究，使用局部动脉内纤溶（fibrinolysis）（LIF）组对比传统治疗（CST）组，病例数为44∶40，研究涵盖澳大利亚和德国9个中心，时间为2002～2007年，选择症状<20小时，视力<0.5（对数视力表）的患者，测试治疗1个月后的矫正视力。基线患病时间10.99小时±5.77小时（CST）和12.78小时±5.78小时（LIF），两组视力较基线均改善：CST组为0.44，LIF组为0.45，两组之间无显著差异（P=0.69），视力>0.3的CST组患者为60.0%，LIF组患者为57.1%，不良反应CST组4.3%，LIF组37.1%。结论：两组治疗效果无差异，而介入溶栓全身风险大，实验在第一次临时性资料分析后被安全监测委员会叫停[15]。纤溶药对心肌梗塞有效，因心肌梗塞是血栓栓塞。总之，目前除血栓形成导致的CRAO可以用动脉内溶栓药物治疗外，CRAO目前存在着多种治疗，但基本上无法恢复有用视力。尽管如此，对病程24小时之内的患者采用传统的治疗方案或者手术取栓、YAG激光挤压栓子还是可以尝试的，这样可以使得不完全阻塞的动脉或血流下降的患者恢复。动脉内溶栓治疗只针对纤维栓子，发作时间4小时内，但是对胆固醇栓子和钙栓子无效。

静脉溶栓治疗血小板纤维素栓子，药物可以使用巴曲酶和低分子量肝素，用药期间监测D-二聚体和内源性凝血时间的变化，低于正常值时减量或停药。图6-1-19病例经过巴曲酶10BU和低分子量肝素治疗后第三天视力从颞侧手动恢复到颞侧0.1，D-二聚体从1153μg/L降至892μg/L，第4天降至209μg/L，进入正常值范围。

尽管总体CRAO的视力预后不好，但有35%的患者可以有0.1～0.2的视力（待补充晚期改变）。

四、视网膜睫状动脉阻塞

睫状动脉栓塞常常继发于半侧或中央静脉阻塞[16]，又称中央动静脉共同阻塞，推测急性CRVO时静脉压和毛细血管床压力大大升高，当压力超过睫状动脉压时，导致血液动力不足而发生淤滞。这种睫状动脉栓塞不是由于栓子或血栓引起，是由于血液动力不足。这种静脉的淤滞可以是一过性的，或持续几小时、几天，患者症状常出现在夜间睡醒时或者早晨起床后，与夜间血压一定程度下降、血液动力不足产生的淤滞有关。

（黎晓新）

第二节　急性眼动脉阻塞

眼动脉阻塞会直接影响视网膜中央动脉和后睫状动脉两个系统，由于视网膜和脉络膜功能均受影响，患者视力严重下降到光感或黑矇。

一、病因

病因基本和视网膜中央动脉阻塞相同，包括栓子阻塞，炎症，血液高凝，血细胞异常，肿瘤等因素。

二、症状

患者发病急剧，视力突然下降到光感甚至黑矇，逐渐可以恢复部分周边视力，不伴有眼痛。

三、临床体征评估

1. 眼底改变　眼底视盘不红，色泽淡，视网膜看不到灰白水肿，有些患者可以有 Purtscher 样视网膜病变（白色斑片状梗塞灶），中心凹樱桃红不明显往往提示脉络膜缺血。

2. FFA 改变　表现为脉络膜循环和视网膜循环延迟。当 FFA 造影显示视盘无荧光，脉络膜荧光消失提示眼动脉阻塞。

四、鉴别诊断

1. 和动脉型前段缺血性视神经病变鉴别　后者发病前常合并有眼痛，多数患者由巨细胞动脉炎引起，患者血沉加快。

2. 和急性视网膜中央动脉阻塞鉴别　后者只影响视网膜循环不影响脉络膜循环。发病时视盘充血，荧光造影下视盘及附近辐射状毛细血管显示强荧光。

五、治疗

同视网膜中央动脉阻塞。

六、自然病程

患者可逐渐恢复部分周边视力。视网膜脉络膜逐渐出现色素增殖等萎缩性改变。

（黎晓新）

第三节　视网膜中央静脉阻塞

视网膜中央静脉阻塞（central retinal venous obstruction，CRVO）是继糖尿病视网膜病变之后的最常见的视网膜致盲性血管性疾病，患病率报道为 0.80/1000（CI，0.61～0.99）[17]。

近年来的临床分类较多，完全阻塞和不完全阻塞，轻、中和重度阻塞，非缺血性与缺血性，出血性与淤滞性阻塞，这些分类不够完善，不能解释不同的病因、发病机制、临床特征和高危因素。视网膜中央静脉阻塞是由多种发病机制或病因形成的、波及 4 个象限视网膜出血的临床现象。任何因素形成的 CRVO 都有近似的轻重不等、快慢不一的发病过程。上述各种分类，没有一种是按病因学或发病机制来分的。这使人误认为 CRVO 为一种单一的疾病本质，因而使治疗简单化。而当我们面对 CRVO 患者时，处理的第一步就是要首先搞清楚患者是哪一类 CRVO。

有关发病机制，我们综合各家学说大体可分为炎症导致的 CRVO、低灌注压引起的 CRVO、并发于局部或全身的 CRVO 和原发性（病因不明的）CRVO。只有对 CRVO 进行发病机制或病因学上的探讨，予以区别，才能知道哪些 CRVO 是可治的，哪些可以联合其他学科共同解决的，哪些是目前病因不明、只能在观察中减轻其并发症。这样在诊断及治疗上做到心中有数。

一、炎性视网膜中央静脉阻塞

炎症是临床上常见 CRVO 发病机制。视网膜血管炎（不论动静脉）临床主要症状是管腔闭塞。CRVO 可以继发于各种全身性炎症包括感染性或免疫性（图 6-3-1），也可以继发于眼局部的葡萄膜

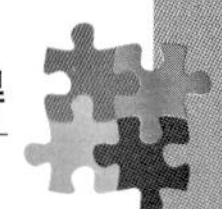

炎。但临床上更多见的到是特发性(自身免疫性)视网膜静脉炎(图 6-3-1),如 Gass 所谓的视乳头静脉炎(papilliophelbitis),图 6-3-2 显示一例结节性静脉炎合并视网膜静脉周围炎。

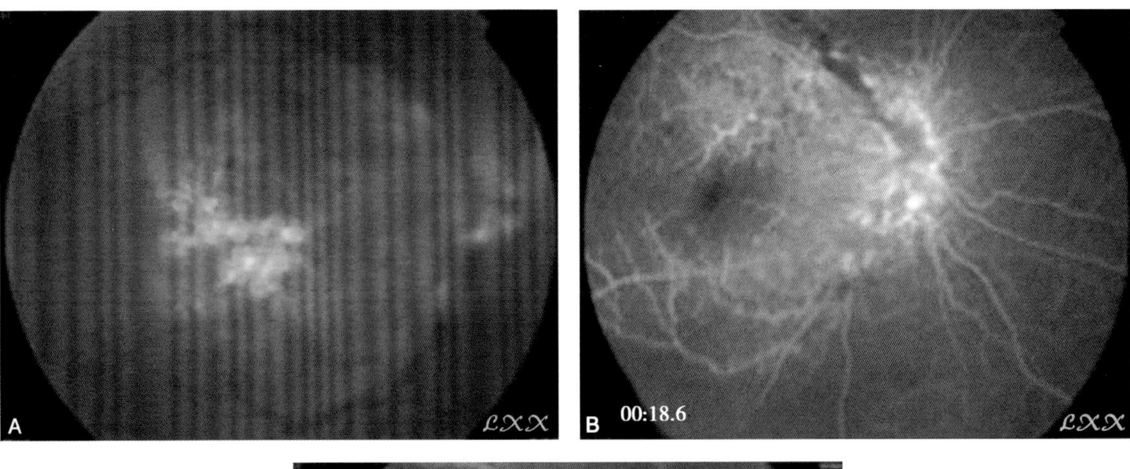

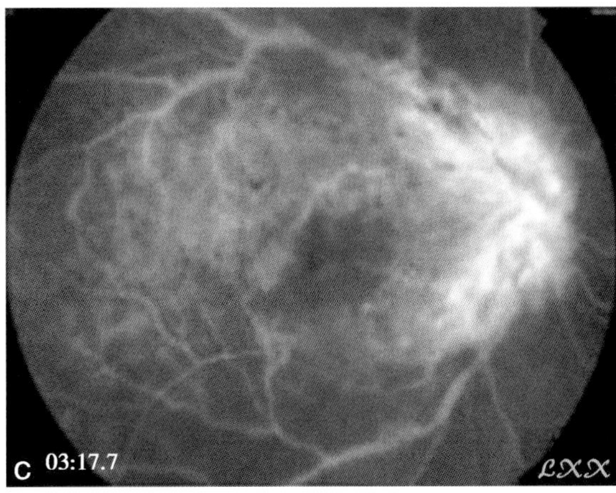

图 6-3-1　炎症性 CRVO

一名 19 岁女性患者右眼视力下降 5 周,诊断为 CRVO,视力:0. 25^{+2}(戴镜),Jr3。A. 眼底像;B、C. 分别为 18. 6 秒和 3 分 17. 7 秒 FFA 图像

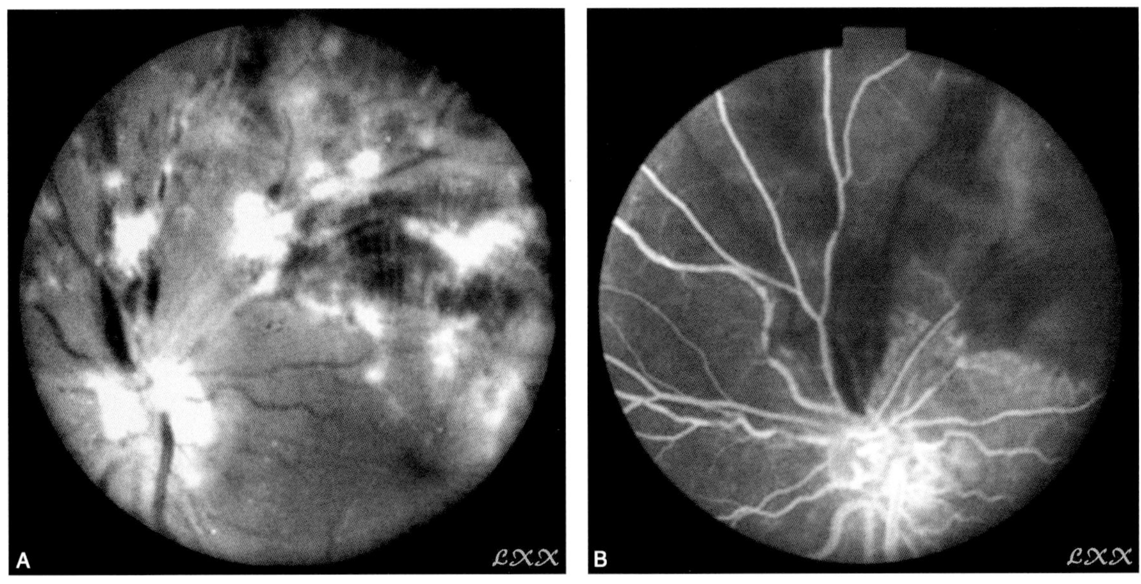

图 6-3-2　结节性静脉炎合并视网膜静脉炎

A. 眼底像,有视网膜火焰状出血和较多棉绒斑;B. FFA 显示大面积毛细血管无灌注区和出血遮蔽

（一）临床表现

1. 多见于中青年，视力轻度损害0.1以下，多数为单侧。炎症反应明显，角膜后可见KP，前房浮游物，玻璃体内有细胞和纤维素渗出。多数患者视力预后较好。

2. 视网膜出血常常是轻到中度，在视盘周围较密集。视盘可以水肿，视网膜血管轻微扩张。

3. 全身检查有助于发现有关因素。

4. 对免疫抑制剂反应良好。

5. 视功能损害可能由于：视网膜出血、黄斑水肿、新生血管及新生血管性青光眼。

（二）治疗原则

1. 抑制炎症　除全身禁忌证之后，应立即启用免疫抑制剂（甾体类和非甾体类）。

2. 辅助治疗　如果血管闭锁，FFA下出现大面积无灌注区和新生血管时，可以进行光凝、除非广泛的无灌注区累及视网膜4个象限，一般可以不做全视网膜光凝，合并牵拉性视网膜脱离和玻璃体积血时可进行玻璃体切除术联合术中光凝术。

3. 免疫抑制剂治疗原则

（1）糖皮质类固醇：通过抑制淋巴因子白细胞介素的释放而起到抑制淋巴细胞的增殖和对外源性抗原反应的作用。糖皮质激素常用于控制早期的急性炎症，应立即足量使用以保证疗效，抑制炎症直到发病机制消除。通常使用泼尼松，0.5～1mg/（kg·d），治疗1～2周后逐渐减量，剂量较大时可每1～2周减10mg，剂量较小时每周减2.5～5mg，对于一些顽固性炎症，常需要使用维持剂量（成人每天15～20mg），维持剂量通常需要使用数月后，再逐渐减量。

如果炎症严重，视力重度下降，可以用到2mg/（kg·d），全身用药超过两周，不能在大剂量下突然停药，试改用球旁（或球后）注射，以便全身用药递减，局部用药的副作用很少，但即使通过这些局部径路给药，全身仍可能少量吸收。也可以使用激素冲击治疗，即甲基泼尼松龙500mg/d静脉点滴，连用三日后改为口服减量。从观测及误差中判定最小的维持量。如无复发迹象，每次都应尽量减少用量。如果遇到复发，立刻加大剂量。一般急性炎症控制后，大约在病变第三周或第四周开始增加免疫抑制剂，同时继续行糖皮质激素减量。下表中硫唑嘌呤和环磷酰胺剂量每日每公斤体重有一范围，高剂量为起始剂量，病情较轻者可用低剂量起始。糖皮质激素递减时可以增加非甾体类免疫抑制剂（表6-3-1），随着病情稳定再递减非甾体类免疫抑制剂。糖皮质类固醇不应最后才选用，它应当立即采用。一开始就应用大量，并依病情反应而减量，而不是开始时用少量，再逐渐增加。类固醇的递减量不是预先安排好的，而是按病情反应来执行。自病人接受皮质醇治疗之时起，副作用的监测就应开始，其主要副作用为医源性库欣综合征面容和体态：水肿、高糖血症、肌肉萎缩、行为异常、白内障和骨质疏松。

（2）非甾体类免疫抑制剂（表6-3-1）

表6-3-1　非甾体类免疫抑制剂

药名	剂量	毒副作用	毒副作用监测
硫唑嘌呤 azathioprine	1～2.5mg/（kg·d）	骨髓抑制继发感染口炎、脱发	血细胞计数每周一次（前8周内）
环磷酰胺 cyclophosphamide	1～2mg/（kg·d）	出血性膀胱炎、脱发、贫血、血小板减少、继发肿瘤、白血病、性功能下降	血细胞计数每周1～2次，多饮水、多排尿
苯丁酸氮芥 chlorambucil	1mg/（kg·d） 依需要每三周加量，最大量不超18mg或2mg/d，每周加2mg到18mg/d	骨髓抑制、白细胞缺少、精子缺少	血细胞计数每周1次

续表

药名	剂量	毒副作用	毒副作用监测
环胞素 cyclosporin A	5~7mg/(kg·d)	肾中毒、牙龈增生、恶心呕吐、高血压、感觉异常、多毛、轻度贫血	血细胞计数每周2次 肝功能每周4次 累积用量1.5g应作肝活检
甲氨蝶呤 methotrexate	每周12.5mg 2周无不适升为25mg	恶心、不适、口炎、脱发、血细胞减少、累积剂量1.5g肝中毒	血细胞计数每周2次 肝功能每周4次 累积用量1.5g应作肝活检

4. 抗VEGF治疗 抗VEGF治疗问世后，对炎性CRVO具有一定临床作用，由于缺少大样本随机对照研究，目前抗VEGF对炎症性CRVO尚在探索中或作为辅助治疗。

二、低灌注压性（淤滞性）视网膜中央静脉阻塞

低灌注压性视网膜中央静脉阻塞又称淤滞性静脉阻塞（vein stasis retinopathy）或低灌注视网膜病变（hypoperfusion retinopathy）。因近心侧较大动脉（主动脉、颈总动脉、颈内动脉、眼动脉）炎症如高安病（Takayasu disease）（图6-3-3）、粥样硬化斑而引起管腔狭窄、血流量减少，导致灌注压降低，使视网膜中央动脉血液流速下降，充盈迟缓，造成毛细血管和中央静脉血流淤滞，形成阻塞。如果临床检查全面一些，可以发现在中老年病人中此种CRVO的发病率是很多见的。

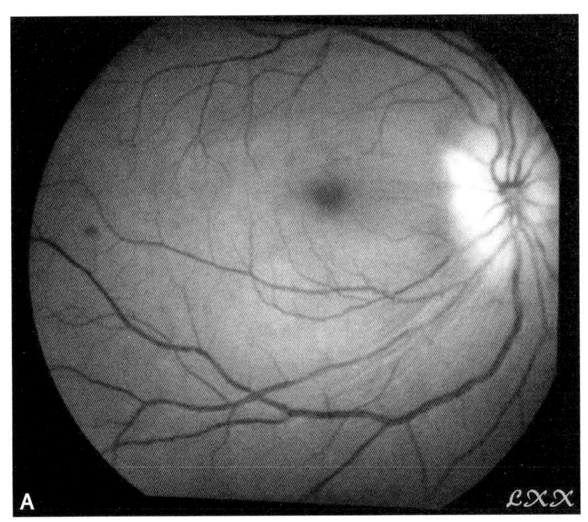

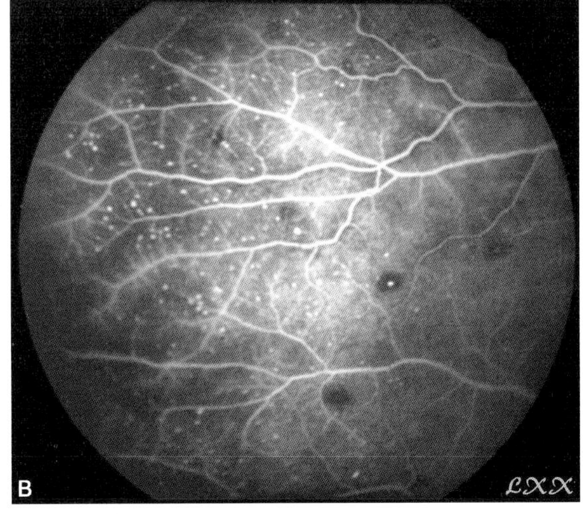

图6-3-3 高安病（Takayasus disease）造成的低灌注压

A. 普通眼底像：可见视盘水肿，静脉迂曲扩张，周边少量出血；B. FFA：周边部小静脉淤滞，毛细血管扩张、渗漏，微动脉瘤形成（廖菊生教授供图）

高安病是发生在大动脉的动脉炎，病因不清楚，炎症部位在主动脉弓，又称“无脉症”、主动脉弓综合征或Takayasu动脉炎。10~30岁发病，患者肢体凉、肢体发白、眩晕、头痛、胸痛、腹痛等，检查发现受影响的血管变窄。

中老年人低灌注视网膜病变常常发现合并颈动脉的粥样硬化。颈内动脉入脑处为特别好发区，病变多集中在血管分叉处，粥样斑块造成血管狭窄、脑供血不足或局部血栓形成或斑块破裂，碎片脱落可造成眼动脉栓塞、视网膜中央动脉栓塞、脑栓塞等脑血管意外（缺血性脑卒中），长期慢性脑缺血造成脑萎缩时，可发展为血管性痴呆。粥样斑块造成的狭窄是产生低灌注视网膜病变的主要原因。

（一）临床表现

1. 与其他 CRVO 不同，视网膜出血及微动脉瘤样改变首先出现于周边部，且出血斑较稀疏（图 6-3-4）。

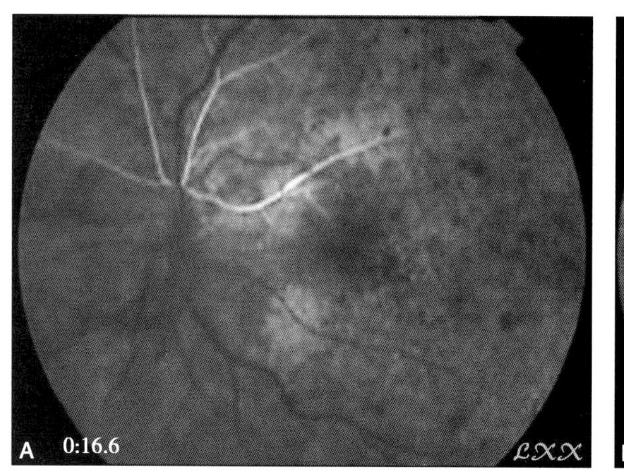

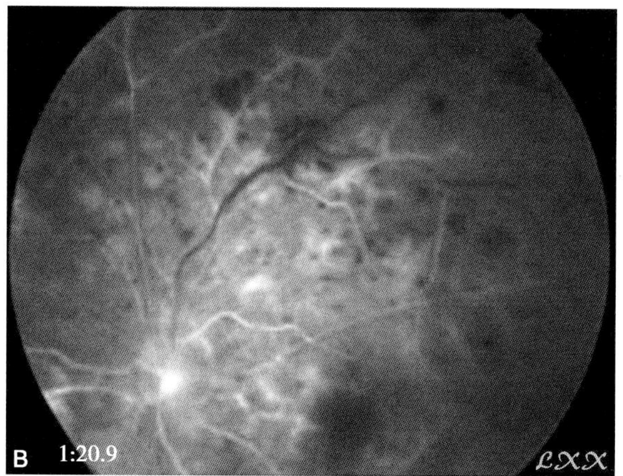

图 6-3-4 低灌注性 CRVO

一例 71 岁男性患者，视力光感，A. FFA 显示较多出血点位于中周部，臂-视网膜循环时间延长到 16.6 秒；B. 显示视网膜动静脉循环时间延长，在 1 分 20 秒时静脉仍未充盈完全。患者颈动脉超声显示左侧颈总动脉后壁软斑，阻力指数增高，经颅多普勒超声报告左侧颈总动脉虹吸段明显低流速

2. 晚期病例 可合并周边小动脉闭塞，或在 CRVO 过程中出现视网膜中央动脉阻塞（CRAO），视力突然丧失，此现象亦称中央动静脉共同阻塞，是由于在静脉阻塞过程中又有粥样溃疡的脱落栓子突然阻塞了中央动脉，遂形成了动静脉共同阻塞的现象。

3. 常见并发症 长期黄斑囊样水肿，毛细血管无灌注，新生血管及新生血管性青光眼，如睫状动脉受累，眼压可以不表现升高。

（二）辅助诊断

1. FFA 臂-视网膜循环时间延长，动脉充盈晚，可见充盈前锋，静脉回流时间延长（为了捕捉此种改变，造影时必须注意早期像）；静脉迂曲扩张，出血，微动脉瘤，毛细血管扩张、渗漏等 CRVO 典型改变从周边部开始（图 6-3-4）。

2. 颈动脉彩色多普勒（doppler） 超声可发现颈总动脉、颈内和颈外动脉粥样斑块和狭窄部位、程度。

3. 经颅多普勒（TCD）超声 可以显示颈内动脉颅内段，特别是颈内动脉虹吸段的狭窄和血流，眼动脉开口于颈内动脉虹吸段，该部位的血流下降将直接影响眼动脉系统的供血。

4. 颈动脉造影（DSA） 通常在手术前进行，以精确判断狭窄或阻塞的部位和血管壁的状况。

（三）鉴别诊断

低灌注引起的 CRVO 和 CRVO 的眼底表现的鉴别见表 6-3-2。

表 6-3-2 低灌注引起的 CRVO 和急性原发性 CRVO 的眼底表现

低灌注引起的 CRVO	急性原发性 CRVO
静脉扩张	静脉扩张迂曲
点状出血位于视网膜中周部	火焰状出血位于后极部视网膜
视盘正常	视盘水肿
FFA 造影脉络膜充盈延长	造影脉络膜充盈正常
视网膜动脉染色	视网膜静脉染色

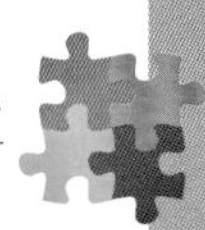

（四）治疗原则

1. 动脉粥样硬化的药物治疗　动脉粥样硬化是一种慢性炎症性疾病[18]，其发展始终伴随炎症反应。脂质代谢紊乱所致的高血脂症与其发生有着密切关系。新一代调整血脂的他汀类（statin）药物如氟伐他汀（fluvastatin）降低胆固醇和甘油三酯的同时还具有直接抑制动脉平滑肌细胞增殖、延缓内膜增厚的功能。当出现动脉粥样硬化，内科常建议合并使用抗血小板药物及抗血小板黏附和聚集的药物，可防止血栓形成，可能有助于防止血管阻塞性病变病情发展，特别是无症状的颈动脉狭窄[19]。

2. 出现视网膜周边部无灌注区或虹膜、房角等眼前段新生血管时可以先行视网膜远周边部光凝，如果新生血管不消退应动员患者转诊血管科或其他相关科室进行介入或手术等治疗，改善供血。

3. 颈动脉狭窄的手术干预　当前主要有两种方式，颈动脉内膜切除术（carotid endarterectomy，CEA）和颈动脉支架植入术（carotid artery stenting，CAS），2005 年一评价文章对美国 135 701 例两种方法治疗后患者进行了分析，结果发现术后卒中率：CAS 组∶CEA 组＝1.8%∶1.1%（$P<0.05$），术后死亡率：CAS 组∶CEA 组＝1.1%∶0.57%，（$P<0.05$）[20]。一项关于最近有症状的颈动脉狭窄患者的国际多中心颈动脉支架研究显示 CEA 优于 CAS[3]。

三、并发于其他疾病的中央静脉阻塞

眼局部或全身的某些疾病在眼底会出现 CRVO 的症状，这完全是一种伴随现象。随着原发病变的改善，CRVO 也跟着缓解。

（一）临床表现

1. 青光眼　合并 CRVO 是常见的临床现象，文献统计开角型的青光眼约 15%～20% 出现 CRVO；闭角型青光眼晚期可能有 CRVO。青光眼引发的 CRVO 常常不合并高血压眼底改变，如动脉硬化、动静脉交叉压迫症和视网膜大动脉瘤。青光眼发生的 CRVO 视网膜出血较少，静脉迂曲较轻，微动脉瘤样改变很少出现而青光眼性视杯却很显著。眼科常规检查时发现合并眼压升高。

2. 视盘疾病　如视乳头水肿，视盘炎，前部缺血性视神经病变严重时可以出现中央静脉迂曲扩张，少量出血等轻度 CRVO 病症。文献上尚有先天性视盘异常和视盘玻璃膜疣也可以合并 CRVO。

3. 全身病　如红细胞增多症（polycythemia），高半胱氨酸血症（hyperhomocysteinemia），蛋白异常血症（dysproteinemia），巨球蛋白血症（macroglobulinemia）。全身疾病并发 CRVO，多为双眼，两侧对称。

（1）红细胞增多症（polycythemia）：以红细胞数目、血红蛋白、红细胞比容和血液总容量显著地超过正常水平为特点。儿童时期血红蛋白超过 160g/L（16g/dl），红细胞比容大于 55% 和每公斤体重红细胞容量绝对值超过 35ml，排除因急性脱水或烧伤等所致的血液浓缩而发生的相对性红细胞增多，即可诊断。红细胞增多症可分为原发性与继发性两大类。原发性的即真性红细胞增多症；继发性的主要是由组织缺氧所引起的。全血分析（血常规）可协助发现。眼底表现为 CRVO（图 6-3-5）。

（2）高半胱氨酸尿症（hyperhomocystinuria）：是先天性氨基酸代谢异常疾病，病人由尿液中排出大量半胱氨酸，血液中半胱氨酸值及甲硫氨酸值均偏高。临床特征除血管栓塞外还有智力低下、晶状体异位、心脏血管疾病、骨质疏松症、骨骼畸形等症状，眼底可发生 CRVO（图 6-3-6）。

（3）巨球蛋白血症：是一种源于能分化为成熟浆细胞的 B 淋巴细胞的恶性增生性疾病，有其独特的临床病理特点，主要表现为骨髓中有浆细胞样淋巴细胞浸润，并合成单克隆 IgM。与欧美淋巴瘤及世界卫生组织分类系统修订后所定义的淋巴浆细胞淋巴瘤同属一种疾病。血中出现异常增多的 IgM，临床表现特征是老年发病、贫血、出血倾向及高黏滞综合征。

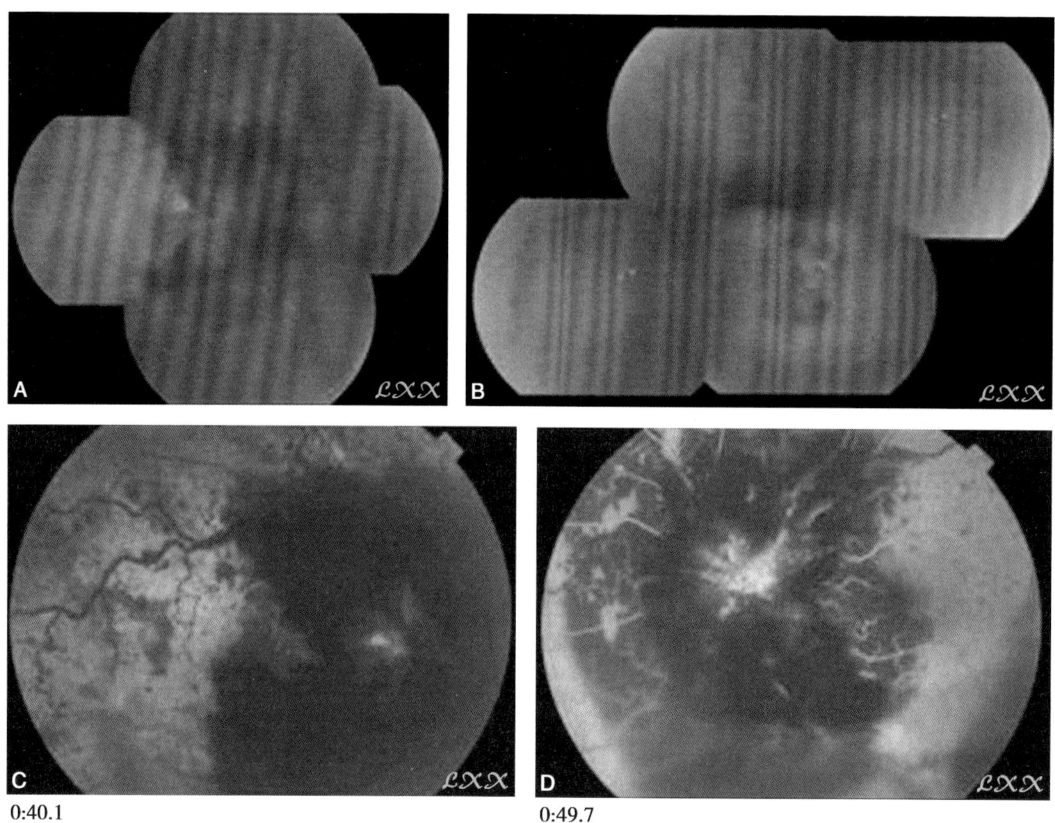

图 6-3-5 真性红细胞增多症

男,26 岁,因双眼视力下降就诊眼科,诊为双眼中央静脉阻塞,A、B 分别为右眼和左眼眼底像;C、D 分别为左眼和右眼的 FFA。查血:红细胞数 7.03×10^{12}/L(正常 4.3×10^{12} ~ 5.8×10^{12}/L),红细胞比容 62.9%(正常 40% ~50%),血红蛋白 199g/L(正常 130 ~ 175g/L),转内科诊断为真性红细胞增多症

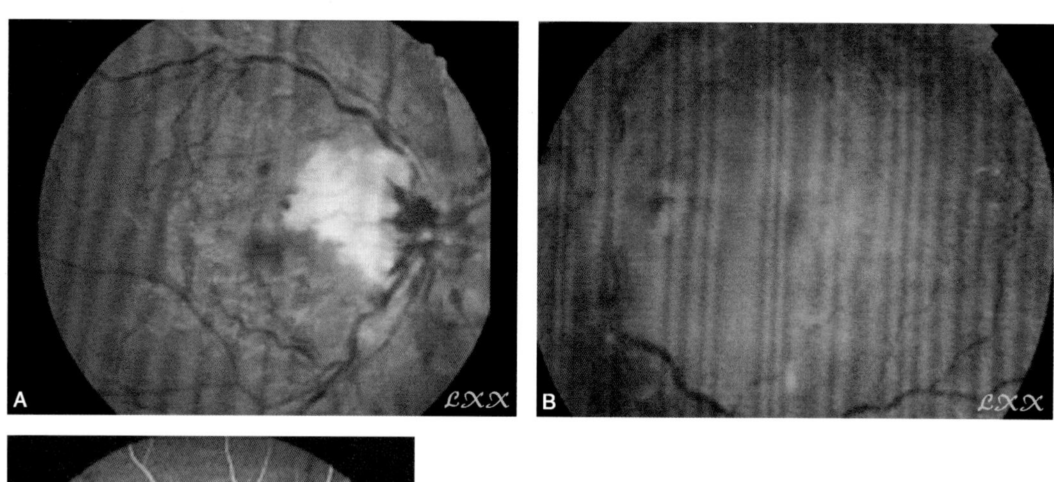

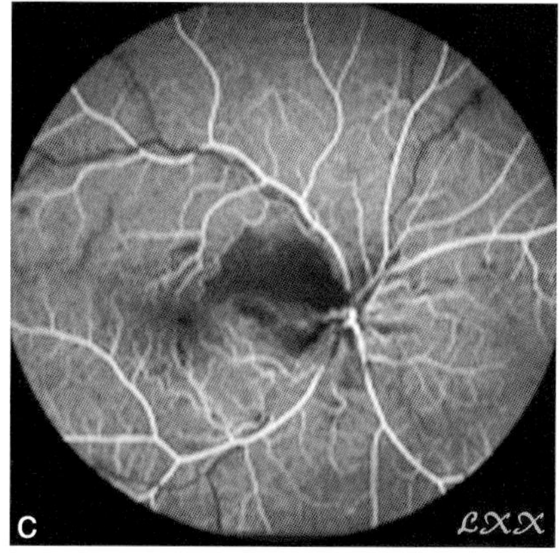

图 6-3-6 高半胱氨酸血症引起的双眼 CRVO

患者,男,21 岁,双眼视力逐渐下降 2 月,视力右:0.01,左:0.1,A. 右眼 CRVO 伴动脉阻塞;B、C. 左眼 6 周前中央静脉阻塞。血液检查:同型半胱氨酸 71.6μmol/L(正常 0 ~ 15μmol/L)(解放军总院张卯年教授供图)

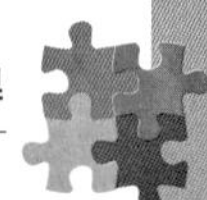

（4）红斑狼疮：可继发 CRVO（图 6-3-7）。

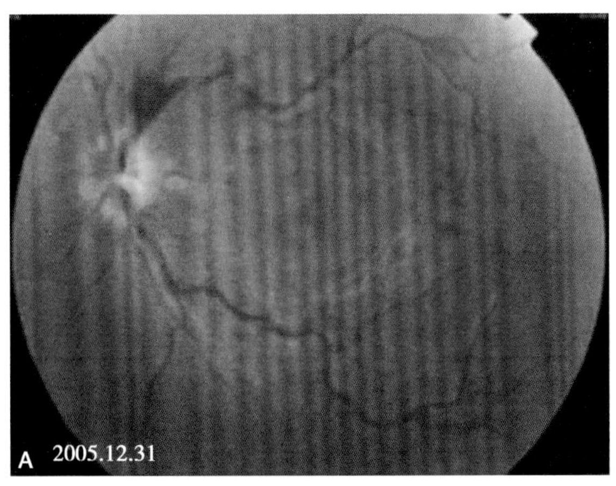

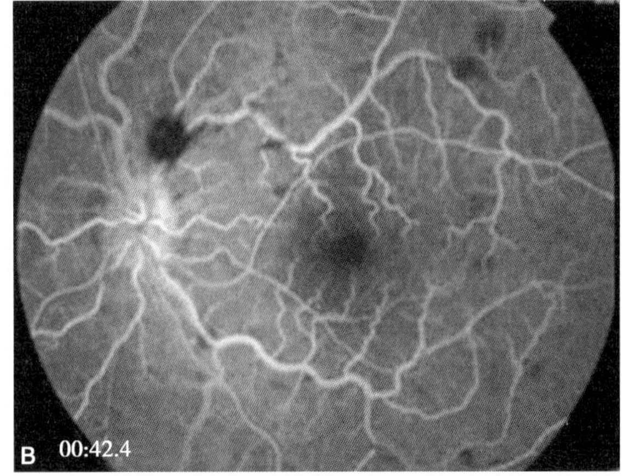

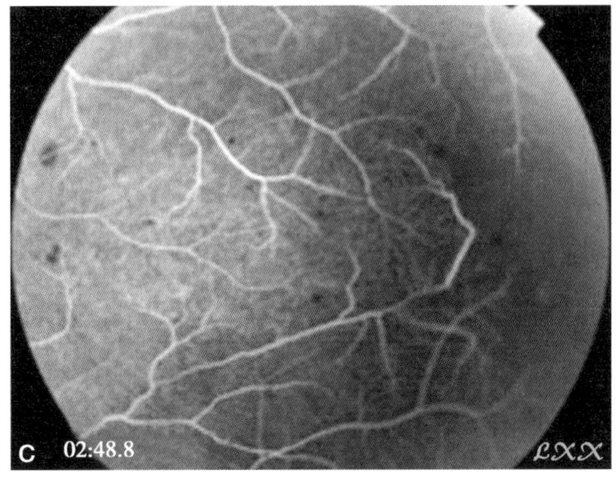

图 6-3-7　系统性红斑狼疮并发 CRVO

患者，女，25 岁，在我院风湿科诊断为系统性红斑狼疮，患眼视力 0.05，Jr 7。A. 眼底像；B、C. 分别为 42.4 秒和 2 分 48.8 秒 FFA 图像

（二）辅助诊断

1. 通过辅助诊断确定是否为继发性 CRVO 或者发现全身并发症是患者初次就诊时应该判断的，推荐下述检查项目：

（1）血常规、肾功能（包括血肌酐、电解质等）、血糖和糖化血红蛋白、血脂。

（2）年龄小于 50 岁，双眼同时患病建议检查下列项目：血胱氨酸、C-蛋白和 S-蛋白、抗凝血酶原、抗磷脂抗体、狼疮抗凝抗体，C-抵抗活化蛋白-莱顿突变（*R506Q*）Ⅴ因子的 PCR 分析、Ⅻ因子、凝血酶原基因突变（*G20210A*）。

2. 局部疾病并发 CRVO，由于原发病变的突出，易于识别。如青光眼合并 CRVO，检查时发现患眼眼压升高，也可双眼眼压升高。对侧眼出现的青光眼视野改变更有助于诊断，出现视盘凹陷增大怀疑开角型青光眼要进行眼压、视盘周围神经纤维层、角膜厚度、房角镜等检查。

3. 并发视盘疾病时要进行视野、视觉诱发电位以协助诊断。

4. 并发于全身血液成分异常的疾病要进行血常规、白细胞分类等，红细胞增多症以红细胞计数、血红蛋白、红细胞比容和血液总容量显著地超过正常水平为特点；巨球蛋白血症可因贫血作进一步 IgM 检查等项目确诊；高半胱氨酸尿症通过确定的检验方法来分析血液及尿液中相应半胱氨酸的含量。

（三）治疗原则

此类 CRVO 的处理在于原发病的治疗，而 CRVO 将随着原发病的改善而恢复。眼科可针对

CRVO 的并发症如黄斑水肿、大面积无灌注区给予相应的治疗(见原发性 CRVO)。

四、特发性中央静脉阻塞

(一) 病因学

发生于老年人的 CRVO,血栓形成的病因至今未明确判定,高血压、血管硬化、血脂高、血黏稠度异常等均有假说,但缺少有说服力的证据。CRVO 的发病机制同血栓形成的 Virchow 三联征机制:血管壁损伤、血液淤滞和高凝血症。血管壁损伤来自于动脉硬化,改变了血流动力学,导致了血液淤滞、血栓形成,进一步发展为血管阻塞。一项对 26 项研究的 Meta 分析提示高半胱氨酸血症(hyperhomocysteinemia)和抗心磷脂抗体(anticardiolipin antibodies)分别与 CRVO 的发生有显著关联[21],高凝血症作为病因学尚未达成共识。很多教科书写到血栓形成的部位在筛板,但是筛板部没有中央动静脉的分支,这些分支位于筛板后,图 6-1-2 是筛板部和筛板后的视网膜中央动脉静脉和睫状动脉静脉的分布。

(二) 临床表现

在 Gass 分期中,先兆期临床很少见到,所见多为中度及重度病人。中度和重度(所谓非缺血性与缺血性)只是发展过程中的不同阶段,不能视为两种不同类型的病变。轻中重度的分类是由于在病变早期尚不能分辨缺血还是非缺血型。不少中度病变病人经过一个阶段发展成重度 CRVO 并出现严重并发症。

1. 轻到中度 CRVO ①四个象限的视网膜广泛的视网膜出血,中心凹部累及出血,伴静脉扩张迂曲,视盘周围较密集(图 6-3-8 为轻度);②视力通常高于 0.1;③视盘常合并水肿、黄斑水肿;④棉絮斑容易发生在合并高血压的患者;⑤静脉鞘可一过性出现;⑥FFA 视网膜循环时间明显延长。注意追踪中度 CRVO 病人,如有以下情况,显示转向重度 CRVO 的可能性较大。

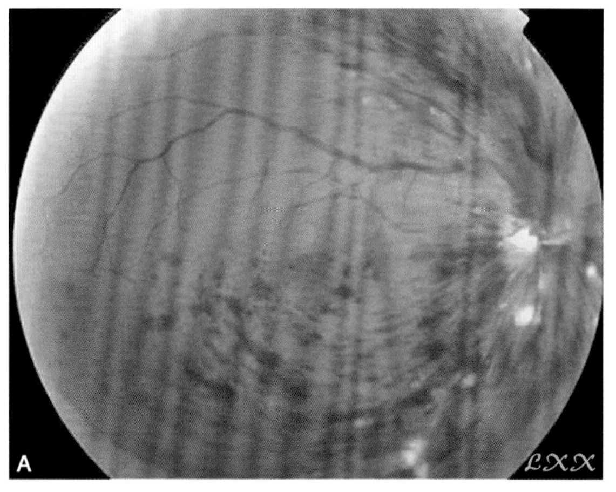

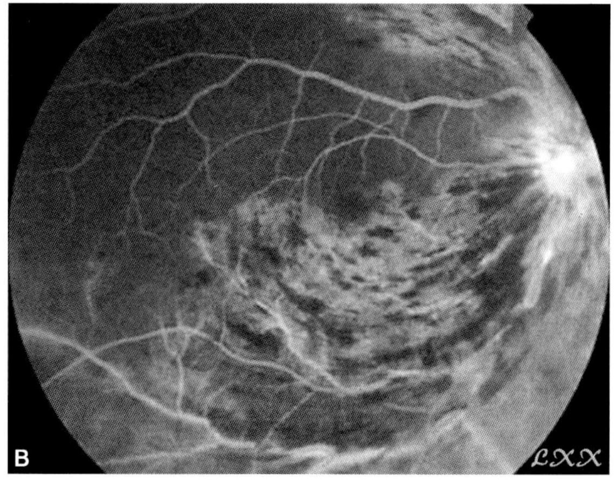

图 6-3-8 轻度 CRVO

一例 55 岁男性患者,视力下降 3 周就诊,就诊视力 0.7

A. 眼底像;B. FFA 图像

2. 重度 CRVO ①视力急剧下降<0.1;②瞳孔对光反应迟钝,可与对侧比较测量瞳孔传入障碍;③出血急剧增多,形成广泛性、融合性出血,遮蔽视盘边缘(图 6-3-9);④视盘明显水肿;⑤多灶性的白色棉絮斑;⑥视网膜静脉压明显升高,视网膜循环时间明显增加,指压眼球,视网膜静脉无搏动。

3. 不常见的改变有前房变浅,闭角型青光眼,青光眼滤过术后恶性青光眼发作,渗出性视网膜脱离和睫状视网膜动脉阻塞。

(三) 辅助诊断

1. OCT 易于发现黄斑水肿和监测治疗效果。

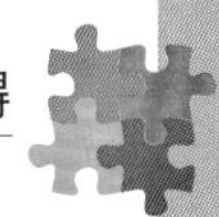

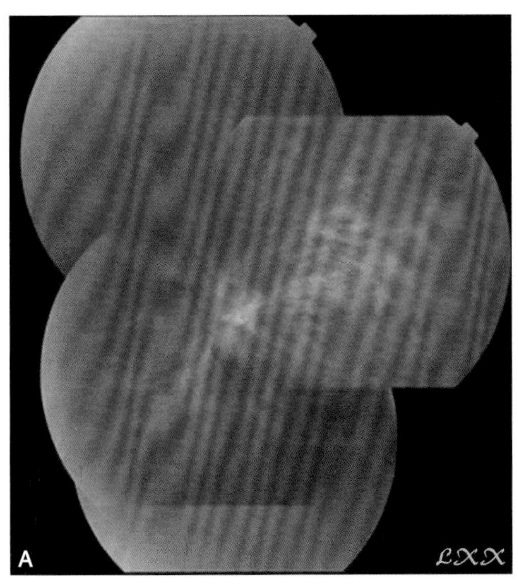

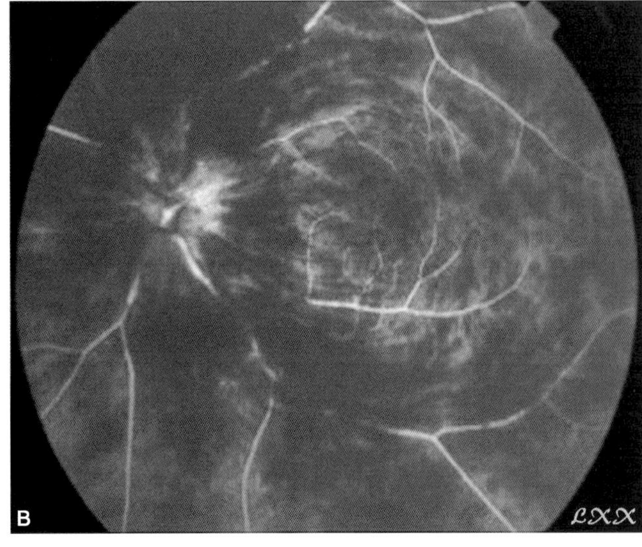

图 6-3-9　重度 CRVO

患者,男,50 岁,视力下降 5 周,视力(字母数)34,A. 眼底视网膜出血致密,B. FFA 显示出血斑遮蔽视网膜血管,瞳孔相对传入反应比对侧眼迟钝,诊为严重 CRVO,因出血多尚不能分辨无灌注区

2. F-ERG　如果 b 波振幅下降 40%,结合瞳孔传入障碍应考虑为缺血型 CRVO。

3. 视野　显示神经纤维束性暗点,暗点致密程度取决于缺血程度,可协助判断缺血型和非缺血型。

4. FFA　通过判断无灌注区面积判定缺血型与非缺血型。缺血型显示大片毛细血管无灌注区(图 6-3-10),严重的毛细血管弥漫性渗漏,大静脉晚期着色,初学者应区别出血斑造成的荧光遮蔽和无灌注区(图 6-3-11)。无灌注区没有视网膜的背景荧光,但深层的脉络膜荧光尚在,所以呈暗灰色,而视网膜出血不仅掩盖了视网膜血管,同时也遮蔽脉络膜背景荧光,所以呈深黑色。关于视网膜无灌注区与眼前段新生血管或新生血管性青光眼发生的关联性,多数教科书认为毛细血管闭锁(无灌注区)面积达 10DA(disk area,DA)即为缺血型,有些教科书上以 5 个 DA 作为判定标准。在多中心 CRVO 研究中(CVOS Trial),视网膜毛细血管无灌注<30DD(disk diameter),不存在发生眼前段新生血管的风险,不能诊断为缺血型 CRVO,当视网膜毛细血管无灌注区>75DD 时,发生眼前段新生血管处于高风险[22]。因此在 CVOS 临床试验中最终不主张用 10DA 作为缺血型的 CRVO 的判定标准。

(四) 预后及并发症

1. 轻度及中度 CRVO　CRVO 的自然病程变异较大,与阻塞的程度相关。一些轻到中度阻塞的患者几个月后视力和眼底完全恢复正常,而有些患者则吸收较慢,视力部分恢复,需经过数月或数年,视盘出现侧支异常循环(图 6-3-12),CRVO 的静脉压及血管迂曲扩张恢复,但毛细血管扩张及渗漏未消失,黄斑水肿仍在,病程后期黄斑囊样变性、裂孔形成,黄斑前膜或 RPE 萎缩,发展成重度 CRVO(65 岁以下 5% ~10%,65 岁以上 10% ~20%)。

2. 重度 CRVO　大片无灌注区形成,多在后极部及周边部。约 20% 的 CRVO 病人发生虹膜新生血管和新生血管性青光眼,新生血管的风险很少出现在已发生玻璃体后脱离的患者。第二只眼发生 CRVO 的风险是 10% ~15%,多发生在有糖尿病或红细胞增多症、巨球蛋白血症等全身系统病的患者。新生血管性青光眼发生时间多在三个月左右,称为“百日青光眼”,但也有仅三四周就出现的。文献报道有玻璃体后脱离者 NVG 发病率低。有视盘侧支者很少会出现 NVG。图 6-3-9 为重度 CRVO。

3. 缺血型与非缺血型的判定　临床上按照治疗需求分为缺血型 CRVO(即重度 CRVO)和非缺血型 CRVO(即轻到中度)。而如何判定为缺血型 CRVO,一直有争论,多数教科书认为毛细血管闭

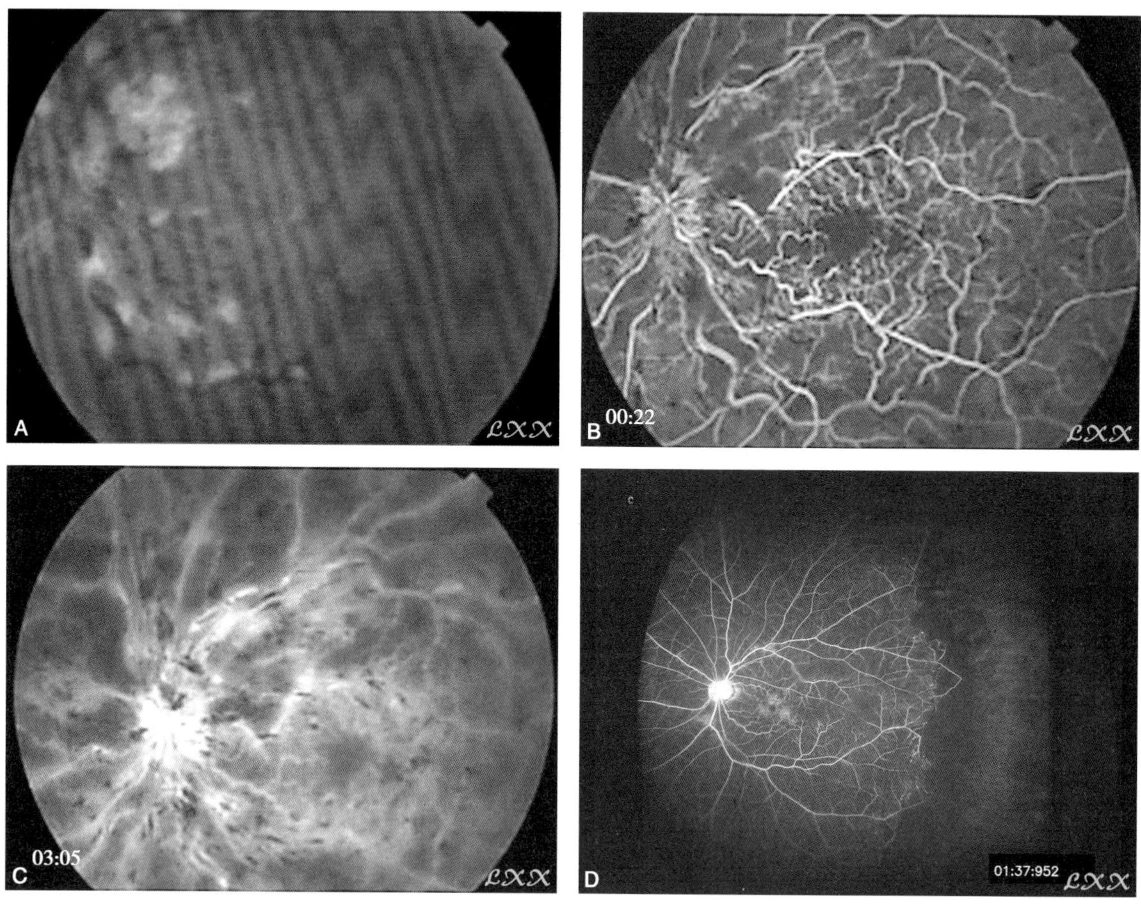

图 6-3-10　缺血型 CRVO

患者女,44 岁,左眼视力下降 50 天,有高血压病史 4 年,血脂高 1 年,未用药。就诊时左眼视力 0.03,Jr 7 不见,瞳孔相对传入反应比对侧眼迟钝,A. 眼底像显示以视盘为中心的出血渗出,B、C 为 FFA 像,FFA 晚期像显示无灌注区;D. 广角 FFA 显示颞侧周边大面积无灌注区形成,预示房角新生血管出现,常常同时合并黄斑水肿。患者诊断为 CRVO 缺血型

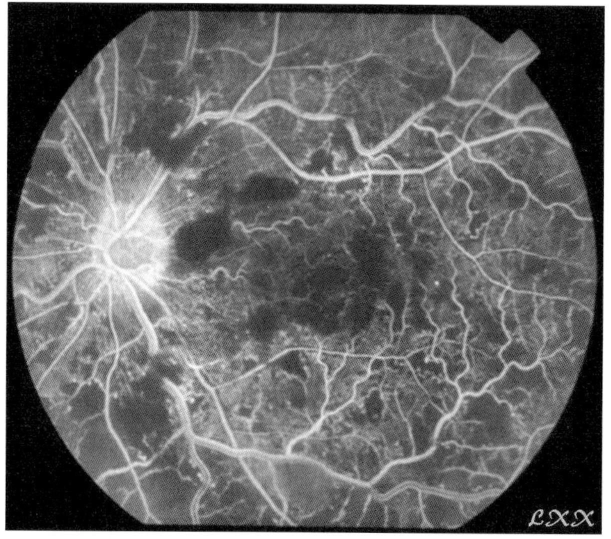

图 6-3-11　中央静脉阻塞缺血型 FFA 图像

无灌注区呈暗灰色(0 区),出血遮蔽呈深黑色

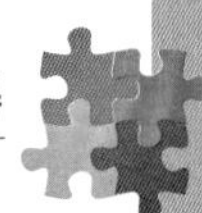

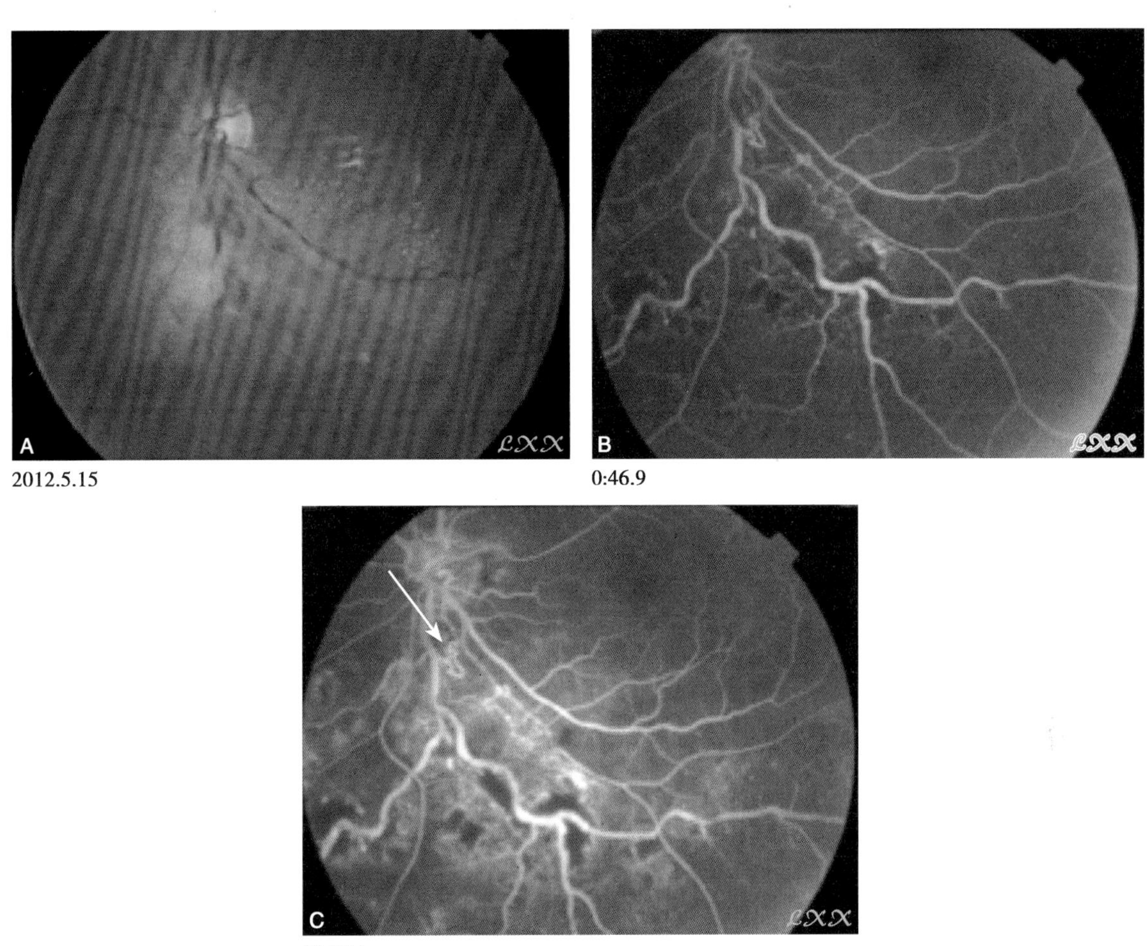

图 6-3-12 侧支循环建立：颞下分支静脉阻塞，彩色眼底像显示出血和渗出，视盘颞下的异常血管为侧支循环，在 FFA 早期和后期像中不显示荧光渗漏，阻塞血管区域内未显示无灌注区，为非缺血型 BRVO

锁（无灌注区）面积达 10DA（disk area，DA）即为缺血型，在多中心 CRVO 研究中（CVOS Trial）视网膜毛细血管无灌注<30DD（disk diameter）不存在发生眼前段新生血管的风险，不能诊断为缺血型 CRVO，当视网膜毛细血管无灌注区>75DD 时，发生眼前段新生血管处于高风险[23,24]。因此在 CVOS 临床试验中最终不主张用 10DA 作为缺血型的 CRVO 判定标准。Hayreh 主张用功能试验鉴别缺血和非缺血：视力、视野、相对瞳孔传入反应障碍（RAPD）和视网膜电图，远远优于检眼镜和 FFA。这四项中患眼相对瞳孔传入反应障碍可信度最高，相对瞳孔传入障碍下降 0.6log 单位，视网膜电图 b 波振幅下降 40%，与非缺血型有明显的不同。非缺血型 CRVO 不会发生 NVG，除非患者同时合并糖尿病性视网膜病变或眼缺血综合征。缺血型 CRVO 大约占到 CRVO 的 20%，前 7～8 个月内缺血型中约 45% 发展到 NVG。因此 CRVO 中的 NVG 最大占到所有 CRVO 的 9%～10%。

4. CRVO 和青光眼（glaucoma） 缺血型 CRVO 常在发病 3 个月时出现虹膜和房角新生血管，继发青光眼，称“百日青光眼”。除了新生血管性青光眼外，CRVO 还可合并：

（1）急性 CRVO 合并急性闭角型青光眼（acute angle-closed glaucoma）：浅前房患者发生急性 CRVO 可以出现浅前房加重，甚至继发闭角型青光眼（图 6-3-13），常误诊为闭角型青光眼并给予滤过手术，导致术后恶性青光眼或玻璃体腔出血等并发症。这种继发闭角型青光眼与视网膜循环回流受阻、视网膜水肿致睫状体水肿有关。图 6-3-13 显示了一例 80 岁女性患者视力下降 2 周，双眼浅前房，患眼前房更浅，眼压升高到 33mmHg，眼底显示了上半侧的 RVO，合并急性闭角型青光眼常常发生半侧 RVO 和 CRVO[25]。

（2）CRVO 合并开角型青光眼（open-angle glaucoma）：开角型青光眼是继高血压之后的 CRVO 的又一高危因素，Hayreh 报告了 674 例单眼 CRVO 和半侧 CRVO 患者，他们在发病时对侧眼压正

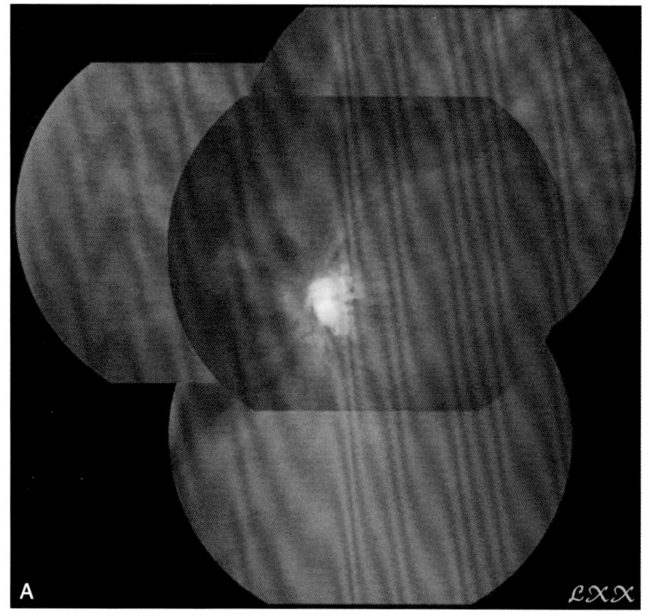

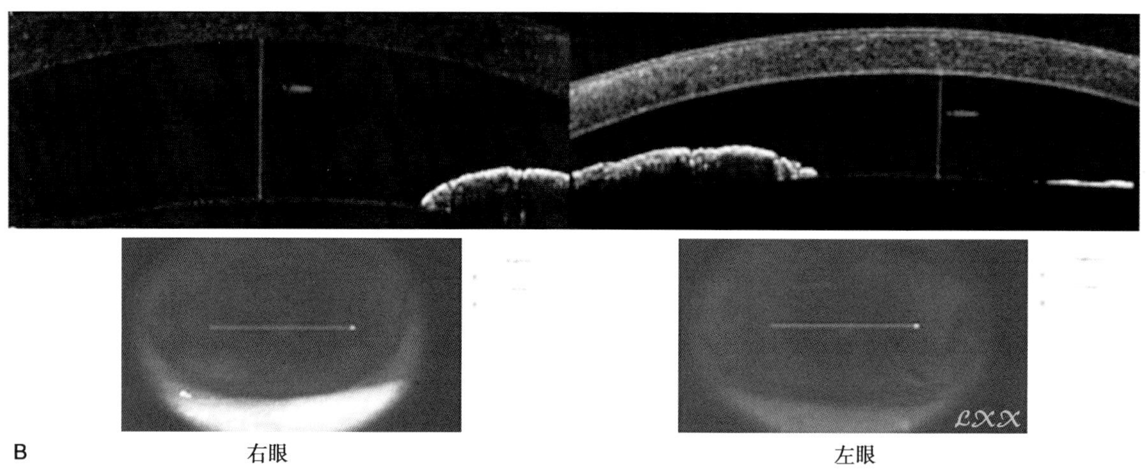

B　　右眼　　左眼

图 6-3-13　CRVO 继发闭角型青光眼

一例 84 岁女性患者，左眼 2 年前曾患 CRVO，近 2 周再次视物模糊，伴眼胀，左眼视力 0.03，眼压 33mmHg，A. 眼底像显示视网膜中央静脉阻塞；B. 前段 OCT 显示前房深度。右眼 1.38mm，左眼 1.24mm。经过玻璃体腔注射贝伐单抗后第二天前房恢复到对侧深度，眼压逐渐恢复正常

常，对侧眼作为对照。患眼分为缺血型和非缺血型，观察 24 小时眼压变化。发现青光眼的发生率为 9.9%，高眼压症为 16.2%，CRVO 和 HCRVO 明显高于人群患病率（$p<0.0001$），CRVO 的各型之间发病率无差异。少数患者对侧眼眼压升高，他建议所有 CRVO/HCRVO 患者有必要排查青光眼和高眼压，如果存在升高的眼压，必须给予降眼压滴眼液以减少 CRCO/HCRVO 的发生，但如果对侧眼眼压正常，不需要进行预防性降眼压[26]。图 6-3-15 是一个 17 岁的男性患者，双眼诊断开角型青光眼，2 年前曾患 CRVO，左眼视盘上看到侧支循环（图 6-3-14）。

（五）治疗原则

1. 药物治疗　目前尚无任何药物可改变 CRVO 的自然过程。

（1）溶栓药和抗血小板药物：血栓一形成就开始机化，无论采取何种入路溶栓剂对机化物均不能溶解，仅在血栓刚形成的几小时内有效，大多数患者在发病后几天才来就诊，常用的溶栓剂如链激酶并不能改善病情，却可以增加出血。预防性使用阿司匹林（aspirin）等抗血小板药或抗凝药不仅无效甚至有害。

（2）止血药：往往增加凝血过程，使阻塞加重。

（3）扩容药：有些病例应用血管扩张剂后出血加多，生理盐水和低分子右旋糖酐具有扩容作

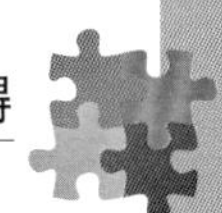

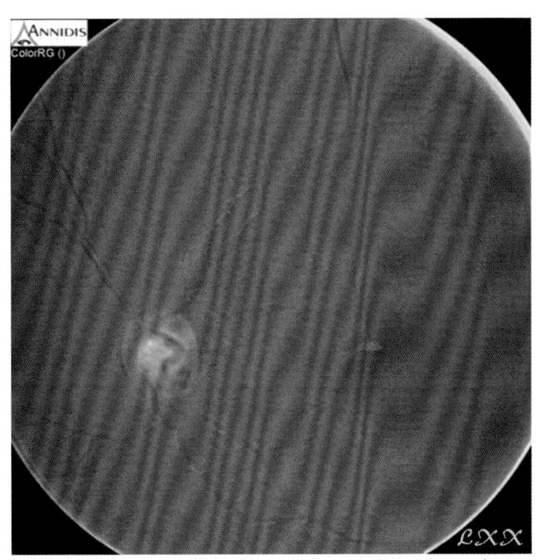

图 6-3-14 合并 CRVO 的开角型青光眼

一例 17 岁的男性患者，双眼诊为开角型青光眼，2 年前曾患 CRVO，左眼视盘显示侧支循环

用，会增加视网膜出血，严重者血液进入玻璃体，应该慎用这些药物。

(4) 降眼压药：如醋甲唑胺(diamox)500mg，每日二次对部分患者的黄斑水肿有效，如果 2 周无效就不再用了[27]。

(5) 降血压药：一般认为动脉高血压在 CRVO 的发生中起到重要作用，高血压在 CRVO 人群中的患病率远远高于美国白种人年龄匹配的对照人群($P<0.0001$)[27]；Hayreh 的研究发现，对情绪性高血压或白领高血压过多的降血压处理会导致夜间动脉性低血压的发生，真性高血压也会发生同样的问题。夜间动脉性低血压使得视网膜灌注压下降，会使得非缺血型 CRVO 发展为缺血型 CRVO，这样视力的预后较差[28]。

2. CRVO 的并发症黄斑水肿的治疗

(1) 黄斑格栅样光凝：不提倡用于 CRVO 引起的黄斑水肿，美国 CRVO 研究小组报告利用格栅样光凝治疗视力低于 0.4 组患者的黄斑水肿，3 年随诊期内治疗组与非治疗组的视力改善情况并无差异，尽管光凝组黄斑渗漏减轻。因此研究不支持对 CRVO 的黄斑水肿进行格栅样光凝[22]。

(2) 糖皮质激素的眼内注药术：用于消退黄斑水肿(见图 6-3-8)，一项玻璃体腔注射曲安奈德(triamcinolone acetonide)的对照研究提示能够改善视力，推荐每 4 个月注射一次，每次 1mg[29]。在一项使用玻璃体腔内缓释地塞米松(0.7mg 或 0.3mg)注入治疗 1267 例因非缺血型 CRVO 或 BRVO 引起的黄斑水肿的研究中，用药组获得 3 行以上视力改善的时间明显短于安慰剂组，视力改善的比例在 1 个月、3 个月时用药组明显高于安慰剂组，但 6 个月时不存在差距，但是用药组眼压升高明显，两个剂量的地塞米松组对比安慰剂组为 4%：0.7%($P<0.002$)[29]。缓释地塞米松的疗效一般持续 2 个月(图 6-3-15)，部分患者 3 个月时黄斑水肿重新出现，而该项研究治疗后首次评估在 4 个月，错过了糖皮质激素治疗最佳的反应时间，影响了治疗后早期的视力结果。

(3) 抗 VEGF 制剂的眼内注药术：静脉阻塞(RVO)的玻璃体中显示了增高的 VEGF 水平[30]，雷珠单抗(Lucentis)和贝伐单抗(Avastin)用于 RVO 引起的黄斑水肿治疗，显示了其有效性，目前已广泛用于治疗静脉阻塞引起的黄斑水肿。在雷珠单抗治疗 CRVO 的临床试验中，46% 患者使用 0.3mg，48% 患者使用 0.5mg，两组视力均得到明显改善，而安慰剂组视力改善仅有 17%[31]。雷珠单抗目前已作为 CRVO 黄斑水肿治疗的首选药。如果缺血严重水肿不消退，可以联合激光治疗持续存在的黄斑水肿，对于缺血型 CRVO，光凝治疗仍是基本治疗(图 6-3-16，图 6-3-17)。

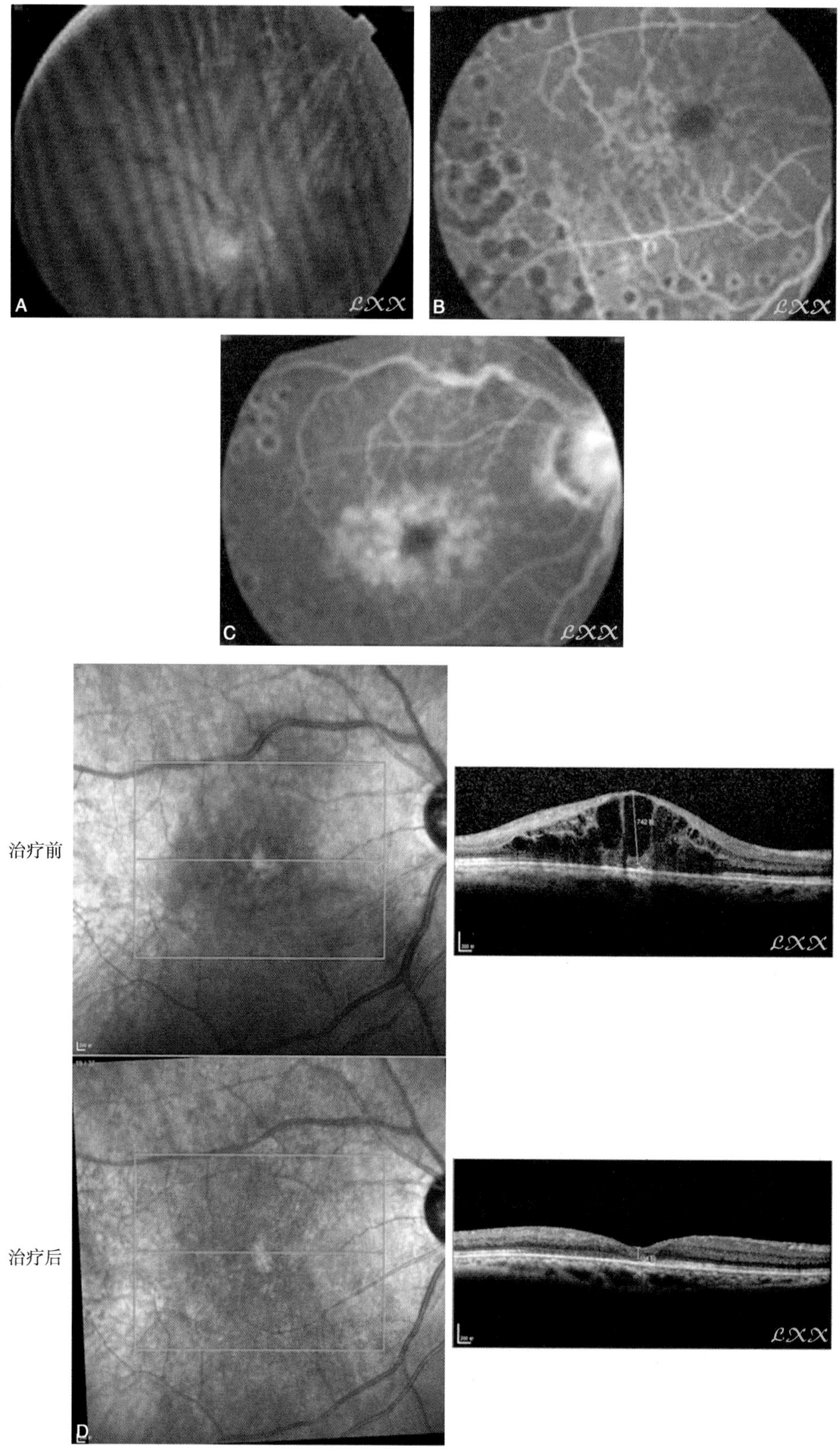

图 6-3-15　玻璃体腔内缓释地塞米松(Ozudex)治疗前后

患者陈某,男,49 岁,因视力下降 3 月余就诊,诊为 CRVO,行光凝治疗,治疗后 2 个月黄斑水肿不消退,给予缓释地塞米松玻璃体腔内注药,A、B、C 是患者基线的眼底像和 FFA;D. 是治疗前和治疗后 2 个月的 OCT,2 个月时 OCT 恢复正常,治疗前视力(字母数):40,治疗后视力(字母数):83

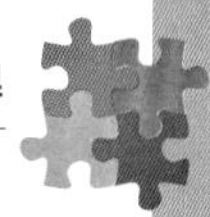

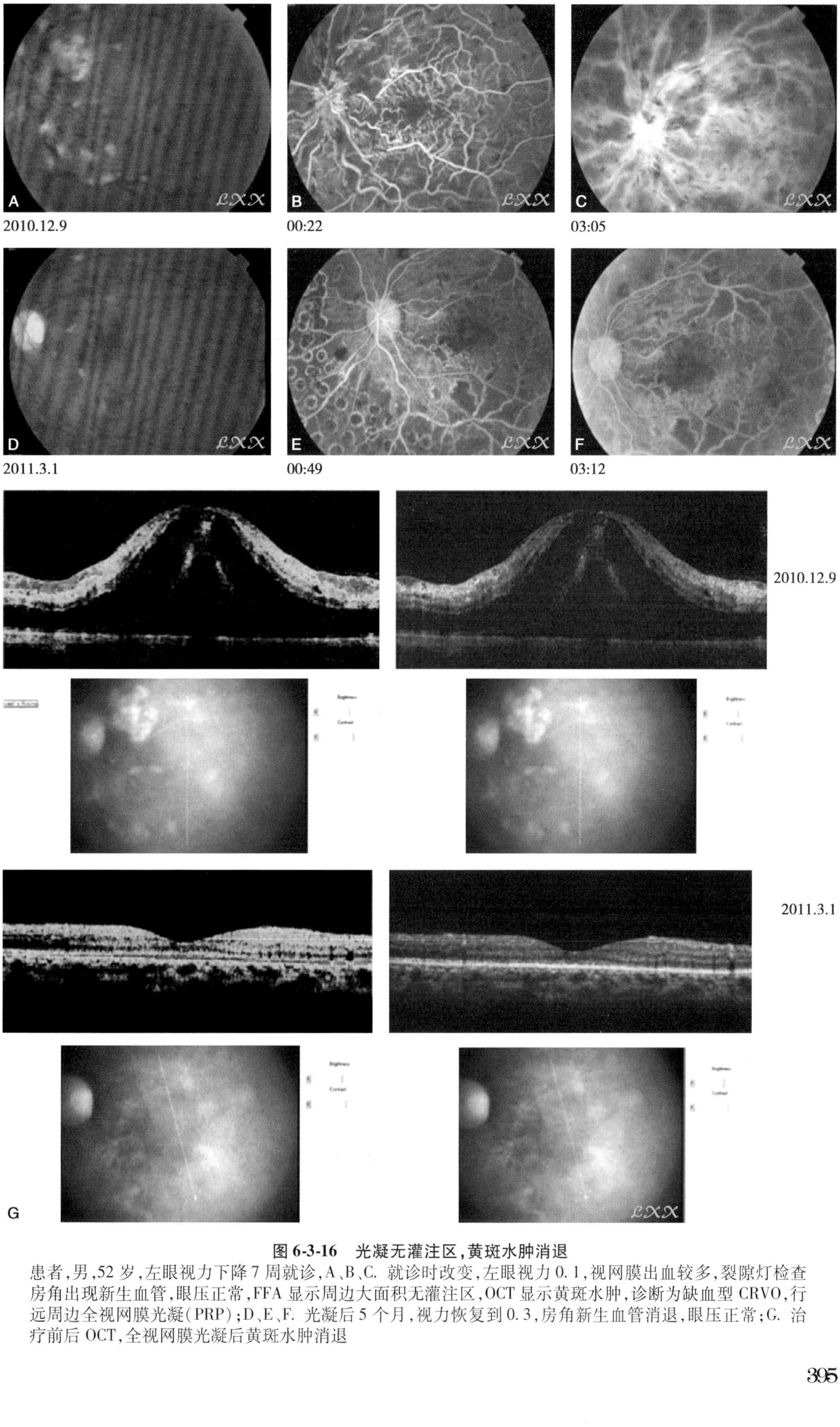

图 6-3-16　光凝无灌注区，黄斑水肿消退

患者，男，52 岁，左眼视力下降 7 周就诊，A、B、C. 就诊时改变，左眼视力 0.1，视网膜出血较多，裂隙灯检查房角出现新生血管，眼压正常，FFA 显示周边大面积无灌注区，OCT 显示黄斑水肿，诊断为缺血型 CRVO，行远周边全视网膜光凝（PRP）；D、E、F. 光凝后 5 个月，视力恢复到 0.3，房角新生血管消退，眼压正常；G. 治疗前后 OCT，全视网膜光凝后黄斑水肿消退

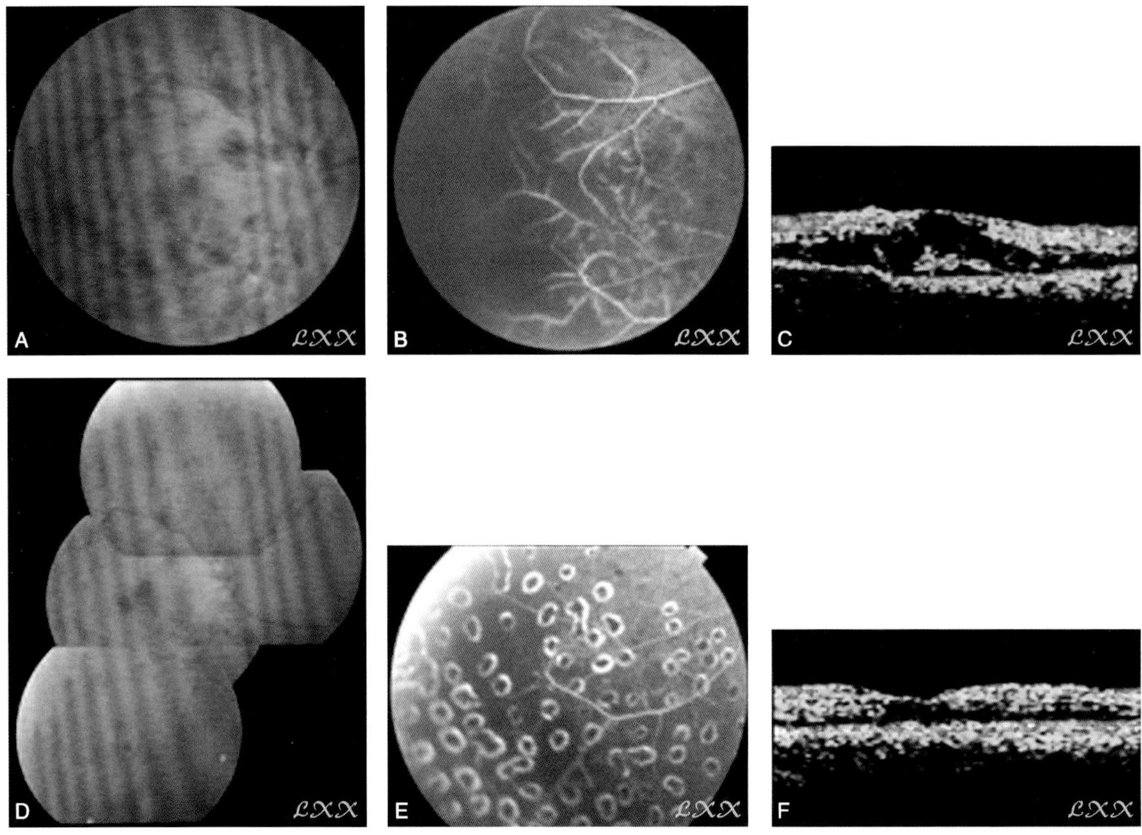

图 6-3-17　光凝无灌注区，黄斑水肿消退

患者，女，40 岁，主诉右眼突然视力下降 3 周，视力检查右眼 0.05 Jr7 不见，左眼 1.0 Jr7，眼压右眼 18mmHg，左眼 20mmHg，A、B、C. 基线视网膜 4 个象限出血，视盘周围密集，合并较多棉絮斑，FFA 显示颞侧周边大面积无灌注区，患者诊为缺血型或重度 CRVO，接受全视网膜光凝；D、E、F. 显示 1 个月后的眼底像和 FFA

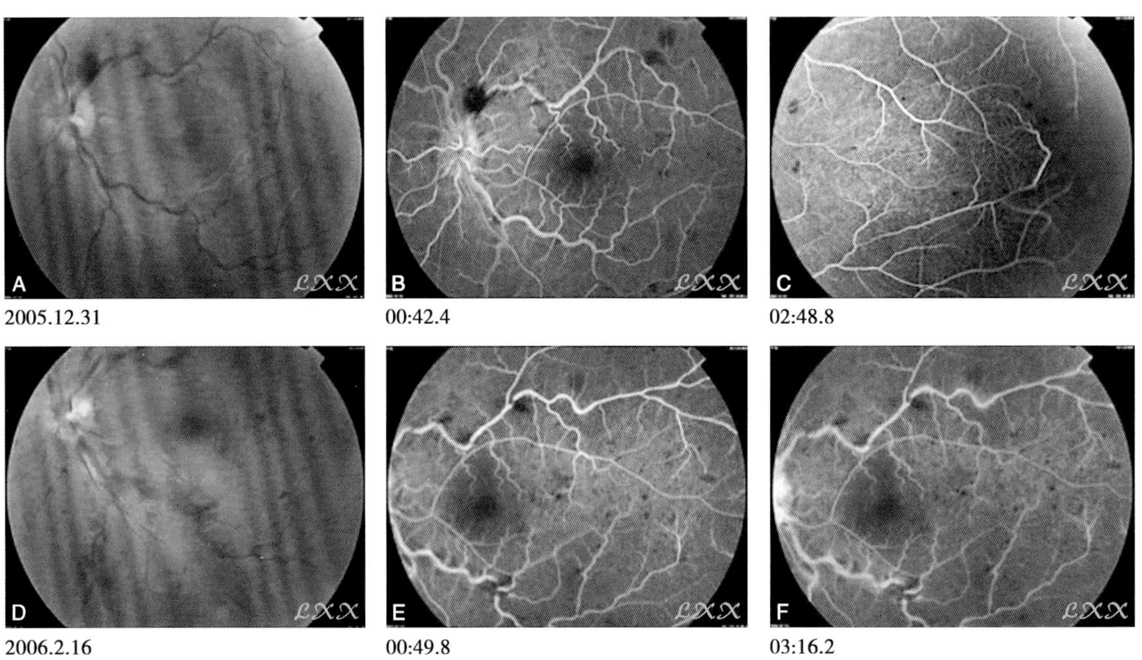

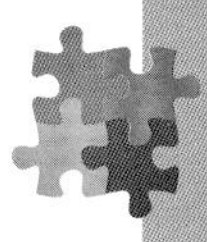

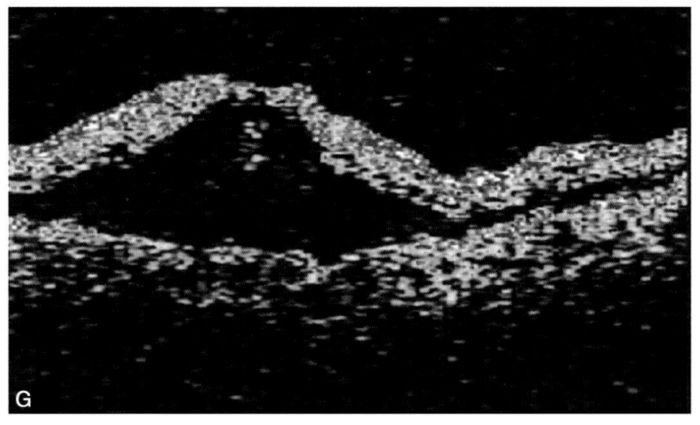

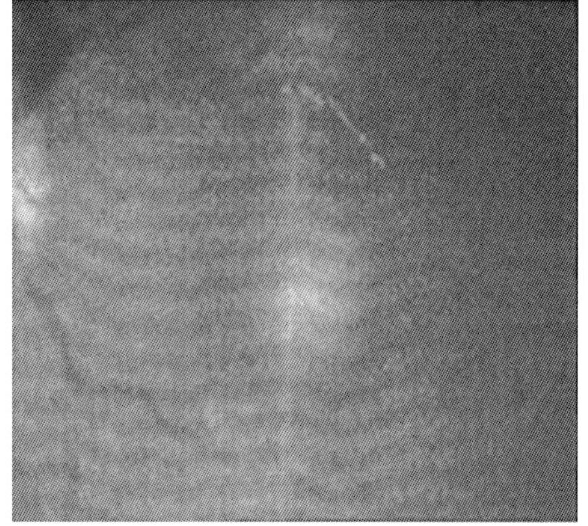

2005.12.31 os Fundus Video

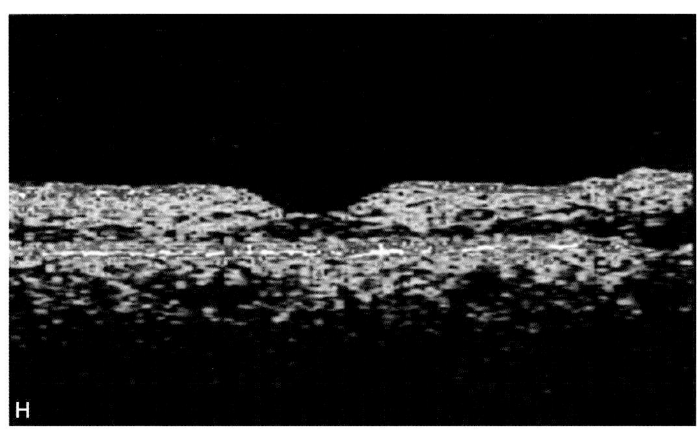

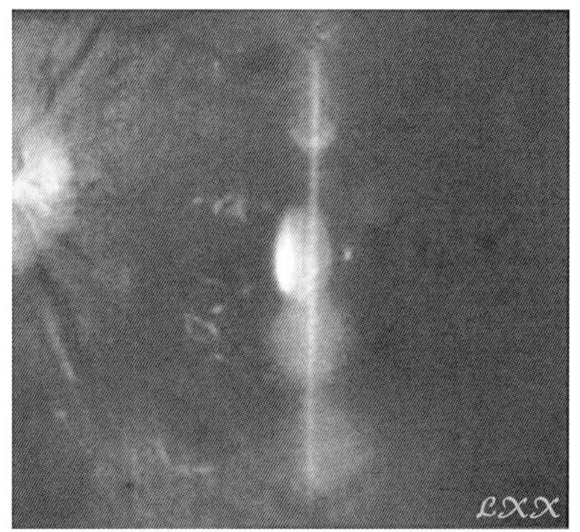

2006.2.16 os Fundus Video

图 6-3-18 光凝无灌注区黄斑水肿消退

A～F. 一例 15 岁红斑狼疮女患者，就诊时视力 0.05，经光凝周边部的无灌注区后，视力提高到 0.2；G、H. OCT 显示黄斑水肿消退

3. 眼前段新生血管的预防性全视网膜光凝治疗全视网膜光凝治疗（PRP） 旨在预防虹膜新生血管的发生，但光凝后后仍有 20% 患者发生房角和虹膜新生血管。未经过预防性 PRP 的患者，一旦虹膜出现新生血管，再做 PRP，NV 可迅速消退。因此 CVOS 临床实验建议对重度缺血的 CRVO 进行定期随访，每周一次，至少 3～4 个月，如虹膜出现新生血管，立即 PRP[20]，而不要做预防性全视网膜光凝。

4. 全视网膜光凝（pan-retinal photocoagulation，PRP） 治疗视网膜新生血管，对于缺血型 CRVO 应进行全视网膜光凝，缺血型 CRVO 通常合并黄斑水肿，图 6-3-16、图 6-3-17 和图 6-3-18 显示三例患者既未给予玻璃体腔注射糖皮质激素也未给予玻璃体腔内注射抗 VEGF 药，仅单纯光凝封闭无灌注区可使得房角新生血管消退，黄斑水肿也消退。因此全视网膜光凝是消退视网膜新生血管的关键治疗。

5. 激光视网膜脉络膜吻合术（laser chorioretinal anastomosis） 对淤血缓解没有作用，远期疗效证明并不比自然病程好，一项随机对照研究对 113 例非缺血型 CRVO 进行了观察，激光治疗组视力并未改善，相反对照组视力改善，并且治疗组的并发症多，治疗组发现激光部位相关的脉络膜新生血管膜形成的患者占 20%，10% 的病例发生玻璃体出血并进行了玻璃体手术，治疗组在治疗 18 个月时视力下降 8 个字母（P=0.03）[32]，这项治疗已逐渐退出。

6. 放射状视神经巩膜管切开术（radial optic neurotomy，RON） 一般认为视神经为瓶颈状，神经纤维挤压压迫视网膜中央静脉是导致静脉阻塞的原因，这一手术方式未能获得临床的证实。我们在猪眼上进行了 RON 手术，手术前后均进行了 FFA，并做了术后的组织学检查。在正常猪眼行 RON 术后，视网膜循环时间并没有缩短，相反，还有轻微延长。这提示 RON 手术的作用机制可能并不是当初认为的血管解压。组织染色显示创伤下方部位呈现局部视神经萎缩性改变:结构紊乱,胶原成分增加,微血管增生,神经纤维及髓鞘减少,胶质细胞与成纤维细胞混杂,以成纤维细胞为主。这种局部萎缩性改变导致了动静脉时间的延长[21]。单纯 RON 手术本身并不能诱发脉络膜视网膜血管吻合支形成[32]。随着抗 VEGF 治疗的引入,RON 手术已很少进行。

7. 高压氧治疗　有一病例研究报告23 例 CRVO 患者使用高压氧治疗,但是没有其他报告进行验证[33]。

总结:CRVO 患者就诊时应对眼部情况和全身情况进行评估,眼部包括视力、裂隙灯检查、房角镜、检眼镜、瞳孔传入障碍的检查,还有 F-ERG、视野、FFA 判断 CRVO 是否为缺血型,OCT 判断黄斑水肿的状况,全身检查包括对高血压、高血脂、颈动脉和眼动脉血流的评估,并告知患者全身其他部位也有形成血栓的可能。治疗对大面积无灌注区形成的患者要坚持随诊,警惕视网膜新生血管形成,已形成新生血管要进行全视网膜光凝,非缺血型合并黄斑水肿的部分病例可以选择玻璃体腔抗 VEGF 治疗,也可以选择费用较低的曲安奈德作替代治疗,或者缓释地塞米松。患者应告知随诊,密切监测眼前段新生血管的发生。

(黎晓新)

第四节　视网膜分支静脉阻塞

在 40 岁以上年龄组人群中,分支静脉阻塞(branch retinal vein occlusion,BRVO)的患病率是 CRVO 的 4 倍,为 0.442%(CI,3.65~5.19)。相关性最强的危险因素是高血压,其他相关因素有糖尿病、血脂障碍、吸烟,肾脏疾病等[34-37],眼的局部相关因素为青光眼。眼是血栓易于形成的器官,大约 2/3 患者血栓发生在颞上象限视网膜(图 6-4-1),发生率与动静脉交叉压迫有关,其次是鼻侧,常常无症状。动静脉交叉压迫症的出现预示着 BRVO 患病的危险,动脉位于静脉前,动静脉处于共同的鞘膜内,动脉僵硬压迫静脉可能是 BRVO 发病中的机械因素。静脉受到压迫后,血流紊乱、中断,继而发生缺血,VEGF 一过性升高,兔眼模型中还显示色素上皮源因子(pigment epithelial derived factor,PEDF)随病程逐渐升高,在 BRVO 的发病、黄斑水肿和新生血管形成过程中 VEGF 为重要的细胞因子。VEGF 升高水平与毛细血管无灌注区和黄斑水肿的范围和严重程度有关。

炎症也会引起局部静脉损伤,导致血凝块形成,继发 BRVO,如视网膜血管炎(图 6-4-2),文献中有报道结节病(sarcoidosis)和 Lyme 病。

低灌注压也是分支静脉阻塞发生的原因之一,有患者因低灌注先发生分支静脉阻塞,几个月后又发生中央静脉阻塞,此型分支静脉阻塞及炎性分支静脉阻塞不一定发生在动静脉交叉处(图 6-4-3)。

一、分类

1. 按临床表现分缺血型(图 6-4-4)和非缺血型。缺血型是指 FFA 看到无灌注区形成,多大范围无灌注区可导致视网膜新生血管形成,尚有争议(见 CRVO)。缺血型 BRVO 不像缺血型 CRVO 一样作为光凝的紧急适应证,BRVO 一般不发生新生血管性青光眼,早期治疗主要是控制黄斑水肿(详见下文)。

2. 按阻塞范围可分半侧静脉阻塞(Hemi-CRVO)、象限性(分支)静脉阻塞和黄斑小静脉阻塞,半侧静脉阻塞在发病机制上与象限性静脉阻塞完全不同,与 CRVO 相同,有两种类型:缺血型(图 6-4-5)和非缺血型。而象限性(分支)静脉阻塞和黄斑小分支静脉阻塞的预后也不同。

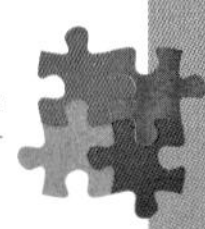

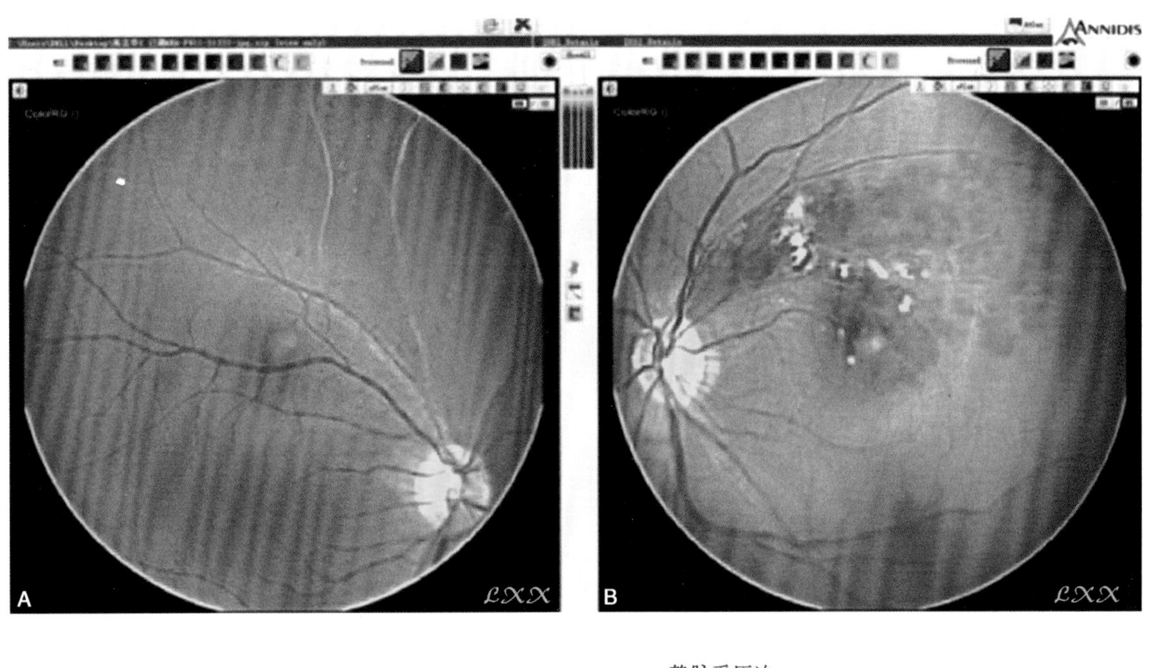

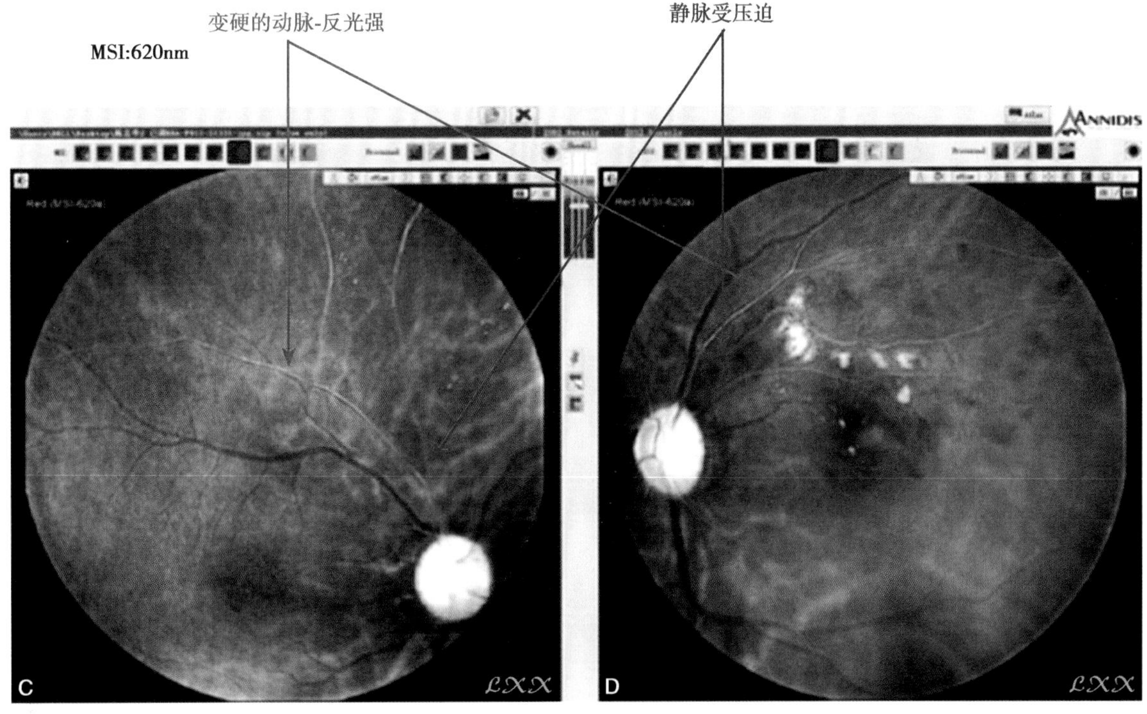

图 6-4-1　视网膜分支静脉阻塞

男性患者,58 岁,因左眼视力下降就诊,就诊时右眼视力 1.0,左眼视力 0.6. A、B. 右眼彩色眼底像显示颞上支血管白线提示陈旧性颞上 BRVO,左眼上黄斑血管弓周围视网膜火焰状出血斑;C、D. 620nm 多光谱眼底像显示双眼颞上支动脉反光增强,动静脉压迫征和左眼受压静脉区静脉扩张和视网膜出血

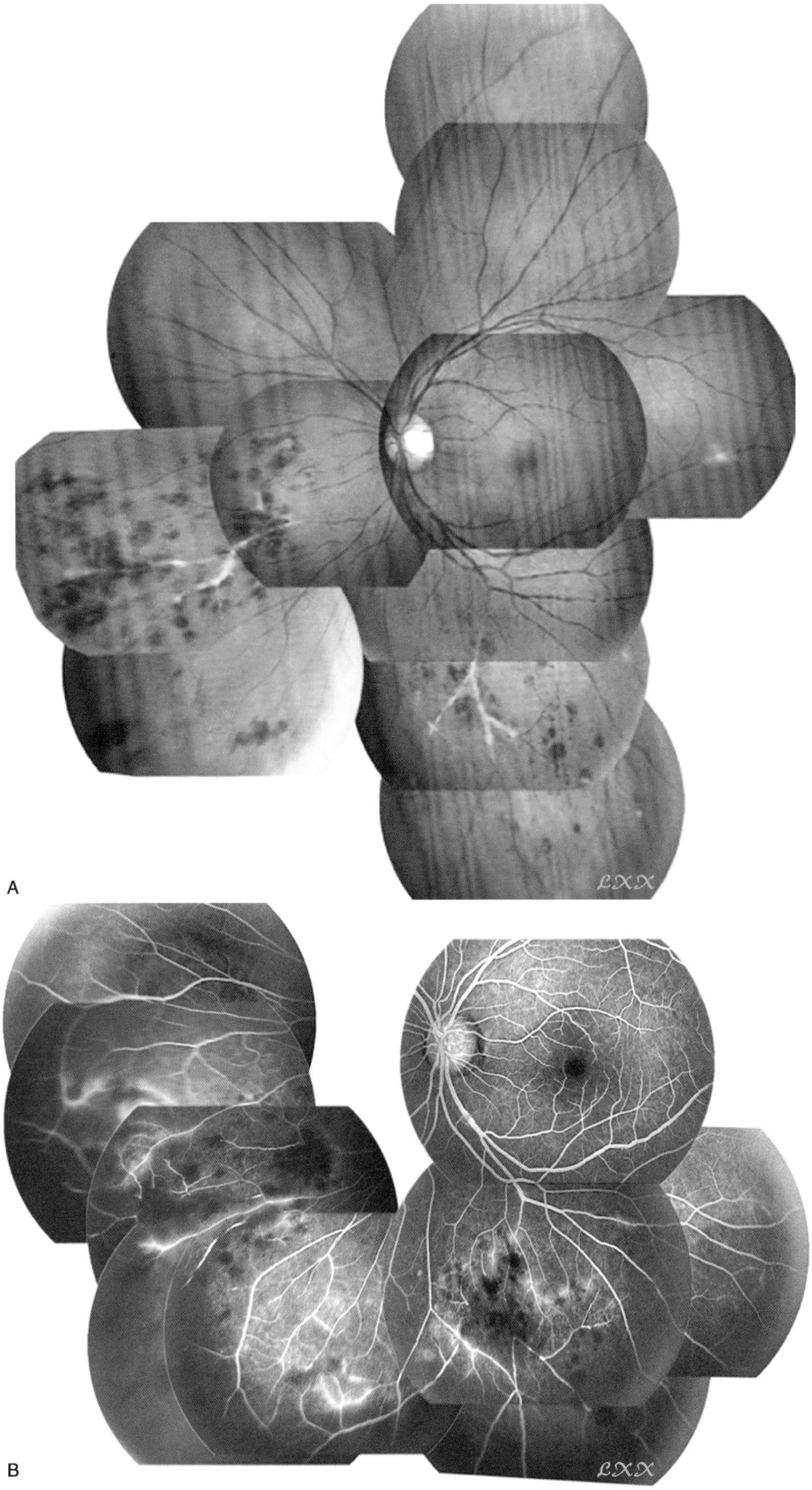

图 6-4-2　视网膜血管炎继发 BRVO

A. 周边视网膜血管炎合并分支静脉阻塞，眼底彩像显示鼻下周边出血和血管白线；B. FFA 可以看到血管渗漏和大面积无灌注区

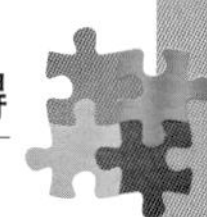

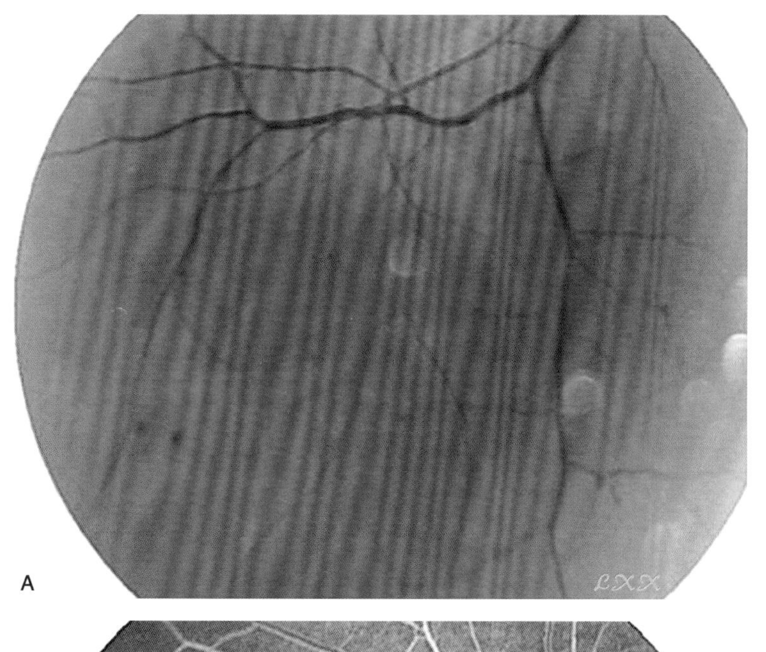

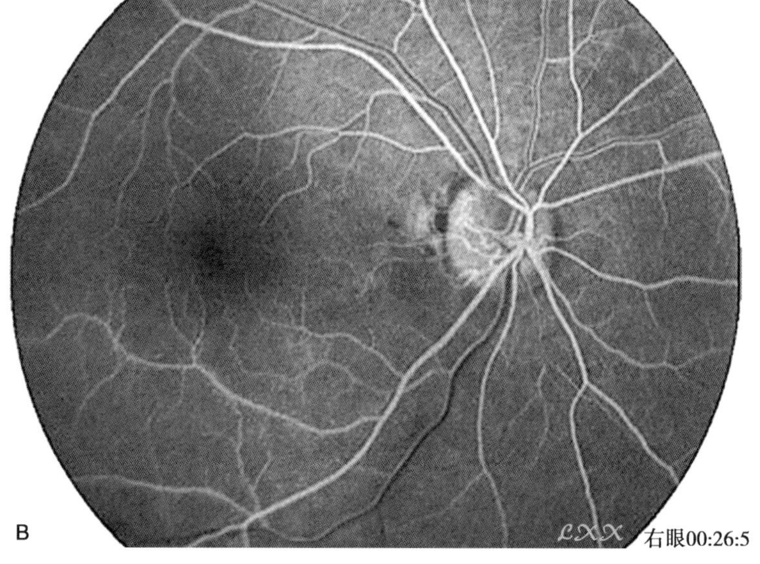

图 6-4-3　患者先有下黄斑血管弓动脉阻塞，继而出现下黄斑血管弓周围视网膜出血
A. 眼底图；B. FFA 图像臂-视网膜循环时间延长，26.5 秒下支静脉才有层流

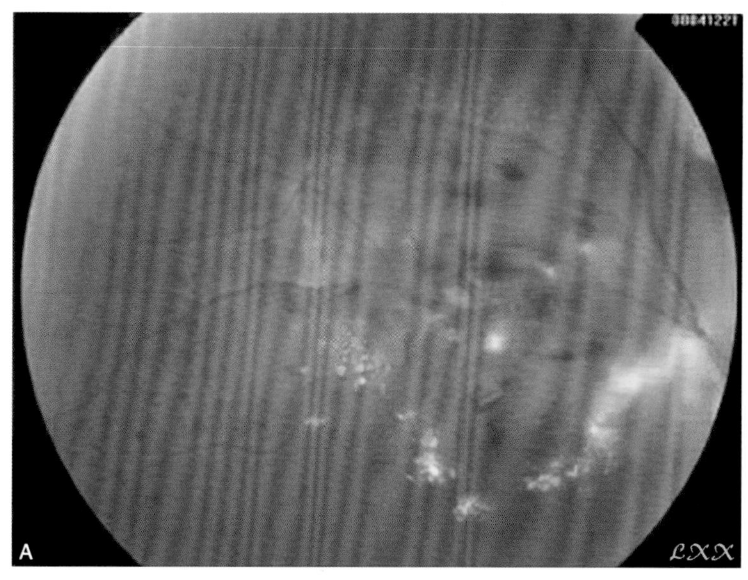

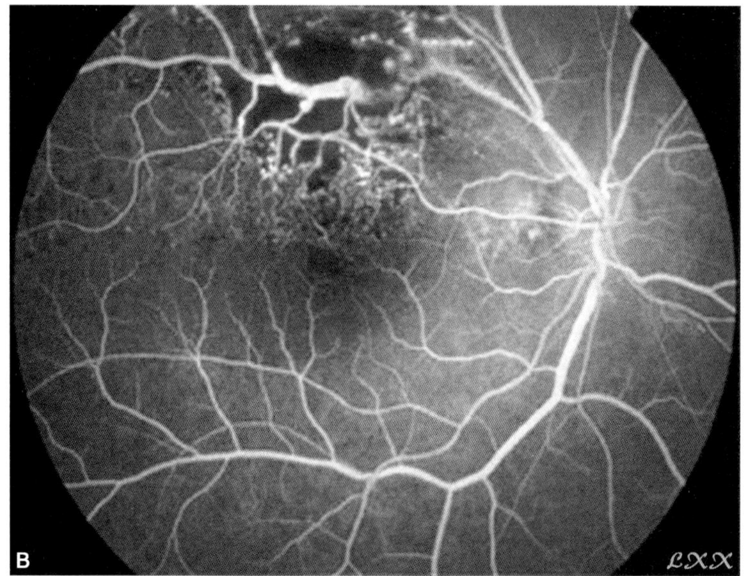

图 6-4-4　缺血型 BRVO

A. 彩色眼底像显示上黄斑血管弓静脉出血渗出；B. FFA 显示一片无灌注区，静脉穿行无灌注区内时充盈扩张

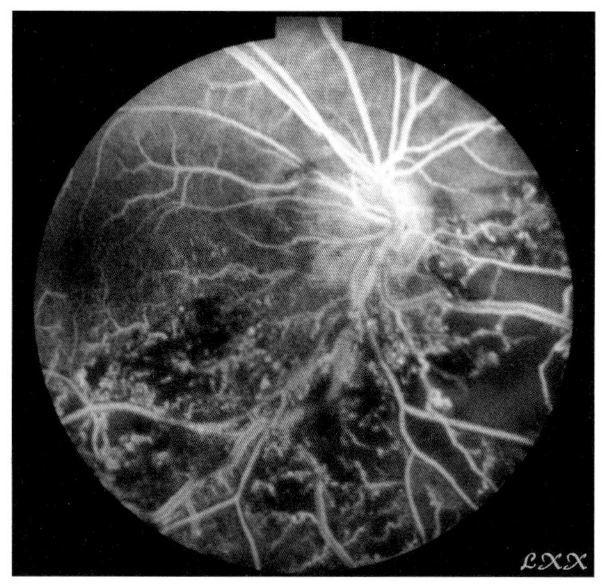

图 6-4-5　FFA 显示下半侧分支静脉阻塞，大面积无灌注区

二、临床表现

分支静脉阻塞部位多见于颞侧，视力：中度下降，低于 0.1 者占 32%，当分支静脉阻塞影响到黄斑中心凹的毛细血管拱环结构，视力下降，视力下降的程度取决于拱环破坏的范围和水肿的严重程度，拱环破坏范围越大、水肿严重者视力预后差。眼底改变：

早期：阻塞区出血，静脉迂曲扩张，棉绒斑，微动脉瘤，黄斑水肿，出血。

晚期：毛细血管扩张或闭塞，出现硬性渗出和侧支循环，视网膜新生血管发生率在 7～12 个月时达到 14.06%，一年以后达到 47.82%[38]。黄斑水肿可持续存在（图 6-4-6），最终水肿消退黄斑萎缩，可合并黄斑前膜。

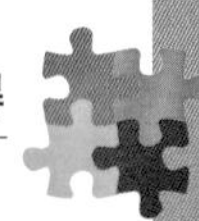

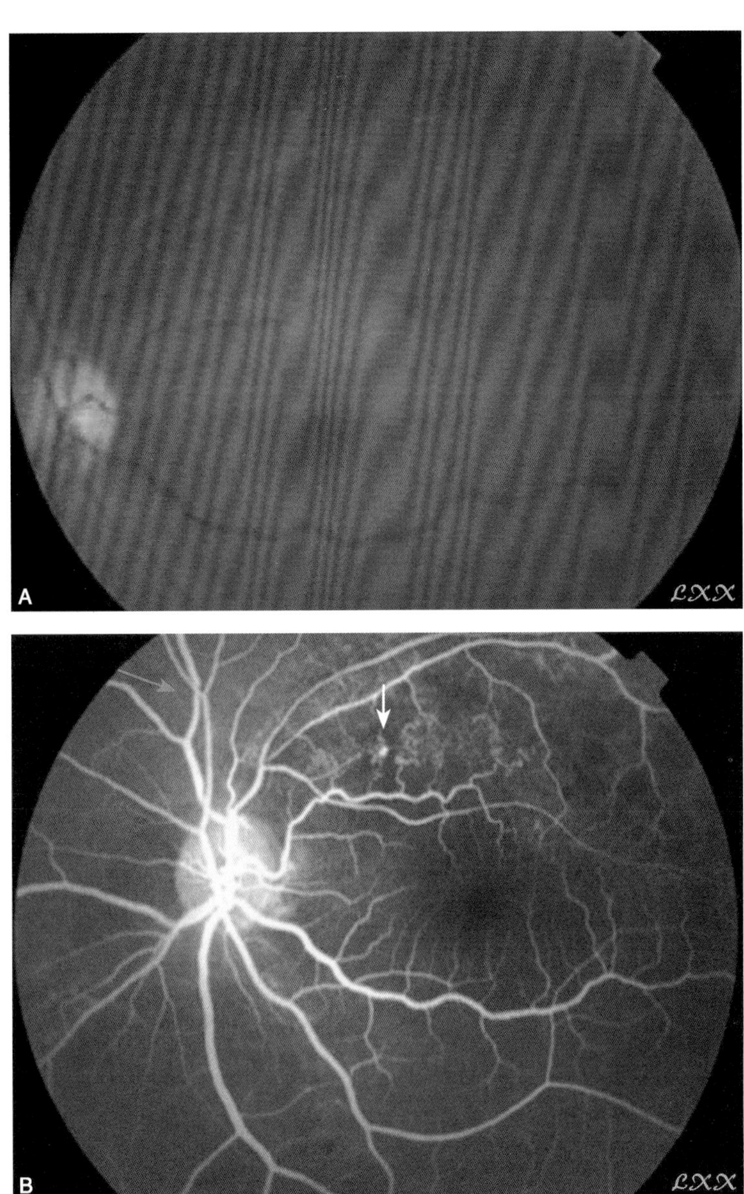

图 6-4-6 BRVO 晚期黄斑水肿

A. 眼底像;B. FFA 显示动静脉交叉压迫征(蓝色箭头),毛细血管扩张,微动脉瘤样膨出(白色箭头)和侧支循环

三、自然病程

分支静脉阻塞的自然病程变异较大,大部分患者预后较好,一项研究显示半数患者不做任何治疗 6 个月内恢复到 0.5 以上视力[38],但也有一些患者视力预后较差。一项 BRVO 激光治疗的随机对照研究显示仅有 1/3 视力 0.5 以下的患者 3 年时视力达 0.5 以上。非治疗眼约 1/3 发生新生血管[18]。

四、辅助诊断

(一) 荧光素眼底血管造影(FFA)

FFA 可以协助判断缺血型或非缺血型 BRVO 以及伴或不伴有黄斑水肿。早期 FFA:阻塞静脉

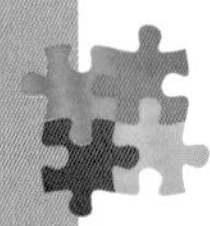

回流障碍，视网膜循环时间增加；几个月后随着视网膜出血的吸收，造影显示轻度视网膜阻塞者毛细血管扩张，侧支静脉扩张，阻塞静脉染色，动脉瘤形成，渗漏，黄斑水肿，而重度缺血型 BRVO，视网膜缺血，大面积毛细血管无灌注；晚期 FFA：黄斑水肿，大片无灌注区，异常血管通路（图 6-4-7）（侧支循环及动静脉短路），血管囊样改变（图 6-4-8）和新生血管形成（图 6-4-9）。廖菊生教授对 277 例分支静脉阻塞患者的研究表明[34]：

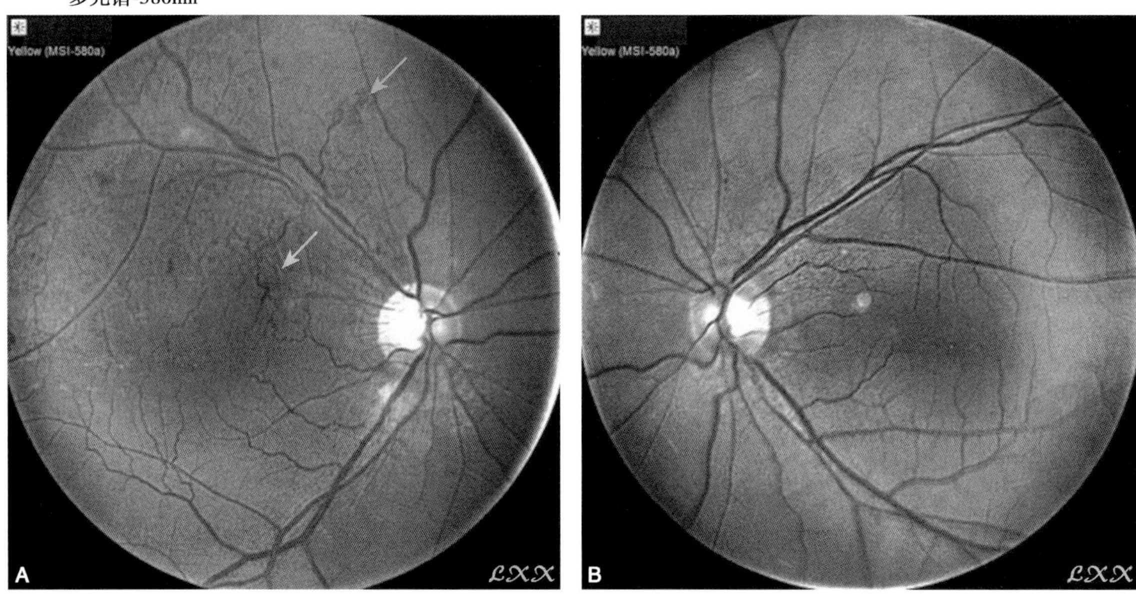

图 6-4-7　颞上 BRVO 多光谱（580nm）眼底像

A. 右眼中心凹上方毛细血管扩张（黄色箭头）和侧支循环（蓝色箭头）形成；B. 左眼

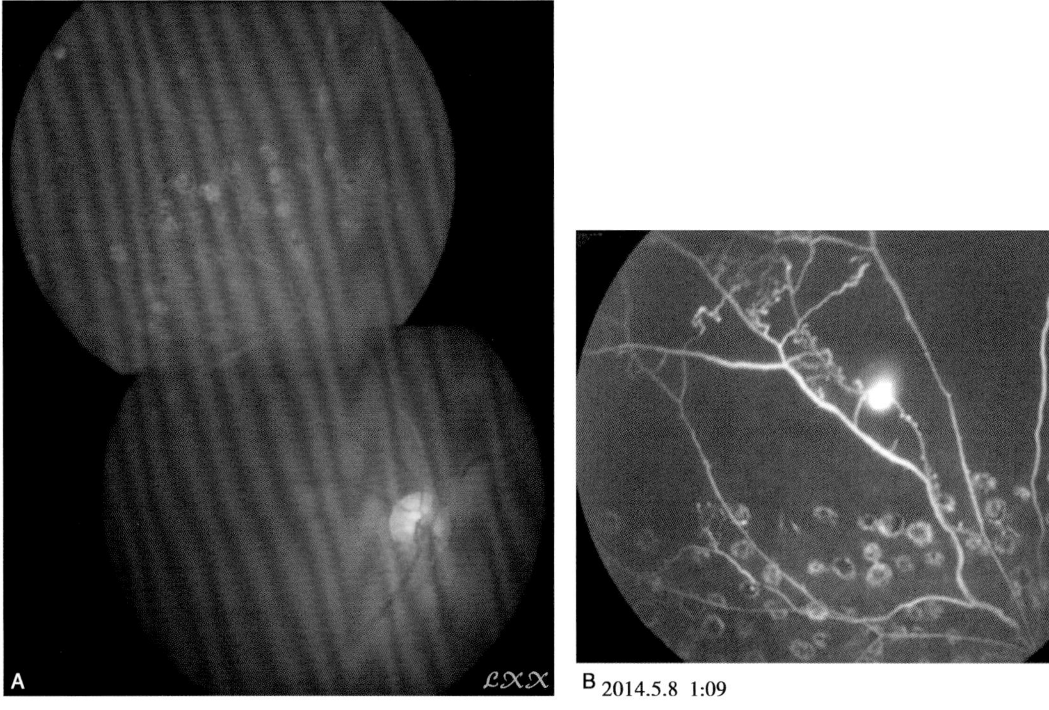

图 6-4-8　大动脉囊

A. 彩色眼底像显示颞上分支静脉呈白线；B. FFA 显示无灌注区内一强荧光光团为动脉囊

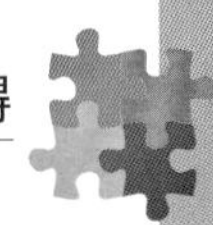

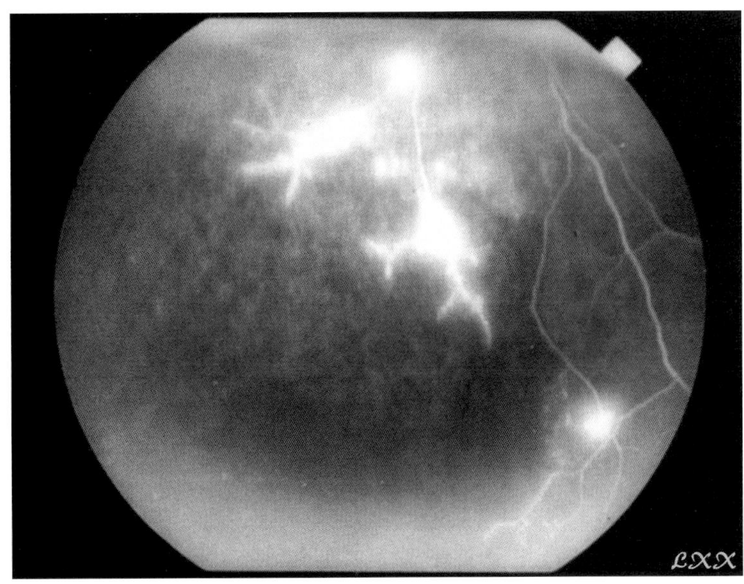

图 6-4-9　晚期视网膜无灌注区和新生血管形成

1. 无灌注区的大小与新生血管有很大关系：半侧阻塞及分支静脉主干阻塞患者新生血管出现的比率较多，分别为 20% 及 33%；第一、二分支阻塞患者新生血管出现的比率分别为 8% 及 16%；第三分支以后及黄斑小静脉阻塞不出现新生血管。

2. 时间越久，无灌注区发生率越高：无灌注区的出现多在 4～6 个月之后，7～12 个月无灌注区发生率为 78. 12%，13～24 个月无灌注区发生率为 91. 30%[34]。

（二） OCT

OCT 可以发现黄斑水肿的位置和程度，随诊 OCT 可以判定病程的进展或改善以及治疗反应。OCT 血管成像（OCTA）可以直观地看到 BRVO 对黄斑拱环结构的破坏程度，而不需要通过血管造影。图 6-4-10 显示黄斑水肿的 OCT，图 6-4-11 显示黄斑拱环部的无灌注区。

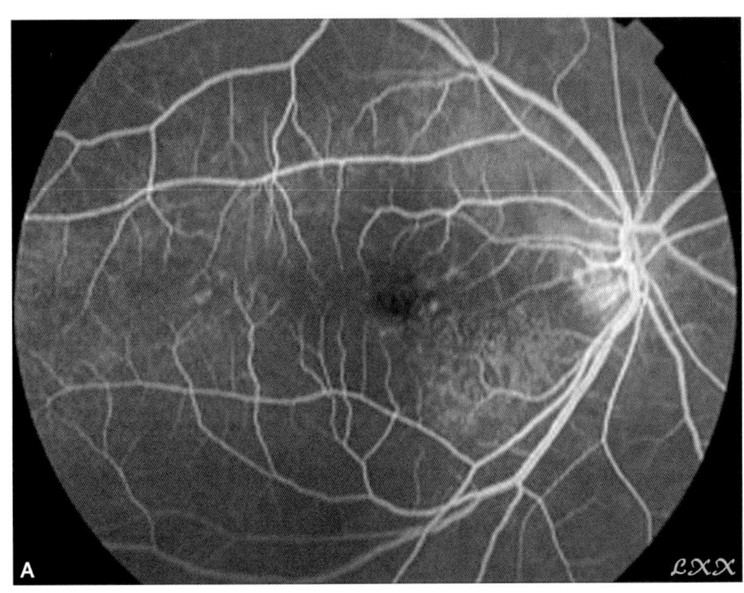

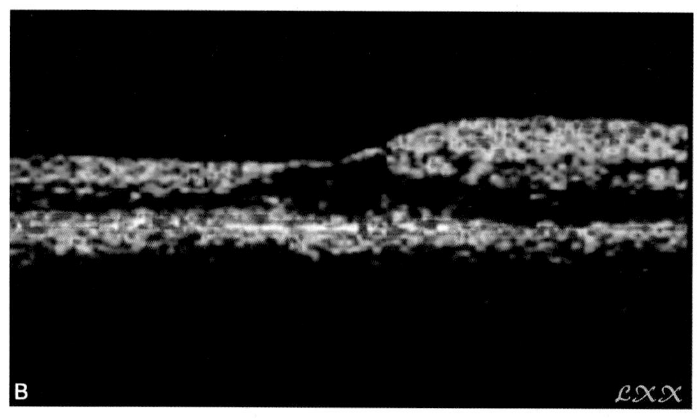

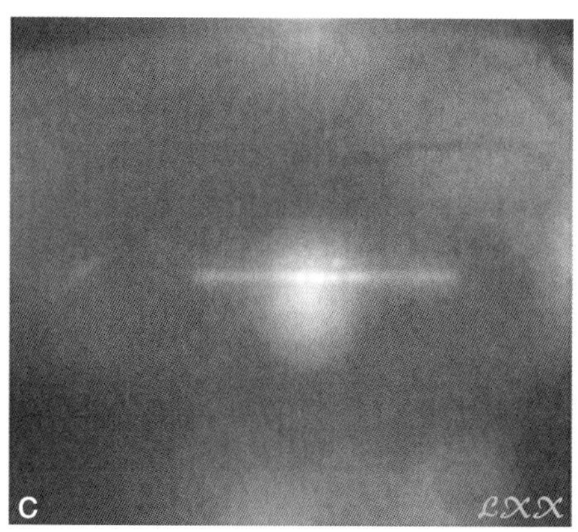

图 6-4-10　右眼黄斑血管弓小分支静脉阻塞合并局部黄斑水肿

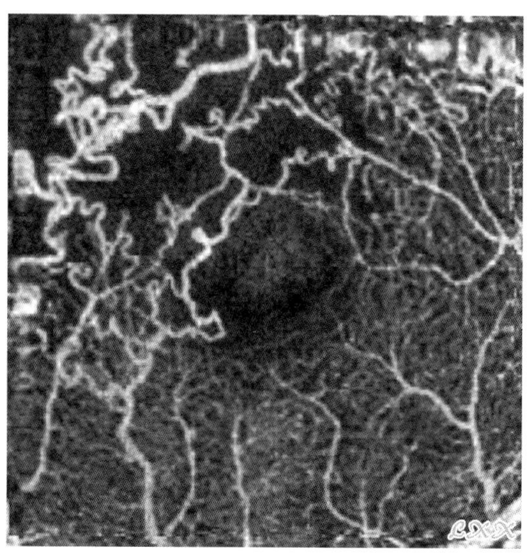

图 6-4-11　OCT 血管成像显示了黄斑血管拱环未见结构损坏

五、预后及并发症

1. 眼底症状在 3 ~4 月之后好转，出血水肿开始吸收，视力有所回升。

2. 无灌注区范围大，新生血管发生率高，玻璃体内大出血多在一年之后出现。

3. 阻塞区常有纤维增殖，但牵拉性视网膜脱离的发生率很低，可以发生孔源性视网膜脱离，裂孔常位于闭锁静脉周围无灌注的区域内。

4. 长期的毛细血管扩张也可导致毛细血管瘤样膨出和黄斑水肿（图 6-4-8），黄斑长期水肿可引起纤维膜增生，萎缩变性，裂孔形成。

5. 侧支循环静脉的迂曲扩张和失代偿通常沿着水平脊出现在大面积无灌注区，合并黄色的渗出环围绕渗漏的侧支血管（图 6-4-12），这种渗漏的侧支有时也会发生血管瘤样扩展和玻璃体积血。

六、治疗原则

（一）光凝

分支静脉阻塞有四种并发症，曾被认为需要光凝治疗，急性 BRVO 的光凝治疗在没有抗 VEGF 年代允许观察 6 个月，如果黄斑水肿不缓解再进行。这些治疗中有的原则是在没有眼内抗 VEGF 和糖皮质激素的年代提出的，这些原则在当前仅供参考：

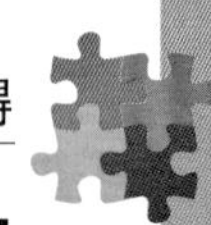

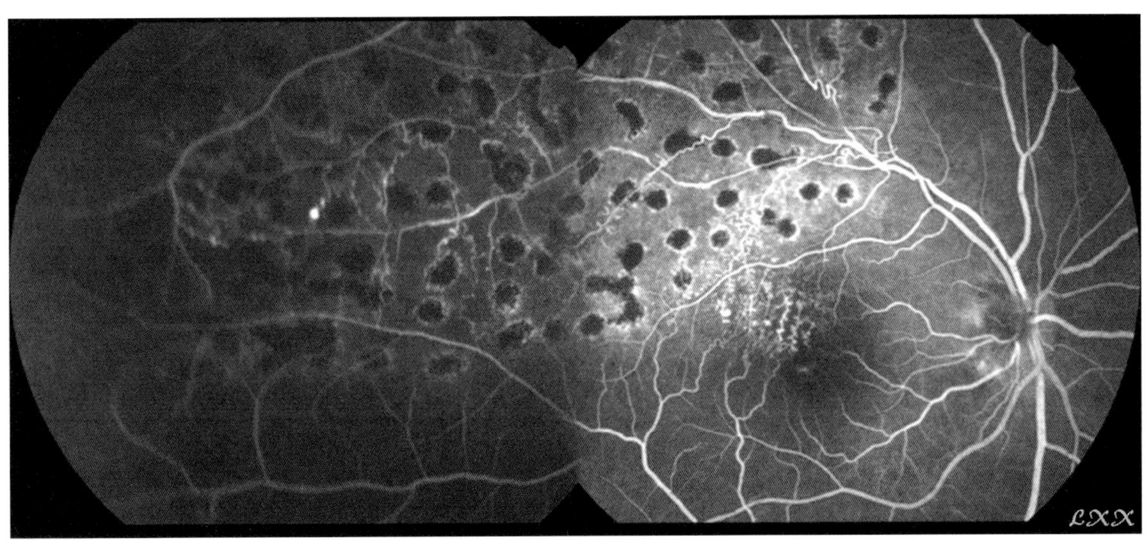

图 6-4-12　颞上 BRVO 合并无灌注区及无灌注区内的大动脉瘤，黄斑颞上毛细血管扩张

1. 大片无灌注区与视网膜新生血管（图 6-4-13）出现时行象限性光凝，新生血管发生率：治疗组 12%，未治疗组 22%。新生血管导致玻璃体积血的发生率：治疗组 22%，未治疗组 41%[39]。

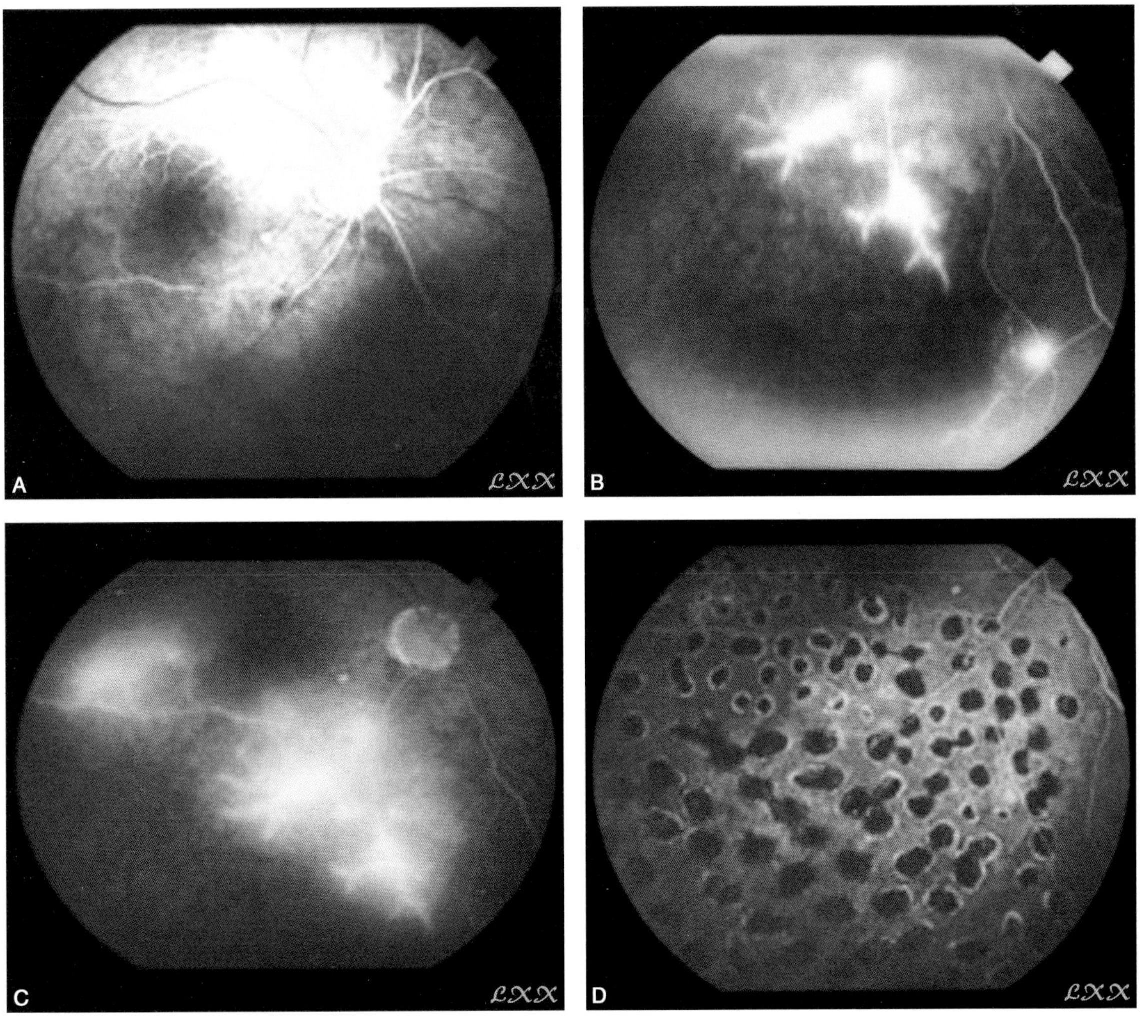

图 6-4-13　颞下分支静脉阻塞的 FFA

A. 颞下大面积无灌注区；B. 周边出现新生血管的荧光渗漏；C. 造影晚期荧光素大面积渗漏；D. 激光治疗后新生血管消退

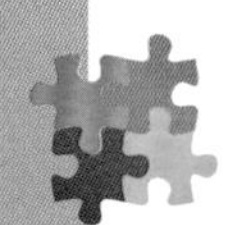

2. 黄斑长期水肿 BRVO 伴黄斑水肿行格栅样光凝后观察 3 年,治疗组中 2 行以上视力改善者比非治疗组几乎高 2 倍(65%:37%),但治疗组视力仍有 40% 低于 0.5,12% 低于 0.1[40]。

3. 晚期中心凹附近毛细血管扩张常发生在中心凹颞侧,是黄斑水肿持续存在的原因,光凝治疗使扩张的血管萎缩,可以改善该部位的黄斑水肿。BRVO 早期的毛细血管扩张不建议首选光凝治疗,因部分患者会随着侧支循环的建立而缓解。

4. 晚期大动脉囊形成　大动脉囊(macroaneurysm)的形成被认为是常年高血压作用在视网膜血管壁的结果,多数发生在动脉,也可发生在静脉。病理为血管壁的膨出,周围可有渗出物,渗出多时视网膜局部发生水肿,也可以破裂出血,出血可以发生在视网膜前、视网膜内或(和)视网膜下。大动脉瘤也可发生在静脉阻塞的区域内。出血常常可以自发吸收,可以先随诊观察,如果看到视网膜有渗出或水肿威胁到黄斑中心时,大动脉瘤可以进行视网膜光凝,光凝时应用大光斑、长时限、低能量以避免发生大动脉瘤远端血管闭锁,影响视力的改善,治疗选择时应慎重。

(二)糖皮质激素制剂

一些病例序列研究报告曲安奈德(triamcinolone acetonide,TA)玻璃体腔注药术治疗 BRVO 引起的黄斑水肿有效,有一项包括 411 例不合并严重中心凹出血的 BRVO 合并黄斑水肿的随机对照研究(SCORE)[41],分别采用标准治疗(黄斑格栅样光凝)和玻璃体腔 TA 注药(1mg 或 4mg,每 4 个月注射一次),观察期 1 年。结果:与基线比较,提高 3 行以上视力的患者比率三组相同(TA 4mg 组 27%,TA 1mg 组 26%,对照组 29%),而不良反应中眼压升高和白内障进展在 TA 组更常见,接受抗青光眼药物治疗的患者在 TA 4mg 组为 41%,TA 1mg 组为 8%,对照组为 2%;白内障进展的患者比率在三组分别为 35%,25%,13%。

另有一项糖皮质激素的随机对照研究使用了缓释地塞米松(dexamethasone)治疗 1267 例因非缺血型 CRVO 或 BRVO 引起的黄斑水肿,用药组提高 3 行以上视力改善的时间明显短于安慰剂组,用药组视力改善的患者比率在第 1 个月、第 3 个月时明显高于安慰剂组,但 6 个月时两组无显著差异,但用药组较安慰剂组眼压升高更显著,用药组与安慰剂组眼压升高的患者比率分别为 4% 和 0.7%($P<0.002$)[29]。图 6-4-14 显示一例缓释地塞米松治疗前后的病例。

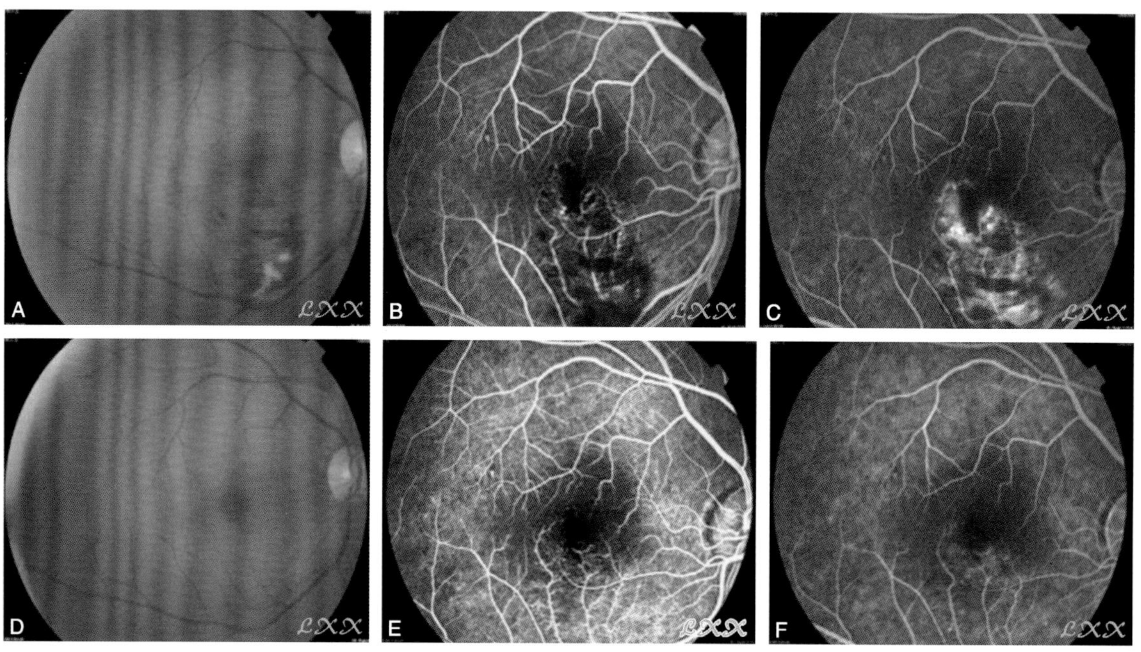

图 6-4-14　BRVO 并发黄斑水肿行缓释地塞米松治疗

A~F. 患者为 45 岁男性,视力下降 4 个月,诊断为颞下 BRVO,中心凹下方有无灌注区,血管网不完整,行糖皮质激素(缓释地塞米松)治疗 BRVO,6 个月时视力(字母数)从基线 59 增至 85,OCT 黄斑厚度从 568μm 降至 170μm。中心凹下方仍可见毛细血管扩张

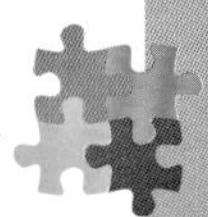

（三）抗 VEGF 制剂

抗 VEGF 药无论是贝伐单抗还是雷珠单抗，其治疗 BRVO 引起的黄斑水肿均被报道有效。在一项分别对 397 例 BRVO 患者使用雷珠单抗 3mg、5mg 以及安慰剂的前瞻性随机对照研究中，在 6 个月的观察期中，雷珠单抗 2 个剂量组均提高 3 行以上视力（5mg 组 61%；3mg 组 55%），而安慰剂组只提高 1 行以上视力（29%，$P<0.001$）。6 个月后，视力低于 0.5 的患者接受了雷珠单抗治疗，12 个月时最初进入雷珠单抗治疗组的患者视力得以维持，6 个月后接受雷珠单抗治疗的患者到 12 个月时平均视力提高为 12 个字母（≥2 行）[42]。图 6-4-15 显示一例分支静脉阻塞晚期因毛细血管持续扩张导致黄斑水肿的病例经局部光凝联合贝伐单抗治疗后黄斑水肿消退。

目前尚无前瞻性研究资料对比糖皮质激素和抗 VEGF 在分支静脉阻塞黄斑水肿中的治疗效果。

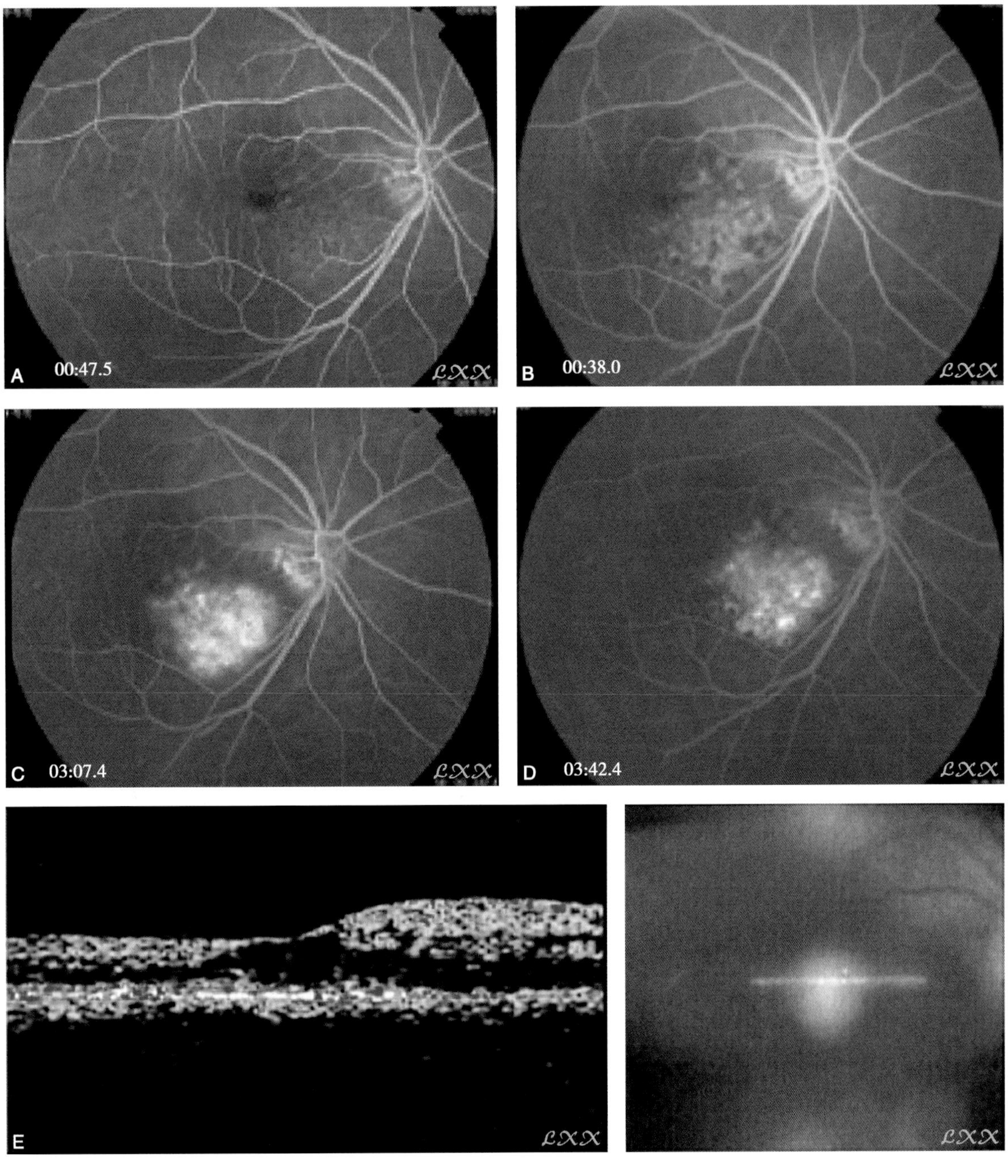

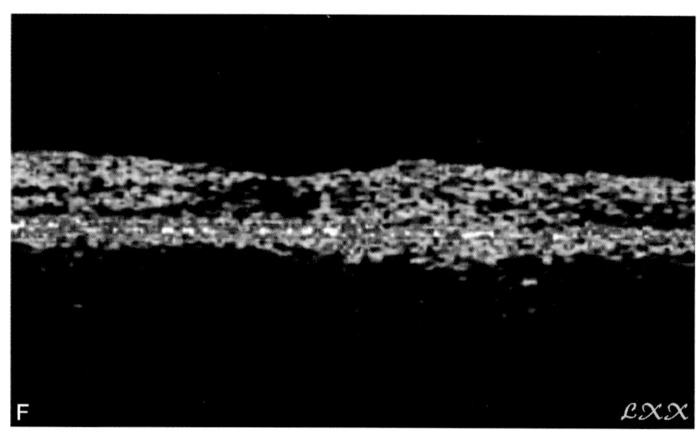

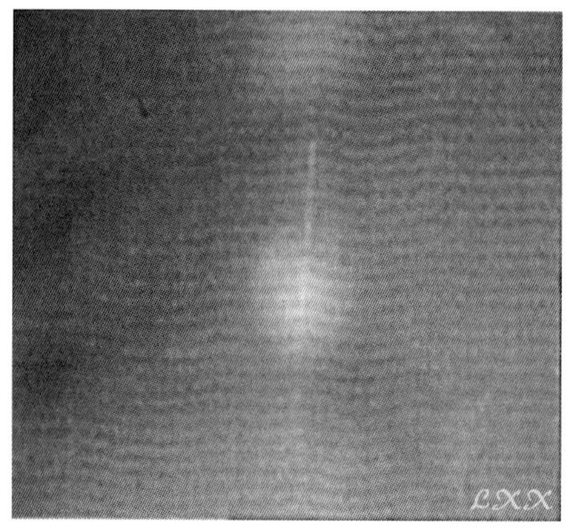

图 6-4-15　晚期分支静脉阻塞黄斑水肿的组合治疗

患者,女,50 岁,右眼 8 个月前视力下降,诊断为颞下 BRVO,A、B. FFA 显示基线中心凹鼻下视网膜毛细血管扩张;C、D. 连续 2 次贝伐单抗注射,因水肿未完全消退第 2 次贝伐单抗注射后联合水肿区光凝;E、F. 3 个月后 OCT 恢复正常,视力从 0.06 恢复到视力 0.2

(四) 视网膜动静脉鞘切开术(arteriovenous sheathotomy)

基于发生在动静脉交叉压迫处的 BRVO,动静脉处于共同的鞘膜内,Osterloh 和 Chales 在 1988 年[43]提出用玻璃体切除术联合压迫部的动静脉鞘切开术缓解黄斑水肿,有报告对光凝和 TA 仍不能控制的 BRVO 患者进行玻璃体切除术联合动静脉交叉压迫部的血管鞘膜切开,术后 3 个月视力提高超过 2 行以上者达 45%,中心凹厚度从 595.22μm±76.83μm 降至 217.60μm±47.33μm[44]。文献中也有将视网膜动静脉鞘切开术与激光光凝进行对照,由于单纯光凝[30]在部分中心凹存在无灌注区的病例易加重缺血,故较少使用。目前尚无视网膜动静脉鞘切开术与抗 VEGF 药物治疗对照的随机多中心对照研究。当前,视网膜动静脉鞘切开术对于反复水肿的 BRVO,且其他治疗无效时,仍不失为一种治疗手段。

(黎晓新)

参 考 文 献

1. Hayreh SS. Prevalent misconceptions about acute retinal arterial occlusive disorder. Prog Retin Eye Res,2005,24(4):493-519.
2. Brown GC,Magargal LE. The ocular ischemia syndrome:clinical,fluorescein angiographic,and carotid angiographic features. Int Ophthalmo l,1988,11(4):239-251.
3. Brown GC,Magargal LE,Simeone FA,et al. Aterial obstruction and ocular neovascularization. Ophthalmology,1982,89(2):139-146.
4. Morandi X,Le Bourdon E,Darnault P,et al. Unusual origin of the ophthalmic artery and occlusion of the central retinal artery. Surg Radiol Anat,1998,20(1):69-71.
5. Arruga J,Sanders MD. Ophthalmologic findings in 70 patients with evidence of retinal embolism. Ophthalmology,1982,89(12):1336-1347.
6. Vujančevicć S,Meyer-Rusenberg B,Meyer-Rusenberg HW. Central arteries occlusion and multiple choroid infarcts as a consequence of intradermal injection of hyaluronic acid into the glabella region. Klin Monatsbl Augenheilkd,2008,225(10):892-895.
7. J. Donald M. Gass G. Stereoscopic atlas of macular diseases:diagnosis and treatment. fouth edition. Vol One:6. Macular Dysfunction Caused by Retinal Vascular Diseases. 437-460.
8. Hayreh SS. Acute retinal arterial occlusive disorders. Prog Retin Eye Res,2011,30(5):359-394.
9. Hayreh SS,Podhajsky PA,Zimmerman MB. Retinal artery occlusion:associated systemic and ophthalmic abnormalities. Ophthalmology,2009,116(10):1928-1936.
10. Mueller AJ,Neubauer AS,Schaller U,et al. Evaluation of minimally invasive therapies and rationale for a prospective

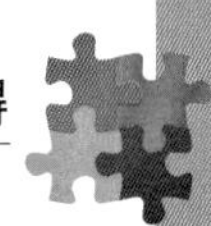

randomized trial to evaluate selective intra-arterial lysis for clinically complete central retinal artery occlusion. Arch Ophthalmol,2003,121(10):1377-1381.

11. Hayreh SS,Podhajsky PA,Zimmerman MB. Branchretinal artery occlusion:natural history of visual outcome. Ophthalmology,2009,116(6):1188-1194.
12. Hayreh SS,Zimmerman MB. Nonarteritic anterior ischemic optic neuropathy:natural history of visual outcome. Ophthalmology,2008;115(2):298-305.
13. Hayreh SS,Zimmerman MB,Kimura A,et al. Central retinal artery occlusion. Retinal survival time. Exp Eye Res,2004,78(3):723-736.
14. Mueller AJ,Neubauer AS,Schaller U,et al. Evaluation of minimally invasive therapies and rationale for a prospective randomized trial to evaluate selective intra-arterial lysis for clinically complete central retinal artery occlusion. Arch Ophthalmol,2003,121(10):1377-1381.
15. Schumacher M,Schmidt D,Jurklies B,et al. EAGLE-Study Group. Central retinal artery occlusion:local intra-arterial fibrinolysis versus conservative treatment,a multicenter randomized trial. Ophthalmology,2010,117(7):1367-1375.
16. McLeod D. Why cotton wool spots should not be regarded as retinal nerve fibre layer infarcts. Br J Ophthalmol,2005,89(2):229-237.
17. Rogers S,McIntosh RL,Cheung N,et al. The prevalence of retinal vein occlusion:pooled data from population studies from the United States,Europe,Asia,and Australia. Ophthalmology,2010,117(2):313-319.
18. Ross R. Atherosclerosis-an inflammatory disease. N Engl J Med,1999,340(2):115.
19. Ederle J,Dobson J,Featherstone RL,et al. Carotid artery stenting compared with endarterectomy in patients with symptomatic carotid stenosis (International Carotid Stenting Study):an interim analysis of a randomised controlled trial. Lancet,2010,375(9719):985-997.
20. McPhee JT,Schanzer A,Messina LM,et al. Carotid artery stenting has increased rates of post-procedure stroke,death,and resource utilization than does carotid endarterectomy in the United States,2005. J Vasc Surg,2008,48(6):1442-1450.
21. Tao Y,jiang YR,Lixx,et al. Fundus and histopathological study of radial optic neurotomy in the normal miniature pig eye. Arch Ophthalmol,2005,123(8):1097-1101.
22. Evaluation of grid pattern photo-coagulation for macular edema in central vein occlusion:the Central Vein Occlusion Study Group M report. Ophthalmology,1995,102(10):1425-1433.
23. A randomized clinical trial of early panretinal photocoagulation for ischemic central vein occlusion. The Central Vein Occlusion Study Group N report. Ophthalmology,1995,102(10):1434-1444.
24. Evaluation of grid pattern photo-coagulation for macular edema in central vein occlusion. the Central Vein Occlusion Study Group M report. Ophthalmology,1995,102(10):1425-1433.
25. Michaelides M,Foster PJ. Retinal vein occlusion and angle closure:a retrospective case series. J Glaucoma,2010,19(9):643-649.
26. Hayreh SS,Zimmerman MB,Beri M,et al. Intraocular pressure abnormalities associated with central and hemicentral retinal vein occlusion. Ophthalmology,2004,111(1):133-141.
27. Hayreh SS. Venous occlusive disease:management 25 years ago. Retina,2006,26(6 Suppl):S51-62.
28. Hayreh SS,Zimmerman B,McCarthy MJ,et al. Systemic diseases associated with various types of retinal vein occlusion. Am J Ophthalmol,2001,131(1):61-77.
29. Haller JA,Bandello F,Belfort R Jr,et al. Randomized,sham-controlled trial of dexamethasone intravitreal implant in patients with macular edema due to retinal vein occlusion. Ophthalmology,2010,117(6):1134-1146.
30. Aiello LP,Avery RL,Arrigg PG,et al. Vascular endothelial growth factor in ocular fluid of patients with diabetic retinopathy and other retinal disorders. N Engl J Med,1994,331(22):1480-1487.
31. Brown DM,Campochiaro PA,Singh RP,et al. Ranibizumab for macular edema following central retinal vein occlusion:six-month primary end point results of a phase Ⅲ study. Ophthalmology,2010,117(6):1124-1133.
32. Miyamoto H,Ogura Y,Wakano Y,et al. The long term results of hyperbaric oxygen treatment for macular edema with retinal vein occlusion. Nippon Ganka Gakkai Zasshi,1993,97(9):1065-1069.
33. McAllister IL,Gillies ME,Smithies LA,et al. The Central Retinal Vein Bypass Study:a trial of laser-induced chorioreti-

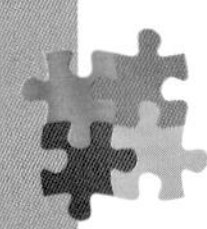

nal venous anastomosis for central retinal ein occlusion. Ophthalmology,2010,117(5):954-965.

34. 张亚红,师帅玲,李丽等. 视网膜分支静脉阻塞的临床分析. 中华眼底病杂志,2002,18(1):17-19.
35. Miller SD. Argon laser photocoagulation for macular edema in branch vein occlusion. Am J Ophthalmol,1985,98(2):218-219.
36. Rath EZ,Frank RN,Shin DH,et al. Risk factors for retinal vein occlusions:a case-control study. Ophthalmology,1992,99(4):509-514.
37. Hayreh SS,Zimmerman B,McCarthy MJ,et al. Systemic diseases associated with various types of retinal vein occlusion. Am J Ophthalmol,2001,131(1):61-77.
38. Finkelstein D. Ischemic macular edema:recognition and favorable natural history in branch vein occlusion. Arch Ophthalmol,1992,110(10):1427-1434.
39. Argon laser scatter photocoag-ulation for prevention of neovasculariza-tion and vitreous hemorrhage in branch vein occlusion. a randomized clinical trial. Branch Vein Occlusion Study Group. Arch Ophthalmol,1986,104(1):34-41.
40. Miller SD. Argon laser photocoagulation for macular edema in branch vein occlusion. Am J Ophthalmol,1985,99(2):218-219.
41. Scott IU,Ip MS,VanVeldhuisen PC,et al. A randomized trial comparing the efficacy and safety of intravitreal triamcinolone with standard care to treat vision loss associated with macular edema secondary to branch retinal vein occlusion:the Standard Care vs Corticosteroid for Retinal Vein Occlusion (SCORE) study report 6. Arch Ophthalmol,2009,127(9):1115-1128.
42. Campochiaro PA,Brown DM,Ho AC,et al. Sustained benefits from Ranibizumab for Macular Edema following Branch Retinal Vein Occlusion:12-month outcomes of a phase Ⅲ study. Ophthalmology,2011,118(8):1594-1602.
43. Osterloh MD,Charles S. Surgical decompression of branch retinal vein occlusion. Arch Ophthalmol,1988,106(10):1469-1471.
44. Sohn JH,Song SJ. Arteriovenous sheathotomy for persistent macular edema in branch retinal vein occlusion. Korean J Ophthalmol,2006,20(4):210-214.

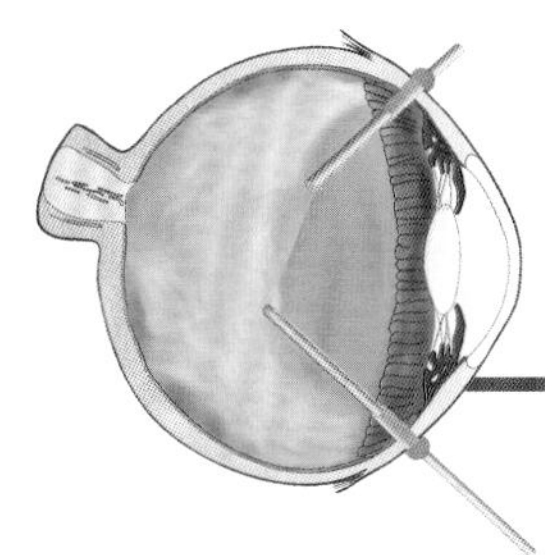

第七章　视网膜血管炎

第一节　概　　述

视网膜血管炎(retinal vasculitis)是一种威胁视力的视网膜血管炎性疾病。发现视网膜血管炎主要依靠临床表现,通过眼底荧光素血管造影确诊。活动性视网膜血管炎表现为围绕视网膜血管的渗出,视网膜血管白鞘或套[1]。

大约每8只葡萄膜炎眼中就会有1只眼发生视网膜血管炎。根据病因,视网膜血管炎可分为特发性或继发于感染、肿瘤及全身性炎症疾病。在一项涉及1390位葡萄膜炎患者的队列研究中发现,15%的患者发生视网膜血管炎,作为其葡萄膜炎的一部分。视网膜血管炎的主要问题是有发展为血管阻塞和视网膜缺血的风险,可严重威胁视力[2,3]。

根据组织学研究,葡萄膜炎的血管改变特征为血管周围淋巴细胞浸润引发的血管周围炎,而不是在真正的血管壁发生炎症[4,5]。细胞介导的免疫同样在视网膜血管炎的病理改变中起着作用,在视网膜血管内和周围可见CD4+T细胞。在白塞病中可观察到由于局部内皮损伤或凝血酶原活动度增加所引起的血栓性血管改变[6]。视网膜具有独特的对于氧的高代谢需求,这通常需要由一种高效血管供应来满足。视网膜循环供血不足将引起视神经及视网膜功能障碍和变性。局部视网膜缺血会导致视网膜神经细胞的特定亚群选择性损伤,并可能导致凋亡或坏死介导的细胞死亡,引起功能障碍和内层视网膜变性而最终导致视力丧失。视网膜血管阻塞会促进血管内皮生长因子(VEGF)的产生,其可增加血管通透性并导致黄斑水肿和诱发新生血管形成[7]。

（陶　勇）

第二节　全身免疫性疾病引起的视网膜血管炎

一、动脉炎

（一）系统性红斑狼疮

系统性红斑狼疮(systemic lupus erythematosus,SLE)患者的视网膜病变发病率为3%至29%[8-10],依赖于所研究的人群以及SLE性视网膜病的相关风险因素,如心磷脂抗体、中枢神经系统是否受累、血清肌酐水平和SLE活动性[8,11]。视网膜血管病变及相关的血管闭塞是会威胁视力的SLE视网膜病变表现,据报道会引起55%患者出现严重视力丧失[12]。这些病例中影响视力预后的主要因素是存在新生血管伴或不伴玻璃体积血,据报道约40%的患者存在上述改变[9],以及发

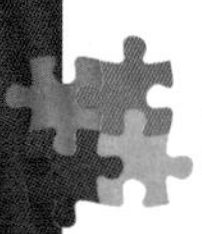

生视网膜静脉阻塞的风险增加[13]。血管闭塞性视网膜病变可以作为主要表现用来诊断SLE[14]。

血管闭塞的确切发病机制尚不清楚，但已有理论提出免疫复合物沉积和补体活化在血管闭塞的发生中起一定的作用，在这些病例中可见血管壁纤维蛋白变性导致的血管损伤[15,16]。闭塞的视网膜血管病变累及视网膜小动脉可表现为棉絮斑，其主要分布在后极部，代表视网膜微梗死。

在荧光素眼底血管造影上，血管闭塞可表现为广泛小动脉或视网膜分支动脉闭塞（BRAO）伴严重的视网膜缺血和新生血管形成[9]。较大的视网膜血管发生闭塞可导致视网膜和视盘梗死，同样也可能导致新生血管形成[17]。视网膜中央动脉阻塞（CRAO）和视网膜中央静脉阻塞（CRVO）很少出现在其他原因引起的视网膜血管炎中，但被报道其可继发于SLE[18-20]。在一项包括71例SLE及视网膜血管病变患者的研究中，3例(6.3%)患者患有CRAO、CRVO或缺血性视神经病变[21]。详细内容可见第十一章第八节。

（二）抗磷脂综合征

抗磷脂综合征（antiphospholipid antibody syndrome，APS）是一种自身免疫性疾病，其特征为血管血栓形成、复发性流产和抗磷脂抗体的存在（抗心磷脂抗体IgG、狼疮抗凝物以及抗B2糖蛋白-I抗体）[22]。抗心磷脂抗体与更高的眼部闭塞性血管炎发生率相关[23]，并且被报道存在于22.5%的患者，这些患者发生了视网膜血管闭塞但无血栓形成[24]。

APS可与眼部表现相关，发生率高达80%，并且通常可导致视网膜血管闭塞且独立于SLE存在[25]。APS可导致单侧和双侧CRVO、CRAO、视网膜分支静脉阻塞（BRVO）、BRAO和睫状视网膜动脉阻塞[26-28]。在罕见的情况下，非动脉炎性前部缺血性视神经病变也有被报道[29,30]。患者在确诊为APS前，其最初表现可能仅有眼部病变，这种情况并不少见。所以，对于没有已知的全身性风险因素的年轻闭塞性血管炎患者应排除APS的可能性，以进行早期治疗和防止与APS有关的全身病情进展[31]。

（三）Takayasu病

也称为无脉症或栓塞性主动脉病，是一种不明原因的血管炎，主要影响主动脉和主要分支，主要发生于年轻女性[32-37]。该病由日本眼科学家于1908年命名。女性发病是男性的8倍，平均发病年龄25岁[32-39]。尽管该病已在全世界被报道，但主要发生于日本（发病率约150人/百万人口）、中国、印度、东南亚和墨西哥[39]。约10%的患者在初次就诊时会主诉有视觉障碍，约30%的患者曾有过视觉障碍。Takayasu视网膜病变的主要原因在于颈动脉受累导致视网膜血流减少[40]。几乎所有的Takayasu视网膜病变均表现为臂-视网膜循环时间延长，但是动静脉充盈时间延长只被发现于中重度Takayasu视网膜病变患者[41]。

偶有双侧缺血性眼病的报道[42]和继发葡萄膜炎的报道[43]。

（四）肉芽肿性多血管炎

肉芽肿性多血管炎（granulomatosis with polyangiitis）旧称为韦格纳肉芽肿（Wegenergranuloma）。1936年，Friedrich Wegener描述了一例累及上呼吸道和下呼吸道的肉芽肿性病变，并伴有肾小球肾炎的病例[44]。2011年，美国风湿病学会、美国肾脏病学会及欧洲风湿病学会联合提出将“韦格纳肉芽肿”更名为“肉芽肿性多血管炎”。

肉芽肿性多血管炎是一种少见的多器官受累的血管炎，患者年龄范围跨度大，但绝大多数病例的年龄在50岁左右。男性比女性多见。包括鼻窦炎在内的上呼吸道受累是常见表现。超过90%的患者表现为咳嗽、胸闷、胸痛、咯血[45,46]。本病被定义为ANCA（antineutrophil cytoplasmic antibody，抗中性粒细胞胞浆抗体）相关性小血管炎[47-49]。主要诊断依据是鼻部或口腔炎症、异常胸部X线片表现、尿沉渣阳性和典型的组织学改变。

眼部受累是本病的常见表现，约50%～60%患者受累，具体表现包括轻微的结膜炎和浅层巩膜

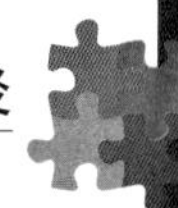

炎、巩膜炎、肉芽肿性巩膜-葡萄膜炎、睫状体血管炎、视网膜血管炎、鼻泪管阻塞、泪囊炎和眶内肿物。视网膜血管受累可以引起视力丧失或致盲。并发症包括视网膜炎、脉络膜视网膜炎、黄斑水肿、渗出性视网膜脱离、视网膜坏死、视网膜中央动脉或静脉阻塞的血管炎，以及玻璃体积血[50-52]。

（五）Churg-Strauss 综合征

1951 年 Churg 和 Strauss 描述定义该病，包括 3 个主要的组织病理学特征：坏死性血管炎、嗜酸性粒细胞浸润和血管外肉芽肿[53]。肺部受累是最主要的，心血管系统、肾脏、周围神经系统和胃肠道也都可以受累[54]。眼部受累极少，报道过的眼病包括角膜溃疡、葡萄膜巩膜炎、结膜肉芽肿、眼眶炎性假瘤、一过性黑矇、视网膜动脉阻塞、缺血性视神经病变、动眼神经麻痹和滑车神经麻痹（图 7-2-1）[55]。

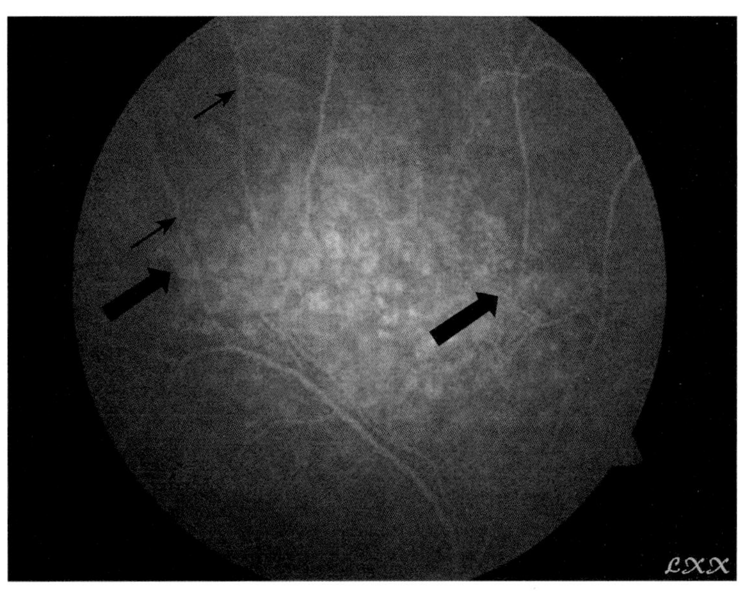

图 7-2-1　既往报告显示部分患者轻度玻璃体浑浊，视网膜血管荧光素渗漏（粗箭头）和部分视网膜血管纹理模糊（细箭头）

（六）克罗恩病

克罗恩病（Crohn's disease）已被报道与缺血性视网膜血管炎、新生血管[56,70]、新生血管性青光眼[57,71]及 CRAO[58,72]相关。

（七）结节性多动脉炎

结节性多动脉炎（polyarteritis nodosa）出现眼部并发症不太常见。眼部并发症的原因是动脉炎或继发性的肾性高血压。报道的一例经活检证实为结节性多动脉炎的患者，存在双侧虹膜炎、玻璃体炎和视网膜动静脉均受累的视网膜血管炎[59]。另一例也是经肌肉活检证实的患者，巩膜炎发生 23 个月后出现视力丧失并行眼球摘除，组织学检查提示该病例发生肉芽肿性巩膜炎、慢性非肉芽肿性葡萄膜炎、渗出性视网膜脱离以及巩膜内血管、虹膜、睫状体和视网膜血管炎[60]。

（八）Susac 综合征

Susac 综合征是一种极少见的自身免疫性血管内皮细胞病，引起阻塞性小动脉病变发生（图 7-2-2），以脑病、视网膜小动脉分支阻塞和感音性耳聋三联征为特征[61-63]。

（九）皮肌炎

皮肌炎（dermatomyositis）伴发视网膜病变是极少见的，首次在 1938 年由 Bruce 报道[64]。成年人和儿童均可出现视网膜病变，因为视网膜动脉闭塞可以出现棉絮斑，如果出现黄斑出血和水肿则视力下降明显[65]。

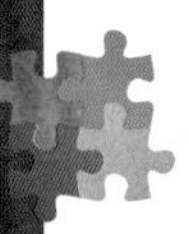

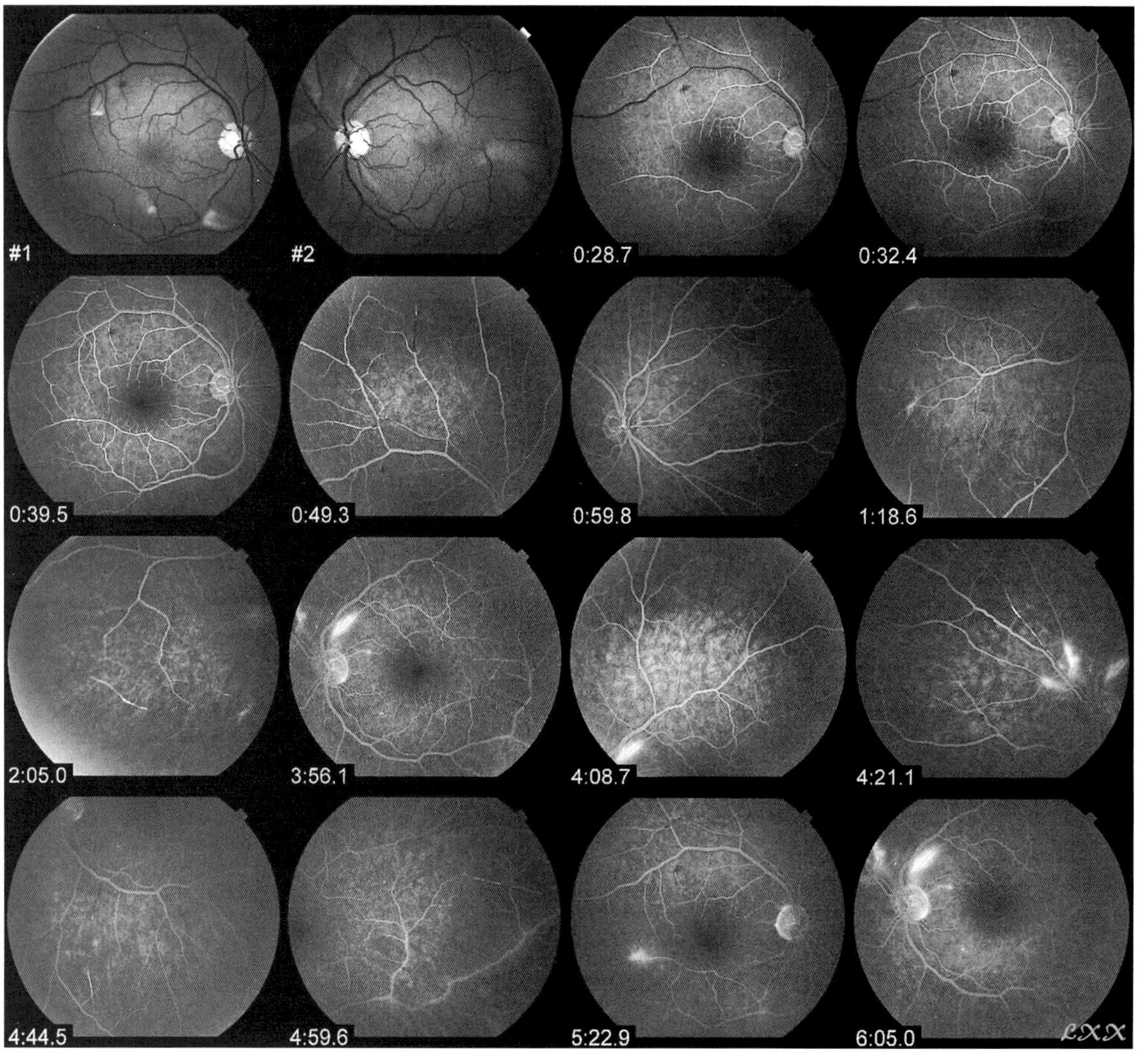

图 7-2-2　Sucsac 综合征

41 岁男性，表现为偏头痛、短暂性视力下降和耳聋，诊断为 Sucsac 综合征，荧光素眼底血管造影显示视网膜出血和血管渗漏

二、静脉炎

（一）白塞病

约 70% 的白塞病（Behcet's disease，BD）患者会发生眼部受累，并伴有视力丧失的高风险[16,17,66,67]。在一项 107 例眼部 BD 患者的回顾性研究中，10 年中发生严重视力丧失（视力≤6/60）的风险为 13%，其中一半患者是因视网膜分支静脉阻塞引起的缺血性黄斑病变导致的不可逆性严重视力丧失[68]。BD 占视网膜血管炎总发病率中的比重是因人群发病风险而异的。在一项对美国西海岸 1390 例葡萄膜炎病例的回顾研究中，207 例存在视网膜血管炎；而在这些病例中只有 14 例患者患有 BD[69]。另一方面，视网膜血管炎常见于眼部 BD 患者。在一个多中心研究中，22% 的眼部 BD 患者有视网膜血管炎[70]。

眼部 BD 视网膜血管炎最常见的表现为玻璃体炎，FFA 中可见因炎症高通透性引起的弥漫性血管渗漏。并可以伴随闭塞性血管炎引起的毛细血管无灌注，最终导致新生血管形成（NV）。视网膜动脉和静脉均可在 BD 中受累（图 7-2-3），尽管静脉受累更常见[71]。BRVO 伴视网膜内出血和黄斑水肿很常见，这些病变往往发生在视网膜中央区，导致显著视力丧失的风险高。据报道，BRVO

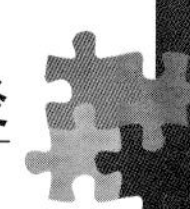

和缺血性视网膜血管炎在眼部 BD 的初诊中发生率分别为 28% 和 21%，而中央静脉阻塞（4%）和动脉阻塞（1%）并不是常见的眼部表现[72]。在 BD 患者中黄斑缺血作为视力预后差的预测指标同样已被报道。在最近的一项包含 120 例眼部 BD 患者的回顾性研究中，初诊时仅 1 只眼（0.8%）发生黄斑缺血，而在平均随访 22 个月时 3 只眼（2.5%）发展为黄斑缺血[73]。在一项包含 1567 只白塞病性葡萄膜炎眼的研究中，4% 存在 NV 这种严重的并发症[74]，并且在一项多中心研究中 NV 的发病率为 0.12～0.17/（人·年）[70]。BD 中的 NV 可继发于炎症并可在免疫抑制剂（immunosuppressant，IMS）治疗后消退，或即使在无视网膜缺血发生的情况下作为白塞病性葡萄膜炎的早期并发症存在[75]（详细内容见第十一章第八节）。

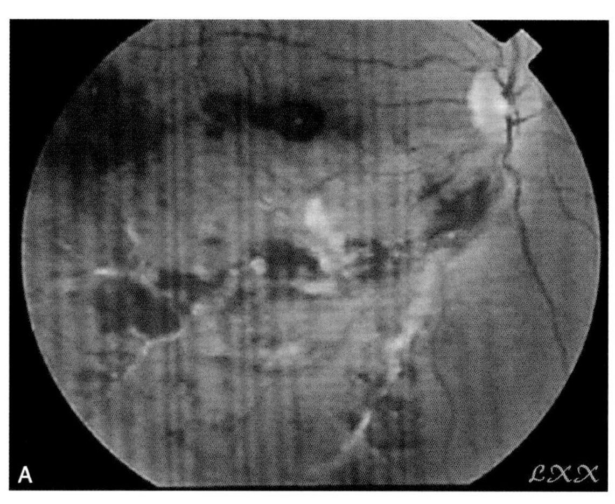

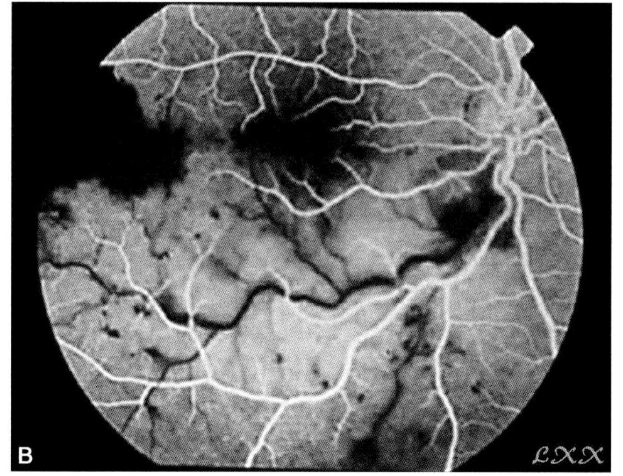

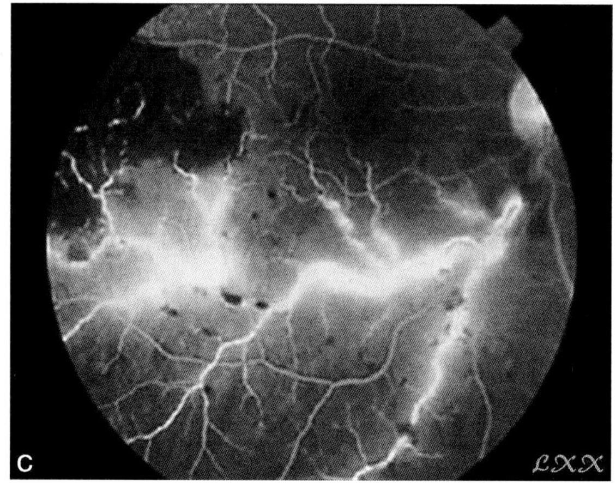

图 7-2-3　23 岁，男性白塞病患者

A. 眼底像显示广泛的视网膜静脉血管白鞘以及视网膜出血和黄斑颞侧的缺血性改变；B、C. 荧光素眼底血管造影显示视网膜静脉荧光渗漏

（二）结节病

25%～60% 的系统性结节病（sarcoidosis）患者存在眼部受累。在这些病例中，视网膜血管炎以多灶性静脉周围炎的形式发生，占眼结节病的 37%[76]。视网膜静脉周围炎是一种常见的眼部表现，在第一次国际研讨会上被认定是眼结节病诊断的七个临床体征之一[77]。虽然眼结节病通常以非闭塞性血管炎为典型特征，但也有少量报道结节病患者发生了缺血性视网膜血管炎。受累血管的典型特征包括节段的或广泛的白鞘和静脉周围渗出物，被称为“烛蜡油滴”，FFA 上显示主要累及中周部视网膜静脉的血管炎。其他的血管特征包括大动脉瘤，周边血管闭塞和 NV[78,79]。

在一项包括 75 只结节病性葡萄膜炎眼的研究中，37% 有视网膜血管炎，其中 3 只眼发生缺血性血管炎伴 NV[80]。在另一项涉及 68 例结节病性后葡萄膜炎患者的研究中，4% 病例发生新生血管性视网膜脱离（NVD）和玻璃体积血（VH），在青年组中 VH 的发生率增加至 16%[81]。视网膜分

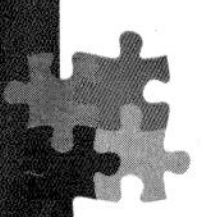

支静脉阻塞(BRVO)虽然很罕见,但之前亦有报道,尤其是在青年组中伴[82]或不伴[83]虹膜睫状体炎。在这些病例中视网膜血管炎的确切潜在病理机制尚不明确。一例病例报告记录在对已知为特发性缺血性视网膜血管炎的患者进行尸检时发现视网膜血管周围有非干酪性肉芽肿存在。尽管这样的组织学发现对眼结节病诊断是有提示作用的,但在其他血管周围并未发现类似的表现,患者也没有全身性结节病的特征[84]。

(三) 多发性硬化

多发性硬化(multiple sclerosis,MS)患者患葡萄膜炎的风险是一般人群的十倍,常以中间葡萄膜炎形式出现[85]。然而,在MS相关性葡萄膜炎的早期病例中有报道存在周边部静脉周围炎[86,87]。在一项由美国三级眼科中心开展的包括1254例葡萄膜炎的病例回顾研究发现其中14例(1.3%)为MS相关性葡萄膜炎,有超过一半的病例合并血管炎[88]。静脉周围炎已被提议作为MS神经系统表现(包括视神经炎)进展的危险因素[89,90]。

许多理论已经被提出以解释MS和静脉周围炎之间的病理生理学相关性[91]。在对一组已确诊为MS患者的93只眼进行尸检时发现,7只眼显示节段性静脉周围淋巴细胞和浆细胞浸润[92];同时有2例患者在视网膜及中枢神经系统的静脉周围亦可见淋巴细胞和浆细胞,由此得出静脉周围炎这一早期事件可最终导致脑中斑块形成[93]。

有报道称在MS相关性葡萄膜炎中,20%发生静脉周围炎(图7-2-4)[94],而闭塞性血管炎和NV是罕见并发症[95-99]。在一组16例MS相关性葡萄膜炎患者的研究中,其中8例患有缺血性视网膜血管炎并伴NV需要选择性激光光凝(selective laser photocoagulation,SLP)治疗,而3只眼出现继发于NV的无法缓解的VH需要玻璃体切除手术治疗[95]。有报道,周边部视网膜缺血可以严重到引

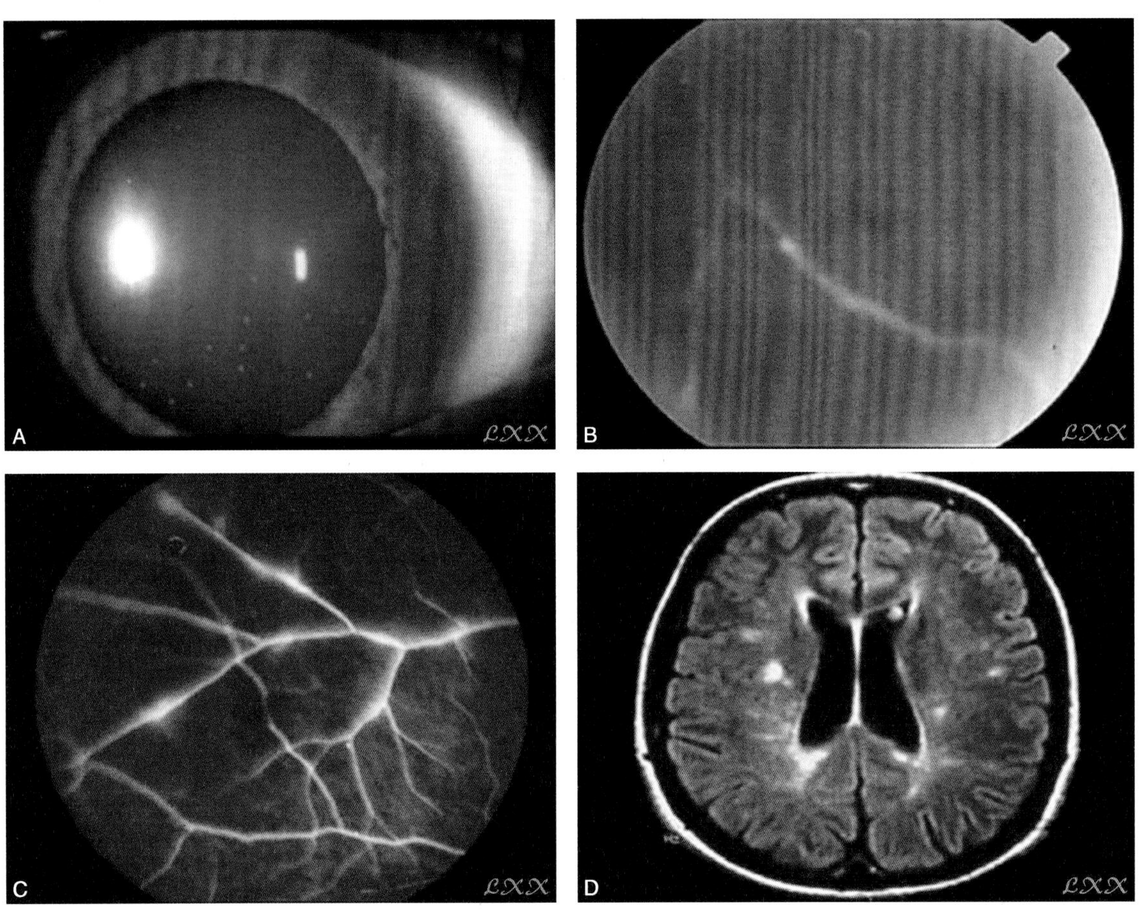

图7-2-4 多发性硬化

24岁女性,多发性硬化,A. 显示角膜后脂状角膜后沉积物(KP);B. 眼底像显示视网膜静脉白鞘;C. 眼底荧光血管造影显示视网膜静脉荧光渗漏;D. 头颅核磁显示颅内脱髓鞘病变

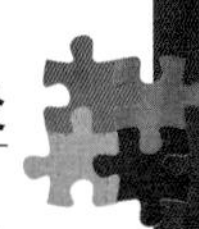

起双侧虹膜红变和新生血管性青光眼。而红变的虹膜血管在予口服糖皮质激素和SLP治疗后可发生退行改变，只有1只眼需要行小梁切除术来控制青光眼。在这个病例中，不需要非类固醇药物治疗[100]。虽然葡萄膜炎中出现玻璃体积血要高度怀疑眼部白塞病或结节病，但仍需除外MS引起的中间葡萄膜炎所导致的VH。在一组25例MS相关的中间葡萄膜炎患者的研究中，6例(24%)出现伴视网膜缺血和VH的静脉周围炎，4例可通过血管造影发现NV。VH平均发生在葡萄膜炎发病五年后，但在2例患者中VH却是最初的临床表现[96]。MS相关性葡萄膜炎的视力预后一般良好[101]；然而在那些合并闭塞性血管炎和NV的病例中可能发生变化。在一篇病例报告中，6例合并视网膜缺血和VH患者中的2例在发病5年后最终视力为20/80[94]。

(四) 鸟枪弹样脉络膜视网膜病变

鸟枪弹样脉络膜视网膜病变(birdshot chorioretinopathy)主要发生于中年高加索人群的双眼慢性眼内炎症和后葡萄膜炎疾病。全部患者都表现为HLA-A29阳性。病变表现为界限清晰的多发性脉络膜色素脱失病灶，伴随视网膜血管炎和玻璃体炎[102]。

(五) HLA-B27相关性葡萄膜炎

HLA-B27相关性葡萄膜炎(HLA-B27 associated uveitis)的临床特征是很有特点的。通常表现为反复急性发作的前葡萄膜炎，但后段受累也占到20%[103,104]，包括玻璃体炎、视网膜血管炎、黄斑水肿、视盘炎。Rodriguez等报道了29例病人中有34只眼存在后段受累，其中最常见的是弥漫性的玻璃体炎(93.1%)、视盘炎(82.7%)，视网膜血管炎发生于7例患者(24.1%)，睫状体平坦部渗出发生于2例患者(6.8%)[105]。

(陶　勇)

第三节　全身非免疫性疾病引起的视网膜血管炎

一、感染性疾病

(一) 急性视网膜坏死

自1971年，Urayama等[106]首次报道急性视网膜坏死(acute retinal necrosis，ARN)以来，这个疾病逐渐引起广泛的关注和研究。Urayama和他的同事描述的病例特点为急性单侧全葡萄膜炎伴视网膜动脉周围炎，进而发展为弥漫性坏死性视网膜炎，并最终形成孔源性视网膜脱离[106]。两个最近发表的来自英国的全国性调查估计ARN发病率约为每年2百万人中新增一例[107,108]。ARN是由疱疹类病毒感染引起的一种重症眼病，发病后出现中度以上的玻璃体混浊、广泛视网膜坏死、视网膜变薄、多发裂孔、视神经萎缩等[109]。已发现与ARN发病有关的疱疹病毒包括：水痘-带状疱疹病毒(varicella-zoster virus，VZV)、单纯疱疹病毒(herpes simplex virus，HSV)Ⅰ型和Ⅱ型，还有一些研究认为巨细胞病毒(cytomegalovirus，CMV)和Epstein-Barr病毒也可能是致病病毒[110-115]。

部分患者发病前有皮肤带状疱疹史或感冒病史，也有部分患者无明显全身症状。急性期，ARN可以表现为眼红、眶周痛、畏光和(或)视力减退，伴有眼前黑影飘动。眼前段检查可发现前房炎症反应，可以是非肉芽肿性的，也可以是肉芽肿性的，可以存在浅层巩膜炎、巩膜炎、角膜炎。眼后段检查可见玻璃体炎性细胞浸润，眼底见小血管闭塞，周边视网膜见黄白色坏死灶。晚期，大量色素上皮细胞通过视网膜裂孔移行至视网膜表面，加之玻璃体炎导致玻璃体浓缩、机化，可出现增殖性玻璃体视网膜病变，甚至视网膜出现片状全层坏死性视网膜炎、视网膜脱离。闭塞性动脉周围炎是经常存在的。约三分之一的患者第二眼受累，通常是在6周[116]，偶有首次发病数十年后出现对侧眼发病的报道。[117]

基于ARN的临床特点和病程，美国葡萄膜炎协会执行委员会在1994年对ARN的定义进行了细化,这也是目前临床眼科医生诊断 ARN 的主要依据,包括:①周边视网膜的一个或多个分散的视网膜坏死灶;②没有使用抗病毒治疗的情况下,疾病快速进展;③环形扩张;④存在证据支持动脉受累的闭塞性视网膜血管性病变;⑤玻璃体和前房的显著炎性反应[118]。

通过一些辅助检查可以提高诊断率,其中用于鉴定感染性视网膜炎病原的实验室检测方法比较有诊断价值,如:电镜、病毒培养、抗原及抗体测定、眼内液聚合酶链式反应(PCR)等。其中 PCR 基本滴度法已被用来帮助 ARN 的诊断及鉴定致病的特异性病毒[119]。对于感染性视网膜炎患者,相对少量的前房水就足够用来检测 VZV、HSV 或 CMV 的 DNA[120,121]。PCR 的反应时间仅为数小时。弗朗西斯-普罗克特基金会所开发的 PCR 序列针对 VZV、CMV 和 HSV 的检测敏感性和特异性可以分别达到 95% 和 97% 以上[122-124]。

荧光素眼底血管造影可充分显示血管闭塞的程度和范围,也可以显示继发于视网膜血管炎或炎症导致视神经压迫的视网膜血液充盈迟缓。荧光素眼底血管造影显示早期视盘呈强荧光,白色病变区域早期强荧光,明显渗漏,并且晚期强荧光,视网膜动静脉充盈迟缓,均有视网膜动脉闭塞表现,大片毛细血管无灌注[125]。B 超、CT 等可以显示视神经增粗。有几个案例报道诊断为 ARN 的病人(包括免疫正常和免疫低下的患者)CT 扫描显示出视神经的增粗[126]。尽管有这些报道,但是 B 超和 CT 对 ARN 引起的视神经病变的诊断缺乏特异性和敏感性。

(二) 弓形虫病

刚地弓形虫(toxoplasmosis)是一种在自然界广泛存在的细胞内寄生虫,一种可感染人类和温血动物的人畜共患的病原体[127,128]。世界范围内大约三分之一的人群存在慢性弓形虫感染[129,130]。然而,疾病的流行病学情况和感染源根据地域、气候、饮食习惯和卫生状况不同而存在着差异[130-134]。

多年来,眼弓形体病一直被认为是先天性疾病复发的结果[135]。然而,最近越来越多的研究支持获得性感染,而不是先天性感染,可能是引起眼部疾病更重要的原因[136-138]。临床特征方面差异很大,先天性感染主要表现为双侧的黄斑病变,而获得性感染的典型眼部特征为与脉络膜视网膜瘢痕相连的局灶性视网膜炎或不存在瘢痕。

先天性弓形虫病:由于母体妊娠期感染弓形虫而引起胎盘感染,并经血运转移至胎儿。妊娠早期感染可引起胎儿流产,后期感染可引起死产或分娩先天性弓形虫病婴儿。患者以中枢神经系统被侵害的症状为主,可表现为视网膜脉络膜炎、脑水肿、脑钙化斑及精神与运动障碍。眼部表现以视网膜脉络膜炎为主要病征,可以是单眼或双眼病变,多发生于黄斑区[139-142]。胚胎期感染会引起的眼部先天畸形,主要有小眼球、无眼球、先天性无虹膜、脉络膜缺损、永存原始玻璃体、视神经萎缩。先天性白内障可以是视网膜脉络膜炎的并发症,也可继发于严重的虹膜睫状体炎。白内障可以引起严重的弱视和斜视。眼底改变可分为原发陈旧病灶和再发新鲜病灶两类。母亲在怀孕期间没有经过筛查治疗,所生的患儿可能发生活动性病变[140,143]。

获得性弓形虫病:慢性表现为主,缺乏先天性弓形虫病的其他症状。获得性全身弓形虫病感染并发眼部症状者少见。如发生眼部损害,其临床表现为局限性渗出性视网膜脉络膜炎,活动性病灶处视网膜灰白色水肿,境界不清,常发生在色素性和(或)萎缩性瘢痕边缘,约 2 个月后视网膜水肿渗出逐渐消退,最后呈萎缩性视网膜脉络膜瘢痕性病灶,与先天感染后再发病例表现相似。少数患者的病灶会位于视盘处或附近,可单眼或双眼发病,患眼视力下降。通常合并玻璃体炎,常伴前葡萄膜炎。少数病例表现为视盘炎。通常活动的视网膜脉络膜炎病灶周围的玻璃体炎症更重。严重的玻璃体炎病例中,会引起视网膜前膜,病变处可发生玻璃体视网膜牵拉。间接检眼镜下重度玻璃体炎可看到眼底呈“雾灯样”。前葡萄膜炎的严重程度可从轻度前房反应到重度前葡萄膜炎遮蔽后段的炎症不等。炎症可以为肉芽肿性也可为非肉芽肿性。重度前葡萄炎可以继发于近锯齿缘处的视网膜脉络膜炎,该部位炎症在初诊时可能被忽略[144,145]。严重的初发眼弓形虫病常起病于 10 ~ 20 岁,长期随访中 5 年复发率为 79%,有些患者会多次复发[146,147]。眼弓形虫病的并发症包括慢性虹膜睫状体炎、白内障形成、继发性青光眼、角膜带状变性、黄斑囊样水肿、视网膜脱离、视神经萎缩

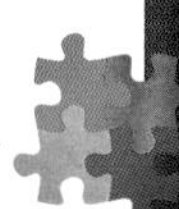

及脉络膜新生血管形成等。复杂弓形体病具有其他视网膜血管病变，包括分支动脉阻塞、静脉周围炎和弓形体性巩膜炎。

（三）猫抓病

猫抓病（cat scratch disease）最早由 Parinaud 于 1889 年首次报道，主要表现为肉芽肿性结膜炎、耳前淋巴结肿大和有动物接触史。Wear 等[148]于 1983 年从猫抓病患者的病变淋巴结、皮肤组织或结膜组织中分离到病原体，并命名为罗卡利马体（Rochalimaea），后又重新命名为巴尔通体。它是一种革兰阴性杆菌[149]。主要通过被猫（尤其是小猫）或其他动物抓咬或密切接触而感染发病，也可通过跳蚤等传播，通过节肢动物传播的危险性尚未被完全肯定[150]。在美国，猫抓病的年发病率约为 9.3/10 万，其中 80% 为儿童发病，90% 的患者有猫类接触史，秋冬季节多发，男性多于女性[151]。

巴尔通体可以引起 Parinaud 眼腺综合征、神经视网膜炎、视网膜脉络膜炎、视网膜血管阻塞、视网膜血管炎、玻璃体炎、前葡萄膜炎、中间葡萄膜炎、后葡萄膜炎、视盘炎和其他眼部并发症（图 7-3-1）[152-157]。

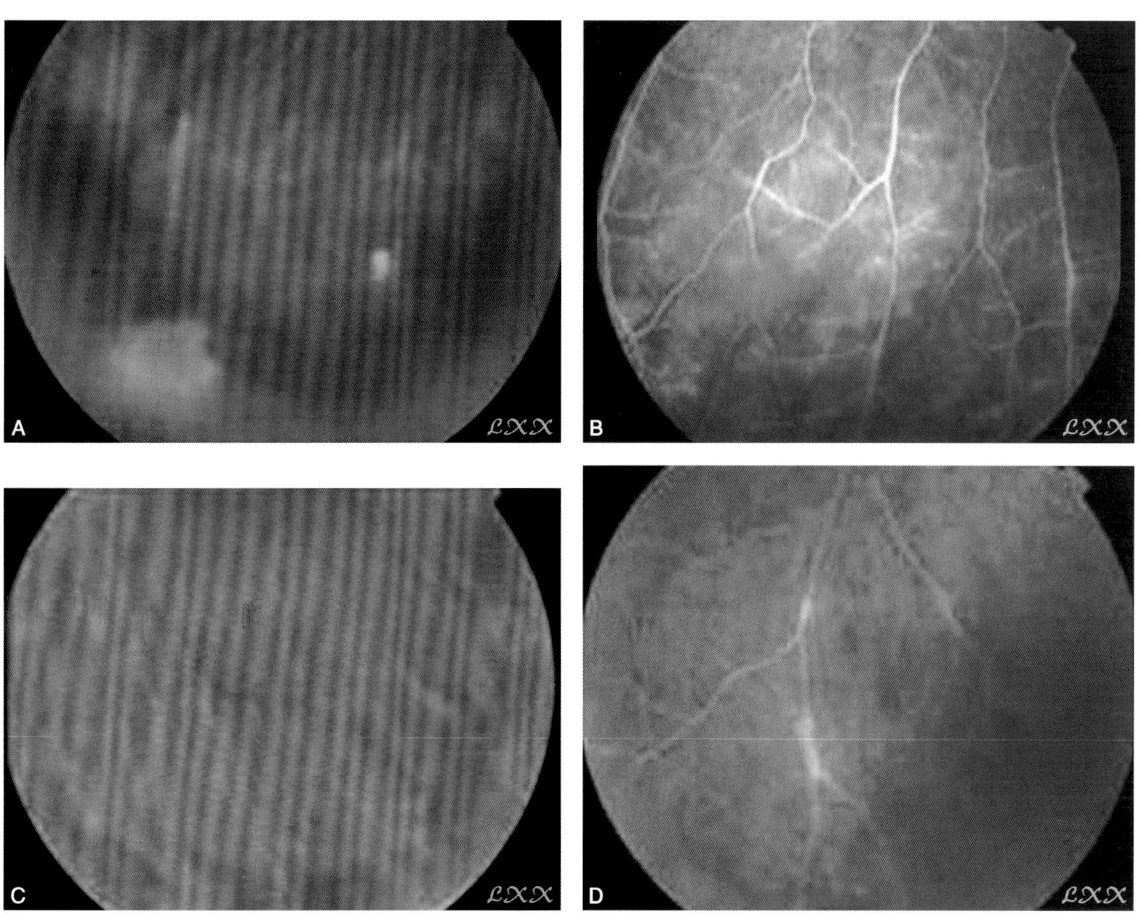

图 7-3-1 猫抓病

27 岁女性，猫抓病患者，巴尔通体 IgG 浓度测定为 1∶128。可见双侧中间葡萄膜炎。A. 右眼可见玻璃体雪球样改变；B. 眼底荧光血管造影可见视网膜血管渗漏；C. 左眼可见周边视网膜血管白鞘；D. 眼底荧光血管造影可见节段性视网膜血管渗漏

（四）西尼罗河病毒

西尼罗河病毒（West Nile virus）是由蚊虫传播的 RNA 病毒。感染该病毒的患者可能会有眼部病变，包括眼痛、玻璃体炎症、脉络膜视网膜炎、视网膜血管炎、脉络膜视网膜瘢痕、视神经炎和视网膜出血（图 7-3-2）。症状主要为眼前漂浮物和视物不清[158]。文献报道西尼罗河病毒所引起的视网膜血管炎主要为缺血性和阻塞性[159-162]。

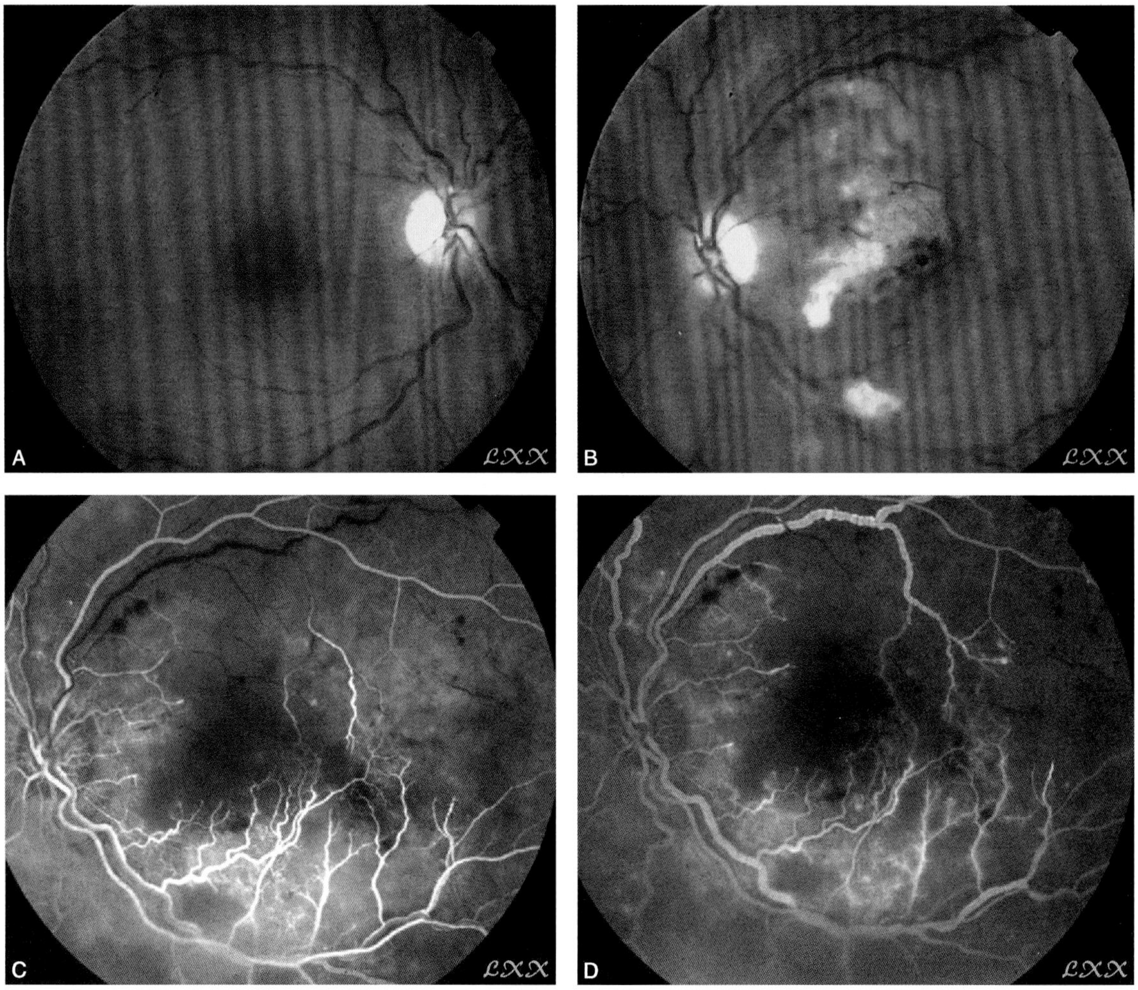

图 7-3-2　西尼罗河病毒引起的眼部病变

44 岁女性，4 天来发热、不适、头痛、脑膜刺激征和左眼视力下降（数指）。脑脊液检测提示西尼罗河病毒 IgM 阳性。双眼眼前段正常。A、B. 眼底检查提示双侧视网膜动脉缩窄，散在视网膜出血，棉絮斑和左眼的黄斑缺血；C、D. 荧光血管造影显示明显的后极和周边毛细血管无灌注区和延迟的左眼颞上静脉充盈。左眼视网膜血管壁弥漫渗漏

（五）巨细胞病毒

巨细胞病毒（cytomegalovirus，CMV）属于疱疹病毒组，为双链 DNA 病毒。6 岁以上人群中，约 60% 已感染过巨细胞病毒，而 80 岁以上人群中，则超过 80% 感染过巨细胞病毒[163]，可见巨细胞病毒的感染是群体性的，但在免疫力正常的人中，感染后无症状，个别为流感样表现。

AIDS 成人患者中约 20% ~40% 发生巨细胞病毒性视网膜炎（CMVR），AIDS 儿童中约 5% 发生 CMVR，大剂量使用免疫抑制药物的急性白血病、恶性淋巴瘤、器官移植等患者中，CMVR 的发病率约为 3%[164,165]。

巨细胞病毒性视网膜炎的症状主要为眼前飘浮物、畏光、视野缺损和视力明显下降甚至丧失。眼底病变特征：视网膜血管白鞘（提示活动性病变）、视网膜出血和灰黄色渗出（奶酪+番茄酱样改变）。小血管的感染可以引起多发性的、周围视网膜内的小病灶，即“惰性”。大血管弓的感染可以引起沿颞侧血管弓分布典型的拱形视网膜炎，或延伸至鼻侧周边视网膜的楔形视网膜炎，即“爆发性”。病灶的周边区域经常出现许多小的、白色的、卫星样病灶，常与终末血管感染一致，提示血管系统在炎症播散中的作用[166]（图 7-3-3）。

（六）裂谷热病毒

1977 年埃及曾发生广泛的裂谷热病毒（Rift Valley fever virus）暴发，可从患者眼部观察到受累

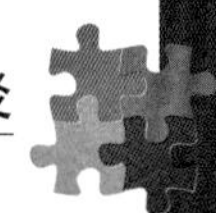

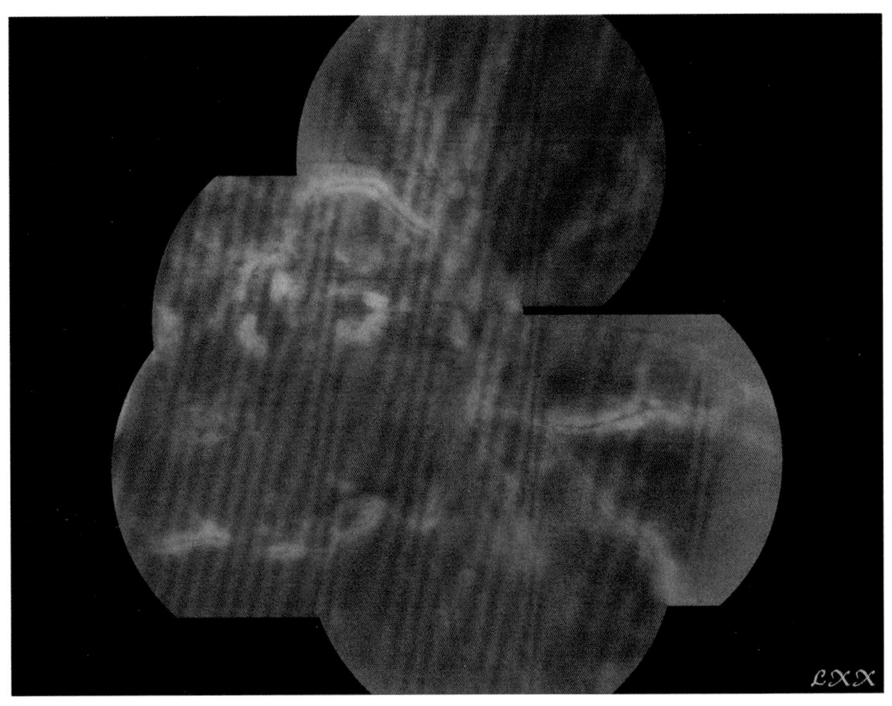

图 7-3-3 巨细胞病毒性视网膜炎

22 岁男性，白血病骨髓移植术后 5 月，出现视物模糊。眼底相上可见视网膜血管白鞘、视网膜渗出和出血

病灶。最常见的病变为黄斑、旁黄斑和（或）黄斑外视网膜病损，通常为双侧性。病损常常伴出血、水肿，以及视网膜血管炎、视网膜炎和血管阻塞[168]（图 7-3-4）。

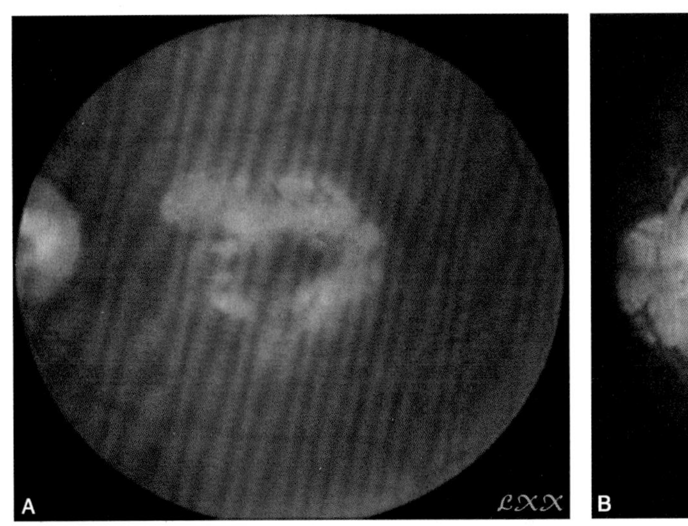

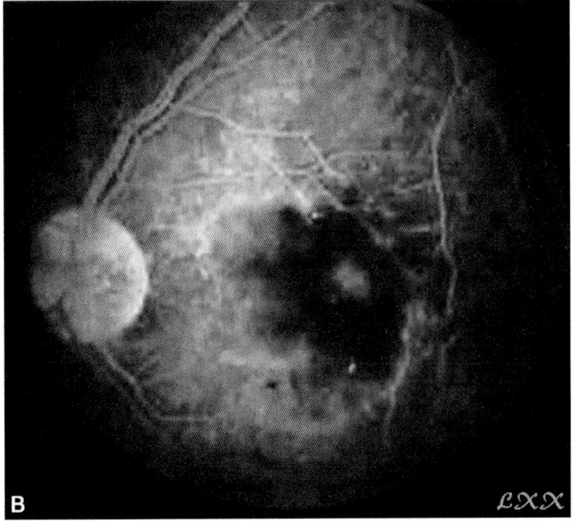

图 7-3-4 裂谷热病毒引起的眼底病变

A. 裂谷热病毒患者眼底像；B. 荧光素眼底血管造影，可见黄斑区阻塞性视网膜血管炎表现

（七）人类 T 细胞白血病病毒 1 型

人类 T 细胞白血病病毒 1 型（HTLV-1）是一种逆转录病毒，首次报道于 20 世纪 70 年代。HTLV-1 感染眼部引起的主要症状是突然出现的浮游物、雾视和视物模糊，次要症状包括眼痛、烧灼感、痒和异物感。单侧、双侧均可。体征方面，绝大多数病人都有不同程度的中间葡萄膜炎、中度或重度的玻璃体浑浊（细小细胞和网格状膜样浑浊），此外，还有轻度的虹膜炎和轻度的视网膜血管炎，但是，一般没有脉络膜和视网膜瘢痕形成[168-170]。

二、非感染性疾病

原发性眼内淋巴瘤

原发性眼内淋巴瘤(primary intraocular lymphoma)可以表现为非特异性视网膜血管炎、玻璃体炎、视网膜脉络膜炎、视网膜色素上皮下的沉着,浸润性视神经病变,多发性一过性白点综合征样改变、虹膜炎、巩膜炎和多灶性脉络膜炎(图 7-3-5)[171-173]。

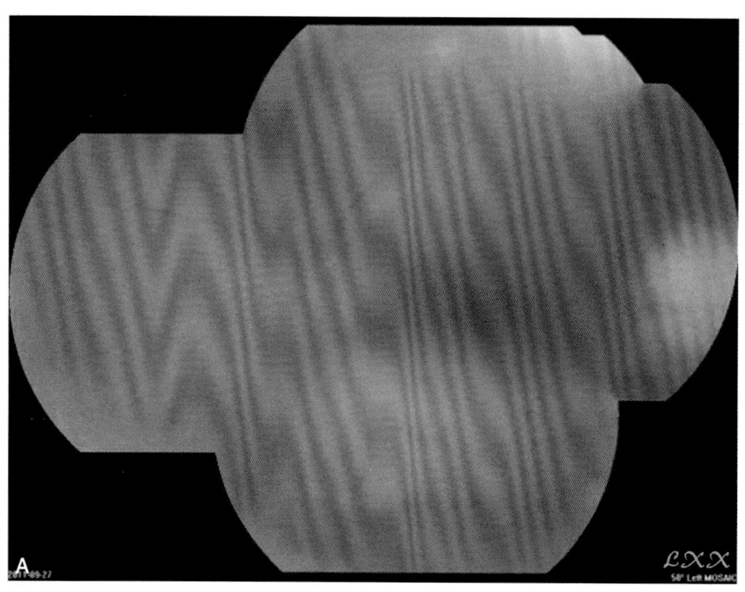

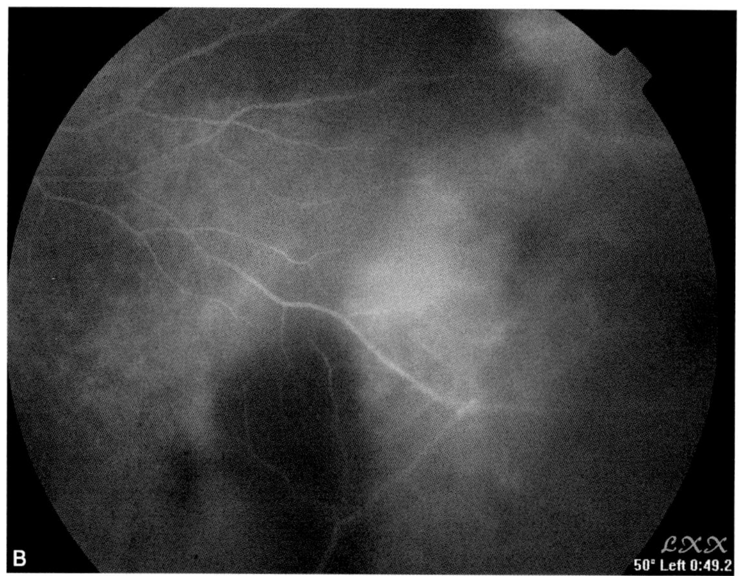

图 7-3-5 原发性眼内淋巴瘤

40 岁女性,病理证实眼内淋巴瘤(弥漫大 B 细胞)。A. 玻璃体浑浊,颞侧周边可见视网膜色素上皮下黄白色病灶;B. 荧光素眼底血管造影显示视网膜血管着染

(陶　勇)

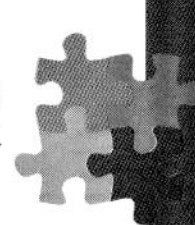

第四节　并发于眼局部疾病的视网膜血管炎

一、葡萄膜炎

处于活动期的葡萄膜炎患者，即使是前段的虹膜睫状体炎，进行荧光素眼底血管造影时也可能发现视网膜血管管壁的荧光素着染，提示后部的血-眼屏障有一定程度破坏。究其原因，在于炎症因子在眼内的自由弥散，导致视网膜血管出现非特异表现，并非视网膜血管本身发生炎症损伤。

二、巩膜炎

后巩膜在解剖结构上邻近视网膜组织，当发生显著的后巩膜炎症时，不仅可以出现视网膜血管炎表现，甚至可以合并视网膜水肿、出血。曾报道一例严重的后巩膜炎，患者为年轻女性，荧光素眼底血管造影提示视网膜血管炎伴有多处视网膜分支动脉闭塞和血管着染，以及节段性的脉络膜缺血[174]。

三、视神经炎

视神经炎症与视网膜血管炎有一定的伴随关系（图 7-4-1）。有文献报道，前部缺血性视神经病变可以引起包括视网膜血管炎在内的继发性葡萄膜炎改变：69 岁男性在左眼上方视盘水肿、下方视野损害出现之后一周，出现双眼前段炎性反应，眼底检查提示视网膜血管炎和渗出反应[175]。

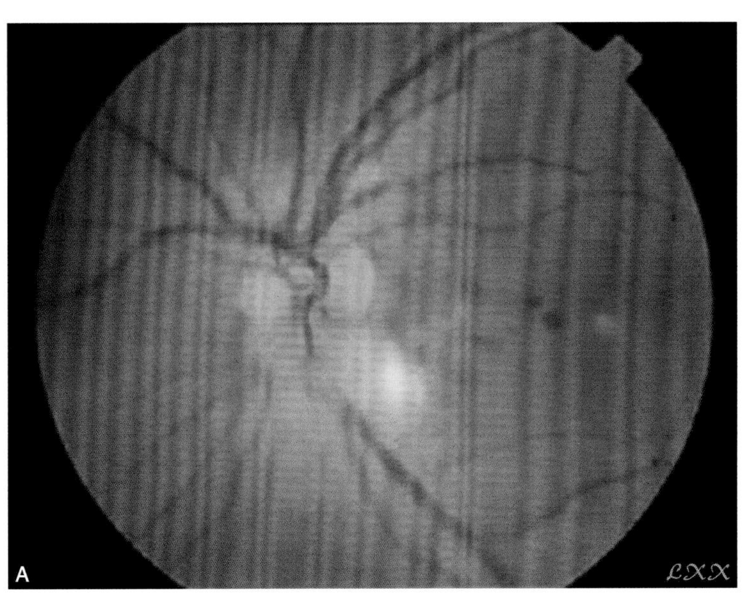

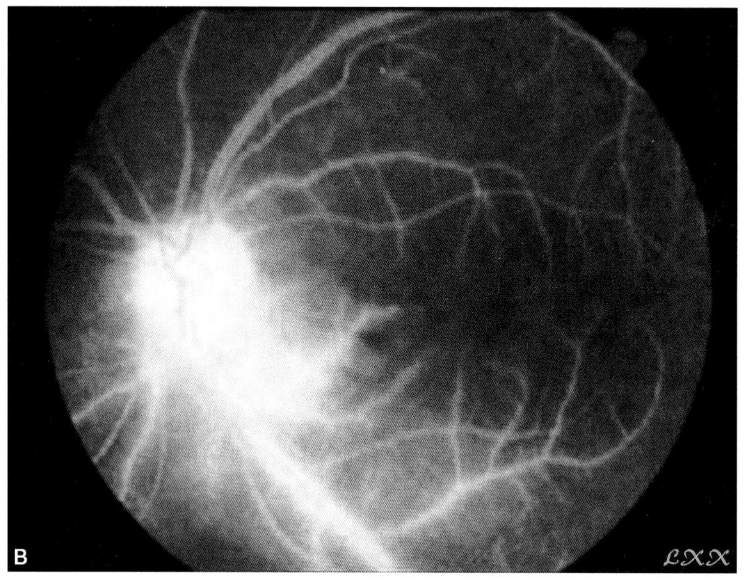

图 7-4-1　视神经炎

23 岁男性，A. 眼底像可见视乳头下方水肿和黄斑区出血；B. 荧光素眼底血管造影显示视盘下方荧光渗漏和下方视网膜血管管壁荧光渗漏

（陶　勇）

第五节　特发性视网膜血管炎

一、后部发生的视网膜血管炎

临床上有一种以不明原因反复发作的多发性视网膜分支动脉阻塞为特征的阻塞性视网膜动脉炎，可单眼，可也双眼受累，常见于中年健康人群。眼底检查和荧光素眼底血管造影会提示局部动脉炎和小动脉炎。如果阻塞范围广，引起大面积视网膜缺血，可以发生视网膜前新生血管。视力预后相对较好。对这部分患者进行详细的全身检查往往不能查出病因。有些患者有轻度或部分的脑部微血管病变表现，出现听力下降[176]。

二、多发性动脉瘤样动脉炎

（一）临床特点

特发性视网膜血管炎、动脉瘤和视神经视网膜炎综合征（idiopathic retinal vasculitis，aneurysms and neuroretinitis，IRVAN）是罕见的致盲性视网膜血管炎性疾病。此病 1983 年首先由 Kincaid 等[177]描述，但当时并未提出明确的疾病名称，直到 1995 年才被 Chang 等[178]命名为 IRVAN 综合征。患者通常比较年轻，平均发病年龄约 30 岁。女性患者比例多，并且没有全身系统性疾病。患者视力严重受损，且预后不佳。IRVAN 综合征以眼底特征性视网膜改变为病变特点，主要表现为视网膜血管炎、广泛分布的视网膜动脉瘤及视神经视网膜炎[179,180]。视网膜血管炎是本病必不可少的眼底病变，也是其他眼底病变的起因。其具有一般血管炎的特点，但炎症来源不明确。表现为视网膜动静脉血管充盈迟缓、视网膜血管管径粗细不匀、血管白鞘、新生血管、纤维增生和出血渗出等[181,182]。本病中动、静脉均受累，但以小动脉病变较为严重。随着血管炎症的发展可以导致视网膜的缺血缺氧及融合的大片渗出性视网膜病变。荧光素眼底血管造影显示广泛的视网膜动脉瘤样

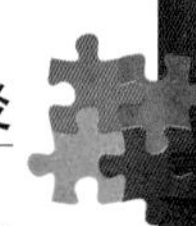

扩张，多位于视网膜动脉第1、第2分支上，也可见于视盘血管；视盘及视网膜血管荧光素渗漏，视网膜小分支动脉变窄，出现大片毛细血管无灌注区及静脉异常吻合。病变早期患者多无自觉症状，当渗出性视网膜病变波及黄斑部、视网膜大片无灌注区形成、玻璃体积血或视网膜脱离影响视力时才引起注意[183,184]。

（二）鉴别诊断

1. 视网膜大动脉瘤　该病主要发生在伴有高血压病、动脉硬化的老年人，眼底有孤立的视网膜动脉瘤，而IRVAN好发于年轻女性，且视网膜有血管炎症及视神经视网膜炎表现，可以鉴别。

2. 视网膜静脉周围炎　年轻男性多见，主要累及静脉，在静脉旁有出血及渗出。反复玻璃体积血，易导致增殖性视网膜病变。而无周边部视网膜血管完全闭塞的表现。而IRVAN有多发的视盘及视网膜动脉瘤、动脉炎症表现，有视神经视网膜炎改变，多见于年轻女性，二者不同。

3. 原发性双侧性血管闭塞性视神经病变　该病为原发性视网膜血管进行性闭塞为主的视神经视网膜萎缩性病变，表现为严重视力下降、视野向心性收缩、夜盲，无玻璃体积血、新生血管形成。

4. Behcet病　该病为反复发作的葡萄膜炎、口腔及生殖器溃疡伴皮肤病变的免疫性疾病，眼底主要改变是视网膜水肿、渗出、出血，而无多发动脉瘤等改变，可以鉴别。

（三）治疗

对血管炎症用激素治疗效果差。视网膜光凝治疗视网膜无灌注区域可以减少视网膜缺血。玻璃体切除手术治疗玻璃体积血，目前本症尚缺乏有效的治疗方法。

三、前部发生的视网膜血管炎

Eales病是一种原因不明的起始于周边部视网膜的阻塞性血管炎[185]，首次由英国眼科学家Henry Eales于1880年描述。本病通常为双侧性，以视网膜静脉炎症伴或不伴动脉炎、视盘炎、前部和后部葡萄膜炎或睫状体炎为特征。视网膜和（或）视盘新生血管、血管鞘、视网膜和玻璃体积血、分支和中央视网膜静脉阻塞（图7-5-1）、牵引性视网膜脱离、虹膜红变和新生血管性青光眼是伴随表现。

所有Eales病患者均有不同程度的周边视网膜无灌注区。无灌注区通常是融合的，颞侧象限最常受累。视网膜内出血常常首先出现于受累区域，继而血管弯曲度增加，常常会在阻塞血管周围有

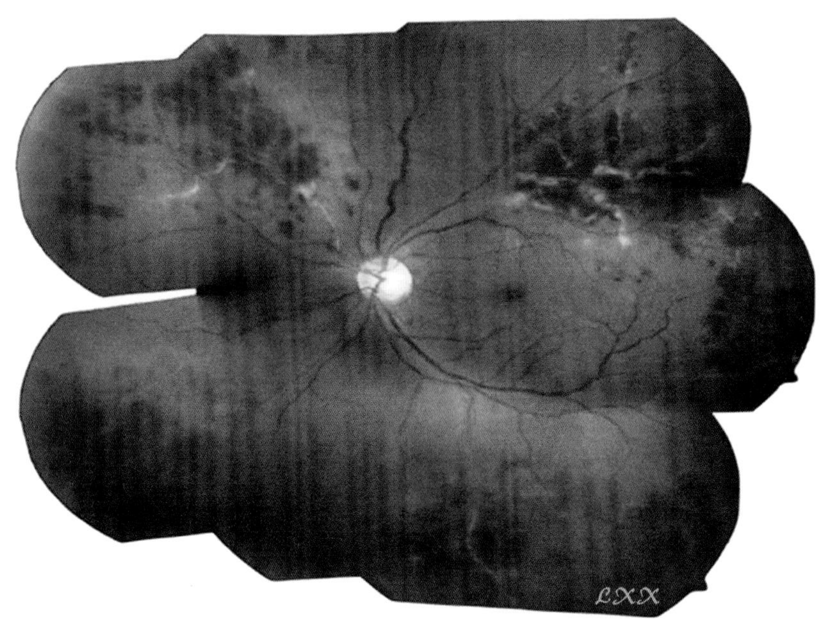

图7-5-1　活动性Eales病的眼底照相，显示静脉白鞘和视网膜出血

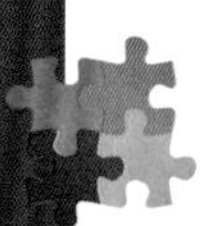

吻合支形成。偶尔微血管异常非常严重,近似 Coats 病的表现。在无灌注区的闭塞大血管表现为血管白线。前部周边无灌注区和后部有灌注的视网膜之间通常界线清晰。本病预后通常取决于玻璃体积血、黄斑缺血性改变和增生性视网膜病变的程度[186]。

Eales 病患者有不到 80% 患者出现眼部新生血管,既可是视盘新生血管,也可以是视网膜新生血管。视网膜新生血管通常位于灌注区和无灌注区的交界处。可以继发虹膜红变。玻璃体积血是视力下降的主要原因,但是常在 4 ~ 8 周的时间吸收,但常常不能完全消失。视网膜新生血管常伴有纤维增生,可有继发视网膜脱离。

荧光素眼底血管造影会显示受累眼出现视网膜血管壁着染、微动脉瘤、毛细血管无灌注区和新生血管。

国际分期标准[187]:

Ⅰ期累及小血管(Ⅰa)视和大血管(Ⅰb)的视网膜静脉周围炎,有浅层视网膜出血

Ⅱa 期毛细血管无灌注区

Ⅱb 期视盘或其他处的再血管化

Ⅲa 期纤维血管增生

Ⅲb 期玻璃体积血

Ⅳa 期牵引性或合并孔源性视网膜脱离

Ⅳb 期虹膜红变,新生血管性青光眼,并发性白内障和视神经萎缩

(陶　勇)

第六节　治疗原则

一、药物

严重的视网膜血管炎需要使用糖皮质激素激素进行充分的控制炎症,对于非感染性血管炎,可能需要加用 IMS 药物。白塞病(BD)伴眼后段严重受累时,包括视网膜血管炎,最初治疗应进行糖皮质激素和 IMS 联合用药[188]。环孢素是有效的且具有长期的炎症控制作用,但其有肾毒性[189]。同时对于 BD 合并视网膜血管炎的患者,在糖皮质激素逐渐减量期间硫唑嘌呤可能无法非常有效的完全缓解病情及预防复发[190]。对于眼结节病,需要使用全身性类固醇治疗视网膜血管炎,通常还需加用 IMS 药物,最常用的是甲氨蝶呤[191]。对于 SLE 性血管病变,全身应用激素和 IMS 如环磷酰胺和吗替麦考酚酯是已经建立的可以减轻血管病变和消退棉絮斑的治疗方法[192],尽管还没有什么证据支持其在预防视网膜血管阻塞进展过程中的作用[193]。对于可疑结核性血管炎,活性结核杆菌菌落会引起免疫活化并触发葡萄膜炎,进行全身抗结核治疗可以通过抑制活性结核杆菌菌落而有效控制炎症。另外,这些病例需要辅助使用全身糖皮质激素治疗以防止眼组织损伤特别是迟发超敏反应带来的损伤。

抗肿瘤坏死因子 α(TNF-α)类药物,如英利西单抗和阿达木单抗已被成功用于治疗有视力受损风险的视网膜血管炎。对于严重的眼部 BD 患者,抗 TNF-α 可以作为一线 IMS 治疗[194],或用于对其他 IMS 药物反应无效的病例,以减少严重视力丧失的风险并促进葡萄膜炎的长期缓解[195-197]。对于继发于 BD 的视网膜血管炎,长期使用英利西单抗治疗还可有效消退 NVD 并改善视力预后[198,199]。抗 TNF-α 已被成功用于治疗合并视网膜血管炎的难治性结节病,尤其是英利西单抗[200,201]和阿达木单抗[202,203]。临床报告显示使用英利西单抗控制继发于结节病的缺血性视网膜血管炎具有良好的效果,特别是当这些病的眼部症状表现出对 IMS 药物无效时[204]。同时,依那西普不仅对于治疗结节病效果差而且有报道称其可引起结节病性中间和全葡萄膜炎[205,206]。应当指

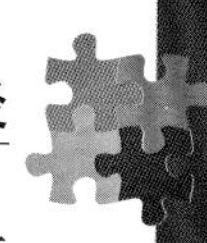

出的是抗肿瘤坏死因子通常用于严重非感染性葡萄膜炎的治理中,但应避免用于治疗 MS 相关性葡萄膜炎,因为它可能会发生沉淀或加剧神经脱髓鞘并使该疾病的神经系统表现恶化[207]。使用英利西单抗治疗 IRVAN 是非常有效的,仅在英利西单抗第一次给药后就可以显著促进眼部炎症吸收,减少视网膜渗出,改善神经泄漏并改善视力。然而,其对预防 NV 形成无效,这些 NV 常发生在数月后,需要进行激光治疗[208]。

利妥昔单抗是抗 CD20+B 细胞的嵌合型单克隆抗体,在非对照性研究中其显示出在治疗严重 SLE 病例方面有益,但在一项随机对照研究中其未能证明相对于安慰剂组有更多的优势[209]。对 SLE 儿童组患者在病程早期使用利妥昔单抗联合环磷酰胺静脉注射被证实可迅速缓解视网膜血管阻塞[210]。

干扰素 α(INF-α)治疗已被用于在特定条件下控制炎症。对于眼部 BD 患者,INF-α-2a 疗法被报道即使在停药后仍可以使病情得到长期持续的缓解,缓解率高达 55%[211]。在一项回顾性研究中,INF-α-2a 可有效控制 36/38 例 BD 相关性视网膜血管炎和 18/22 例其他原因引起的视网膜血管炎[212]。INF-α-2a 还可以使阻塞的血管发生再灌注[213],并且即使在没有同时行 SLP 治疗的情况下仍可诱导 BD 相关性血管炎中的 NVD 退行[214]。在一项回顾性分析中,5 例 BD 伴单侧缺血性 NVD 患者接受了 SLP,其中 3 例的 NVD 在激光治疗后退行,而其他两例患者仅在加用 INF-α-2a 治疗后 NVD 才退行[215]。

INF-α 作为一种已建立的 MS 的治疗方法,其作用需要进一步研究以观察其在控制 MS 相关性视网膜血管炎的有效性。在一项包括 13 例 MS 相关性葡萄膜炎患者的小样本回顾性研究中,有 10 例患者合并视网膜血管炎,其中 71% 的眼睛表现出视力改善的乐观结果,且所有患者均未加用糖皮质激素药物[216]。

泼尼松(0.75 ~ 1mg/kg 体重)联合后 Tenon 囊下注射长效激素,例如曲安奈德 20mg,对于累及 3 个象限或以上血管炎的 Eales 病是显著有效的,无论是否伴有黄斑水肿;对于累及 2 个象限血管炎的 Eales 病,口服泼尼松是有效的;对于累及 1 个象限血管炎的 Eales 病,单独后 Tenon 囊下注射曲安奈德是有效的[217]。

二、光凝

激光是治疗继发于血管闭塞形成的 NV 的主要方法。对于假定结核性血管炎患者,光凝可非常有效地诱导 NV 消退。在一组病例报告中,21 只可疑结核性血管炎眼接受了光凝治疗 NV,在平均 18 个月的随访时间内没有发生复发性 VH 或 NV 形成[218](图 7-6-1)。对于白塞病患者视网膜可以有新生血管,但不建议做全视网膜激光(panretinal photocoagulation,PRP)。因为激光主要是针对视网膜无血管灌注区,但是白塞病并不存在无灌注区。视盘边缘可以有新生血管和渗漏,但是没有无灌注区。缺血和炎症都可以引起新生血管。对于 IRVAN 患者,光凝被推荐用于视网膜缺血,为防止缺血进展并保持良好的视力预后,应在 NV 形成前后立即进行光凝而不必考虑血管关闭的程度[220]。另一项研究建议仅在眼部视网膜缺血累及两个象限以上时才使用 SLP[221]。除了 SLP,用于治疗 IRVAN 的方法还包括黄斑格栅样激光光凝、玻璃体切除术和抗 TNF-α 药物及起很小作用的糖皮质激素[208,222]。对于 Eales 病,全视网膜凝被用于出现视盘新生血管的患者,否则,则只在视网膜新生血管、毛细血管无灌注区和微动脉瘤的区域进行局部视网膜光凝[223]。

三、手术

治疗 SLE 患者和 APS 相关性血管病的视网膜 NV 的主要方法包括对缺血区进行光凝可联合或不联合玻璃体内抗 VEGF 药物注射[224]。不同于假定结核相关性血管炎的病例,光凝对于治疗 SLE 患者和 APS 相关性血管病的 NV 使其退行方面效果较差。一篇系统性的文献回顾显示,在进行

SLP 治疗的 22 眼中只有 54% 的病例发生 NV 退行和视力稳定[225]。因此,即使在视网膜激光应用后仍发生 NV 形成伴继发性 VH 和玻璃体视网膜牵拉这种情况也并不少见[226]。在一项没有随机对照的临床试验中,很难单独评估光凝控制 NV 的作用,因为大多数病例中同时使用了 IMS 药物。玻璃体腔内贝伐单抗注射可用于光凝治疗后仍出现复发性或持续性 NV 的患眼。在一例病例报告中,SLE 引起的其他部位新生血管(neovascularization elsewhere)在使用 IMS 联合激光的情况下仍不断进展,但却对单次玻璃体腔内贝伐单抗注射治疗有效,其 NVE 退行且治疗后 3 个月内没有新的出血[227,228]。然而,贝伐单抗本身会降低视网膜灌注和使视网膜缺血恶化,因此应与之同时进行光凝。在一个包含两例 SLE 患者的报告中,一例接受贝伐单抗联合 SLP 治疗最终血管闭塞的进程得到遏制且 NVD 消退。另一例没有进行激光,在贝伐单抗注射后 1 月内其视网膜缺血进展并继发 NVE。在极少病例中,玻璃体腔内贝伐单抗注射被报道会加重毛细血管无灌注,且发生在注射治疗 1 天内而不论之前是否进行过光凝治疗[229]。

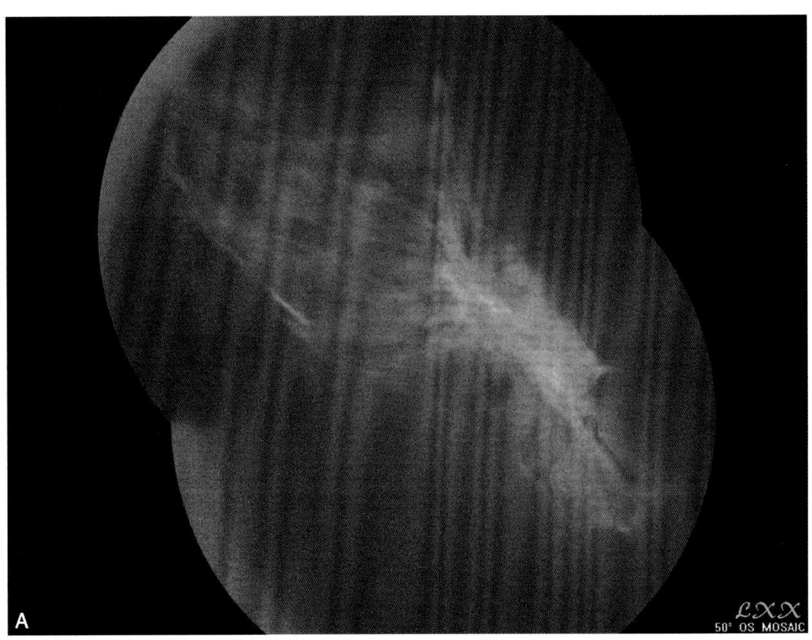

2014-01-07

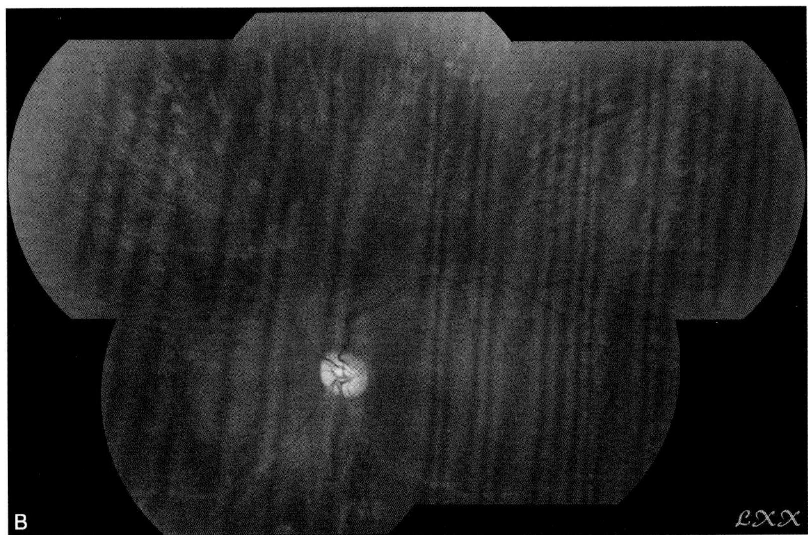

2014-06-10

图 7-6-1　一 35 岁女性视网膜血管炎患者眼底拼图(A),玻璃体切除术后(B)

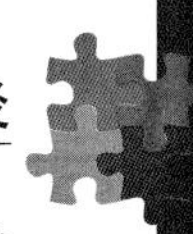

Eales 病患者出现玻璃体积血、视网膜脱离和增生性视网膜改变时，需要行玻璃体切割手术进行治疗。手术目的是清除玻璃体内浑浊和玻璃体后界膜。手术预后较差，19% 的患者术后长期随访最终无光感，20% 患者视力提高，46% 患者视力不变[230]。23G 无缝合微创玻璃体切割手术治疗 Eales 病是安全的，手术失败的原因包括新生血管性青光眼发展、严重的视网膜再脱离[231]。

（陶　勇）

参 考 文 献

1. Abu El-Asrar AM, Herbort CP, Tabbara KF. Differential Diagnosis of Retinal Vasculitis. Middle East Afr J Ophthalmol, 2009, 16(4): 202-218.
2. Talat L, Lightman S, Tomkins-Netzer O. Ischemic retinal vasculitis and its management. J Ophthalmol, 2014, 2014: 197675.
3. Walton RC, Ashmore ED. Retinal vasculitis. Curr Opin Ophthalmol, 2003, 14(6): 413-419.
4. Gass JD, Olson CL. Sarcoidosis with optic nerve and retinal involvement. Arch Ophthalmol, 1976, 94(6): 945-950.
5. Eichenbaum JW, Friedman AH, Mamelok AE. A clinical and histopathological review of intermediate uveitis ("pars planitis"). Bull N Y Acad Med, 1988, 64(2): 164-174.
6. Hughes EH, Dick AD. The pathology and pathogenesis of retinal vasculitis. Neuropathol Appl Neurobiol, 2003, 29(4): 325-340.
7. Rosenbaum DM, Rosenbaum PS, Gupta A, et al. Retinal ischemia leads to apoptosis which is ameliorated by aurintricarboxylic acid. Vision Res, 1997, 37(24): 3445-3451.
8. Asherson RA, Merry P, Acheson JF, et al. Antiphospholipid antibodies: a risk factor for occlusive ocular vascular disease in systemic lupus erythematosus and the 'primary' antiphospholipid syndrome. Ann Rheum Dis, 1989, 48(5): 358-361.
9. Au A, O'Day J. Review of severe vaso-occlusive retinopathy in systemic lupus erythematosus and the antiphospholipid syndrome: associations, visual outcomes, complications and treatment. Clin Experiment Ophthalmol, 2004, 32(1): 87-100.
10. Klinkhoff AV, Beattie CW, Chalmers A. Retinopathy in systemic lupus erythematosus: relationship to disease activity. Arthritis Rheum, 1986, 29(9): 1152-1156.
11. Ushiyama O, Ushiyama K, Koarada S, et al. Retinal disease in patients with systemic lupus erythematosus. Ann Rheum Dis, 2000, 59(9): 7058.
12. Jabs DA, Fine SL, Hochberg MC, et al. Severe retinal vaso-occlusive disease in systemic lupus erythematous. Arch Ophthalmol, 1986, 104(4): 558-563.
13. Yen YC, Weng SF, Chen HA, et al. Risk of retinal vein occlusion in patients with systemic lupus erythematosus: a population-based cohort study. Br J Ophthalmol, 2013, 97(9): 1192-1196.
14. Ho TY, Chung YM, Lee AF, et al. Severe vaso-occlusive retinopathy as the primary manifestation in a patient with systemic lupus erythematosus. J Chin Med Assoc, 2008, 71(7): 377-380.
15. Aronson AJ, Ordoñez NG, Diddie KR, et al. Immune-complex deposition in the eye in systemic lupus erythematosus. Arch Intern Med, 1979, 139(11): 1312-1313.
16. Belmont HM, Abramson SB, Lie JT. Pathology and pathogenesis of vascular injury in systemic lupus erythematosus. Interactions of inflammatory cells and activated endothelium. Arthritis Rheum, 1996, 39(1): 9-22.
17. Xu H, Forrester JV, Liversidge J, et al. Leukocyte trafficking in experimental autoimmune uveitis: breakdown of blood-retinal barrier and upregulation of cellular adhesion molecules. Invest Ophthalmol Vis Sci, 2003, 44(1): 226-234.
18. Dougal MA, Evans LS, McClellan KR, et al. Central retinal artery occlusion in systemic lupus erythematosus. Ann Ophthalmol, 1983, 15(1): 38-40.
19. el-Asrar AM, Naddaf HO, al-Momen AK, et al. Systemic lupus erythematosus flare-up manifesting as a cilioretinal artery occlusion. Lupus, 1995, 4(2): 158-160.
20. Silverman M, Lubeck MJ, Briney WG. Central retinal vein occlusion complicating systemic lupus erythematosus. Arthritis Rheum, 1978, 21(7): 839-843.
21. Paović J, Paović P, Vukosavljević M. Clinical and immunological features of retinal vasculitis in systemic diseases. Vojnosanit Pregl, 2009, 66(12): 961-965.

22. Miyakis S, Lockshin MD, Atsumi T, et al. International consensus statement on an update of the classification criteria for definite antiphospholipid syndrome (APS). J Thromb Haemost, 2006, 4(2): 295-306.

23. Kalogeropoulos CD, Spyrou P, Stefaniotou MI, et al. Anticardiolipin antibodies and occlusive vascular disease of the eye: prospective study. Doc Ophthalmol. 1998, 95(2): 109-120.

24. Cobo-Soriano R, Sánchez-Ramón S, Aparicio MJ, et al. Antiphospholipid antibodies and retinal thrombosis in patients without risk factors: a prospective case-control study. Am J Ophthalmol, 1999, 128(6): 725-732.

25. Yehudai D, Shoenfeld Y, Toubi E. Looking into the eyes of patients with antiphospholipid syndrome. Clin Rev Allergy Immunol, 2007, 32(2): 192-197.

26. Turaka K, Bryan JS, Kwong HM Jr, et al. Bilateral occlusive retinal vasculitis in a patient with primary antiphospholipid antibody syndrome. Can J Ophthalmol, 2012, 47(6): e60-1.

27. Levy J, Baumgarten A, Rosenthal G, et al. Consecutive central retinal artery and vein occlusions in primary antiphospholipid syndrome. Retina, 2002, 22(6): 784-786.

28. Carrero JL, Sanjurjo FJ. Bilateral cilioretinal artery occlusion in antiphospholipid syndrome. Retina, 2006, 26(1): 104-106.

29. Tugcu B, Acar N, Coskun CT, et al. Nonarteritic anterior ischemic optic neuropathy as the presenting manifestation of primary antiphospholipid syndrome. Indian J Ophthalmol, 2014, 62(5): 642-644.

30. Srinivasan S, Fern A, Watson WH, et al. Reversal of nonarteritic anterior ischemic optic neuropathy associated with co-existing primary antiphospholipid syndrome and Factor V Leiden mutation. Am J Ophthalmol, 2001, 131(5): 671-673.

31. Utz VM, Tang J. Ocular manifestations of the antiphospholipid syndrome. Br J Ophthalmol, 2011, 95(4): 454-459.

32. Kerr GS, Hallahan CW, Giordano J, et al. Takayasu arteritis. Ann Intern Med, 1994, 120(11): 919-929.

33. Vanoli M, Daina E, Salvarani C, et al. ITakayasu's arteritis: A study of 104 Italian patients. Arthritis Rheum, 2005, 53(1): 100-107.

34. Nakao K, Ikeda M, Kimata S, et al. Takayasu's arteritis. Clinical report of eighty-four cases and immunological studies of seven cases. Circulation, 1967, 35(6): 1141-1155.

35. Park MC, Lee SW, Park YB, et al. Clinical characteristics and outcomes of Takayasu's arteritis: analysis of 108 patients using standardized criteria for diagnosis, activity assessment, and angiographic classification. Scand J Rheumatol, 2005, 34(4): 284-292.

36. Shelhamer JH, Volkman DJ, Parrillo JE, et al. Takayasu's arteritis and its therapy. Ann Intern Med, 1985, 103(1): 121-126.

37. Lupi-Herrera E, Sánchez-Torres G, Marcushamer J, et al. Takayasu's arteritis. Clinical study of 107 cases. Am Heart J, 1977, 93(1): 94-103.

38. Arend WP, Michel BA, Bloch DA, et al. The American College of Rheumatology 1990 criteria for the classification of Takayasu arteritis. Arthritis Rheum, 1990, 33(8): 1129-1134.

39. González-Gay MA, García-Porrúa C. Epidemiology of the vasculitides. Rheum Dis Clin North Am, 2001, 27(4): 729-749.

40. Peter J, David S, Danda D, et al. Ocular manifestations of Takayasu arteritis: a cross-sectional study. Retina, 2011, 31(6): 1170-1178.

41. Chun YS, Park SJ, Park IK, et al. The clinical and ocular manifestations of Takayasu arteritis. Retina, 2001, 21(2): 132-140.

42. Worrall M, Atebara N, Meredith T, et al. Bilateral ocular ischemic syndrome in Takayasu disease. Retina, 2001, 21(1): 75-76.

43. Becker RW, Sohn RL, Poulik JM, et al. Takayasu's arteritis presenting as uveitis in a 5-year-old girl. Ann Vasc Surg, 2005, 19(2): 258-262.

44. Wegener F. Über generalisierte, septische Gefässerkrankungen. Verh Dtsch Ges Pathol. 1936, 29: 202-210.

45. Duna GF, Galperin C, Hoffman GS. Wegener's granulomatosis. Rheum Dis Clin North Am, 1995, 21(4): 949-986.

46. Leavitt RY, Fauci AS, Bloch DA, et al. The American College of Rheumatology 1990 criteria for the classification of Wegener's granulomatosis. Arthritis Rheum, 1990, 33(8): 1101-1107.

47. Berden AE, Ferrario F, Hagen EC, et al. Histopathologic classification of ANCA-associated glomerulonephritis. J Am

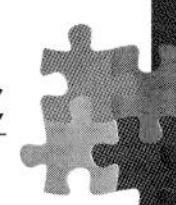

Soc Nephrol,2010,21(10):1628-1636.

48. Bajema IM. Pathological classification of anti-neutrophil cytoplasmic antibody (ANCA)-associated glomerulonephritis. Clin Exp Immunol,2011,164 Suppl 1:14-16.
49. Luqmani RA,Suppiah R,Grayson PC,et al. Nomenclature and classification of vasculitis-update on the ACR/EULAR diagnosis and classification of vasculitis study (DCVAS). Clin Exp Immunol,2011,164 Suppl 1:11-13.
50. Harman LE,Margo CE. Wegener's granulomatosis. Surv Ophthalmol,1998,42(5):458-480.
51. Pulido JS,Goeken JA,Nerad JA,et al. Ocular manifestations of patients with circulating antineutrophil cytoplasmic antibodies. Arch Ophthalmol,1990,108(6):845-850.
52. Stavrou P,Deutsch J,Rene C,et al. Ocular manifestations of classical and limited Wegener's granulomatosis. Q J Med, 1993,86(11):719-725.
53. Churg J,Strauss L. Allergic granulomatosis,allergic angiitis,and periarteritis nodosa. Am J Pathol,1951,27(2): 277-301.
54. Manu GK,Mathew A,Rajesh R,et al. The Churg-Strauss syndrome:An unusual presentation. Indian J Nephrol,2013, 23(2):133-136.
55. Hattori N,Ichimura M,Nagamatsu M,et al. Clinicopathological features of Churg-Strauss syndrome-associated neuropathy. Brain,1999,122 (Pt 3):427-439.
56. Saatci OA,Koçak N,Durak I,et al. Unilateral retinal vasculitis,branch retinal artery occlusion and subsequent retinal neovascularization in Crohn's disease. Int Ophthalmol,2001,24(2):89-92.
57. Salmon JF,Ursell PG,Frith P. Neovascular glaucoma as a complication of retinal vasculitis in Crohn disease. Am J Ophthalmol,2000,130(4):528-530.
58. Falavarjani KG,Parvaresh MM,Shahraki K,et al. Central retinal artery occlusion in Crohn disease. J AAPOS,2012,16 (4):392-393.
59. Morgan CM,Foster CS,D'Amico DJ,et al. Retinal vasculitis in polyarteritis nodosa. Retina,1986,6(4):205-209.
60. Kielar RA. Exudative retinal detachment and scleritis in polyarteritis. Am J Ophthalmol,1976,82(5):694-698.
61. Susac JO,Hardman JM,Selhorst JB. Microangiopathy of the brain and retina. Neurology,1979,29(3):313-316.
62. Saw VP,Canty PA,Green CM,et al . Susac syndrome:microangiopathy of the retina,cochlea and brain. Clin Experiment Ophthalmol,2000,28(5):373-381.
63. Freua F,Lucato LT,Villela F,et al. Susac syndrome. Arq Neuropsiquiatr,2014,72(10):812-813.
64. Bruce GM. Retinitis in Dermatomyositis. Trans Am Ophthalmol Soc,1938,36:282-297.
65. Backhouse O,Griffiths B,Henderson T,et al. Ophthalmic manifestations of dermatomyositis. Ann Rheum Dis,1998,57 (8):447-449.
66. Kaçmaz RO,Kempen JH,Newcomb C,et al. Ocular inflammation in Behçet disease:incidence of ocular complications and of loss of visual acuity. Am J Ophthalmol,2008,146(6):828-836.
67. Verity DH,Wallace GR,Vaughan RW,et al. Behçet's disease:from Hippocrates to the third millennium. Br J Ophthalmol,2003,87(9):1175-1183.
68. Taylor SR,Singh J,Menezo V,et al. Behçet disease:visual prognosis and factors influencing the development of visual loss. Am J Ophthalmol,2011,152(6):1059-1066.
69. Rosenbaum JT,Ku J,Ali A,et al. Patients with retinal vasculitis rarely suffer from systemic vasculitis. Semin Arthritis Rheum,2012,41(6):859-865.
70. Kaçmaz RO,Kempen JH,Newcomb C,et al. Ocular inflammation in Behçet disease:incidence of ocular complications and of loss of visual acuity. Am J Ophthalmol,2008,146(6):828-836.
71. Bhaleeya SD,Davis J. Imaging retinal vascular changes in uveitis. Int Ophthalmol Clin,2012,52(4):83-96.
72. Taylor SR,Singh J,Menezo V,et al. Behçet disease:visual prognosis and factors influencing the development of visual loss. Am J Ophthalmol,2011,152(6):1059-1066.
73. Kahloun R, Ben Yahia S, Mbarek S, et al. Macular involvement in patients with Behçet's uveitis. J Ophthalmic Inflamm Infect,2012,2(3):121-124.
74. Tugal-Tutkun I,Onal S,Altan-Yaycioglu R,et al. Uveitis in Behçet disease:an analysis of 880 patients. Am J Ophthalmol,2004,138(3):373-380.

75. Tugal-Tutkun I, Onal S, Altan-Yaycioglu R, et al. Neovascularization of the optic disc in Behçet's disease. Jpn J Ophthalmol, 2006, 50(3):256-265.

76. Paović J, Paović P, Vukosavljević M. Clinical and immunological features of retinal vasculitis in systemic diseases. Vojnosanit Pregl, 2009, 66(12):961-965.

77. Herbort CP, Rao NA, Mochizuki M, et al. International criteria for the diagnosis of ocular sarcoidosis: results of the first International Workshop On Ocular Sarcoidosis (IWOS). Ocul Immunol Inflamm, 2009, 17(3):160-169.

78. Abu El-Asrar AM, Herbort CP, Tabbara KF. Differential diagnosis of retinal vasculitis. Middle East Afr J Ophthalmol, 2009, 16(4):202-218.

79. Wakefield D, Chang JH, Amjadi S, et al. What is new HLA-B27 acute anterior uveitis? Ocul Immunol Inflamm, 2011, 19(2):139-144.

80. Lobo A, Barton K, Minassian D, et al. Visual loss in sarcoid-related uveitis. Clin Experiment Ophthalmol, 2003, 31(4):310-316.

81. Khalatbari D, Stinnett S, McCallum RM, et al. Demographic-related variations in posterior segment ocular sarcoidosis. Ophthalmology, 2004, 111(2):357-362.

82. Ohara K, Okubo A, Sasaki H, et al. Branch retinal vein occlusion in a child with ocular sarcoidosis. Am J Ophthalmol, 1995, 119(6):806-807.

83. Momtchilova M, Pelosse B, Ngoma E, et al. Branch retinal vein occlusion and sarcoidosis in a child: a case report. J Fr Ophtalmol, 2011, 34(4):243-247.

84. Palmer HE, Stanford MR, McCartney AC, et al. Non-caseating granulomas as a cause of ischaemic retinal vasculitis. Br J Ophthalmol, 1997, 81(11):1018-1019.

85. Biousse V, Trichet C, Bloch-Michel E, et al. Multiple sclerosis associated with uveitis in two large clinic-based series. Neurology, 1999, 52(1):179-181.

86. Rucker CW. Sheathing of the retinal veins in multiple sclerosis. Review of pertinent literature. Mayo Clin Proc, 1972, 47(5):335-340.

87. Rucker CW. Sheathing of the retinal veins in multiple sclerosis. Res Publ Assoc Res Nerv Ment Dis, 1950, 28:396-402.

88. Zein G, Berta A, Foster CS. Multiple sclerosis-associated uveitis. Ocul Immunol Inflamm, 2004, 12(2):137-142.

89. Lightman S, McDonald WI, Bird AC, et al. Retinal venous sheathing in optic neuritis. Its significance for the pathogenesis of multiple sclerosis. Brain, 1987, 110 (Pt 2):405-414.

90. Dev S, Mieler WF, Pulido JS, et al. Visual outcomes after pars plana vitrectomy for epiretinal membranes associated with pars planitis. Ophthalmology, 1999, 106(6):1086-1090.

91. B. M. Burkholder, J. P. Dunn. Multiplesclerosis-associated uveitis. Expert Rev Ophthalmol. 2012, 7(6):587-594.

92. Arnold AC, Pepose JS, Hepler RS, et al. Retinal periphlebitis and retinitis in multiple sclerosis. I. Pathologic characteristics. Ophthalmology, 1984, 91(3):255-262.

93. Engell T, Jensen OA, Klinken L. Periphlebitis retinae in multiple sclerosis. A histopathological study of two cases. Acta Ophthalmol (Copenh), 1985, 63(1):83-88.

94. Graham EM, Francis DA, Sanders MD, et al. Ocular inflammatory changes in established multiple sclerosis. J Neurol Neurosurg Psychiatry, 1989, 52(12):1360-1363.

95. Towler HM, Lightman S. Symptomatic intraocular inflammation in multiple sclerosis. Clin Experiment Ophthalmol, 2000, 28(2):97-102.

96. Valentincic NV, Kraut A, Rothova A. Vitreous hemorrhage in multiple sclerosis-associated uveitis. Ocul Immunol Inflamm, 2007, 15(1):19-25.

97. Vine AK. Severe periphlebitis, peripheral retinal ischemia, and preretinal neovascularization in patients with multiple sclerosis. Am J Ophthalmol, 1992, 113(1):28-32.

98. Katsimpris JM, Petropoulos JK, Pharmakakis NM. Bilateral peripheral retinal neovascularization in a patient with multiple sclerosis. J Fr Ophtalmol, 2002, 25(8):813-816.

99. Patte M, Rouher FN, Vernay D, et al. Proliferative retinal vasculitis and multiple sclerosis: a case report. J Fr Ophtalmol, 2003, 26(4):381-385.

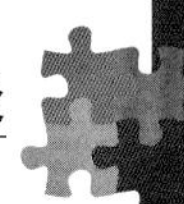

100. Turner SJ, Dharmasena A, Deane J. Bilateral rubeosis iridis and rubeotic glaucoma due to peripheral occlusive vasculitis associated with multiple sclerosis. Ocul Immunol Inflamm, 2011, 19(5):373-375.

101. Zein G, Berta A, Foster CS. Multiple sclerosis-associated uveitis. Ocul Immunol Inflamm, 2004, 12(2):137-142.

102. Kuiper J, Rothova A, de Boer J, et al. The immunopathogenesis of birdshot chorioretinopathy, a bird of many feathers. Prog Retin Eye Res, 2015, 44:99-110.

103. Dodds EM, Lowder CY, Meisler DM. Posterior segment inflammation in HLA-B27+ acute anterior uveitis: clinical characteristics. Ocul Immunol Inflamm, 1999, 7(2):85-92.

104. Power WJ, Rodriguez A, Pedroza-Seres M, et al. Outcomes in anterior uveitis associated with the HLA-B27 haplotype. Ophthalmology, 1998, 105(9):1646-1651.

105. Rodriguez A, Akova YA, Pedroza-Seres M, et al. Posterior segment ocular manifestations in patients with HLA-B27-associated uveitis. Ophthalmology, 1994, 101(7):1267-1274.

106. Urayama A, Yamada N, Sasaki T, et al. Unilateral acute uveitis with retinal periarteritis and detachment [in Japanese]. Jpn J Clin Ophthalmol. 1971, 25:607-619.

107. Muthiah MN, Michaelides M, Child CS, et al. Acute retinal necrosis: a national population-based study to assess the incidence, methods of diagnosis, treatment strategies and outcomes in the UK. Br J Ophthalmol, 2007, 91(11): 1452-1455.

108. Cochrane TF, Silvestri G, McDowell C, et al. Acute retinal necrosis in the United Kingdom: results of a prospective surveillance study. Eye (Lond), 2012, 26(3):370-377.

109. Meghpara B, Sulkowski G, Kesen MR, et al. Long-term follow-up of acute retinal necrosis. Retina, 2010, 30(5): 795-800.

110. Culbertson WW, Blumenkranz MS, Haines H, et al. The acute retinal necrosis syndrome. Part 2: Histopathology and etiology. Ophthalmology, 1982, 89(12):1317-1325.

111. Culbertson WW, Blumenkranz MS, Pepose JS, et al. Varicella zoster virus is a cause of the acute retinal necrosis syndrome. Ophthalmology, 1986, 93(5):559-569.

112. Lewis ML, Culbertson WW, Post JD, et al. Herpes simplex virus type 1. A cause of the acute retinal necrosis syndrome. Ophthalmology, 1989, 96(6):875-878.

113. de Boer JH, Luyendijk L, Rothova A, et al. Detection of intraocular antibody production to herpesviruses in acute retinal necrosis syndrome. Am J Ophthalmol, 1994, 117(2):201-210.

114. Muthiah MN, Michaelides M, Child CS, et al. Acute retinal necrosis: a national population-based study to assess the incidence, methods of diagnosis, treatment strategies and outcomes in the UK. Br J Ophthalmol, 2007, 91(11): 1452-1455.

115. Sims JL, Yeoh J, Stawell RJ. Acute retinal necrosis: a case series with clinical features and treatment outcomes. Clin Experiment Ophthalmol, 2009, 37(5):473-437.

116. Fisher JP, Lewis ML, Blumenkranz M, et al. The acute retinal necrosis syndrome. Part 1: Clinical manifestations. Ophthalmology, 1982, 89(12):1309-1316.

117. Okunuki Y, Usui Y, Kezuka T, et al. Four cases of bilateral acute retinal necrosis with a long interval after the initial onset. Br J Ophthalmol, 2011, 95(9):1251-1254.

118. Holland GN. Standard diagnostic criteria for the acute retinal necrosis syndrome. Executive Committee of the American Uveitis Society. Am J Ophthalmol, 1994, 117(5):663-667.

119. Ganatra JB, Chandler D, Santos C, et al. Viral causes of the acute retinal necrosis syndrome. Am J Ophthalmol, 2000, 129(2):166-172.

120. Harper TW, Miller D, Schiffman JC, et al. Polymerase chain reaction analysis of aqueous and vitreous specimens in the diagnosis of posterior segment infectious uveitis. Am J Ophthalmol, 2009, 147(1):140-147.

121. Rothova A, de Boer JH, Ten Dam-van Loon NH, et al. Usefulness of aqueous humor analysis for the diagnosis of posterior uveitis. Ophthalmology, 2008, 115(2):306-311.

122. Cunningham ET Jr, Short GA, Irvine AR, et al. Acquired immunodeficiency syndrome—associated herpes simplex virus retinitis. Clinical description and use of a polymerase chain reaction—based assay as a diagnostic tool. Arch Ophthalmol, 1996, 114(7):834-840.

123. Short GA, Margolis TP, Kuppermann BD, et al. A polymerase chain reaction-based assay for diagnosing varicella-zoster virus retinitis in patients with acquired immunodeficiency syndrome. Am J Ophthalmol, 1997, 123(2): 157-164.

124. McCann JD, Margolis TP, Wong MG, et al. A sensitive and specific polymerase chain reaction-based assay for the diagnosis of cytomegalovirus retinitis. Am J Ophthalmol, 1995, 120(2): 219-226.

125. 郝宇. 急性视网膜坏死9例临床分析. 中华眼外伤职业眼病杂志. 2008, 30(10): 811-812.

126. Litoff D, Catalano RA. Herpes zoster optic neuritis in human immunodeficiency virus infection. Arch Ophthalmol, 1990, 108(6): 782-783.

127. Holland GN. Ocular toxoplasmosis: a global reassessment. Part I: epidemiology and course of disease. Am J Ophthalmol, 2003, 136(6): 973-988.

128. Subauste CS, Ajzenberg D, Kijlstra A. Review of the series "Disease of the year 2011: toxoplasmosis" pathophysiology of toxoplasmosis. Ocul Immunol Inflamm, 2011, 19(5): 297-306.

129. Subauste CS, Ajzenberg D, Kijlstra A. Review of the series "Disease of the year 2011: toxoplasmosis" pathophysiology of toxoplasmosis. Ocul Immunol Inflamm, 2011, 19(5): 297-306.

130. Tenter AM, Heckeroth AR, Weiss LM. Toxoplasma gondii: from animals to humans. Int J Parasitol, 2000, 30(12-13): 1217-1258.

131. Bonfioli AA, Orefice F. Toxoplasmosis. Semin Ophthalmol, 2005, 20(3): 129-141.

132. Garweg JG. Determinants of immunodiagnostic success in human ocular toxoplasmosis. Parasite Immunol, 2005, 27(3): 61-68.

133. Tugal-Tutkun I, Corum I, Otük B, et al. Active ocular toxoplasmosis in Turkish patients: a report on 109 cases. Int Ophthalmol, 2005, 26(6): 221-228.

134. Dodds EM. Toxoplasmosis. Curr Opin Ophthalmol, 2006, 17(6): 557-561.

135. Perkins ES. Ocular toxoplasmosis. Br J Ophthalmol, 1973, 57(1): 1-17.

136. Glasner PD, Silveira C, Kruszon-Moran D, et al. An unusually high prevalence of ocular toxoplasmosis in southern Brazil. Am J Ophthalmol, 1992, 114(2): 136-144.

137. Holland GN. Ocular toxoplasmosis: new directions for clinical investigation. Ocul Immunol Inflamm, 2000, 8(1): 1-7.

138. Atmaca LS, Simsek T, Batioglu F. Clinical features and prognosis in ocular toxoplasmosis. Jpn J Ophthalmol, 2004, 48(4): 386-391.

139. Mets MB, Holfels E, Boyer KM, et al. Eye manifestations of congenital toxoplasmosis. Am J Ophthalmol, 1997, 123(1): 1-16.

140. Vasconcelos-Santos DV, Machado Azevedo DO, Campos WR, et al. Congenital toxoplasmosis in southeastern Brazil: results of early ophthalmologic examination of a large cohort of neonates. Ophthalmology, 2009, 116(11): 2199-2205.

141. Kodjikian L, Wallon M, Fleury J, et al. Ocular manifestations in congenital toxoplasmosis. Graefes Arch Clin Exp Ophthalmol, 2006, 244(1): 14-21.

142. O'Neill JF. The ocular manifestations of congenital infection: a study of the early effect and long-term outcome of maternally transmitted rubella and toxoplasmosis. Trans Am Ophthalmol Soc, 1998, 96: 813-879.

143. Guerina NG, Hsu HW, Meissner HC, et al. Neonatal serologic screening and early treatment for congenital Toxoplasma gondii infection. The New England Regional Toxoplasma Working Group. N Engl J Med, 1994 30, 330(26): 1858-1863.

144. Dodds EM, Holland GN, Stanford MR, et al. IIntraocular inflammation associated with ocular toxoplasmosis: relationships at initial examination. Am J Ophthalmol, 2008, 146(6): 856-865.

145. Delair E, Latkany P, Noble AG, et al. Clinical manifestations of ocular toxoplasmosis. Ocul Immunol Inflamm, 2011, 19(2): 91-102.

146. Cochereau-Massin I, LeHoang P, Lautier-Frau M, et al. Ocular toxoplasmosis in human immunodeficiency virus-infected patients. Am J Ophthalmol, 1992 15, 114(2): 130-135.

147. Schuman JS, Weinberg RS, Ferry AP, et al. Toxoplasmic scleritis. Ophthalmology, 1988, 95(10): 1399-1403.

148. Wear DJ, Malaty RH, Zimmerman LE, et al. Cat scratch disease bacilli in the conjunctiva of patients with Parinaud's oculoglandular syndrome. Ophthalmology, 1985, 92(9): 1282-1287.

149. Kerkhoff FT, Ossewaarde JM, de Loos WS, et al. Presumed ocular bartonellosis. Br J Ophthalmol, 1999, 83(3):

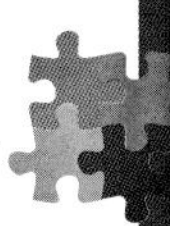

270-275.

150. Ormerod LD, Skolnick KA, Menosky MM, et al. Retinal and choroidal manifestations of cat-scratch disease. Ophthalmology, 1998, 105(6): 1024-1031.

151. Ormerod LD, Skolnick KA, Menosky MM, et al. Retinal and choroidal manifestations of cat-scratch disease. Ophthalmology, 1998, 105(6): 1024-1031.

152. Roe RH, Michael Jumper J, Fu AD, et al. Ocular bartonella infections. Int Ophthalmol Clin, 2008, 48(3): 93-105.

153. Terrada C, Bodaghi B, Conrath J, et al. Uveitis: an emerging clinical form of Bartonella infection. Clin Microbiol Infect, 2009, 15 Suppl 2: 132-133.

154. Ormerod LD, Dailey JP. Ocular manifestations of cat-scratch disease. Curr Opin Ophthalmol, 1999, 10(3): 209-216.

155. Eggenberger E. Cat scratch disease: posterior segment manifestations. Ophthalmology, 2000, 107(5): 817-818.

156. Curi AL, Machado D, Heringer G, et al. Cat-scratch disease: ocular manifestations and visual outcome. Int Ophthalmol, 2010, 30(5): 553-558.

157. Donnio A, Jean-Charles A, Merle H. Macular hole following Bartonella henselae neuroretinitis. Eur J Ophthalmol, 2008, 18(3): 456-458.

158. Koevary SB. Ocular involvement in patients infected by the West Nile virus. Optometry, 2005, 76(10): 609-612.

159. Garg S, Jampol LM, Wilson JF, et al. Ischemic and hemorrhagic retinal vasculitis associated with West Nile virus infection. Retina, 2006, 26(3): 365-367.

160. Teitelbaum BA, Newman TL, Tresley DJ. Occlusive retinal vasculitis in a patient with West Nile virus. Clin Exp Optom. 2007, 90(6): 463-467.

161. Gohari AR, Willson RL, Gitter KA. West nile virus occlusive retinal vasculitis. Retin Cases Brief Rep, 2011, 5(3): 209-212.

162. Kaiser PK, Lee MS, Martin DA. Occlusive vasculitis in a patient with concomitant West Nile virus infection. Am J Ophthalmol, 2003, 136(5): 928-930.

163. Staras SA, Dollard SC, Radford KW, et al. Seroprevalence of cytomegalovirus infection in the United States, 1988-1994. Clin Infect Dis, 2006, 43(9): 1143-1151.

164. Wren SM, Fielder AR, Bethell D, et al. Cytomegalovirus Retinitis in infancy. Eye (Lond), 2004, 18(4): 389-392.

165. Egbert PR, Pollard RB, Gallagher JG, et al. Cytomegalovirus retinitis in immunosuppressed hosts. II. Ocular manifestations. Ann Intern Med, 1980, 93(5): 664-670.

166. 李海燕，叶俊杰. 巨细胞病毒性视网膜炎. 中国医学科学院学报 2003, 25(2): 223-227.

167. Siam AL, Meegan JM, Gharbawi KF. Rift Valley fever ocular manifestations: observations during the 1977 epidemic in Egypt. Br J Ophthalmol, 1980, 64(5): 366-374.

168. Yoshimura K1, Mochizuki M, Araki S, et al. Clinical and immunologic features of human T-cell lymphotropic virus type I uveitis. Am J Ophthalmol, 1993, 116(2): 156-163.

169. Merle H, Cabre P, Olindo S, et al. Ocular lesions in 200 patients infected by the human T-cell lymphotropic virus type 1 in martinique (French West Indies). Am J Ophthalmol, 2002, 134(2): 190-195.

170. Pinheiro SR, Martins-Filho OA, Ribas JG, et al. Immunologic markers, uveitis, and keratoconjunctivitis sicca associated with human T-cell lymphotropic virus type 1. Am J Ophthalmol, 2006, 142(5): 811-815.

171. Akpek EK, Ahmed I, Hochberg FH, et al. Intraocular-central nervous system lymphoma: clinical features, diagnosis, and outcomes. Ophthalmology, 1999, 106(9): 1805-1810.

172. Gill MK, Jampol LM. Variations in the presentation of primary intraocular lymphoma: case reports and a review. Surv Ophthalmol, 2001, 45(6): 463-471.

173. Browning DJ, Fraser CM. Primary intraocular lymphoma mimicking multifocal choroiditis and panuveitis. Eye (Lond), 2007, 21(6): 880-881.

174. Frost NA, Sparrow JM, Rosenthal AR. Posterior scleritis with retinal vasculitis and choroidal and retinal infarction. Br J Ophthalmol, 1994, 78(5): 410-412.

175. Sugahara M, Fujimoto T, Shidara K, et al. A case of anterior ischemic optic neuropathy associated with uveitis. Clin Ophthalmol, 2013, 7: 1023-1026.

176. Johnson MW, Thomley ML, Huang SS, et al. Idiopathic recurrent branch retinal arterial occlusion. Natural history and

laboratory evaluation. Ophthalmology,1994,101(3):480-489.

177. Kincaid J,Schatz H. Bilateral retinal arteritis with multiple aneurysmal dilatations. Retina,1983,3(3):171-178.

178. Chang TS,Aylward GW,Davis JL,et al. Idiopathic retinal vasculitis,aneurysms,and neuro-retinitis. Retinal Vasculitis Study. Ophthalmology,1995,102(7):1089-1097.

179. Rouvas A,Nikita E,Markomichelakis N,et al. Idiopathic retinal vasculitis,arteriolar macroaneurysms and neuroretinitis:clinical course and treatment. J Ophthalmic Inflamm Infect,2013,3(1):21.

180. 马蓉,宋宗明,吕帆. IRVAN 综合征. 眼科新进展,2008,28(10):794-796.

181. 王光璐,卢宁,王明扬. IRVAN 综合征的临床特征和治疗. 眼科研究 2006,24(2):191-194.

182. 田景毅,王洪格,董晓光. IRVAN 综合征治疗一例. 中华眼科杂志 2006,42(5):460-462.

183. Chang TS,Aylward GW,Davis JL,et al. Idiopathic retinal vasculitis,aneurysms,and neuro-retinitis. Retinal Vasculitis Study. Ophthalmology,1995,102(7):1089-1097.

184. 马蓉,宋宗明,吕帆. IRVAN 综合征. 眼科新进展,2008,28(10):794-796.

185. Atmaca LS,Batioglu F,Atmaca Sonmez P. A long-term follow-up of Eales' disease. Ocul Immunol Inflamm,2002,10(3):213-221.

186. Atmaca LS,Idil A,Gündüz K. Visualization of retinal vasculitis in Eales' disease. Ocul Immunol Inflamm,1993,1(1-2):41-48.

187. Saxena S,Kumar D. A new staging system for idiopathic retinal periphlebitis. Eur J Ophthalmol,2004,14(3):236-239.

188. Zierhut M,Abu El-Asrar AM,Bodaghi B,et al. Therapy of ocular Behçet disease. Ocul Immunol Inflamm,2014,22(1):64-76.

189. Masuda K,Nakajima A,Urayama A,et al. Double-masked trial of cyclosporin versus colchicine and long-term open study of cyclosporin in Behçet's disease. Lancet,1989 20,1(8647):1093-1096.

190. Saadoun D,Wechsler B,Terrada C,et al. Azathioprine in severe uveitis of Behçet's disease. Arthritis Care Res (Hoboken),2010,62(12):1733-1738.

191. Baughman RP,Lower EE,Ingledue R,et al. Management of ocular sarcoidosis. Sarcoidosis Vasc Diffuse Lung Dis,2012,29(1):26-33.

192. Palejwala NV,Walia HS,Yeh S. Ocular manifestations of systemic lupus erythematosus:a review of the literature. Autoimmune Dis,2012,2012:290898.

193. Au A,O'Day J. Review of severe vaso-occlusive retinopathy in systemic lupus erythematosus and the antiphospholipid syndrome:associations,visual outcomes,complications and treatment. Clin ExpOphthalmol,2004,32(1):87-100.

194. Levy-Clarke G,Jabs DA,Read RW,et al. Expert panel recommendations for the use of anti-tumor necrosis factor biologic agents in patients with ocular inflammatory disorders. Ophthalmology,2014,121(3):785-796.

195. Taylor SR,Singh J,Menezo V,et al. Behçet disease:visual prognosis and factors influencing the development of visual loss. Am J Ophthalmol,2011,152(2):1059-1066.

196. Al Rashidi S,Al Fawaz A,Kangave D,et al. Long-term clinical outcomes in patients with refractory uveitis associated with Behçet disease treated with infliximab. Ocul Immunol Inflamm,2013,21(6):468-474.

197. Bawazeer A,Raffa LH,Nizamuddin SH. Clinical experience with adalimumab in the treatment of ocular Behçet disease. Ocul Immunol Inflamm,2010,18(3):226-232.

198. Giansanti F,Barbera ML,Virgili G,et al. Infliximab for the treatment of posterior uveitis with retinal neovascularization in Behçet disease. Eur J Ophthalmol,2004,14(5):445-448.

199. Kawaguchi T,Sugita S,Yamada Y,et al. Regression of optic disc neovascularization in patients with Behçet's uveoretinitis after infliximab therapy. J Ocul Pharmacol Ther,2010,26(6):627-630.

200. Petropoulos IK,Vaudaux JD,Guex-Crosier Y. Anti-TNF-alpha therapy in patients with chronic non-infectious uveitis:the experience of Jules Gonin Eye Hospital. Klin Monbl Augenheilkd,2008,225(5):457-461.

201. Baughman RP,Bradley DA,Lower EE. Infliximab in chronic ocular inflammation. Int J Clin Pharmacol Ther,2005,43(1):7-11.

202. Erckens RJ1,Mostard RL,Wijnen PA,et al. Adalimumab successful in sarcoidosis patients with refractory chronic non-infectious uveitis. Graefes Arch Clin Exp Ophthalmol,2012,250(5):713-720.

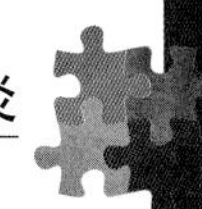

203. Diaz-Llopis M, García-Delpech S, Salom D, et al. Adalimumab therapy for refractory uveitis: a pilot study. J Ocul Pharmacol Ther, 2008, 24(3): 351-361.

204. Cruz BA, Reis DD, Araujo CA, et al. Refractory retinal vasculitis due to sarcoidosis successfully treated with infliximab. Rheumatol Int, 2007, 27(12): 1181-1183.

205. Dragnev D, Barr D, Kulshrestha M, et al. Sarcoid panuveitis associated with etanercept treatment, resolving with adalimumab. BMJ Case Rep, 2013, 2013.

206. Fonollosa A, Artaraz J, Les I, et al. Sarcoid intermediate uveitis following etanercept treatment: a case report and review of the literature. Ocul Immunol Inflamm, 2012, 20(1): 44-48.

207. Mohan N, Edwards ET, Cupps TR, et al. Demyelination occurring during anti-tumor necrosis factor alpha therapy for inflammatory arthritides. Arthritis Rheum, 2001, 44(12): 2862-2869.

208. Cheema RA, Al-Askar E, Cheema HR. Infliximab therapy for idiopathic retinal vasculitis, aneurysm, and neuroretinitis syndrome. J Ocul Pharmacol Ther, 2011, 27(4): 407-410.

209. Reddy V, Jayne D, Close D, et al. B-cell depletion in SLE: clinical and trial experience with rituximab and ocrelizumab and implications for study design. Arthritis Res Ther, 2013, 15 Suppl 1: S2.

210. Donnithorne KJ, Read RW, Lowe R, et al. Retinal vasculitis in two pediatric patients with systemic lupus erythematosus: a case report. Pediatr Rheumatol Online J, 2013, 11(1): 25.

211. Kötter I, Günaydin I, Zierhut M, et al. The use of interferon alpha in Behçet disease: review of the literature. Semin Arthritis Rheum, 2004, 33(5): 320-335.

212. Bodaghi B, Gendron G, Wechsler B, et al. Efficacy of interferon alpha in the treatment of refractory and sight threatening uveitis: a retrospective monocentric study of 45 patients. Br J Ophthalmol, 2007, 91(3): 335-339.

213. Kötter I, Eckstein AK, Stübiger N, et al. Treatment of ocular symptoms of Behçet's disease with interferon alpha 2a: a pilot study. Br J Ophthalmol, 1998, 82(5): 488-494.

214. Stuebiger N, Koetter I, Zierhut M. Complete regression of retinal neovascularization after therapy with interferon alfa in Behçet's disease. Br J Ophthalmol, 2000, 84(12): 1437-1438.

215. Tugal-Tutkun I, Onal S, Altan-Yaycioglu R, et al. Neovascularization of the optic disc in Behçet's disease. Jpn J Ophthalmol, 2006, 50(3): 256-265.

216. Becker MD, Heiligenhaus A, Hudde T, et al. Interferon as a treatment for uveitis associated with multiple sclerosis. Br J Ophthalmol, 2005, 89(10): 1254-1257.

217. Biswas J, Shanmugam M. A long term follow up to Eale's disease. Ocul Immunol Inflamm, 2004, 12(3): 247-248.

218. Al-Mezaine HS, Al-Muammar A, Kangave D, et al. Clinical and optical coherence tomographic findings and outcome of treatment in patients with presumed tuberculous uveitis. Int Ophthalmol, 2008, 28(6): 413-423.

219. Atmaca LS, Batioğlu F, Idil A. Retinal and disc neovascularization in Behçet's disease and efficacy of laser photocoagulation. Graefes Arch Clin Exp Ophthalmol, 1996, 234(2): 94-99.

220. Samuel MA, Equi RA, Chang TS, et al. Idiopathic retinitis, vasculitis, aneurysms, and neuroretinitis (IRVAN): new observations and a proposed staging system. Ophthalmology, 2007, 114(8): 1526-1529.

221. Rouvas A, Nikita E, Markomichelakis N, et al. Idiopathic retinal vasculitis, arteriolar macroaneurysms and neuroretinitis: clinical course and treatment. J Ophthalmic Inflamm Infect, 2013, 3(1): 21.

222. Karagiannis D, Soumplis V, Georgalas I, et al. Ranibizumab for idiopathic retinal vasculitis, aneurysms, and neuroretinitis: favorable results. Eur J Ophthalmol, 2010, 20(4): 792-794.

223. Atmaca LS, Batioglu F, Atmaca Sonmez P. A long-term follow-up of Eales' disease. Ocul Immunol Inflamm, 2002, 10(3): 213-221.

224. Turaka K, Bryan JS, Kwong HM Jr, et al. Bilateral occlusive retinal vasculitis in a patient with primary antiphospholipid antibody syndrome. Can J Ophthalmol, 2012, 47(6): e60-61.

225. Au A, O'Day J. Review of severe vaso-occlusive retinopathy in systemic lupus erythematosus and the antiphospholipid syndrome: associations, visual outcomes, complications and treatment. Clin ExpOphthalmol, 2004, 32(1): 87-100.

226. Ho TY, Chung YM, Lee AF, et al. Severe vaso-occlusive retinopathy as the primary manifestation in a patient with systemic lupus erythematosus. J Chin Med Assoc, 2008, 71(7): 377-380.

227. Kurup S, Lew J, Byrnes G, et al. Therapeutic efficacy of intravitreal bevacizumab on posterior uveitis complicated by

neovascularization. Acta Ophthalmol,2009,87(3):349-352.

228. Lee WJ,Cho HY,Lee YJ,et al. Intravitreal bevacizumab for severe vaso-occlusive retinopathy in systemic lupus erythematosus. Rheumatol Int,2013,33(1):247-251.

229. Jeon S,Lee WK. Aggravated capillary non-perfusion after intravitreal bevacizumab for macular edema secondary to systemic lupus erythematosus and anti-phospholipid syndrome. Lupus,2012,21(3):335-337.

230. Atmaca LS,Batioglu F,Atmaca Sonmez P. A long-term follow-up of Eales' disease. Ocul Immunol Inflamm,2002,10(3):213-221.

231. Khanduja S,Gupta S,Sinha S,et al. Surgical outcomes of minimally invasive vitrectomy surgery in Eales' disease. Nepal J Ophthalmol,2013,5(2):182-189.

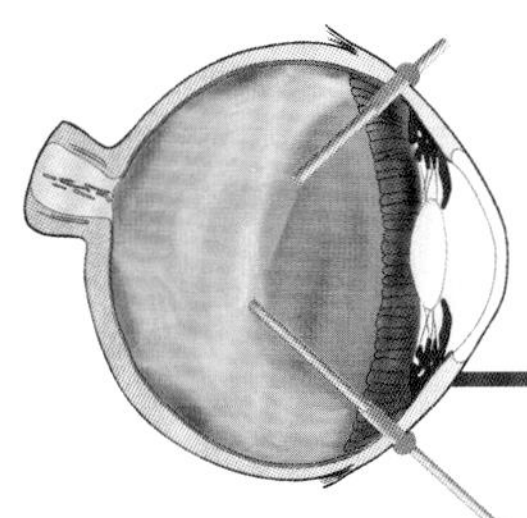

中英文名词对照索引

C

D

E

F

G

H

J

K

L

M

N

P

Q

R

S

T

Z

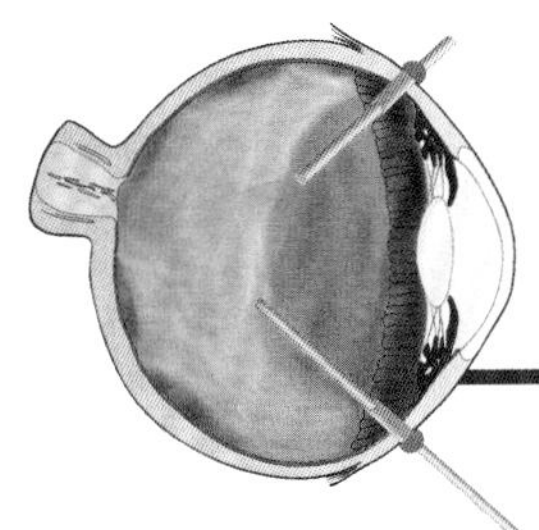

英中文名词对照索引

B

C

D

E

F

G

H

I

J

K

L

M

N

Q

R

S

T

U

V

W

X

Z

视网膜血管性疾病
Retinal Vascular Diseases